MOHAMED AYADIM
ELISABETH LE GLASS

> PHYSIQUE
> CHIMIE
> MATHÉMATIQUES
> BIOLOGIE

Réussir l'examen d'entrée en médecine

5e Édition

- Fiches et synthèses
- Cartes conceptuelles
- QCM corrigés et commentés
- Testez-vous pour le jour J

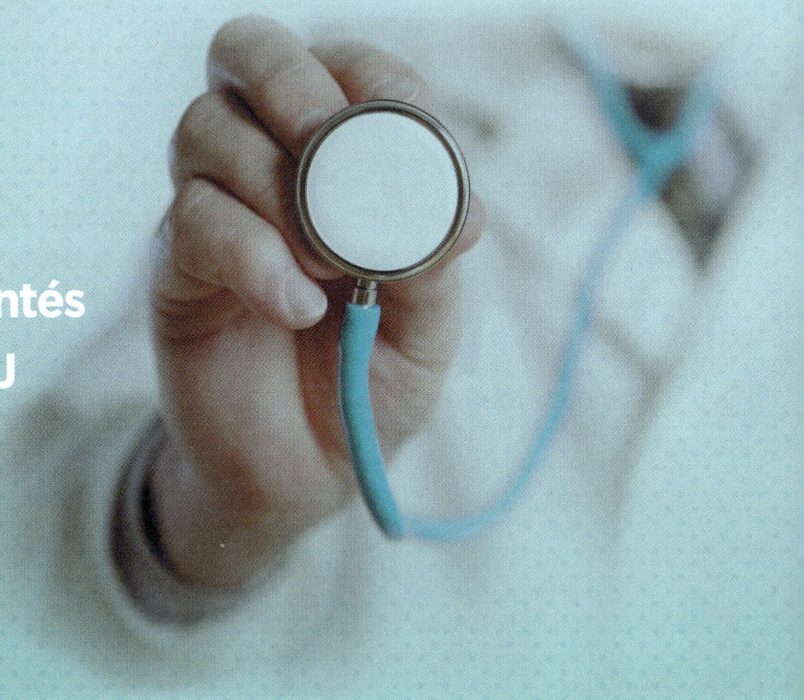

deboeck SUPÉRIEUR

5e édition
Rue du Bosquet, 7, B-1348 Louvain-la-Neuve

Dépôt légal :
Bibliothèque nationale, Paris : mars 2022
Bibliothèque royale de Belgique, Bruxelles : 2022/13647/049

ISBN : 978-2-8073-3756-5

Table des matières

PHYSIQUE

CHIMIE

MATHÉMATIQUES

BIOLOGIE

Solutions en ligne

Afin de rendre l'apprentissage plus dynamique et interactif, une partie des solutions des QCM est disponible en ligne. Pour y accéder, il suffit de scanner les QR codes répartis dans le livre avec un smartphone ou une tablette.

Sommaire des solutions en ligne :

Repérez les resources numériques dans l'ouvrage :

Solutions des exercices 1 à 7
disponibles sur
www.lienmini.fr/31907-phys1

Flashez le code avec votre téléphone ou votre tablette

OU

Tapez l'URL dans votre navigateur

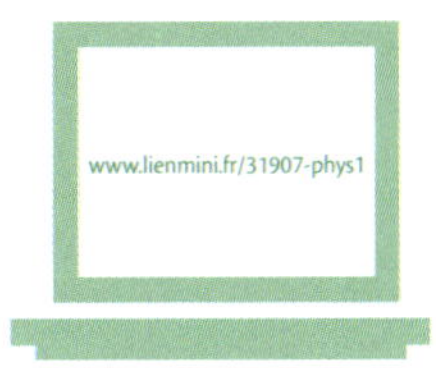

Physique

Fiche 1

Cinématique à une et deux dimensions

DÉFINITIONS

■ **La mécanique**

La mécanique est la science qui étudie les mouvements des corps matériels. Elle comporte trois parties :

1. La **cinématique**, qui consiste à décrire les mouvements des objets en fonction du temps sans faire appel aux causes et aux effets de ces mouvements.
2. La **dynamique**, elle étudie les forces qui causent les mouvements et relie donc les forces au mouvement.
3. La **statique**, qui étudie les forces qui s'exercent sur un objet en équilibre ou au repos (par exemple : étude des leviers).

■ **Cinématique**

La position d'un objet est déterminée dans un référentiel. Ce dernier est constitué d'un repère d'espace et d'un repère de temps.

L'ensemble des positions successives qu'occupe un objet en fonction du temps est appelé trajectoire de l'objet.

1 Vitesse

Dans cet ouvrage, sauf indication contraire, les vitesses des objets en mouvement sont toujours déterminées par rapport à la surface de la Terre (par rapport à un point fixe sur Terre).

1.1 Vitesse moyenne en une dimension

Sur une période donnée $\Delta t = t_2 - t_1$, si un mobile parcourt une distance $\Delta x = x_2 - x_1$, sa vitesse moyenne est égale à $v_m = \dfrac{\Delta x}{\Delta t} = \dfrac{(x_2 - x_1)}{(t_2 - t_1)}$ (en m/s). Deux points (positions) et deux temps sont donc nécessaires pour déterminer une vitesse moyenne.

En choisissant le sens du mouvement (axe de position), la vitesse sera positive si le déplacement est dans le même sens, et négative si le mobile se déplace dans le sens inverse.

REMARQUE
Pour un déplacement à des vitesses différentes, la vitesse moyenne se calcule en divisant la distance totale parcourue par la durée totale du trajet.

1.2 Vitesse instantanée en une dimension

La vitesse instantanée, c.-à-d. la vitesse d'un mobile à chaque instant, est calculée en dérivant la coordonnée spatiale x (m) par rapport au temps t (s) :

$$v(t) = \frac{dx}{dt} \text{ (m/s)} \Leftrightarrow dx = v(t)dt$$

À partir de cette formule, on peut déterminer l'équation de la position. Pour cela, il suffit de calculer l'intégrale de l'équation :

$$\int_{t_0}^{t} dx = \int_{t_0}^{t} v(t)dt \Rightarrow x(t) = x(t_0) + \int_{t_0}^{t} v(t)dt \qquad \text{(I)}$$

Si $x(t_0) = 0$ m et $t_0 = 0$ s, $x(t) = \int_0^t v(t)dt$

1.3 Grandeurs vectorielles (deux dimensions)

La vitesse est un vecteur qui peut être la résultante de plusieurs vecteurs. Dans un repère cartésien, on décrit souvent la décomposition du vecteur vitesse $\vec{v}$ selon l'axe des x et des y pour déterminer $\vec{v}_x$ et $\vec{v}_y$. Les deux vecteurs remplaçant le vecteur résultant sont perpendiculaires. La méthode de décomposition utilisée est appelée projection orthogonale.

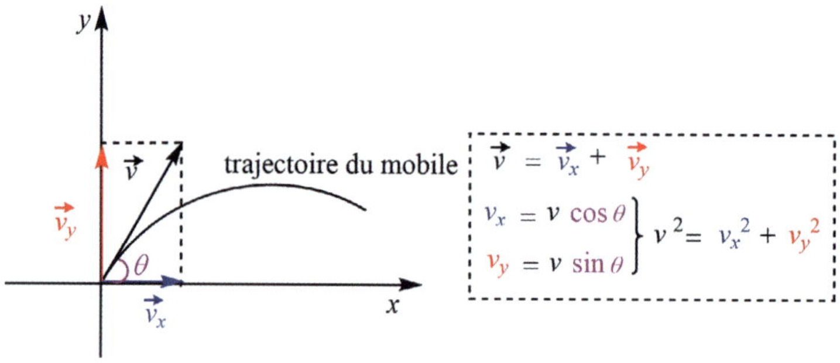

Rappel sur l'addition des vecteurs vitesses : application de la *loi de Chasles* ($\overrightarrow{AB} + \overrightarrow{BC} = \overrightarrow{AC}$)

Cette loi n'est appliquée que si les deux vecteurs ont un point en commun qui correspond à l'extrémité de l'un et à l'origine de l'autre. Dans le cas **C**, on a dû réaliser une translation sur le vecteur $\vec{v}_2$ pour remplir les conditions de la *loi de Chasles* :

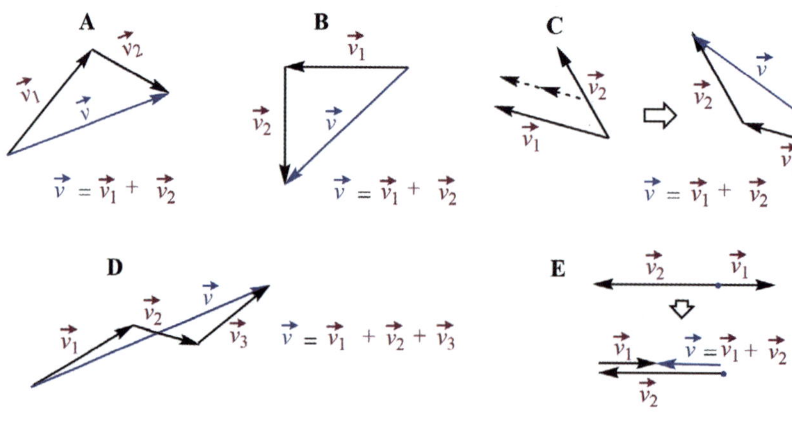

Le cas **A** peut être considéré comme un exemple concret représentant la vitesse d'un avion par rapport au sol :

- $\vec{v}_1$ est la vitesse de l'avion par rapport à l'air,
- $\vec{v}_2$ est la vitesse d'air par rapport au sol et

- $\vec{v} = \vec{v}_1 + \vec{v}_2$ est la résultante de ces deux vecteurs qui donne la vitesse de cet avion par rapport au sol.

1.4 Vitesse et Vecteur vitesse

Le vecteur vitesse (grandeur vectorielle) décrit à la fois la direction, le sens et la norme (intensité). Par exemple, lorsqu'une voiture se déplace en mouvement rectiligne sur un axe AB à 90 km/h,

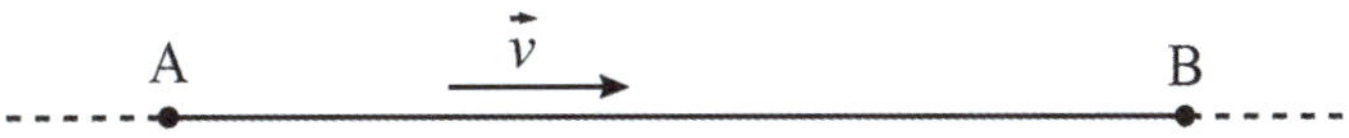

- la direction est (AB),
- le sens est de A vers B et
- la norme de la vitesse est égale à 90 km/h, soit 25 m/s.

Dans cet ouvrage, la vitesse constante signifie que sa norme (grandeur scalaire) est constante. Attention, le vecteur vitesse constant exige à la fois que la norme, le sens et la direction soient constants. C'est le cas d'un mouvement rectiligne uniforme (MRU), par exemple.

Le vecteur vitesse d'une voiture se déplaçant en MRU à 90 km/h de **A** à **B** n'est pas le même que celui d'une autre voiture qui se déplace en MRU de **B** à **A**, à la même vitesse (90 km/h).

2 Accélération

2.1 Accélération moyenne en une dimension

Pour calculer l'accélération moyenne a, il suffit de disposer de deux vitesses à deux instants quelconques. On retient $a = \frac{\Delta v}{\Delta t}$. Par exemple : $a = \frac{(v_1 - v_0)}{(t_1 - t_0)}$

Sur une ligne droite (même direction), en choisissant un sens du mouvement,

- si $a > 0$, alors le mouvement accéléré a lieu dans le sens de déplacement.
- si $a < 0$, alors le mouvement accéléré a lieu dans le sens inverse de déplacement.

2.2 Accélération instantanée en une dimension

Sauf indication contraire, l'accélération des objets en mouvement est toujours calculée par rapport à la surface de la Terre (par rapport à un point fixe sur Terre).

L'accélération est la variation de la vitesse en fonction du temps.

L'accélération instantanée est calculée en dérivant la vitesse $v(t)$ par rapport au temps t :

$$a(t) = \frac{dv}{dt} \text{ (m/s}^2\text{)} \Leftrightarrow dv = a(t)dt$$

La vitesse peut être retrouvée en calculant simplement l'intégrale :

$$\int_{t_0}^{t} dv = \int_{t_0}^{t} a(t)dt \Rightarrow v(t) = v(t_0) + \int_{t_0}^{t} a(t)dt \qquad \text{(II)}$$

Remarque

Comme la vitesse est une grandeur vectorielle, nous définissons le vecteur accélération d'un objet comme étant la variation du vecteur vitesse par unité de temps :

$$\vec{a} = \frac{\Delta\vec{v}}{\Delta t}$$

Attention ! Une variation du vecteur vitesse peut avoir lieu même si la vitesse (norme) reste constante. C'est le cas des déplacements en trajectoire courbe, par exemple. Un objet en mouvement circulaire uniforme subit une accélération même si sa vitesse (norme) reste constante. Cela est dû au fait que la direction du vecteur vitesse change à chaque instant.

Comme évoqué antérieurement, un mouvement est toujours décrit par rapport à un corps fixe (surface de la Terre = référentiel). Retenez d'ailleurs que lorsque nous parlons d'accélération (ou de vitesse) nous faisons toujours référence à la grandeur scalaire, sa norme.

3 Les types de mouvement

3.1 Mouvement rectiligne uniforme (MRU)

Le MRU est un mouvement où la vitesse au cours du temps reste constante.

- $v = \dfrac{\Delta x}{\Delta t} = \text{cte} = v_0$ (m/s)
- La résolution de l'équation (I) donne l'équation de la position :

$$x(t) = x_0 + v_0(t - t_0) \text{ avec } x(t_0) = x_0$$

- L'accélération est nulle car $a(t) = \dfrac{dv}{dt} = 0$ (m/s²) : la variation de la vitesse au cours du temps est nulle.

Présentation dans un référentiel :

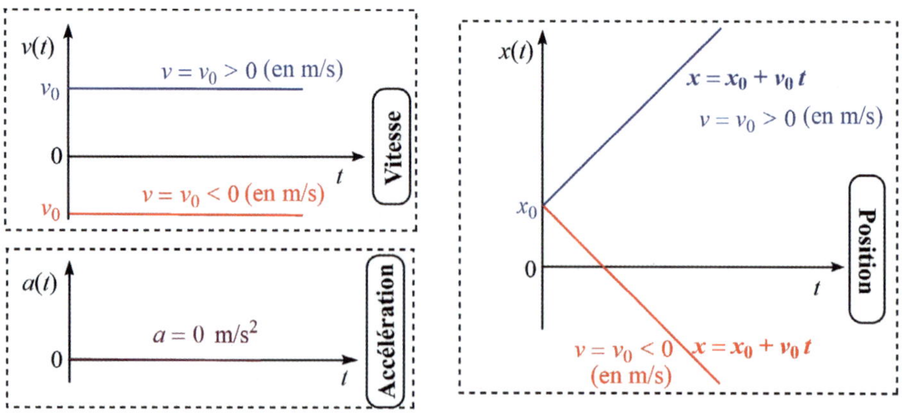

3.2 Mouvement rectiligne uniformément accéléré/décéléré (MRUA/MRUD)

Le MRUA est un mouvement où l'accélération au cours du temps reste constante.

- $a = \text{Cte}$ (en m/s²)

- La résolution de l'équation (II) donne l'équation de la vitesse :

$$v(t) = v_0 + a(t - t_0) \text{ (III) avec } v(t_0) = v_0$$

- Si on calcule l'intégrale de la vitesse (équation III), on retrouve l'équation de la position :

$$x(t) = x_0 + \frac{1}{2}at^2 + v_0 t$$

(si on suppose que $x(t_0) = x_0$ m et $t_0 = 0$ s)

> **REMARQUE**
> Toutes ces équations restent valables si a est une constante négative. Dans ce cas, le mouvement est appelé Mouvement Rectiligne Uniformément Décéléré (MRUD). Par exemple, lors d'un freinage d'un véhicule.

Sur un référentiel, ceci se présente, par exemple, comme suit :

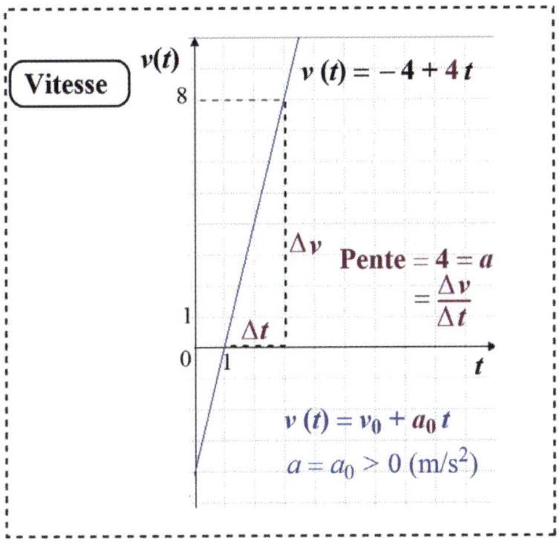

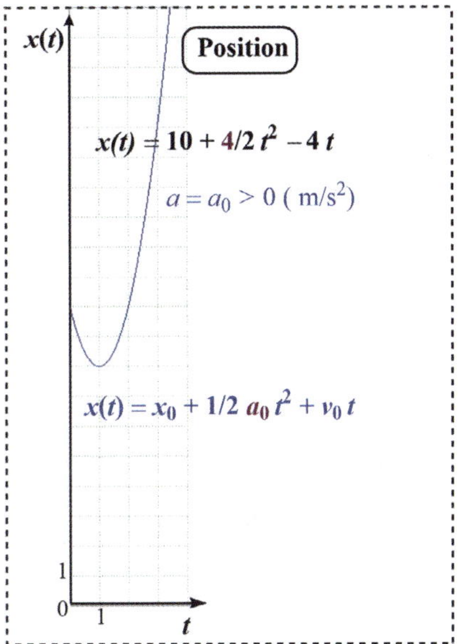

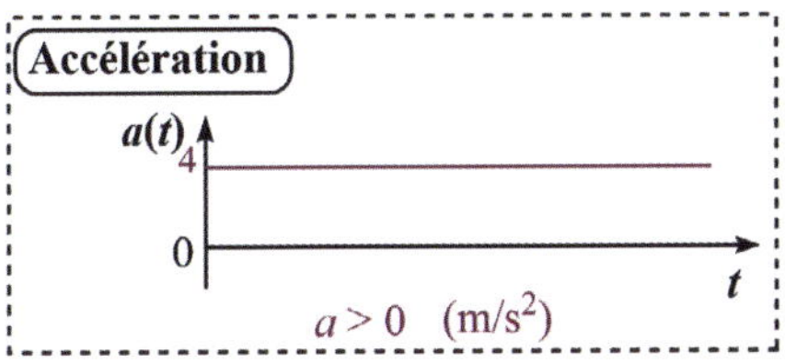

Dans le cas d'un MRUD, l'équation de la vitesse est une droite de pente négative et l'équation parabolique de la position $x(t)$ admet une concavité orientée vers les y négatifs.

3.3 Corps en chute libre

La chute libre étudie le mouvement du corps soumis à la gravité dans le vide (sans frottement). Elle est régie par les lois suivantes :

- $a = g = \text{Cte}$ (m/s²) ($g = 9{,}81$ m/s², variable selon la latitude)
- $v(t) = v_0 + g(t - t_0)$
- $h(t) = h_0 + \frac{1}{2}gt^2 + v_0 t$
- $h(t) = \frac{1}{2}gt^2$ (si on suppose que $h(t_0) = 0$ m et $t_0 = 0$ s)

3.3.1 *Mouvements horizontaux*

Tout corps lancé horizontalement avec une vitesse $\vec{v}_x$ tombe en suivant un mouvement :

- MRU selon l'axe des x (horizontalement)
- MRUA selon l'axe des y (verticalement) = corps en chute libre

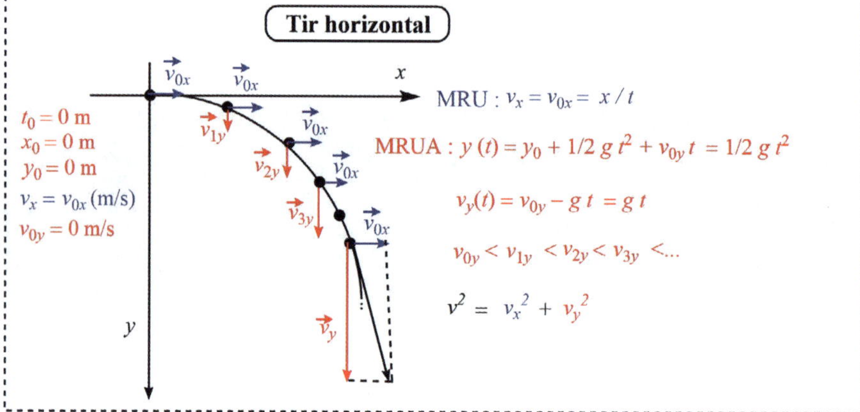

3.3.2 *Mouvements obliques*

Tout corps lancé obliquement avec une vitesse $\vec{v}_0$ suit un mouvement composé de :

- MRU selon l'axe des x (horizontalement)
- MRUD et MRUA selon l'axe des y (verticalement)

Le schéma suivant illustre la trajectoire du mobile et les équations importantes à retenir :

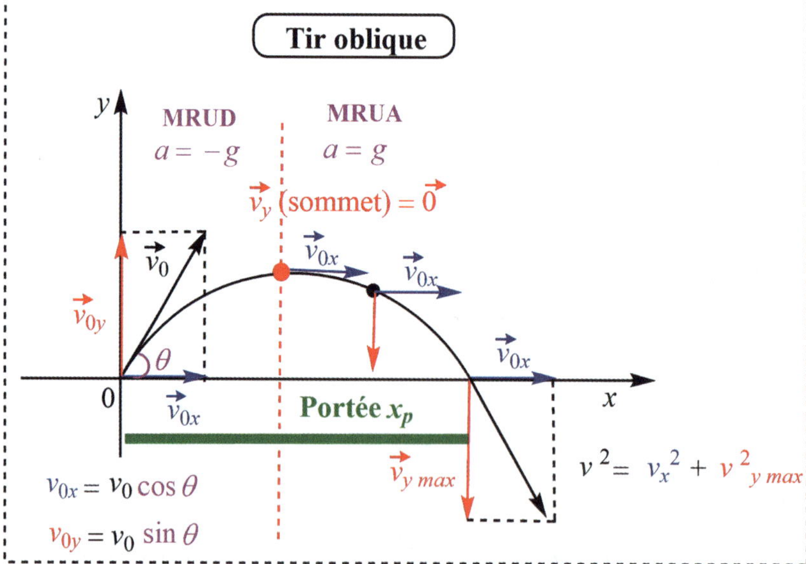

Si on suppose que $t_0 = 0$ s, $y_0 = 0$ m et que le mouvement est symétrique, le temps nécessaire pour atteindre le sommet de la parabole est calculé à partir de l'équation de l'accélération :

$$-g = \frac{v_{y\,sommet} - v_{0y}}{t_{sommet} - 0} \Leftrightarrow t_{sommet} = \frac{-v_{0y}}{-g} = \frac{v_{0y}}{g}$$

On en déduit la hauteur maximale, y_{sommet} ($t_s = t_{sommet}$ et $y_0 = 0$ m)

$$y_{sommet} = y_0 + \frac{1}{2}(-g)t_s^{\ 2} + v_{0y}t_s \Leftrightarrow y_{sommet} = \frac{1}{2}(-g)t_s^{\ 2} + v_{0y}t_s$$
$$= \frac{1}{2}(-g)\left(\frac{v_{0y}}{g}\right)^2 + v_{0y} \times \left(\frac{v_{0y}}{g}\right)$$
$$= +\frac{1}{2} \times \frac{v_{0y}^2}{g} = +\frac{1}{2} \times \frac{v_0^2}{g}\sin^2\theta$$

La portée est la projection horizontale par rapport à son point de lancement. Elle est exprimée dans le schéma ci-dessus par x_p ($p =$ portée).

La durée du mouvement est égale à $2 \times t_s = 2 \times \left(\frac{v_{0y}}{g}\right)$ et donc $x_p = v_{0x} \times 2t_s$ car le mouvement est de type MRU selon l'axe des abscisses.

Si on remplace v_{0x} par sa valeur $v_0 \times \cos\theta$ et $2t_s$ par $= 2 \times \left(\frac{v_{0y}}{g}\right) = 2 \times \left(\frac{v_0}{g} \times \sin\theta\right)$, alors on trouve :

$$x_p = \frac{v_0^2}{g}\sin 2\theta$$

Enfin, on conclut que la portée est maximale si $\sin 2\theta = 1$, c'est-à-dire si l'amplitude de l'angle $\theta = 45°$.

Synthèse

Cinématique à une et deux dimensions

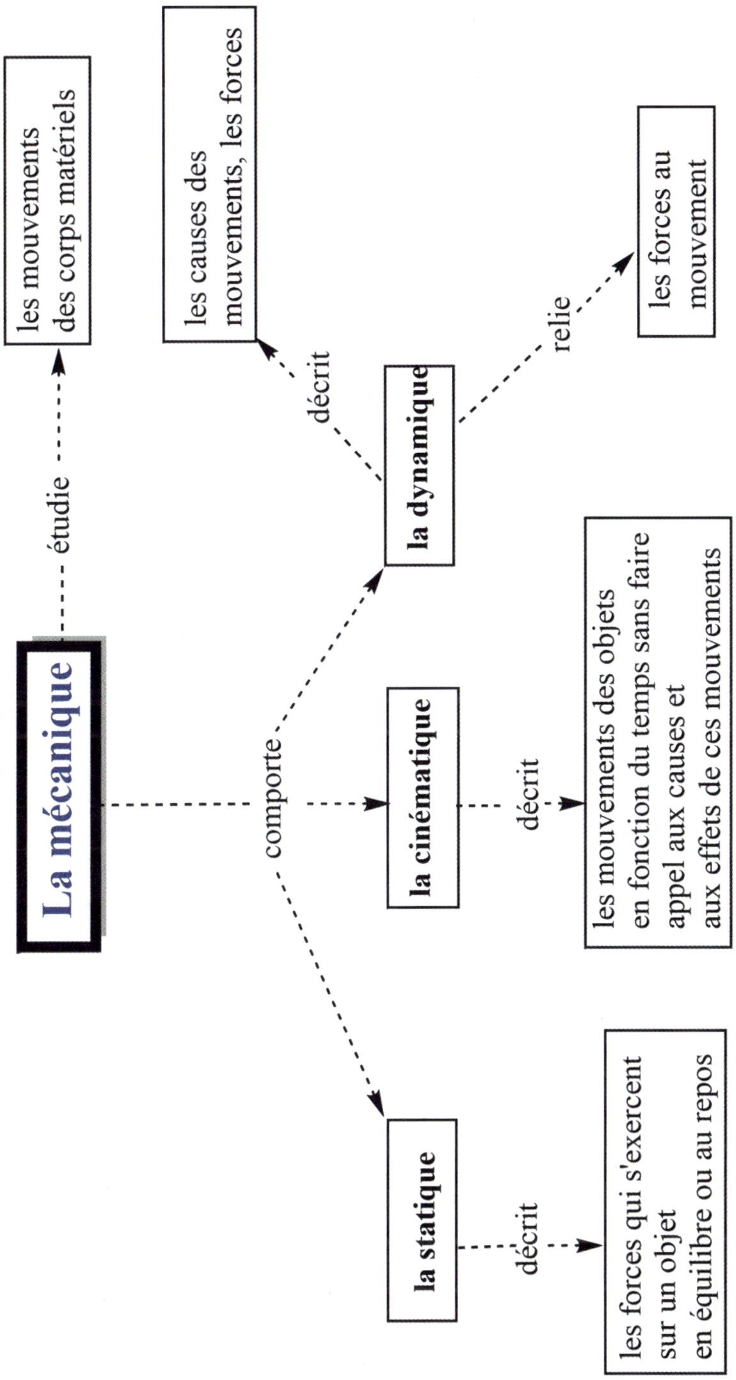

Cinématique

décrit

les mouvements des objets en fonction du temps sans faire appel aux causes et aux effets de ces mouvements

dont

MRU (horizontalement !) et MRUD et MRUA (verticalement !)

Tirs obliques

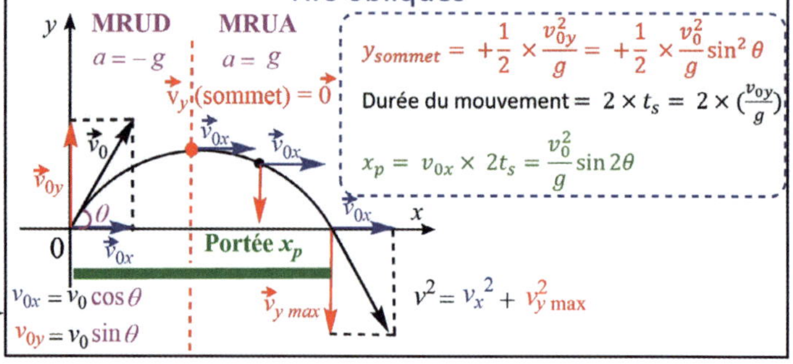

Tirs horizontaux

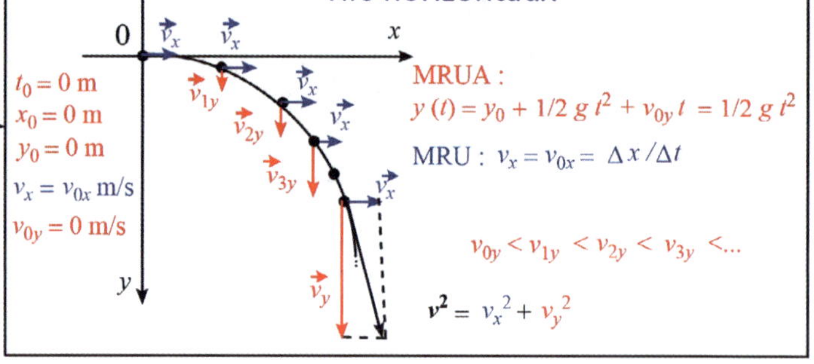

Chute libre

- $a = g = cte$ (m/s²) ($g = 9{,}81$ m/s², variable selon la latitude)
- $v(t) = v_0 + g(t - t_0)$
- $h(t) = h_0 + \frac{1}{2} g\, t^2 + v_0 t$
- $h(t) = \frac{1}{2} g\, t^2$ (*si on suppose que* $h(t_0) = 0$ m *et* $t_0 = 0$ s)

MRUA/MRUD

- L'accélération : $a = cte$ (en m/s²)
- La vitesse : $v(t) = v_0 + a(t - t_0)$, avec $v(t_0) = v_0$ (en m/s)
- La position : $x(t) = x_0 + \frac{1}{2} a\, t^2 + v_0 t$

(*si on suppose que* $x(t_0) = x_0$ (en m) *et* $t_0 = 0$ s)

se présentent par exemple :

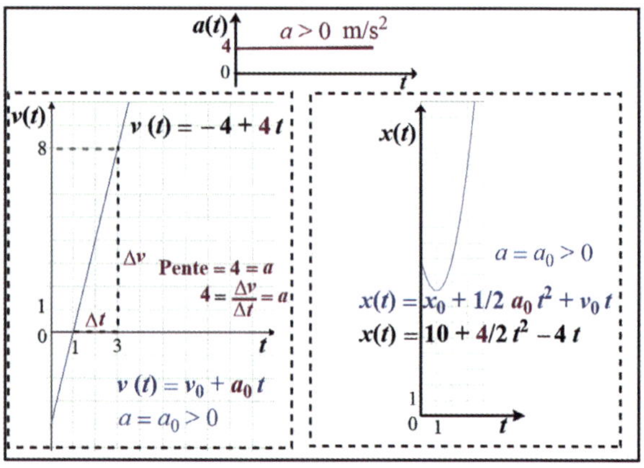

MRU

- La vitesse : $v = \frac{\Delta x}{\Delta t} = cte = v_0$ (en m/s)
- La position : $x(t) = x_0 + v_0(t - t_0)$, avec $x(t_0) = x_0$
- L'accélération est nulle car $a(t) = \frac{dv}{dt} = 0$ m/s²

se présentent par exemple :

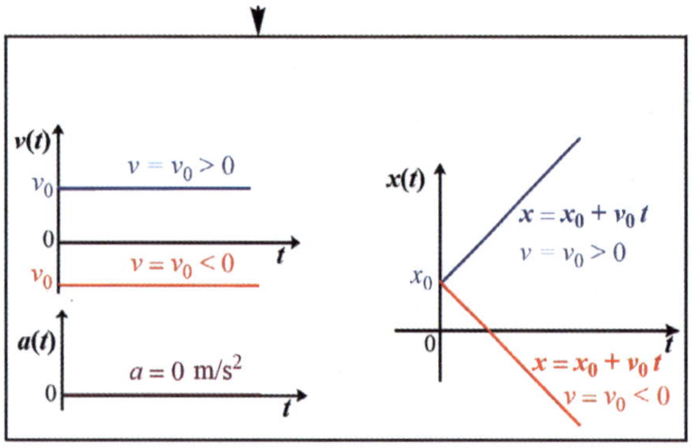

Cinématique à une et deux dimensions

1 Répondre par **Vrai** ou **Faux**.

A. Le vecteur vitesse décrit uniquement la norme de la vitesse d'un objet en mouvement.

❑ V ❑ F

B. Deux voitures roulant en sens opposé à 100 km/h sur une piste rectiligne n'ont pas le même vecteur vitesse.

❑ V ❑ F

C. Le vecteur vitesse d'un corps en MCU change de sens et de direction le long de sa trajectoire. Ce vecteur vitesse n'est pas constant.

❑ V ❑ F

D. La grandeur scalaire d'une vitesse d'un corps en mouvement mesure uniquement sa « rapidité ».

❑ V ❑ F

E. Toute grandeur vectorielle est caractérisée par une intensité (norme), un sens et une direction.

❑ V ❑ F

F. Tout corps en mouvement dont le vecteur vitesse n'est pas constant est en état d'accélération.

❑ V ❑ F

G. Tout corps en mouvement décrivant une trajectoire courbe est en état d'accélération.

❑ V ❑ F

2 Voici des figures indiquant les caractéristiques du mouvement rectiligne d'un mobile le long d'un axe $x'Ox$.

Le graphique A décrit la position du mobile **M** en fonction du temps, tandis que les autres décrivent la vitesse en fonction du temps.

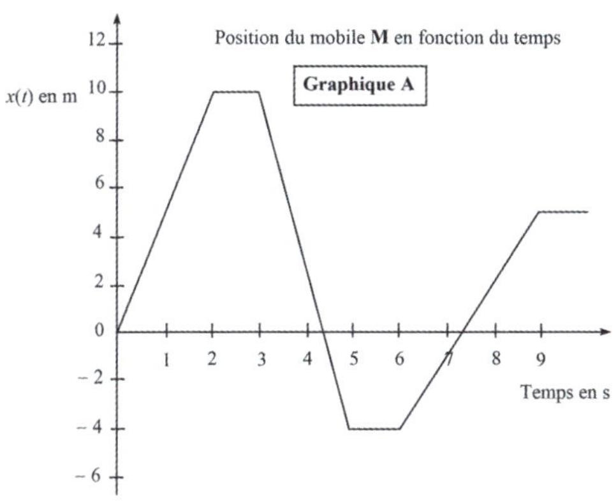

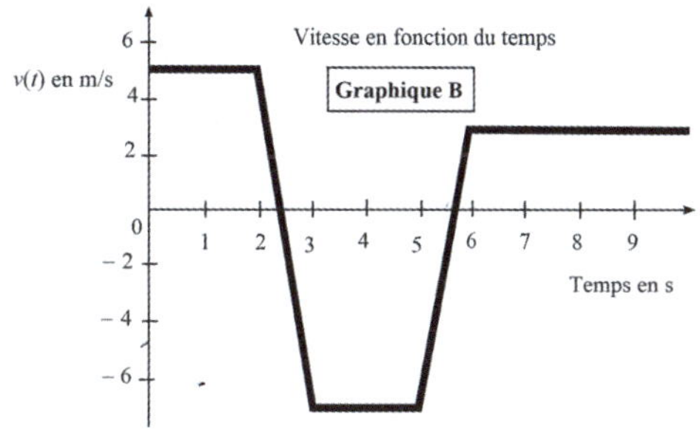

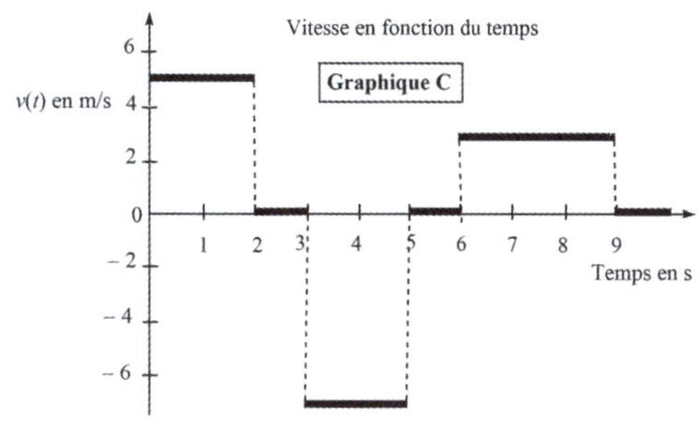

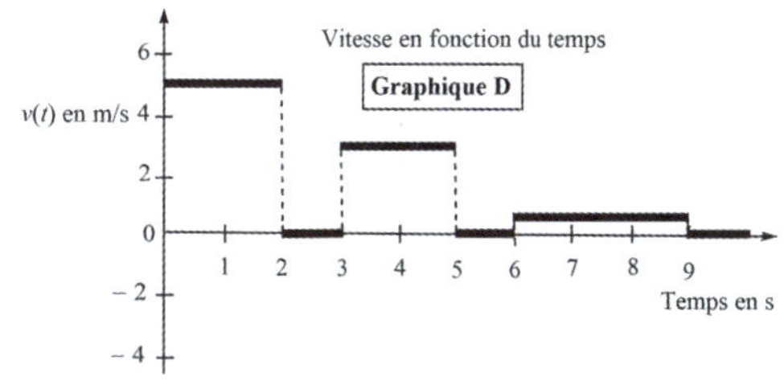

Parmi les énoncés suivants, indiquer la(les) proposition(s) exacte(s).

❑ **A.** Le graphique D représente la vitesse du mobile **M** en fonction du temps.

❑ **B.** Le graphique B représente la vitesse du mobile **M** en fonction du temps.

❑ **C.** Le graphique C ne peut représenter la vitesse du mobile **M** en fonction du temps car il comprend une vitesse négative.

❑ **D.** La vitesse instantanée de **M** à $t = 1$ s est supérieure à celle à $t = 8$ s.

❑ **E.** Il y a un écart de 12 m/s entre les vitesses enregistrées à $t = 1{,}2$ s et $t = 4$ s.

❑ **F.** L'accélération du mobile **M** entre $t = 0$ s et $t = 9$ s est égale à 0 m/s^2.

❑ **G.** Aucune de ces six propositions n'est correcte.

3 Soit un mobile **M** se déplaçant le long de l'axe $x'\mathrm{O}x$ selon un mouvement rectiligne et à des vitesses différentes. Le graphique suivant signale ces changements de vitesse en fonction du temps.

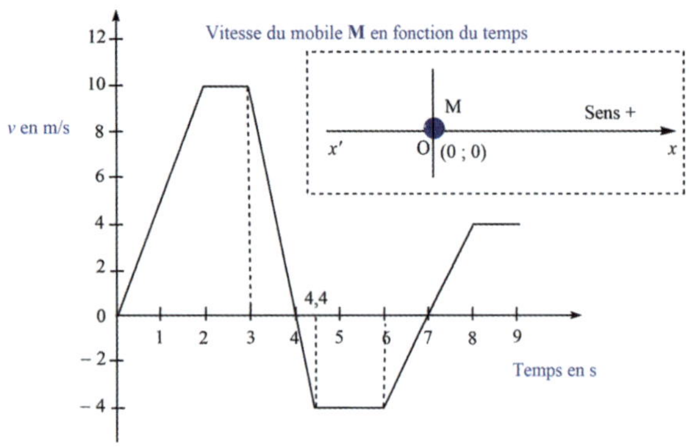

Répondre par **Vrai** ou **Faux**.

❑ **A.** Entre $t = 3$ s et $t = 4$ s, le mouvement se fait dans le sens contraire de l'axe Ox.

❑ **B.** Le mobile est en MRUA entre $t = 6$ s et $t = 7$ s.

❑ **C.** De $t = 6$ s à $t = 7$ s, le mouvement se fait dans le sens contraire de l'axe Ox.

❑ **D.** Durant l'intervalle de temps $\left[0\,\mathrm{s}\,,2\,\mathrm{s}\right]$, l'accélération du mobile est égale à 5 m/s².

❑ **E.** Durant l'intervalle de temps $\left[2\,\mathrm{s}\,,3\,\mathrm{s}\right]$, le mobile **M** est en MRU.

❑ **F.** Durant l'intervalle de temps $\left[4\,\mathrm{s}\,,7\,\mathrm{s}\right]$, le mobile **M** a exécuté chacun des trois types de mouvements dans le sens contraire de l'axe Ox : MRU, MRUA et MRUD.

❑ **G.** Pendant les 4 premières secondes, le mobile a parcouru 35 m.

❑ **H.** De $t = 4$ s à $t = 7$ s, le mobile a parcouru 8,8 m.

❑ **I.** Durant l'intervalle de temps $\left[0\,\mathrm{s}\,,7\,\mathrm{s}\right]$, le mobile **M** est à 15,8 m du point de départ O.

❑ **J.** La distance parcourue par le mobile entre $t = 3$ s et $t = 4$ s est déterminée par :

$$\int_0^1 \left(-5t^2 + 10t\right)dt$$

❑ **K.** La distance parcourue par le mobile entre $t = 3$ s et $t = 4$ s est déterminée par :

$$\int_0^1 \left(-5t + 10\right)dt$$

❑ **L.** La distance parcourue par le mobile entre $t = 3$ s et $t = 4$ s est déterminée par :

$$\int_0^1 \left(-10t + 10\right)dt$$

❑ **M.** La distance parcourue par le mobile entre $t = 7$ s et $t = 8$ s est égale à $\int_0^1 \left(4t + 4\right)dt$.

❑ **N.** Par rapport à un seul sens donné, la distance totale parcourue par le mobile entre $t = 6$ s et $t = 8$ s est nulle.

❑ **O.** Durant les deux premières secondes, les équations de la position, de la vitesse et de l'accélération du mobile **M** sont respectivement $x\left(t\right) = 5/2t^2$, $v\left(t\right) = 5t$ et $a = 10$ m/s².

❑ **P.** La vitesse moyenne de ce mobile entre $t = 0$ s et $t = 9$ s est environ égale à 4,5 m/s.

4 Deux mobiles se déplacent le long d'un axe linéaire $x'\mathrm{O}x$ en MRU l'un vers l'autre avec une vitesse de 5 m/s pour le mobile A et 7 m/s pour le mobile B. Le mobile A freine avec une décélération de 1 m/s² au moment où l'autre décélère à 2 m/s².
La collision aura lieu si la distance entre les deux mobiles au début du freinage était :
Indiquer la ou les bonne(s) réponse(s)

❑ **A.** inférieure à 10 m

❑ **B.** supérieure à 30 m

❑ **C.** égale à 12,8 m

❑ **D.** entre 20 m et 24,5 m

❑ **E.** aucune de ces quatre réponses

5 Soit $v_a = 70$ m/s, la vitesse qui caractérise un avion se dirigeant vers le Nord et $v_v = 10\sqrt{15}$ m/s, la vitesse du vent soufflant de l'Est (perpendiculaire à l'axe de l'appareil). On considère que l'avion passe par le point A pour voler vers le Nord (vers le point B). A et B sont distants de 1 000 km et on suppose que ces vitesses sont constantes.

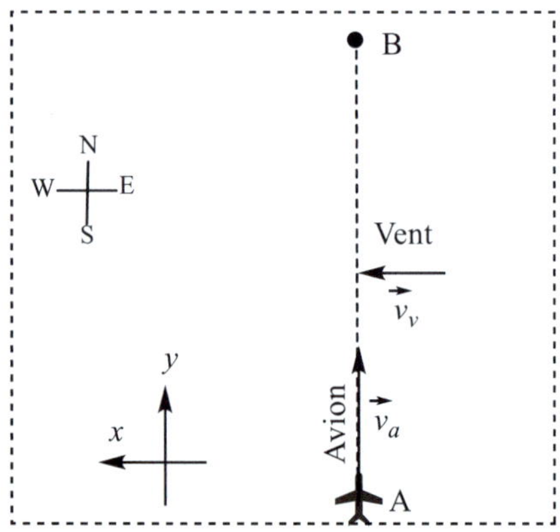

Parmi les assertions suivantes, indiquer la(les) proposition(s) correctes(s).

❑ **A.** La vitesse de l'avion par rapport au sol est égale à 80 m/s.

❑ **B.** Le temps que met l'avion pour parcourir 800 km selon l'axe des y est 1×10^4 s.

❑ **C.** L'avion va avoir une trajectoire déviée vers l'Ouest d'un angle égal à $\arctan\left(\frac{\sqrt{15}}{7}\right)$.

❑ **D.** Après une traversée de 1 000 km selon y, l'avion aura parcouru 553,3 km selon l'axe des x.

❑ **E.** À partir du point A, pour que l'avion atterrisse au point B, il faut que le cap fasse un angle de 29° par rapport à l'axe des y, à l'Ouest.

❑ **F.** Aucune de ces cinq assertions n'est correcte.

6 Une bille de masse m est lancée à $t = 0$ s, d'une certaine hauteur h_0, avec une vitesse initiale de $v_0 = 20$ m/s et faisant un angle de 60° avec l'horizontale :

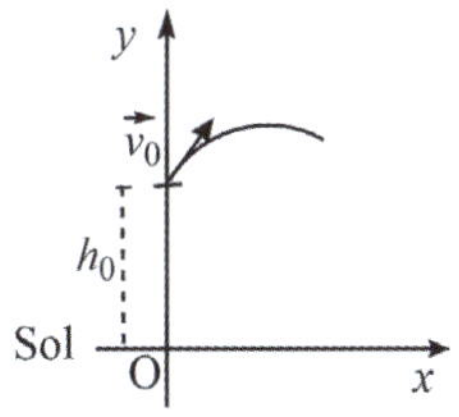

On suppose que $g = 10$ m/s² et que les frottements de l'air sont négligeables.
Parmi les propositions suivantes, indiquer la(les) proposition(s) correctes(s).

- ❑ **A.** La hauteur maximale atteinte par la bille (par rapport au sol) est égale à h_0 augmentée de 45 m.
- ❑ **B.** La portée x_p est égale à $20\sqrt{3}$ m.
- ❑ **C.** Si la bille touche le sol à $t = 4\sqrt{3}$ s, la hauteur h atteinte depuis le sol est égale à 120 m.
- ❑ **D.** À x_p, la vitesse du projectile est supérieure à celle du départ $v_0 = 20$ m/s.
- ❑ **E.** La vitesse v de la bille lorsqu'elle touche le sol est $\sqrt{v_0^2 \cos^2\theta + 2gh_0}$.

7 Répondre par **Vrai** ou **Faux**.
(Dans le cas des mouvements cités ci-après, on suppose que le **frottement** des corps avec **l'air est négligeable**.)

A. En chute libre, le vecteur accélération est constant.
❑ V ❑ F

B. En chute libre, l'accélération du mobile est proportionnelle à sa masse.
❑ V ❑ F

C. En chute libre, la vitesse totale varie durant le parcours.
❑ V ❑ F

D. En chute libre, le mouvement de translation horizontale est uniformément accéléré.
❑ V ❑ F

E. Un MRUA débute toujours par une vitesse non nulle.
❑ V ❑ F

F. La durée de l'ascension d'une balle lancée verticalement de bas en haut avec une vitesse de 30 m/s est de 3 s. ($g = 10$ m/s²)
❑ V ❑ F

G. La distance parcourue en 15 s par un corps tombant sans vitesse initiale au pôle Nord est supérieure à celle enregistrée si l'expérience sur le même corps est réalisée à l'équateur. (g équateur $= 9{,}78$ m/s² et g pôle Nord $= 9{,}81$ m/s²)
❑ V ❑ F

H. Le temps nécessaire pour qu'une barque de vitesse $\vec{v}_{barque}$ traverse une rivière (supposons qu'aucun courant n'ait lieu) partant d'un point A pour arriver au point B en face sur l'autre rive est t. Ce temps (t) est exactement le même en cas d'un courant d'eau ($\vec{v}_{eau} \perp \vec{v}_{barque}$) qui sera nécessaire à la même barque pour arriver à un point C à côté de B sur l'autre rive. On suppose que les deux vitesses sont constantes.
❑ V ❑ F

I. La vitesse d'un mobile en MRUA dont la position $x(t) = \frac{1}{2}t^2 - 3t + 1$ devient nulle lorsque $t = 3$ s.
❑ V ❑ F

8 Soit un mobile M se déplaçant en mouvement rectiligne suivant l'axe $x'Ox$. Les composantes cartésiennes de sa distance parcourue en fonction du temps sont représentées sur la figure ci-dessous.

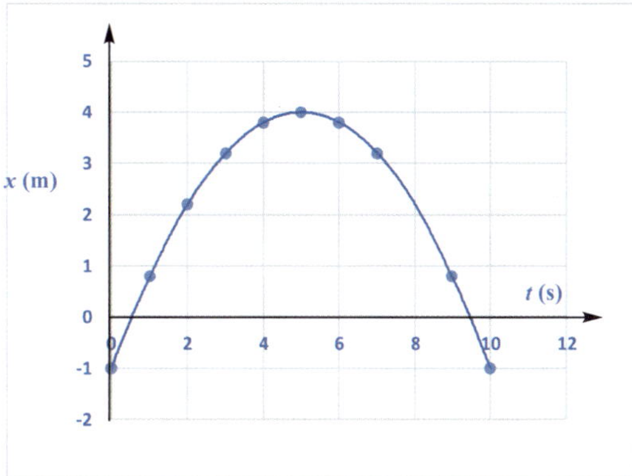

Parmi les propositions suivantes, indiquer celle qui est correcte.

- ❑ **A.** La vitesse du mobile M à $t = 5$ s est nulle.
- ❑ **B.** La vitesse augmente de $t = 0$ s à $t = 5$ s.
- ❑ **C.** L'accélération du mobile change de signe de $t = 4$ s à $t = 6$ s.
- ❑ **D.** Le mobile est en état d'accélération (MRUA) de $t = 5$ s à $t = 10$ s.
- ❑ **E.** La vitesse enregistrée à $t = 4$ s est négative.

9 *Pour mieux assimiler le concept physique de cet exercice, n'utilisez surtout pas la calculatrice ni des formules mathématiques.*
On laisse tomber un objet de masse m d'une hauteur $h = 125$ m avec une vitesse initiale nulle. Sachant que la chute est libre (sans résistance de l'air) et $g = 10$ m/s², quelle est la proposition **FAUSSE** ?

- ❑ **A.** Une accélération de 10 m/s² veut dire que la vitesse de l'objet augmente de 10 m/s chaque seconde. L'accélération peut être exprimée comme $g = \frac{10 \text{ m/s}}{s}$.

Physique

- [ ] **B.** Une seconde après que l'objet commence sa chute, sa vitesse passe de 0 à 10 m/s. Deux secondes après sa vitesse est 20 m/s, trois secondes après la vitesse est 30 m/s, etc.
- [ ] **C.** Si la vitesse initiale de l'objet était de 15 m/s, une seconde après, sa vitesse deviendrait 25 m/s.
- [ ] **D.** La distance parcourue par l'objet durant sa chute peut être calculée à partir de l'équation $5 \times (\Delta t)^2$.
- [ ] **E.** Le temps nécessaire pour toucher le sol est 5 s.
- [ ] **F.** La norme de la vitesse au moment où le corps touche le sol est 40 m/s.

10 Un mobile M se déplace en mouvement rectiligne selon l'axe $x'Ox$. Les composantes cartésiennes de sa distance parcourue en fonction du temps sont représentées sur la figure ci-dessous.

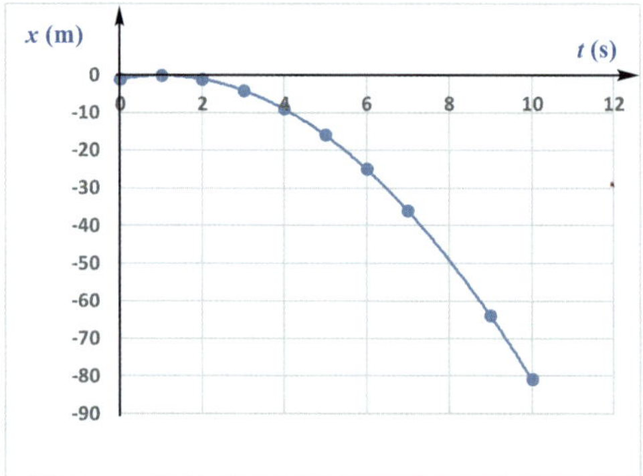

Parmi les propositions suivantes, indiquer celle qui est correcte.

- [ ] **A.** La vitesse du mobile M à $t = 8$ s est positive.
- [ ] **B.** La vitesse de ce mobile est proportionnelle au temps t.
- [ ] **C.** La courbe de la vitesse en fonction du temps est une droite de pente positive.
- [ ] **D.** Le mobile se déplace dans le sens contraire de $\overrightarrow{Ox}$ en MRU.
- [ ] **E.** La vitesse change de signe entre 0 s et 10 s.

11 On fait déplacer un mobile M en mouvement rectiligne selon l'axe $x'Ox$. Dans chacune des quatre expériences qui ont été réalisées, les composantes cartésiennes de sa distance parcourue en fonction du temps sont présentées dans les figures ***A***, ***B***, ***C*** et ***D*** ci-après. Ensuite, les vitesses ont été calculées et exposées dans les figures numérotées de **1** à **4**.
Associer chaque figure ***A***, ***B***, ***C***, et ***D*** à son unique correspondant de **1** à **4.**

Les figures ***A***, ***B***, ***C***, et ***D*** représentent la distance parcourue par M en fonction du temps :

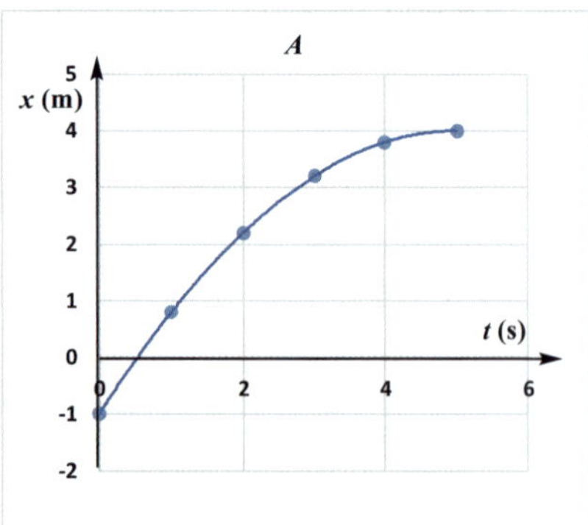

Les figures **1**, **2**, **3**, et **4** représentent la vitesse de M en fonction du temps :

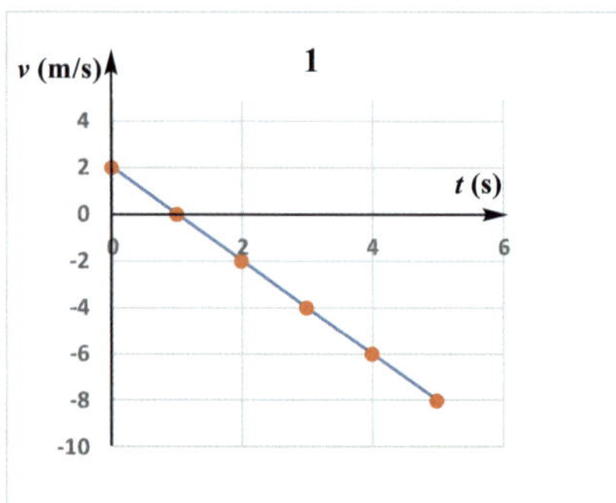

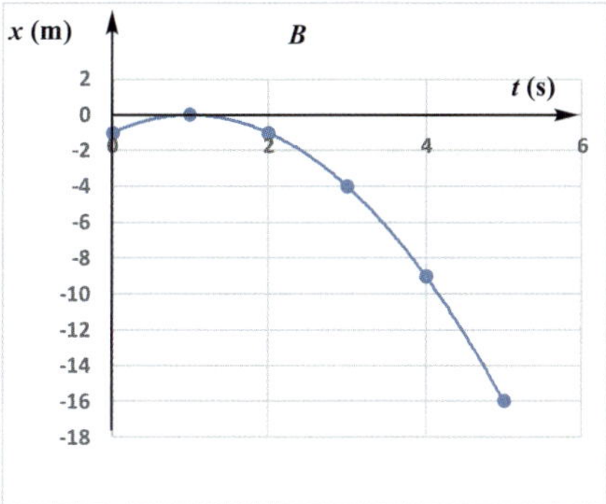

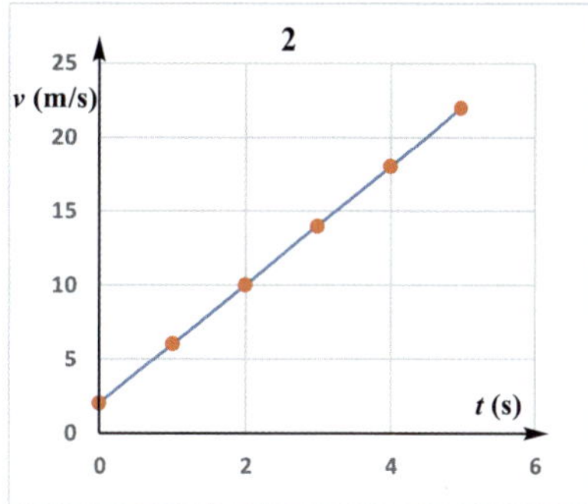

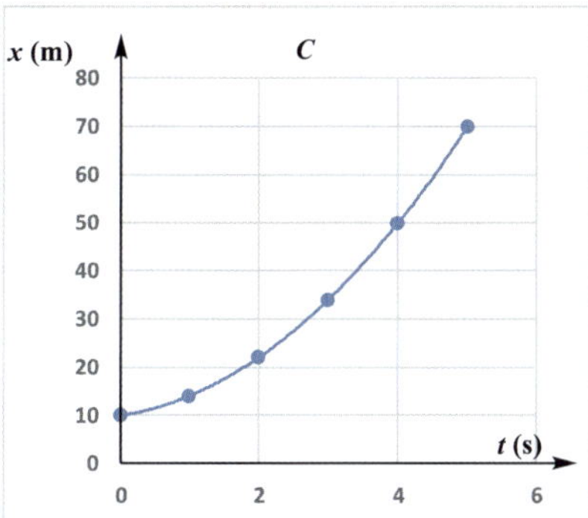

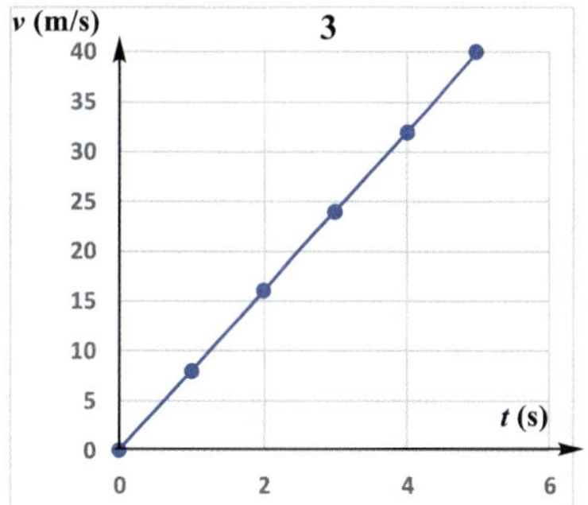

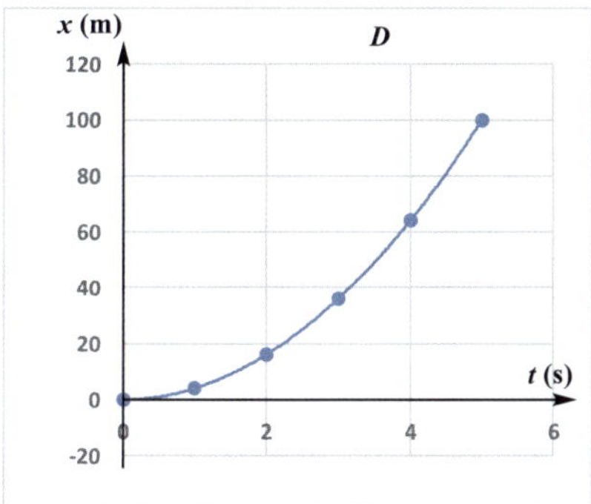

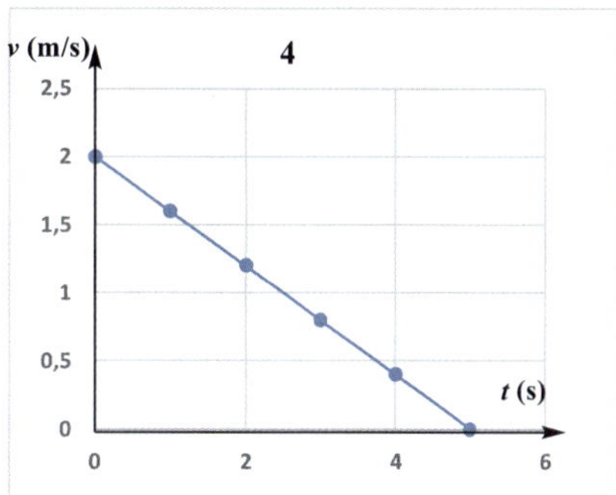

La bonne association est :

- ❑ **A.** ***A*** → 2 ; ***B*** → 3 ; ***C*** → 1 et ***D*** → 4
- ❑ **B.** ***A*** → 4 ; ***B*** → 1 ; ***C*** → 3 et ***D*** → 2
- ❑ **C.** ***A*** → 1 ; ***B*** → 4 ; ***C*** → 2 et ***D*** → 3
- ❑ **D.** ***A*** → 4 ; ***B*** → 2 ; ***C*** → 1 et ***D*** → 3
- ❑ **E.** ***A*** → 4 ; ***B*** → 1 ; ***C*** → 2 et ***D*** → 3
- ❑ **F.** ***A*** → 3 ; ***B*** → 2 ; ***C*** → 1 et ***D*** → 4
- ❑ **G.** ***A*** → 1 ; ***B*** → 4 ; ***C*** → 3 et ***D*** → 2

Cinématique à une et deux dimensions

1 à **7**

Solutions des exercices 1 à 7 disponibles sur www.lienmini.fr/31907-phys1

8 **Seule la proposition A convient.** Il s'agit d'un MRUD (parabole orientée vers le bas) dont la vitesse est nulle à $t = 5$ s. La vitesse est positive entre $t = 0$ s et $t = 5$ s, car $x(t)$ est croissante et elle est négative à $t > 5$ s. À $t > 5$ s le mobile se déplace dans le sens opposé à l'axe $\overrightarrow{\mathrm{O}x}$.

9 **Réponse F.**
L'objet touche le sol à $t = 5$ s. Après une seconde de chute la vitesse passe de 0 à 10 m/s, et après 5 s la vitesse n'est pas égale à 40 m/s, mais à 50 m/s.

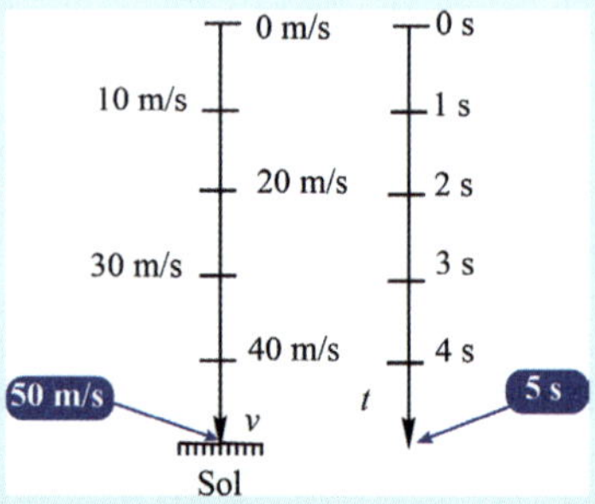

10 **Seule la proposition B est correcte.** Il s'agit d'un MRUD dont la vitesse est nulle à $t = 0$ s, puis devient négative durant tout le parcours, car la fonction $x(t)$ est décroissante. Par conséquent, le mobile se déplace dans le sens opposé à l'axe $\overrightarrow{\mathrm{O}x}$. L'équation de la vitesse est $v = a \times t$, avec $a < 0$.

11 **La bonne association est E. Piste :**
- MRUA = parabole orientée vers le haut $\Rightarrow a > 0$ ($a =$ pente de l'équation de v en fonction de t),
- $v = 0$ m/s au sommet de la parabole,
- $v > 0$ m/s si $x(t)$ est croissante et
- $v < 0$ m/s si $x(t)$ est décroissante.

Dynamique

DÉFINITIONS

La **dynamique** a pour objet la description des causes des mouvements, c'est-à-dire les forces. Elle relie donc les forces au mouvement.

Par ailleurs, connaissant le mouvement d'un corps, on peut déterminer les forces qui agissent sur lui.

La dynamique est régie par des lois fondamentales, à savoir les trois lois de Newton.

1 Première loi de Newton

Dans un référentiel inertiel lorsqu'un solide est soumis à un ensemble de forces extérieures dont la résultante est nulle ($\sum \vec{F}_{ext} = \vec{0}$), ce solide est au repos ou en MRU.

Dans ce cas, l'accélération du solide est nulle.

2 Deuxième loi de Newton

Quand un mobile est en mouvement sous l'action d'une force résultante constante (en intensité, direction et sens), il est animé d'un mouvement rectiligne uniformément accéléré ou décéléré.

$\vec{F}_{résultante} = \sum \vec{F}_{ext} = m\vec{a}$, le vecteur $\vec{F}_{résultante}$ est colinéaire au vecteur accélération $\vec{a}$ (même sens et même direction).

L'accélération est proportionnelle à la force résultante et inversement proportionnelle à la masse de l'objet :

$$Accélération = \frac{F_{résultante}}{Masse}$$

Si $F_{résultante}$ augmente, l'$Accélération$ augmente d'un même facteur.

Si la $Masse$ augmente, l'$Accélération$ diminue d'un même facteur.

Le vecteur accélération et $\vec{F}_{résultante}$ présentent toujours la même direction.

Attention ! Ce n'est pas l'accélération qui entraine la force mais bien la force qui provoque (entraine) l'accélération.

2.1 Accélération d'un corps en chute libre

Quand un corps de masse m tombe en chute libre (sous l'action de la force d'attraction terrestre agissant sur le corps (force de pesanteur) et sans frottement), il subit un mouvement de type MRUA. En appliquant cette deuxième loi, on obtient :

$$\vec{G} = m\vec{a}$$

Dans le sens du mouvement, nous avons $a = \frac{G}{m} = \frac{mg}{m} = g$. Par conséquent, l'accélération due uniquement à la gravité est égale à g.

2.2 Accélération d'un corps en chute non-libre

En présence du frottement de l'air, on obtient, dans le sens du mouvement, l'équation :

$$G - F_f = ma$$

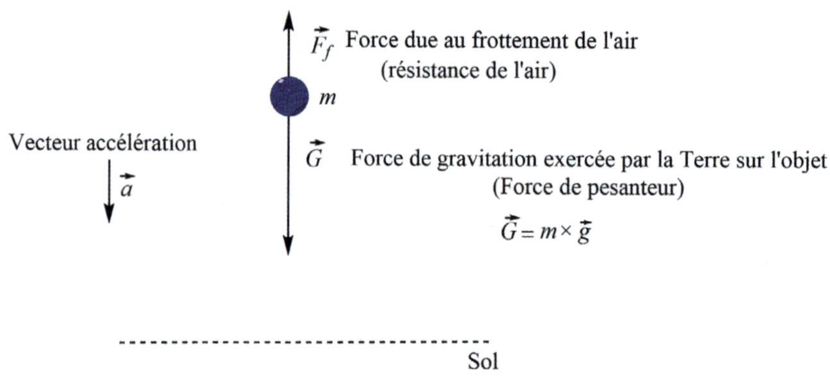

$$a = \frac{G - F_f}{m} = \frac{mg - F_f}{m} = g - \frac{F_f}{m}$$

Par conséquent, en présence de la résistance d'air, l'accélération est toujours inférieure à g. On dit que la chute est non-libre.

3 Troisième loi de Newton

Il s'agit du principe des actions réciproques (loi d'action-réaction) qui s'énonce comme suit :

> « *Tout corps A exerçant une force sur un corps B subit une force d'égale intensité, de même direction mais de sens opposé, exercée par le corps B.* »

Les deux forces action-réaction participent de manière équivalente à une même interaction. L'existence de l'une dépend toujours de l'autre. Ces deux forces peuvent être aléatoirement appelées force d'action et force de réaction.

Attention, contrairement à la masse (inertie), un objet ne possède pas une force en soi. L'interaction entre deux objets se caractérise toujours par une force.

Pour illustrer ces lois, imaginons les forces extérieures exercées sur un corps en mouvement sur un plan incliné faisant avec l'horizontale un angle α.

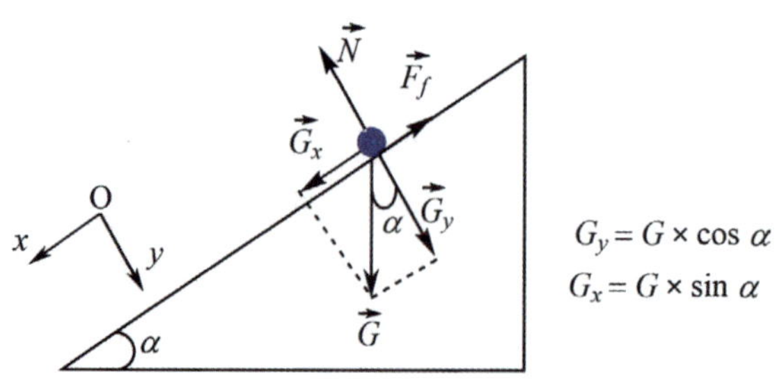

Ces forces sont :

- le vecteur force d'attraction terrestre $\vec{G}$. Il est décomposé en deux vecteurs : $\vec{G} = \vec{G}_x + \vec{G}_y$.
- la réaction $\vec{N}$ du plan incliné. Elle est *neutralisée* par $\vec{G}_y$: $N = G_y$.
- la résultante $\vec{F}_f$ des forces de frottement. Il s'agit d'une force qui s'oppose à la force appliquée $\vec{G}_x$. Elle a une direction parallèle au vecteur vitesse et est de sens opposé, son intensité statique étant inférieure ou égale à $\mu_s \times N$ (μ_s est le

coefficient de frottement statique qui dépend de la nature des deux matériaux en contact). En cas de glissement, son intensité est égale au coefficient de frottement cinétique multiplié par le poids apparent $\mu_c \times N$, où μ_c est le coefficient de frottement cinétique.

$$\sum \vec{F}_{ext} = \vec{N} + \vec{G} + \vec{F}_f = m\vec{a}$$

Nous devons constater que si le corps est en équilibre (MRU), l'intensité de $\vec{F}_f$ est égale à celle de la résultante des deux forces $\vec{G}$ et $\vec{N}$.

Dans le cas où l'objet subit un mouvement rectiligne uniformément accéléré, l'intensité de $\vec{F}_f$ est inférieure à celle de la résultante des forces $\vec{G}$ et $\vec{N}$, soit $\vec{G}_x$.

Selon Ox : $G_x - F_f = ma$

Selon Oy : $G_y - N = 0$

Pour les interactions entre des objets de masses différentes, il est important de mettre en évidence la relation qui existe entre la force d'action (ou de réaction) et leurs accélérations. En effet, nous supposons qu'un corps A de masse m_A exerce une force F sur un autre corps B de masse m_B ($m_A \neq m_B$). La force F est à la fois la force de réaction et d'action. Par contre, les accélérations ne sont pas les mêmes, leurs grandeurs sont déterminées par les rapports suivants :

$$a_A = \frac{F}{m_A} \text{ et } a_B = \frac{F}{m_B}$$

Donc, l'objet le plus léger subit une accélération supérieure à celle d'un objet plus lourd. C'est le cas d'un canon qui recule avec une accélération plus faible que celle du boulet, d'un ballon rempli d'azote (N_2) qui accélère vers le haut en se vidant de son gaz ($a_{Azote} > a_{Ballon}$) ou d'une route qui produit le mouvement accéléré d'une moto en exerçant une force de réaction sur la roue ($a_{Moto} \ggg a_{Terre}$).

Mouvement circulaire uniforme (MCU)

Soit un objet A de masse m_A accroché par un fil tourne horizontalement autour d'un axe. Dans un référentiel choisi, si l'ensemble des positions successives qu'occupe l'objet A en fonction du temps forme un cercle de centre O, de rayon R et dont la vitesse tangentielle (grandeur scalaire) est constante, le mouvement est appelé mouvement circulaire uniforme (MCU).

Synthèse 1

La norme de $\vec{v}$ est égale à une contante : v = Cte.

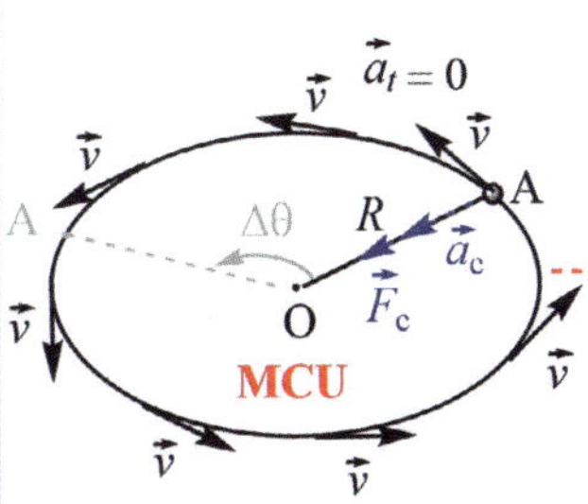

Formules à retenir :

$f = \frac{1}{T}$ (s^{-1} ou Hz)

$v = \omega \times R$ (m s^{-1}) ou $v = \frac{2\pi \times R}{T}$ (m s^{-1})

$\omega = \frac{\Delta\theta}{\Delta t} = \frac{2\pi}{T}$ (rad s^{-1})

$a_c = \frac{v^2}{R}$ (m s^{-2}) $\quad F_c = m_A \times \frac{v^2}{R}$ (N)

A est un objet de masse m_A

$\vec{F}_c$ et $\vec{a}_c$ ont la même direction et le même sens.

T = période
f = fréquence
-> nb de tours parcourus par l'objet en 1 s

Le temps nécessaire pour que l'objet A fasse un tour complet est appelé **période** (T). La **fréquence** (f) est le nombre de tours parcouru par l'objet en une seconde, soit $f = \frac{1}{T}$ (s^{-1} ou Hz).

La **vitesse linéaire** (v) est la distance parcourue par l'objet A par unité de temps. Lorsque l'objet fait un tour complet, i) la distance parcourue est égale au périmètre du cercle, soit $d = 2\pi R$, et ii) le temps écoulé pour faire ce trajet est égal à T (période). Par conséquent, $v = \frac{d}{\Delta t} = \frac{2\pi R}{T}$ (m s^{-1}).

La **vitesse angulaire** (ω) est la mesure de l'angle parcouru par l'objet par unité de temps. Lorsque l'objet fait un tour complet, i) l'angle exprimé en radians (rad) parcouru par l'objet est $\Delta\theta = 2\pi$, et ii) l'intervalle de temps pour réaliser ce tour complet est égal à T (période). On obtient, $\omega = \frac{\Delta\theta}{\Delta t} = \frac{2\pi}{T}$ (rad s^{-1}), et on en déduit donc que $v = \omega \times R$ (m s^{-1}).

Attention, le mouvement circulaire uniforme subit une accélération même si sa vitesse (norme) reste constante. Cela s'explique par le changement de direction du vecteur vitesse à chaque instant. Le vecteur vitesse n'est donc pas constant. L'**accélération tangentielle** est nulle car le mouvement circulaire se fait à vitesse angulaire constante. En ignorant la *gravité*, le déplacement horizontal de l'objet A sur une trajectoire circulaire est dû uniquement à la force dirigée vers le centre O, appelée **force centripète** ($\vec{F_c}$) (ou **normale**). Cette force responsable de la variation du vecteur vitesse est donc à l'origine de l'accélération produite, appelée **accélération centripète** ($\vec{a_c}$). Les grandeurs scalaires des deux derniers vecteurs se calculent à partir des formules suivantes :

$$a_c = \frac{v^2}{R} \text{ (m s}^{-2}\text{) et } F_c = m_A \times \frac{v^2}{R} \text{ (N), avec } m_A = \text{la masse de l'objet A}$$

Enfin, si le fil se casse, deux scénarios se présentent :

- Pour un observateur non lié au système en mouvement, l'objet continue son trajet linéairement (poursuit un mouvement rectiligne (principe d'inertie) tangent au cercle qui correspond à sa vitesse au moment où le fil a été cassé).
- Pour un observateur lié au système tournant, il perçoit l'effet d'une **force centrifuge** (force fictive). Attention, l'effet de cette force est subjectif.

On distingue le mouvement circulaire d'un point du mouvement de rotation d'un solide. Si on considère un disque solide qui tourne autour d'un axe de rotation passant par son centre, on constate que tous les points décrivent des trajectoires circulaires concentriques (de centre **O**) :

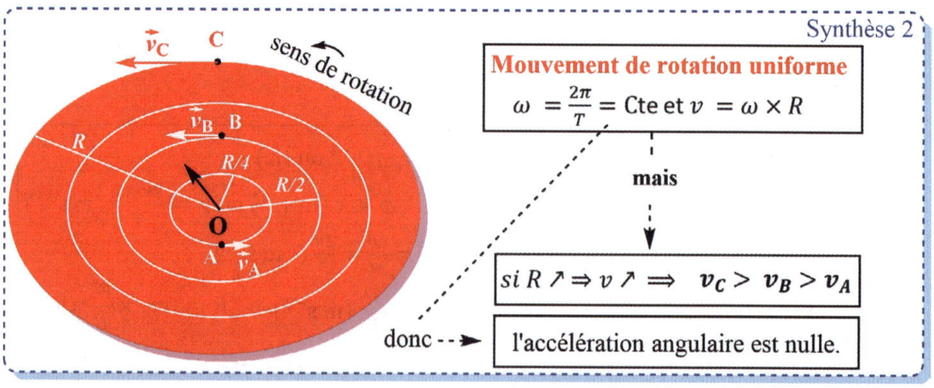

Pour une vitesse angulaire constante du disque tournant, les vitesses linéaires des trois objets fixés en A, B et C ne sont pas identiques. Vu que $v = \omega \times R$ et $\omega = \mathrm{Cte}$, la vitesse est plus grande aux points situés au bord du disque qu'aux points proches du centre de rotation. On en déduit donc $v_C > v_B > v_A$ avec pour chaque point du disque la même vitesse angulaire.

Dynamique

Dynamique

- **décrit** → Causes des mouvements
- **relie** → Forces des mouvements

Forces des mouvements **par** → 3 lois fondamentales

1. **Première loi de Newton**

   $$\sum \vec{F}_{\text{ext}} = \vec{0}$$

   MRU ou Repos

2. **Deuxième loi de Newton**

   $$\vec{F}_{\text{résultante}} = \sum \vec{F}_{\text{ext}} = m \times \vec{a}$$

   $\vec{F}_{\text{résultante}}$ et $\vec{a}$ ont la même direction et le même sens.

3. **Troisième loi de Newton**

   Toute action est suivie d'une réaction

   $F_{\textbf{action}} = F_{\textbf{réaction}}$ (en N)

   $\vec{F}_{\text{action}}$ et $\vec{F}_{\text{réaction}}$ sont parallèles et de sens opposés, et ont 2 points d'application différents.

Exemple :

Corps en MRUA sur un plan incliné faisant avec l'horizontale un angle α

1re loi de Newton

Selon Oy : $G_y - N = 0$

Le corps ne se déplace pas dans la direction Oy.

$G_y = m \times g \times \cos\alpha$

$G_x = m \times g \times \sin\alpha$

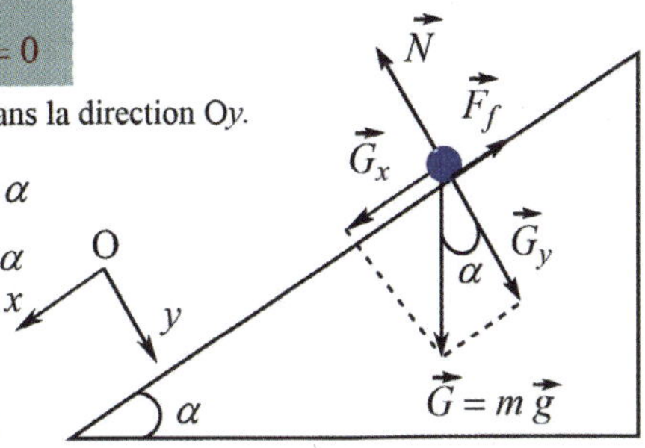

F_f : force de frottement.

2e loi de Newton

Selon Ox : $G_x - F_f = ma$

3e loi de Neweton

$N = G_y$

QCM

Dynamique

1 Trois corps de masses différentes amorcent chacun une descente faisant avec l'horizontale un angle α comme montré ci-dessous. La vitesse de départ est nulle. Les corps subissent un mouvement rectiligne uniformément accéléré (MRUA). La résultante des forces de frottement qui leur sont appliquées est négligeable.

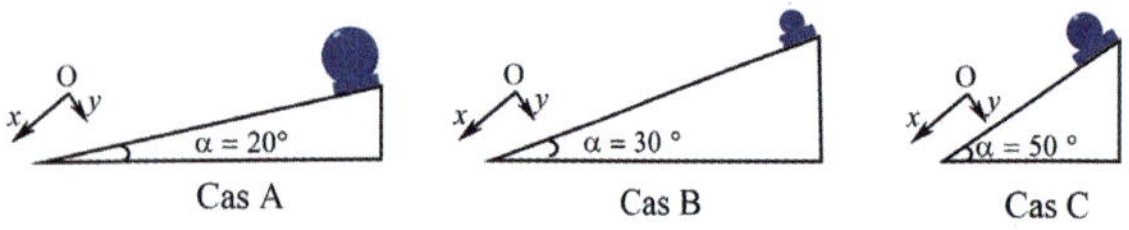

Les masses des trois objets : $m_A = 6$ kg, $m_B = 2$ kg et $m_C = 4$ kg

Classez les trois cas A, B et C par ordre croissant d'accélération.

❑ **A.** $a_A < a_B < a_C$
❑ **B.** $a_C < a_B < a_A$
❑ **C.** $a_C < a_A < a_B$
❑ **D.** $a_A < a_C < a_B$

2 Un cycliste, en roue libre, amorce une descente faisant avec l'horizontale un angle de 4°. Sachant que le mouvement est rectiligne et uniforme, quelle est l'intensité (avec trois chiffres significatifs) de la résultante des forces de frottement ?

L'intensité de la force d'attraction terrestre agissant sur le cycliste et son vélo vaut 802 N.

❑ **A.** $F_f = 55{,}9$ N
❑ **B.** $F_f = 800$ N
❑ **C.** $F_f = 56{,}1$ N
❑ **D.** $F_f = 561$ N
❑ **E.** $F_f = 80$ N

3 Un cycliste, en roue libre, amorce une descente faisant avec l'horizontale un angle de 30°. Sachant qu'il subit un mouvement rectiligne uniformément accéléré (MRUA), quelle est son accélération ?

On suppose que la résultante des forces de frottement qui lui sont appliquées est 20 N.

L'intensité de la force d'attraction terrestre exercée sur le cycliste et son vélo est 802 N.

On arrondit g à 10 m/s².

L'accélération vaut : (indiquer la bonne réponse)

❑ **A.** $a = 10$ m/s²
❑ **B.** $a = 5{,}0$ m/s²
❑ **C.** $a = 0{,}25$ m/s²
❑ **D.** $a = 4{,}75$ m/s²
❑ **E.** Aucune de ces quatre réponses n'est exacte

4 Un véhicule de 2 000 kg démarre (sans glissement) sur une route horizontale et parcourt 500 m en 20 s. Le mouvement sur cette distance est rectiligne uniformément accéléré et le coefficient de frottement est égal à 5 %.

La valeur de g est arrondie à 10 m/s².

Parmi les assertions suivantes, indiquer celle(s) qui est(sont) correctes(s).

❑ **A.** La force de frottement et la force fournie par le moteur ont la même direction.
❑ **B.** La force fournie par le moteur est constante durant ce trajet.
❑ **C.** L'intensité de la force de frottement vaut 1 000 N.
❑ **D.** L'intensité de la force demandée au moteur est supérieure à 5 700 N.
❑ **E.** Toutes ces assertions sont correctes.

5 Répondre par **Vrai** ou **Faux** aux assertions suivantes.

A. Un parachutiste qui saute d'un avion voit sa vitesse augmentée si l'intensité de la résistance de l'air est supérieure à celle de la force d'attraction terrestre.
❑ **V** ❑ **F**

B. Un parachutiste descend à une vitesse constante si l'intensité de la résistance de l'air est inférieure à celle de la force d'attraction terrestre.
❑ **V** ❑ **F**

C. Un parachutiste descend à une vitesse constante si l'intensité de la résistance de l'air est égale à celle de la force d'attraction terrestre.
❑ **V** ❑ **F**

D. Les trois mouvements rectilignes suivants peuvent être considérés comme des MRUA si on suppose que $\vec{F}$ est la seule force extérieure exercée sur le corps.

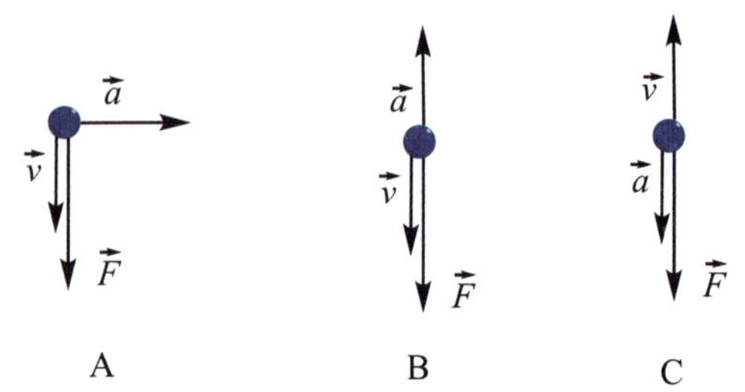

❑ **V** ❑ **F**

E. La force $\vec{F}$ est la seule force extérieure exercée sur le corps. Un seul des trois mouvements suivants est considéré comme impossible à réaliser.

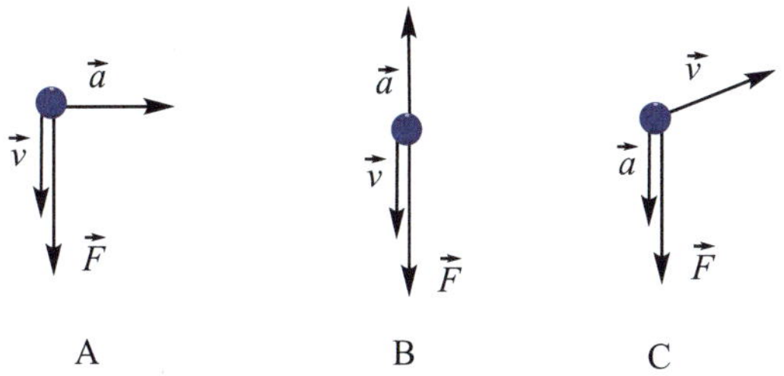

❑ **V** ❑ **F**

F. Lorsqu'un solide en MRUA est soumis à deux forces $\vec{F}$ et $\vec{F}'$, l'accélération s'exerce dans la direction du vecteur résultant de ces deux forces.

❑ **V** ❑ **F**

6 On considère un petit avion « vole » afin de rester au-dessus d'un point fixe sur le sol. L'avion se dirige de l'Ouest à l'Est et, on suppose que le vent souffle de l'Est à l'Ouest à une vitesse v_{vent} constante (norme) par rapport au sol.
Parmi les propositions suivantes, indiquer la(les) bonne(s) réponse(s).

❑ **A.** L'avion doit voler de l'Ouest à l'Est à une vitesse (norme) égale à celle du vent afin de planer au repos par rapport au sol.
❑ **B.** Par rapport au vent, le vecteur vitesse de l'avion est égal à celui du vent.
❑ **C.** Par rapport au sol, la norme de la vitesse de l'avion est nulle.
❑ **D.** Après un atterrissage vertical vers le point fixe sur le sol, l'avion doit continuer à voler horizontalement de l'Ouest à l'Est à la vitesse du vent.

7 Soit un objet A de masse m_A accroché par un fil de longueur L tourne dans un plan horizontal et fait un tour en 0,25 s. On considère le mouvement de l'objet circulaire uniforme de centre O et de rayon R.

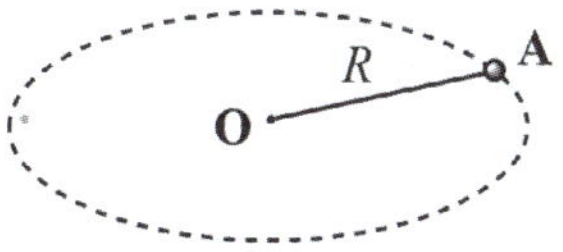

Parmi les propositions suivantes, laquelle(lesquelles) n'est(ne sont) pas correcte(s) ?

❑ **A.** L'accélération tangentielle de l'objet est nulle.
❑ **B.** Les vecteurs force centripète et vitesse linéaire de A ont toujours la même direction et le même sens.
❑ **C.** Le vecteur vitesse tangentielle est perpendiculaire au vecteur force centripète.
❑ **D.** La grandeur a_c est égale à $(8\pi \times R)^2$.
❑ **E.** La force centripète dépend de la masse m_A, de la vitesse angulaire ω et du rayon R.
❑ **F.** Avec le même dispositif, pour doubler la norme de la vitesse tangentielle de l'objet A, il faut doubler l'intensité de la force centripète.
❑ **G.** Si le fil se casse, le mouvement de l'objet suit un trajet rectiligne tangent à sa trajectoire circulaire qui correspond à sa vitesse, à ce moment-là.

8 On considère le disque indiqué dans la synthèse 2 (page 22) en mouvement de rotation uniforme.
Répondre par **Vrai** ou **Faux**.

A. La vitesse tangentielle d'un objet est nulle s'il est placé au point O.
❑ **V** ❑ **F**

B. La vitesse angulaire d'un objet est nulle lorsqu'il est fixé au point O.
❑ **V** ❑ **F**

C. Toutes les parties du disque ne tournent pas à la même vitesse angulaire.
❑ **V** ❑ **F**

D. Si l'objet fixé au point C du disque fait 30 tours par minute, alors sa vitesse linéaire lorsqu'il est fixé au point A sera $v_A = \frac{\pi}{4} \times R$.
❑ **V** ❑ **F**

E. $\frac{v_A \times v_C}{v_B^2} = 1$, avec v_A, v_B et v_C pour vitesse d'un même objet lorsqu'il est fixé au disque tournant respectivement aux points A, B et C.
❑ **V** ❑ **F**

9 Trois corps identiques de mêmes masses glissent (déjà en mouvement !) sur une piste plane horizontale comme montré ci-dessous. Les trois corps subissent un mouvement rectiligne uniformément accéléré (MRUA) et la surface de la piste est la même dans les trois cas. La surface plane de contact dans le cas C est plus grande par rapport à celle dans le cas B, et la surface de contact de A est la plus petite.
On suppose que la résistance de l'air est négligeable tandis que les forces de frottement sont prises en compte.
Pour chacune des propositions suivantes, indiquer si elle est **vraie** ou **fausse**.

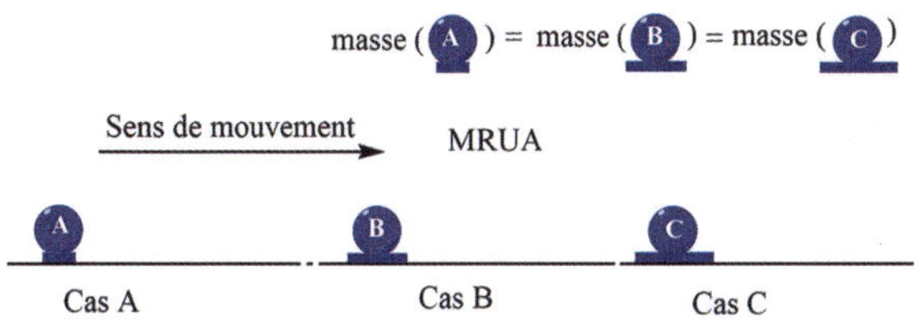

Physique

A. L'intensité de la résultante des forces de frottement qui sont appliquées à C est supérieure à celle de A.
❑ **V** ❑ **F**

B. L'intensité de la résultante des forces de frottement qui sont appliquées à A est égale à celle de B.
❑ **V** ❑ **F**

C. Dans le cas A, la force de frottement nette (totale) varie avec la vitesse du corps A.
❑ **V** ❑ **F**

D. Si on suppose que les trois mobiles glissent à la même vitesse (MRU) et qu'ils freinent en même temps avec la même décélération, alors la distance parcourue jusqu'à l'arrêt sera plus grande dans le cas A.
❑ **V** ❑ **F**

10 À haute altitude, on laisse tomber 3 ballons solide A, B et C sphériques de même volume mais de masses différentes ($m_A < m_B < m_C$). On suppose que la chute est non-libre et la vitesse initiale est nulle.

❑ **A.** Au fur et à mesure que les trois ballons tombent de plus en plus vite, l'accélération diminue.
❑ **B.** Le ballon A ne subit aucune accélération dans l'air si l'intensité de la force de frottement de l'air est égale à celle de la force d'attraction terrestre.
❑ **C.** L'accélération du ballon C peut dépasser $g = 10$ m/s^2.
❑ **D.** La résistance de l'air augmente avec la vitesse du ballon lorsqu'il tombe.
❑ **E.** Le classement de ces trois ballons par ordre décroissant d'accélération est C, B et A.

De ces cinq affirmations, laquelle(lesquelles) est(sont) incorrecte(s) ? Pourquoi ?

11 Soit une feuille de papier A4 suspendue verticalement au plafond par un fil de masse négligeable. Un élève essaye de la frapper horizontalement afin de pouvoir exercer une force supérieure à celle que la feuille peut exercer sur lui. Est-ce possible ? Pourquoi ?

❑ **A.** Oui, c'est possible que l'élève exerce une force d'intensité supérieure à celle qu'il reçoit dans la même direction par la feuille.
❑ **B.** Non, c'est impossible que l'élève exerce une force d'intensité supérieure à celle qu'il reçoit dans la même direction par la feuille.
❑ **C.** Je l'ignore.

12 Soit une feuille de papier A4 de masse égale à 5 g suspendue au plafond par un fil de masse négligeable. Un élève essaye de frapper horizontalement la surface de la feuille. Sachant que la vitesse de la feuille passe de 0 à 30 m/s en 0,06 s, quelle est la force exercée par la feuille sur l'élève ?

❑ **A.** 2,5 N
❑ **B.** 5,0 N
❑ **C.** 7,5 N
❑ **D.** 10 N

13 Deux élèves Rida et William tirent l'un contre l'autre une corde. William arrive à faire glisser son ami Rida de sa place vers lui.
Répondre par **Vrai** ou **Faux**.

A. L'intensité de la force à l'extrémité de la corde que William exerce sur Rida est plus forte que celle exercée par son ami sur lui à l'autre extrémité.
❑ **V** ❑ **F**

B. Aux extrémités de la corde, les deux vecteurs forces que l'un exerce sur l'autre sont identiques.
❑ **V** ❑ **F**

C. À l'extrémité de la corde, Rida exerce une force de même intensité et de sens opposé à celle que son ami exerce sur lui à l'autre extrémité.
❑ **V** ❑ **F**

D. Rida se déplace vers William car la force qu'il exerce sur la Terre est moindre par rapport à celle que son ami exerce sur le sol.
❑ **V** ❑ **F**

14 On considère une personne roulant sur une *monoroue* électrique.

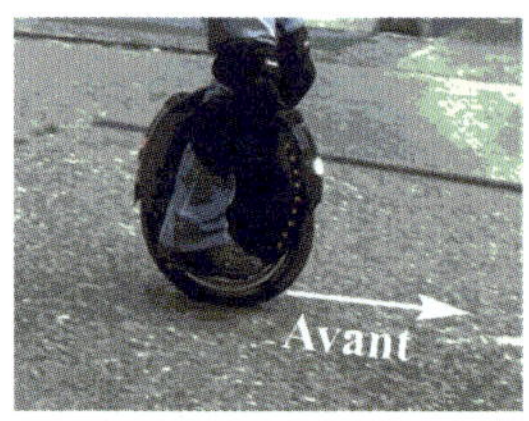

Le frottement de la roue avec le sol joue un rôle important pour assurer à la personne de rouler convenablement sur la piste.
En expliquant, indiquer parmi les propositions suivantes, la ou les réponse(s) incorrecte(s) :

❑ **A.** Lorsque la roue pousse contre le sol (dans le sens opposé à celui du mouvement), le sol exerce simultanément une force sur la roue. Celle-ci est accélérée vers l'avant.
❑ **B.** Lorsque la roue pousse contre le sol, celui-ci exerce simultanément une force sur la roue et accélère vers l'arrière.
❑ **C.** Les intensités des deux forces action-réaction sont identiques.
❑ **D.** Les normes des deux accélérations $a_{monoroue}$ et a_{sol} provoquées par les deux forces action-réaction sont identiques.

Solutions

Dynamique

1 Réponse A.

Il est important de signaler que l'accélération augmente que si la pente est plus raide et est maximale si l'angle α est égal à 90° (chute libre !). L'accélération de l'objet ne dépend pas de sa masse.

2 La bonne réponse est A.

Justification :

Le plan de la descente forme avec le plan horizontal un angle aigu de $4°$: $\alpha = 4°$

Comme le cycliste subit un mouvement rectiligne et uniforme, on applique la première loi de Newton :

$$\sum \vec{F}_{ext} = \vec{0}$$

Les forces appliquées : $\vec{G}$, $\vec{N}$ et $\vec{F}_f$

Si on présente le cycliste et son vélo par un point matériel **M**, on obtient :

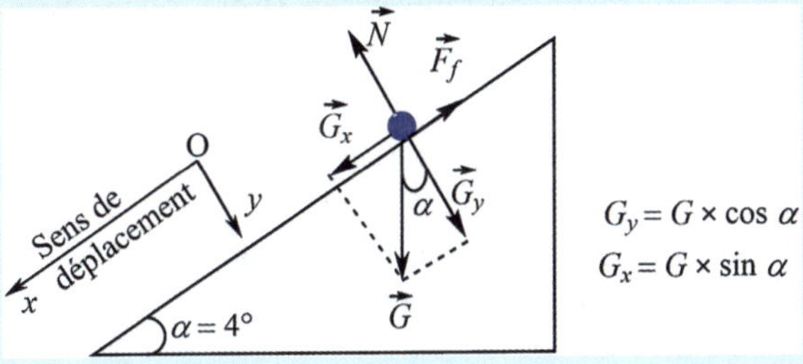

- le vecteur force d'attraction terrestre $\vec{G}$, décomposé en deux vecteurs : $\vec{G} = \vec{G}_x + \vec{G}_y$
- la réaction $\vec{N}$ du plan incliné
- la résultante $\vec{F}_f$ des forces de frottement. Il s'agit d'une force qui s'oppose à la force appliquée $\vec{G}_x$

Soit $\sum \vec{F}_{ext} = \vec{G} + \vec{F}_f = \vec{0}$

Selon Ox, compte tenu des composantes des forces, on a : $G_x - F_f = 0$

Selon Oy, compte tenu des composantes des forces, on a : $G_y - N = 0$

Donc, $F_f = G_x = G \times \sin\alpha$

Numériquement, $F_f = 802 \times \sin 4° = 55{,}9$ (**la proposition A est exacte**)

3 La bonne réponse est D.

Justification :

Le plan de la descente forme avec le plan horizontal un angle aigu de 30° : $\alpha = 30°$

Comme le cycliste subit un mouvement rectiligne uniformément accéléré, on applique la deuxième loi de Newton :

$$\sum \vec{F}_{ext} = m \times \vec{a}$$

Les forces appliquées sont : $\vec{G}$, $\vec{N}$ et $\vec{F}_f$

Si on présente le cycliste et son vélo par un point matériel **M**, on obtient :

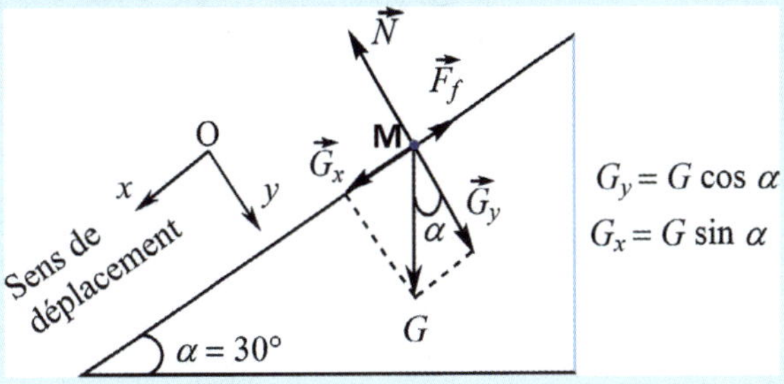

- le vecteur force $\vec{G}$ qui est décomposé en deux vecteurs : $\vec{G} = \vec{G}_x + \vec{G}_y$
- la réaction $\vec{N}$ du plan incliné
- la résultante $\vec{F}_f$ des forces de frottement.

Soit $\sum \vec{F}_{ext} = \vec{G} + \vec{F}_f = m \times \vec{a}$

Selon Ox, compte tenu des composantes des forces, on a : $G_x - F_f = \mathrm{m} \times a$

Or, on sait que : $G_x = G \times \sin\alpha$

Donc :

$$a = \frac{G_x - F_f}{m} = \frac{G \times \sin\alpha - F_f}{m} = \frac{G \times \sin\alpha - F_f}{\frac{G}{g}}$$

Soit, *numériquement* :

$$a = \frac{802 \times \sin 30° - 20}{\frac{802}{10}} = 4{,}75 \text{ m/s}^2$$ (**la réponse D**)

4 Toutes ces assertions sont correctes.

A. Vrai. La résultante des forces de frottement ($\vec{F}_f$) et la force fournie par le moteur ($\vec{F}$) ont la <u>même direction</u> mais de <u>sens opposé</u>.

Physique

B. Vrai.

Le véhicule est en MRUA sous l'action d'une force résultante $\left(\vec{Frésultante}\right)$ constante en intensité, direction et sens.

Soit $\vec{Frésultante} = \sum \vec{F}_{ext} = \vec{F}_f + \vec{F} + \vec{G} = m\vec{a}$

Or, selon l'axe de déplacement, les seules forces appliquées sont $\vec{F}_f$ et $\vec{F}$

D'où, $F - F_f = \mathrm{m} \times a$

Donc, si la résultante des forces de frottement F_f et l'accélération a sont constantes, la force fournie par le moteur est constante aussi. **L'affirmation B est correcte.**

C. Vrai.

L'intensité de la force de frottement est : $F_f = \mu_s \times N$ avec $\mu_s = 0{,}05$ (coefficient de frottement statique) et $N = G = mg$

Application numérique :

$F_f = 0{,}05 \times 2\,000 \times 10 = 1\,000$ N **(L'affirmation C est correcte)**

D. Vrai.

• *Calcul de l'accélération :*

Le véhicule de 2 000 kg démarre sur une route horizontale et parcourt 500 m en 20 s.

Il vient donc : à $t_0 = 0$ s, $v_0 = 0$ m/s et à $t = 20$ s, $\Delta x = 500$ m

Il s'agit d'un mouvement rectiligne uniformément accéléré :

$$\Delta x = \frac{1}{2} \times a \times t^2 + v_o \times t$$

$$500 = \frac{1}{2} \times a \times (20)^2 + 0 \times 20 \Rightarrow$$

$$a = \frac{1\,000}{400} = 2{,}5 \text{ m/s}^2$$

• $F_f = 1\,000$ N (voir **C.**)

• *Calcul de l'intensité de la force demandée au moteur*

Soit l'équation : $F - F_f = \mathrm{m} \times a$

On en tire : $F = F_f + \mathrm{m} \times a$

Soit, *numériquement* :

$$F = 1\,000 + 2\,000 \times 2{,}5 = 6\,000 \text{ N}$$
$$(6\,000 \text{ N} > 5\,700 \text{ N})$$

La proposition D est correcte.

5

A. Faux, car sa vitesse n'est augmentée que si l'intensité de la résistance de l'air est inférieure à celle de la force d'attraction terrestre.

B. Faux, car la vitesse ne peut être constante que si l'intensité de la résistance totale de l'air est égale à celle de la force d'attraction terrestre.

C. Vrai. Si la résultante des deux forces subies par le parachutiste est nulle, son mouvement sera rectiligne uniforme et le parachutiste descend à une vitesse constante. Cela n'est possible que si l'intensité de la résistance de l'air est égale à celle de la force d'attraction terrestre :

Justifications détaillées pour A, B et C :

Le parachutiste est soumis à deux forces de même direction et de sens opposé.

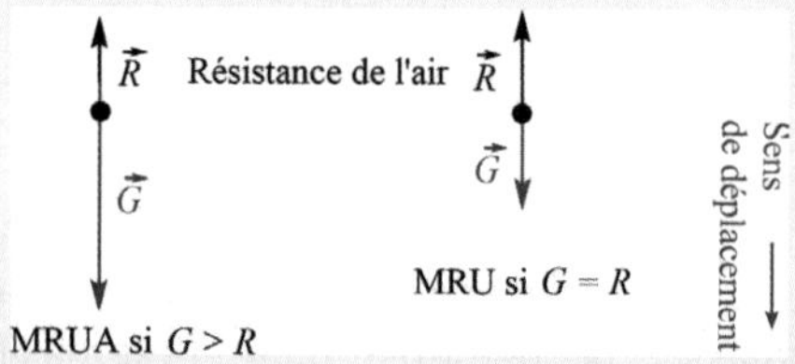

• Si leur résultante $\left(\vec{G} + \vec{R}\right)$ est constante en intensité et en direction et de même sens que $\vec{G}$, le parachutiste exécute un mouvement rectiligne uniformément accéléré :

$$\sum \vec{F}_{ext} = \vec{G} + \vec{R} = m \times \vec{a}$$
$$G - R = m \times a = \text{Cte}$$

Dans ce cas, l'intensité de la force d'attraction gravitationnelle est supérieure à celle de la résistance totale d'air.

• Si la résultante est nulle, le parachutiste exécute un mouvement rectiligne uniforme, car :

$$\sum \vec{F}_{ext} = \vec{G} + \vec{R} = \vec{0}$$
$$G - R = 0 \Leftrightarrow G = R$$

et la vitesse est constante car l'accélération est nulle. On appelle cette vitesse : *la vitesse terminale.*

D. Faux

Si $\vec{F}$ est la seule force extérieure exercée sur le corps, la direction et le sens de celle-ci doivent être les mêmes que ceux du vecteur accélération. Cette condition n'est pas respectée dans **les cas A et B.**

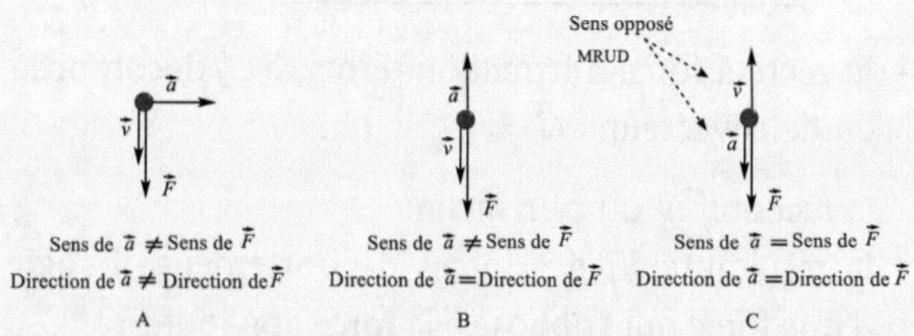

Pour **le cas C**, la direction et le sens de $\vec{F}$ sont les mêmes que ceux du vecteur accélération $\vec{a}$.

Or, le sens de $\vec{v}$ est contraire à celui de $\vec{a}$.

Donc, le corps peut subir un mouvement rectiligne mais uniformément décéléré (pas un MRUA !)

Par conséquent, aucun des trois cas ne convient.

E. Faux, car il y a **deux cas** où le mouvement est impossible à réaliser. Il s'agit des cas A et B.

Dans **le cas A**, $\vec{F}$ et $\vec{a}$ n'ont pas la même direction ni le même sens.

Dans **le cas B**, $\vec{F}$ et $\vec{a}$ n'ont pas le même sens.

Le cas C est possible, il s'agit d'un mouvement retardé ($\cos\alpha < 0$, α étant l'angle entre $\vec{a}$ et $\vec{v}$).

F. Vrai.
Si un solide de masse m en MRUA est soumis à deux forces $\vec{F}$ et $\vec{F}'$, l'accélération s'exerce dans la direction et le sens du vecteur résultant de ces deux forces. En outre, ce vecteur résultant est constant et d'intensité égale à $m \times a$.

6 Réponses A, C et D.

A. Vrai. Le vecteur vitesse de l'avion par rapport au sol est un vecteur nul si les vecteurs $\vec{v}_{vent}$ (vitesse de l'air par rapport au sol) et $\vec{v}_{avion}$ (vitesse de l'avion par rapport à l'air) ont la même norme, la même direction et des sens opposés.

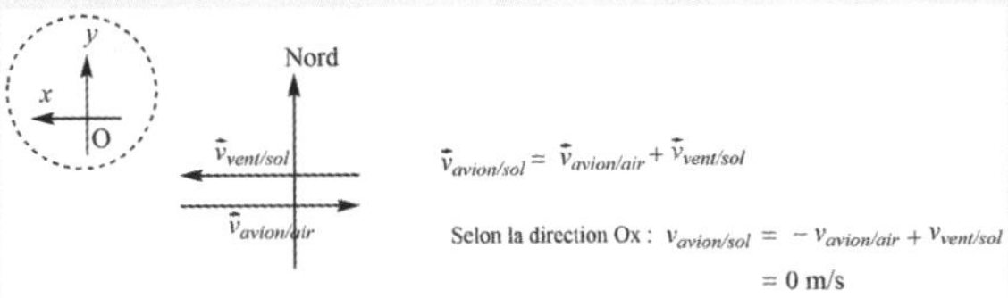

B. Faux, car les sens des deux vitesses sont opposés (ne sont pas les mêmes). Deux vecteurs sont identiques si et seulement si la norme, la direction et le sens sont les mêmes.

C. Vrai, voir les explications détaillées en **A**.

D. Vrai, sinon l'avion va se déplacer horizontalement par rapport au sol.

7 Réponses B, D et F.

A. Vrai, car la vitesse tangentielle est constante.

B. Faux, car $\vec{v} \perp \vec{F}_c$. C'est $\vec{a}_c$ qui a la même direction et le même sens que le vecteur $\vec{F}_c$.

D. Faux, car

$$a_c = \frac{v^2}{R} = \frac{\omega^2 \times R^2}{R} = \frac{(2\pi)^2 \times R^2}{T^2 \times R} = \frac{4\pi^2 \times R}{\left(\frac{1}{4}\right)^2} = \left(8\pi \times \sqrt{R}\right)^2$$

avec $T = 0{,}25 \text{ s} = \frac{1}{4}$ s.

F. Faux, car pour doubler la norme de la vitesse tangentielle de l'objet A, il faut quadrupler l'intensité de la force centripète ($F_c = m_A \times \frac{v^2}{R}$).

8

A. Vrai, car le rayon au point O est nul ($v_O = \omega \times 0 = 0$ m/s).

B. Faux, car toutes les parties du disque ont la même vitesse angulaire.

C. Faux.

D. Vrai, car $v_A = \frac{2\pi}{T} \times \frac{R}{4} = \frac{2\pi}{2} \times \frac{R}{4} = \frac{\pi}{4} \times R$, avec $T = 2 \text{ s} = \frac{1 \text{ tour} \times 60 \text{ s}}{30 \text{ tours}}$ (temps nécessaire pour faire un tour).

E. Vrai, car $\frac{v_A \times v_C}{v_B^2} = \frac{\left(\omega \times \frac{R}{4}\right) \times (\omega \times R)}{\left(\omega \times \frac{R}{2}\right)^2} = 1$.

9

A. Faux. La force de frottement ne dépend pas de la surface de contact étant donné que la masse est la même et la nature des deux surfaces de contact (corps-piste) ne changent pas d'un cas à l'autre. Avoir une plus grande surface (comme dans le cas **C**) ne peut qu'étaler le poids sur celle-ci, mais ne change en rien la force résultante des forces de frottement.

B. Vrai. Voir les explications qui sont données en **A**.

C. Faux, car la force de frottement ne dépend pas de la variation de vitesse. Une petite différence d'intensité pourrait être enregistrée uniquement si le mobile démarre à vitesse nulle. Dans notre cas, comme indiqué dans l'énoncé, les trois mobiles sont déjà en mouvement.

D. Faux, car la distance de freinage n'est pas affectée par la surface de contact des trois mobiles. Dès lors, la distance parcourue durant le freinage sera la même dans les trois cas.

10 Réponse C.

A. Vrai. Pour chaque ballon, en présence du frottement de l'air, on obtient, dans le sens du mouvement l'équation suivante :

$$G - F_f = ma$$

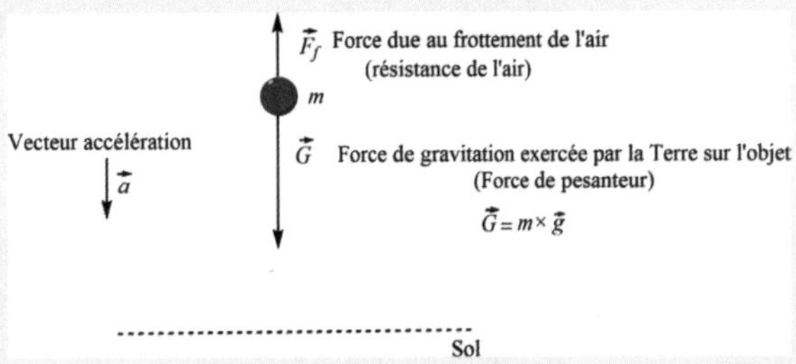

$$a = \frac{G - F_f}{m} = \frac{mg - F_f}{m}$$

Au fur et à mesure que les trois ballons chutent de plus en plus vite dans l'air, la résistance de l'air augmente ($F_f \nearrow$), ce qui réduit la force résultante exercée sur les ballons dont les masses sont faibles ($(mg - F_f) \searrow$). On en déduit donc que l'accélération diminue : $a \searrow = \frac{(G - F_f)\searrow}{m}$

B. Vrai, car si $mg = F_f$, alors

$$a = \frac{G - F_f}{m} = \frac{mg - F_f}{m} = 0 \text{ m/s}^2.$$

C. Faux, car en cas de résistance d'air, l'accélération est toujours inférieure à g. Dans ce cas, on dit que la chute est non-libre. L'accélération maximale due à la gravité est g.

D. Vrai, car la résistance de l'air augmente si la vitesse du ballon augmente pendant qu'il tombe dans l'air. L'intensité de la résistance de l'air est maximale ou devient constante lorsqu'elle est égale à l'intensité de la force d'attraction gravitationnelle exercée par la Terre sur le ballon.

E. Vrai, car pour une même intensité de résistance d'air, on a : $a = \frac{G - F_f}{m} = \frac{mg - F_f}{m} = g - \frac{F_f}{m}$.

Si $m_A < m_B < m_C$, alors $\frac{F_f}{m_A} > \frac{F_f}{m_B} > \frac{F_f}{m_C}$ ou $-\frac{F_f}{m_A} < -\frac{F_f}{m_B} < -\frac{F_f}{m_C}$.

On en déduit que : $g - \frac{F_f}{m_A} < g - \frac{F_f}{m_B} < g - \frac{F_f}{m_C}$ ou $a_A < a_B < a_C$. Par ordre décroissant : $a_C > a_B > a_A$.

11 Réponse B.

Les deux forces action-réaction participent de manière équivalente à une même interaction. Les deux vecteurs forces ont la même intensité, la même direction mais des sens opposés.

12 Réponse A.

$$a_{feuille} = \frac{v_f - v_0}{t_f - t_0} = \frac{30 - 0}{0{,}06 - 0} = 500 \text{ m/s}^2$$

$$\Rightarrow F_{élève/feuille} = F_{feuille/élève} = m_{feuille} \times a_{feuille}$$

Application numérique :

$$F_{feuille/élève} = 0{,}005 \times 500 = 2{,}5 \text{ N}.$$

13

A. Faux, car les forces d'action-réaction ont la même intensité.

B. Faux, car les sens des deux vecteurs sont opposés.

C. Vrai.

D. Vrai. Les intensités des forces aux extrémités de la corde que l'un exerce sur l'autre sont identiques. C'est la force exercée sur le sol qui est à l'origine du déplacement de Rida vers son ami William. Dans ce cas, la force que William exerce sur le sol est plus importante que celle exercée par son ami à son tour sur le sol.

14 Réponse D.

A. Vrai. Les deux forces action-réaction participent de manière équivalente à une même interaction. L'existence de l'une dépend toujours de l'autre. Ces deux forces sont appelées force d'action et force de réaction. Les intensités de ces deux forces sont les mêmes, mais elles agissent dans deux sens opposés (même direction).

B. Vrai, car toute accélération est provoquée par une force. Il y a donc bel et bien un vecteur accélération de la monoroue $\vec{a}_{monoroue}$ orientée vers l'avant et un autre du sol $\vec{a}_{sol}$ vers l'arrière (par rapport au sens du mouvement).

C. Vrai. Voir les explications en **A**.

D. Faux. On admet que l'intensité de la force F est égale à la fois à celle de la force de réaction du sol et d'action de la monoroue électrique. Par contre, les accélérations ne sont surtout pas les mêmes, leurs grandeurs sont déterminées par les rapports suivants :

$$a_{monoroue} = \frac{F}{m_{monoroue}} \quad \text{et} \quad a_{sol} = \frac{F}{m_{sol}}$$

Donc, c'est bien le corps le plus léger qui subit une accélération supérieure et non pas l'objet le plus lourd. Par exemple, si la masse de la monoroue-personne est 80 kg et la masse du sol est égale à la masse de la Terre, soit $5{,}972 \times 10^{24}$ kg, les normes des accélérations sont :

$a_{monoroue} = 0{,}0125 \times F$ et celle du sol $a_{sol} = 0{,}000000000000000000000000167 \times F$ tend vers zéro. Cela explique que, lorsqu'un footballeur frappe un ballon, le ballon s'envole et le joueur ne bouge presque pas de sa place malgré que les intensités des forces action-réaction sont exactement les mêmes.

Fiche 3

Statique

Physique

DÉFINITION

La **statique** étudie les forces qui s'exercent sur un objet en équilibre ou au repos (par ex. : étude des leviers).

1 Équilibre de translation d'un solide

Soit A un solide indéformable posé sur une table horizontale et soumis à l'action de deux forces $\vec{F}$ et $\vec{F}'$. On dit qu'il est maintenu en équilibre de translation lorsque ces deux forces ont la même direction, la même intensité et qu'elles s'exercent en sens opposé.

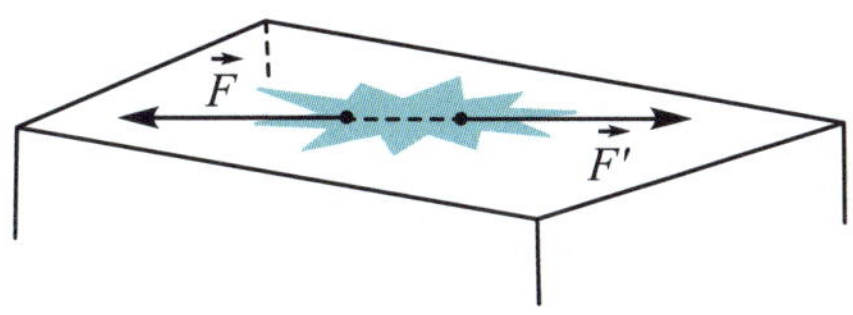

FIGURE 1 : *Solide en équilibre sous l'action de deux forces dont la résultante est équivalente à une force nulle.*

Le solide est mis sur une table horizontale afin de ne pas devoir tenir compte de la force d'attraction terrestre.

On peut déplacer le point d'application de ces deux forces le long de leur ligne d'action sans modifier l'équilibre du système.

Un système soumis à plusieurs forces n'est en équilibre que si la résultante de ces forces est nulle.

2 Principe d'action et de réaction

Si un corps A exerce une force $\vec{F}$ (action) sur un autre corps B, simultanément B exerce une force $\vec{F}'$ (réaction) d'égale intensité, de même direction et de sens opposé.

Pour plus de détails, veuillez voir le point 3 dans la partie Dynamique (Fiche 2).

3 Équilibre d'un solide soumis à des forces parallèles

Soit S un solide indéformable posé sur une table horizontale et soumis à l'action de deux forces parallèles et de même sens $\vec{F_1}$ et $\vec{F_2}$. Le solide n'est en équilibre que si on lui applique une troisième force $\vec{F}$ dont les caractéristiques sont :

- Les trois forces $\vec{F}$, $\vec{F_1}$ et $\vec{F_2}$ sont coplanaires (situées dans le même plan)
- L'intensité : $F_1 + F_2 = F$

– Le point d'application est le point O situé sur la droite (AB) (ligne d'action), tel que :

$$F_1 \times \overline{AO} = F_2 \times \overline{BO}$$

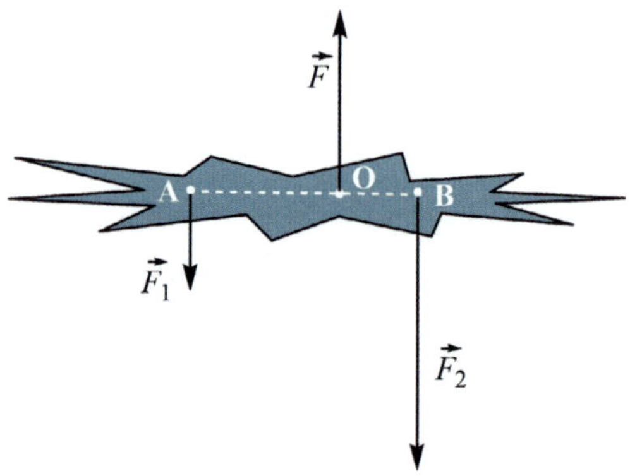

FIGURE 2 : *Solide en équilibre* ($\vec{F} = \vec{F_1} + \vec{F_2}$)

Remarque

$\vec{F}$ a la même intensité que la force résultante des deux forces parallèles $\vec{F_1}$ et $\vec{F_2}$ mais elle s'exerce en sens contraire par rapport à celle-ci.
La position O reste invariable si les forces changent de direction, tout en restant parallèles, ou si leurs intensités sont modifiées dans le même rapport.
En général, la règle $F_1 \times \overline{AO} = F_2 \times \overline{BO}$ reste toujours d'application pour déterminer le point d'application de la résultante même si les deux forces (parallèles) sont de sens opposé.

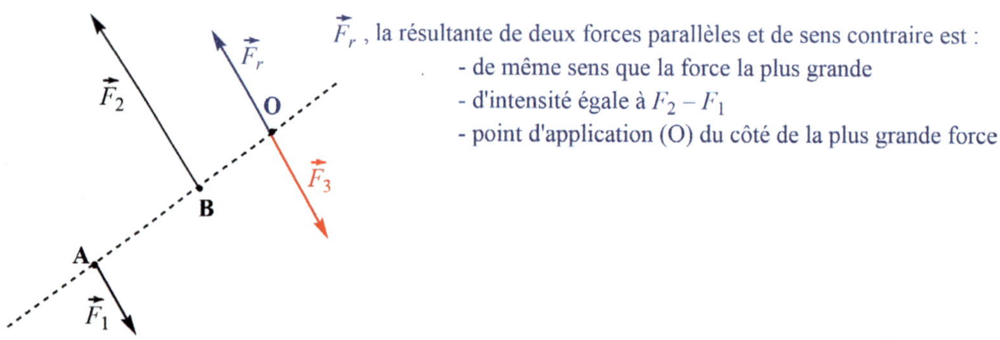

FIGURE 3

Pour rendre le système à l'équilibre, il suffit d'appliquer au point O une force $\vec{F_3}$ de même intensité que $\vec{F_r}$ mais de sens opposé.

Remarque

Pour un système soumis à plusieurs forces parallèles $\vec{F_1}$, $\vec{F_2}$,... $\vec{F_n}$, on associe d'abord deux forces quelconques pour déterminer la position O_1. La résultante est associée avec une troisième force pour déterminer O_2. On opère de même sur celle-ci et ainsi de suite jusqu'à la détermination de la position du point d'application de la résultante globale.

4 Centre de gravité d'un corps

Un corps est un assemblage de petites particules ponctuelles. Chacune d'elle est soumise à l'action de la force d'attraction terrestre. Par conséquent, ce corps est soumis à plusieurs forces verticales dirigées vers le centre de la Terre.

Comme expliqué ci-avant dans la remarque, on associe d'abord deux forces parallèles quelconques pour déterminer la position O_1 où naît la résultante $\vec{R}_1$. La résultante est associée avec une troisième force $\vec{F}_3$ pour déterminer O_2. On opère de même sur celle-ci et ainsi de suite jusqu'à la détermination de la toute dernière position qui est appelée le centre de gravité, **G**. La résultante totale est la force de gravitation exercée par la Terre sur le corps qui s'applique au point **G**.

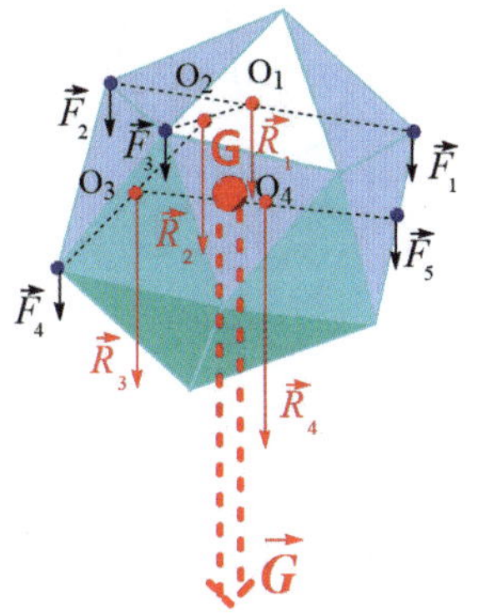

FIGURE 4

La ligne d'action de la force de gravitation passe toujours par **G** (point fixe) quelle que soit l'orientation du solide. Le solide n'est donc pas en équilibre.

Il existe une méthode pratique pour déterminer le centre de gravité d'un solide présentant une épaisseur négligeable (plaque mince ou une feuille d'un arbre, par ex.). Nous suspendons l'objet, et ensuite nous traçons une ligne droite verticale passant par le point de suspension. Nous répétons la même opération mais cette fois-ci avec un autre point de suspension. Le centre de gravité correspond au point d'intersection des deux lignes tracées.

Remarque

Le centre de gravité d'une surface triangulaire est le point d'intersection de ses médianes.
Le centre de gravité d'un cube est son centre.
Le centre de gravité d'un cylindre est le milieu du segment qui joint les centres des deux bases.
Le centre de gravité d'un solide est situé au niveau de son centre, s'il est symétrique et constitué d'une matière homogène.

5 Moment de force

Lorsqu'un système est soumis à deux forces parallèles de même intensité et de sens opposé, un mouvement de rotation a lieu autour de l'axe qui est perpendiculaire au plan formé par les deux forces.

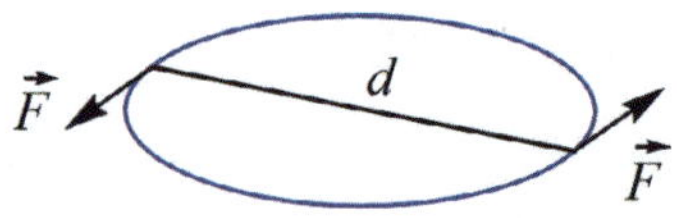

FIGURE 5 : *Système soumis à un couple de forces*

On note que le moment de force associé à ce couple de forces est égal à $F \times d$ (N m).

Le solide tourne jusqu'à l'équilibre. Ce dernier a lieu lorsque les deux forces s'opposent directement comme le montre la figure 6 suivante :

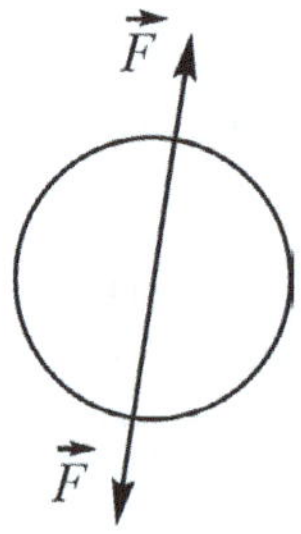

FIGURE 6

Faire tourner un objet au repos ou modifier la vitesse d'un corps en mouvement nécessite l'application d'un moment de force.

Le moment d'une force est le produit de l'intensité de la force responsable du mouvement de rotation par la mesure de la distance du bras de levier (qui fournit l'effet de levier). Le bras de levier est la distance la plus courte entre l'axe de rotation et la ligne d'action de la force appliquée.

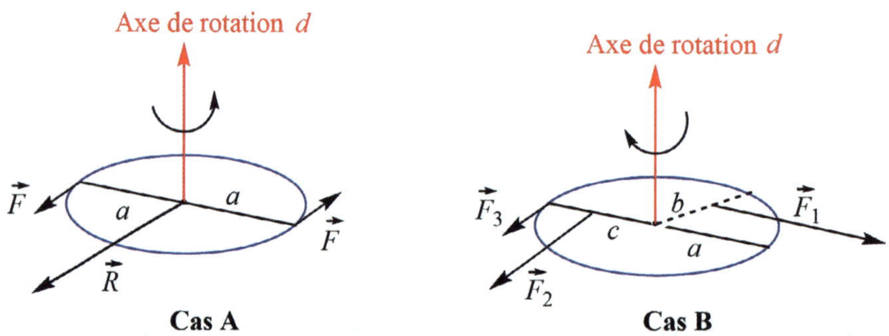

FIGURE 7

$M_d(\vec{F}) = F \times a$ (N m)

$M_d(\vec{R}) = R \times 0$ (N m)

$M_d(\vec{F_1}) = F_1 \times b$ (N m)

$M_d(\vec{F_2}) = -F_2 \times c$ (N m)

Ensuite, on peut supposer par exemple que :

- si une force fait tourner un solide dans le sens des aiguilles d'une montre, son moment est positif, et
- si une force le fait tourner dans le sens contraire des aiguilles d'une montre, son moment est négatif.

Un solide est en équilibre si la somme des moments de toutes les forces qui s'y appliquent est nulle.

Pour le cas B, par exemple, le système est en équilibre si : $F_1 \times b - F_2 \times c - F_3 \times a = 0$

On obtient : $F_1 \times b = F_2 \times c + F_3 \times a$

On en conclut qu'autour d'un axe fixe, si le solide est en équilibre, la somme des intensités des moments de forces qui tendent à le faire tourner dans un sens est égale à celle des intensités des moments des forces qui tendent à le mettre en rotation dans le sens opposé.

Remarque

À l'équilibre mécanique,

- l'accélération que subit la masse du corps est nulle,
- la somme des forces agissant sur le corps est nulle et
- la somme des moments de forces qui font tourner l'objet par rapport à un axe de rotation est égale à zéro.

Statique

La statique

étudie

les forces qui s'exercent sur un objet en équilibre ou au repos

tels que

un système soumis à plusieurs forces n'est en équilibre que si la résultante de toutes ces forces est nulle

Exemple :

$\vec{G} + \vec{T} = \vec{0}$

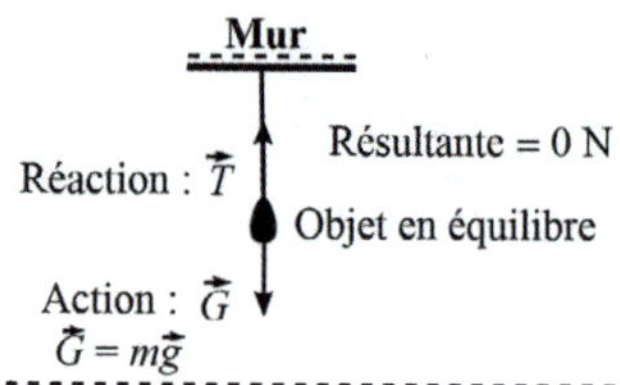

Exemple :

Tige solide soumise à deux forces parallèles et de sens opposés

est en équilibre si

une troisième force s'applique sur la tige

dont les caractéristiques

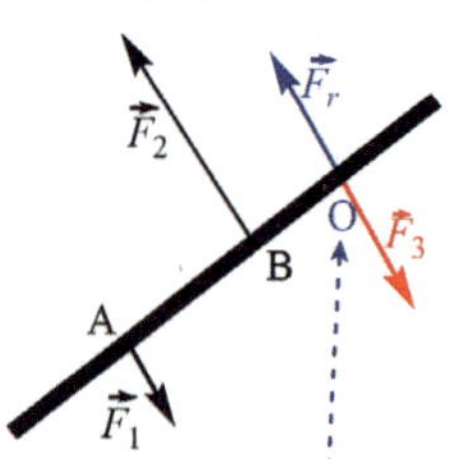

$\vec{F}_1 + \vec{F}_2 + \vec{F}_3 = \vec{0}$

situé à l'extérieur du segment [AB] et du côté de $F_2 > F_1$

$\vec{F}_1$, $\vec{F}_2$ et $\vec{F}_3$ sont coplanaires

$F_2 - F_1 = F_3$

Point d'action O : $F_1 \times \overline{AO} = F_2 \times \overline{BO}$

Un solide est en équilibre si la somme des moments de toutes les forces qui s'y appliquent est nulle.

Exemple :

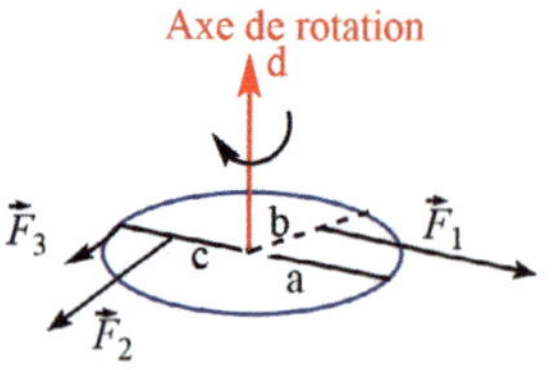

$M_d(\vec{F}_1) = F_1 \times b$ (N m)

$M_d(\vec{F}_2) = -F_2 \times c$ (N m)

$M_d(\vec{F}_3) = -F_3 \times a$ (N m)

$F_1 \times b - F_2 \times c - F_3 \times a = 0$ N

implique

Somme des moments des forces qui tendent à faire tourner le solide dans un sens

=

Somme des moments des forces qui tendent à le faire tourner dans le sens opposé

$\Rightarrow F_1 \times b = F_2 \times c + F_3 \times a$

Exemple :

Tige solide soumise à deux forces parallèles et de même sens

en équilibre si

Troisième force s'applique sur la tige

dont les caractéristiques

$\vec{F}_1$, $\vec{F}_2$ et $\vec{F}_3$ sont coplanaires

$F_1 + F_2 = F_3$

Point d'action O : $F_1 \times \overline{AO} = F_2 \times \overline{BO}$

$\vec{F}_1 + \vec{F}_2 + \vec{F}_3 = \vec{0}$

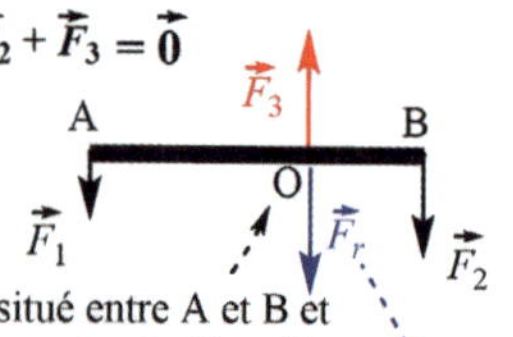

situé entre A et B et proche de $F_2 > F_1$

Force résultante de F_1 et F_2

Statique

1 On considère un objet solide de masse m suspendu en deux points. Comme le schéma ci-dessous le montre, les fils sont uniformément répartis entre eux uniquement dans les cas A et C (système symétrique). On néglige la force d'attraction terrestre exercée sur les fils et on suppose que la masse de l'objet est égale à 10 kg et $g = 10$ N/kg.

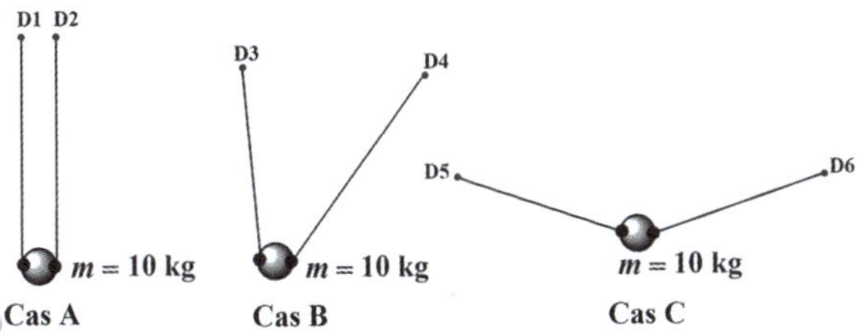

Les 3 systèmes sont en équilibre et les dynamomètres D1 à D6 mesurent les intensités des forces auxquelles ils sont soumis au niveau de chacun des fils.
Parmi les propositions suivantes, indiquer la bonne réponse.

- ❑ **A.** Dans le cas A, les deux dynamomètres indiquent la même intensité, soit 100 N.
- ❑ **B.** Le dynamomètre D3 affiche une intensité de la force à laquelle il est soumis inférieure à celle indiquée par D4.
- ❑ **C.** La somme des intensités des forces mesurées par les deux dynamomètres est la même dans chacun des cas.
- ❑ **D.** L'intensité de la force indiquée par D5 est inférieure à celle affichée par D1.

2 Soit un système en équilibre suivant :

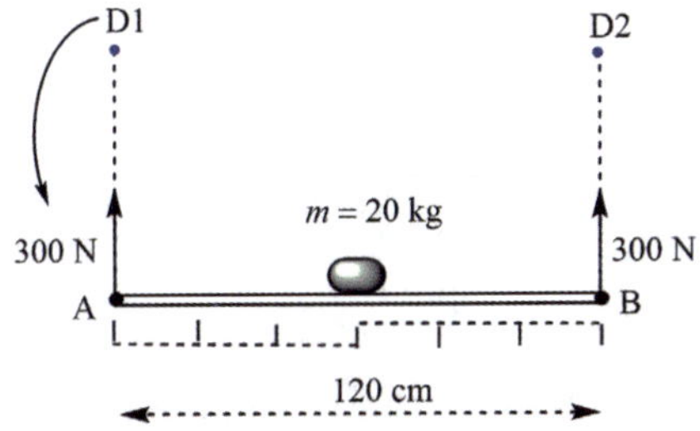

Il s'agit d'une plaque solide de 120 cm suspendue par deux tiges métalliques (solides) situées à ses deux extrémités. L'objet de masse 20 kg est placé au milieu de la plaque. Les deux dynamomètres D1 et D2 indiquent chacun la même intensité, soit 300 N. On suppose que $g = 10$ N/kg.
Parmi les propositions suivantes, indiquer la(les) bonne(s) réponse(s).

- ❑ **A.** La masse de la plaque vaut 300 kg.
- ❑ **B.** Si le dynamomètre D1 indique 200 N lorsque l'objet est déplacé à droite, le D2 indiquera 400 N. On suppose que le système reste toujours en équilibre.
- ❑ **C.** L'intensité totale de la force de gravitation exercée par la Terre sur l'ensemble (objet + plaque + tiges) est égale à 300 N.
- ❑ **D.** Dans le cas où le système reste toujours en équilibre, si l'intensité mesurée par D1 augmente alors celle mesurée par D2 diminue.

3 On dispose d'un solide plan auquel deux forces $\vec{F_1}$ et $\vec{F_2}$ parallèles sont appliquées en deux points A et B distants de 70 cm. L'intensité de $\vec{F_1}$ est 1 N et celle de $\vec{F_2}$ est 2,5 N.
Les deux forces ont le même sens dans le cas **a)** et s'exercent en sens contraires dans le cas **b)**.
On suppose que le solide est indéformable et composé d'une matière homogène.

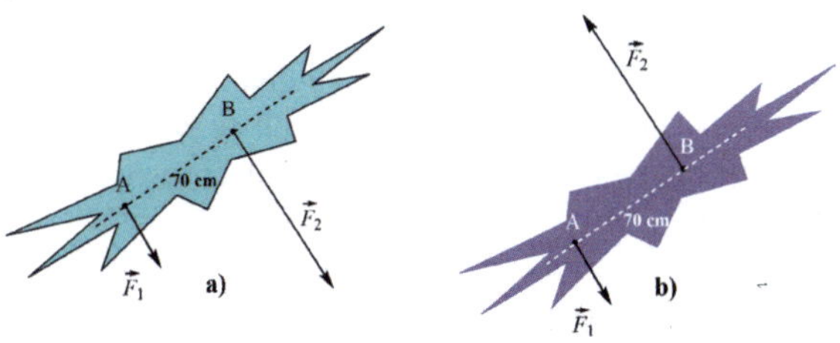

Parmi les propositions suivantes, indiquer celle qui n'est pas correcte.

- ❑ **A.** Dans les cas **a)** et **b)**, la résultante est parallèle aux forces $\vec{F_1}$ et $\vec{F_2}$.
- ❑ **B.** L'intensité de la résultante dans le cas **b)** est égale à 1,5 N.
- ❑ **C.** La position de l'action (point d'application) de la résultante dans le cas **a)** est située entre les points A et B, à 20 cm de B.
- ❑ **D.** La résultante dans le cas **b)** s'applique à une distance supérieure à 0,45 m du côté du point A, extérieur au segment [AB].
- ❑ **E.** L'intensité de la résultante des deux forces dans le cas **a)** est supérieure à celle dans le cas **b)**.

4 Soit une tige horizontale rigide de masse négligeable à laquelle deux forces parallèles de même sens sont appliquées à ses extrémités A et B distantes de 100 cm.

L'intensité de $\vec{F_1}$ est 1 N et l'intensité de $\vec{F_2}$ est égale à 2,5 N. Pour que la tige puisse rester en position horizontale (en équilibre), un objet de masse m avait été suspendu en un point O de la tige.

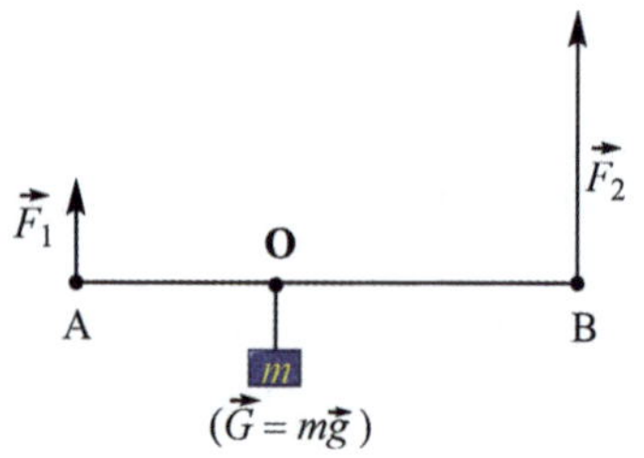

La constante de pesanteur est supposée égale à 10 m/s^2. Parmi les propositions suivantes, indiquer celle(s) qui est(sont) correcte(s).

- ❑ **A.** La masse de l'objet suspendu est égale à 35 g.
- ❑ **B.** Le rapport $\dfrac{\overline{OA}}{\overline{OB}} = 2{,}5$.
- ❑ **C.** La somme des moments des forces par rapport à l'axe passant par O est nulle.
- ❑ **D.** La somme des moments des forces par rapport à l'axe passant par O est égale à

$$F_2 \times \overline{BO} - F_1 \times \overline{AO} + G \times 0 > 0.$$

- ❑ **E.** L'axe d'action de la résultante des deux forces $\vec{F_1}$ et $\vec{F_2}$ est le même que celui de $\vec{G}$.

5 Répondre par **Vrai** ou **Faux** aux assertions suivantes.

A. Lorsqu'un système est en équilibre, la somme vectorielle des forces qui s'exercent sur ce système et la somme des moments qui le font tourner sont nulles.

❑ **V** ❑ **F**

B. Soit une tige horizontale rigide de masse négligeable à laquelle deux forces ($F_A = 10$ N, $F_B = 20$ N) parallèles et de même sens sont appliquées à ses extrémités A et B distantes de 60 cm. Le centre de masse est à 20 cm de $\vec{F_B}$.

❑ **V** ❑ **F**

C. La tige horizontale rigide, ci-après, de masse négligeable est soumise aux quatre forces qui peuvent être réduites à un couple de forces de même intensité tendant à la faire tourner dans le sens contraire des aiguilles d'une montre. L'intensité du moment de ce couple vaut 205 N m.

❑ **V** ❑ **F**

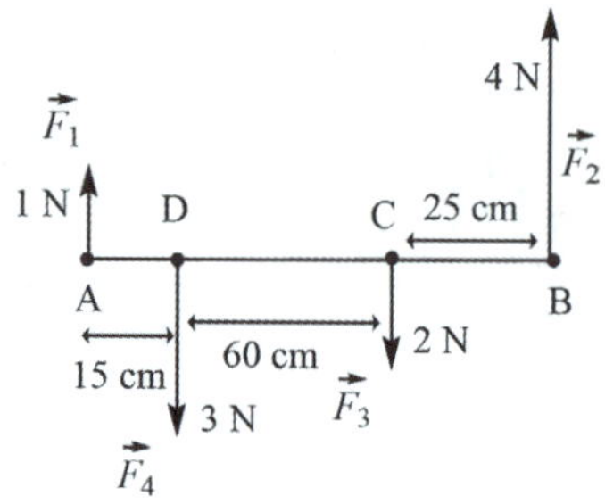

D. Le travail effectué par une force correspond également au moment associé à cette force, étant donné que leurs unités sont les mêmes, soit N × m.

❑ **V** ❑ **F**

E. On dispose d'un levier (tige solide) à deux bras, de masse 5 kg, répartie d'une façon homogène, reposant sur un pivot placé à 1 m de son extrémité droite. En plus de la force d'attraction terrestre, trois forces sont exercées sur ce levier pour le mettre en équilibre, en position horizontale, comme le montre la figure suivante :

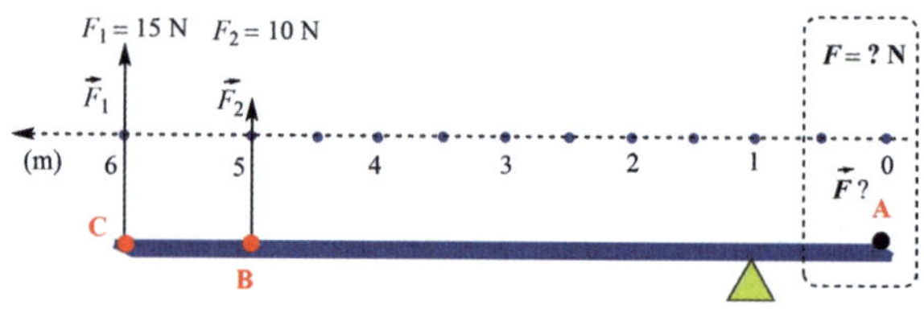

La force $\vec{F}$ appliquée en **A** pour assurer l'équilibre est de même sens que $\vec{F_1}$ et d'intensité 15 N. La constante de pesanteur est $g = 10$ m/s^2.

❑ **V** ❑ **F**

F. On dispose d'une table de 4 kg, répartie d'une façon homogène, sur laquelle on dépose une masse de 2 kg (point B), comme le montre la figure suivante :

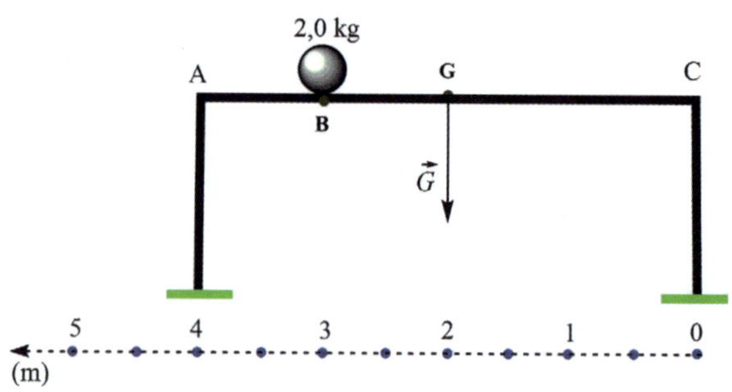

Quelle intensité de force sera supportée par chacun des deux pieds de cette table ? ($g = 10$ N/kg)

Le pied A peut supporter 25 N.

Le pied C peut supporter 35 N .

❑ **V** ❑ **F**

G. Un fil de masse négligeable fixé au mur en deux points A et B soutient un corps solide de masse 10 kg, comme le montre le schéma suivant :

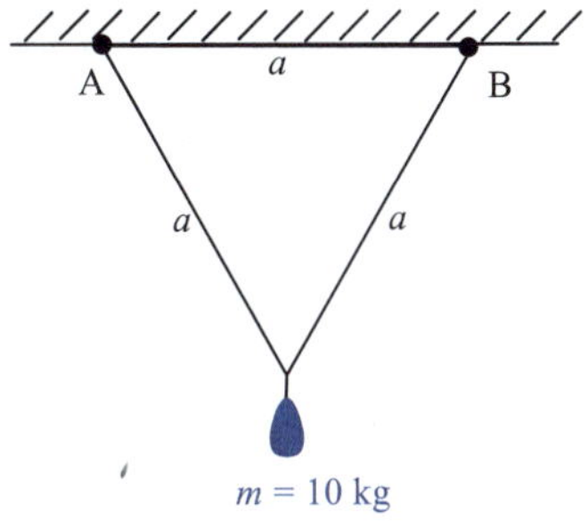

L'intensité de la force exercée par le corps sur le piton A est égale à 50 N.

❑ **V** ❑ **F**

H. L'intensité de la force de gravité qui s'applique sur un corps de masse $m = 200$ g, si la constante de pesanteur est $g = 10$ m/s^2, vaut 200 N.

❑ **V** ❑ **F**

I. La force de gravité qui s'applique sur un corps de masse $m = 200$ g sur la Lune est six fois plus importante que sur Terre, si la constante de pesanteur sur la Lune est six fois plus faible que sur Terre.

❑ **V** ❑ **F**

6 On dispose d'un levier (tige solide) à deux bras, de masse 50 kg, répartie d'une façon homogène, reposant sur un pivot placé au milieu. En plus de la force d'attraction terrestre agissant sur la tige, deux objets A et B sont placés sur ce levier. Le système est mis en équilibre, en position horizontale, comme le montre la figure suivante :

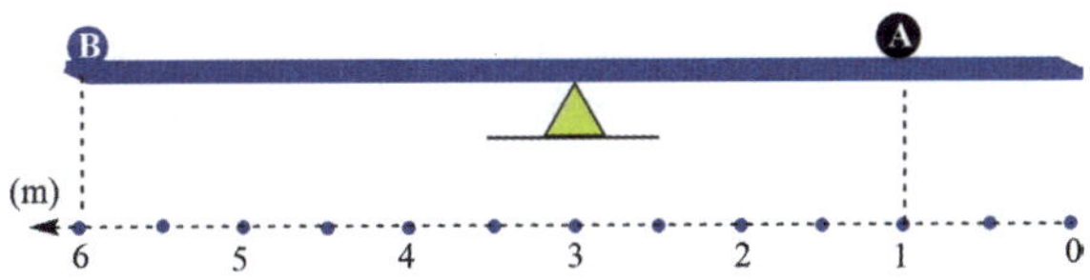

La constante de pesanteur est $g = 10$ m/s^2.
Parmi les propositions suivantes, lesquelles sont **vraies**, lesquelles sont **fausses** et pourquoi ?

A. Le moment de force produit par la force de gravitation exercée par la Terre sur l'objet A tend à créer une rotation de la tige dans le sens contraire des aiguilles d'une montre.

❑ **V** ❑ **F**

B. Si le moment de force des deux objets sont les mêmes, le moment de force résultant est nul.

❑ **V** ❑ **F**

C. Si le moment de force total est nul, alors la tige est en équilibre.

❑ **V** ❑ **F**

D. D'après le schéma, l'intensité de la force de gravitation exercée par la Terre sur A devrait être égale à 1,5 fois plus grande que celle exercée sur B pour qu'aucune rotation n'ait lieu.

❑ **V** ❑ **F**

E. Le moment de force produit par l'objet A diminue s'il s'éloigne du pivot (l'axe de rotation).

❑ **V** ❑ **F**

F. À une distance fixe par rapport au pivot, le moment de force de A augmente avec sa masse.

❑ **V** ❑ **F**

7 Lesquels des corps solides suivants sont en déséquilibre. Justifier votre réponse en vous basant sur l'exercice précédent (Ex. 6). La force d'attraction terrestre et la troisième loi de Newton pourraient vous aider à trouver un raisonnement logique simple.

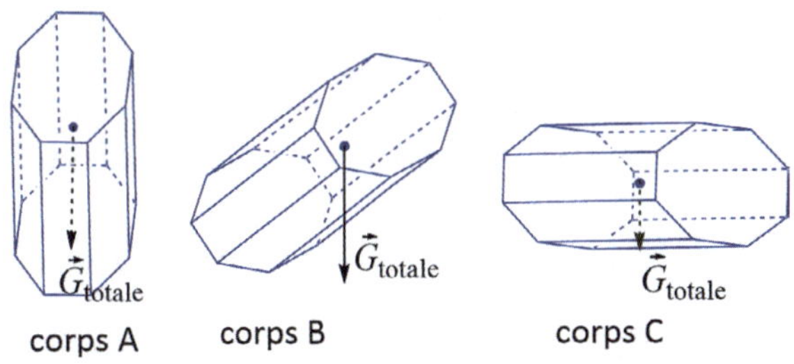

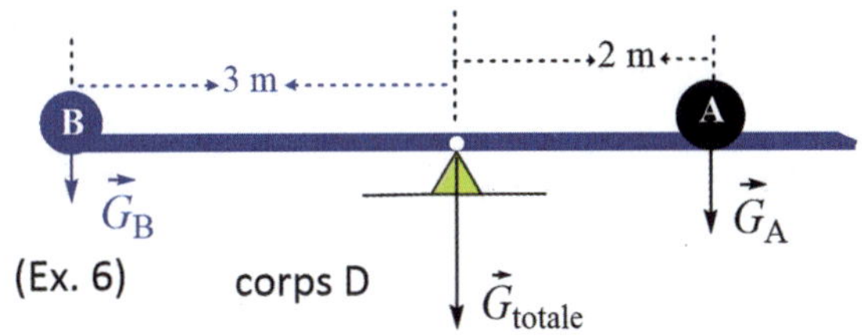

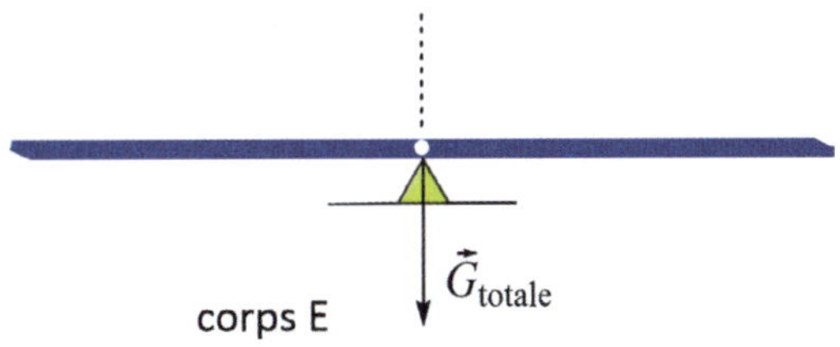

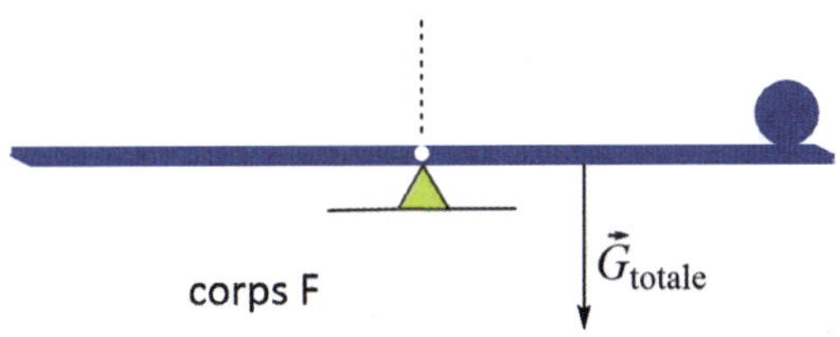

❑ **A.** Le corps A.
❑ **B.** Le corps B.
❑ **C.** Le corps C.
❑ **D.** Le corps D.
❑ **E.** Le corps E.
❑ **F.** Le corps F.

Solutions

Statique

1 **Réponse C.**

A. Faux. Il est vrai que les deux dynamomètres indiquent la même intensité (N), mais chacun indique que la moitié de l'intensité de la force de gravitation exercée par la Terre sur l'objet, soit 50 N. L'intensité totale est égale à 100 N, il est donc impossible que les deux dynamomètres affichent le double de l'intensité de la force d'attraction terrestre agissant sur l'objet.

B. Faux. D'après le schéma, la plus grande partie de l'intensité de la force gravitationnelle agissant sur l'objet par la Terre est soutenue par le fil gauche moins incliné que celui de droite. Il suffit d'utiliser la règle du parallélogramme (schéma ci-dessous) pour voir clairement que l'intensité de la force $\vec{T}_3$ mesurée par D3 de gauche est plus grande que celle mesurée par D4 ($T_3 > T_4$).

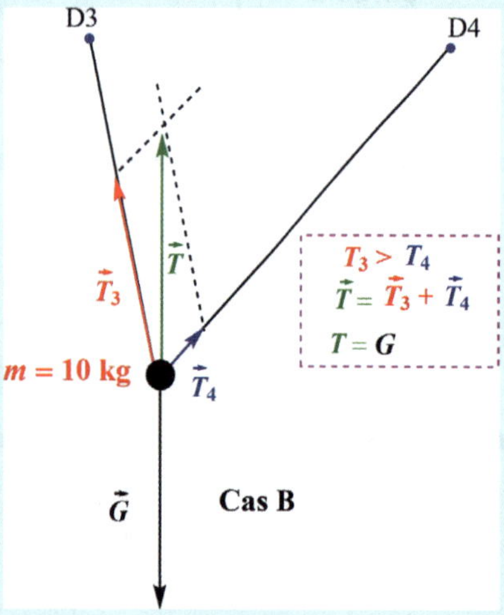

C. Vrai. Étant donné que l'objet reste en suspension (en équilibre), la force d'attraction terrestre agissant sur l'objet est complètement soutenue par les deux fils. Par conséquent, quelle que soit l'inclinaison des fils, dans les trois cas, la somme des intensités mesurées par D1 et D2, par D3 et D4 ou par D5 et D6 est identique (100 N).

Faux. Dans les deux cas A et C, les deux fils sont symétriques. L'intensité mesurée par D1, D2, D5 et D6 vaut $G/2$ = 50 N. Donc, l'intensité indiquée par D5 est identique à celle affichée par D1.

2 **Réponses B et D.**

A. Faux. La somme des deux intensités mesurées par les dynamomètres D1 et D2 est égale à G_{totale} du système (D1 + D2 = G(objet) + G(plaques) + G(tiges)), soit 600 N. De cela on peut conclure que l'intensité totale de la force d'attraction agissant sur tout le système est égale à 600 N et est appliquée au milieu de la plaque. L'intensité proposée qui est de 3 000 N (300 kg × 10 N/kg) dépasse largement l'intensité maximale que l'on peut mesurer.

B. Vrai, car l'intensité totale de la force d'attraction terrestre ne change pas. Il faut donc que D2 affiche 400 N pour que la somme des deux intensités soit toujours égale à 600 N.

C. Faux, voir les réponses en **A** et **B**.

D. Vrai. Le système est maintenu à l'équilibre ($\sum \vec{F} = \vec{0}$) : la somme des forces pointant vers le haut est égale à la somme des forces pointant vers le bas. Le déplacement de l'objet d'un côté fait augmenter l'intensité du dynamomètre situé sur ce côté sans que $\sum \vec{F} = \vec{0}$ soit modifiée. De ce fait, si l'intensité affichée sur D1 augmente d'une valeur x N, celle indiquée par D2 va diminuer de x N.

3 à **7**

Solutions des exercices 3 à 7 disponibles sur www.lienmini.fr/31907-phys3

Fiche 4

Loi de la gravitation universelle

LOI DE LA GRAVITATION UNIVERSELLE

Deux corps **A** et **B** de masses m_A et m_B exercent l'un sur l'autre deux forces dont les caractéristiques sont :

- attractives
- de sens opposés
- dirigées suivant la droite (AB)
- d'intensités égales

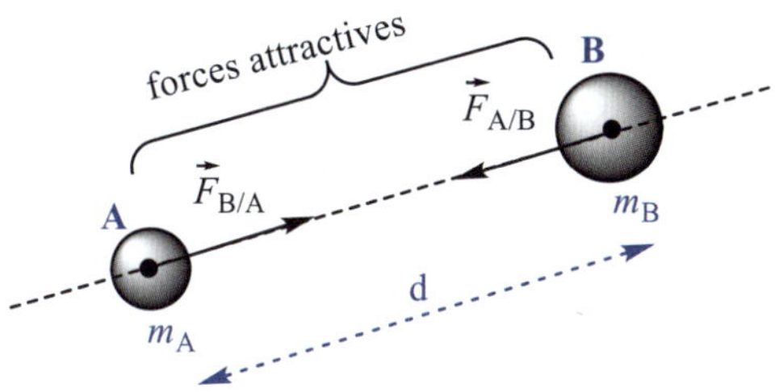

Ces deux forces sont proportionnelles aux masses et inversement proportionnelles au carré de la distance qui sépare les centres de symétrie de ces deux solides :

On note :

$F_{A/B} = \mathscr{G} \times \frac{m_A \times m_B}{d^2}$, l'intensité de la force exercée par **A** sur **B**, qui est égale à l'intensité de la force exercée par **B** sur **A**, $F_{B/A}$.

$\mathscr{G}$(constante de gravitation universelle) $= 6{,}67 \times 10^{-11}$ N m²/kg², les masses étant exprimées en kg, d en m et les forces en N.

Si on admet l'approximation que l'intensité de la force de gravitation exercée par la Terre sur un corps de masse m correspond à mg, alors :

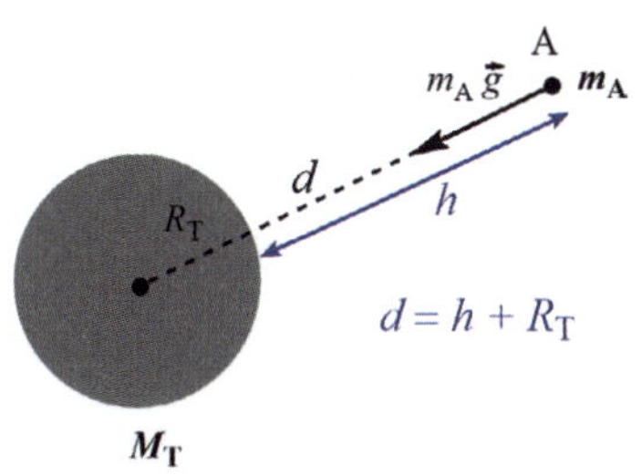

$$m_A \times g = F_{Terre/A} = \mathscr{G} \times \frac{M_T \times m_A}{d^2}, \text{ avec } d = (R_T + h)$$

On peut donc en déduire la variation de la constante de pesanteur g en fonction de l'altitude h :

$$g_h = \frac{\mathscr{G} \times M_T}{(R_T + h)^2}$$

Pour $h = 0$ m (altitude zéro), $g_0 = \dfrac{\mathscr{G} \times M_T}{R_T^{\,2}}$

Poids apparent

Le *poids apparent* d'un individu ne peut être ressenti que s'il est soutenu par un support solide (le sol, un plancher, une balance, etc.). La surface d'appui exerce sur l'individu une *force normale* dont l'intensité est égale à celle que l'individu exerce sur le support (3e loi de Newton). Sans être soutenu par un solide, le poids ne sera pas ressenti. Si vous êtes au-dessus d'une balance (placée horizontalement sur la surface de la Terre) que vous êtes au repos ou en MRU, votre poids affiché est égal à mg (force gravitationnelle due à l'attraction de la Terre). L'individu appuie sur la balance avec une force égale mg. Dans ce cas, le poids apparent est égal au poids normal :

$$N - mg = 0 \Leftrightarrow N = mg$$

Si vous êtes en MRUA dans un ascenseur vers le haut, la balance affichera une valeur supérieure à mg, car la balance est poussée vers le haut par une force normale d'intensité plus élevée que mg pour garantir un mouvement accéléré. Par conséquent, la compression du ressort de la balance sera plus importante que celle au repos ou en MRU.

Si vous êtes en MRUA dans un ascenseur vers le bas, la balance affichera une valeur inférieure à mg, car la balance est poussée par le plancher vers le haut (force normale) par une intensité plus faible que mg. Le MRUA vers le bas n'aura pas lieu si la force gravitationnelle due à l'attraction de la Terre ($mg =$ Cte) n'est pas plus grande que la force normale exercée par le plancher sur la balance et l'individu.

Synthèse

Loi de la gravitation universelle

Physique

Loi de la gravitation universelle

décrit

Forces de gravitation exercées entre les corps

sont →

- attractives
- de sens opposés
- dirigées suivant la droite qui relie les centres de gravité des deux masses
- d'intensités égales

Exemples : →

Deux corps A et B de masses m_A et m_B exercent l'un sur l'autre deux forces de gravitation.

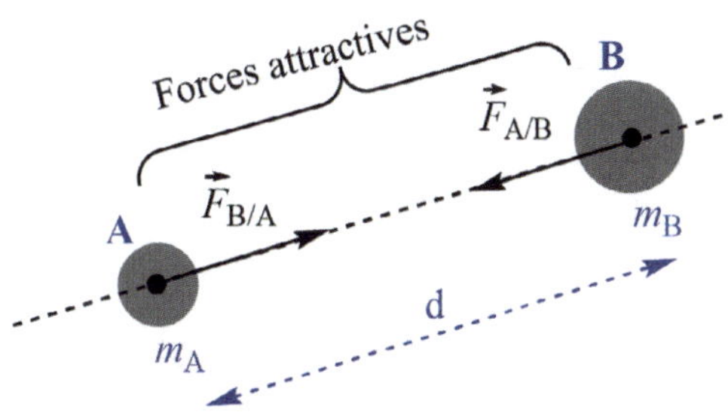

$$F_{A/B} = F_{B/A} = \mathcal{G} \times \frac{m_A \times m_B}{d^2}$$

$\mathcal{G}$ (constante de gravitation universelle) = 6,67 10^{-11} N m²/kg²

Masses en kg, d en m et forces en N.

Important :

- $F_{A/B} = F_{B/A}$
- F est proportionnelle au produit des deux masses et inversement proportionnelle au carré de la distance

Terre et un corps A de masse m_A exercent l'un sur l'autre deux forces de gravitation

Approximation : $\vec{F}_{T/A} = \vec{G}_A = m\vec{g}$

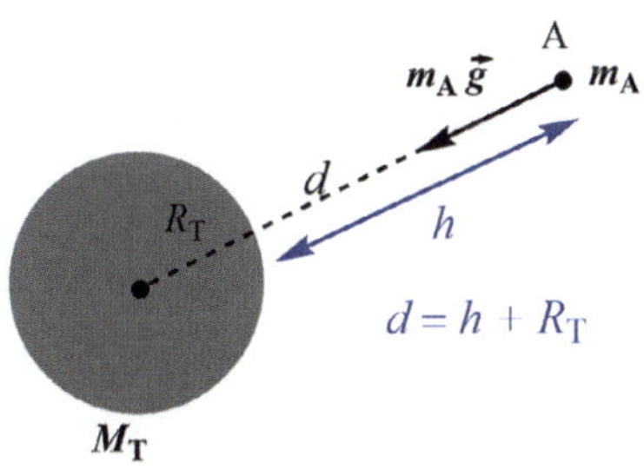

$$G_A = m_A \times g_h = F_{T/A} = \mathcal{G} \times \frac{M_T \times m_A}{d^2}$$

renvoie à

est proportionnelle à M_T

$$g_h = \frac{\mathcal{G} \times M_T}{(R_T + h)^2}$$

est inversement proportionnelle au **carré** de $(R_T + h)$

si →

$h = 0$ m (altitude zéro) niveau de la mer ⇨ $g_0 = \dfrac{\mathcal{G} \times M_T}{(R_T)^2}$

QCM

Loi de la gravitation universelle

1 La Terre se déplace sans arrêt à une vitesse de 30 000 m/s autour du Soleil. Pour les propositions suivantes, on ne prend pas en considération la vitesse de la rotation de la Terre sur elle-même.

On suppose que les forces dues à la résistance de l'air sont négligeables.

Répondre par **Vrai** et **Faux**.

A. On peut toujours rattraper une pièce métallique lancée verticalement vers le haut même si le lancement a été réalisé à partir d'une voiture se déplaçant en MRU à grande vitesse.

❑ **V** ❑ **F**

B. En espace d'une seconde, deux objets tombés d'une hauteur $h =$ 10 m ne touchent jamais le sol au même point étant donné que durant une seconde chaque point sur Terre se déplace de 30 000 m.

❑ **V** ❑ **F**

C. Pour un objet en chute libre, la force gravitationnelle due à l'attraction de la Terre n'affecte jamais son mouvement horizontal.

❑ **V** ❑ **F**

D. Par rapport au Soleil, tous les objets autour de nous sont et resteront en mouvement tant qu'aucune force extérieure nette ne les déstabilise.

❑ **V** ❑ **F**

2 Soient deux satellites **A** et **B** de masses identiques (800 kg) gravitant sur deux orbites circulaires autour de la Terre à l'altitude 1 520 km pour le satellite **A** et 800 km pour le satellite **B**.

On donne $R_{\mathrm{T}} = 6\ 400$ km, $M_{\mathrm{T}} = 6{,}0 \times 10^{24}$ kg et $\mathscr{G} = 6{,}67 \times 10^{-11}$ N m²/kg².

On suppose que la Terre est une sphère.

Parmi les affirmations suivantes, indiquer celle(s) qui est(sont) correcte(s).

❑ **A.** La racine carrée du rapport $\dfrac{F_{\mathrm{Terre/A}}}{F_{\mathrm{Terre/B}}}$ est supérieure à 1.

❑ **B.** Le carré du rapport $\dfrac{F_{\mathrm{Terre/B}}}{F_{\mathrm{Terre/A}}}$ est une constante.

❑ **C.** La racine carrée du rapport $\dfrac{F_{\mathrm{Terre/B}}}{F_{\mathrm{Terre/A}}}$ est inférieure à 1.

❑ **D.** La racine carrée du rapport $\dfrac{F_{\mathrm{Terre/B}}}{F_{\mathrm{Terre/A}}}$ est égale à 11/10.

❑ **E.** L'intensité de la force d'attraction gravitationnelle exercée par la Terre sur B est supérieure à celle exercée sur A.

❑ **F.** L'intensité de la force d'attraction terrestre agissant sur le satellite **A** sera 4 fois plus grande que celle sur l'orbite à $h = 1\ 520$ km, si on réduit son altitude de moitié.

❑ **G.** L'intensité de la force d'attraction terrestre agissant sur le satellite **A** sera 4 fois plus petite que celle à $h = 0$ km, si on double sa masse et augmente son altitude de 4 880 km.

❑ **H.** L'intensité de la force d'attraction gravitationnelle exercée par la Terre sur le satellite **B** est divisée par 2 par rapport à celle sur Terre, si on double sa masse et augmente son altitude de 5 600 km.

3 Un satellite de télécommunication est mis sur orbite circulaire de centre O (centre de la Terre) autour de l'axe de rotation de la Terre. Le satellite assimilé à une masse ponctuelle tourne en MCU dans un plan contenant l'équateur et dans le même sens que la Terre. La période de révolution du satellite est exactement égale à celle de rotation de la Terre (T) autour de son axe.

Sachant que le mouvement du satellite est étudié dans un repère géocentrique, quelles sont les **assertions incorrectes** ?

On suppose que la Terre est sphérique, $M_{\mathrm{T}} =$ masse de la Terre, $m_{\mathrm{S}} =$ masse du satellite, $h =$ altitude du satellite, $R_{\mathrm{T}} =$ rayon de la Terre, $v_{\mathrm{S}} =$ la vitesse du satellite et $\omega_{\mathrm{T}} =$ la vitesse angulaire de la Terre.

❑ **A.** Le satellite est géostationnaire.

❑ **B.** Le satellite tourne à la même vitesse angulaire qu'une maison située à l'équateur.

❑ **C.** Un observateur sur Terre voit le satellite immobile.

❑ **D.** Le satellite tourne à la même vitesse linéaire qu'une maison située à l'équateur.

❑ **E.** $F_{\mathrm{Terre/satellite}} = \mathscr{G} \times \dfrac{M_{\mathrm{T}} \times m_{\mathrm{s}}}{(R_{\mathrm{T}} + h)^2} = m_{\mathrm{s}} \times \dfrac{v_{\mathrm{s}}^{\ 2}}{h}$,
avec $\mathscr{G} =$ constante de gravitation universelle.

- ❑ **F.** $T^2 = \dfrac{4\pi^2 \times (R_T + h)^3}{\mathscr{G} \times M_T}$, avec $\mathscr{G}$ = constante de gravitation universelle.
- ❑ **G.** L'altitude du satellite est $h = \sqrt[3]{\dfrac{T^2 \times \mathscr{G} \times M_T}{4 \times \pi^2}} - R_T$.

4 Attention, le poids apparent change avec le type de mouvement mais la force gravitationnelle due à l'attraction de la Terre (mg) reste toujours la même si g est constante. Si vous n'avez pas compris cette phrase, je vous conseille vivement de relire la fiche avant de réaliser les exercices ci-dessous.
Imaginez maintenant que vous êtes au rez-de-chaussée et vous prenez un ascenseur pour monter au troisième étage. Votre poids est :

- ❑ **A.** égal mg si l'ascenseur en MRUA.
- ❑ **B.** égal mg si l'ascenseur en MRU.
- ❑ **C.** inférieur à mg si l'ascenseur en MRUA.
- ❑ **D.** supérieur à mg si l'ascenseur en MRUA.

De ces quatre affirmations, laquelle(lesquelles) est(sont) correcte(s) ? Pourquoi ?

5 Le *poids* n'est ressenti que lorsqu'il y a une force de soutien exercée par une surface d'appui. Attention, le *poids apparent* change mais la force gravitationnelle due à l'attraction de la Terre reste toujours la même si g est constante. Imaginez maintenant que vous êtes au troisième étage et vous prenez un ascenseur pour descendre au rez-de-chaussée. Votre poids mesuré sur une balance à l'intérieur de l'ascenseur est :

- ❑ **A.** égal mg si l'ascenseur en MRUA.
- ❑ **B.** nul si l'ascenseur est en chute libre.
- ❑ **C.** inférieur à mg si l'ascenseur en MRUA.
- ❑ **D.** supérieur à mg si l'ascenseur en MRUA.

De ces quatre affirmations, laquelle(lesquelles) est(sont) correcte(s) ? Pourquoi ?

6 Un satellite est mis sur une orbite circulaire de centre **O** (centre de la Terre) autour de l'axe de rotation de la Terre. Le satellite tourne en MCU dans un plan contenant l'équateur et dans le même sens que la Terre. La période de révolution du satellite est exactement égale à celle de rotation de la Terre autour de son axe.

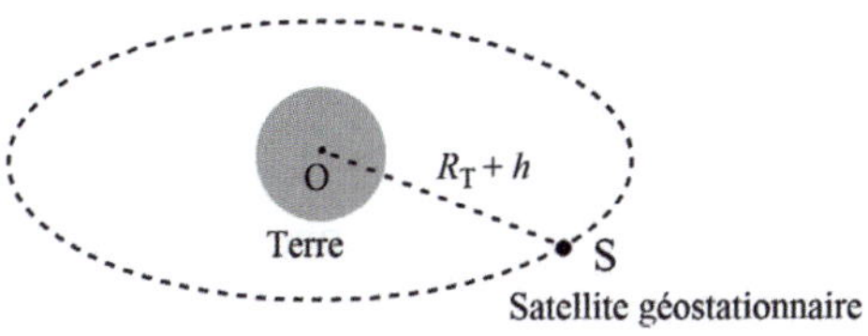

Sachant que le mouvement du satellite est étudié dans un repère géocentrique, quelles sont les **assertions correctes**.

- ❑ **A.** Le satellite possède une énergie cinétique.
- ❑ **B.** Le satellite possède en tout point de sa trajectoire circulaire (par rapport à la Terre) de l'énergie cinétique E_c et de l'énergie potentielle E_p.
- ❑ **C.** En tout point de l'orbite du satellite, $E_p + E_c =$ constante.
- ❑ **D.** Aucune de ces trois assertions n'est correcte.

7 Trois satellites géostationnaires sont mis sur orbites circulaires de centre **O** (centre de la Terre) autour de l'axe de rotation de la Terre. Les satellites tournent en MCU dans un plan contenant l'équateur et dans le même sens que la Terre. La période de révolution du satellite est exactement égale à celle de rotation de la Terre (T) autour de son axe.
On suppose que :

- le mouvement des satellites sont étudiés dans un repère géocentrique,
- la Terre est sphérique, M_T = masse de la Terre, m_S = masse du satellite, h = altitude du satellite, R_T = rayon de la Terre, v_S = la vitesse du satellite, ω_T la vitesse angulaire de la Terre et ω_S la vitesse angulaire du satellite.

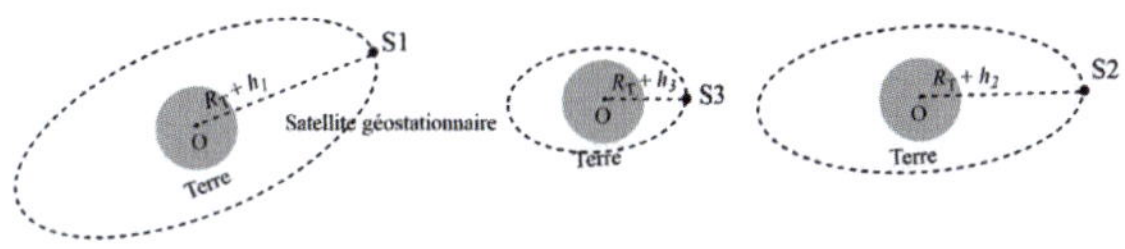

I. Sachant que les altitudes des trois satellites sont h_1, h_2 et h_3 tel que $h_1 > h_2 > h_3$, le classement des trois satellites par ordre décroissant de vitesse angulaire est :

- ❑ **A.** $\omega_{S1} > \omega_{S2} > \omega_{S3}$
- ❑ **B.** $\omega_{S3} > \omega_{S2} > \omega_{S1}$
- ❑ **C.** $\omega_{S1} < \omega_{S3} < \omega_{S2}$
- ❑ **D.** Les vitesses angulaires des satellites sont les mêmes.

II. Sachant que les altitudes des trois satellites sont h_1, h_2 et h_3 tel que $h_1 > h_2 > h_3$, le classement des trois satellites par ordre décroissant de vitesse linéaire est :

- ❑ **A.** $v_{S1} > v_{S2} > v_{S3}$
- ❑ **B.** $v_{S3} > v_{S2} > v_{S1}$
- ❑ **C.** $v_{S1} < v_{S2} < v_{S3}$
- ❑ **D.** Les vitesses linéaires des satellites sont les mêmes.

Loi de la gravitation universelle

1

A. Vrai, car la pièce a été lancée à une vitesse horizontale égale à celle du véhicule. La vitesse horizontale reste constante pendant que l'objet est en chute libre. Comme la voiture est en MRU, la pièce tombera au même endroit.

B. Faux, car la Terre, l'air et les deux objets se déplacent tous à 30 000 m/s autour du Soleil. Imaginez que la proposition était vraie, nous allons constater que si un objet A reste une seconde dans l'air alors un objet B sur le sol sera déjà propulsé à 30 km !!!!

C. Vrai, car en chute libre, le mouvement horizontal est de type MRU, ce qui veut dire que la force nette (résultante) horizontale est nulle. La force gravitationnelle due à l'attraction de la Terre (direction = verticale) n'affecte que le mouvement vertical. Celui-ci est de type MRUA lorsque l'objet chute vers le bas et MRUD lorsque l'objet monte vers le haut.

D. Vrai, c'est l'inertie. Un objet en mouvement n'a pas besoin d'une force pour qu'il puisse conserver son mouvement. Cependant, le mouvement de l'objet ne peut varier ou être arrêté que s'il existe une force qui le déstabilise.

2 Réponses B, D, E et H.

A. Faux **B. Vrai** **C. Faux** **D. Vrai**

Voici un schéma représentant les forces de gravitation exercées par la Terre sur les deux satellites de masse m :

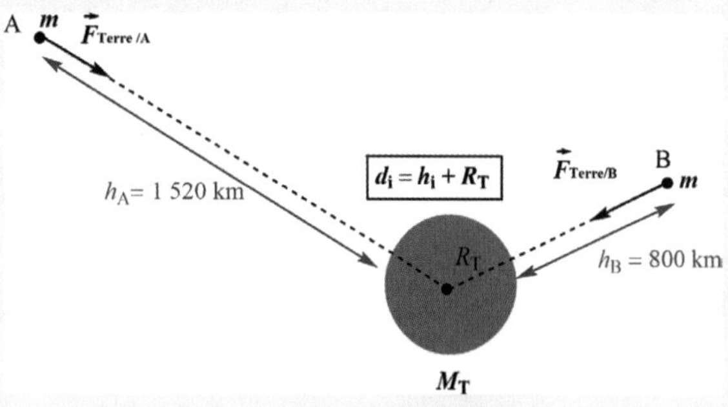

$$F_{Terre/A} = \mathscr{G} \times \frac{M_T \times m}{{d_A}^2}$$

avec $d_A = (R_T + 1\,520)$ km

$$F_{Terre/B} = \mathscr{G} \times \frac{M_T \times m}{{d_B}^2}$$

avec $d_B = (R_T + 800)$ km

Il vient donc :

$$\frac{F_{Terre/A}}{F_{Terre/B}} = \frac{\mathscr{G} \times \dfrac{M_T \times m}{{d_A}^2}}{\mathscr{G} \times \dfrac{M_T \times m}{{d_B}^2}} = \frac{{d_B}^2}{{d_A}^2} = \left(\frac{R_T + 800}{R_T + 1\,520}\right)^2$$

Avec, $R_T = 6\,400$ km, on obtient $\dfrac{F_{Terre/A}}{F_{Terre/B}} = \left(\dfrac{10}{11}\right)^2$

D'où, la racine carrée du rapport est égale à 10/11. Le rapport est inférieur à 1. **La proposition A n'est pas correcte.**

Le carré du rapport $\dfrac{F_{Terre/B}}{F_{Terre/A}}$ est égal à $\left(\dfrac{11}{10}\right)^4$ n'est une constante que si les gravitations sur les deux orbites ne changent pas de distance par rapport au centre de la Terre. **La proposition B est correcte.**

La racine carrée du rapport $\dfrac{F_{Terre/B}}{F_{Terre/A}}$ est égale à $\dfrac{11}{10}$. **La proposition D est correcte.**

E. Vrai.

Si on suppose que l'intensité de la force de gravitation exercée par la Terre sur un corps de masse m correspond à mg, alors :

$$m_A \times g = F_{Terre/A} = \mathscr{G} \times \frac{M_T \times m_A}{d^2}$$

avec $d = (R_T + h_A)$

$$m_B \times g = F_{Terre/B} = \mathscr{G} \times \frac{M_T \times m_B}{d^2}$$

avec $d = (R_T + h_B)$

On peut donc en déduire la variation de la constante de pesanteur g en fonction de l'altitude h :

$$g_h = \frac{\mathscr{G} \times M_T}{\left(R_T + h\right)^2}$$

Or, on sait que : $h_A > h_B$

Donc, $g_A < g_B$

On en déduit que $G_B > G_A$ (G_B (G_A) = intensité de la force d'attraction gravitationnelle exercée par la Terre sur B (A))

La proposition E est vraie.

F. Faux.
L'intensité de la force d'attraction terrestre ne sera augmentée d'un facteur 4 que si la distance par rapport au centre de la Terre ($R_T + h$) est réduite de moitié, car g est inversement proportionnelle au carré de celle-ci :

$$g = \frac{\mathscr{G} \times M_T}{\left(R_T + h\right)^2}$$

Or, si son altitude seule (h) est réduite de moitié, l'intensité de la force d'attraction gravitationnelle agissant sur le satellite sera augmentée d'un facteur égal à $\left(\frac{R_T + h}{R_T + \frac{h}{2}}\right)^2$.

G. Faux
L'intensité de la force d'attraction terrestre agissant sur le satellite **A** de masse $2 \times m$ à $h = 1\,520 + 4\,880 = R_T$ est égale à $2 \times m \times \frac{\mathscr{G} \times M_T}{\left(2 \times R_T\right)^2}$.

L'intensité de la force d'attraction terrestre agissant sur le satellite **A** de masse m à $h = 0$ km est égale à $m \times \frac{\mathscr{G} \times M_T}{\left(R_T\right)^2}$.

Si on divise les deux rapports, on obtient : $\frac{1}{2}$.

On en conclut que l'intensité de la force d'attraction gravitationnelle exercée par la Terre sur le satellite **A** ne sera que deux fois plus petite que celle à $h = 0$ km, si on double sa masse et augmente son altitude de 4 880 km. **La proposition G n'est pas correcte**.

H. Vrai.
L'intensité de la force d'attraction terrestre agissant sur le satellite **B** de masse $2 \times m$ à $h = 800 + 5\,600 = R_T$ est égale à $2 \times m \times \frac{\mathscr{G} \times M_T}{\left(2 \times R_T\right)^2}$.

L'intensité de la force d'attraction terrestre agissant sur le satellite **B** de masse m à $h = 0$ km est égale à $m \times \frac{\mathscr{G} \times M_T}{\left(R_T\right)^2}$.

Si on divise les deux rapports, on obtient : $\frac{1}{2}$

On en conclut que l'intensité de la force d'attraction gravitationnelle exercée par la Terre sur le satellite **B** est deux fois plus petite que celle à $h = 0$ km, si on double sa masse et augmente son altitude de 5 600 km. **La proposition H est correcte**.

3 Réponses D et E.

A. Vrai, voir l'énoncé.

B. Vrai, car la période de révolution du satellite est égale à celle de la Terre T ($\omega_T = \omega_s = \frac{2\pi}{T}$).

C. Vrai, car tous les deux tournent à la même vitesse angulaire.

D. Faux, car

$$v_s = \omega_T \times (R_T + h) > v_{maison} = \omega_T \times R_T$$

E. Faux, car

$$F_{Terre/satellite} = \mathscr{G} \times \frac{M_T \times m_s}{(R_T + h)^2} = m_s \times \frac{v_s^{\,2}}{(R_T + h)}$$

($\neq m_s \times \frac{v_s^{\,2}}{h}$!)

F. Vrai, car d'après la simplification de l'équation **E** on obtient $v_s^{\,2} = \mathscr{G} \times \frac{M_T}{(R_T + h)}$, et si on remplace v_s par $\frac{2\pi \times (R_T + h)}{T}$, on a $T^2 = \frac{4\pi^2 \times (R_T + h)^3}{\mathscr{G} \times M_T}$. Et, si on isole h on obtient $h = \sqrt[3]{\frac{T^2 \times \mathscr{G} \times M_T}{4 \times \pi^2}} - R_T$.

G. Vrai.

4 Réponses B et D.

Le mouvement est accéléré vers le haut. Si vous êtes debout sur une balance à l'intérieur de cet ascenseur, le ressort de la balance reçoit une force normale du plancher plus grande que mg, sinon le mouvement ne sera pas un MRUA vers le haut. L'individu pèsera plus que son poids normal.
En MRU, $ma = N - mg = 0$, $N = mg$. Le plancher exerce une force égale en intensité à la force gravitationnelle due à l'attraction de la Terre. Dans ce cas, la balance affichera un poids normal.

5 à 7

Solutions des exercices 5 à 7 disponibles sur www.lienmini.fr/31907-phys4

Physique

Fiche 5

Travail, énergie et puissance

1 Travail d'une force constante en intensité, sens et direction suivant une trajectoire rectiligne

Le travail fourni à un solide pour le déplacer de la position A vers la position B sous l'action d'une force $\vec{F}$ constante en intensité, direction et sens, est égal au produit scalaire de $\vec{F}$ par le vecteur $\overrightarrow{AB}$:

$W_{AB}\left(\vec{F}\right) = \vec{F} \cdot \overrightarrow{AB} = F \times \overline{AB} \times \cos\alpha$, α étant l'angle que fait la force $\vec{F}$ avec $\overrightarrow{AB}$

$$W_{AB}\left(\vec{F}\right) = \vec{F} \cdot \overrightarrow{AB} = F_x \times \overline{AB} \text{ (avec } \cos\alpha = \frac{F_x}{F}\text{)}$$

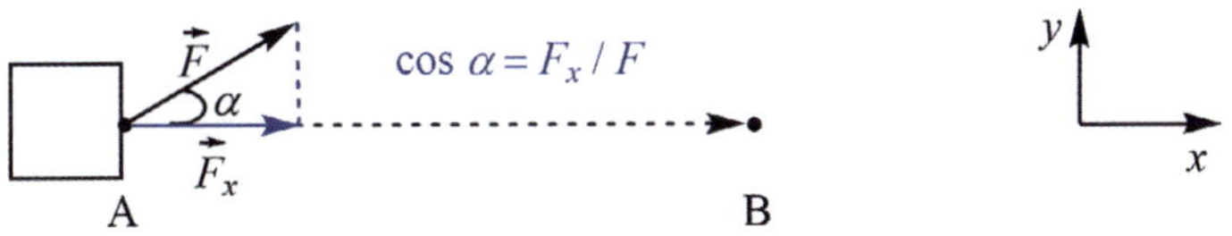

L'unité du travail est le joule (J).

Si la force est perpendiculaire au vecteur déplacement, le travail de la force est nul. (par ex. $W_{AB}\left(\vec{N}\right) = 0$ J, car la réaction normale est toujours $\perp$ au vecteur déplacement).

Le travail des forces de frottement est souvent négatif.

Important : L'intégrale de la force appliquée par rapport à la position indique le travail fourni par le système, soit $\int_{x_A}^{x_B} F dx = W_{AB}$.

Travail de la force $\vec{F}$

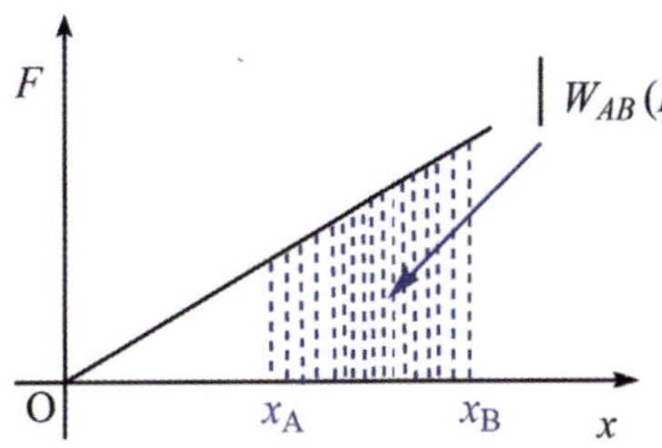

La force exercée sur l'objet n'est pas constante le long du trajet entre A et B.

Travail de la force de gravitation $\vec{G}$

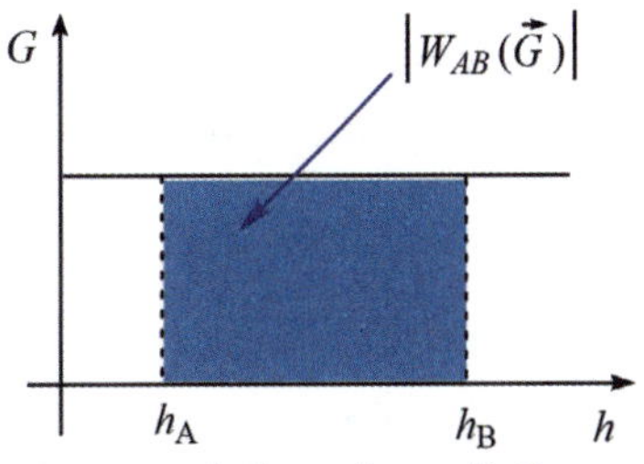

On suppose que la force de gravitation exercée sur l'objet par la terre est constante le long du trajet entre A et B.

2 La puissance

La puissance fournie par une force $\vec{F}$ pendant un temps Δt est :

$$P = \frac{W_{AB}\left(\vec{F}\right)}{\Delta t}$$

Unités : P en watt (W), Δt en s et $W_{AB}\left(\vec{F}\right)$ en J

Elle exprime la capacité d'un système à fournir un travail pendant un temps donné.

Exemple : nous supposons qu'une personne monte tous les escaliers d'un bâtiment en exerçant une quantité de travail W durant un temps Δt. En utilisant la même quantité de travail, la personne est plus essoufflée si le trajet est effectué en très peu de temps ($\ll \Delta t$). En effet,

- cas 1 : si $\Delta t = 30$ s $\Rightarrow P = \dfrac{W}{30}$
- cas 2 : si $\Delta t = 3$ min $\Rightarrow P' = \dfrac{W}{180} = \dfrac{P}{6}$ (ou $P = 6 \times P'$)

On en déduit donc que dans le cas 1 la puissance est 6 fois plus grande que celle dans le cas 2.

En général, pour une même quantité de travail fournie, le système le plus puissant correspond à celui qui est le plus rapide.

Important : L'intégrale de la puissance fournie par rapport au temps indique le travail fourni par le système, $\int_{t_A}^{t_B} P dt = W_{AB}$.

3 Énergie cinétique

Sous l'action de la force $\vec{F_x}$, constante en intensité, direction et sens , le solide de masse m démarre à $t = 0$ s et atteint une vitesse v au point B. Le mouvement est rectiligne uniformément accéléré.

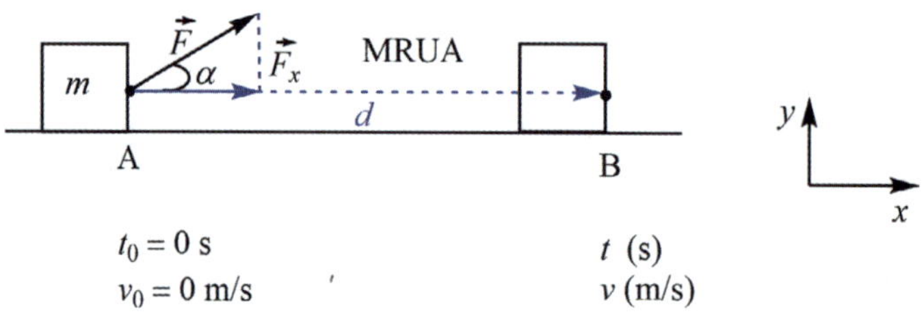

Sous l'action de $\vec{F_x}$, la somme algébrique des travaux effectués pour faire le trajet AB est égale à la variation de l'énergie cinétique entre ces deux points : $E_c(\mathrm{B}) - E_c(\mathrm{A})$.

L'énergie cinétique au point B est égale à $E_c(\mathrm{B}) = F_x \times d$.

Or, on sait que : $F_x = m \times a$ et $d = \dfrac{1}{2} \times a \times t^2$

Donc, $E_c(\mathrm{B}) = F_x \times d = \dfrac{1}{2} \times m \times a^2 \times t^2$

Si on remplace $a \times t$ par v, on constate que l'énergie cinétique au point B est égale à :

$$E_c(\mathrm{B}) = \frac{1}{2} \times m \times v^2$$

On peut donc conclure que :

$$W_{AB}\left(\vec{F}\right) = E_c(\mathrm{B}) - E_c(\mathrm{A}) = \frac{1}{2} \times m \times v_{\mathrm{B}}^2 - \frac{1}{2} \times m \times v_{\mathrm{A}}^2$$

Il s'agit du **théorème de l'énergie cinétique**, valable seulement dans un référentiel galiléen (inertiel).

En général, l'expression mathématique de l'énergie cinétique est : $E_c = \dfrac{1}{2} \times m \times v^2$ (J)

Attention, étant donné que la vitesse est au carré, l'énergie cinétique est 9 fois ($\times\ n^2$, $n = 3$) plus élevée si la vitesse de l'objet est triplée ($\times\ n$, $n = 3$).

4 Énergie potentielle gravifique

Grâce à sa position, l'objet peut stocker de l'énergie qui lui permet d'effectuer un travail. Cette énergie est appelée énergie potentielle.

Un objet soulevé de la hauteur h stocke une quantité d'énergie potentielle gravifique égale au travail qui lui a été fourni pour le soulever.

Pour qu'un solide de masse m puisse se déplacer verticalement de la position A vers la position B ($h = h_B - h_A$) dans un champ de pesanteur, le travail requis pour élever l'objet contre la force d'attraction terrestre est :

$$W_{AB}\left(\vec{F}\right) = W_{AB}(-\vec{G}) = G \times h = mg \times \left(h_B - h_A\right)$$

L'énergie potentielle gravitationnelle est égale au travail de la force qui a produit son déplacement. Cette force a exactement la même intensité que celle de la force d'attraction terrestre agissant sur la masse du solide déplacé.

L'expression mathématique de l'énergie potentielle de pesanteur est :

$$E_p = mgh$$

Les unités : E_p en J ; m en kg ; $g = 9{,}81$ m/s² et h en m.

Le théorème de l'énergie potentiel indique que $W_{AB}\left(\vec{F}\right) = -\Delta E_p$: le travail fourni par la force à laquelle un objet est soumis pour passer d'un point A à B est l'opposé de la variation de l'énergie potentielle.

> **Remarque**
>
> L'énergie mécanique (E_m) d'un **système isolé** à un instant donné est égale à la somme de son énergie cinétique (E_c) et de son énergie potentielle (E_p). Cette énergie reste constante en tout point de la trajectoire du mobile. Il y a donc transformation continuelle d'énergie cinétique en énergie potentielle et vice versa.
>
> $$E_m = E_c + E_p = \text{Cte} \ (\text{J})$$

5 Énergie potentielle élastique

L'énergie potentielle élastique est l'énergie stockée dans un système élastique lorsque celui-ci est écarté de sa position initiale.

Prenons l'exemple d'un ressort de constante de raideur k auquel une masse m est attachée.

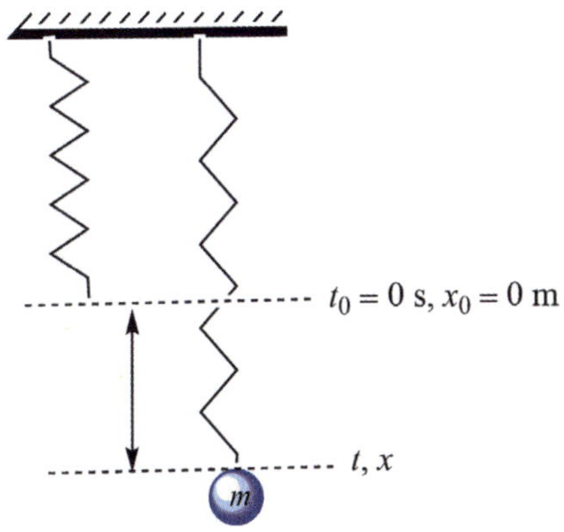

Si on lâche l'extrémité du ressort après l'avoir écartée de sa position d'équilibre, il oscille avec

- une période : $T = 2\pi\sqrt{\frac{m}{k}}$
- une fréquence : $f = \frac{1}{2\pi}\sqrt{\frac{k}{m}}$

À l'instant t, pour un ressort non amorti et non déformé, l'énergie potentielle associée à la force de rappel du ressort est égale à :

$$E_p = \frac{1}{2} \times k \times x^2$$

où x est la valeur de l'élongation à l'instant t et k est la constante de la raideur du ressort.

Comme cela a été dit auparavant, si les frottements sont négligés, l'énergie mécanique [$E_m = E_c + E_p = \mathrm{Cte}$ (J)] est une constante pour une période au cours de laquelle le ressort est non amorti.

Synthèse

Travail, énergie et puissance

Travail (J)

effectué par

Force constante en intensité, sens et direction suivant une trajectoire rectiligne.

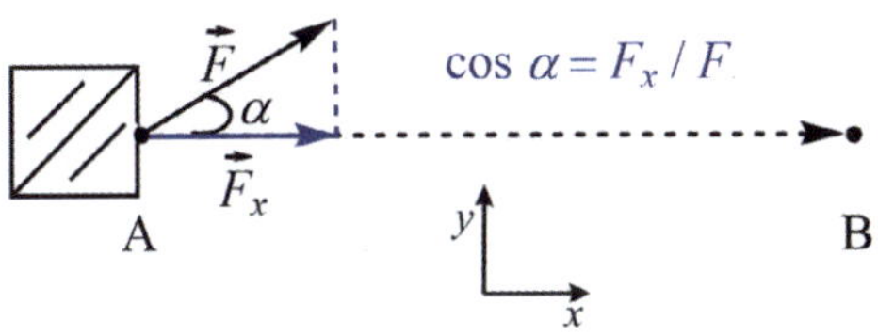

$\cos \alpha = F_x / F$

se calcule

$W_{AB}(\vec{F}) = \vec{F}.\vec{AB} = F \times \overline{AB} \times \cos \alpha$

α étant l'angle entre $\vec{F}$ et $\vec{AB}$

si

$W_{AB}(\vec{F}) = F \times \overline{AB}$ *Travail maximal* $\alpha = 0°$	$W_{AB}(\vec{F}) = - F \times \overline{AB}$ *Le travail des forces de frottement est négatif.* $\alpha = \pi$	$W_{AB}(\vec{F}) = 0$ J *Le travail des forces est perpendiculaire au vecteur du déplacement.* $\alpha = \pi/2$

donne

L'intégrale de la force appliquée par rapport à la position

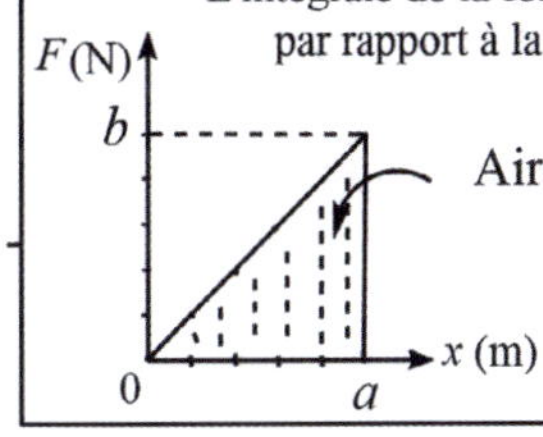

Aire = Travail = $\dfrac{a \times b}{2}$

$= \int_0^a F\,dx$

divisé par Δt

$\dfrac{W_{AB}(\vec{F})}{\Delta t} = P$ (W)

Puissance fournie par une force $\vec{F}$ pendant un temps t.

égale

$W_{AB}(\vec{F}) = 1/2\, mv_B^2 - 1/2\, mv_A^2$

$= E_c(B) - E_c(A)$

Variation d'**énergie cinétique** entre B et A

($E_c = 1/2\, mv^2$)

$W_{AB}(\vec{G}) = mgh$

Un solide de masse m chute d'une hauteur $h = \overline{AB}$

(les frottements d'air sont négligés)

Énergie potentielle

($E_p = mgh$)

[Ressort : $E_p = 1/2\, k\, x^2$]

si pas de frottement :

$E_m = E_c + E_p = \text{Cte}$

QCM

Travail, énergie et puissance

1 Soit un objet A trois fois plus lourd que l'objet B ($m_A = 3m_B$).
On suppose que la résistance de l'air est négligeable et que les deux objets sont laissés tomber en même temps du haut d'une tour de hauteur h.
Parmi les propositions suivantes, indiquer la(les) bonne(s) réponse(s).

- ❑ **A.** L'objet A tombe trois fois plus vite que l'objet B.
- ❑ **B.** L'objet A touche le sol avant l'objet B.
- ❑ **C.** L'objet B touche le sol avant l'objet A.
- ❑ **D.** La force de gravitation exercée par la Terre sur l'objet A est trois fois plus élevée (en intensité) que celle agissant sur l'objet B.
- ❑ **E.** Les objets A et B touchent le sol en même temps.

2 Le schéma ci-dessous montre une bille **M** qui glisse sur une piste sans frottement et atteint le point B de hauteur h. La vitesse de la bille sur le plan horizontal est constante, soit de norme égale à v_0. Au point B, la vitesse de la bille est nulle. La distance $PB = l$.

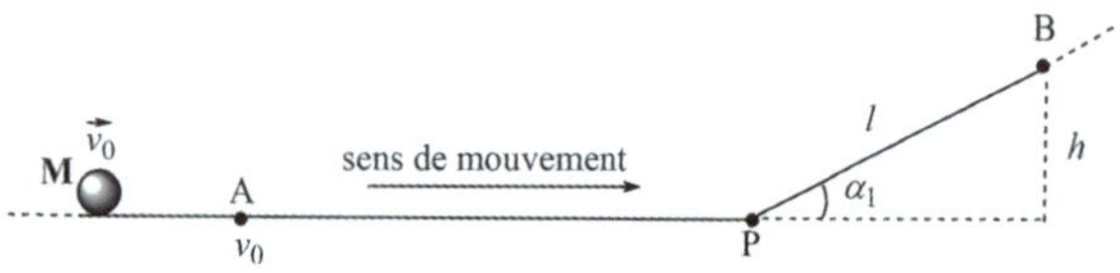

Sachant qu'on change uniquement le degré d'inclinaison de la pente, indiquer parmi les propositions suivantes, la ou les bonne(s) réponse(s) :

- ❑ **A.** Si le degré d'inclinaison de la pente α est supérieur à α_1, la boule va glisser après le point P sur une distance plus courte que l.
- ❑ **B.** Si le degré d'inclinaison de la pente est nul ($\alpha = 0°$), la boule ne va pas s'arrêter tant qu'aucune force extérieure nette n'agit sur elle.
- ❑ **C.** Si le degré d'inclinaison de la pente α est inférieur à α_1, la boule va glisser après le point P sur une distance plus grande que l.
- ❑ **D.** Quel que soit le degré d'inclinaison ($\alpha > 0°$), la bille atteint toujours la même hauteur avant de reprendre sa piste vers le point P.

3 Soit un solide de masse $m = 10$ kg qui décrit un mouvement circulaire uniforme (MCU) de centre O et de rayon $r = 2$ m. Sachant que la vitesse tangentielle vaut 10 m/s, le travail de la force centripète est : (Indiquer la bonne réponse)

- ❑ **A.** Nul
- ❑ **B.** 500 J
- ❑ **C.** 250 J
- ❑ **D.** 400 J
- ❑ **E.** Aucune de ces quatre réponses n'est correcte.

4 Un wagon de masse $m = 100$ kg parcourt une distance de 10 m sur des rails horizontaux. Le travail de son poids est égal à : (Indiquer la bonne réponse)

- ❑ **A.** 1 000 J
- ❑ **B.** 10 kJ
- ❑ **C.** 100 J
- ❑ **D.** −1 000 J
- ❑ **E.** Aucune de ces quatre réponses n'est correcte.

5 Le travail de la force de frottement d'un wagon ($m = 100$ kg), après s'être déplacé sur une distance de 10 m sur des rails horizontaux, est : (Indiquer la bonne réponse)

- ❑ **A.** positif.
- ❑ **B.** négatif.
- ❑ **C.** nul.
- ❑ **D.** égal à $10 \times F_{frottement}$.

6 Un objet de masse 10 kg glisse sur un plan incliné dont la pente fait un angle de 30° par rapport à l'horizontale.

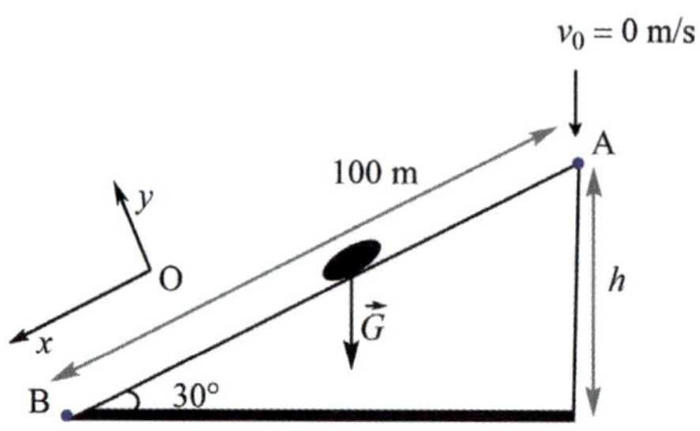

On suppose qu'il n'y a pas de frottement et $g = 10$ m/s².
En tenant compte des données présentées dans le schéma ci-dessus, indiquer la(les) bonne(s) réponse(s) :

- ❑ **A.** L'accélération de l'objet est une constante.
- ❑ **B.** Le long du trajet, l'accélération de l'objet est inférieure à g (constante de pesanteur).
- ❑ **C.** Le travail global de la force $\vec{G}$ après avoir fait le déplacement AB est égal à 50 J.
- ❑ **D.** La vitesse au point B ne dépend pas de sa masse.
- ❑ **E.** La vitesse au point B est égale à $10\sqrt{10}$ m/s.
- ❑ **F.** L'énergie cinétique au point A est égale à $m \times g \times h$.
- ❑ **G.** Le travail global de la normale pour se déplacer de A à B est égal à 10 000 J.
- ❑ **H.** L'énergie cinétique au point B est proportionnelle au carré de la masse de l'objet.
- ❑ **I.** L'énergie cinétique du mobile à 50 m de déplacement est égale à $50 \times h$.
- ❑ **J.** La puissance fournie par la force responsable du déplacement de l'objet de A à B est égale à $250\sqrt{10}$ W.
- ❑ **K.** La force que subit l'objet pour se déplacer de A à B est proportionnelle à la distance parcourue.

7 Un corps de masse m parcourt deux trajets pour passer d'un niveau a (altitude 0 m) à un niveau b. Les vitesses du mobile aux points D et I sont respectivement v_0 et v et on suppose qu'il n'y pas de frottement. La force de gravité est la seule force agissant sur le corps en question. Le schéma ci-après présente les courbes de ces deux trajets.

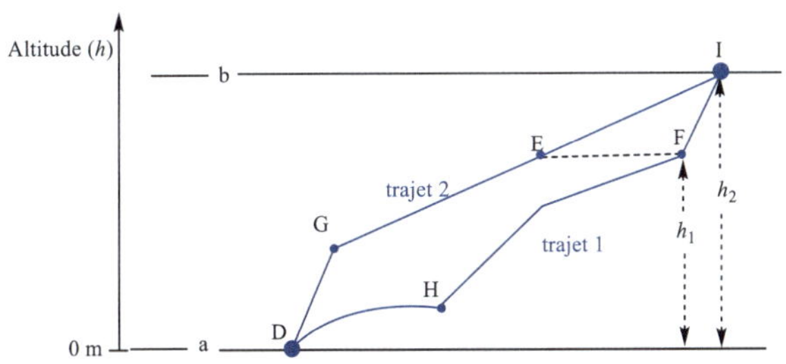

Indiquer les affirmations correctes.

- ❑ **A.** Lorsque le mobile passe de D à F, l'énergie potentielle augmente de $mg(h_2 - h_1)$.
- ❑ **B.** Les énergies potentielles du mobile aux points E et F sont identiques.
- ❑ **C.** L'énergie cinétique du mobile au point G est supérieure à celle au point H.
- ❑ **D.** Les énergies cinétiques aux points E et F sont identiques.
- ❑ **E.** Peu importe le trajet suivi pour aller de D à E, l'énergie potentielle augmente de mgh_1.
- ❑ **F.** La vitesse du mobile au point E est identique à celle au point F.
- ❑ **G.** L'égalité $v_0^2 - v^2 = 2gh_2$ est correcte.

8 On dispose d'un ressort de raideur k sur lequel on exerce à son extrémité libre une force $\vec{F}$. La position initiale correspond au ressort détendu ($x_0 = 0$ m). La courbe ci-après présente l'intensité de la force $\vec{F}$ en fonction de l'élongation Δx :

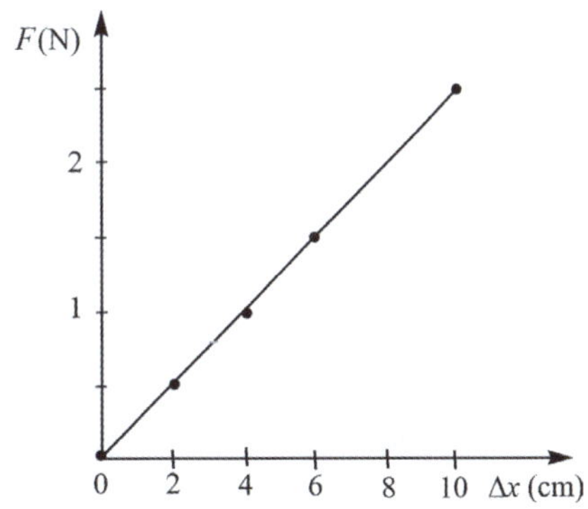

On néglige les frottements de l'air.
Indiquer les assertions correctes.

- ❑ **A.** L'énergie potentielle élastique du ressort lorsque l'élongation $x = 10$ cm vaut 0,125 J.
- ❑ **B.** La vitesse du point d'application de la force à $\Delta x = 4$ cm est supérieure à celle à $\Delta x = 10$ cm.
- ❑ **C.** Lorsque le ressort revient à sa position initiale, il cède son énergie et son travail est donc positif.
- ❑ **D.** Lorsque le ressort se comprime, son travail est positif.
- ❑ **E.** Lorsque le ressort s'étire, son travail est négatif.
- ❑ **F.** Lorsque l'élongation est doublée, l'énergie potentielle du ressort est doublée.

9 Répondre par **Vrai** ou **Faux** aux assertions suivantes.
(on suppose $g = 10$ m/s²)

A. Dans le cas d'un pendule, les évolutions de l'énergie cinétique et de l'énergie potentielle du mobile en fonction de la hauteur sont toutes les deux linéaires. On suppose que les frottements avec l'air sont négligeables.
❑ **V** ❑ **F**

B. Le travail effectué pour soulever un sac de 50 kg du rez-de-chaussée au 1er étage (6 m de hauteur) vaut 3 kJ.
❑ **V** ❑ **F**

C. Lorsqu'on lance un objet ($m = 50$ g) verticalement avec une vitesse de 10 m/s, la hauteur maximale atteinte est 5 m. On néglige la résistance de l'air.
❑ **V** ❑ **F**

D. Si on suppose que les frottements sont négligeables, le travail net fourni par le moteur d'un véhicule ($m = 6$ tonnes) roulant en MRU à vitesse constante (72 km/h) est 120 kJ.
❑ **V** ❑ **F**

Physique

E. En tenant compte de la résultante des forces de frottements ($F_f = 600$ N, constante), la puissance développée par le moteur d'un véhicule de masse $m = 6$ tonnes roulant en MRU (72 km/h) pour annuler les effets de frottement vaut 12 kW.
❑ **V** ❑ **F**

10 On considère trois objets de masses identiques en mouvement dont un est en MCU et les deux autres en MRUA, comme illustrent les schémas suivants :

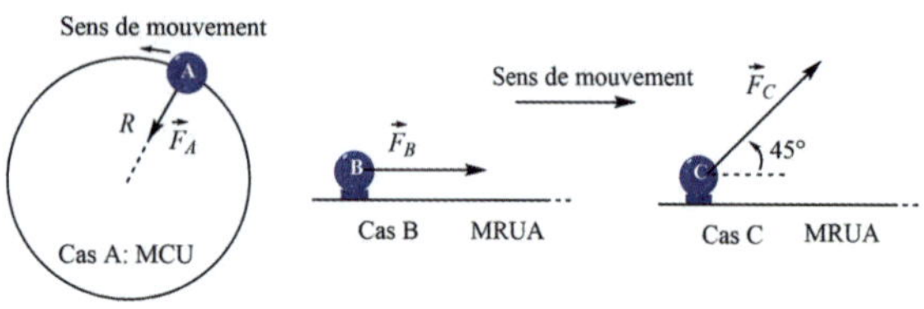

On néglige tout frottement et on suppose que les forces $\vec{F}_A$, $\vec{F}_B$ et $\vec{F}_C$ sont les forces résultantes (nettes) exercées respectivement sur les corps A, B et C.
Parmi les propositions suivantes, indiquer la ou les réponse(s) incorrecte(s) :

❑ **A.** Le travail de la force $\vec{F}_A$ après un tour complet vaut $F_A \times 2\pi R$.
❑ **B.** Le travail de la force $\vec{F}_B$ après un déplacement d'une distance d est nulle.
❑ **C.** Le travail de la force $\vec{F}_C$ après un déplacement d'une distance d vaut $F_C \times d$.
❑ **D.** Toutes ces propositions sont correctes.

11 Nous supposons qu'une personne monte toutes les marches d'escaliers d'un bâtiment de 3 étages en exerçant une quantité de travail W durant un temps égal à 3 min. On note cette situation Cas A.
Parmi les propositions suivantes, indiquer la ou les réponse(s) correcte(s) :

❑ **A.** La même personne effectue le même trajet en 1 min veut dire que la puissance délivrée est trois fois plus grande que celle dans le cas A.
❑ **B.** La puissance est doublée veut dire qu'en 3 min la personne peut fournir deux fois le même travail, c'est-à-dire monter deux fois les escaliers en 3 min.
❑ **C.** Si la personne délivre une puissance 12 fois plus forte que celle du cas A, c'est que la personne arrive à monter une seule fois toutes les marches d'escaliers en un temps égal à 15 s.
❑ **D.** Dans l'exercice précédent (Ex. 10), la puissance fournie par la force $\vec{F}_B$ pendant un temps t pour assurer un déplacement égal à d vaut $P = \frac{W_d\left(\vec{F}_B\right)}{t} = \frac{F_B \times d}{t}$.

12 Soit une voiture de masse m en mouvement rectiligne. $\vec{F}_f$ et $\vec{F}_m$ sont respectivement la résultante des forces de frottement et la force nette horizontale provoquée par le moteur. On considère un déplacement entre deux points A et B.
Répondre par **Vrai** ou **Faux**.

A. La variation d'énergie cinétique est égale au travail effectué par la force nette provoquée par le moteur.
❑ **V** ❑ **F**

B. La variation d'énergie cinétique est égale au travail effectué par la force nette provoquée par le moteur plus le travail effectué par la résultante des forces de frottement.
❑ **V** ❑ **F**

C. Le travail total fourni est nul si l'intensité de la force nette provoquée par le moteur est égale à celle due aux frottements.
❑ **V** ❑ **F**

D. Si la voiture roule en MRU à une vitesse v_0, son énergie cinétique vaut le travail effectué lors du freinage par la route sur les roues (frottements) jusqu'à l'arrêt du véhicule.
❑ **V** ❑ **F**

Quantité de mouvement

13 On définit la quantité de mouvement comme le produit de la masse d'un objet par son vecteur vitesse. Dans un sens choisi du mouvement, on peut écrire que :

Quantité de mouvement = masse × vitesse

Soit une voiture de masse égale à 2 000 kg roulant en MRU à une vitesse égale à 80 km/h, et un petit camion de 4 tonnes roulant à la même vitesse sur la même route.
Répondre par **Vrai** ou **Faux**.

A. La voiture possède la même quantité de mouvement que le camion.
❑ **V** ❑ **F**

B. Si les deux véhicules freinent c'est le camion qui aura plus difficile à s'arrêter.
❑ **V** ❑ **F**

C. Si les deux véhicules freinent c'est la voiture qui aura plus difficile à s'arrêter.
❑ **V** ❑ **F**

D. Plus la vitesse d'un véhicule augmente, plus sa quantité de mouvement augmente et plus il aura difficile à s'arrêter en cas de freinage.
❑ **V** ❑ **F**

Solutions

Travail, énergie et puissance

1 Réponses D et E.

Les deux corps tombent en chute libre (sous l'effet de l'attraction terrestre et sans frottement), ils subissent tous les deux un mouvement de type MRUA dont l'accélération est due uniquement à la gravité, soit g :

$$g = \frac{G_A}{m_A} = \frac{G_B}{m_B} \Leftrightarrow g = \frac{m_A \times g}{m_A} = \frac{m_B \times g}{m_B}$$

La proposition D est correcte, car si $m_A = 3 \times m_B$, alors $m_A \times g = 3 \times m_B \times g$, soit $G_A = 3 \times G_B$.

La proposition E est correcte, car ils atteignent le sol en même temps : $\Delta t = \sqrt{\frac{2h}{g}}$ $(h = \frac{1}{2} g (\Delta t)^2)$.

2 Toutes les réponses sont correctes.

La loi de conservation d'énergie implique que $E_c + E_p = \text{Cte}$.

Au point P, $E_c = \frac{1}{2} \times m \times v_0^2$ et $E_p = mgh = 0$ J

$\Rightarrow \text{Cte} = \frac{1}{2} \times m \times v_0^2$

Au point B, où la vitesse de la bille est nulle, l'$E_p = mgh$.

On en déduit donc que $E_p = mgh = \frac{1}{2} \times m \times v_0^2$, soit $h = \frac{1}{2} \times \frac{v_0^2}{g}$. Il est important de constater que h est une constante. Et, comme $h = l \times \sin\alpha$, si $\sin\alpha \searrow\searrow$ alors $l \nearrow\nearrow$ pour que h reste toujours constante.

A. Vrai, car si le degré d'inclinaison α de la pente est supérieur à α_1, alors $\sin\alpha > \sin\alpha_1$, ce qui prouve que la distance parcourue après le point P sera plus petite que l.

B. Vrai, car c'est l'inertie. Sur une trajectoire linéaire horizontale, la bille résiste à tout changement de mouvement. Elle conserve son mouvement tant qu'il n'y a pas de force de frottement ou d'autres forces extérieures agissant sur sa masse.

C. Vrai, car si le degré d'inclinaison α de la pente est inférieur à α_1, alors $\sin\alpha < \sin\alpha_1$, ce qui implique que la distance parcourue après le point P sera plus grande que l.

D. Vrai. La hauteur $h = \frac{1}{2} \times \frac{v_0^2}{g}$ est indépendante de la masse de la bille et du degré d'inclinaison de la pente : voir l'explication ci-dessus.

3 La bonne réponse est A.

Justification : Le travail fourni à un solide pour le déplacer de la position A vers la position B sous l'action d'une force $\vec{F}$ constante en intensité, direction et sens, est égal au produit scalaire de $\vec{F}$ par le vecteur $\overrightarrow{AB}$:

$$W_{AB}\left(\vec{F}\right) = \vec{F} \cdot \overrightarrow{AB} = F \times \overline{AB} \times \cos\alpha$$

α étant l'angle que fait la force $\vec{F}$ avec $\overrightarrow{AB}$

Or, dans un MCU, la force centripète est toujours perpendiculaire au vecteur déplacement.

D'où, $\cos\frac{\pi}{2} = 0$

On en déduit le travail en appliquant la formule ci-dessus :

$$W_{AB}\left(\overrightarrow{Fcentripète}\right) = \overrightarrow{Fcentripète} \cdot \overrightarrow{AB}$$
$$= F \times \overline{AB} \times \cos\frac{\pi}{2} = 0 \text{ J}$$

(Réponse A)

4 La bonne réponse est E.

Justification : Le travail du poids est nul, car durant le déplacement horizontal du wagon, le vecteur $\vec{G}$ reste perpendiculaire au vecteur déplacement $\vec{d}$.

$$W\left(\vec{G}\right) = \vec{G} \cdot \vec{d} = G \times d \times \cos\frac{\pi}{2} = 0 \text{ J}$$

(Aucune des réponses ne convient : E)

5 La bonne réponse est B.

Le vecteur force de frottement ($\vec{F}_{frottement}$) est tangent à la trajectoire du mouvement et il est toujours caractérisé par un sens opposé à celui du déplacement ($\vec{d}$).

D'où, $\alpha = 180°$, α étant l'angle que fait la force $\vec{F}_{frottement}$ avec $\vec{d}$

$$W\left(\vec{F}_{frottement}\right) = \vec{F}_{frottement} \cdot \vec{d}$$
$$= F_{frottement} \times d \times \cos\pi$$
$$= -\,F_{frottement} \times 10 \text{ (J)}$$

(Réponse B)

6 **Réponses A, B, D, E, I et J.**

A. Vrai

Sans frottement, le mouvement de l'objet est soumis uniquement à la force $\vec{G}_x$ constante en intensité, direction et sens.

Soit $\sum \vec{F}_{ext} = \vec{G} + \vec{N} = m \times \vec{a}$

Selon Ox, $G_x = m \times a$

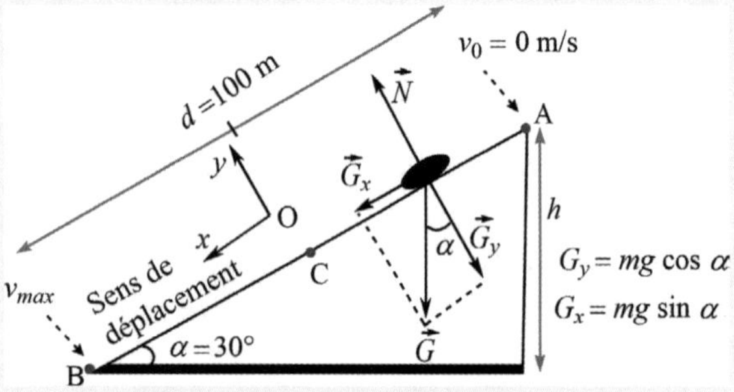

On en tire : $a = \frac{G_x}{m} = \text{Cte}$ (**la réponse A est correcte**)

Le mouvement du mobile étant rectiligne uniformément accéléré.

B. Vrai, car :

$$a = \frac{G_x}{m} = \frac{mg \times \sin\alpha}{m}$$
$$= g \times \sin\alpha$$
$$= 5 \text{ m/s}^2 < g \text{ (constante de pesanteur)}$$

C. Faux, car le travail global de la force $\vec{G}$ après avoir fait le déplacement AB est égal à 5 kJ.

$$W_{AB}\left(\vec{G}\right) = \vec{G} \cdot \overrightarrow{AB}$$
$$= G \times \overline{AB} \times \cos 60°$$
$$= G_x \times \overline{AB} \times \cos 0°$$
$$= 100 \times \sin 30° \times 100 = 5\,000 \text{ J} = 5 \text{ kJ}$$

D. Vrai. La vitesse de l'objet au point B est égale à $10 \times \sqrt{g}$, elle est indépendante de sa masse.

Justification :

Méthode 1 :

Le mouvement étant rectiligne uniformément accéléré :

$$a = \frac{G_x}{m} = \frac{v_{max} - v_0}{t - t_0} \ (v_{max} = v_{\text{B}})$$

et

$$100 = \frac{1}{2} a t^2 + v_0 t \text{ (I)}$$

On suppose que $t_0 = 0$ s

On obtient :

$$a = \frac{m \times g \times \sin 30°}{m} = \frac{v_{max} - v_0}{t - t_0} = \frac{v_{max} - 0}{t - 0}$$

$$a = g \times \sin 30° = \frac{v_{max}}{t} \text{ (II)}$$

et pour l'équation (I) :

$$100 = \frac{1}{2} \frac{v_{max}}{t} t^2 + 0 \Rightarrow 200 = v_{max} \times t$$

Si on remplace $t = \frac{200}{v_{max}}$ dans l'équation (II), on obtient :

$$v_{max} = v_{\text{B}} = 10 \times \sqrt{g}$$

(D est une bonne réponse)

Méthode 2 :

Les frottements sont négligés, d'où l'énergie mécanique : $E_m = E_c + E_p = \text{Cte}$ (J)

Au point A : $E_m = E_c + E_p = 0 + mgh$

Au point B : $E_m = E_c + E_p = \frac{1}{2} \times m \times v_{\text{B}}^2 + 0$

Donc, $\frac{1}{2} \times m \times v_{\text{B}}^2 = mgh \Leftrightarrow v_{\text{B}}^2 = 2gh$

Or, $h = 100 \times \sin 30$

On obtient :

$$v_{\text{B}}^2 = 2 \times 100 \times \sin 30° \times g \Leftrightarrow$$
$$v_{\text{B}} = \sqrt{2 \times 100 \times \frac{1}{2} \times g}$$
$$= 10 \times \sqrt{g}$$

E. Vrai, car $v_{\text{B}} = 10 \times \sqrt{g} = 10 \times \sqrt{10}$ m/s

F. Faux.

La vitesse de l'objet au point A est nulle car $v_0 = 0$ m/s.

Donc, $E_c = \frac{1}{2} \times m \times v_0^2 = 0$ J

G. Faux. Le travail global de la normale pour se déplacer de A à B est nul, car $\vec{N} \perp \overrightarrow{AB}$.

$$W_{AB}\left(\vec{N}\right) = \vec{N} \cdot \overrightarrow{AB} = G_y \times \overline{AB} \times \cos\frac{\pi}{2} = 0 \text{ J}$$

H. Faux. L'énergie cinétique au point B est proportionnelle à la masse et au carré de la vitesse de l'objet. Elle n'est donc pas proportionnelle au carré de la masse.

I. Vrai.

On calcule la vitesse du mobile à 50 m de déplacement, point C.

On néglige les frottements, d'où l'énergie mécanique :

$E_m = E_c + E_p = \text{Cte}$ (J)

Au point A : $E_m = E_c + E_p = 0 + mgh$

Au point C :

$$E_m = E_c + E_p = \frac{1}{2} \times m \times v_{\text{C}}^2 + m \times g \times \frac{h}{2}$$

L'énergie mécanique est conservée

$$\Rightarrow \frac{1}{2} \times m \times v_{\text{C}}^2 + m \times g \times \frac{h}{2} = mgh$$

D'où, $v_{\text{C}}^2 = gh$

Donc,

$$E_c = \frac{1}{2} \times m \times v_{\text{C}}^2 = \frac{1}{2} \times mgh$$
$$= \frac{1}{2} \times 10 \times 10 \times h = 50 \times h$$

Soit, *numériquement* : $E_c = 2\,500$ J

J. Vrai.

La puissance fournie par la force responsable du déplacement de l'objet est égale à $250\sqrt{10}$ W

Le temps de déplacement de A à B est :

$$t = \frac{200}{v_{max}} = \frac{200}{10 \times \sqrt{g}}$$

Le travail global de la force $\vec{G}_x$ pour se déplacer de A à B :

$$\begin{aligned} W_{AB}(\vec{G}) &= W_{AB}(\vec{G}_x) = \vec{G}_x \cdot \overrightarrow{AB} \\ &= G_x \times AB \times \cos 0° \\ &= 100 \times \sin 30° \times 100 = 5\ 000 \text{ J} \end{aligned}$$

La puissance fournie par la force responsable du déplacement de l'objet de A à B pendant le temps t est :

$$P = \frac{W_{AB}(\vec{G})}{t}$$

Soit, *numériquement* :

$$P = \frac{W_{AB}(\vec{G})}{t} = \frac{5\ 000}{\dfrac{200}{10 \times \sqrt{g}}} = 250\sqrt{10} \text{ W}$$

(**la proposition J est exacte**)

K. Faux.

La force que subit l'objet pour se déplacer de A à B est :

$$G_x = m \times g \times \sin 30°$$

On constate qu'elle n'est pas proportionnelle à la distance parcourue.

7 à **13**

Solutions des exercices 7 à 13 disponibles sur www.lienmini.fr/31907-phys5

Physique

Fiche 6

Ondes

1 Propagation d'une onde

Une onde mécanique progressive est une perturbation locale d'un milieu élastique sans transport de matière mais bien d'énergie. Elle peut être longitudinale (**Figure 1**) ou transversale (**Figure 2**).

La vitesse de propagation est indépendante du type de perturbation et du sens du déplacement.

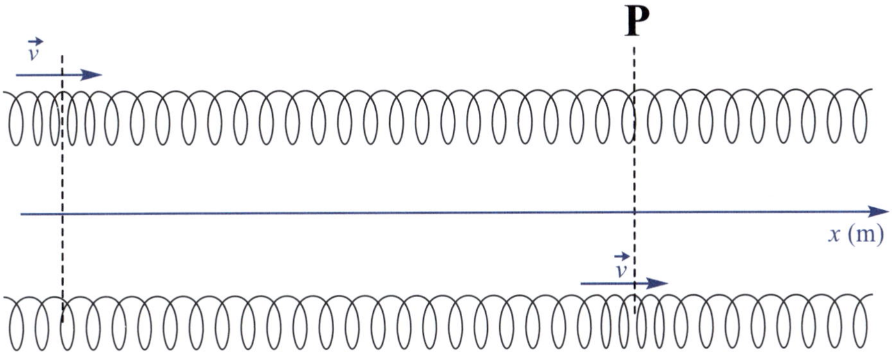

FIGURE 1 : *L'onde se propage le long du ressort parallèlement à la direction de la propagation*

L'onde longitudinale est formée de zones de compression et de raréfaction.

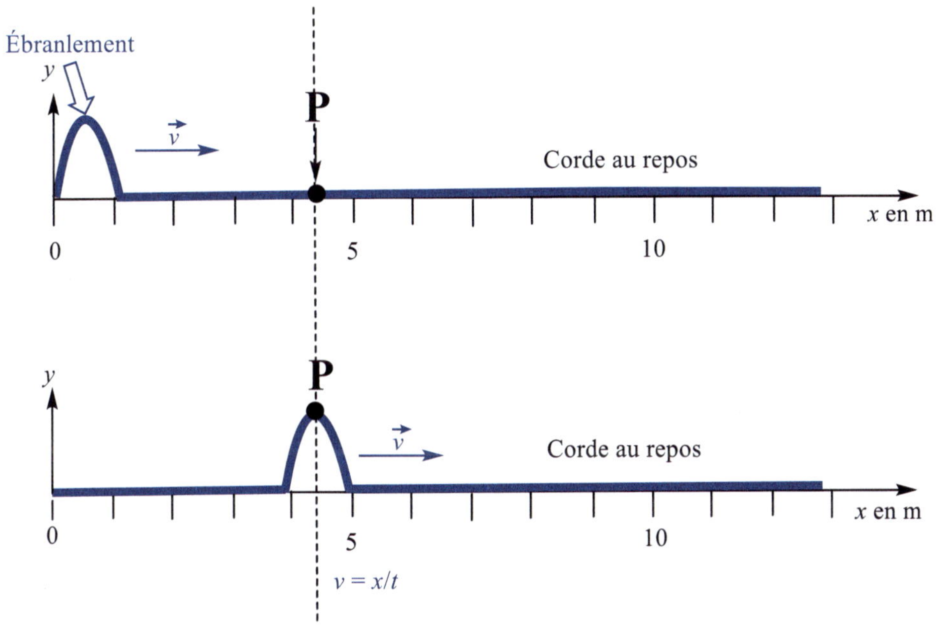

FIGURE 2 : *L'onde se propage le long de la corde élastique perpendiculairement à la direction de la propagation*

2 Équation de propagation

$y_P(t) = y_0(t - x/v)$ est l'équation de l'onde de l'extrémité vers la position x à la vitesse v.

Caractéristiques d'une onde périodique :

- La fréquence et la période : $T = 1/f$ (T en s et f en s^{-1} ou Hz)
- La longueur d'onde : $\lambda = v \times T = v/f$
- Vitesse de l'onde : $v = \lambda \times f$

Rappel :

La vitesse de l'onde est la vitesse de la propagation de l'onde dans le milieu.

La longueur d'onde est la distance entre deux parties identiques de l'onde qui se suivent.

La fréquence est le nombre de vibrations par unité de temps.

La période est le temps nécessaire pour faire une vibration complète.

3 Caractéristiques d'une onde sinusoïdale

Équation de l'élongation :

$$y_P(t) = A\sin\left(\omega\left(t - \frac{x}{v}\right)\right) = A\sin(2\pi ft - 2\pi x/Tv) = A\sin(\omega t - kx)$$

avec $\omega = 2\pi f$ et $k = 2\pi/\lambda$, ω étant appelée fréquence angulaire ou pulsation

Équation de la vitesse :

$$v_P(t) = y'_P(t) = A \times \omega \times \cos\left(\omega\left(t - \frac{x}{v}\right)\right)$$

Équation de l'accélération :

$$a_P(t) = v'_P(t) = -A \times \omega^2 \times \sin\left(\omega\left(t - \frac{x}{v}\right)\right) = -\omega^2 \times y_P(t)$$

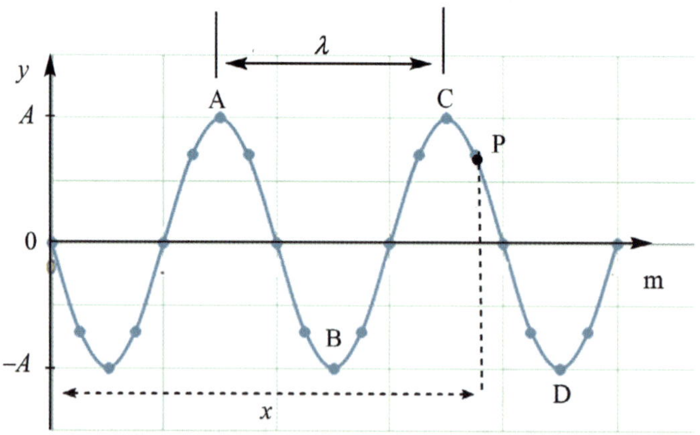

Si l'onde est déphasée d'un angle φ, alors : $y_P(t) = A\sin(\omega t - kx + \varphi)$

Si la distance qui sépare 2 points est égale à $n\lambda$ (n élément de $\mathbb{Z}$), on dit que ces deux points vibrent en concordance de phase : par exemple A et C

Si la distance qui sépare 2 points est égale à $(2n + 1) \times \lambda/2$ (n élément de $\mathbb{Z}$), alors ils vibrent en opposition de phase : par exemple A et B.

On considère les deux ondes 1 et 2 suivantes :

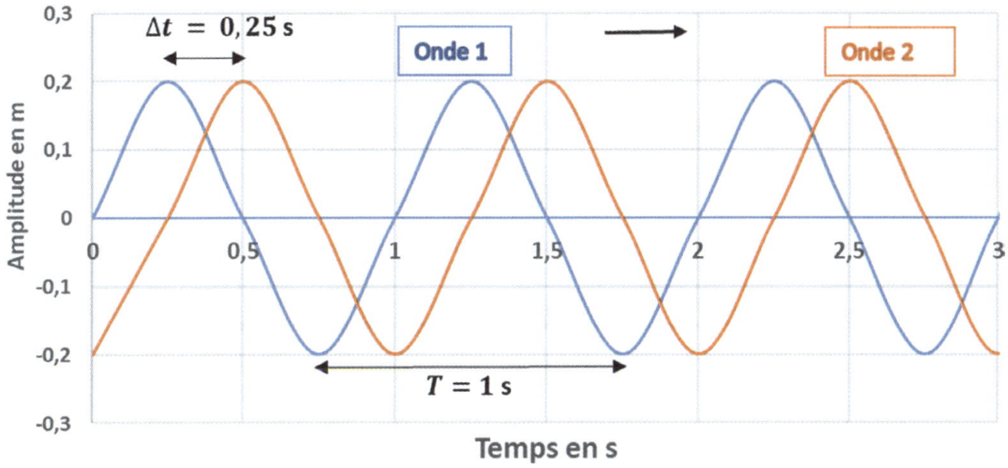

Sachant que les deux ondes se propagent à la même fréquence de gauche à droite et que l'équation de l'**Onde 1** est $y_1 = 0{,}2 \sin 2\pi t$.

On constate que l'**Onde 1** atteint son maximum (A $= 0{,}2$ m) en premier. Elle est en avance de phase par rapport à l'**Onde 2**. L'écart de temps entre les deux ondes est $\Delta t = 0{,}25$ s, le temps qui sépare par exemple les deux premiers ventres.

L'**Onde 2** est déphasée d'un angle $\varphi_2 = \frac{-\pi}{2}$. En effet, $\Delta\varphi = \varphi_2 - \varphi_1 < 0$ car l'**Onde 2** est en retard de phase par rapport à l'**Onde 1**, et

$$\Delta\varphi = \varphi_2 - \varphi_1 = \varphi_2 - 0 = -\left|\frac{\Delta t \times 2\pi}{T}\right| = -\frac{0{,}25 \times 2\pi}{T} = \frac{-\pi}{2}$$

D'où, $\varphi_2 = \frac{-\pi}{2}$, avec $T = 1$ s d'après le graphique.

$$\boxed{\begin{array}{c} T \rightarrow 2\pi \\ 0{,}25 \text{ s} \rightarrow |\Delta\varphi| \ ? \end{array}}$$

On en déduit donc que l'équation de l'**Onde 2** est

$$y_2 = 0{,}2 \sin\left(2\pi t + \varphi_2\right) = 0{,}2 \sin\left(2\pi t - \pi/2\right)$$

Important : Si l'**Onde 2** est en avance de phase par rapport à l'**Onde 1**, alors $\Delta\varphi = \varphi_2 - \varphi_1 > 0$.

4 Ondes stationnaires

Lorsqu'une onde arrive à un obstacle fixe, la réflexion est totale (changement de signe de l'élongation) si le milieu élastique est resté le même. Dans ce phénomène, il y a toujours conservation de l'énergie.

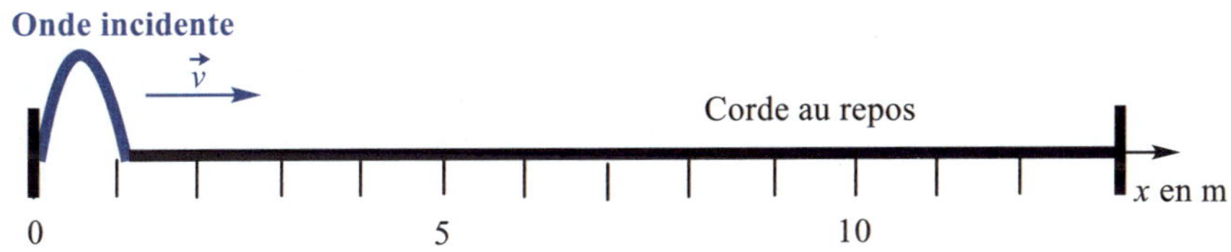

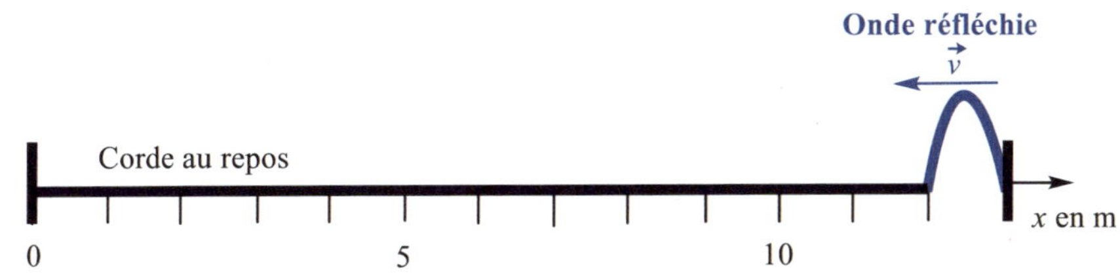

La vitesse de l'onde incidente est égale à celle de l'onde réfléchie quel que soit l'ébranlement (transversal ou longitudinal). On observe une interférence entre les ondes incidentes et réfléchies. Cette distribution d'énergie donne naissance à des ondes stationnaires qui sont caractérisées par des nœuds (élongation nulle) et des ventres (élongation maximale).

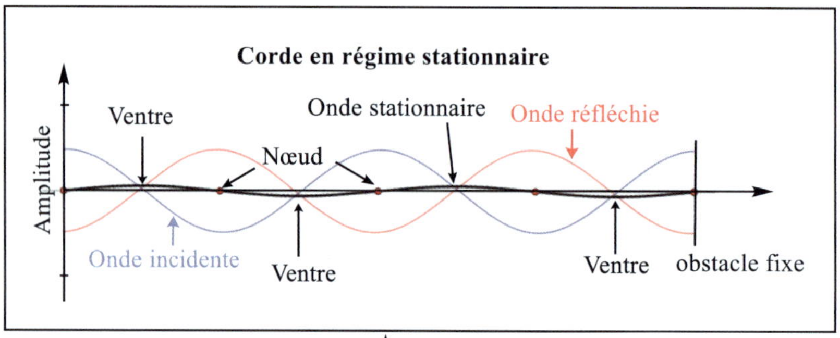

Lorsque l'onde réfléchie et l'onde incidente sont presque en opposition de phase :

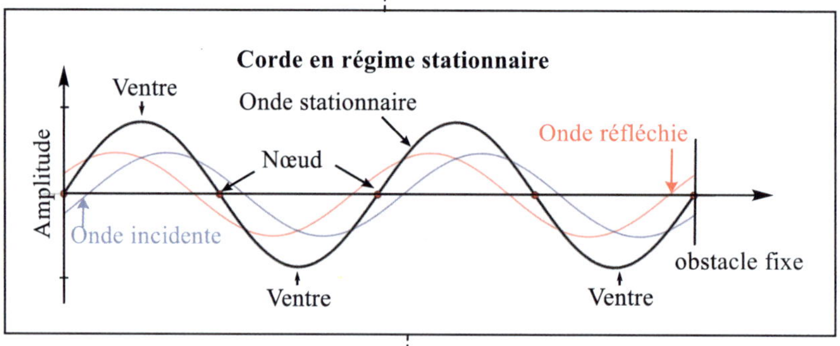

Lorsque l'onde réfléchie et l'onde incidente sont en phase:

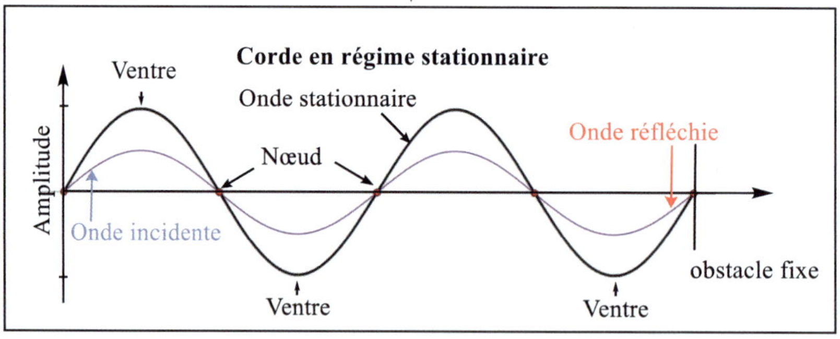

REMARQUE

- L'amplitude de l'onde stationnaire est simplement la somme des amplitudes de chacune des deux ondes.
- On dit que l'onde stationnaire est résonante lorsque les conditions de longueur d'onde (ou fréquence) sont fixées.

Pour une longueur **L** donnée, on peut établir plusieurs types d'ondes stationnaires.

- si les deux extrémités sont fixes, $\lambda_n = 2L/n\left(f_n = c/\lambda_n = \left(n \times c\right)/2L\right)$ (c est la vitesse de l'onde)

  $n = 1$: l'onde stationnaire porte le nom d'onde stationnaire de 1ère harmonique

  $n = 2$: l'onde stationnaire de 2ème harmonique et ainsi de suite

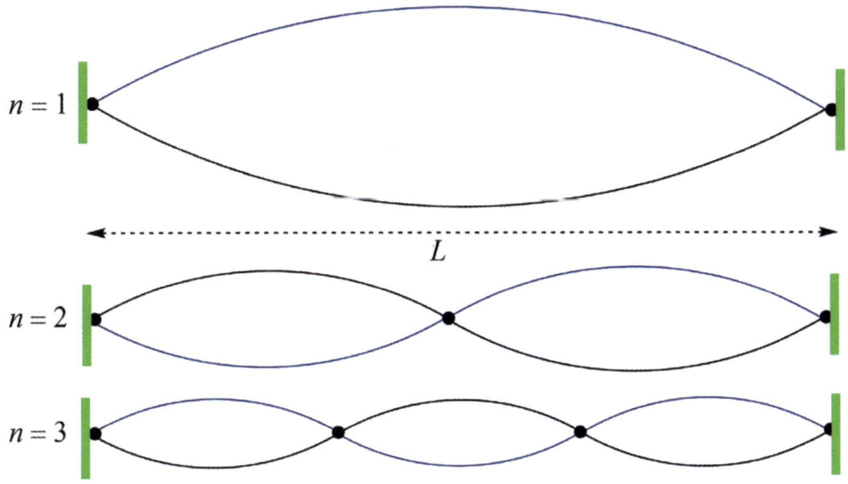

- si une extrémité est libre, $\lambda_n = 4L/\left(2n - 1\right)$ (n est le nombre d'harmoniques)

5 Diffraction et interférence

Une onde provenant d'une source qui change de direction après un obstacle est dite onde diffractée. Cette diffraction est observée seulement si l'obstacle est du même ordre de grandeur que la longueur d'onde λ :

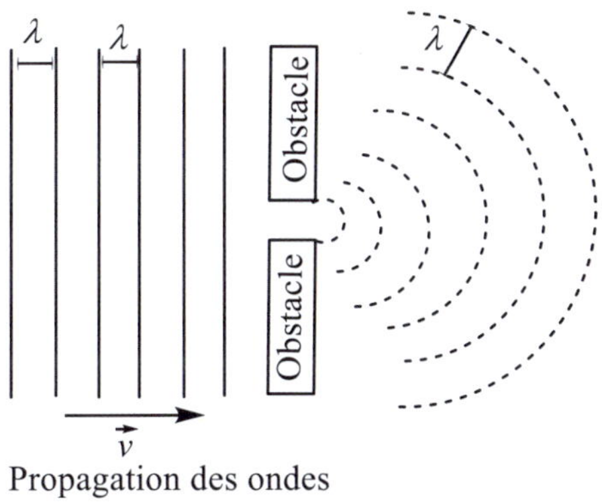

On considère deux **sources lumineuses** de même longueur d'onde qui se superposent. Les ondes, par exemple en concordance de phase, se superposent et donnent des franges d'interférences comme suit :

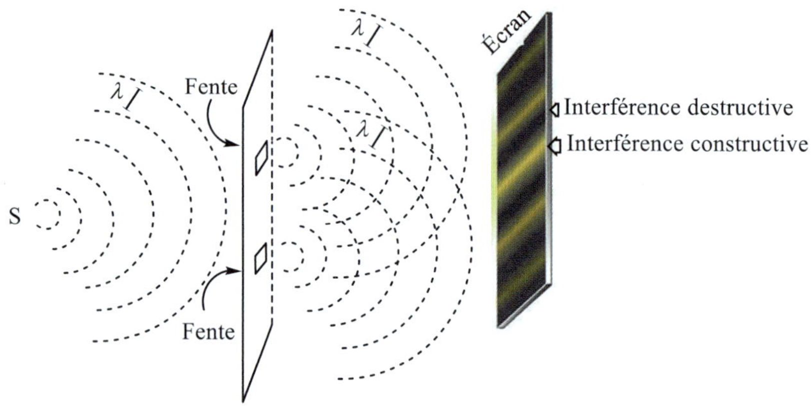

Lorsque les ondes en opposition de phase se superposent, elles s'annulent mutuellement, et on parle d'une interférence destructive.

Dans le cas de deux sources synchrones S_1 et S_2, le point M est un point du ventre lorsque l'interférence est constructive. Cela est possible que si $d_1 - d_2 = n\lambda$, avec n étant un nombre relatif.

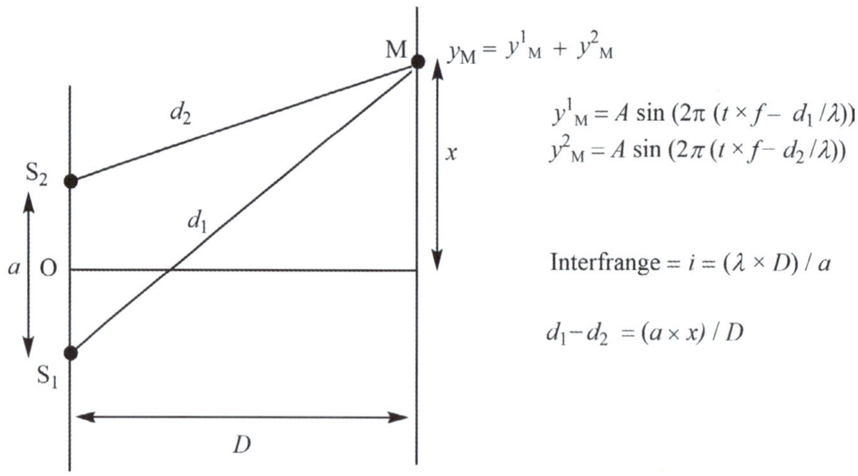

M est un nœud (amplitude nulle) lorsque l'interférence est destructive. Cela est possible lorsque $d_1 - d_2 = (2n+1) \times \lambda/2$, où n est un élément de l'ensemble $\mathbb{Z}$.

L'interfrange est la distance qui sépare deux franges consécutives.

On note : $i = \dfrac{\lambda \times D}{a}$, où :

- a est la distance qui sépare les milieux des deux sources (ou des deux fentes)
- D est la distance qui sépare le dispositif des sources (fentes) et l'écran ($D \gg a$)

Synthèse

Ondes

Physique

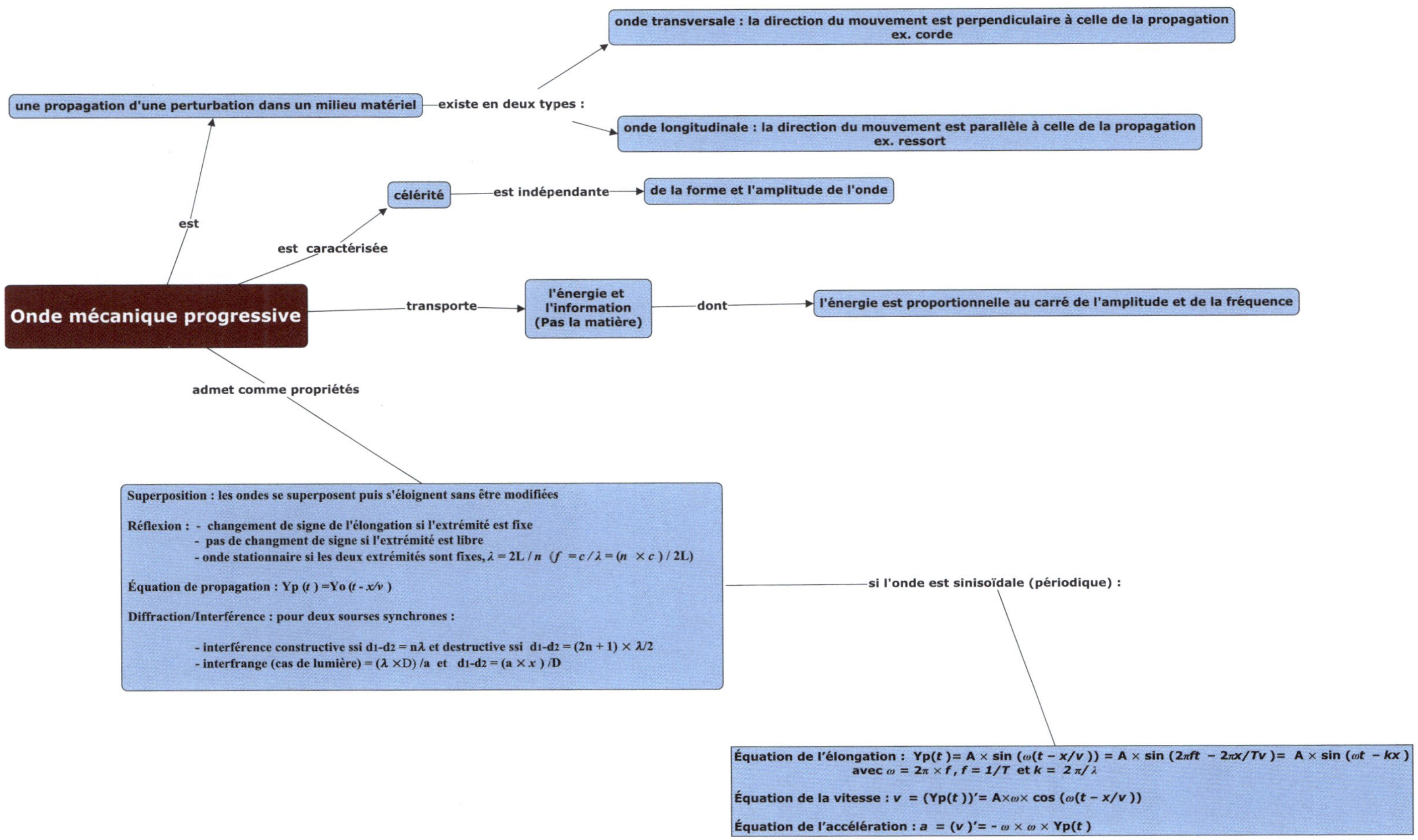

QCM

Ondes

1 Soit trois pendules simples A, B et C constitués d'une petite bille de masse m, reliée à des supports fixes par des fils de longueurs respectives L_A, $L_B = 2 \times L_A$ et $L_C = 3 \times L_A$. Les trois pendules sont isolés et la masse des fils est négligeable.
Sachant que les trois pendules sont en mouvement harmonique simple (sinusoïdal), quelle est l'assertion correcte ?

- ❑ **A.** La période de A est plus petite que celle de B.
- ❑ **B.** La fréquence de A est plus petite que celle de C.
- ❑ **C.** La période dépend de la masse du pendule.
- ❑ **D.** La fréquence dépend de la longueur de sa trajectoire.

2 L'onde progressive **X** est représentée par l'équation $y(x,t) = 0{,}1 \sin(4\pi t + 5\pi x)$ avec t en seconde et x en mètre. Parmi les illustrations ci-dessous (A, B, C, D et E), laquelle correspond à l'onde **Z** dont les caractéristiques sont :

- l'amplitude est le double de celle de **X**
- la période est le double de celle de **X**

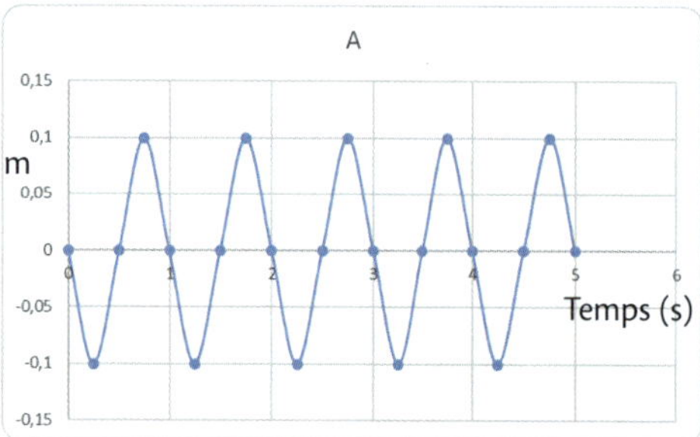

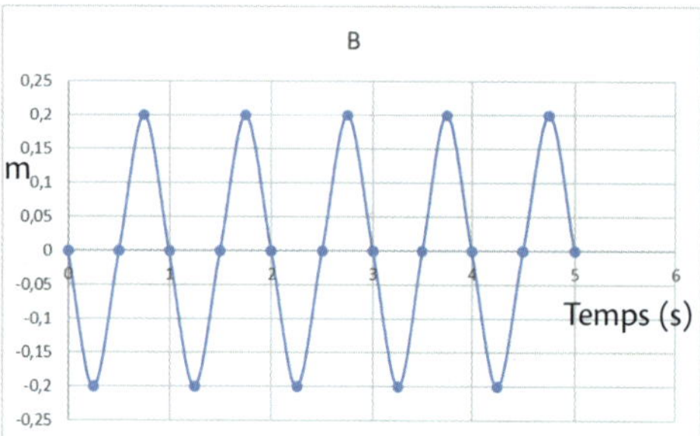

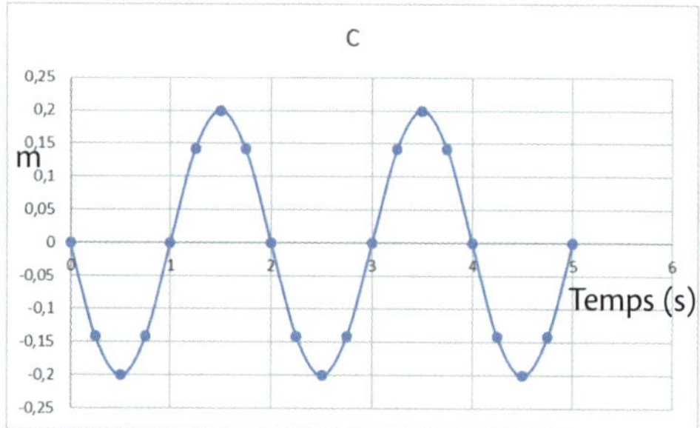

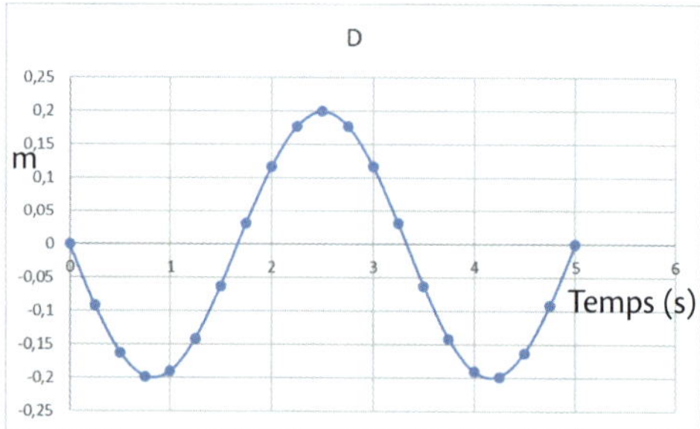

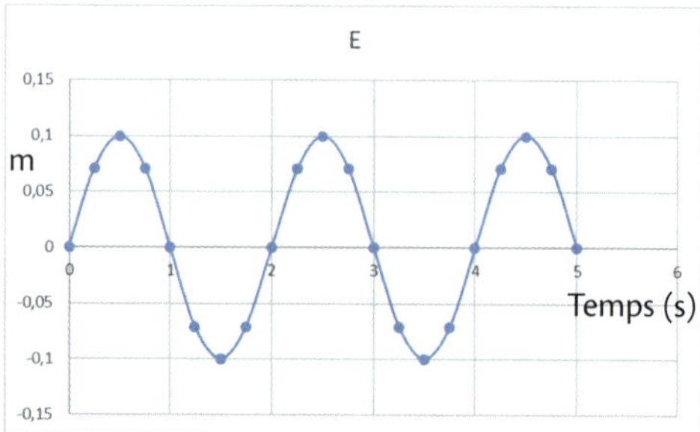

La bonne réponse est :

- ❑ **A.**
- ❑ **B.**
- ❑ **C.**
- ❑ **D.**
- ❑ **E.**

3 Parmi les énoncés relatifs aux ondes progressives A et B suivantes, lequel(lesquels) est(sont) exact(s) :

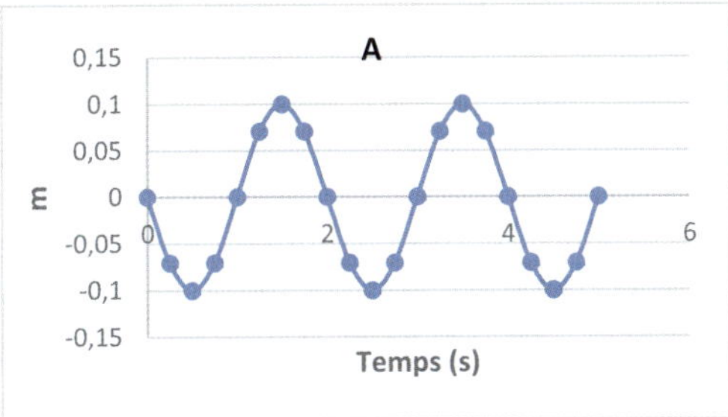

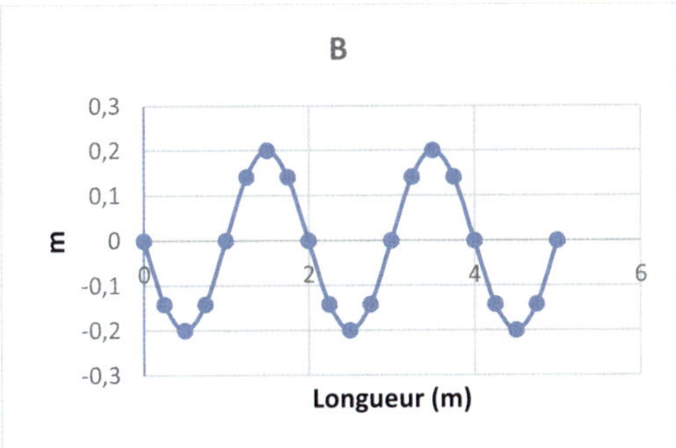

On suppose que les deux ondes se propagent à la même vitesse ($v = 20$ m/s).

- ❑ **A.** L'onde qui a la plus petite amplitude est B.
- ❑ **B.** L'onde qui transporte le plus d'énergie est B.
- ❑ **C.** C'est l'onde B qui possède la plus grande longueur d'onde.
- ❑ **D.** La quantité d'énergie transportée par chacune de ces deux ondes est la même.
- ❑ **E.** Si l'amplitude de B diminue, la quantité d'énergie transmise par l'onde diminue.

4 Suite à une perturbation, la corde vibre (onde progressive) à partir de $x = 0$ m et $t = 0$ s.
Le schéma ci-après montre l'état de la corde à $t = 0{,}1$ s.

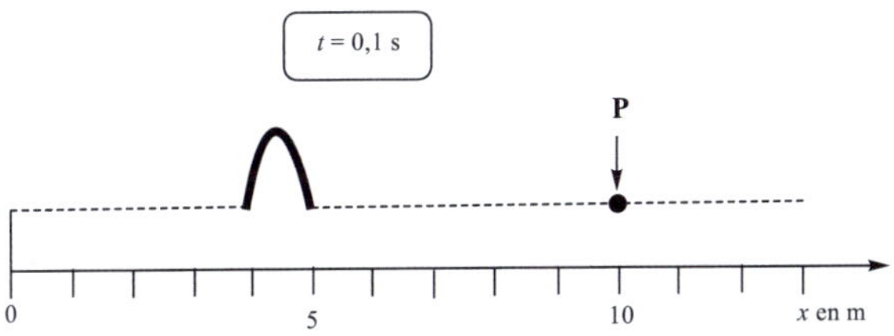

Parmi les affirmations suivantes, laquelle ou lesquelles est(sont) correcte(s) ?

- ❑ **A.** La vitesse de l'onde est 45 m/s.
- ❑ **B.** Le point **P** commence à se soulever à $t = 0{,}2$ s.
- ❑ **C.** Le point **P** revient à son état normal à 0,22 s.
- ❑ **D.** Si la longueur d'onde est de 2 m, la période de cette onde est égale à 4/100 s.
- ❑ **E.** La direction de la perturbation se fait dans le même sens que la direction de la propagation de l'onde.

5 **Vrai ou Faux ?**

A. Une onde mécanique progressive est due à une perturbation locale dans un milieu matériel dans lequel elle se propage.
❑ **V** ❑ **F**

B. Au passage d'une vague, le bateau (au repos) monte et descend sans qu'il soit déplacé.
❑ **V** ❑ **F**

C. Si l'on connaît la longueur d'onde et la fréquence, il est possible de calculer la vitesse de l'onde.
❑ **V** ❑ **F**

D. L'onde progressive transporte de l'énergie et une partie des particules du milieu dans lequel elle se propage.
❑ **V** ❑ **F**

E. Deux ondes qui se propagent avec la même vitesse ont nécessairement la même longueur d'onde.
❑ **V** ❑ **F**

F. Deux ondes qui se propagent à la même longueur d'onde ont nécessairement la même période.
❑ **V** ❑ **F**

G. L'énergie que porte une onde progressive est inversement proportionnelle à sa fréquence.
❑ **V** ❑ **F**

H. Pour une onde sinusoïdale périodique, l'information que l'on peut trouver à l'instant t est exactement la même que celle qui correspondait au temps $t - x/c$, x est la distance parcourue par l'onde à la vitesse constante c.
❑ **V** ❑ **F**

I. Une onde stationnaire ne se déplace pas malgré qu'elle soit toujours caractérisée par une longueur d'onde et une vitesse données.
❑ **V** ❑ **F**

J. Une onde stationnaire pourrait être obtenue à la suite d'une interférence entre une onde incidente et une onde réfléchie.
❑ **V** ❑ **F**

K. Les ondes de compression se déplacent plus vite dans les milieux solides que dans les milieux liquides.
❑ **V** ❑ **F**

6 Soit une corde de longueur L, fixée à ses deux extrémités.
L'équation de l'onde incidente produite à l'une des extrémités est $y_{in.} = A\sin\left(\omega t - kx\right)$ avec $k = 2\pi/\lambda$ et $\omega = 2\pi f$. Elle se réfléchit avec la même

amplitude et un déphasage égal à φ. On obtient une onde stationnaire.
Répondre par **Vrai** ou **Faux**.

A. L'élongation sur les deux extrémités de la corde est nulle.
❑ **V** ❑ **F**

B. La longueur de la corde est égale à $L = n \times \frac{\lambda}{2}$, avec n étant un entier naturel.
❑ **V** ❑ **F**

C. La fréquence de l'onde stationnaire est égale à $f = \frac{n \times v}{2L}$.
❑ **V** ❑ **F**

D. Les nœuds sont séparés de $\lambda/4$.
❑ **V** ❑ **F**

E. Les ventres sont séparés de λ.
❑ **V** ❑ **F**

F. Un nœud et un ventre consécutif sont séparés de $\lambda/2$.
❑ **V** ❑ **F**

7 Une corde de longueur L fixée à un mur est secouée pour former une onde stationnaire. Le schéma suivant montre l'onde formée comportant un seul ventre (Cas A).

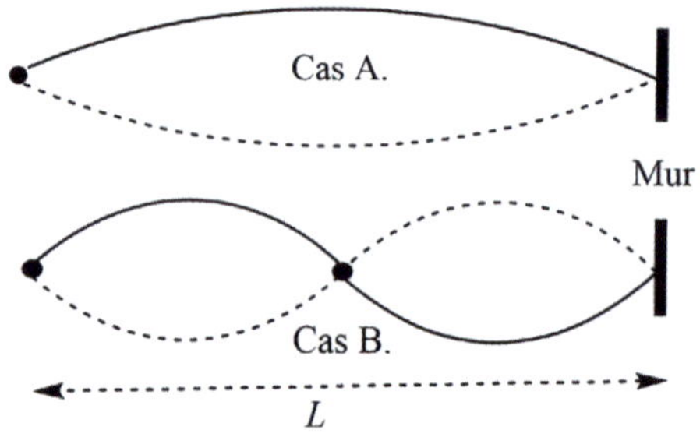

Si la corde a été secouée à une fréquence double, on obtient le cas B.
Si vous secouez la corde Cas B à une fréquence quatre fois plus élevée, la nouvelle onde stationnaire comportera :

❑ **A.** 4 ventres
❑ **B.** 8 ventres
❑ **C.** 9 ventres
❑ **D.** 12 ventres

8 Une corde fixée à ses deux extrémités, de longueur $L = 1{,}2$ m, se met à vibrer sinusoïdalement. L'onde stationnaire formée prend l'aspect ci-dessous pour une fréquence de 30 Hz.

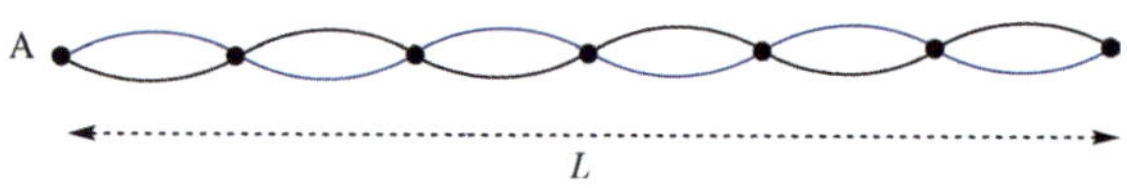

Pour la même corde et dans le même milieu de propagation, les fréquences ont été changées et nous obtenons les aspects suivants :

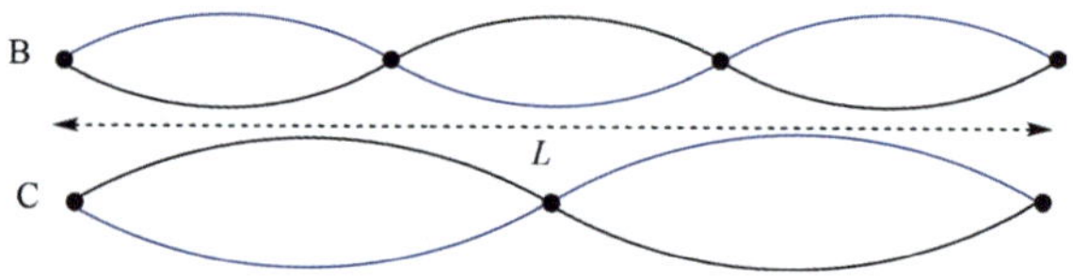

Laquelle(lesquelles) des affirmations suivante(s) est(sont) correcte(s) :

❑ **A.** La fréquence de l'onde A est égale à 180 s^{-1}.
❑ **B.** La fréquence de l'onde B est égale à 15 s^{-1}.
❑ **C.** La fréquence de l'onde B est égale à 10 s^{-1}.
❑ **D.** La longueur d'onde de A est égale à 2/3 m.
❑ **E.** La longueur d'onde de B est égale à 1/3 m.
❑ **F.** La longueur d'onde de C est égale à L.
❑ **G.** La célérité de l'onde A est identique à celle des ondes B et C.
❑ **H.** La célérité de l'onde C est égale à 10 m/s.
❑ **I.** Les nœuds de ces trois ondes ne se déplacent pas.

9 On considère deux ondes suivantes :

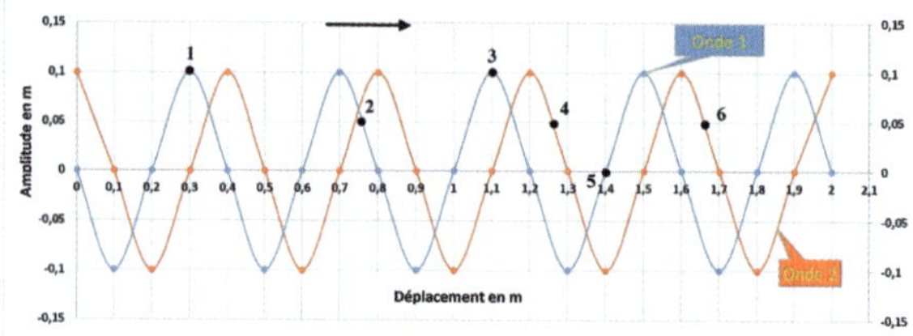

Sachant que les deux ondes se propagent à la même vitesse de gauche à droite, laquelle(lesquelles) des affirmations suivante(s) est(sont) correcte(s) ?

❑ **A.** La longueur d'onde de l'onde 1 (courbe bleue) est égale à 0,4 m.
❑ **B.** La longueur d'onde de l'onde 2 (courbe orange) est égale à celle de l'onde 1.
❑ **C.** Les nœuds de l'onde 1 sont séparés de 0,2 m. Les ventres sont aussi séparés de 0,2 m.
❑ **D.** Pour chacune des deux ondes, un nœud et un ventre consécutifs sont séparés de $\lambda/4$.
❑ **E.** Les points **1** et **3** sont en concordance de phase sur l'onde 1.
❑ **F.** Les points **4** et **6** sont en opposition de phase sur l'onde 2.
❑ **G.** Les points **2** et **3** sont en concordance de phase sur l'onde 1.

10 On considère les deux ondes suivantes :

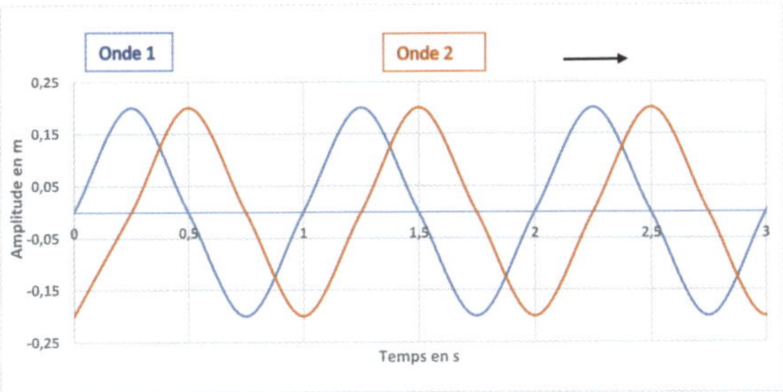

Sachant que les deux ondes se propagent à la même fréquence de gauche à droite et que l'équation de l'onde 1 est $y_1 = 0{,}2 \sin 2\pi t$, laquelle(lesquelles) des affirmations suivante(s) est(sont) correcte(s) ?

- ❑ **A.** L'onde 2 est en retard de phase par rapport à l'onde 1.
- ❑ **B.** L'onde 1 est en retard de phase par rapport à l'onde 2.
- ❑ **C.** L'écart de temps entre les deux ondes est 0,5 s
- ❑ **D.** L'équation de l'onde 2 est

$$y_2 = 0{,}2 \sin\left(2\pi t + \pi/2\right).$$

11 Soit une source S lumineuse monochromatique (λ) éclairant deux fentes F_1 et F_2 distantes l'une de l'autre de 3 mm. Un écran est placé à 2,5 m du plan des deux fentes. On mesure la distance séparant les cinq franges brillantes et on trouve 7 mm (voir schéma ci-dessous) :

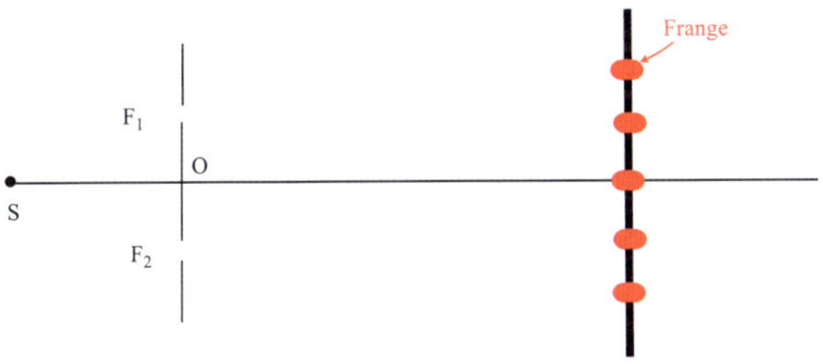

La longueur d'onde est égale à :

- ❑ **A.** $\lambda = 1{,}68 \times 10^{-6}$ m
- ❑ **B.** $\lambda = 4{,}2 \times 10^{-5}$ m
- ❑ **C.** $\lambda = 4{,}2 \times 10^{-6}$ m
- ❑ **D.** $\lambda = 0{,}24$ μm
- ❑ **E.** $\lambda = 2{,}1$ μm

12 Soit deux haut-parleurs identiques placés aux points A et B. On suppose que les sons émis entre A et B se propagent sans perte.

Les deux sources d'ondes sinusoïdales vibrent à la même fréquence, soit 575 Hz et selon une même amplitude. La vitesse de propagation du son dans l'air est 345 m/s.

On suppose que les interférences des vibrations transversales produites sont identiques.

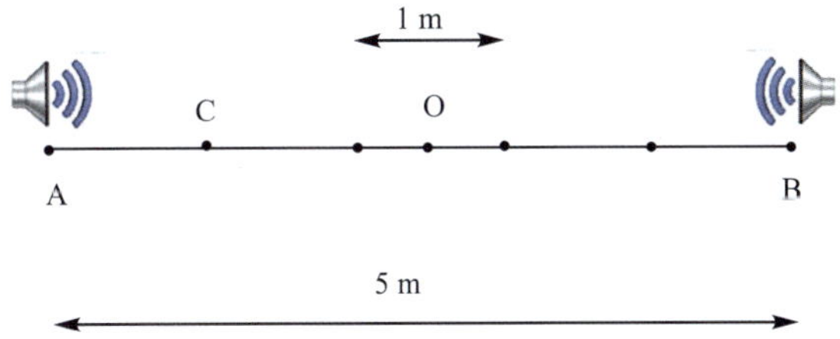

Parmi les assertions suivantes, laquelle ou lesquelles est(sont) incorrecte(s) ?

- ❑ **A.** La longueur d'onde qui se propage entre A et B est égale à 60 cm.
- ❑ **B.** Les nœuds sont des points de vibration minimum.
- ❑ **C.** Les ventres sont des points de vibration maximum.
- ❑ **D.** Au milieu de A et B (point O), l'intensité du son est maximale.
- ❑ **E.** Les signaux sinusoïdaux arrivant au point C par les sources A et B sont en phase.
- ❑ **F.** Les signaux sinusoïdaux arrivant au point X par les sources A et B sont en opposition de phase si $\overline{XA} - \overline{XB} = 0{,}3$ m. Le point X est situé entre A et B
- ❑ **G.** Toutes les assertions sont correctes.

Physique

Solutions

Ondes

1 **Réponse A.**

A. Vrai, car la période ne dépend que de la longueur du fil L et de la constante de pesanteur g ($T = 2\pi\sqrt{\frac{L}{g}}$). Si la longueur du fil augmente, le temps nécessaire pour faire un tour complet sera plus grand. Dans notre cas, c'est le fil du pendule A qui a une longueur plus petite. Sa période est donc la plus petite.

B. Faux. La fréquence de A est plus grande que celle de C car sa période est plus petite ($f = 1 / T$).

C. Faux. Voir **A**.

D. Faux. Voir **A**.

2 **B est la bonne réponse.**

Pour l'onde **X** : $y(x,t) = 0{,}1\ \sin(4\pi t + 5\pi x)$,

On a : A = 0,1 m et $\omega = 4\pi$

Or, $\omega = \dfrac{2\pi}{T}$

D'où, $T = \dfrac{2\pi}{\omega} = \dfrac{1}{2}$ s

Pour l'onde progressive **Z** :

- l'amplitude est le double de celle de **X**, soit A' = 0,2 m.
- la période est le double de celle de **X**, soit $T = 1$ s.

Donc, la seule figure qui répond à ces deux conditions est **B** :

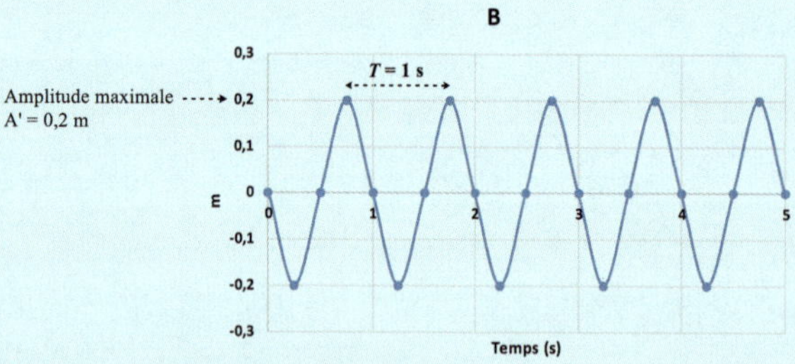

3 **Les propositions correctes sont B et E.**

L'onde progressive A est caractérisée par :

$$A = 0{,}1\text{m}$$
$$T = 2\ \text{s}$$
$$f = \frac{1}{T} = 0{,}5\ \text{Hz}$$
$$\lambda = v \times T = 20 \times 2 = 40\ \text{m}$$

$\Downarrow$

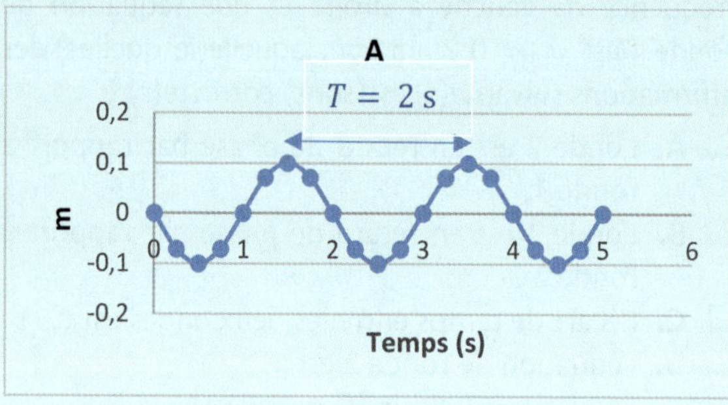

Les caractéristiques de l'onde progressive B sont :

$$A = 0{,}2\ \text{m}$$
$$\lambda = 2\ \text{m}$$
$$T = \frac{\lambda}{v} = \frac{2}{20} = 0{,}10\ \text{s}$$
$$f = \frac{1}{T} = 10\ \text{Hz}$$

$\Downarrow$

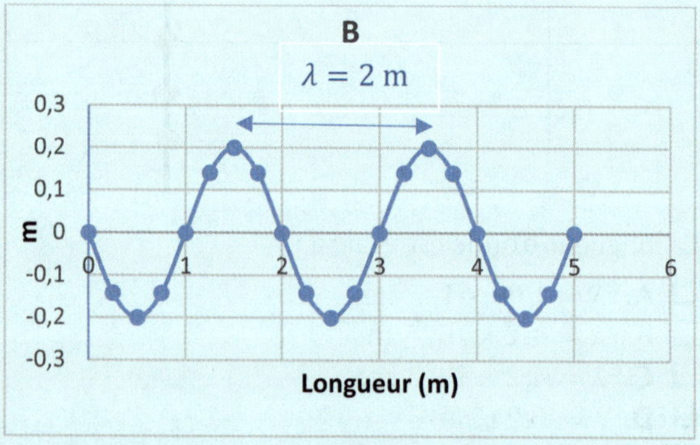

On constate que c'est l'onde B qui transporte le plus d'énergie car elle oscille à une fréquence ($f = 10$ Hz) et admet une amplitude ($\text{A} = 0{,}2$ m) plus élevées que celles de l'onde A ($f = 0{,}5$ Hz, $\text{A} = 0{,}1$ m). Dès lors, la proposition **B est correcte.**

E. Vrai : l'amplitude présente la distance maximale parcourue par l'objet par rapport à sa position au repos. Plus l'énergie transportée par l'onde est petite, plus l'amplitude est petite.

4 **Réponses B, C et D.**

A. Faux, car en $t = 0{,}1$ s, la distance parcourue par l'onde est 5 m. La vitesse de l'onde est 50 m/s.

B. Vrai : Le point P est situé à distance égale à $\Delta x = 10$ m.

Or, $v = \dfrac{\Delta x}{\Delta t} = 50$ m/s

Donc, le point **P** commence à se soulever à $\Delta t = 0{,}2$ s

C. Vrai, car, la perturbation dure $\Delta t = \Delta x'/v = 1/50 = 0{,}02$ s. Si le point **P** commence à se soulever à 0,2 s, il revient à son état normal à 0,22 s.

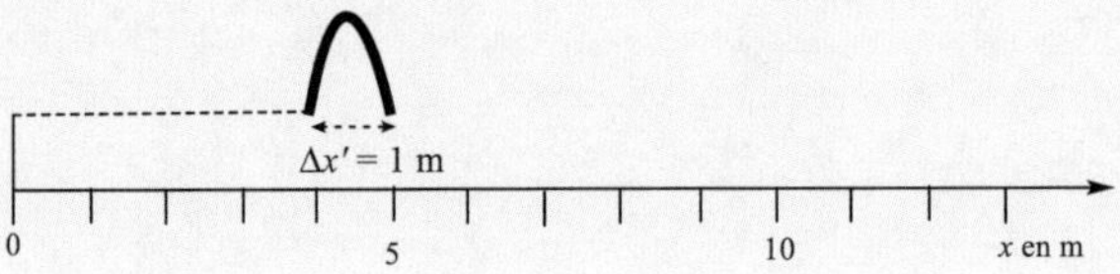

D. Vrai.

Soit, $v = 50$ m/s

Or, $v = \lambda/T$,

Si la longueur d'onde est de 2 m, alors $T = \dfrac{\lambda}{v} = \dfrac{2}{50} = \dfrac{4}{100}$ s

E. Faux. La direction de la perturbation est perpendiculaire à la direction de la propagation de l'onde. Il s'agit d'une onde transversale.

5

A. Vrai.

B. Vrai.

C. Vrai, car $v = \dfrac{\lambda}{T} = \lambda \times f$.

D. Faux. L'onde progressive transporte uniquement de l'énergie.

E. Faux. Deux ondes qui se propagent avec la même vitesse n'ont pas nécessairement la même longueur d'onde, car $v = \dfrac{\lambda}{T}$. Par conséquent, la vitesse est la même que si le rapport $\dfrac{\lambda_i}{T_i}$ est constant pour les deux ondes.

F. Faux. Deux ondes qui se propagent à la même longueur d'onde n'ont pas nécessairement la même période, car $\lambda = v \times T = \dfrac{v}{f}$. Donc, tout dépendra de leur vitesse.

G. Faux, car l'énergie que porte une onde progressive est proportionnelle à sa fréquence.

H. Vrai. Attention : c'est vrai uniquement pour les ondes à une dimension. La perturbation est identique entre un point M et un autre où l'onde arrive avec un retard de $\left[t - \left(t - \dfrac{x}{c}\right)\right] = \dfrac{x}{c}$, x est la distance parcourue par l'onde à la vitesse constante c.

I. Vrai.

J. Vrai.

K. Vrai. La célérité d'une onde dépend de l'état du milieu, elle est plus élevée dans un milieu rigide car la perturbation se transmet de proche en proche, sans déplacement de la matière.

6

A. Vrai.

Aux deux extrémités de la corde, on a soit $x = 0$ m ou $x = L$

Or, $L = n\dfrac{\lambda}{2}$ avec n étant un élément de $\mathbb{N}$

D'où, $k\,x = 0$ ou $k\,x = \dfrac{2\pi}{\lambda} \times L = \dfrac{2\pi}{\lambda} \times n\dfrac{\lambda}{2} = n\pi$

Il vient, dans les deux cas : $\sin\left(k\,x\right) = 0$.

On en conclut que l'élongation sur les deux extrémités de la corde est nulle.

B. Vrai.

Les deux extrémités sont fixes : $\lambda_n = 2 \times \dfrac{L}{n}$ (n est le nombre de lobes)

$n = 1$: l'onde stationnaire porte le nom d'onde stationnaire de 1ère harmonique

$n = 2$: l'onde stationnaire de 2ème harmonique et ainsi de suite

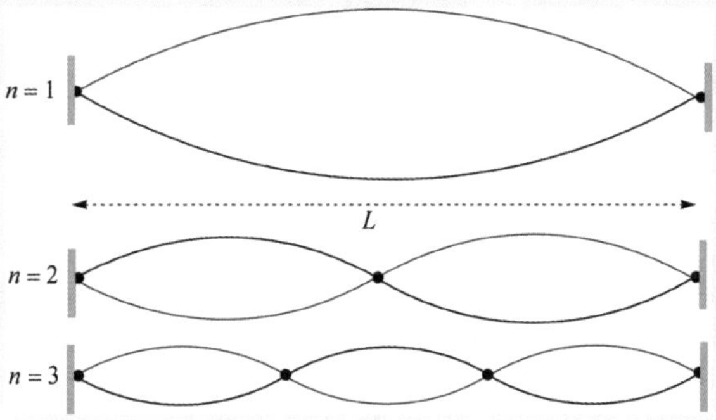

C. Vrai.

Les deux extrémités sont fixes :

Soit : $\lambda_n = 2 \times \dfrac{L}{n}$

Or, $f_n = v/\lambda_n$

Donc $f_n = v/\lambda_n = \left(n \times v\right)/2L$

D. Faux, car les nœuds sont séparés de $\lambda/2$.

E. Faux, car les ventres sont aussi séparés de $\lambda/2$.

F. Faux, car un nœud et un ventre consécutif sont séparés de $\lambda/4$.

7 **Réponse B.**

Étant donné que la vitesse de l'onde est la même et $f = v/\lambda$, si f augmente d'un facteur de 2, la longueur d'onde λ diminue de moitié.

La longueur d'onde de A est $2L$ et celle de B est donc égale à L.

Si on augmente la fréquence de B d'un facteur égal à quatre, sa longueur d'onde sera diminuée aussi d'un facteur 4, égale donc à $L/4$. Comme chaque longueur d'onde vaut la longueur de deux ventres consécutifs, il y aura donc 8 ventres sur une longueur $L\ (= 4 \times \frac{L}{4})$.

8 à **12**

Solutions des exercices 8 à 12 disponibles sur www.lienmini.fr/31907-phys6

Fiche 7 Lois de la réflexion et de la réfraction

1 La réflexion

La réflexion d'une onde est régie par deux lois : i) l'amplitude de l'angle d'incidence est égale à celle de l'angle de réflexion et, ii) les rayons incidents, les rayons réfléchis et la normale se trouvent dans un même plan.

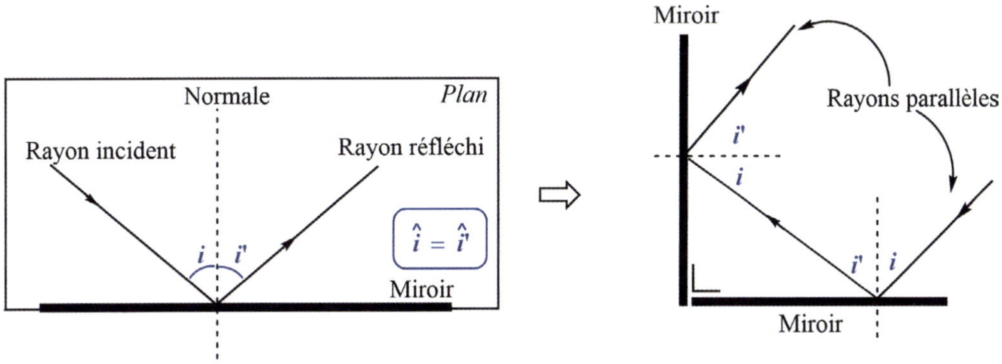

2 La réfraction

La réfraction d'une onde a lieu lorsqu'elle passe d'un milieu de propagation à un autre différent. La vitesse c_i et la longueur d'onde λ_i changent d'un milieu à l'autre, mais la fréquence reste constante. La relation qui lie l'angle d'incidence et de réfraction est : $n_1 \times \sin(\hat{i}) = n_2 \times \sin(\hat{r})$, n_i est l'indice de réfraction qui est égal au rapport de la célérité de la lumière dans le vide et de la vitesse de l'onde dans le milieu envisagé ($n_i = \frac{c}{c_i}$, par ex. $n_{\text{eau}} = 1,33$; $n_{\text{verre}} = 1,5$, $n_{\text{air}} = 1$).

Donc, $\frac{\sin(\hat{i})}{\sin(\hat{r})} = \frac{n_2}{n_1} = \frac{c_1}{c_2} = \frac{\lambda_1}{\lambda_2}$

Remarques

Passant d'un milieu plus réfringent à un autre moins réfringent, l'angle limite de $\hat{i}$ ($\hat{i}_{\text{limite}}$) a lieu lorsque $\sin(\hat{r}) = 1$: $\hat{i}_{\text{limite}} = \arcsin(n_2/n_1)$. Dans le cas d'un rayon lumineux passant du verre dans l'air, $\hat{i}_{\text{limite}} = \arcsin(1/1{,}5) = 41{,}81°$. Dès que l'on dépasse cette angle limite, la réflexion est donc totale.

Passant d'un milieu moins réfringent à un milieu plus réfringent, si l'angle d'incidence est compris entre 0° et 90° ($0° < \hat{i} < 90°$!), la réfraction a toujours lieu. On note que l'angle maximal de réfraction atteint $\hat{r}_{\text{limite}}$. Exemple :

$$\hat{r}_{limite}(Air \rightarrow Verre) = \arcsin\left(\frac{2}{3}\right) = 41{,}81°$$

et

$$\hat{r}_{limite}(Air \rightarrow Eau) = \arcsin\left(\frac{3}{4}\right) = 48{,}59°$$

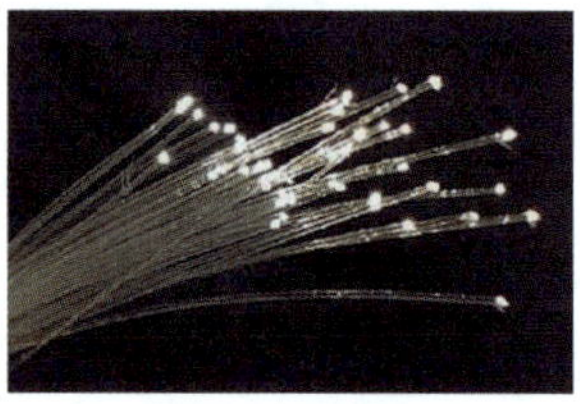

Fibres optiques

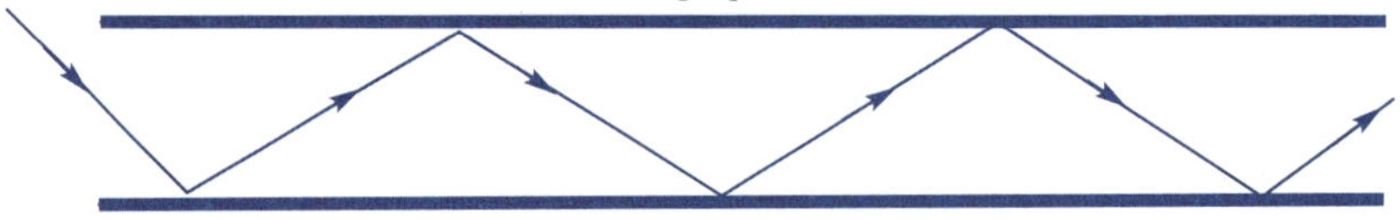

Dans les fibres optiques, la lumière se déplace sans réfraction. La perte en énergie y est nulle.

Nous présentons ici les deux situations avec les équations importantes à retenir :

- Dans le milieu 1, l'onde possède une célérité c_1, une longueur d'onde λ_1 et un indice de réfraction n_1 ainsi qu'une fréquence f qui est fixée à la source.
- Dans le milieu 2, l'onde possède une célérité c_2, une longueur d'onde λ_2 et un indice de réfraction n_2 ainsi qu'une fréquence f qui est fixée à la source.

Cas 1 :

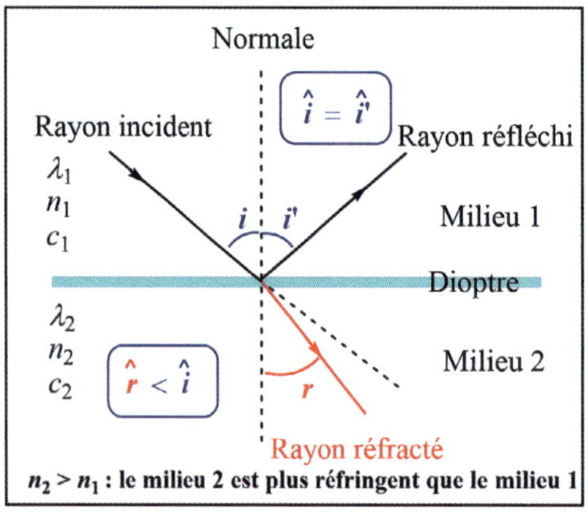

Cas 2 :

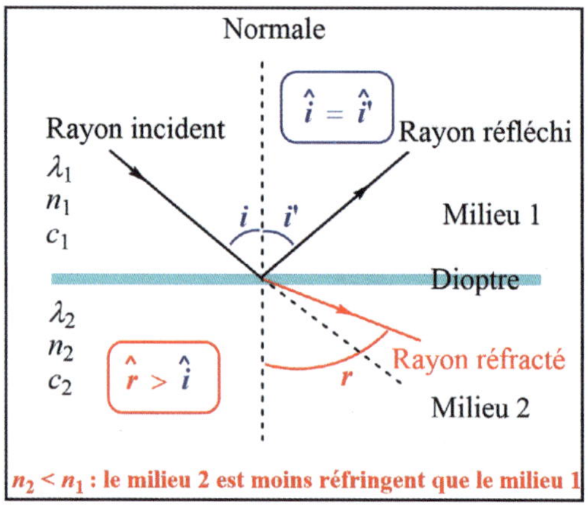

Pour le premier cas :

$\lambda_1 = \frac{c_1}{f}$; $n_1 = \frac{c}{c_1}$ (c = célérité de la lumière dans le vide)

$\lambda_2 = \frac{c_2}{f}$; $n_2 = \frac{c}{c_2}$ (c = célérité de la lumière dans le vide)

Le milieu 2 est plus réfringent que le milieu 1, donc : $n_2 > n_1$, ce qui implique que $c_1 > c_2$ ($\lambda_1 > \lambda_2$)

Pour le deuxième cas :

$\lambda_1 = \frac{c_1}{f}$; $n_1 = \frac{c}{c_1}$ (c = célérité de la lumière dans le vide)

$\lambda_2 = \frac{c_2}{f}$; $n_2 = \frac{c}{c_2}$ (c = célérité de la lumière dans le vide)

Le milieu 2 est moins réfringent que le milieu 1, donc : $n_2 < n_1$, ce qui implique que $c_1 < c_2$ ($\lambda_1 < \lambda_2$)

C'est à la suite de ce phénomène de réfraction que la partie immergée d'une latte plongée dans l'eau semble plus proche de la surface qu'elle ne l'est réellement.

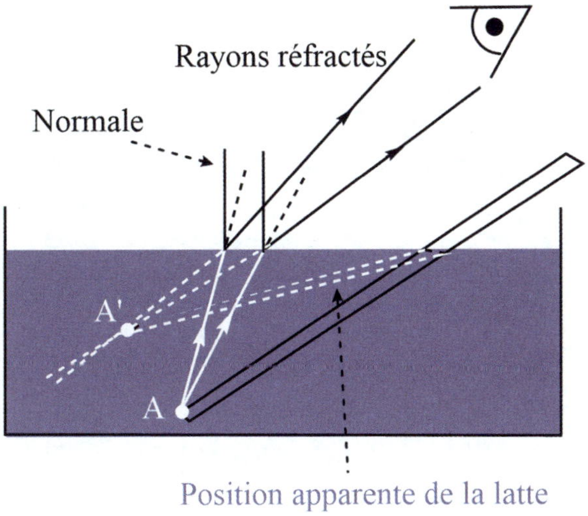

En général, les objets immergés dans l'eau semblent plus gros et plus proches de la surface. Ce n'est qu'une illusion.

3 Dispersion de la lumière

Lorsqu'un faisceau lumineux trichromatique (composé de trois types de lumière : rouge, verte et bleue, $\lambda_{lum.\ rouge} > \lambda_{lum.\ verte} > \lambda_{lum.\ bleue}$) passe de l'air dans du verre (prisme ou autre), on constate :

1. une décomposition de cette lumière en trois radiations : rouge, verte et bleue.
2. que la lumière monochromatique rouge est la plus éloignée de la normale.
3. que la vitesse de la lumière rouge est plus grande que celle des deux autres lumières : $(v(lum.\ rouge) > v(lum.\ verte) > v(lum.\ bleue))$

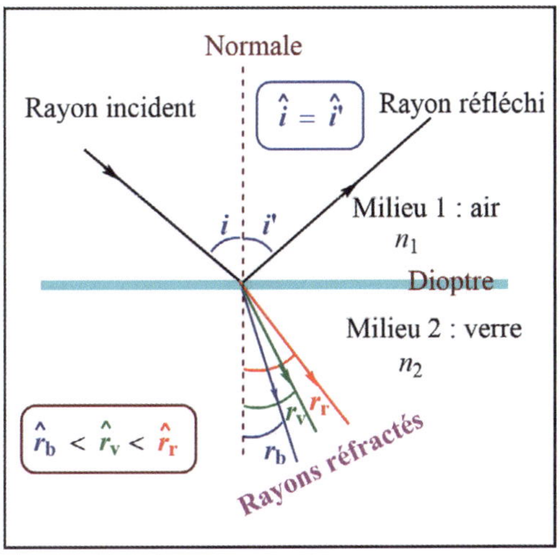

On dit que le verre est un milieu dispersif.

Remarque

Sur un prisme, on peut visualiser la décomposition de la lumière blanche et observer le spectre continu sur un écran :

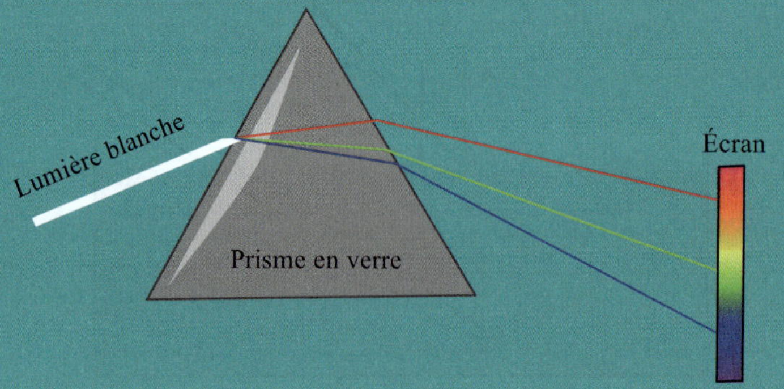

Synthèse

Lois de la réflexion et de la réfraction

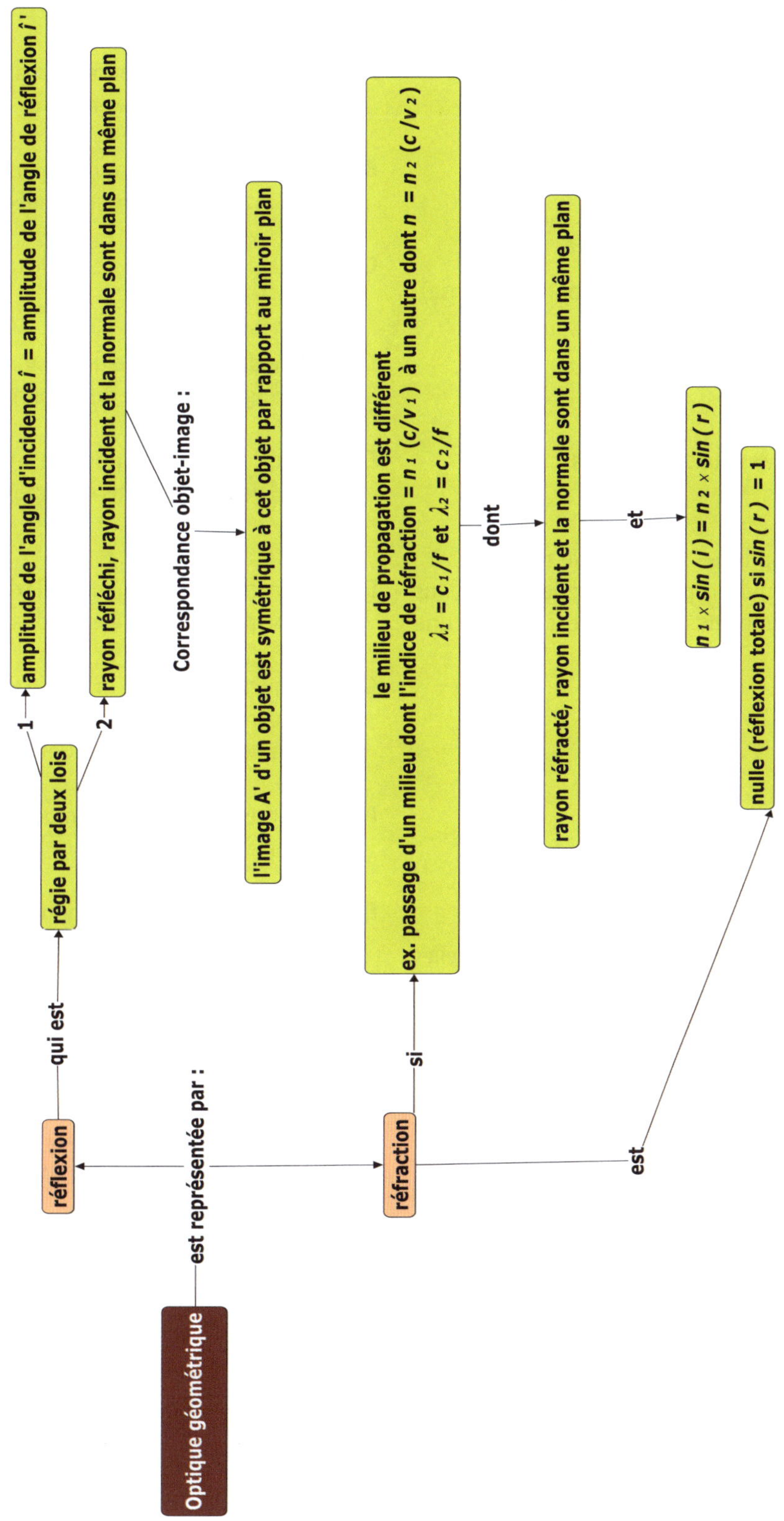

QCM

Lois de la réflexion et de la réfraction

1 Un rayon lumineux passe de l'air ($n = 1$) au verre ($n = 1{,}5$) sous un angle égal à 40° par rapport au dioptre.

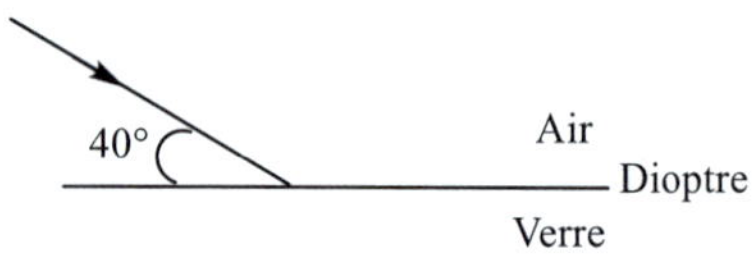

L'angle de réfraction est : (indiquer la bonne réponse)

- ❑ **A.** 25,4°
- ❑ **B.** 30,7°
- ❑ **C.** 40°
- ❑ **D.** 50°
- ❑ **E.** Aucune de ces quatre réponses.

2 Soit deux prismes droits en verre ($n = 1{,}5$) pour lesquels on étudie la propagation de deux rayons lumineux **1** et **2** tombant normalement sur chacune des deux faces.

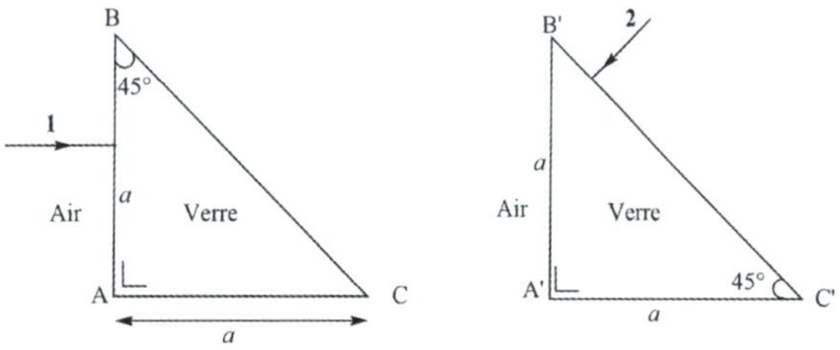

Parmi les assertions suivantes, laquelle ou lesquelles est(sont) correcte(s) ?

- ❑ **A.** Le rayon lumineux **1** traverse la face AB sans déviation.
- ❑ **B.** Le rayon lumineux **1** tombe sur la face hypoténuse sous un angle de 45° par rapport à la normale.
- ❑ **C.** La réflexion du rayon **1** sur la face hypoténuse est totale.
- ❑ **D.** Le rayon lumineux **1** sort du prisme vers l'air perpendiculairement à sa direction initiale.
- ❑ **E.** Le rayon lumineux **2** subit deux réflexions totales à l'intérieur du prisme.
- ❑ **F.** Après deux réflexions, le rayon lumineux **2** est renvoyé parallèlement à sa direction initiale.
- ❑ **G.** Toutes ces propositions sont correctes.

3 **Vrai ou faux ?**

A. La lumière rouge, monochromatique, est décomposable par un prisme en verre.
❑ **V** ❑ **F**

B. La lumière se réfracte *toujours* lorsqu'elle passe d'un milieu moins réfringent à un milieu plus réfringent.
❑ **V** ❑ **F**

C. L'indice de réfraction d'un milieu transparent peut être inférieur à 1.
❑ **V** ❑ **F**

D. L'indice de réfraction d'un prisme dispersif dépend de la longueur d'onde du rayonnement.
❑ **V** ❑ **F**

E. La réflexion totale est possible lorsqu'une radiation passe d'un milieu moins réfringent à un milieu plus réfringent.
❑ **V** ❑ **F**

F. L'arc-en-ciel est dû à une réflexion de la lumière blanche par des gouttelettes d'eau.
❑ **V** ❑ **F**

G. La fréquence n'est pas modifiée lorsqu'une lumière monochromatique passe d'un milieu transparent à un autre d'indice de réfraction différent.
❑ **V** ❑ **F**

H. La célérité de la lumière est modifiée lorsqu'elle passe d'un milieu à un autre d'indice de réfraction différent.
❑ **V** ❑ **F**

I. Un faisceau de lumière monochromatique passe d'un milieu **1** à un milieu **2**. Si le milieu **2** est plus réfringent que le milieu **1**, la vitesse de la lumière est plus grande dans le milieu **2**.
❑ **V** ❑ **F**

J. Un faisceau lumineux monochromatique passe du milieu **1** au milieu **2**. Si l'indice de réfraction du milieu **1** est plus grand que celui du milieu **2**, la longueur d'onde de la lumière est plus grande dans le milieu **2**.
❑ **V** ❑ **F**

K. Un faisceau de lumière monochromatique passe d'un milieu **1** à un milieu **2**, le rapport $\frac{v}{\lambda}$ est constant dans les deux milieux **1** et **2**.
❑ **V** ❑ **F**

L. Un faisceau de lumière monochromatique passe d'un milieu **1** à un milieu **2**, le rapport n_2/n_1 est égal au rapport λ_2/λ_1.
❑ **V** ❑ **F**

4 Le faisceau lumineux **1** monochromatique traversant une lame de verre à faces parallèles et d'épaisseur $a = 2$ mm ne subit pas de déviation.

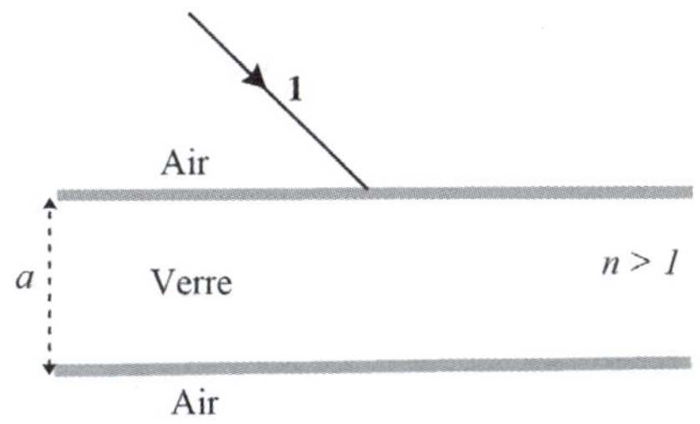

Indiquer la bonne réponse.

- ❑ **A.** Vrai
- ❑ **B.** Faux
- ❑ **C.** Je l'ignore

5 Un bâtiment de 100 m de hauteur projette une ombre de 65 m.

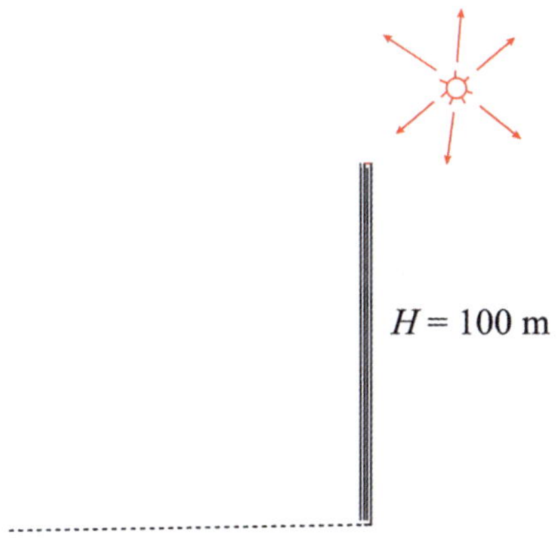

L'inclinaison du Soleil sur l'horizontale est : (Indiquer la bonne réponse)

- ❑ **A.** 56°58'34"
- ❑ **B.** 56°
- ❑ **C.** 1,54°
- ❑ **D.** Le manque de données rend ce calcul impossible.

6 On considère un rayon lumineux rouge pénétrant dans une fibre optique comme le montre le schéma suivant :

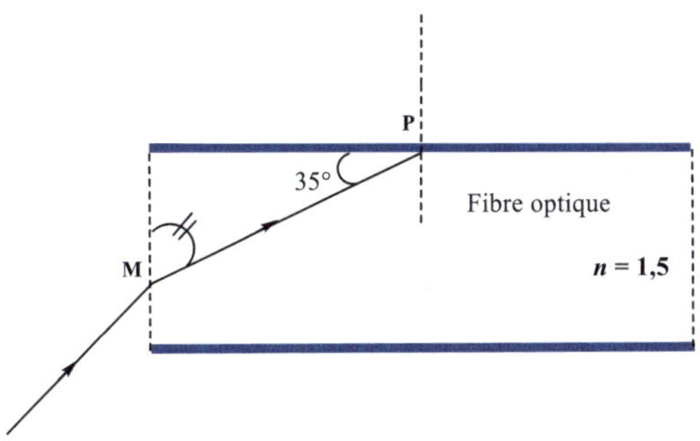

On suppose que les indices de réfraction à l'intérieur de la fibre et de l'air valent respectivement 1,5 et 1. Parmi les assertions suivantes, combien y en a-t-il d'exactes ?

- ❑ **A.** L'angle d'incidence en P est égal à 55°.
- ❑ **B.** La réflexion en P est totale.
- ❑ **C.** En passant de l'air dans la fibre, la fréquence du rayonnement augmente.
- ❑ **D.** En passant de l'air dans la fibre, la longueur d'onde du rayonnement diminue.
- ❑ **E.** En passant de l'air dans la fibre, la vitesse du rayonnement augmente.
- ❑ **F.** La valeur de l'angle de réfraction issu du rayon incident en M est égale à 35°.
- ❑ **G.** La valeur de l'angle d'incidence en M est égale à 55°.

7 Dans l'air, on fait tomber sur la face d'un prisme en verre ($n = 1,5$) un rayon lumineux, rouge dans le cas **1** et **2** et trichromatique dans le cas **3**, suivant plusieurs directions.

Dans chacun des cas suivants indiquer le(s) rayon(s) émergent(s) correct(s).

Cas 1

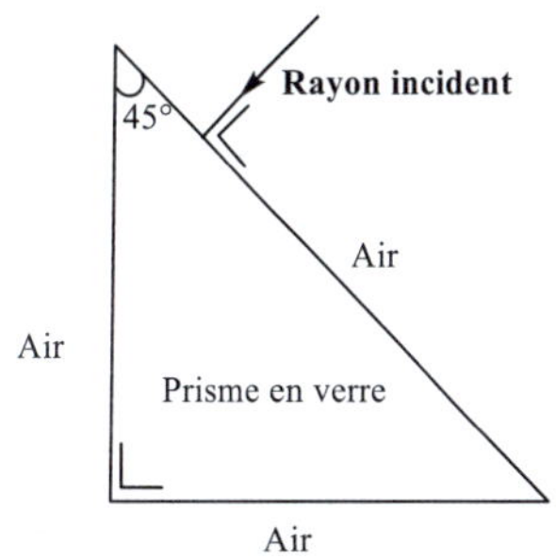

❑ **A.**

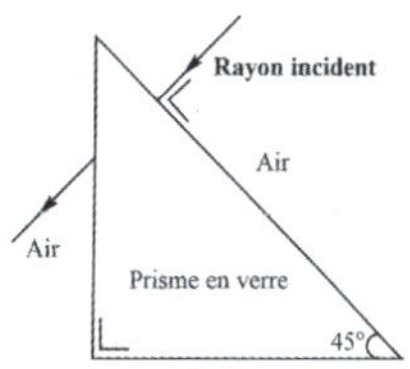

❑ **B.**

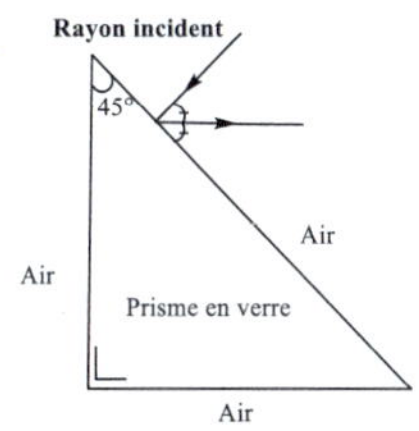

❑ **C.**

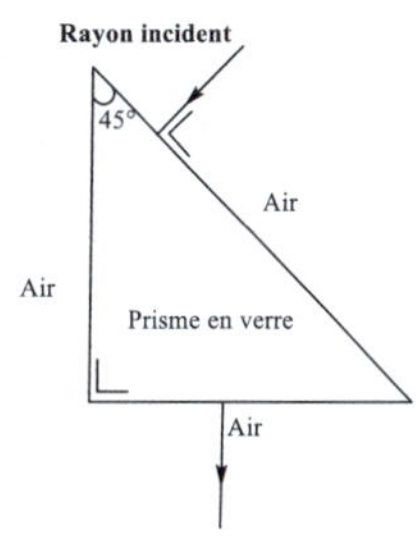

❑ **D.** Autre

Physique

Cas 2

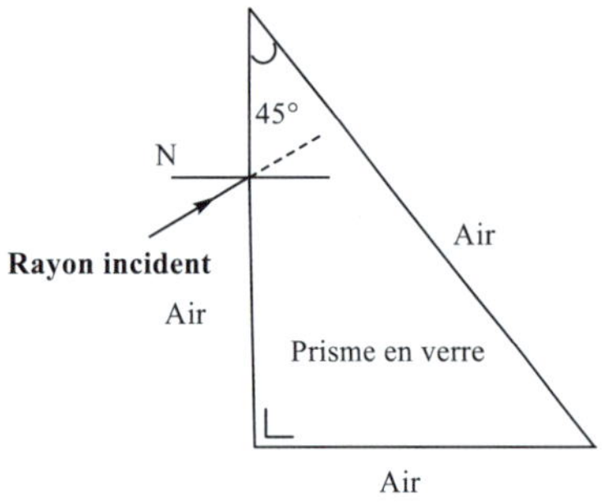

❑ **A.**

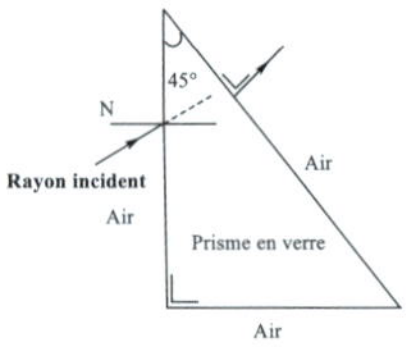

❑ **B.**

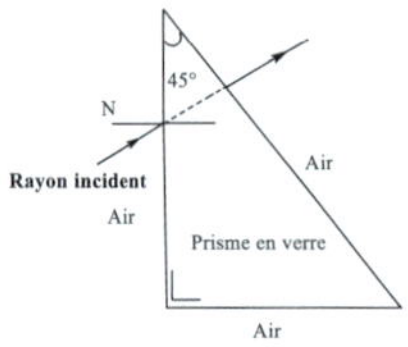

❑ **C.**

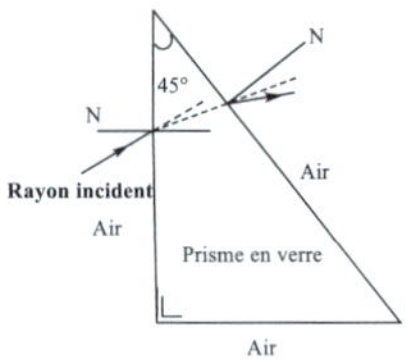

❑ **D.**

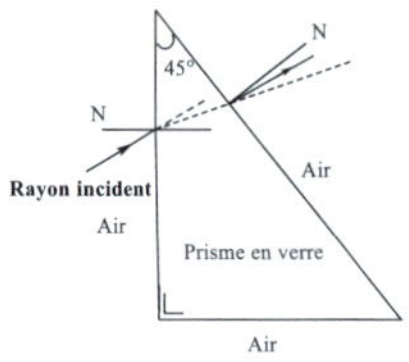

Cas 3

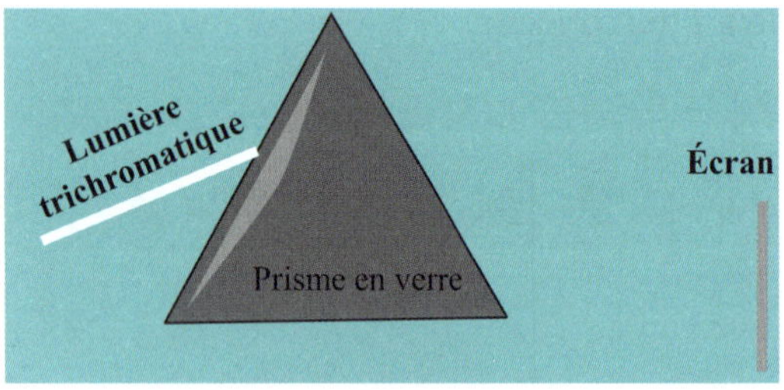

❑ **A.**

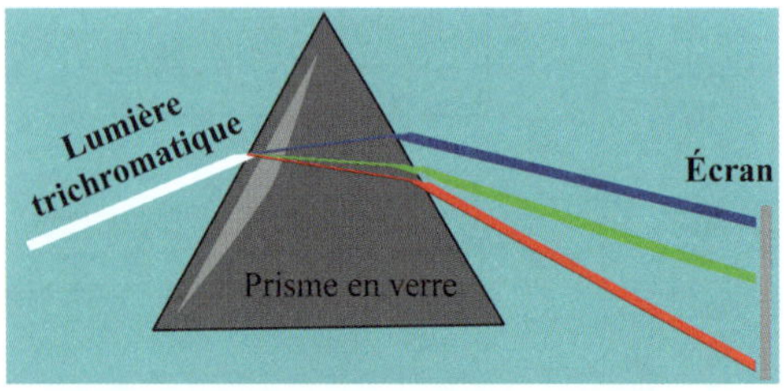

❑ **B.**

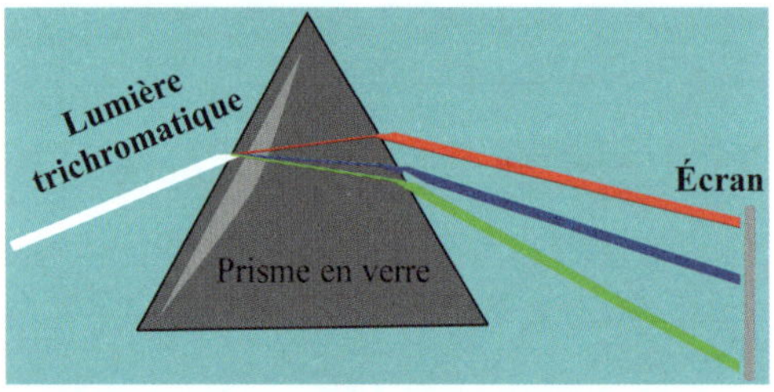

❑ **C.**

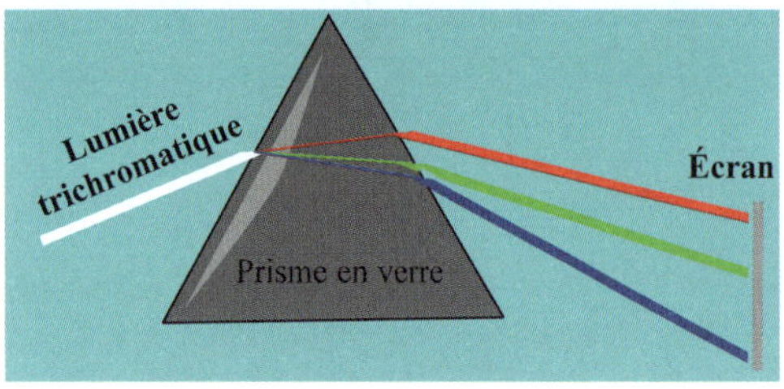

8 Soit une latte (règle) plongée dans une cuve d'eau. L'image de l'extrémité (point A) pouvant être tracée à l'aide du schéma suivant :

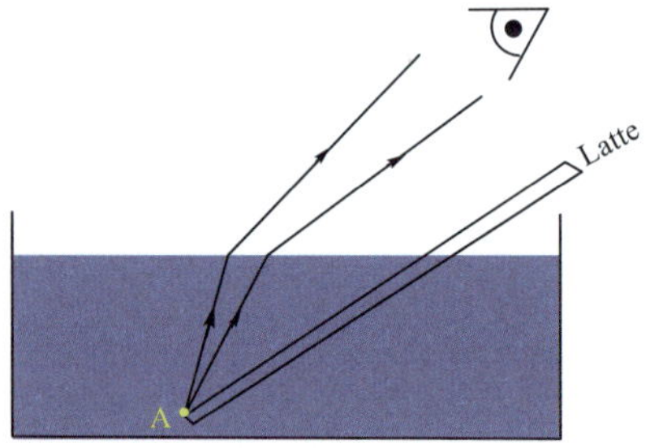

Répondre par **Vrai** ou **Faux**.

A. Les rayons réfractés s'éloignent de la normale.
❑ **V** ❑ **F**

B. Les rayons réfractés se rapprochent de la normale.
❑ **V** ❑ **F**

C. La lumière qui pénètre dans l'œil de l'observateur semble provenir d'un point plus élevé que A.
❑ **V** ❑ **F**

D. L'image observée par l'œil est déformée.
❑ **V** ❑ **F**

E. L'image de l'extrémité de la latte est à la verticale de celle de la latte elle-même.
❑ **V** ❑ **F**

Lois de la réflexion et de la réfraction

1 La bonne réponse est B.

L'angle d'incidence est 50°, pas 40° ! C'est l'angle que forme le rayon incident avec la normale, et non pas avec le dioptre.

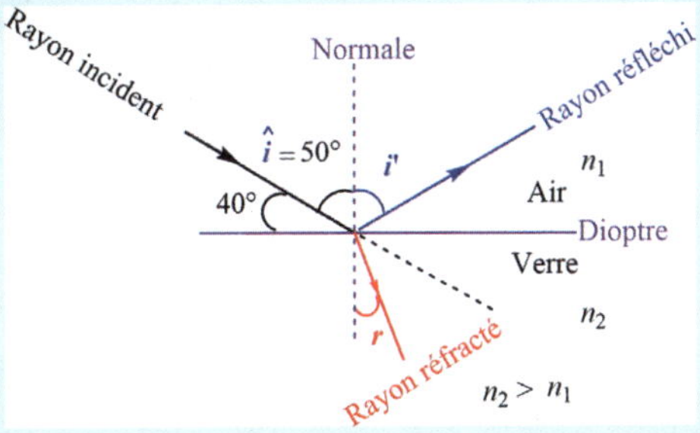

Le rayon réfracté est dans le même plan que les rayons réfléchi et incident.

La formule qui relie l'angle d'incidence et l'angle de réfraction est :

$$n_1 \times \sin(\hat{i}) = n_2 \times \sin(\hat{r})$$

Avec, $n_1 = 1$, $n_2 = 1{,}5$ et $\hat{i} = 50°$,

On obtient : $\sin(\hat{r}) = \dfrac{n_1 \times \sin(\hat{i})}{n_2}$

Application numérique :

$$\sin(\hat{r}) = \frac{1 \times \sin(50°)}{1{,}5} = 0{,}5107$$

D'où,

$$\hat{r} = \arcsin 0{,}5107 = 30{,}7°$$

2 Réponse G.

Pour A et B :

Le rayon lumineux **1** traverse la face AB sans déviation, car il est parallèle à la normale.

Arrivant sur la face BC, le rayon fait un angle de 45° avec la normale.

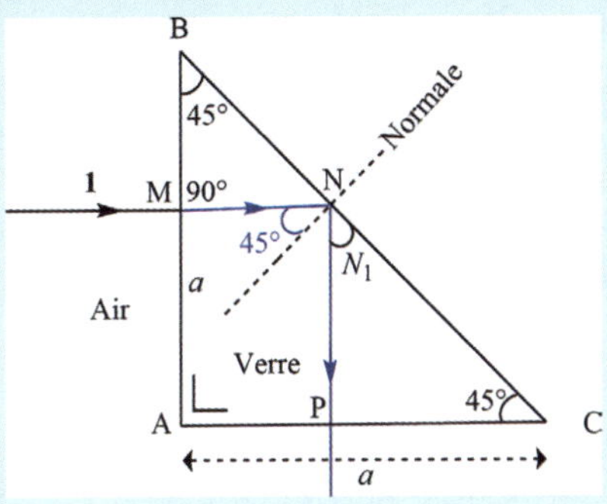

En effet, le triangle BMN est rectangle en M.

Or, $\hat{B} = 45°$

Dès lors, l'angle entre le rayon non réfracté et le côté NB vaut 45°.

Donc, le rayon non dévié fait un angle de 45° avec la normale.

Pour C :

La réflexion est totale, car :

$$1{,}5 \sin 45° = 1{,}06 > 1$$

L'angle limite pour avoir une réfraction est 41,81° et au-delà de cet angle la réflexion est totale.

Dans ce cas, la face hypoténuse se comporte comme un miroir plan incliné à 45°.

Pour D :

Il est clair que le rayon va être réfléchi perpendiculairement au côté AC, car $\hat{N}_1 = 45°$ et $\hat{C} = 45°$ (NPC est rectangle en P).

On en déduit que le rayon lumineux **1** sort du prisme vers l'air perpendiculairement à sa direction initiale, car il est de nouveau parallèle à la normale.

Pour E et F :

Comme pour le parcours du rayon **1**, le rayon **2** ne subit aucune déviation en passant de l'air au verre du prisme. La réflexion est toujours totale vu que les angles formés avec les normales N_1 et N_2 sont toujours égaux à 45°.

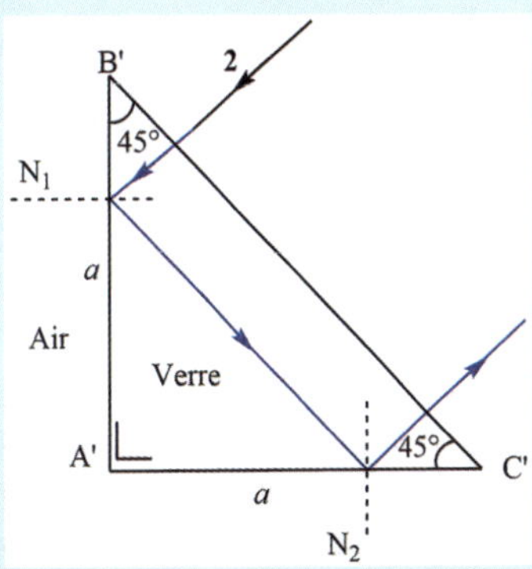

Si on suit le parcours du rayon **2** sur le schéma ci-dessus, on voit qu'il a subi deux réflexions totales à l'intérieur du prisme, avant qu'il soit sorti perpendiculairement à B'C'. Ensuite, le rayon quitte le prisme parallèlement à lui-même mais de sens opposé. Ces deux réflexions totales peuvent être observées si l'on avait deux miroirs disposés perpendiculairement l'un par rapport à l'autre.

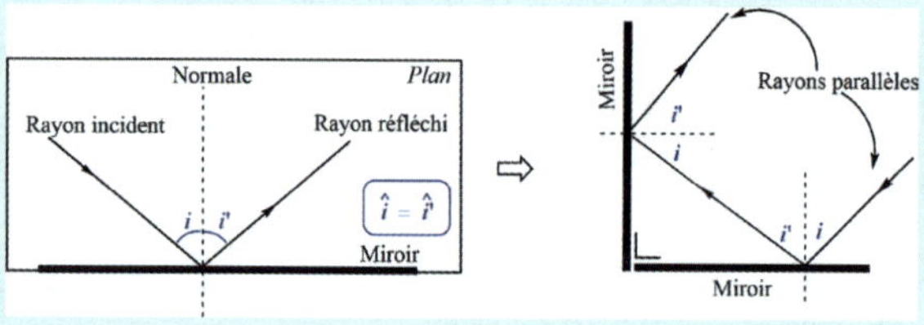

3

A. Faux.
La lumière rouge, monochromatique, ne possède qu'une longueur d'onde, donc une seule vitesse $v = \lambda \times f$ dans le milieu. Dès lors, elle n'est pas décomposable par le prisme et autres matériaux.

B. Faux.
La réfraction est la déviation de la lumière lorsque celle-ci passe d'un milieu à l'autre.
La proposition B n'est pas correcte car si l'angle d'incidence est égal à 0° (parallèle à la normale), le rayon incident ne sera pas réfracté.

C. Faux.
L'indice de réfraction d'un milieu transparent ne peut pas être inférieur à 1. En effet, l'indice de réfraction est le rapport de la célérité de la lumière dans le vide (c) et de la vitesse de l'onde dans le milieu envisagé (c_i) :

$$n_i = \frac{c}{c_i}$$

Or, dans tous les milieux, la célérité de l'onde est toujours inférieure à celle de la lumière dans le vide.
Donc, n_i est au minimum égal à 1 : $n_i \geq 1$

D. Vrai.
L'indice de réfraction d'un prisme dispersif dépend de la longueur d'onde du rayonnement. En effet,

Soit $\lambda_i = \dfrac{c_i}{f}$

Or, $n_i = \dfrac{c}{c_i}$ ($c =$ célérité de la lumière dans le vide)

D'où, $n_i = \dfrac{c}{\lambda_i \times f}$

Lorsqu'un faisceau lumineux polychromatique (composé de plusieurs types de lumière : rouge, verte et bleue, avec $\lambda_{lum.\ rouge} > \lambda_{lum.\ verte} > \lambda_{lum.\ bleue}$, etc.) passe de l'air dans du verre (prisme), on doit constater que chaque lumière monochromatique présente son propre indice de réfraction. Une décomposition de cette lumière en plusieurs radiations : rouge, verte, bleue, etc. aura lieu.
Soit : $n_1(=1) \times \sin(\hat{i}) = n_i \times \sin(\hat{r})$
Pour $(1) \times \sin(\hat{i})$ constant, si $n_i \searrow \Rightarrow \sin(\hat{r}) \nearrow$ et vice versa

Or, $n_i = \dfrac{c}{\lambda_i \times f}$

Donc si $\lambda_i \searrow \Rightarrow n_i \nearrow (\Rightarrow \sin(\hat{r}) \searrow)$

$$\lambda_{lum.rouge} > \lambda_{lum.verte} > \lambda_{lum.bleue} \Rightarrow$$
$$n_{lum.rouge} < n_{lum.verte} < n_{lum.bleue} \Rightarrow$$
$$\sin(\hat{r})_{lum.rouge} > \sin(\hat{r})_{lum.verte} > \sin(\hat{r})_{lum.bleue}$$

Dès lors, pour une lumière trichromatique rouge, verte et bleue, c'est la lumière monochromatique rouge qui est la plus éloignée par rapport à la normale vu que sa longueur d'onde est la plus grande.

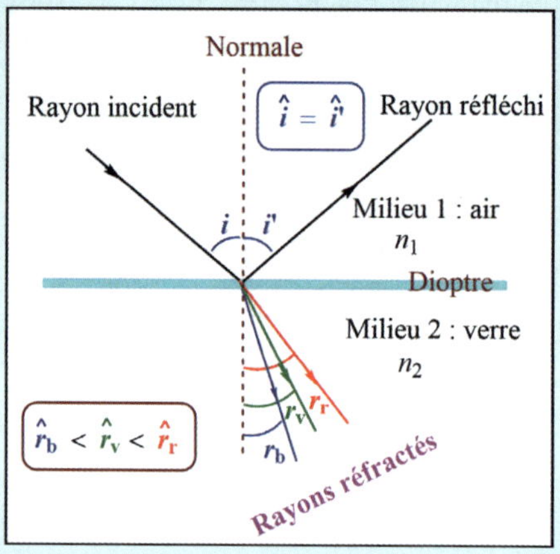

E. Faux.
Passant d'un milieu moins réfringent à un milieu plus réfringent, si l'angle d'incidence varie entre 0° et 90°, la réfraction (et non pas la réflexion totale) est toujours possible. On note l'angle maximal de réfraction atteint dans ce cas r_{limite}.
La réflexion totale est possible lorsqu'une radiation passe d'un milieu *plus réfringent* à un milieu moins réfringent. Par ailleurs, elle n'aura lieu que si l'angle d'incidence est supérieur à l'angle i_{limite} (voir fiche, point 2)

F. Faux.
L'arc-en-ciel est dû d'abord à *des réflexions et des réfractions de la lumière* blanche à l'intérieur des gouttelettes d'eau. Ces molécules d'eau joueraient le rôle d'un milieu dispersif (n n'étant pas le même pour les différents rayonnements), ce qui permet aux rayonnements solaires dont les longueurs d'onde sont différentes d'avoir des angles de réfraction non identiques. Les rayonnements sont séparés à la sortie de la gouttelette d'eau comme si c'était le cas d'un prisme. (voir l'explication donnée en D)

G. Vrai.
La fréquence d'un faisceau lumineux monochromatique n'est pas modifiée lorsqu'il passe d'un milieu transparent à un autre d'indice de réfraction différent. Par contre, la longueur d'onde et la vitesse changent :

Soit $\lambda_i = \dfrac{v_i}{f}$

Or, $n_i = \dfrac{c}{v_i}$ ($c =$ célérité de la lumière dans le vide)

D'où, $n_i = \dfrac{c}{\lambda_i \times f}$

si $n_i \nearrow \Rightarrow \lambda_i \searrow \Rightarrow v_i \searrow$ ou $n_i \searrow \Rightarrow \lambda_i \nearrow \Rightarrow v_i \nearrow$

H. Vrai.

Soit : $n_1 = \dfrac{c}{v_1}$ et $n_2 = \dfrac{c}{v_2}$

Si le milieu **2** est plus réfringent que le milieu **1** $\Rightarrow n_2 > n_1$

D'où, $\dfrac{c}{v_2} > \dfrac{c}{v_1}$

Donc, $v_2 < v_1$

La vitesse de la lumière dans le milieu le moins réfringent (milieu **1**) est plus grande que celle en milieu plus réfringent (milieu **2**).

I. Faux

Soit le faisceau lumineux monochromatique passe du milieu **1** au milieu **2**.

Si le milieu **2** est plus réfringent que le milieu **1**, alors $n_2 > n_1 \Rightarrow \lambda_2 < \lambda_1 \Rightarrow v_2 < v_1$

Ce n'est pas dans le milieu **2** mais bien dans le milieu **1** que la longueur d'onde est la plus grande.

J. Vrai.

Comme expliqué en **G** : $n_i \nearrow \Rightarrow \lambda_i \searrow \Rightarrow v_i \searrow$ ou

$n_i \searrow \Rightarrow \lambda_i \nearrow \Rightarrow v_i \nearrow$

Soit le faisceau lumineux monochromatique passe du milieu **1** au milieu **2**.

L'indice de réfraction du milieu **1** est plus grand que celui du milieu **2,** ce qui implique que :

$$n_2 < n_1 \Rightarrow \lambda_2 > \lambda_1 \Rightarrow v_2 > v_1$$

La longueur d'onde de la lumière est plus grande dans le milieu **2**.

K. Vrai.

Le rapport $\dfrac{v}{\lambda}$ est tout simplement la fréquence que porte le rayonnement, $f = \dfrac{v}{\lambda}$

Étant donné que le faisceau lumineux est monochromatique, la fréquence n'est pas modifiée entre les deux milieux **1** et **2**, le rapport $\dfrac{v}{\lambda}$ est constant : $f = \dfrac{v_1}{\lambda_1} = \dfrac{v_2}{\lambda_2}$.

L. Faux.

Soit $n_1 = \dfrac{c}{v_1}$ et $n_2 = \dfrac{c}{v_2}$

On obtient : $n_1 \times v_1 = n_2 \times v_2$

D'où, $\dfrac{n_1}{n_2} = \dfrac{v_2}{v_1}$

Or, $v_1 = \lambda_1 \times f$ et $v_2 = \lambda_2 \times f$

On en déduit, $\dfrac{n_1}{n_2} = \dfrac{\lambda_2}{\lambda_1}$

Le rapport $\dfrac{n_1}{n_2}$ est égal au rapport $\dfrac{\lambda_2}{\lambda_1}$, et non pas l'inverse comme indiqué dans l'affirmation.

4 Réponse A.

Soit une lame de verre d'indice de réfraction $n > 1$.
On suppose que l'indice de réfraction de l'air est égal à 1.

Par calcul, si on suit le parcours d'un rayon incident qui tombe sur la lame de verre, on doit constater qu'il se réfracte, puis se réfléchit :

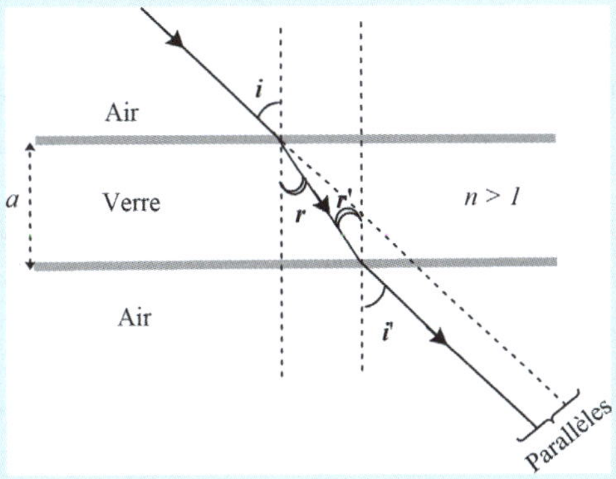

Réfraction : $n_{air} \times \sin \hat{i} = n_{verre} \times \sin \hat{r}$

Réflexion : $n_{verre} \times \sin \hat{r}' = n_{air} \times \sin \hat{i}'$

On en déduit que $\hat{i} = \hat{i}'$ car $\hat{r} = \hat{r}'$, angles alternes-internes

Le rayon incident quitte la lame de verre sans aucune déviation.

5 La bonne réponse est A.

On sait que l'inclinaison du Soleil sur l'horizontale entraîne soit une augmentation soit une diminution de la longueur de l'ombre du bâtiment. Dans ce cas :

Soit $\tan \alpha = \dfrac{H}{L}$

D'où, $\alpha = \tan^{-1} \dfrac{H}{L}$

Numériquement : $\alpha = \tan^{-1} \dfrac{100}{65} = 56{,}976132°$

On en déduit l'angle à la minute près : $\alpha = 56°58'34''$ (rappel : 1° = 60'). **La réponse A est correcte.**

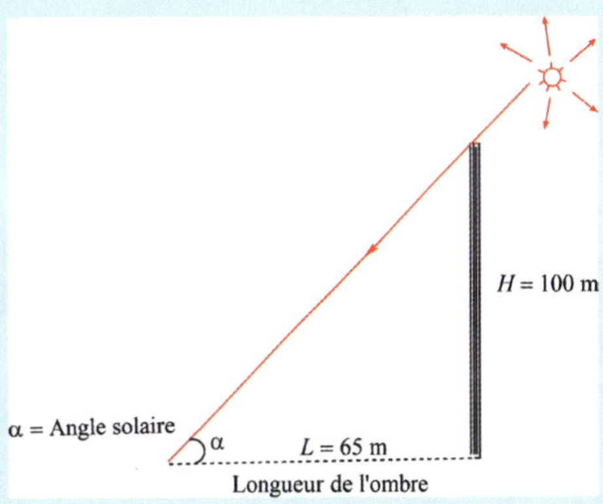

Physique

6 **4 bonnes réponses : A, B, D et F.**
Soit le schéma représentant le parcours du rayonnement dans la fibre optique.

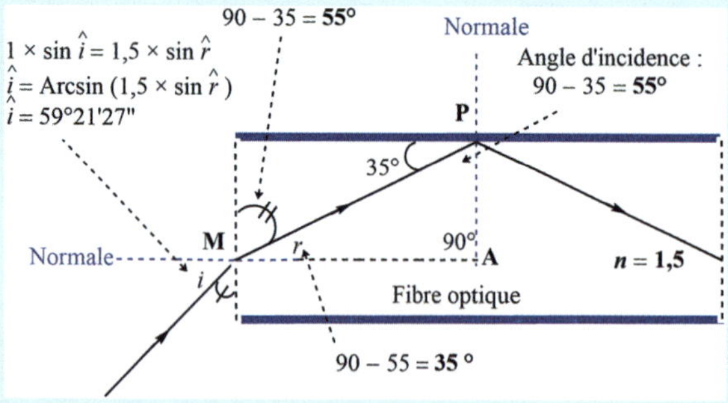

On constate que :
- l'angle d'incidence en P est égal à 55°, car $90 - 35 = 55°$: **A est vrai.**
- la réflexion en P est totale car la valeur de l'angle d'incidence dépasse celle de l'angle limite 41,81° ($55° > 41,81°$) : **B est vrai.**

Rappel pour l'angle limite : passant d'un milieu plus réfringent à un autre moins réfringent, l'angle limite de $\hat{i}$ ($\hat{i}_{\text{limite}}$) du rayonnement a lieu lorsque $\sin\left(\hat{r}\right) = 1$: $\hat{i}_{\text{limite}} = \arcsin\left(n_2/n_1\right)$. Dans notre cas le rayon lumineux rouge passe du verre dans l'air, $\hat{i}_{\text{limite}} = \arcsin\left(1/1,5\right) = 41,81°$. Dès que l'on dépasse cet angle limite, la réflexion est donc totale.

- En passant de l'air dans la fibre ou dans le sens contraire, la fréquence du rayonnement ne change pas : **C est faux.**
- En passant de l'air dans la fibre, la longueur d'onde du rayonnement diminue, sinon l'indice de réfraction ne sera jamais supérieur à celui de l'air :

  Soit $\lambda_i = \dfrac{v_i}{f}$

  Or, $n_i = \dfrac{c}{v_i}$ (c = célérité de la lumière dans le vide)

  D'où, $n_i = \dfrac{c}{\lambda_i \times f}$

  si $n_i \nearrow \Rightarrow \lambda_i \searrow \Rightarrow v_i \searrow$ ou $n_i \searrow \Rightarrow \lambda_i \nearrow \Rightarrow v_i \nearrow$

  L'assertion D correcte.
- En passant de l'air dans la fibre, la *vitesse du rayonnement diminue* (voir l'explication en D) : **E est faux.**
- La valeur de l'angle de réfraction issu du rayon incident en M est égale à 35°. En effet :
  Soit le triangle AMP qui est rectangle en A.
  Or, dans un triangle, la somme des angles est égale à 180°
  D'où, $\hat{r} = 180 - 90 - 55 = 35°$
  Attention, la normale est toujours perpendiculaire au dioptre, elle est donc horizontale au point M.
  L'assertion F est correcte.
- La valeur de l'angle d'incidence en M est :
  $$1 \times \sin\hat{i} = 1,5 \times \sin\hat{r}$$
  D'où, $\hat{i} = \sin^{-1}(1,5 \times \sin\hat{r})$
  Numériquement :
  $$\hat{i} = \sin^{-1}(1,5 \times \sin 35°) = 59°21'27''$$
  L'assertion G n'est pas correcte.

7
Cas 1 : la réponse correcte est D :

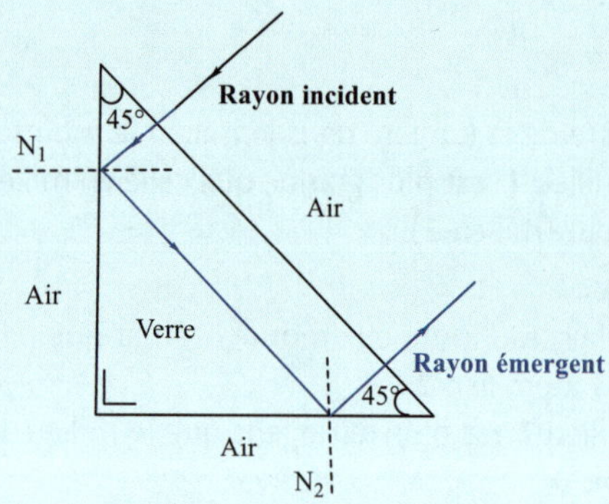

Il s'agit d'un cas où la réflexion est totale. Les rayons incidents sont parallèles aux rayons émergents.
Cas 2 : la bonne réponse est C.
Cas 3 : la bonne réponse est C.

8 **A est vrai** : Les rayons réfractés s'éloignent de la normale, car ils passent d'un milieu plus réfringent (eau) vers un milieu moins réfringent (air).
B est faux : voir **A**.
C est vrai : la lumière qui pénètre dans l'œil de l'observateur semble provenir d'un point A' (plus élevé que A) formé par le prolongement des rayons réfractés (voir la figure suivante).

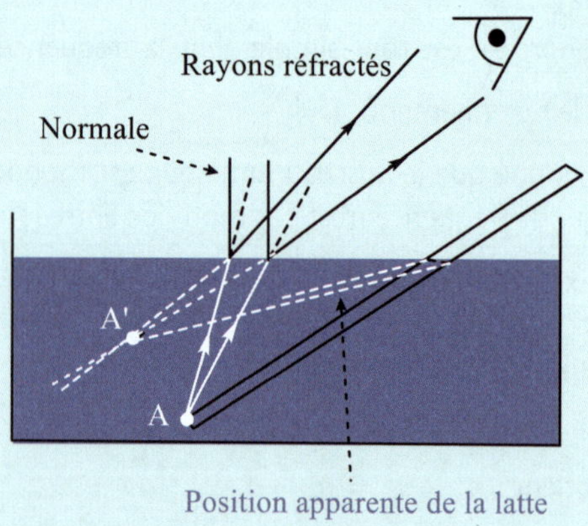

D est vrai, car l'observateur voit toute la partie immergée dans l'eau déformée : voir la figure ci-dessus.
E est faux : voir la figure ci-dessus.

Lentilles et instruments d'optique simples

1 Propriétés fondamentales des lentilles

Une lentille est un instrument formé d'une matière homogène : verre ou plexiglas. Elle présente des propriétés spécifiques lors d'une réfraction d'un rayon lumineux qui la traverse. Les surfaces de ces lentilles sont courbées comme c'est le cas d'une surface sphérique.

On trouve :

- des lentilles à bords minces : a) biconvexes, b) plan-convexes et c) concave-convexes

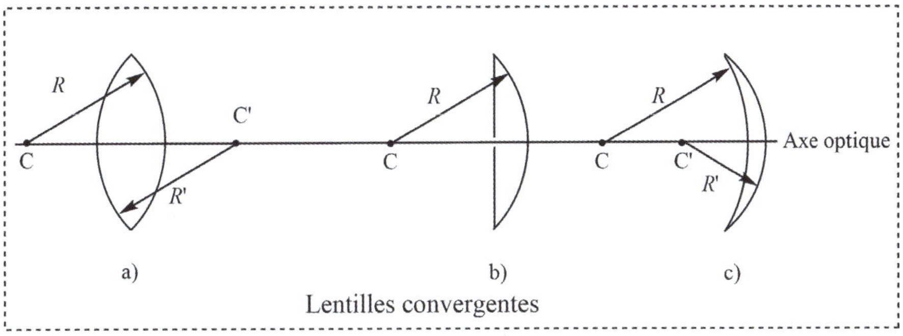

FIGURE 1

- des lentilles à bords épais : d) biconcaves, e) plan-concaves et f) concave-convexes

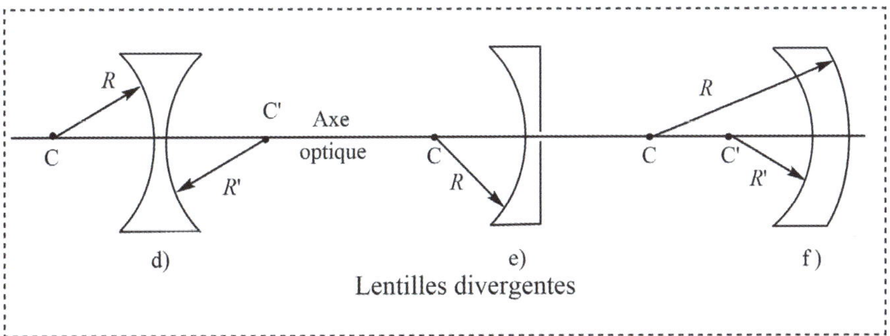

FIGURE 2

Toutes ces lentilles possèdent un rayon de courbure (R/R'), un centre de courbure (C/C') et un axe de symétrie (axe optique ou axe principal).

Le centre optique d'une lentille convergente, par exemple, est un point de l'axe optique tel que $\frac{\overline{OC}}{\overline{OC'}} = \frac{R}{R'}$; O est le milieu du segment $[\mathrm{CC'}]$ si les rayons de courbures sont identiques.

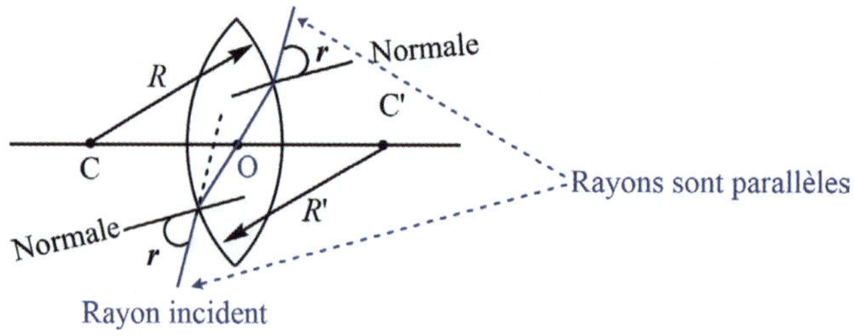

FIGURE 3

On remarque que tout rayon lumineux réfracté passant par O sort parallèlement à son rayon incident. Pour des lentilles minces, on peut donc admettre que tout rayon passant par le centre optique ne subit aucune déviation. C'est pour cela que ces lentilles sont représentées par des segments de droite avec des flèches (Figure 4).

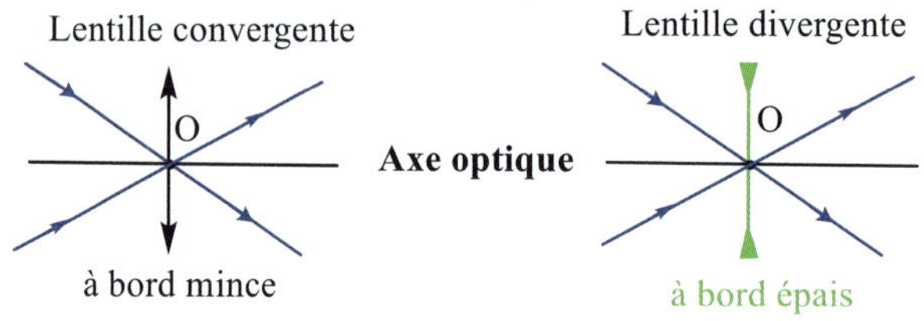

FIGURE 4

Les lentilles divergentes sont présentées par des segments de droite à bord épais.

Les lentilles convergentes sont présentées par des segments de droite à bord mince.

1.1 Lentille convergente

Une lentille convergente a la propriété de faire converger les rayons lumineux réfractés en un point appelé *foyer* (Figure 5). La lumière qui arrive à ce point peut être collectée sur un écran, on dit que l'image est réelle.

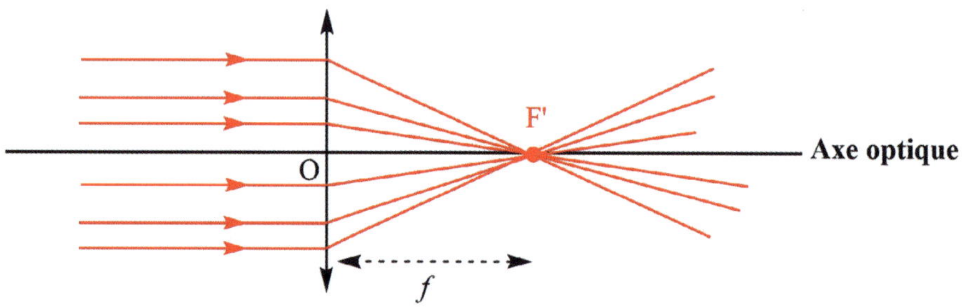

FIGURE 5

La distance entre le centre optique O et son foyer F′ est appelée la distance focale, soit f.

Les règles à suivre pour déterminer l'image d'un objet sont :

- un rayon lumineux passant par O n'est pas dévié.
- tout rayon incident parallèle à l'axe optique se réfracte en passant par le foyer.
- tout rayon incident passant par le foyer se réfracte parallèlement à l'axe optique.

Dans les schémas ci-après, on présente les images d'un objet réel formées par une lentille mince convergente :

Image réelle

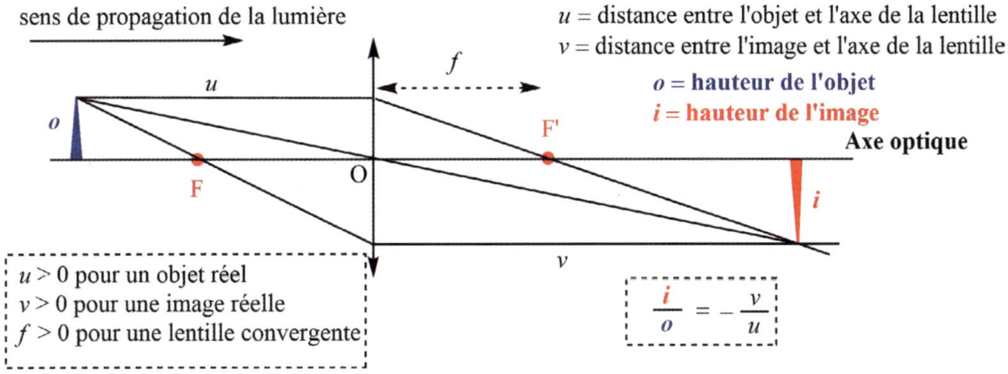

FIGURE 6

L'image est nette si l'objet est à une distance supérieure à f et elle est renversée par rapport à l'objet.

Une image réelle est toujours renversée. Elle peut être recueillie sur un écran. Selon la position de l'objet, elle peut être agrandie, de même taille ou rétrécie : voir partie QCM.

Image virtuelle

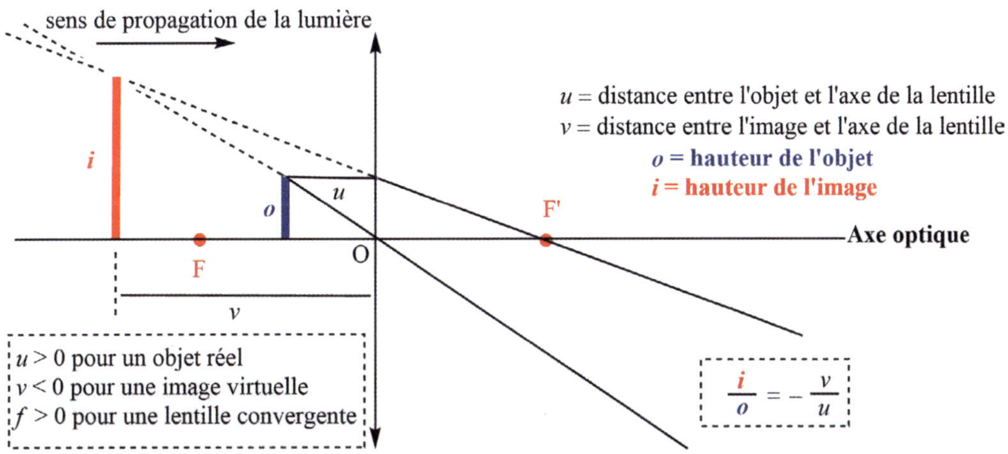

FIGURE 7

Si l'objet est placé entre le foyer et le centre optique de la lentille, l'image obtenue est virtuelle et agrandie. La lentille est donc une loupe.

Une image virtuelle est toujours droite.

Une image virtuelle ne peut pas être recueillie sur un écran.

1.2 Lentille divergente

Les rayons lumineux réfractés divergent et toutes les images obtenues sont virtuelles.

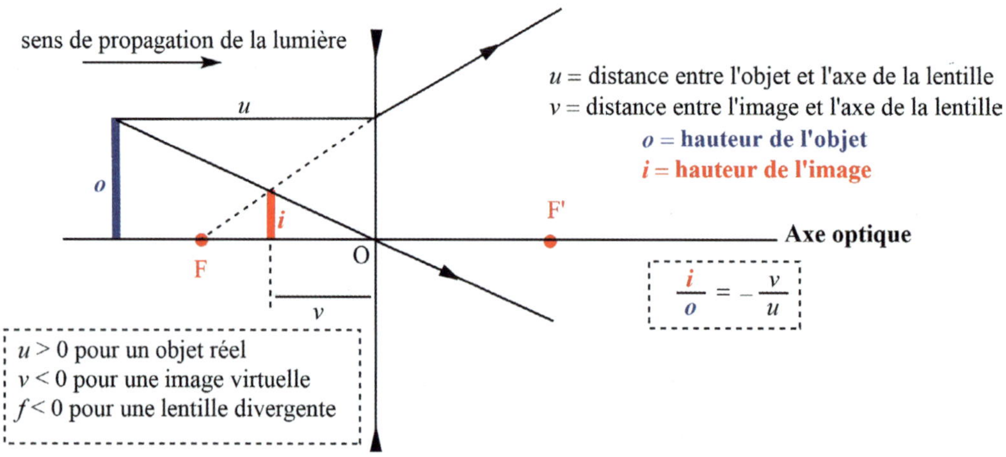

FIGURE 8

Pour une lentille divergente, les images sont toujours virtuelles et plus petites que l'objet.

L'image virtuelle ne peut pas être recueillie sur un écran.

D'une manière générale, si on tient compte des signes de u, v et f, on peut appliquer les deux formules suivantes :

$$\frac{1}{f} = \frac{1}{u} + \frac{1}{v} \qquad \text{et} \qquad \frac{i}{o} = -\frac{v}{u}$$

Pour la suite, ces formules seront appliquées avec les conventions suivantes :

$u > 0$ pour un objet réel

$v < 0$ pour une image virtuelle et $v > 0$ pour une image réelle

$f < 0$ pour une lentille divergente et $f > 0$ pour une lentille convergente

$i > 0$ (hauteur de l'image) pour une image droite et $i < 0$ pour une image renversée.

REMARQUE

L'unité de convergence prend le nom de *dioptrie*, elle est égale à $\frac{1}{f}$ (son unité est exprimée en m^{-1}). Dans le cas d'un système optique dans l'air (ou le vide), la grandeur associée est appelée vergence. Une lentille est d'autant plus convergente que sa vergence est grande.

2 Quelques instruments d'optique

Les lentilles sphériques associées à d'autres dispositifs (miroirs plans et autres) sont à l'origine de l'invention des instruments d'optique. Ces instruments sont utilisés dans la projection, la photographie, l'observation des objets microscopiques ainsi qu'en astronomie.

2.1 Cas d'un projecteur

Il porte un objectif convergent qui renvoie sur l'écran une image (réelle) agrandie (visible par tous les spectateurs) de l'objet situé au-delà du foyer.

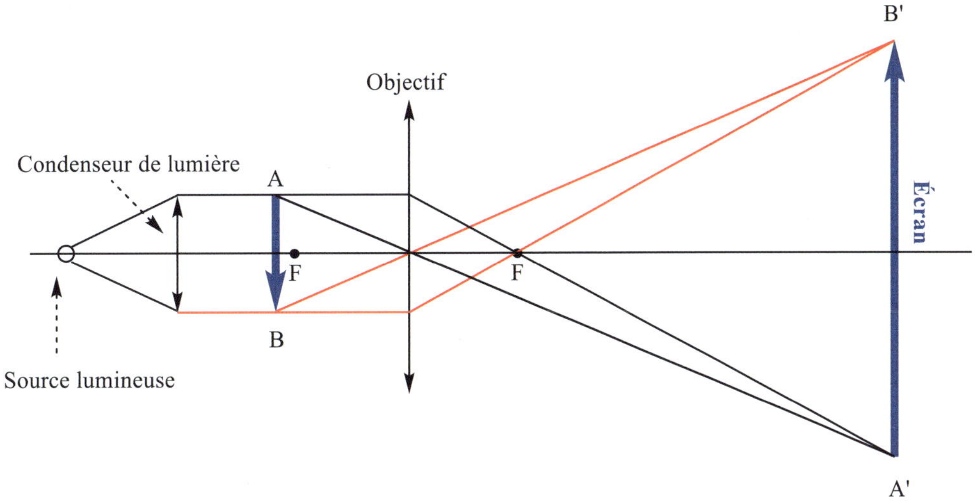

FIGURE 9

L'objectif est un instrument constitué d'une ou de plusieurs lentilles.

2.2 Cas d'un appareil photographique

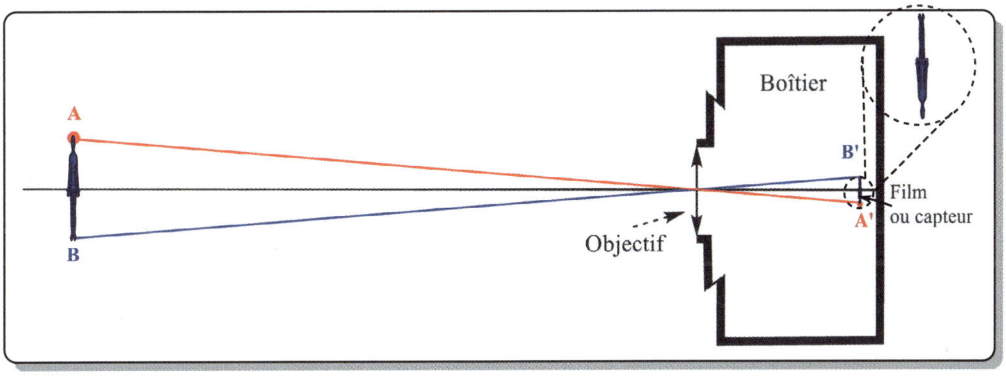

FIGURE 10

Les objectifs utilisés dans les appareils photographiques sont convergents.

Le capteur remplace la pellicule à base de sels argentiques utilisée auparavant. Son rôle est de capter les photons pour les convertir en charge électrique. La sensibilité de ces capteurs dépend de la taille des pixels. Il est de 40 µm pour les capteurs utilisés dans un appareil professionnel.

2.3 Cas de l'œil

L'œil est assimilable à une lentille convergente placée devant un écran. Il est l'organe de base de la vision.

La lentille convergente est composée de la cornée, de l'humeur aqueuse, du cristallin et de l'humeur vitrée. L'écran est la membrane photosensible, appelée *rétine*.

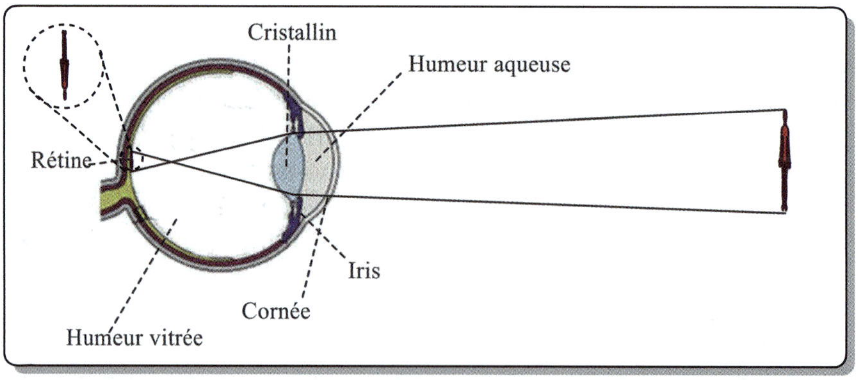

FIGURE 11

L'image d'un objet éloigné est nette si elle tombe exactement sur la membrane de la rétine. Ceci implique que le foyer se trouve exactement sur la rétine. Cette distance focale est modifiable par la variation de la courbure du cristallin. On appelle cela l'*accommodation*. La quantité de lumière pénétrant dans l'œil est réglée par l'iris.

Quand l'image d'un objet à l'infini se retrouve en avant de la rétine, on dit que l'œil est *myope*. Il s'agit d'un œil trop grand (la distance focale est trop petite). Le *myope* voit bien les objets rapprochés mais voit flous les objets éloignés. La correction se fait en mettant devant l'œil une lentille divergente.

Quand l'image d'un objet à l'infini se trouve en arrière de la rétine, on dit que l'œil est *hypermétrope*. Ce phénomène provoque une vision floue des objets proches. La correction de vue est faite par l'utilisation de lentilles convergentes.

Si le cristallin se durcit, son pouvoir d'*accommodation* diminue et la vision des objets proches devient floue, ce qui est le cas chez les *presbytes*. Pour la correction, il faut un verre convergent bien choisi.

2.4 Cas d'un microscope optique

Le microscope optique est un instrument utilisé pour agrandir les images des objets. Il est constitué de deux lentilles, en l'occurrence l'objectif et l'oculaire. L'objet est toujours placé à une distance inférieure à $2 \times f$ de l'objectif, tandis que l'oculaire, la deuxième lentille, est placé à une certaine distance afin que l'image soit dans son plan focal. L'image finale, virtuelle, droite, agrandie, est observée par l'œil (figure 12 a).

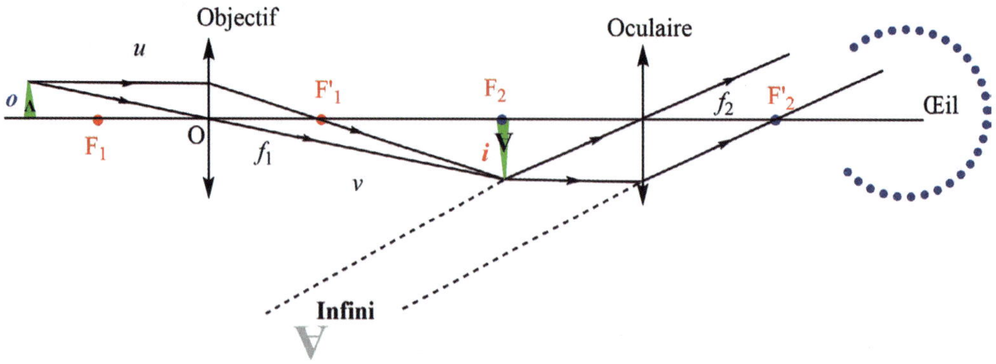

FIGURE 12 (a)

Si l'image de l'objet qui est donnée par l'objectif se retrouve à une distance inférieure à la distance focale de l'oculaire (f_2), on obtient le schéma suivant : Figure 12 b.

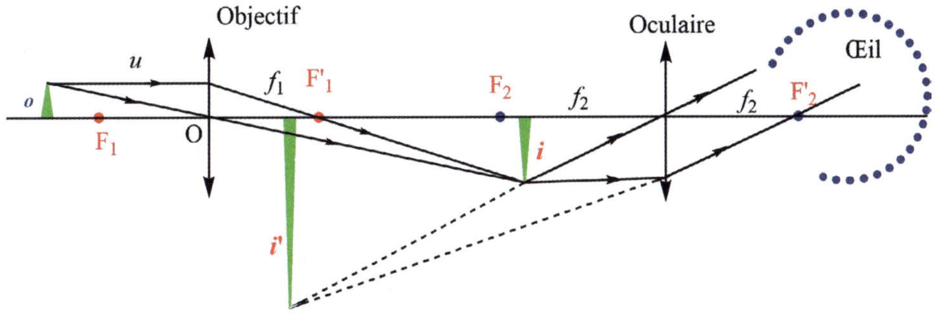

FIGURE 12 (b)

Synthèse

Lentilles et instruments d'optique simples

Lentille — possède → Propriétés spécifiques : réfraction des rayons lumineux

Lentille — est constituée → Matière homogène et de surface courbée (*verre, plexiglas*)

Propriétés spécifiques → **lentille convergente** / **lentille divergente**

lentille convergente →

Rayons lumineux réfractés convergent en un point appelé foyer

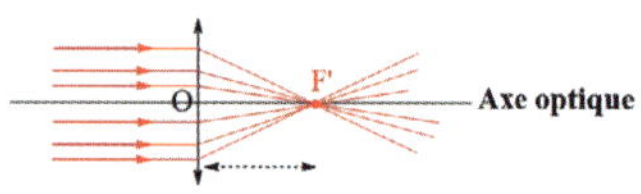

Lentilles à bords minces :

biconvexes, plan-convexes et concave-convexes

dont

L'image est réelle si elle est recueillie sur un écran
tjrs de l'autre côté de la lentille par rapport à l'objet

lentille divergente →

Rayons lumineux réfractés divergent

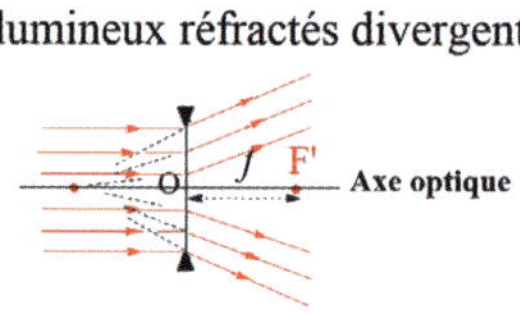

Lentilles à bords épais :

biconcaves, plan-concaves et concave-convexes

dont

Toutes les images sont virtuelles

Les règles :

- Un rayon lumineux passant par O n'est pas dévié.
- Tout rayon incident parallèle à l'axe optique se réfracte en passant par le foyer.
- Tout rayon incident passant par le foyer se réfracte parallèlement à l'axe optique.

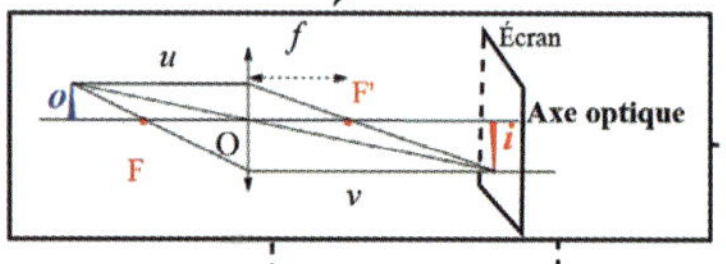

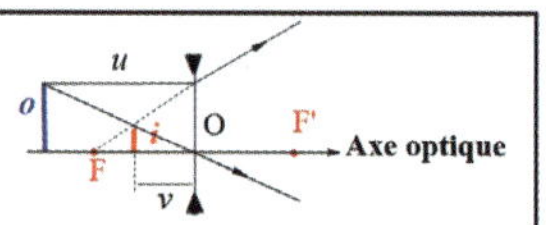

on applique

$$\frac{1}{f} = \frac{1}{u} + \frac{1}{v} \quad \text{et} \quad \frac{i}{o} = -\frac{v}{u}$$

avec la convention :

$u > 0$ pour un objet réel
$v < 0$ pour une image virtuelle
$v > 0$ pour une image réelle

$f < 0$ pour une lentille divergente
$f > 0$ pour une lentille convergente
$i > 0$ (hauteur de l'image) pour une image droite
$i < 0$ pour une image renversée.

en cas de deux lentilles

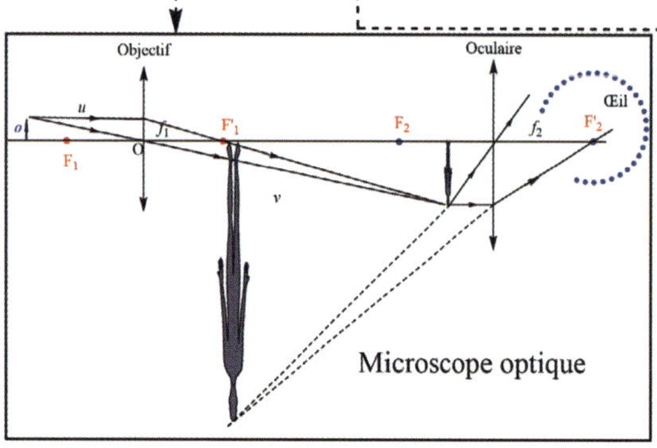

Microscope optique

objet et image se déplacent dans le même sens : - - - - → ...

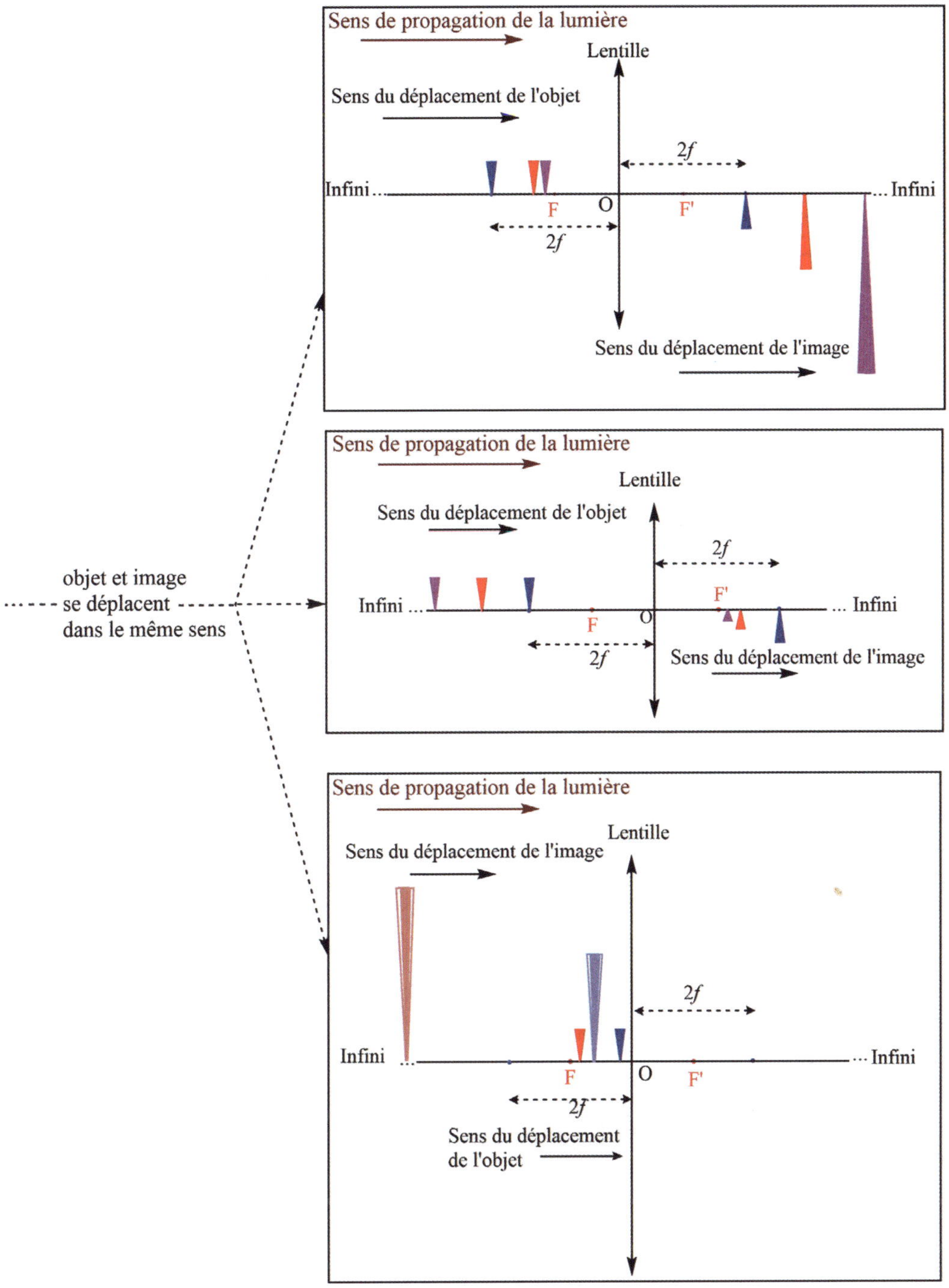
Sens de propagation de la lumière
Lentille
Sens du déplacement de l'objet
2f
Infini...
... Infini
F
O
F'
2f
Sens du déplacement de l'image
objet et image
se déplacent
dans le même sens
Sens de propagation de la lumière
Lentille
Sens du déplacement de l'objet
2f
Infini ...
... Infini
F'
F
O
2f
Sens du déplacement de l'image
Sens de propagation de la lumière
Lentille
Sens du déplacement de l'image
2f
Infini
... Infini
F
O
F'
2f
Sens du déplacement
de l'objet

QCM

Lentilles et instruments d'optique simples

1 Pour chacune des assertions suivantes, répondre par **Vrai** ou **Faux**.

A. L'image d'un objet éloigné est nette lorsqu'elle se forme sur le foyer de la lentille.
❑ **V** ❑ **F**

B. L'image d'un objet lumineux obtenue par une lentille convergente est toujours renversée.
❑ **V** ❑ **F**

C. La vergence d'une lentille est l'opposé de sa distance focale.
❑ **V** ❑ **F**

D. Une loupe est une lentille divergente.
❑ **V** ❑ **F**

E. Dans le cas d'une lentille convergente, si la distance entre l'objet et le centre optique est inférieure à la distance focale, il faut placer l'œil derrière la lentille pour voir l'image.
❑ **V** ❑ **F**

F. L'image d'un objet lumineux obtenue par une lentille convergente ne peut pas être à la fois virtuelle, renversée et réduite.
❑ **V** ❑ **F**

G. L'image d'un objet lumineux obtenue par une lentille convergente ne peut pas être à la fois réelle, renversée et réduite.
❑ **V** ❑ **F**

H. L'image d'un objet lumineux obtenue par une lentille convergente ne peut pas être à la fois réelle, renversée et plus grande que l'objet.
❑ **V** ❑ **F**

2 Soit une lentille convergente de distance focale égale à f et d'axe principal d.
Sur son axe principal, dans l'air, si on déplace un objet (hauteur h) de l'infini jusqu'à un point situé à $2f$ de la lentille, (Indiquer les bonnes affirmations)

❑ **A.** l'image de l'objet se déplace du plan focal jusqu'à un point situé à une distance égale à $2f$ de la lentille
❑ **B.** l'image de l'objet se déplace du point situé à une distance égale à $2f$ de la lentille jusqu'à l'infini
❑ **C.** l'image de l'objet se déplace du même côté que l'objet, du centre optique de la lentille jusqu'à l'infini
❑ **D.** l'image de l'objet se déplace du même côté que l'objet, de l'infini jusqu'à la lentille
❑ **E.** l'image de l'objet est réelle
❑ **F.** l'image de l'objet est virtuelle
❑ **G.** l'image de l'objet est renversée
❑ **H.** l'image est droite
❑ **I.** l'image présente une hauteur plus petite ou égale à celle de l'objet
❑ **J.** l'image présente une hauteur plus grande ou égale à celle de l'objet

3 Soit une lentille convergente de distance focale égale à f et d'axe principal d.
Dans l'air, un objet de hauteur h est placé sur l'axe principal de cette lentille.
Si on déplace l'objet d'un point situé à une distance $2f$ de la lentille jusqu'à son foyer, on observe que : (Indiquer les bonnes affirmations)

❑ **A.** l'image de l'objet se déplace du plan focal jusqu'à un point situé à une distance égale à $2f$ de la lentille
❑ **B.** l'image de l'objet se déplace du point situé à une distance égale à $2f$ de la lentille jusqu'à l'infini
❑ **C.** l'image de l'objet se déplace du même côté que l'objet, du centre optique de la lentille jusqu'à l'infini
❑ **D.** l'image de l'objet se déplace du même côté que l'objet, de l'infini jusqu'à la lentille
❑ **E.** l'image de l'objet est réelle
❑ **F.** l'image de l'objet est virtuelle
❑ **G.** l'image de l'objet est renversée
❑ **H.** l'image est droite
❑ **I.** la hauteur de l'image est de plus en plus petite que celle de l'objet
❑ **J.** la hauteur de l'image est plus grande ou égale à celle de l'objet

4 Soit une lentille convergente de distance focale égale à f et d'axe principal d.
Sur son axe principal, dans l'air, si on déplace un objet du point situé à f de la lentille jusqu'au centre optique, (Indiquer les bonnes affirmations)

- ❑ **A.** l'image de l'objet se déplace du plan focal jusqu'à un point situé à une distance égale à $2f$ de la lentille
- ❑ **B.** l'image de l'objet se déplace du point situé à une distance égale à $2f$ de la lentille jusqu'à l'infini
- ❑ **C.** l'image de l'objet se déplace du même côté que l'objet, du centre optique de la lentille jusqu'à l'infini
- ❑ **D.** l'image de l'objet se déplace du même côté que l'objet, de l'infini jusqu'à la lentille.
- ❑ **E.** l'image de l'objet est réelle
- ❑ **F.** l'image de l'objet est virtuelle
- ❑ **G.** l'image de l'objet est renversée
- ❑ **H.** l'image est droite
- ❑ **I.** la hauteur de l'image est de plus en plus petite que celle de l'objet
- ❑ **J.** la hauteur de l'image est plus grande ou égale à celle de l'objet

5 Un expérimentateur place un objet lumineux AB à $x \times f$ (m) d'une lentille convergente L de distance focale *f*. Il observe une image nette et réelle sur un écran situé à $1{,}2 \times f$ (m) de L.
La valeur de x en m vaut : (Cocher la bonne réponse)

- ❑ **A.** 0,5
- ❑ **B.** 4
- ❑ **C.** 6
- ❑ **D.** 8
- ❑ **E.** 10

6 Une personne myope ne voit pas nettement les objets au-delà de 90 cm. Pour voir les objets très éloignés, la correction doit être faite en portant des lentilles divergentes de distance focale égale à : (Indiquer la bonne réponse)

- ❑ **A.** 20 cm
- ❑ **B.** 45 cm
- ❑ **C.** 60 cm
- ❑ **D.** 90 cm
- ❑ **E.** 100 cm

7 Pour un œil normal, la rétine se trouve à une distance de 16 mm du centre optique.
La convergence de l'œil au repos vaut : (Indiquer la bonne réponse)

- ❑ **A.** 16 m^{-1}
- ❑ **B.** 32 m^{-1}
- ❑ **C.** 8 m^{-1}
- ❑ **D.** Autre

8 Pour un œil normal, on suppose que la rétine se trouve à une distance de 17 mm du centre optique. La convergence de l'œil pour accommoder un objet situé à 17 cm est : (Indiquer la bonne réponse)

- ❑ **A.** 52,9 m^{-1}
- ❑ **B.** 0,19 m^{-1}
- ❑ **C.** 17 cm
- ❑ **D.** 64,7 dioptries
- ❑ **E.** 73,3 m^{-1}

9 Concernant le microscope optique : (Répondre par **Vrai** ou **Faux**)

A. Pour avoir une image à l'infini, l'image obtenue par l'objectif doit être située dans le plan focal de l'oculaire.
❑ **V** ❑ **F**

B. Si on remplace l'oculaire par un autre de distance focale double de celle du premier, l'agrandissement sera divisé par deux.
❑ **V** ❑ **F**

C. L'image donnée par l'objectif est droite et agrandie.
❑ **V** ❑ **F**

D. L'oculaire est un système divergent.
❑ **V** ❑ **F**

E. L'image donnée par l'oculaire est virtuelle, droite et agrandie.
❑ **V** ❑ **F**

10 Le schéma suivant illustre l'image d'un objet AB par un miroir plan.

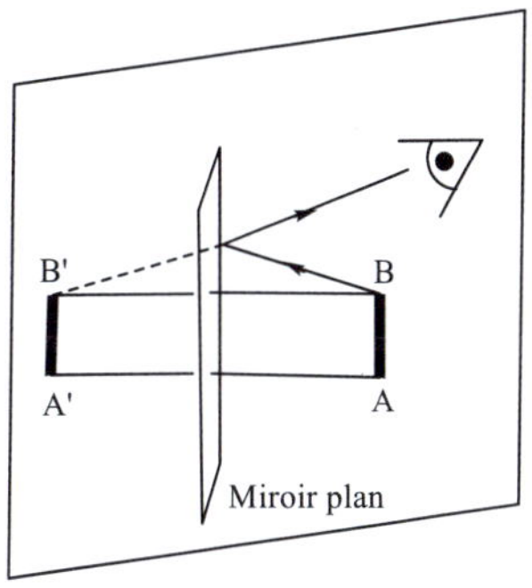

Répondre par **Vrai** ou **Faux**.

A. L'image de A est réelle.
❑ **V** ❑ **F**

B. L'image de A est virtuelle.
❑ **V** ❑ **F**

C. L'image de B est symétrique (symétrie orthogonale).
❑ **V** ❑ **F**

D. L'œil voit plutôt l'image de B que B.
❑ **V** ❑ **F**

E. L'image observée par l'œil n'est pas déformée.
❑ **V** ❑ **F**

11 Indiquer parmi les assertions suivantes **celle qui n'est pas correcte**.

- ❑ **A.** Pour une lentille divergente, les images sont toujours virtuelles et plus petites que l'objet.
- ❑ **B.** Lorsqu'un objet est placé entre le foyer et le centre optique d'une lentille et que l'image obtenue est virtuelle et agrandie, la lentille utilisée est biconvexe.
- ❑ **C.** Pour des lentilles minces, on peut admettre que tout rayon passant par leurs centres optiques ne subit aucune déviation.
- ❑ **D.** En général, les lentilles sont caractérisées par des rayons de courbure, des centres de courbure et des axes principaux.
- ❑ **E.** Une lentille à bord épais est une lentille biconcave.
- ❑ **F.** Une lentille à bord mince est une lentille biconvexe.
- ❑ **G.** Pour l'œil, l'image d'un objet éloigné est nette si elle tombe exactement sur la membrane de la rétine. Ceci implique que le foyer se trouve exactement sur la rétine.
- ❑ **H.** Pour l'œil, la distance focale est modifiable par la variation de la courbure du cristallin. On appelle cela l'*accommodation*.
- ❑ **I.** Pour l'œil, la quantité de lumière pénétrant dans l'œil est réglée par l'iris.
- ❑ **J.** Lorsque l'image d'un objet à l'infini se retrouve en avant de la rétine, on dit que l'œil est myope.
- ❑ **K.** Le myope voit bien les objets rapprochés mais voit les objets éloignés flous. La correction se fait en mettant devant l'œil une lentille convergente.
- ❑ **L.** Lorsque l'image d'un objet à l'infini se trouve en arrière de la rétine, on dit que l'œil est hypermétrope.
- ❑ **M.** L'hypermétropie est un phénomène provoquant une vision floue des objets proches. La correction de vue est faite par l'utilisation de lentilles convergentes.
- ❑ **N.** Pour l'œil, si le cristallin se durcit, son pouvoir d'*accommodation* diminue et la vision des objets proches devient floue, ce qui est le cas chez les presbytes. Pour la correction, il faut un verre convergent bien choisi.
- ❑ **O.** La lentille biconvexe est plus mince sur les bords qu'en son milieu, tandis que la lentille biconcave est plus épaisse sur les bords qu'en son milieu.
- ❑ **P.** L'image d'un objet que donne un miroir plan n'est pas réelle, car elle ne peut être visible sur un écran placé derrière ce miroir.
- ❑ **Q.** Il suffit d'avoir un matériel contenant un trou pour pouvoir projeter une image sur un écran. L'intensité de l'image est d'autant plus grande que le trou est plus étroit.

Solutions

Lentilles et instruments d'optique simples

1 **A est vrai.**

Pour une lentille convergente, l'image d'un objet éloigné (à l'infini) se forme sur le foyer de la lentille.

Soit $\frac{1}{f} = \frac{1}{u} + \frac{1}{v}$

u = distance entre l'objet et l'axe de la lentille

v = distance entre l'image et l'axe de la lentille

f est la distance focale de la lentille

Si l'objet est à l'infini, $\frac{1}{u} = \frac{1}{\infty} \to 0$

D'où, $\frac{1}{f} = 0 + \frac{1}{v} = \frac{1}{v}$

On en déduit que $v = f$, l'image se trouve sur le foyer et elle est nette.

Pour une lentille divergente, l'image ne peut être formée sur son foyer.

B est faux, car si l'objet est placé entre le foyer et la lentille, l'image n'est pas renversée.

Par contre, si la distance entre l'objet et la lentille est supérieure à la distance focale, l'image de l'objet lumineux obtenue par une lentille convergente est toujours renversée (explications fiche-page 89).

C est faux, car la vergence d'une lentille est l'*inverse* de sa distance focale.

On note que la vergence prend le nom de convergence si elle est positive et le nom de divergence lorsqu'elle est négative.

L'unité de la convergence est dioptrie (δ).

D est faux.

Une loupe est une lentille convergente.

E est vrai.

C'est le cas d'une loupe où il semble que l'image vient derrière la loupe.

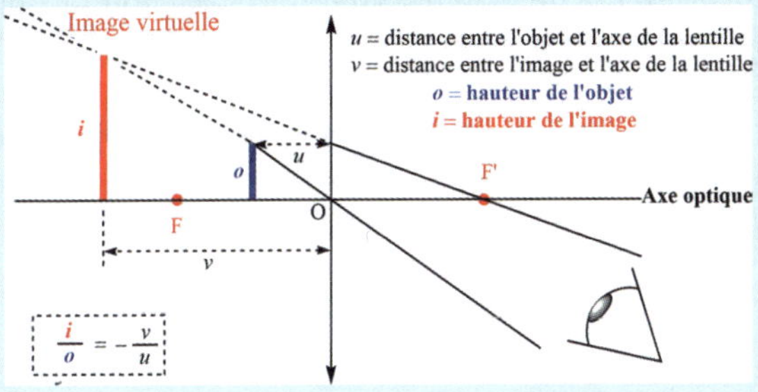

Plus on approche l'objet de la lentille, plus l'agrandissement de l'image (virtuelle et droite) diminue et devient égal à l'objet quand celui-ci arrive contre la lentille.

F est Vrai. **G est Faux.** **H est Faux.**

Justifications

L'image d'un objet lumineux obtenue par une lentille convergente de distance focale f est caractérisée par les trois situations suivantes :

- Si l'objet est placé entre f et la lentille, l'image est virtuelle, droite et plus grande que l'objet. On trouve que ce rôle est joué par une loupe, par exemple.
- Si l'objet est placé entre f et $2f$, l'image est réelle, renversée et plus grande que l'objet. Il s'agit, par exemple, du rôle joué par un objectif d'un appareil à projection.
- Si l'objet est placé entre l'infini et $2f$, l'image est réelle, renversée et plus petite que l'objet. C'est le rôle joué par l'objectif d'un appareil photographique.

2 **Les affirmations correctes sont : A, E, G et I.**

Pour I, l'image présente une hauteur plus petite ou égale à celle de l'objet et de hauteur croissante suivant le déplacement choisi.

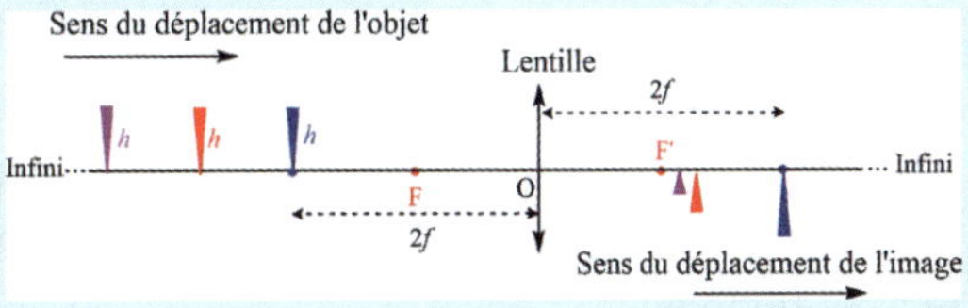

3 **Les affirmations correctes sont : B, E, G et J.**

Pour J, l'image présente une hauteur plus grande ou égale à celle de l'objet et *croissante* selon le déplacement choisi.

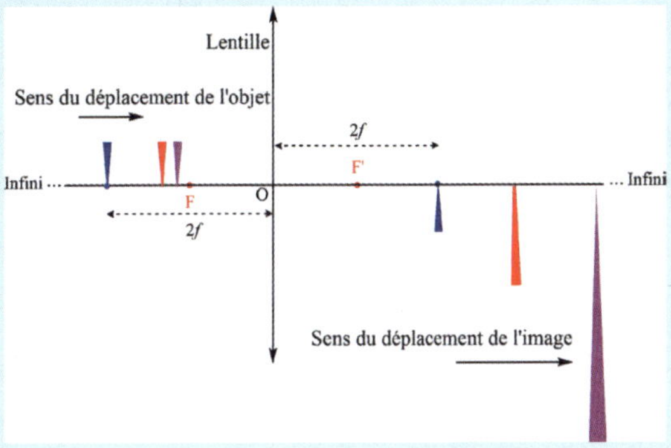

4 Les réponses correctes sont : D, F, H et J.

Pour **J**, l'image présente une hauteur plus grande que celle de l'objet et *décroissante* selon le déplacement choisi.

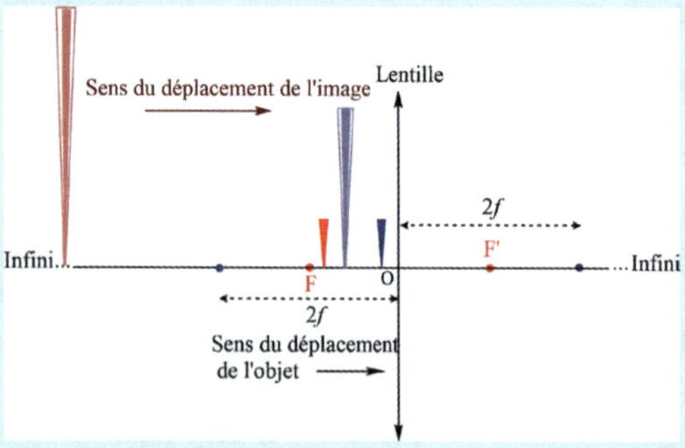

La hauteur devient égale à celle de l'objet lorsque celui-ci arrive contre la lentille.

5 La bonne réponse est C.

Soit : $u = x \times f$ et $v = 1{,}2 \times f$

Or, $\frac{1}{f} = \frac{1}{u} + \frac{1}{v}$

Avec :

$u =$ distance entre l'objet et l'axe de la lentille

$v =$ distance entre l'image et l'axe de la lentille, elle est positive car l'image est réelle

f est la distance focale de la lentille convergente, elle est positive.

On obtient : $\frac{1}{f} = \frac{1}{x \times f} + \frac{1}{1{,}2 \times f}$

On en déduit : $1 = \frac{1}{x} + \frac{1}{1{,}2} \Rightarrow x = 6$ m

6 La bonne réponse est D.

Il faut que la lentille divergente donne d'un point à l'infini une image qui soit située à 90 cm du centre optique de l'œil, distance maximale à laquelle l'œil peut accommoder.

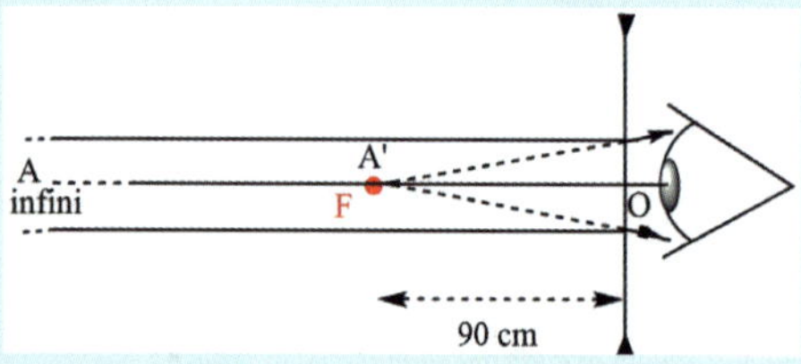

La distance focale de la lentille divergente est égale à 90 cm.

7 La bonne réponse est D (Autre).

L'œil peut être assimilé à une lentille convergente. Au repos, l'image d'un objet venant de l'infini se forme sur la rétine. Celle-ci correspond donc au plan focal de l'œil.

Comme la convergence est l'inverse de la distance focale, on obtient :

$$\text{Convergence} = \frac{1}{f}$$

Numériquement :

$$\text{Convergence} = \frac{1}{0{,}016} = 62{,}5 \text{ dioptries}\,(\delta)$$

(Réponse D)

8 La bonne affirmation est D.

Si l'œil doit accommoder, c'est que sa distance focale ne sera plus 17 mm, elle aura donc une nouvelle convergence.

Etant donné que l'œil doit accommoder, c'est que l'objet est au *punctum proximum*. L'image se forme sur la rétine.

On obtient donc : $u = 0{,}17$ m et $v = 0{,}017$ m

Or, on sait que : $\frac{1}{f} = \frac{1}{u} + \frac{1}{v}$

La nouvelle convergence est :

$$\frac{1}{f} = \frac{1}{0{,}17} + \frac{1}{0{,}017} = 64{,}7\,\delta$$

9 A est vrai.

L'oculaire joue simplement le rôle d'une lentille convergente (loupe) qui donne de l'image obtenue par l'objectif (située dans le plan focal de l'oculaire) une image virtuelle droite et agrandie.

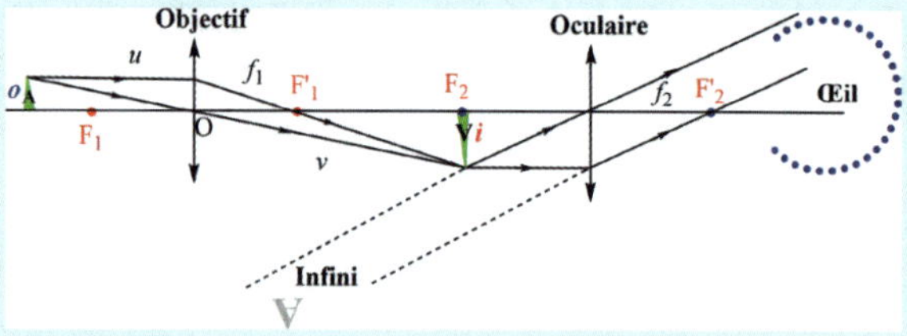

B est vrai.

C est faux.

L'image donnée par l'objectif est renversée. Elle est agrandie si l'objet est placé entre f_1 et $2f_1$ (voir le schéma donné à la question **A**)

D est faux.

L'oculaire est un système convergent, et non pas un système divergent.

E est vrai.

Si l'image de l'objet qui est donnée par l'objectif se retrouve à une distance inférieure à la distance focale de l'oculaire, on obtient le schéma suivant :

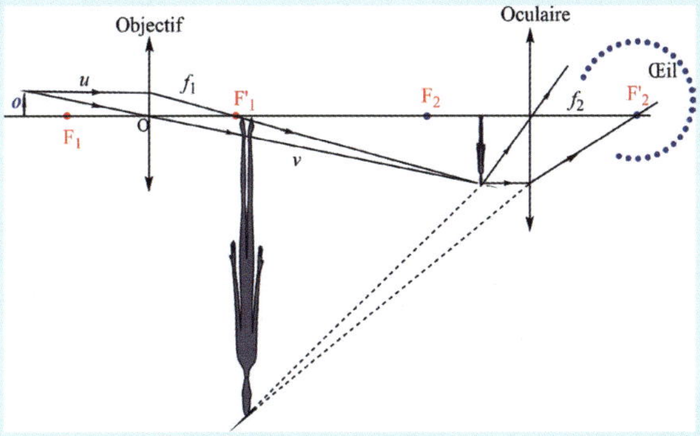

On voit clairement que l'oculaire donne de l'image obtenue par l'objectif une image virtuelle droite et agrandie.

10 **A est faux.**

L'image de A n'est pas réelle, car elle ne peut être visible sur un écran placé derrière le miroir plan.

B est vrai.

L'image de A est virtuelle, car l'image est formée par le prolongement des rayons réfléchis.

C est vrai.

Les angles $\hat{i}$ et $\hat{i}'$ sont égaux, car $\hat{i}$ est l'angle d'incidence et $\hat{i}'$ est l'angle réfléchi.

Comme $\hat{i}$ et $\hat{a}$ sont complémentaires et $\hat{i}$ et $\hat{b}$ le sont aussi, les angles $\hat{a}$ et $\hat{b}$ sont égaux.

De plus, les angles $\hat{b}$ et $\hat{c}$ sont égaux, car ils sont opposés.

D'où, les angles $\hat{a}$ et $\hat{c}$ sont égaux et

$$\widehat{\mathrm{DBE}} = \widehat{\mathrm{DB'E}} = 90 - \hat{a}$$

On en déduit que les deux triangles rectangles EDB et EDB' sont isométriques.

Dès lors, $EB = EB'$.

On en conclut que les points B et B' sont symétriques (symétrie orthogonale par rapport au plan du miroir).

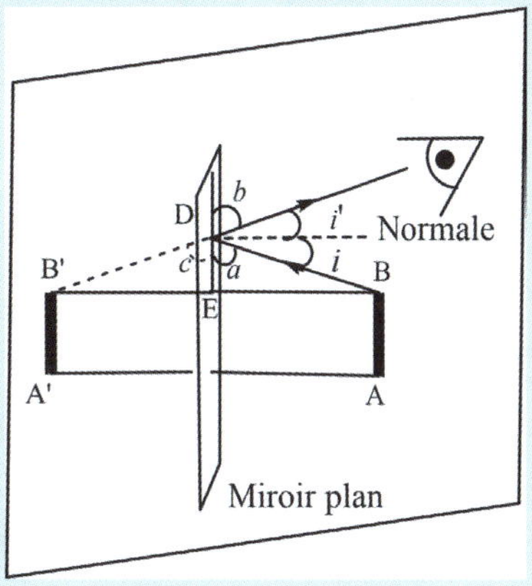

Le miroir est à mi-distance de B et B' et perpendiculaire au segment [BB'].

D est vrai, car c'est en B' que l'œil perçoit l'image de B.

E est vrai. Vu que le miroir est plan, l'objet AB et son image A'B' ont la même taille. Si le miroir est courbé, les tailles ainsi que les distances de l'objet et de son image par rapport au miroir ne sont plus les mêmes.

11 **L'assertion K n'est pas correcte.**

Le myope voit bien les objets rapprochés mais voit les objets éloignés flous. La correction se fait en mettant devant l'œil une lentille *divergente*.

Fiche 9

Électrostatique

1 Définitions

1.1 L'isolant

Un isolant est un matériau qui ne contient pas de charges électriques libres pouvant se déplacer aisément. Ce sont des corps qui s'électrisent facilement par frottement (uniquement sur la partie frottée). Les verres et les plastiques sont de bons exemples d'isolants exerçant des forces électriques entre eux, à savoir que les isolants électrisés par des charges de même signe se repoussent alors qu'ils s'attirent lorsque les corps sont électrisés par des charges de signes contraires.

Il est important de signaler que les électrons sont chargés négativement et que les protons sont chargés positivement.

Un corps est chargé positivement lorsqu'il perd une partie ou la totalité de ses électrons. Dans ce cas, le nombre de protons devient supérieur au nombre d'électrons.

Un corps est chargé négativement lorsqu'il reçoit des électrons. Le nombre total de protons est alors inférieur au nombre total d'électrons.

Un corps est neutre lorsqu'il n'est pas chargé, c'est-à-dire qu'il possède autant d'électrons que de protons.

La charge ponctuelle d'une particule est souvent notée q (ou parfois Q) et les trois types d'interactions entre les particules peuvent être illustrées dans les trois schémas de la figure 1 suivante :

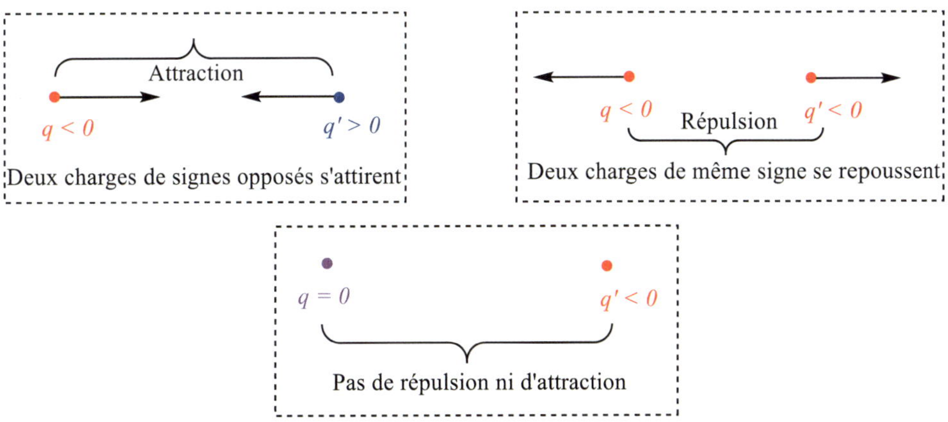

FIGURE 1

> **REMARQUE**
> La charge élémentaire est égale à $1{,}6 \times 10^{-19}$ C. Pour un électron, $q = -1{,}6 \times 10^{-19}$ C et pour un proton, $q = +1{,}6 \times 10^{-19}$ C.

1.2 Le conducteur

Un conducteur est un corps qui ne s'électrise pas par frottement comme c'est le cas avec un isolant. Les métaux sont de bons conducteurs, ils contiennent des charges libres qui sont responsables de la non-localisation de celles-ci (par ex. des métaux comme l'or, l'argent, le cuivre, etc.)

1.3 L'électroscope

L'électroscope est l'outil le plus classique utilisé pour détecter si un corps est chargé ou non. Il est composé d'une sphère (ou d'une plaque) liée à une tige. Cette dernière est fixée à une feuille métallique qui peut s'écarter facilement, comme le montre la figure 2. Ces pièces sont toutes conductrices d'électrons.

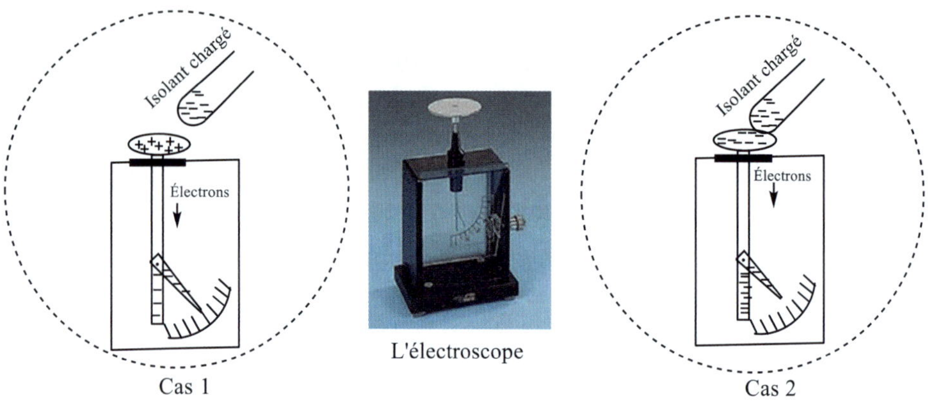

FIGURE 2

Dans le premier cas (Figure 2), l'isolant chargé négativement provoque à distance (influence électrique) un déplacement d'électrons allant de la partie supérieure de l'électroscope vers la partie inférieure. La feuille mobile s'écarte de la tige, car toutes les deux sont devenues chargées négativement.

Dans le deuxième cas (Figure 2), il n'y a pas d'électrisation par influence électrique mais bien par un contact direct entre l'isolant chargé négativement et la partie supérieure de l'électroscope. En effet, l'électroscope, conducteur d'électrons, reçoit les électrons du corps électrisé, lesquels se répartissent sur tout le dispositif. La feuille mobile s'écarte de la tige, vu qu'elles deviennent toutes les deux chargées négativement.

Si on relie l'électroscope chargé négativement ou positivement au sol via un fil métallique, la feuille de l'électroscope revient à son état d'équilibre ; elle se rapproche donc de la tige verticale (Figure 3).

Pour sa bonne conductivité électrique, la terre écoule les charges électriques pour rendre le système neutre, l'électroscope se décharge.

Cette prise de terre peut sauver des vies en empêchant certaines personnes d'être électrocutées. Imaginons l'électrocution d'une personne qui met sa main sur une machine dont le câble d'alimentation dénudé touche le support métallique. Le danger pourrait être évité s'il y a une prise de terre (contact avec la terre) qui permet à tout le courant de se déplacer vers la terre.

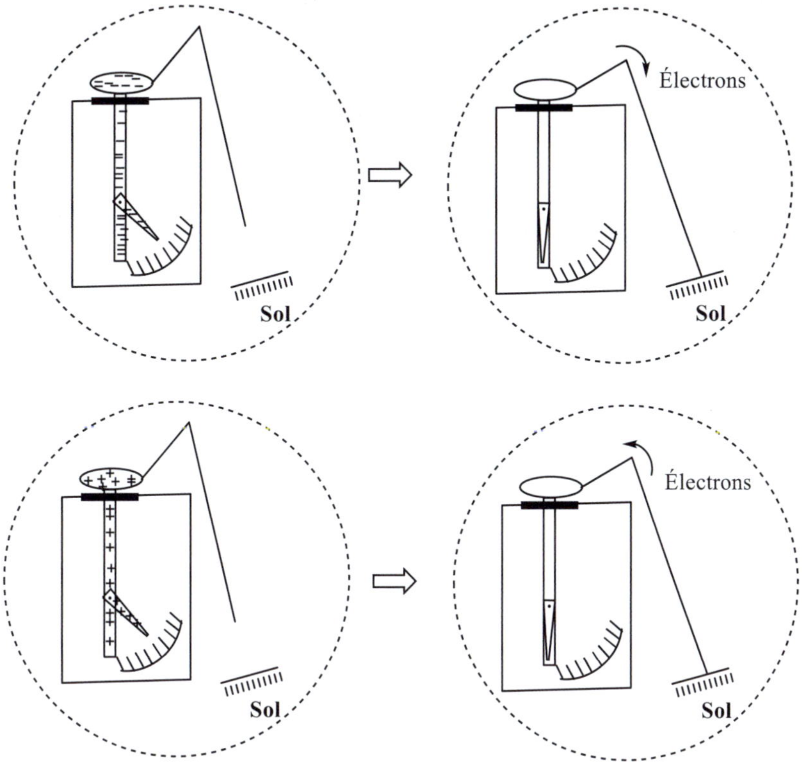

FIGURE 3

2 Loi de Coulomb

Comme on le montre ci-dessous, il existe une force d'interaction entre deux charges électriques q_1 et q_2 que l'on suppose concentrées chacune en un point et séparées d'une distance d. Cette force est exercée par chacune de ces charges sur l'autre, à savoir $\vec{F}_{1/2}$ est la force exercée par q_1 sur q_2, alors que la force exercée par q_2 sur q_1 est $\vec{F}_{2/1}$.

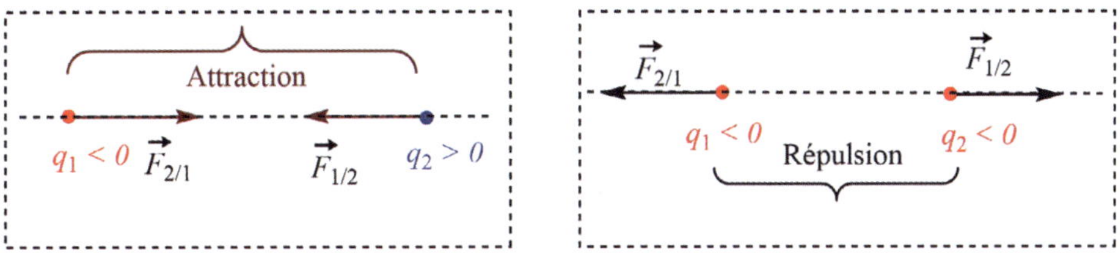

FIGURE 4

Lorsque la charge q_1 est négative et q_2 est positive, nous constatons que q_1 attire la charge q_2 avec une force $\vec{F}_{1/2}$ et q_2 attire la charge q_1 avec une force $\vec{F}_{2/1}$. Le rôle joué par ces deux charges est le même. L'intensité de ces deux forces est identique, elle est égale à :

$$F_{2/1} = F_{1/2} = K \times \frac{q_1 \times q_2}{d^2}$$

F est exprimée en N, d (la distance) en m, q_1 et q_2 en Coulomb (C) et K (dans le vide) est environ égal à 9×10^9 N m²/C² ($K = \frac{1}{4\pi\varepsilon_0}$ où ε_0 = permittivité électrique dans le vide $= 8{,}85 \times 10^{-12}$ F/m).

L'intensité de la force est proportionnelle aux deux charges et inversement proportionnelle au carré de la distance qui les sépare.

La direction est celle de la droite joignant les deux charges.

Le sens dépend des signes des charges.

> **REMARQUE**
> La charge élémentaire est égale à $1,6 \times 10^{-19}$ C et toutes les charges sont proportionnelles à cette charge élémentaire.

Dans une charge d'électrons correspondant à un coulomb ($q = 1$ C), on trouve

$$n\left(e^{-}\right) = \frac{1\ \text{C}}{1,6 \times 10^{-19}\ \text{C/électron}} = 6,28 \times 10^{18}\ \text{électrons}$$

Le principe de superposition s'applique lorsque plusieurs charges sont présentes. Par exemple, lorsque deux charges q_1 et q_2 agissent sur une troisième charge q_3, la force en q_3 est la résultante des deux forces $\vec{F}_{1/3}$ et $\vec{F}_{2/3}$ ($\vec{F}_{1+2/3} = \vec{F}_{1/3} + \vec{F}_{2/3}$) :

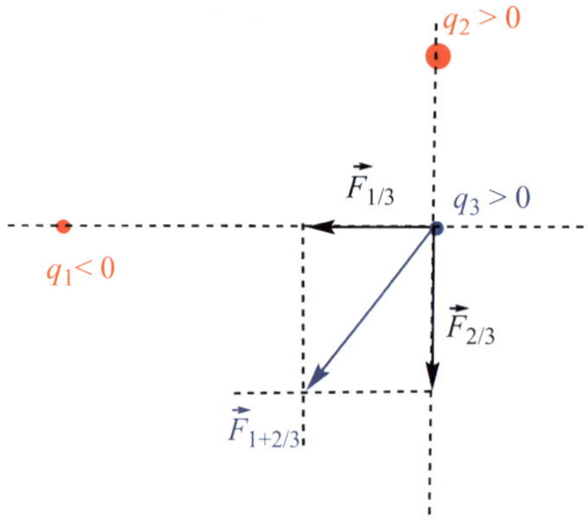

FIGURE 5

En pareil cas, étant donné que les vecteur forces $\vec{F}_{1/3}$ et $\vec{F}_{2/3}$ sont perpendiculaires entre eux, l'intensité de la force résultante est égale à $F_{1+2/3} = \sqrt{F_{1/3}^2 + F_{2/3}^2}$.

3 Champ électrique

Au même titre que la Terre crée autour d'elle un champ gravifique, une charge électrique crée autour d'elle un champ électrique, noté $\vec{E}$.

Prenons l'exemple d'un champ électrique créé par une charge Q et plaçons une charge ponctuelle au point M, $q > 0$. Cette dernière subit une force électrique qui est proportionnelle à sa charge en coulomb.

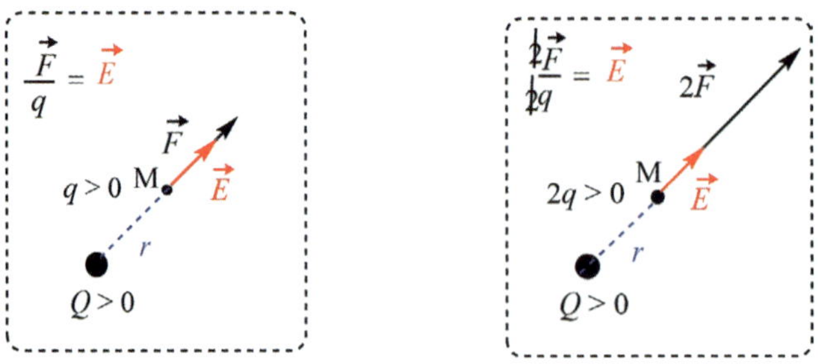

FIGURE 6

Quelle que soit la valeur de la charge q, le rapport $\frac{F}{q}$ est constant au point M. Ce rapport constant représente l'intensité du champ électrique créé par Q en ce point.

On peut donc en déduire que l'**intensité** du champ électrique créé par Q au point M est égale à : $E = K \times \frac{Q}{r^2}$

L'unité de E est N/C, Q en C, r en m et $K = 9 \times 10^9$ N m²/C² (où $K = \frac{1}{4\pi\varepsilon_0}$ où $\varepsilon_0 =$ permittivité électrique dans le vide $= 8{,}85 \times 10^{-12}$ F/m).

La **direction** du champ électrique est la même que celle de la force électrique.

Le **sens** du champ électrique dépend de la charge q :

- même sens que la force si $q > 0$
- sens opposé à celui de la force si $q < 0$

Remarque

Le vecteur champ électrique fuit la charge positive.

En outre, comme dans le cas des forces électriques, le principe de superposition s'applique également lorsqu'il y a plusieurs charges qui créent un champ électrique en un point M. Par exemple, prenons le cas de quatre charges identiques et positives placées aux sommets d'un plan carré, le champ électrique créé par ces quatre charges au point M (au centre du carré) est nul : voir figure 7.

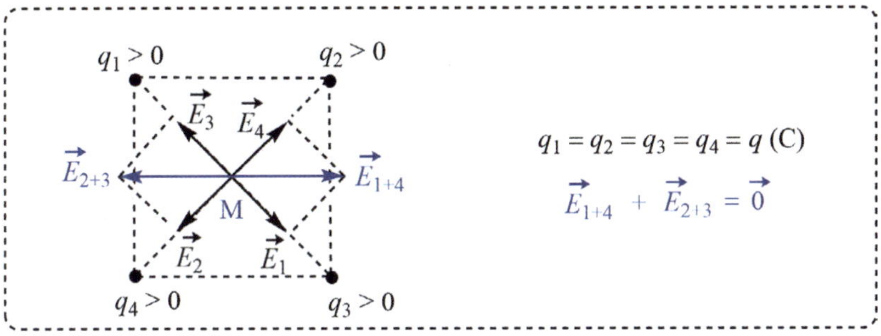

FIGURE 7

4 Lignes de champ électrique

Imaginons que l'on place des graines de gazon à la surface d'un liquide situé dans un espace entre deux charges électriques ponctuelles Q_1 et Q_2. Sous l'influence du champ créé par ces deux charges, chaque graine de gazon devient un dipôle électrique dont les charges sont soumises à une force électrique exercée par Q_1 et Q_2. Ces forces ont pour effet d'orienter les graines parallèlement aux forces et aux champs électriques. Si on suppose que $Q_1 = +Q$ et $Q_2 = -Q$, on obtient :

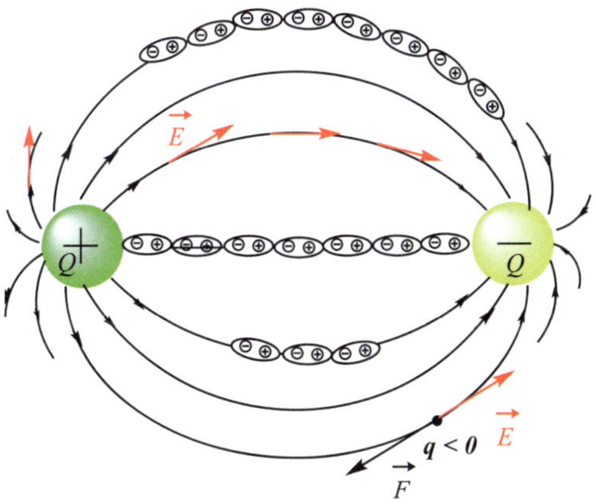

FIGURE 8

Le spectre du champ électrique est représenté par des lignes de champ électrique (Figure 8). Ce sont des lignes qui représentent les directions des grains de la limaille de fer. La direction de champ électrique en un point est tangente à la ligne du champ électrique.

Le champ créé par une charge ponctuelle est radial : voir figure 9.

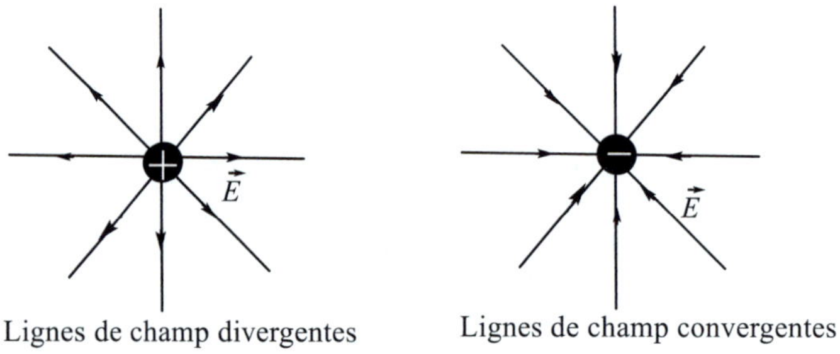

FIGURE 9

Si les deux charges possèdent les mêmes signes, les lignes de champ électrique prennent la forme illustrée dans la figure 10 que voici :

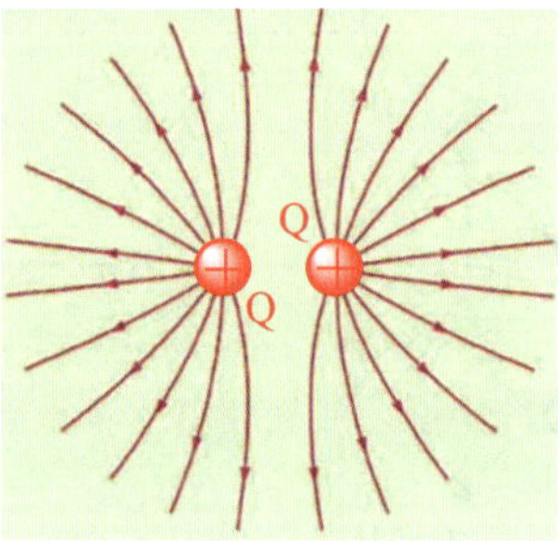

FIGURE 10

Dans tous les cas, les lignes de champ électrique ne se coupent jamais et sont orientées dans le sens du champ électrique appliqué.

Cas du condensateur

Dans un condensateur (deux armatures parallèles dont l'une porte une charge Q positive et l'autre Q négative), les lignes de champ sont parallèles, offrant ainsi un champ électrique uniforme (partout de même intensité). Au bord du condensateur, les lignes de champ sont incurvées.

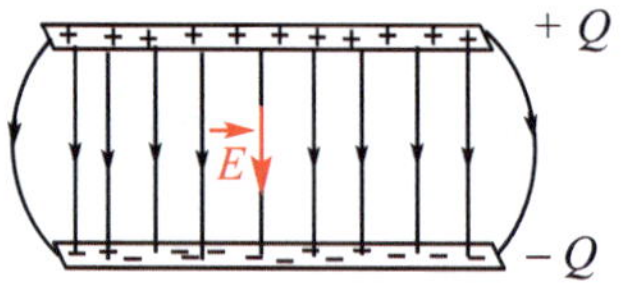

FIGURE 11

5 Différence de potentiel électrique

Le travail à fournir pour déplacer une charge q positive située à une distance très grande (l'infini) par rapport à un point A proche d'une charge Q est $W_{\infty \to A}$. Ce travail est fourni pour contrecarrer la force répulsive entre les deux charges. Pour la même distance, si on déplace une charge double $2q$, le travail sera double et ainsi de suite (Figure 12).

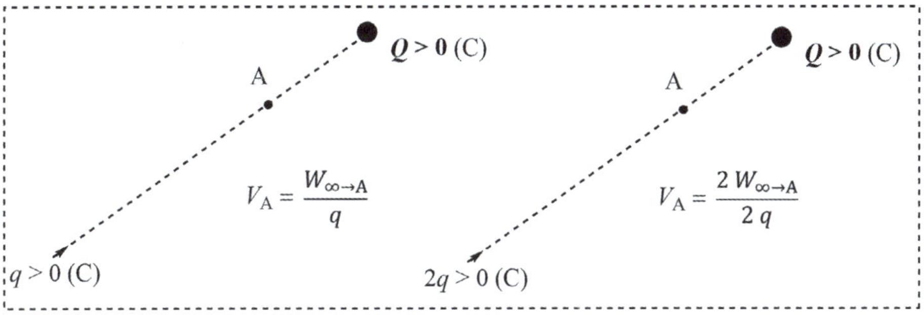

FIGURE 12

Le rapport de l'énergie dépensée par unité de charge est constant ($\frac{W_{\infty \to A}}{q} = \text{Cte}$). Ce rapport constant au point A est le potentiel électrique V_A au point A.

Au voisinage de la charge Q, si on amène une charge positive q à deux points A et B (Figure 13), la différence de potentiel $V_A - V_B$, qui est notée U_{AB}, est égale aussi à l'énergie qu'il faut fournir pour déplacer cette charge de B à A.

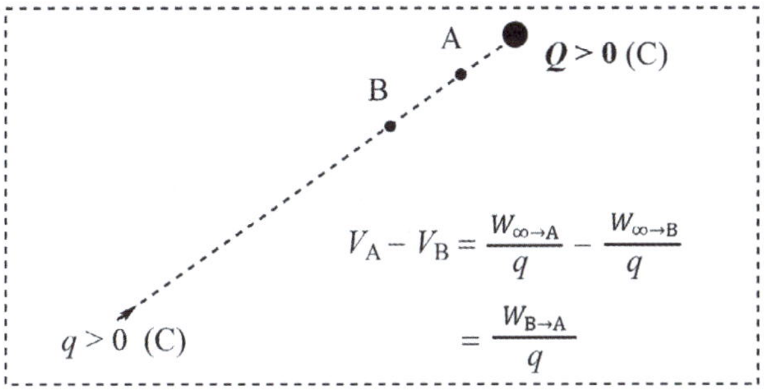

FIGURE 13

L'unité de la différence de potentiel U_{AB} est J/C, qu'on appelle volt (V).

Remarque

Pour un condensateur plan dont les armatures sont soumises à une tension U_{AB}, l'intensité du champ électrique qui règne entre les deux plaques est égale à $E = \frac{|U_{AB}|}{d}$ (V/m).

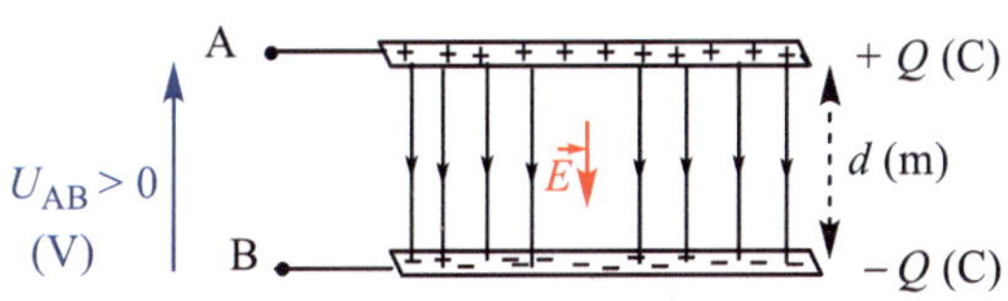

FIGURE 14

Le vecteur champ électrique est constant (conserve la même direction, le même sens et la même intensité) entre les deux armatures.

Le vecteur champ électrique est orienté vers l'armature de potentiel le plus bas.

Électrostatique

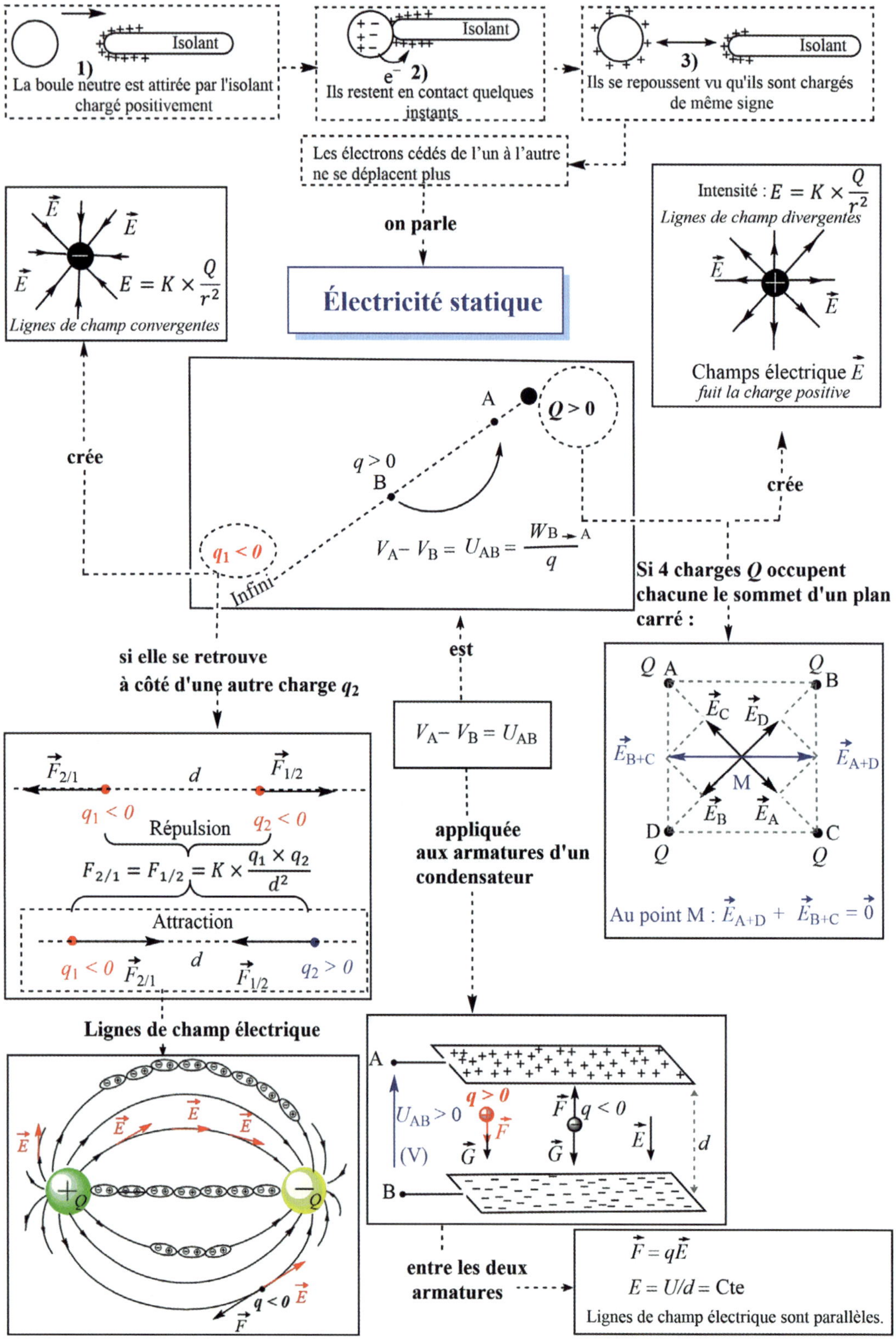

QCM

Électrostatique

Physique

1 Répondre par **Vrai** ou **Faux**.

A. Si on frotte deux corps l'un contre l'autre, la création d'une nouvelle charge pourrait avoir lieu.

❑ V ❑ F

B. La charge d'un corps peut être le produit du nombre d'électrons par la charge élémentaire d'un électron.

❑ V ❑ F

C. Soit A un corps chargé positivement et B un corps neutre situés très proche l'un de l'autre. L'intensité de la force électrique agissant le long d'une ligne droite qui relie les deux objets A et B est nulle.

❑ V ❑ F

D. Les électrons d'un corps comme le plastique sont fort liés aux noyaux des atomes. Ces électrons ne sont pas libres comme ceux d'un métal (ex. l'argent).

❑ V ❑ F

E. Comme le montre le schéma ci-dessous, par induction la sphère A est chargée d'un côté positivement et de l'autre côté négativement. Dans ce cas, il suffit de toucher avec votre main pendant un petit moment la sphère du côté chargé positivement pour que sa charge nette soit négative.

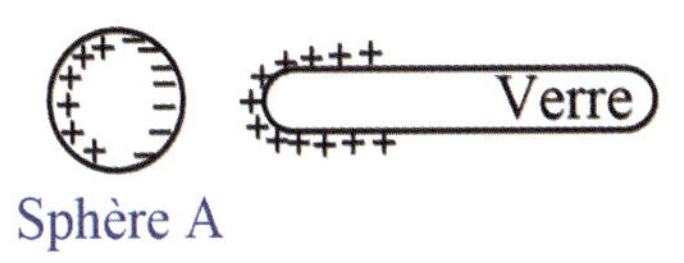

❑ V ❑ F

F. Un champ électrique est une grandeur vectorielle.

❑ V ❑ F

G. Si un corps chargé Q subit une force $\vec{F}$ à un moment donné dans l'espace, alors l'intensité du champ électrique E est $Q \times F$.

❑ V ❑ F

H. Une charge positive se déplace toujours dans le sens du champ électrique.

❑ V ❑ F

I. La force électrique nette exercée sur une particule chargée à l'intérieur d'une sphère chargée positivement (ou négativement) est nulle. On suppose que les charges à la surface de la sphère sont uniformément réparties.

❑ V ❑ F

J. Soit x Joules le travail à fournir pour déplacer une charge positive Q d'un point A à B situé dans le champ électrique d'une autre particule chargée positivement. Pour faire le même trajet, le travail nécessaire pour déplacer $10 \times Q$ de A à B vaut $10 \times x$ Joules.

❑ V ❑ F

K. L'énergie potentielle électrique très faible ne veut pas dire que la différence de potentiel électrique sera très faible également.

❑ V ❑ F

2 Soit un condensateur branché à une batterie d'accumulateurs au plomb comme le montre le schéma suivant :

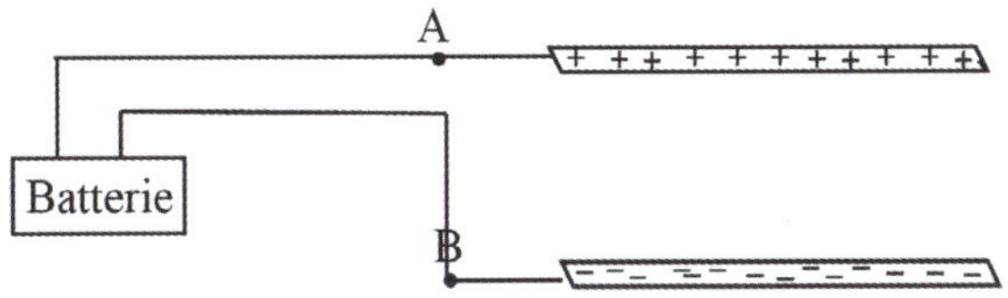

Parmi les propositions suivantes, lesquelles sont **vraies**, lesquelles sont **fausses** et pourquoi ?

❑ **A.** La borne positive de la source de tension (batterie) est liée à la plaque chargée négativement.

❑ **B.** Les électrons de la plaque B sont reçus directement de la plaque A à travers l'espace vide entre les deux plaques.

❑ **C.** La tension augmente de B vers A

❑ **D.** Le mouvement de charge du condensateur s'arrête dès que la tension entre B et A est égale à celle aux bornes de la batterie.

❑ **E.** La charge totale des deux plaques est toujours égale à 0 C.

❑ **F.** Le vecteur champ électrique est orienté vers l'armature de potentiel le plus haut.

3 Soit une particule q chargée positivement (point C) placée dans un champ électrique d'une autre charge Q située au point O ($Q = 4 \times q$), comme le montre le schéma ci-après :

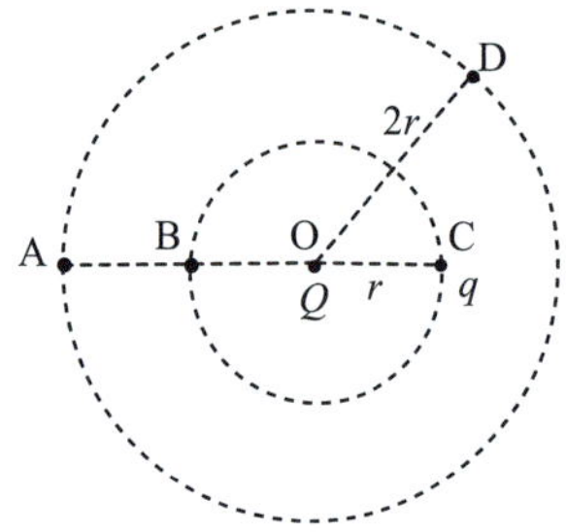

Parmi les propositions suivantes, indiquer celles qui sont correctes :

- ❑ **A.** L'intensité du champ électrique au point B est 17/4 fois plus grande que celle du champ électrique créé par Q au point D.
- ❑ **B.** L'intensité du champ électrique créé par Q au point D est égale à celle du champ électrique créé par les deux charges au point A.
- ❑ **C.** La particule chargée au point C est soumise à une force de coulomb dont l'intensité est égale à 36×10^9 N si $r = 1$ m et $q = 1$ C (K, constante caractéristique du milieu $= 9 \times 10^9$ N m²/C²).
- ❑ **D.** L'intensité du champ électrique au point A vaut 9×10^8 N/C si $r = 1$ m et $q = 1$ C (K, constante caractéristique du milieu $= 9 \times 10^9$ N m²/C²).

4 On considère deux particules A et B chargées respectivement $+q$ et $-q$ (q en C et positive) et distantes de r (m), qui s'attirent avec une force électrostatique d'intensité égale à f.
Lorsque les deux charges se retrouvent à une distance égale à $r + x$ (m), l'intensité de la force électrostatique (F) que chacune des charges exerce sur l'autre est égale à : (Cocher la bonne réponse)

- ❑ **A.** $F = f \times \left(1 - \dfrac{x}{r+x}\right)$
- ❑ **B.** $F = f \times \left(1 + \dfrac{x}{r+x}\right)^2$
- ❑ **C.** $F = f \times \left(1 - \dfrac{x}{r+x}\right)^2$
- ❑ **D.** $F = f \times \left(\dfrac{x}{r+x}\right)^2$
- ❑ **E.** $F = f \times \left(\dfrac{r+x}{r}\right)^2$

5 On considère deux particules A et B chargées ($q_A = q_B = q > 0$ en C) et distantes de d (en m), qui se repoussent avec une force électrostatique d'intensité égale à f.
Si la valeur de ces deux charges ainsi que leur distance se trouvent réduites au tiers, la nouvelle intensité de la force électrostatique (F) sera égale à : (Cocher la bonne réponse)

- ❑ **A.** $F = 2 \times f$
- ❑ **B.** $F = 3 \times f$
- ❑ **C.** $F = 9 \times f$
- ❑ **D.** $F = 27 \times f$
- ❑ **E.** Autre

6 Deux charges ponctuelles positives q_A et q_B ($q_A = q_B = +q$ C) sont placées dans le vide respectivement en deux points A et B distants de r cm, comme le montre le schéma suivant :

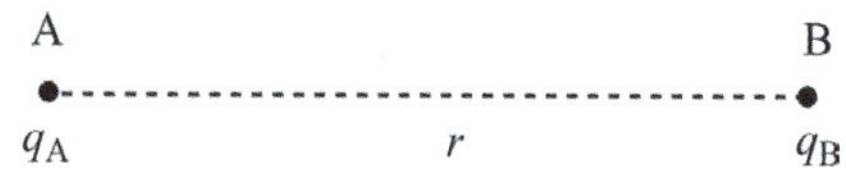

Répondre par **Vrai** ou **Faux**.

A. Le champ électrique au milieu du segment [AB] est nul.
❑ **V** ❑ **F**

B. L'intensité du champ électrique au milieu du segment [AB] vaut le double de celle du champ créé par A au point B.
❑ **V** ❑ **F**

C. La force électrique que les deux charges exercent sur une charge ponctuelle $+q$ située au milieu du segment [AB] est nulle.
❑ **V** ❑ **F**

D. La force électrique que les deux charges exercent sur une charge ponctuelle $-q$ située au milieu du segment [AB] est nulle quelle que soit la valeur de q.
❑ **V** ❑ **F**

E. Aucune de ces quatre réponses n'est correcte.
❑ **V** ❑ **F**

7 Trois charges ponctuelles q_A, q_B et q_C, ($q_A = q_B = +q > 0$ et $q_C = -2q$) sont placées sur une même ligne droite, comme le montre le schéma ci-dessous :

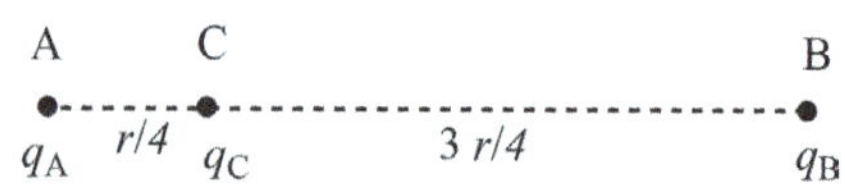

Répondre par **Vrai** ou **Faux**.

A. Si l'intensité de la force électrique exercée par q_A sur q_C est égale à 90 N, alors celle exercée par q_B sur q_C sera égale à 10 N.
❑ **V** ❑ **F**

B. Si l'intensité du champ électrique créé par q_A au point B vaut 9 N/C, l'intensité du champ électrique créé par q_C au point B sera égale à 27 N.
❑ **V** ❑ **F**

C. Si on retire la particule C et si on suppose que $r = 1$ m et $q = 1$ C, l'intensité de la force électrique exercée sur A sera différente de celle exercée sur B.

❑ V ❑ F

D. Si on retire la particule C et si on suppose que la distance entre A et B est 1 m et $q = 1$ C, l'intensité de la force électrique exercée sur A sera supérieure à celle de la force d'attraction terrestre agissant sur une masse égale à 10^5 tonnes ($g = 10$ N/kg).

❑ V ❑ F

E. Aucune de ces quatre réponses n'est correcte.

❑ V ❑ F

8 Soit un condensateur plan constitué de deux disques métalliques de rayon $R = 10$ cm (de même axe) séparés par une distance $d = 2R$ et soumis à une différence de potentiel $U_{AB} = 100$ V. Le champ électrique qui règne entre les deux armatures est égal à : (Cocher la bonne réponse)

❑ **A.** 100 V/m ❑ **B.** 0 V /m
❑ **C.** 500 V/m ❑ **D.** 1 000 V/m

9 Soit un condensateur plan constitué de deux disques A et B de rayon $R = 10$ cm (de même axe) séparés par une distance $d = 2R$ et soumis à une différence de potentiel $U_{AB} = 100$ V ($V_A > V_B$).
On considère un point P situé au milieu des deux armatures, la différence de potentiel U_{AP} : (Indiquer la bonne réponse)

❑ **A.** 0 V ❑ **B.** 50 V
❑ **C.** 100 V ❑ **D.** 200 V
❑ **E.** 500 V

10 On met en contact un électroscope avec un fil conducteur électrique. Après 10 s, le fil conducteur est retiré et on constate que l'électroscope porte une charge égale en valeur absolue à 6,4 µC.
Le nombre d'électrons reçus par l'électroscope est : (Cocher la bonne réponse)

❑ **A.** 4×10^{13} électrons
❑ **B.** 4×10^{25} électrons
❑ **C.** $1{,}6 \times 10^{13}$ électrons
❑ **D.** $6{,}4 \times 10^{13}$ électrons

11 Parmi les spectres électriques suivants, le(les) quel(s) représente(nt) correctement le sens et la direction du vecteur champ électrique ?

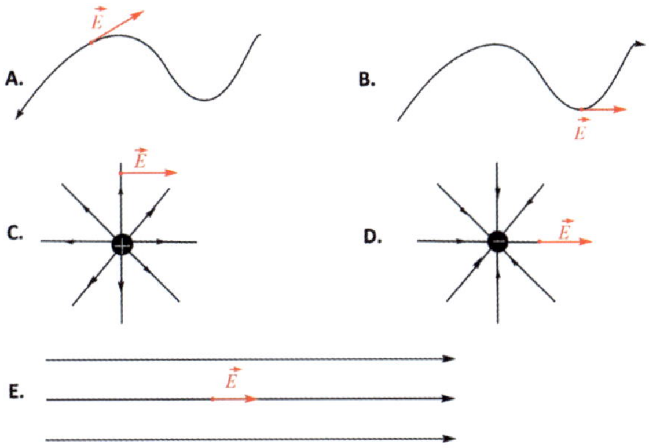

12 Deux charges ponctuelles q_A et q_B [$q_A = q_B = +q > 0$ (C)] sont placées dans le vide respectivement en deux points A et B distants de $2r$ cm. C est au milieu du segment [AB] et D est le point de la médiatrice du segment tel que $DC = r$ (cm), comme on le montre dans le schéma suivant :

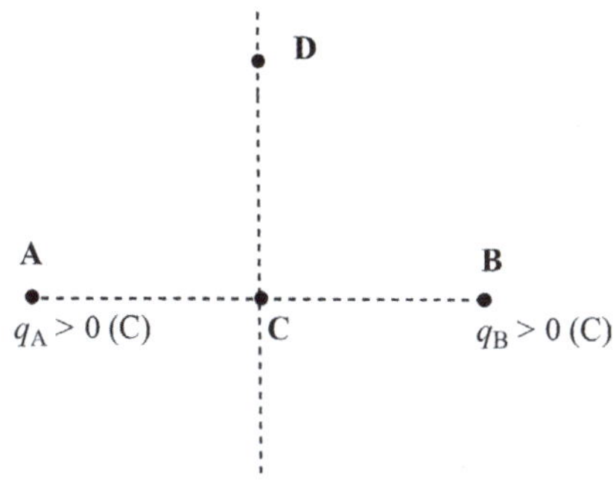

$\vec{E}_A$ et $\vec{E}_B$ sont les vecteurs de champs électriques créés respectivement par les charges ponctuelles en A et B.

$\vec{E}$ est le champ électrique résultant : $\vec{E} = \vec{E}_A + \vec{E}_B$.
Parmi les propositions suivantes, indiquer celles qui sont correctes :

❑ **A.** Le champ électrique $\vec{E}$ au point C est nul.
❑ **B.** Le champ électrique $\vec{E}$ au point D a pour intensité $\sqrt{2}\,E_A$.
❑ **C.** Le sens de $\vec{E}$ reste le même sur toute la médiatrice du segment [AB].
❑ **D.** Le champ électrique $\vec{E}$ au point D a pour intensité $\sqrt{162} \times 10^9$ N/C, si $q = 1$ C et $r = 1$ m.
❑ **E.** Tout au long de la médiatrice, l'intensité du champ électrique $\vec{E}$ est constante.

13 Une particule chargée de masse égale à 32×10^{-12} g reste en équilibre (immobile) entre deux plaques A et B parallèles et distantes de 20 mm lorsqu'une différence de potentiel de 200 V est appliquée entre les deux plaques.

La plaque supérieure porte une charge positive, comme le montre le schéma suivant :

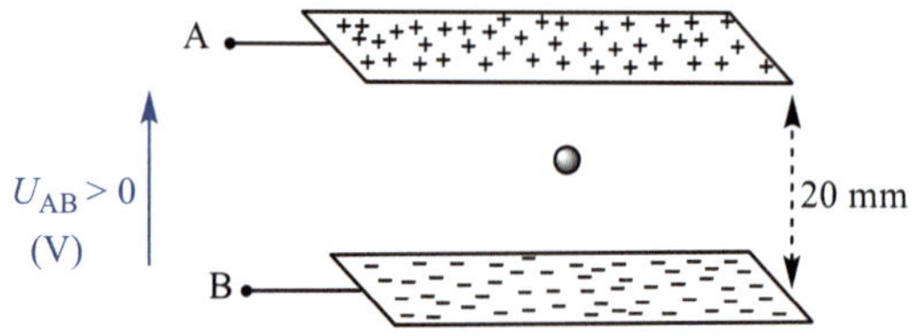

On prend $g = 10$ N/kg.

Parmi les propositions suivantes, indiquer celles qui sont correctes :

- ❑ **A.** La particule est chargée positivement.
- ❑ **B.** La particule est chargée négativement.
- ❑ **C.** La quantité de charge que porte cette particule est 32×10^{-15} C.
- ❑ **D.** Le nombre d'électrons excédentaires que porte cette particule est 200.
- ❑ **E.** La particule devient neutre si elle reçoit 200 électrons.

14 Une charge électrique positive q est placée à chaque sommet d'un carré de côtés a. Chacune de ces charges est soumise à un champ électrique dont l'intensité est égale à : (Cocher la bonne réponse)

- ❑ **A.** $E = K \times \dfrac{\left(2\sqrt{2}+1\right)}{2}\dfrac{q}{a^2}$
- ❑ **B.** $E = K \times \dfrac{\sqrt{2}}{2}\dfrac{q}{a^2}$
- ❑ **C.** $E = K \times 4 \times \dfrac{q}{a^2}$
- ❑ **D.** $E = K \times 3 \times \dfrac{q}{a^2}$
- ❑ **E.** $E = K\dfrac{q}{a^2}$

15 Répondre par **Vrai** ou **Faux**.

A. Deux charges électriques ponctuelles séparées par une distance d exercent l'une sur l'autre une force électrique dont l'intensité dépend de la nature du milieu dans lequel elles interagissent.
❑ V ❑ F

B. Les lignes de champ électrique sont orientées dans le sens du vecteur champ électrique.
❑ V ❑ F

C. Le champ électrique créé par une particule de charge q dépend de sa masse.
❑ V ❑ F

D. Une charge électrique q positive est placée à chaque sommet d'un triangle équilatéral. L'intensité de la force que subit chacune de ces charges est identique.
❑ V ❑ F

E. Une particule de charge électrique q positive est placée à chaque sommet d'un triangle équilatéral. L'intensité de la force que subit chacune de ces charges dépend de la masse de la particule.
❑ V ❑ F

F. Un corps électrisé peut attirer des corps neutres légers.
❑ V ❑ F

G. Si une boule (légère) neutre touche un bâton de verre chargé positivement, elle reste très peu de temps en contact, avant qu'elle soit repoussée.
❑ V ❑ F

H. Une particule chargée positivement correspond toujours à une particule ayant plus de neutrons que d'électrons.
❑ V ❑ F

I. Une particule neutre peut correspondre à une particule ayant plus de neutrons que d'électrons.
❑ V ❑ F

J. Si on arrache des électrons à un isolant (par frottement par ex.), les électrons des atomes voisins peuvent se déplacer pour combler ce défaut de charges.
❑ V ❑ F

K. Soit deux tiges métalliques A et B neutres en contact qui sont approchées (sans contact) d'une extrémité d'un isolant chargé positivement. Après quelques instants, on sépare les deux tiges. La tige qui n'était pas en face de l'isolant s'est chargée positivement.
❑ V ❑ F

L. Soit deux particules ponctuelles électrisées A et B distantes de 100 cm et de charges $q_A = 4$ C et $q_B = 9$ C. L'intensité du champ électrique créé par ces deux charges au point C situé à 60 cm de B est nulle ($C \in [AB]$).
❑ V ❑ F

M. Toute apparition de charge électrique est due à un transfert d'électron.
❑ V ❑ F

N. Soit deux pendules électrostatiques A et B neutres, de masses identiques et suspendus tous les deux verticalement au même point. Après les avoir électrisés par des charges positives, le pendule A qui est chargé 4 fois plus que B est écarté de la verticale par répulsion d'un angle α plus grand que celui du pendule A.
❑ V ❑ F

O. Soit deux particules ponctuelles électrisées A et B distantes de 1 m et de charges $q_A = 4$ C et $q_B = -9$ C. Le champ électrique créé par ces deux charges peut être nul en un point C du segment $[AB]$.
❑ V ❑ F

Électrostatique

1

A. Faux, car la charge ne peut être ni créée ni détruite. Il y a toujours une conservation de charge. Il s'agit tout simplement d'un transfert d'électrons d'un corps à l'autre lorsque cela est possible. Le nombre d'électrons total des deux corps reste toujours constant.

B. Vrai. La charge d'un électron ne peut être divisée. La charge totale d'un corps est un produit d'un nombre entier (nbre d'électrons) par la charge élémentaire ($1{,}6 \times 10^{-19}$ C).

C. Vrai. $F = k\dfrac{q_A q_B}{d^2} = 0$ N, car $q_B = 0$ C (B est un corps neutre).

D. Vrai. C'est la raison pour laquelle le plastique est un isolant et l'argent est un bon conducteur de courant électrique.

E. Vrai. La charge nette de la sphère après l'avoir touchée à la main pendant un petit moment est négative. En effet :

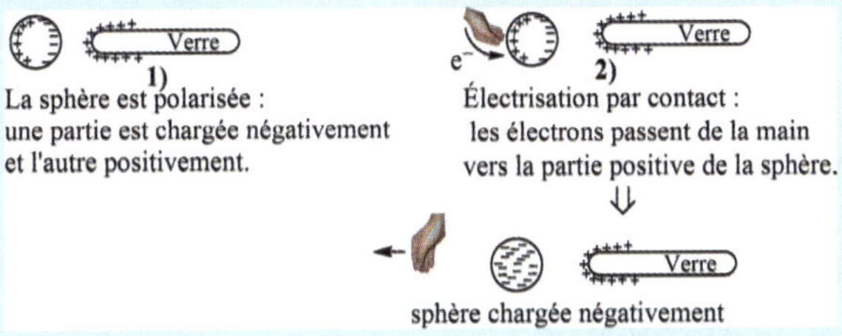

F. Vrai, car le champ électrique est caractérisé par une intensité, un sens et une direction.

G. Faux, car $E = \dfrac{F}{Q}$.

H. Vrai. Dans ce cas les deux vecteurs $\vec{E}$ et $\vec{F}$ sont orientés dans le même sens.

I. Vrai, car pour toute force agissant sur la particule venant d'un côté, une autre force de même intensité et de sens opposé l'annule. Il est de même pour le champ électrique.

J. Vrai, car les deux charges Q et $Q' = 10 \times Q$ ont la même différence de potentiel électrique au point B, soit

$$\text{Différence de potentiel électrique} = \frac{W_{A\to B}}{\text{Charge}} = \frac{W_{A\to B}}{Q} = \frac{10 \times W_{A\to B}}{10 \times Q}$$

K. Vrai, car le potentiel électrique dépend, en plus de l'énergie potentielle, de la charge. Une charge de quelques µC peut donner un potentiel très élevé.

2 **Réponses fausses : A, B et F.**

A. Faux, car c'est la borne positive qui est liée à l'armature A. Les électrons de A sont tirés vers la batterie via cette borne.

B. Faux, car la borne B reçoit bien les électrons de la borne négative de la batterie, et non directement de la plaque A. En effet, la borne négative de la batterie ainsi que la plaque B pompent les électrons venant de la plaque A via les fils conducteurs.

C. Vrai, comme c'est le cas dans une pile : la tension augmente de la borne négative vers la borne positive.

D. Vrai.

E. Vrai. Lorsque l'on charge ou l'on décharge un condensateur la charge totale est toujours nulle, on a toujours autant de charge positive sur une plaque que de charge négative sur l'autre plaque.

F. Faux. Le vecteur champ électrique est orienté vers l'armature portant la charge négative, donc vers la plaque de potentiel le plus bas.

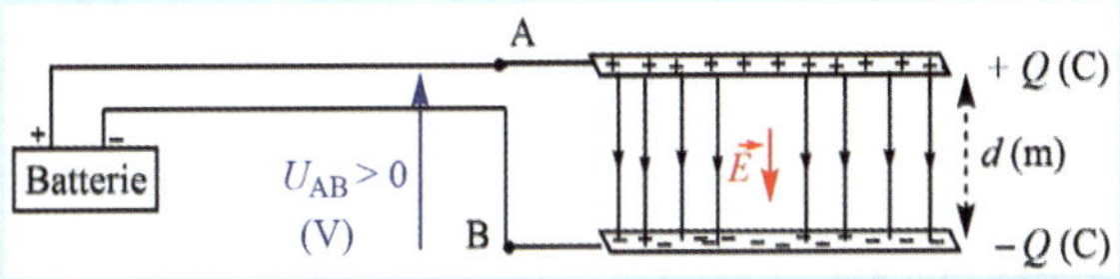

3 **La proposition A est vraie.**

Justifications :

Les charges en C et O sont positives. Elles créent chacune un champ électrique au point B.

Le champ électrique résultant est : $\vec{E} = \vec{E}_C + \vec{E}_O$

Or, les deux champs électriques créés fuient leurs charges positives et présentent le même sens.

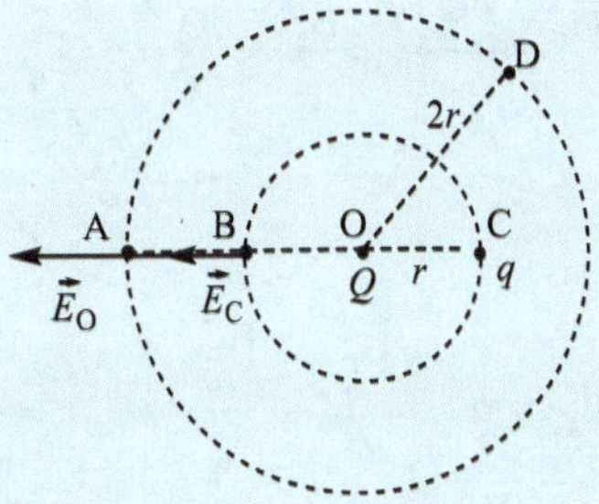

Donc, $E = E_C + E_O$.

Avec

- l'intensité du champ électrique créé par q au point B vaut :

$$E_C = K \times \frac{q}{(2r)^2}$$

- l'intensité du champ électrique créé par $Q = 4q$ au point B vaut :

$$E_O = K \times \frac{4q}{r^2}$$

L'unité de E est N/C, q en C, r en m et $K = 9 \times 10^9$ N m²/C².

D'où :

$$E = E_C + E_O = K \times \frac{q}{(2r)^2} + K \times \frac{4q}{r^2} = K \times \frac{17q}{4r^2}$$

$$E = K \times \frac{17q}{4r^2}$$

Au point D, le champ électrique créé par la charge $4q$ vaut :

$$E' = K \times \frac{4q}{(2r)^2} = K \times \frac{q}{r^2}$$

On en conclut que :

$$\frac{E}{E'} = \frac{K \times \frac{17q}{4r^2}}{K \times \frac{q}{r^2}} = \frac{17}{4}$$

L'intensité du champ électrique E au point B est 17/4 fois plus grande que l'intensité de E' créé par Q au point D.

La proposition B est incorrecte.

Justifications :

Au point D, l'intensité du champ électrique créé par la charge $4q$ vaut :

$$E' = K \times \frac{4q}{(2r)^2} = K \times \frac{q}{r^2}$$

Au point A, l'intensité du champ électrique résultant vaut (même raisonnement que dans la question A) :

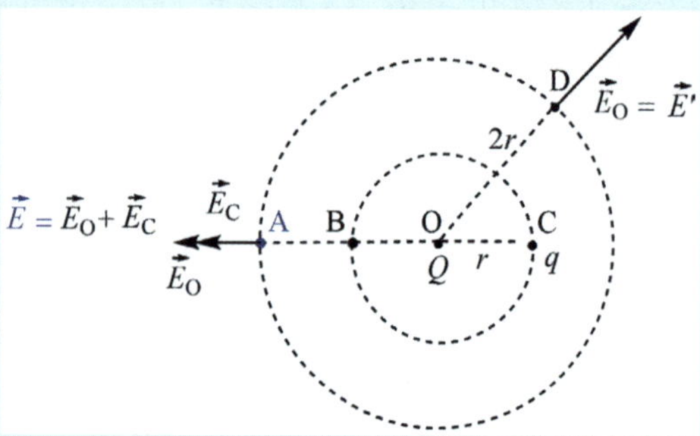

$$E = E_C + E_O = K \times \frac{q}{(3r)^2} + K \times \frac{4 \times q}{(2r)^2}$$

$$= K \times \frac{10 \times q}{9 \times r^2}$$

On en déduit que : $E \neq E'$

L'intensité du champ électrique E' au point D n'est pas égale à celle du champ électrique au point A (E).

La proposition C est exacte.

La particule chargée au point C est soumise à une force de coulomb dont l'intensité est égale à 36×10^9 N si $r = 1$ m et $q = 1$ C.

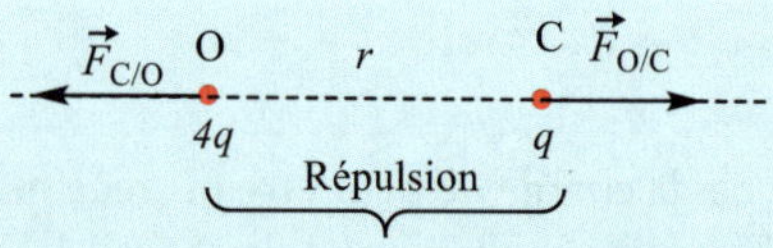

Les deux forces ont la même intensité :

$$F_{C/O} = F_{O/C} = F = K \times \frac{4q \times q}{r^2}$$

F est exprimée en N, d (la distance) en m, q en Coulomb (C) et K (dans le vide) est environ égal à 9×10^9 N m²/C².

Si $r = 1$ m et $q = 1$ C, $F = K \times \frac{4 \times 1}{1^2} = 4 \times K$

Numériquement : $F = 4 \times 9 \times 10^9 = 36 \times 10^9$ N

Si $r = 1$ m et $q = 1$ C, la particule chargée au point C est soumise à une force de coulomb dont l'intensité est égale à 36×10^9 N.

La proposition D n'est pas exacte.

L'intensité du champ électrique au point A, si $r = 1$ m et $q = 1$ C (K, constante caractéristique du milieu $= 9 \times 10^9$ N m²/C²) vaut :

$$E = E_C + E_O = K \times \frac{q}{(3r)^2} + K \times \frac{4 \times q}{(2r)^2}$$

$$= K \times \frac{10 \times q}{9 \times r^2}$$

Application numérique : si $r = 1$ m, $q = 1$ C, $K = 9 \times 10^9$ N m²/C²,

$$E = 9 \times 10^9 \times \frac{10 \times 1}{9 \times 1^2} = 10^{10} \text{ N/m}$$

4 La bonne réponse est C.

On considère deux particules A et B chargées respectivement $+q$ et $-q$ (q en C et positive) et distantes de r (m),

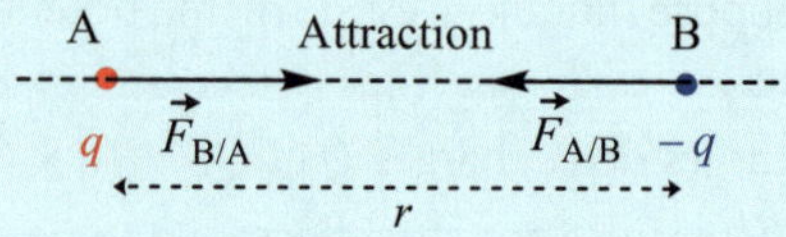

Ces deux charges s'attirent avec une force électrostatique dont l'intensité est égale à f :

$$F_{A/B} = F_{B/A} = f = K \times \frac{|q| \times |(-q)|}{r^2} = K \times \frac{q^2}{r^2}$$

Lorsque les deux charges se retrouvent à une distance égale à $r + x$ (m), l'intensité de la force électrostatique (F) que chacune des charges exerce sur l'autre est égale à :

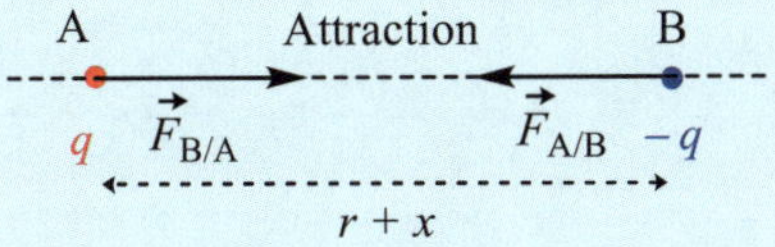

$$F_{A/B} = F_{B/A} = F = K \times \frac{q^2}{(r + x)^2}$$

Or, $f = K \times \frac{q^2}{r^2}$

En écrivant $F = K \times \frac{q^2}{(r + x)^2} \times \frac{r^2}{r^2}$

Il vient $F = f \times \frac{r^2}{(r + x)^2}$

$$F = f \times \left(\frac{r}{r + x}\right)^2 = f \times \left(\frac{r + x - x}{r + x}\right)^2$$

$$= f \times \left(\frac{r + x}{r + x} - \frac{x}{r + x}\right)^2$$

Soit $F = f \times \left(1 - \frac{x}{r + x}\right)^2$ **(la proposition C est correcte)**

5 La bonne proposition est E.

Soit deux particules A et B chargées ($q_A = q_B = q > 0$) et distantes de d (en m).

Ces deux charges se repoussent avec une force électrostatique d'intensité égale :

$$F_{A/B} = F_{B/A} = f = K \times \frac{q^2}{(d)^2}$$

Si la valeur de ces deux charges ainsi que leur distance se trouvent réduites au tiers, la nouvelle intensité de force électrostatique (F) sera égale à :

$$F_{A/B} = F_{B/A} = F = K \times \frac{\left(\frac{q}{3}\right)^2}{\left(\frac{d}{3}\right)^2}$$

D'où, $F = f$

6

A est vrai.

Quel que soit le signe de la charge q, le champ électrique créé au milieu du segment [AB] est nul : voir les figures suivantes :

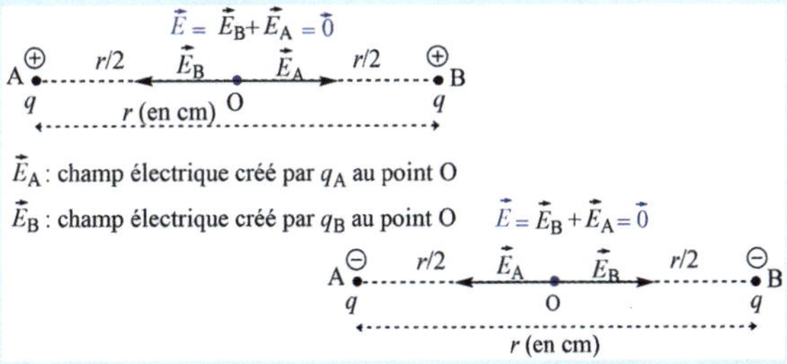

Les deux vecteurs champs électriques créés par les deux charges ont la même intensité, la même direction mais sont de sens opposés. Par conséquent, le champ électrique total au point O, au milieu du segment $[AB]$, est nul.

B est faux.

L'intensité du champ électrique créé par les deux charges au point O est nul : $E = 0$ N/C

L'intensité du champ électrique créé par A au point B vaut : $E_A = K \times \frac{|q|}{(r \times 10^{-2})^2}$

D'où, $E_B \neq E$ (0 N/C)

C est vrai.

La force électrique que les deux charges exercent sur une charge ponctuelle $+q$ située au milieu du segment [AB] est nulle.

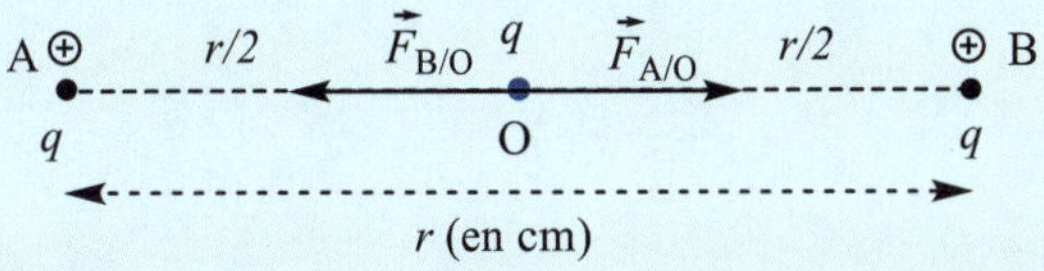

$$\vec{F} = \vec{F}_{B/O} + \vec{F}_{A/O} = \vec{0}$$

Soit $F_{B/O} = K \times \frac{q^2}{\left(\frac{r}{2} \times 10^{-2}\right)^2}$

et $F_{A/O} = K \times \frac{q^2}{\left(\frac{r}{2} \times 10^{-2}\right)^2}$

Les deux vecteurs forces électriques créés par les deux charges sur la charge q en O ont la même intensité, la même direction mais sont de sens opposés. Par conséquent, le vecteur force électrique total au point O, au milieu du segment $[AB]$, est nul.

D est vrai.

Si on place une charge $-q$ au point O, on a :

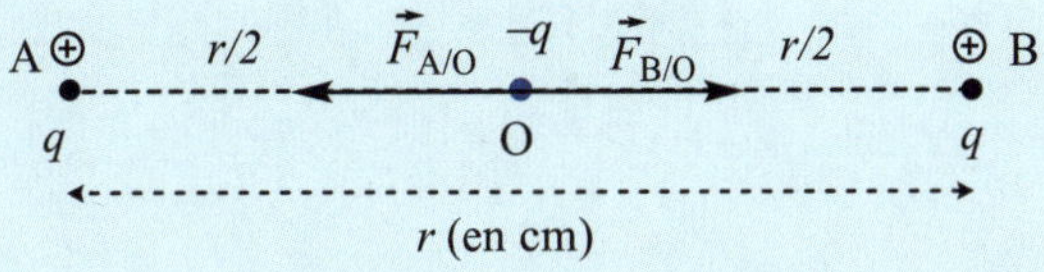

$$\vec{F} = \vec{F}_{B/O} + \vec{F}_{A/O} = \vec{0}$$

Physique

On constate de nouveau que les deux vecteurs forces électriques créés par les deux charges sur la charge $-q$ en O ont la même intensité, la même direction mais sont de sens opposés. Par conséquent, le vecteur force électrique total au point O, au milieu du segment $[AB]$, est nul quelle que soit la valeur de q.

7 à **15**

Solutions des exercices 7 à 15 disponibles sur www.lienmini.fr/31907-phys9

Électrocinétique

Dans cette partie, nous étudions les mouvements des charges électriques au sein des conducteurs ainsi que leurs propriétés.

1 Intensité d'un courant électrique

Il s'agit d'un déplacement d'électrons, d'une quantité de charge qui traverse une section de conducteur par unité de temps. Le courant est plus intense lorsque la circulation des charges est plus grande et vice versa.

Pour assurer le déplacement continu de ces charges au sein d'un conducteur, il faut une pompe à électrons, le générateur électrique (par ex. une pile, une batterie d'accumulateurs, etc.) :

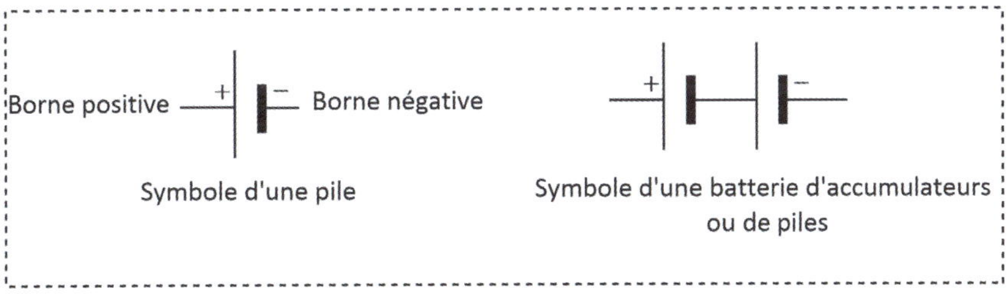

Autres symboles concernant cette fiche :

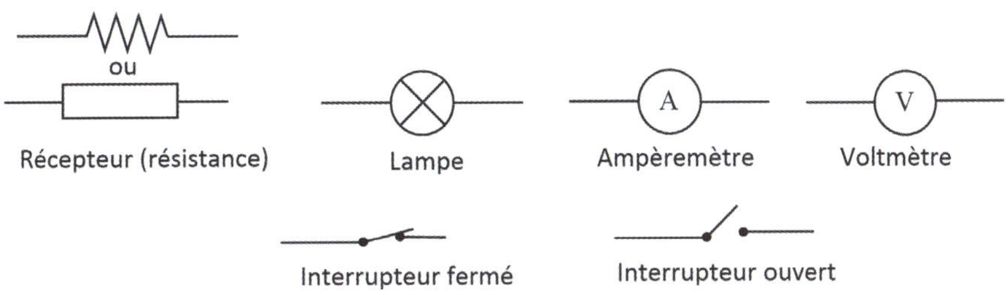

FIGURE 1

Pour que la circulation des charges soit assurée, il faut que le circuit soit fermé.

La figure 2 ci-après montre un exemple simple d'un circuit fermé.

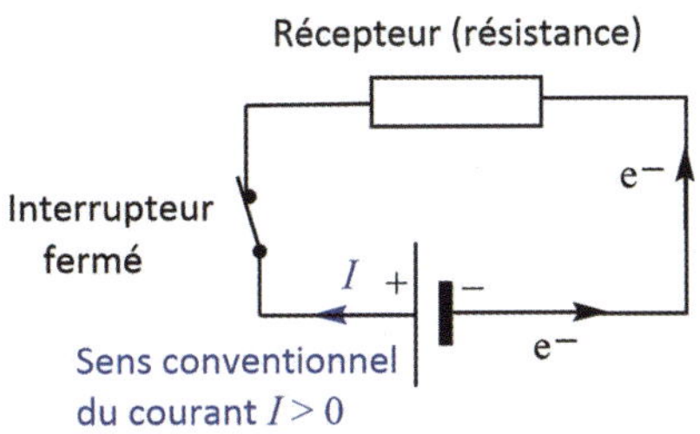

FIGURE 2

1.1 Intensité d'un courant continu

On définit la charge par $Q = ne$ (nombre d'électrons $\times 1{,}6 \times 10^{-19}$).

On définit l'intensité d'un courant par la quantité de charge (Q) qui traverse une section d'un fil conducteur par unité de temps. La formule est :

$$I = \frac{Q}{t} \text{ [}I\text{ en ampères (A), }Q\text{ en C et }t\text{ en s]}$$

Si cette intensité est constante au cours du temps, on dit que le courant est continu. Les électrons se déplacent toujours dans le même sens, de la borne négative (répulsive) de la pile vers la borne positive (attractive).

La mesure de l'intensité se fait via un ampèremètre qui doit toujours être placé en série :

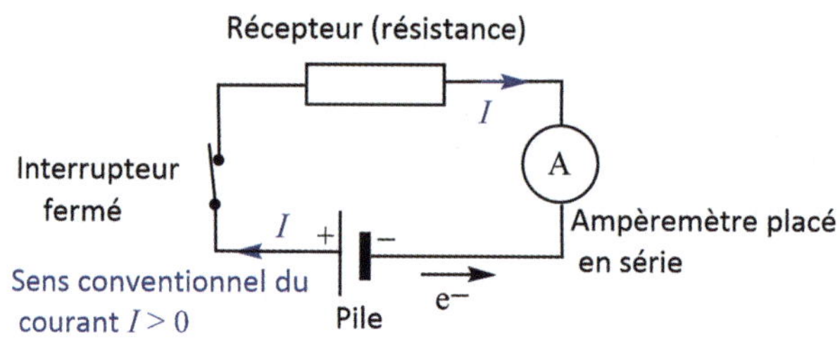

FIGURE 3

Peu importe la position de l'ampèremètre au sein du circuit, l'intensité est toujours la même.

En outre, dans le cas d'un circuit où plusieurs résistances sont placées en série, l'intensité qui les traverse est la même partout.

Pour les circuits où des résistances (par ex. des lampes) sont montées en parallèle, des nœuds sont formés. Dans ce cas, *la loi des nœuds* (**lois de *Kirchhoff***) s'applique :

La somme des intensités arrivant à un nœud est égale
à la somme des intensités qui le quittent (On suppose qu'aucune
charge ne peut être ni perdue, ni créée, ni accumulée en un point donné.) :

$$\sum I \text{ arrivant à un nœud} = \sum I \text{ quittant le nœud}$$

Citons par exemple, le circuit ci-après qui contient trois résistances placées en parallèle. Si on applique la *loi des nœuds* :

Le courant arrivant au nœud N est I tandis que les courants quittant le nœud N sont I_1, I_2 et I_3.

D'où, $I = I_1 + I_2 + I_3$

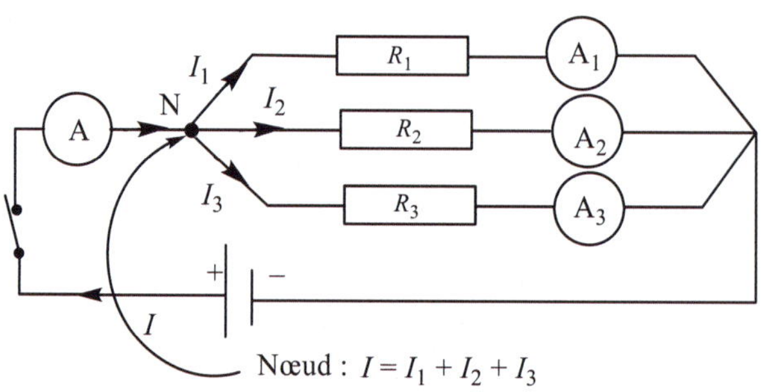

I_1 : intensité traversant le récepteur R_1, mesurée par l'ampèremètre A_1

I_2 : intensité traversant le récepteur R_2, mesurée par l'ampèremètre A_2

I_3 : intensité traversant le récepteur R_3, mesurée par l'ampèremètre A_3

FIGURE 4

En outre, il est important de signaler qu'il y a aussi conservation des charges électriques au point N (nœud) :

$$Q = Q_1 + Q_2 + Q_3$$

1.2 Intensité d'un courant variable

Lorsque la quantité d'électricité traversant une section du conducteur varie (n'est pas constante) avec le temps, on dit que le courant est variable.

Dans ce cas, le courant électrique est caractérisé par une intensité instantanée qui est la limite de l'intensité moyenne lorsque le temps (Δt) tend vers 0 :

$$i = \lim_{\Delta t \to 0} \frac{\Delta q}{\Delta t} \text{ [dérivée de } q(t) \text{ par rapport au temps]}$$

Ce type de courant est observé dans le cas d'un courant alternatif (Figure 5) et dans le cas d'un court-circuit (Figure 6)

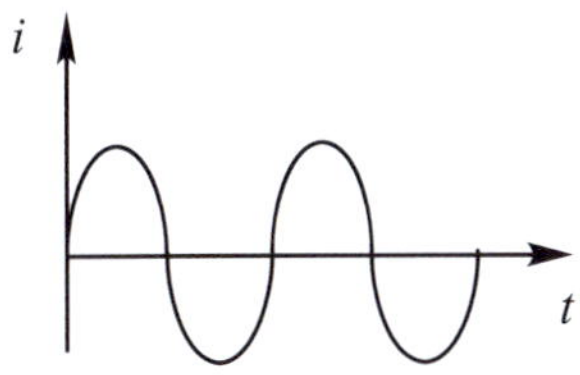

FIGURE 5

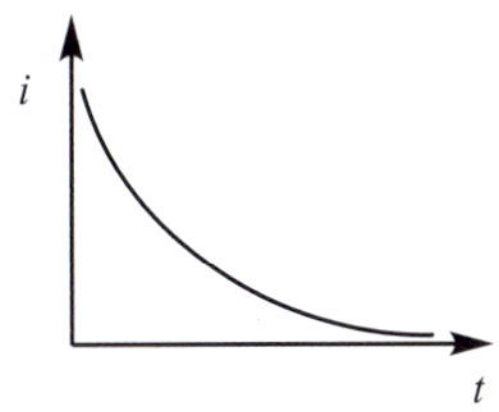

FIGURE 6

2 Différence de potentiel

Aux bornes de tout récepteur parcouru par un courant, il existe une différence de potentiel (ddp) également appelée une tension.

La tension est mesurée par un voltmètre placé toujours en parallèle aux bornes d'un récepteur (Figure 7) ou d'un générateur électrique.

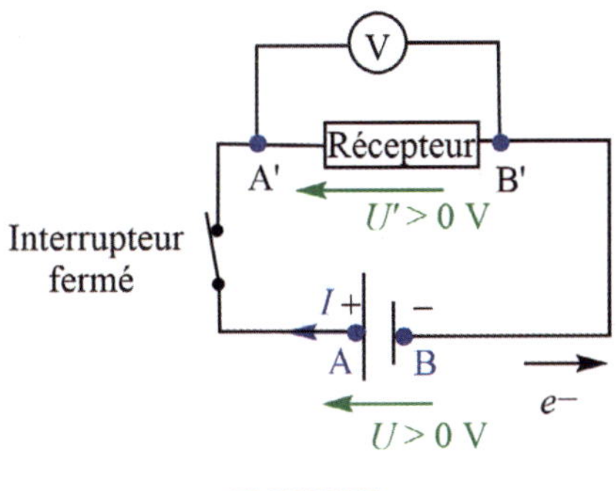

FIGURE 7

Le sens conventionnel de la tension (ddp) aux bornes d'un générateur : $U = V_A - V_B$ (V)

Le sens conventionnel de la tension (ddp) aux bornes d'un récepteur : $U' = V_{A'} - V_{B'}$ (V)

Aux bornes d'un générateur, le courant circule dans le sens des potentiels croissants, la tension et le courant étant orientés dans le même sens.

Toutefois, la *loi des mailles* est souvent utilisée pour calculer des tensions au sein des circuits. Cette loi est toute simple : la somme des tensions au sein d'une maille d'un réseau électrique est toujours nulle. (On suppose qu'aucune charge ne peut être ni perdue, ni créée, ni accumulée en un point donné.)

Pour appliquer cette loi, il faut :

1. choisir la maille. La maille est un chemin fermé, on part d'un point et on revient au même point.
2. choisir un sens de parcours arbitraire (flèche rouge dans la figure 8).
3. affecter du signe $+$ les tensions présentant le même sens que le parcours choisi.
4. affecter du signe $-$ les tensions dont le sens est contraire à celui du parcours choisi.

Si nous appliquons ces critères au circuit de la figure 8, nous obtenons que $U - U' = 0$ V.

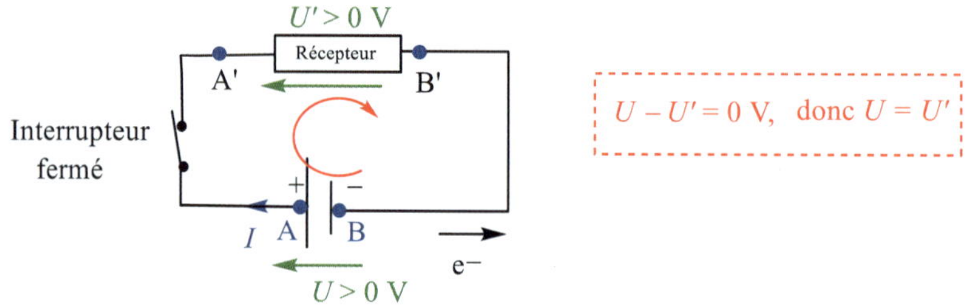

FIGURE 8

Dès lors, dans un circuit fermé composé de plusieurs récepteurs (n récepteurs) en série et d'un générateur (figure 9), nous avons toujours :

$$U = \sum_{0}^{n} U_i .$$

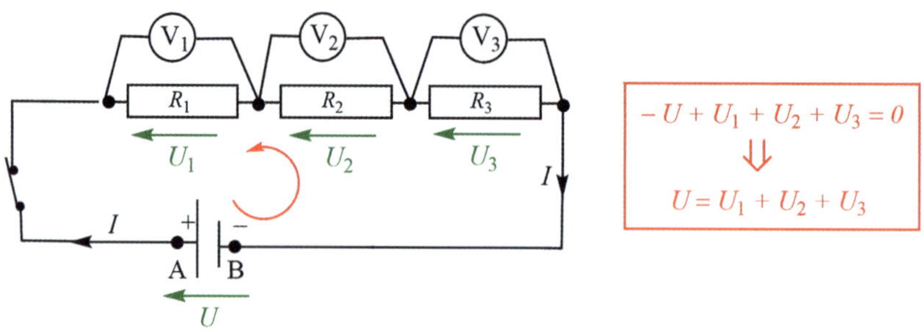

FIGURE 9

Par ailleurs, pour un circuit fermé composé de plusieurs récepteurs (n récepteurs) en parallèle, les tensions sont identiques à celle du générateur :

$$U = U_1 = U_2 = \ldots = U_i$$

La figure 10 montre un exemple d'un circuit fermé composé d'un générateur et de trois récepteurs en parallèle :

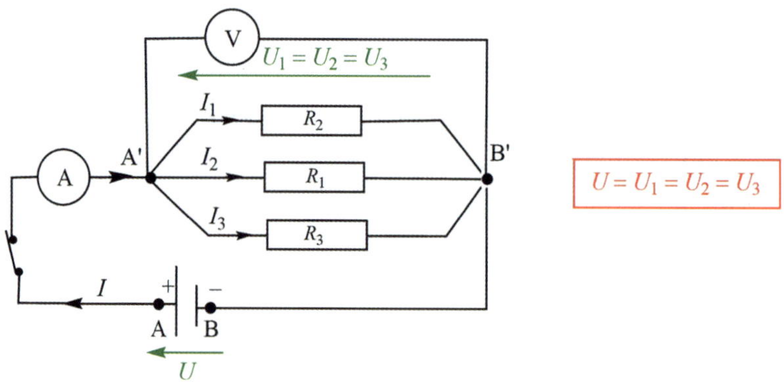

FIGURE 10

3 Puissance

La puissance est l'énergie que fournit (consomme) un appareil par unité de temps :

- pour une lampe, c'est l'énergie consommée par unité de temps.
- pour un générateur, c'est l'énergie fournie au circuit fermé par unité de temps.

La puissance est : $P = \frac{W}{t}$

Avec, $U = \frac{W}{q}$, on peut écrire $P = \frac{U \times q}{t}$

Comme, $I = \frac{Q}{t}$

Alors, $P = U \times I$ (P en W, U en V et I en A)

4 Loi de Joule

L'énergie thermique libérée dans un conducteur est proportionnelle

- au carré de l'intensité (I^2 en A^2),
- à la durée (t en s) pendant laquelle le courant le traverse, et
- dépend de la nature du conducteur (C, chaque conducteur étant caractérisé par une constante C).

On peut donc écrire :

$$\text{Énergie thermique} = C I^2 t$$

Cette énergie dégagée est due aux chocs des électrons contre les atomes ionisés et non ionisés lors de leurs déplacements au sein du conducteur. L'énergie libérée est purement thermique.

La constante C n'est rien d'autre que la résistance du conducteur, on la note R.

La résistance s'exprime en *ohms* (Ω).

Par conséquent, l'énergie thermique $= W_{th} = R I^2 t$

Étant donné que $P = U \times I$ et $W_{th} = P \times t$

Il vient $P = R I^2$

4.1 Paramètres influençant la résistance d'un conducteur

Les expériences montrent que la résistance d'un fil conducteur dépend :

- de sa nature,
- de la dimension de la surface de section et
- de sa longueur.

Par ailleurs, la résistance dépend aussi mais plus légèrement de la température du fil conducteur.

La résistance d'un fil conducteur métallique homogène et de section constante, d'après la *loi de Pouillet*, peut se calculer par la relation suivante :

$$R = \rho \times \frac{L}{S}$$

L : longueur du fil (m) ; S : surface de la section du conducteur (m^2) ; ρ : résistivité du métal (en Ωm)

REMARQUE

- La conductivité est l'inverse de la résistivité, son unité est $\Omega^{-1}m^{-1}$ ou siemens/m (S).
- Pour diminuer les pertes lors des transports de l'énergie électrique, il faut :
  - diminuer la résistance du fil conducteur (c.-à-d. choisir un bon conducteur électrique comme le Cu par ex.)
  - augmenter S (la section du fil)
  - diminuer l'intensité du courant dans le fil en augmentant la tension (pour que la puissance reste constante).
- L'*effet joule* est le phénomène par lequel agit un fusible classique pour arrêter le passage du courant dans un appareil ou dans un secteur. En effet, il s'agit d'un fil conducteur de section bien calibrée, souvent noyé dans un isolant inflammable, pour fondre dès que l'intensité du courant dépasse une certaine valeur (par ex. 16 A).
  Pour l'installation électrique d'une maison et pour des raisons pratiques (réenclenchement immédiat), on utilise actuellement des disjoncteurs. Le fonctionnement de ces derniers repose sur le magnétisme.
- La résistivité d'un métal pur en fonction de la température est une fonction linéaire :

$$\rho = \rho_0 \times (1 + \alpha T)$$

  où ρ est la résistivité du métal (exprimée en Ωm), T la température en °C et α le coefficient de température en $°C^{-1}$.
  Attention : cette relation n'est valable que si la température n'est pas très élevée.

5 Loi d'Ohm

Pour un récepteur de résistance R, la puissance thermique qu'il consomme est :

$$P = RI^2$$

Et, pour tout récepteur, il vient :

$$P = U \times I$$

Dès lors, $U = RI$

D'où, $I = \frac{U}{R}$ (Loi d'Ohm), où I est en ampère (A) ; U en V et R en Ω

REMARQUE

Pour une même résistance, la loi d'Ohm indique que la tension est proportionnelle à l'intensité du courant.
Cette loi nous indique aussi que I est d'autant plus grande que la tension (U) est grande et R est faible.

5.1 La résistance équivalente

Dans tout réseau électrique, l'association de résistances peut être remplacée par une seule résistance. Cette dernière est appelée résistance équivalente.

Les outils que nous venons de discuter dans cette fiche d'électrocinétique sont indispensables pour trouver des formules facilitant le calcul des résistances équivalentes.

5.1.1 *Association en série*

$$U_{AB} = U_1 + U_2$$

Le courant qui traverse R_1 et R_2 est le même : I (A)

D'après la loi d'Ohm : $U_1 = R_1 \times I$ et $U_2 = R_2 \times I$

D'après la loi des mailles : $U = U_{AB} = U_1 + U_2$ (les tensions sont additives !)

D'où, $U_{AB} = U_1 + U_2 = R_1 \times I + R_2 \times I = R_é \times I$

Par conséquent, $R_é = R_1 + R_2$

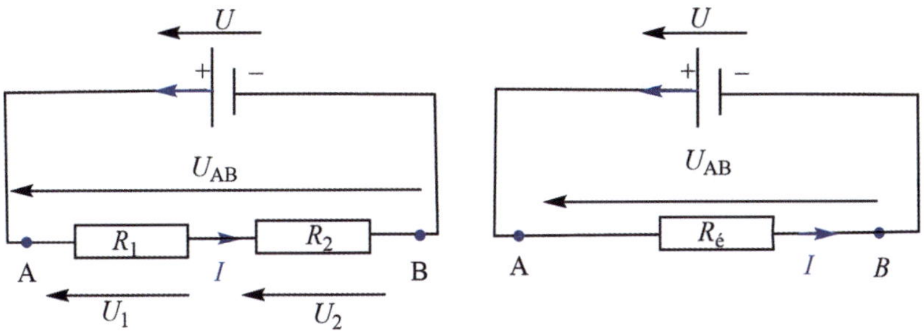

FIGURE 11

En général, pour un nombre quelconque de résistances placées en série, la résistance équivalente ($R_é$) correspond à la somme des résistances :

$$R_é = \sum_{i=1}^{n} R_i = R_1 + R_2 + R_3 + \ldots + R_n$$

5.1.2 *Association en parallèle*

La tension aux bornes des résistances est la même : $U_1 = U_2 = U_3$

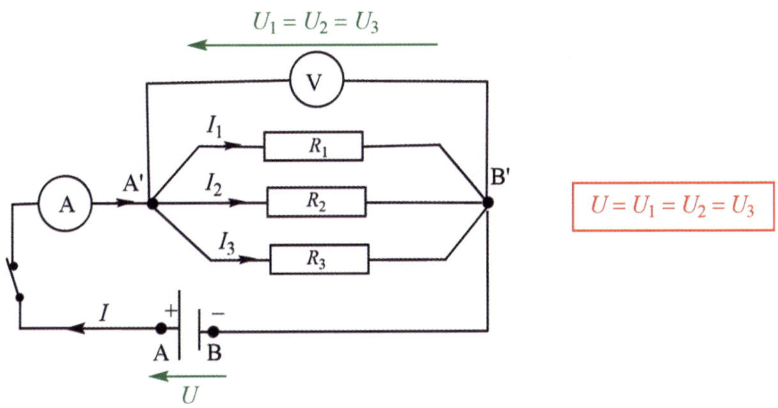

FIGURE 12

Soit :

- U_{AB}, la différence de potentiel entre les points A et B ;
- I, l'intensité totale ;
- I_1, I_2 et I_3, les intensités des courants traversant respectivement les résistances R_1, R_2 et R_3.

On a :

$$U_1 = R_1 \times I_1 \Rightarrow I_1 = \frac{U_1}{R_1} \quad U_2 = R_2 \times I_2 \Rightarrow I_2 = \frac{U_2}{R_2} \quad U_3 = R_3 \times I_3 \Rightarrow I_3 = \frac{U_3}{R_3} \quad \text{(I)}$$

$$U_1 = U_2 = U_3 = U_{AB}$$

Et

$$I = I_1 + I_2 + I_3 \; ; U = U_{AB} = R_é \times I \qquad \text{(II)}$$

En remplaçant les relations (I) dans (II), on obtient :

$$\frac{1}{R_é} = \frac{1}{R_1} + \frac{1}{R_2} + \frac{1}{R_3} \qquad \text{(III)}$$

On appelle *conductance* l'inverse de la résistance électrique :

$$G = \frac{1}{R}, \text{ son unité est } \Omega^{-1} \text{ ou siemens (S).}$$

La relation (III) peut être remplacée par :

$$G_é = G_1 + G_2 + G_3$$

En général, pour un nombre quelconque de résistances placées en parallèle, la conductance équivalente ($G_é$) correspond à la somme des conductances :

$$G_é = \sum_{i=1}^{n} G_i = G_1 + G_2 + G_3 + \ldots + G_n$$

Ou encore :

$$\frac{1}{R_é} = \sum_{i=1}^{n} \frac{1}{R_i} = \frac{1}{R_1} + \frac{1}{R_2} + \frac{1}{R_3} + \ldots + \frac{1}{R_n}$$

6 Résistance interne (r)

Pour une pile : $U = E - rI$ où E tension électromotrice (V), I intensité de courant (A)

$E = ddp\ (U)$ quand $r = 0\ \Omega$ et $r =$ résistance interne de la pile (Ω)

Pour un moteur à courant continu : $U = E' + rI$ où $E' =$ tension contre-électromotrice (V) et $r =$ résistance interne (Ω)

Synthèse

Électrocinétique

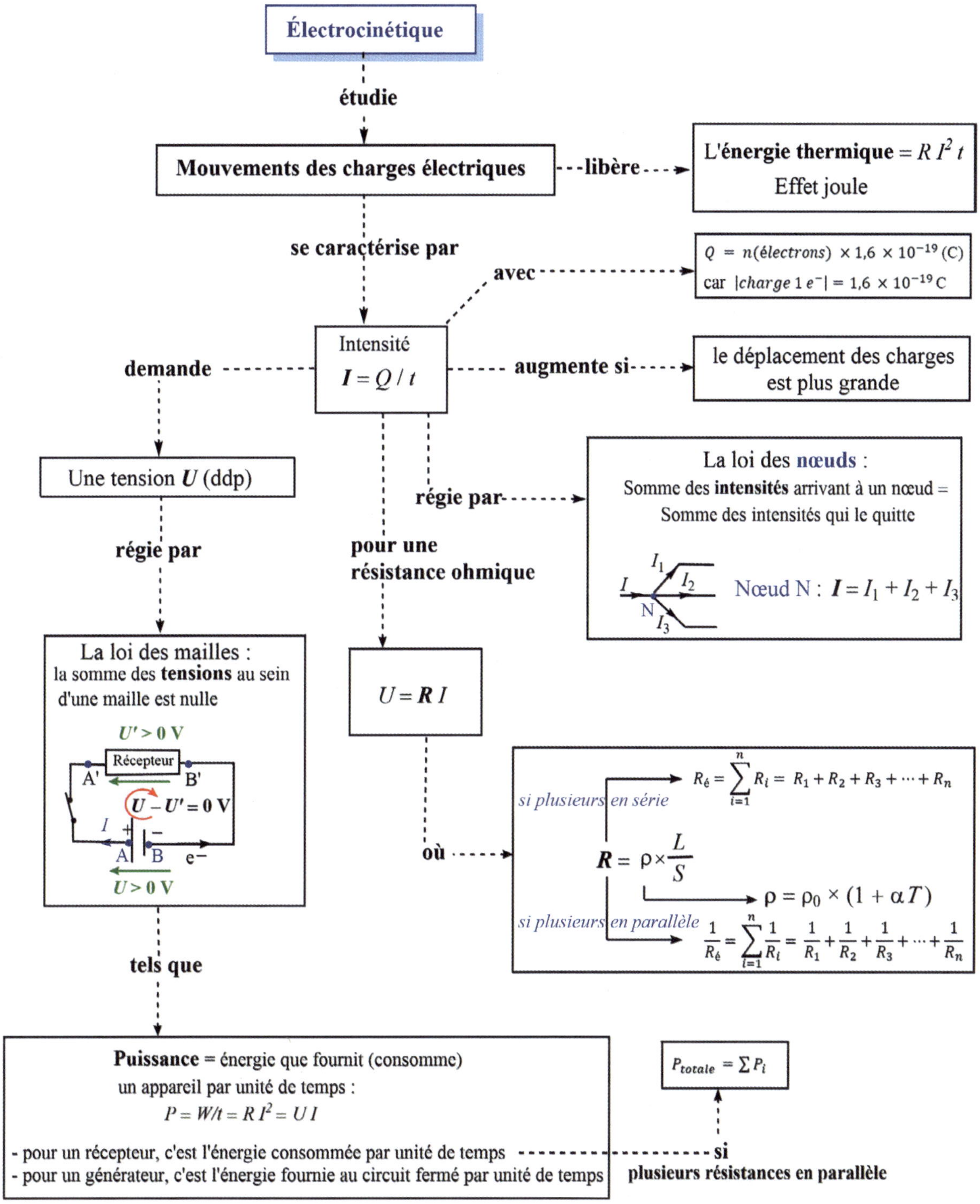

QCM

Électrocinétique

1 Répondre par **Vrai** ou **Faux**.

A. Un flux de courant peut avoir lieu au sein d'un fil conducteur s'il y a une tension (différence de potentielle) entre ses extrémités.

❑ **V** ❑ **F**

B. Le potentiel de la Terre est nul.

❑ **V** ❑ **F**

C. Si vous tenez un câble électrique (à 1 000 V) avec vos deux mains et les pieds en l'air, vous ne risquez rien, aucun courant ne traverse votre corps.

❑ **V** ❑ **F**

D. Le courant alternatif, contrairement au courant continu, peut être transporté sur plusieurs kilomètres.

❑ **V** ❑ **F**

E. Le transformateur peut transformer le courant alternatif en courant continu.

❑ **V** ❑ **F**

F. Le champ électrique pulsé accélère des électrons libres au sein d'un conducteur du courant électrique.

❑ **V** ❑ **F**

G. Les prises électriques sont des sources d'électrons venant des centrales électriques.

❑ **V** ❑ **F**

H. Soit deux ampoules de puissances différentes ($P_A = 2P_B$). La quantité d'énergie consommée par B en 1 heure est le double de celle consommée par A en 2 heures.

❑ **V** ❑ **F**

I. Dans un circuit en parallèle, la chute de tension est la même aux bornes de chaque dérivation.

❑ **V** ❑ **F**

2 Une résistance est la propriété physique dont dispose un conducteur pour : (Indiquer la bonne réponse)

❑ **A.** s'opposer au passage du courant
❑ **B.** augmenter l'intensité du courant
❑ **C.** réduire les pertes énergétiques
❑ **D.** Aucune de ces trois réponses n'est correcte.

3 Dans un réseau électrique composé de résistances ohmiques différentes et associées uniquement en parallèle, la résistance ayant la plus faible résistance est traversée par :

❑ **A.** l'intensité du courant la plus élevée
❑ **B.** l'intensité du courant la plus basse
❑ **C.** une intensité identique à celle des autres résistances
❑ **D.** Aucune de ces trois réponses n'est correcte.

4 La résistance équivalente d'une association de résistances ohmiques entre deux points A et B peut être déterminée par : (Cocher la bonne réponse)

❑ **A.** la pente de la droite que fait la tension U_{AB} en fonction de l'intensité du courant *partant* du point A
❑ **B.** la pente de la droite que fait la puissance en fonction de l'intensité du courant
❑ **C.** un ampèremètre
❑ **D.** aucune de ces trois réponses

5 La résistivité d'un métal pur : (Cocher la bonne réponse)

❑ **A.** diminue avec la température
❑ **B.** augmente avec la température
❑ **C.** n'est pas du tout modifiée par des changements de la température
❑ **D.** aucune de ces trois réponses

6 Pour un appareil portant les indications 1 000 W et 200 V, la résistance équivalente est : (Cocher l'affirmation exacte)

❑ **A.** 5 Ω
❑ **B.** 40 Ω
❑ **C.** 50 Ω
❑ **D.** aucune de ces trois réponses

7 Pour diminuer les pertes lors des transports de l'énergie électrique, il faut : (Cocher les bonnes propositions)

❑ **A.** diminuer la résistance du fil conducteur
❑ **B.** augmenter la résistance du fil conducteur
❑ **C.** augmenter la section du fil conducteur
❑ **D.** réduire la section du fil conducteur

- ❑ **E.** diminuer l'intensité du courant dans le fil conducteur en augmentant la tension (pour que la puissance reste constante)
- ❑ **F.** augmenter l'intensité du courant dans le fil conducteur en diminuant la tension (pour que la puissance reste constante)

8 Soit la résistance d'un fil d'aluminium : $R = 50\ \Omega$ à 0 °C. Le coefficient de la température est $\alpha = 4 \times 10^{-3}$ °C^{-1}.
Cette résistance est : (Cocher la bonne réponse)

- ❑ **A.** doublée à 250 °C
- ❑ **B.** triplée à 250 °C
- ❑ **C.** reste constante
- ❑ **D.** aucune de ces trois réponses

9 Le nombre d'électrons traversant un fil conducteur de section 4 mm^2 par seconde, lorsque l'intensité du courant vaut 3,2 A, est : (Indiquer la bonne affirmation)

- ❑ **A.** supérieur à une mole d'électrons
- ❑ **B.** inférieur à 10^{13} électrons
- ❑ **C.** supérieur à $1,8 \times 10^{13}$ électrons
- ❑ **D.** aucune de ces trois réponses

10 Soit un fil conducteur d'argent pur (Ag) de masse volumique ρ (kg m^{-3}) et de masse molaire M. Sachant que chaque atome d'Ag libère un électron libre, quel est le nombre d'électrons libres par 0,5 m^3 ? N_A est le nombre d'Avogadro.

- ❑ **A.** $\dfrac{5\times10^2 \times\rho\times N_A}{M}$
- ❑ **B.** $\dfrac{\rho\times N_A}{2\times M}$
- ❑ **C.** $\dfrac{\rho\times N_A}{M}$
- ❑ **D.** $2\times\dfrac{\rho\times N_A}{M}$

11 L'énergie thermique libérée lors du passage d'un courant électrique dans un fil conducteur est proportionnelle à : (Indiquer la(les) bonne(s) réponse(s))

- ❑ **A.** l'intensité du courant
- ❑ **B.** la durée pendant laquelle le courant le traverse
- ❑ **C.** la résistivité du fil conducteur
- ❑ **D.** aucune de ces trois réponses

12 Soient trois circuits **1**, **2** et **3** composés de piles et de lampes identiques entre elles, comme on le montre dans les schémas suivants :

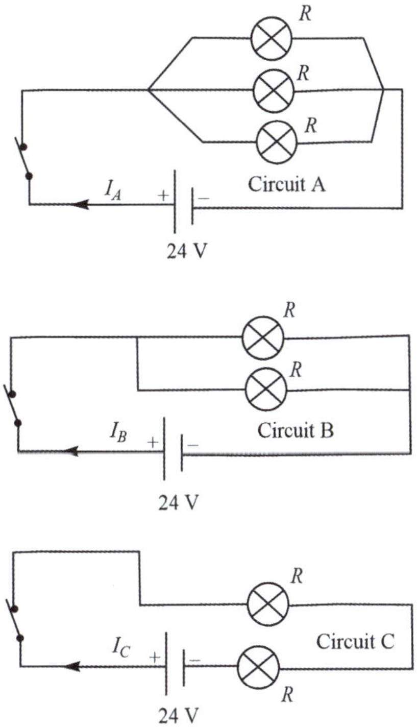

Sachant que la résistance d'une lampe est R, classez les trois circuits par ordre croissant d'intensité mesurée entre la borne positive du générateur et l'interrupteur.

- ❑ **A.** $I_A < I_B < I_C$
- ❑ **B.** $I_C < I_B < I_A$
- ❑ **C.** $I_C < I_A < I_B$
- ❑ **D.** $I_A < I_C < I_B$

13 Soit un circuit électrique fermé composé d'un générateur G et de 3 résistances différentes R_1, R_2 et R_3.
Les trois résistances sont placées en parallèle et le générateur G maintient entre ses bornes une tension constante U.
Parmi les assertions suivantes, indiquer celle(s) qui est(sont) correcte(s) :

- ❑ **A.** La résistance équivalente est supérieure aux trois résistances.
- ❑ **B.** La résistance équivalente est inférieure aux trois résistances.
- ❑ **C.** La résistance équivalente est égale à la somme des trois conductances suivantes $\dfrac{1}{R_1}$, $\dfrac{1}{R_2}$ et $\dfrac{1}{R_3}$.
- ❑ **D.** L'inverse de la résistance équivalente est égale à la somme des 3 résistances R_1, R_2 et R_3.

14 Soit trois résistances R_1, R_2 et R_3 ($R_1 < R_2 < R_3$) placées en parallèle.
On désigne par I_1, I_2 et I_3 les intensités respectives dans les trois résistances et par I l'intensité totale dans le circuit principal, comme le montre le montage suivant :

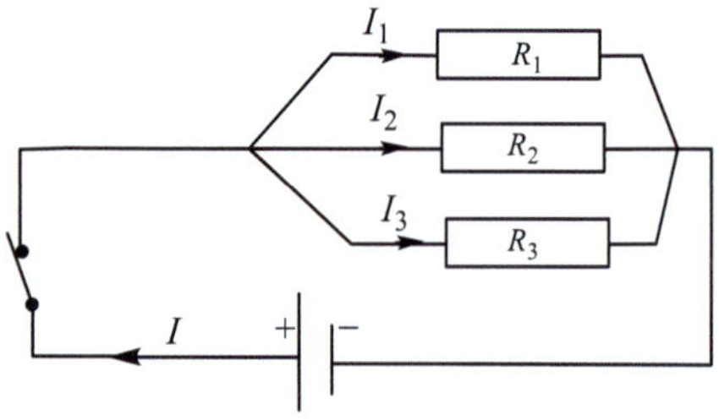

Parmi les assertions suivantes, indiquer celle(s) qui est(sont) correcte(s) :

- ❑ **A.** $I_1 < I_2 < I_3$
- ❑ **B.** $I_1 > I_2 > I_3$
- ❑ **C.** La résistance équivalente est inférieure à R_1.
- ❑ **D.** La résistance équivalente est supérieure à $R_1 + R_2 + R_3$.
- ❑ **E.** $\frac{I_1}{I_2} = \frac{R_1}{R_2}$

15 Soit trois résistances R_1, R_2 et R_3 ($R_1 = R_2 = R_3 = 30\ \Omega$) placées en parallèle. Désignons par I_1, I_2 et I_3 les intensités respectives dans les trois résistances et par I l'intensité totale dans le circuit principal, comme le montre le montage suivant :

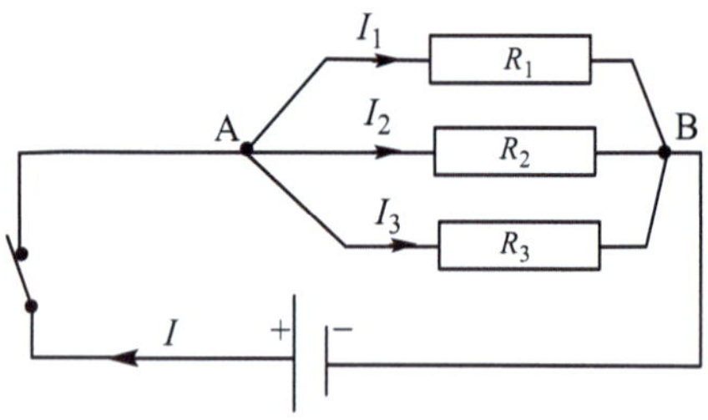

Parmi les assertions suivantes, indiquer celle(s) qui est(sont) correcte(s) :

- ❑ **A.** $R_é = 10\ \Omega$
- ❑ **B.** $I_1 = I_2 = I_3$
- ❑ **C.** La résistance équivalente est inférieure à $R_1 + R_2$.
- ❑ **D.** La valeur de la tension est égale à $10 \times I_1$.
- ❑ **E.** Si on relie les bornes A et B par un fil métallique de faible résistance, l'intensité traversant les trois résistances sera pratiquement égale à 0 A.
- ❑ **F.** Toutes ces assertions sont correctes.

16 Soit trois résistances R_1, R_2 et R_3 placées en parallèle de manière à ce que :

$$R_1 < R_2 \quad \text{et} \quad R_2 > R_3$$

On désigne par I_1, I_2 et I_3 les intensités respectives dans les trois résistances et par I l'intensité totale dans le circuit principal, comme le montre le montage suivant :

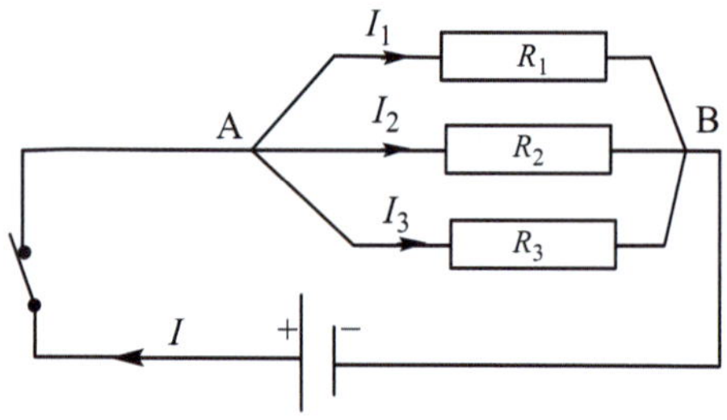

Parmi les assertions suivantes, indiquer celle(s) qui est(sont) correcte(s) :

- ❑ **A.** C'est dans la résistance R_2 que le courant est le plus faible.
- ❑ **B.** C'est dans la résistance R_2 que le courant est le plus intense.
- ❑ **C.** $R_é = R_1 + R_2 + R_3 \times \left(\frac{1}{R_2 \times R_3 + R_1 \times R_3 + R_1 \times R_2}\right)$
- ❑ **D.** Si on applique entre les bornes de ce dipôle une ddp $U_{AB} = 2{,}5$ V et si on suppose que $R_2 = 100\ \Omega$ et $R_3 = 2R_1 = 20\ \Omega$, l'intensité I totale qui traverse $R_é$ sera égale à $0{,}4$ A.

17 Soit un circuit électrique composé d'un générateur de tension réglable et d'une résistance, comme le montre le schéma suivant :

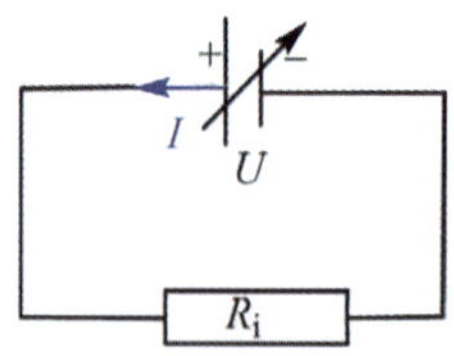

Pour chacune des résistances R_1, R_2 et R_3, différents réglages de la tension du générateur ont été réalisés pour mesurer à l'aide d'un multimètre l'intensité du courant qui les traverse.
Les courbes représentant la tension U aux bornes de chaque résistance en fonction de l'intensité qui la traverse sont illustrées dans le graphique suivant :

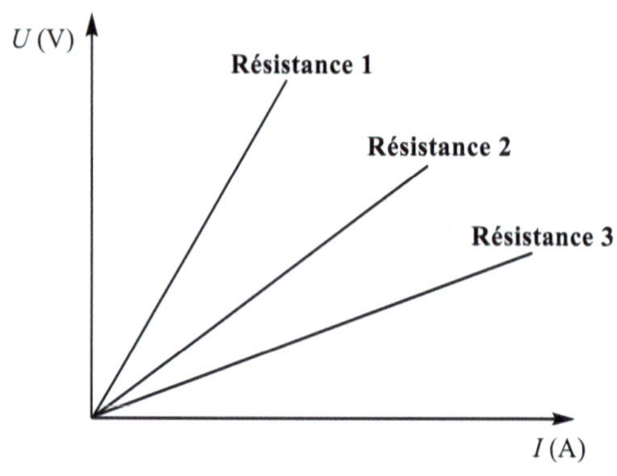

Parmi les affirmations suivantes, indiquer celle(s) qui est(sont) correcte(s) :

- ❑ **A.** La résistance 3 est plus grande que la résistance 1.
- ❑ **B.** Dans chaque cas, le quotient $\frac{U}{I}$ est pratiquement constant.
- ❑ **C.** Dans chaque cas, les résistances sont restées constantes, quelle que soit l'intensité du courant qui les traverse.
- ❑ **D.** Aucune de ces trois réponses n'est correcte.

18 Soit un circuit électrique composé d'une lampe et d'un générateur de tension réglable. Pour différents réglages de la tension, nous mesurons l'intensité du courant qui traverse la lampe. Parmi les graphiques suivants, quel est celui qui correspond aux résultats de ces mesures ?

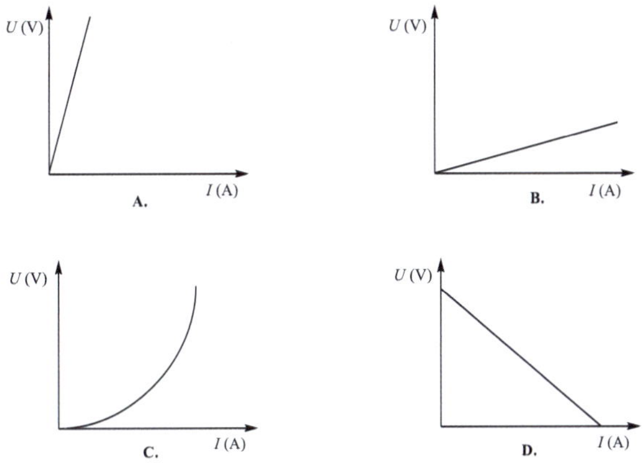

19 Soit deux résistances respectives $R_1 = 10\ \Omega$ et $R_2 = 50\ \Omega$ placées en série.
On applique aux bornes de l'association de ces deux résistances une tension constante de 20 V pendant 9 h.
La chaleur dégagée (énergie thermique) est de : (Indiquer la bonne réponse)

- ❑ **A.** 216 kJ
- ❑ **B.** 60 kJ
- ❑ **C.** 216 kJ
- ❑ **D.** 20/3 J

20

I. Soit deux résistances respectives $R_1 = 10\ \Omega$ et $R_2 = 20\ \Omega$ placées en série dans un circuit électrique.
On applique aux bornes de ces deux résistances une tension constante de 30 V pendant 10 minutes. L'intensité du courant qui traverse la résistance R_1 est : (Cocher la bonne réponse)

- ❑ **A.** 2 A
- ❑ **B.** 3 A
- ❑ **C.** 4 A
- ❑ **D.** Aucune de ces trois propositions

II. Soit deux résistances respectives $R_1 = 10\ \Omega$ et $R_2 = 20\ \Omega$ placées en parallèle dans un circuit électrique.
On applique aux bornes de ces deux résistances une tension constante de 20 V pendant une demi-heure.
La chaleur dégagée (énergie thermique) est de : (Cocher la bonne réponse)

- ❑ **A.** 2 400 kJ
- ❑ **B.** 4 800 kJ
- ❑ **C.** 216 kJ
- ❑ **D.** 108 kJ

21 Dans le circuit 1, on associe deux résistances identiques (R) en série.
Dans le circuit 2, les mêmes résistances sont placées en parallèle.
Dans les deux circuits, durant une minute, on applique la même tension.

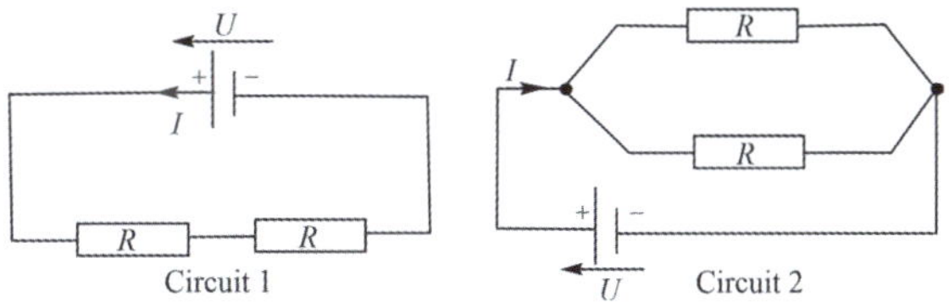

Parmi les propositions suivantes, indiquer celle(s) qui est(sont) correcte(s) :

- ❑ **A.** La chaleur dégagée dans le circuit 1 est supérieure à celle dégagée dans le circuit 2.
- ❑ **B.** La chaleur dégagée dans le circuit 2 est supérieure à celle dégagée dans le circuit 1.
- ❑ **C.** La chaleur dégagée dans le circuit 1 est 900 fois plus grande que celle dégagée dans le circuit 2.
- ❑ **D.** La chaleur dégagée dans le circuit 1 est 4 fois plus grande que celle dégagée dans le circuit 2.
- ❑ **E.** La chaleur dégagée dans le circuit 2 est quatre fois plus grande que celle dégagée dans le circuit 1.

22 La puissance d'un appareil étant égale à 2 kW, le temps de fonctionnement pour qu'il puisse consommer 36 MJ d'énergie électrique doit être de : (Indiquer la bonne réponse)

- ❑ **A.** 5 h
- ❑ **B.** 5 min
- ❑ **C.** 18 h
- ❑ **D.** 1,8 h

23 Deux ampoules ohmiques **1** et **2** font preuve de puissances égales à P lorsque chacune d'elle est raccordée seule (non associée) à un générateur délivrant une tension constante U.
Si on associe les deux ampoules en série et si l'ensemble est branché au même générateur (tension constante égale à U), on constate que : (Cochez parmi les propositions suivantes, celles qui sont correctes)

- ❑ **A.** Une des deux ampoules brille plus que l'autre.
- ❑ **B.** Les deux ampoules brillent de la même façon.

- ❑ **C.** L'ampoule **1** brille moins lorsqu'elle est associée que lorsqu'elle est raccordée seule au générateur.
- ❑ **D.** L'ampoule **2** brille plus lorsqu'elle est associée que lorsqu'elle est raccordée seule au générateur.
- ❑ **E.** La puissance totale des ampoules est doublée.

24 Deux ampoules ohmiques **1** et **2** font preuve de puissances respectives P_1 et $P_2 = 2 \times P_1$ lorsque chacune d'elle est raccordée seule à un générateur délivrant une tension constante U.
Si on associe les deux ampoules en série et si on branche l'ensemble au même générateur (tension constante égale à U), on constate que : (Cochez parmi les affirmations suivantes, celles qui sont correctes)

- ❑ **A.** L'ampoule **1** brille plus que l'ampoule **2.**
- ❑ **B.** Les deux ampoules brillent moins lorsqu'elles sont associées que lorsqu'elles sont raccordées seules au générateur.
- ❑ **C.** Les deux ampoules brillent de la même façon lorsqu'elles sont associées que lorsqu'elles sont raccordées seules au générateur.
- ❑ **D.** L'ampoule **2** brille plus que l'ampoule **1**.
- ❑ **E.** Les deux ampoules brillent plus lorsqu'elles sont associées que lorsqu'elles sont raccordées seules au générateur.
- ❑ **F.** La puissance totale du circuit est trois fois plus petite que la puissance de l'ampoule **2** lorsqu'elle est raccordée seule au générateur.

25 Soit deux ampoules ohmiques **1** et **2** de puissances identiques égales à P lorsque chacune d'elle est soumise seule à une tension constante U.
Si on associe ces deux ampoules en parallèle et si l'ensemble est soumis à une tension toujours égale à U, on constate que : (Cochez parmi les propositions suivantes, celles qui sont correctes)

- ❑ **A.** Une des deux ampoules brille plus que l'autre.
- ❑ **B.** Les deux ampoules brillent de la même façon.
- ❑ **C.** Seule ou reliée en parallèle, l'ampoule **2** brille pareillement.
- ❑ **D.** La puissance totale des ampoules est doublée
- ❑ **E.** La puissance totale des ampoules est deux fois plus petite que P.

26 Soit deux ampoules ohmiques **1** et **2** de puissances identiques égales à P lorsqu'elles sont soumises seules à une tension constante U.
Si on associe ces deux ampoules en parallèle et si l'ensemble est soumis à une tension égale à $2 \times U$, la puissance électrique totale des ampoules est égale à : (Cochez parmi les propositions suivantes, celle qui est correcte)

- ❑ **A.** P
- ❑ **B.** $\frac{3}{2} \times P$
- ❑ **C.** $2 \times P$
- ❑ **D.** $4 \times P$
- ❑ **E.** $8 \times P$

27 Deux ampoules ohmiques **1** et **2** ont une puissance totale égale à P lorsqu'elles sont associées en série à un générateur délivrant une tension constante U.
Si la tension est doublée, la puissance électrique totale des deux ampoules associées en série est égale à : (Cochez parmi les propositions suivantes, celle qui est correcte)

- ❑ **A.** P
- ❑ **B.** $\frac{3}{2} \times P$
- ❑ **C.** $2 \times P$
- ❑ **D.** $4 \times P$
- ❑ **E.** $8 \times P$

28 Soit trois composés **1**, **2** et **3** de résistivités respectives $1{,}6 \times 10^{-8}$ Ω×m, 22×10^{-8} Ω×m et 3×10^{6} Ω×m.
Pour les fils issus de ces trois composés différents, mais de même longueur et de même section : (Cochez parmi les propositions suivantes, celle qui est **fausse**)

- ❑ **A.** Le fil **3** peut être un isolant.
- ❑ **B.** Parmi les trois fils, c'est le fil **1** qui est le bon conducteur électrique.
- ❑ **C.** La conductivité du fil **1** est supérieure à celle du fil **2**.
- ❑ **D.** La conductivité du fil **3** est supérieure à celle du fil **1**.

29 Dans le circuit ci-dessous, on associe trois lampes ohmiques et à l'aide d'un ampèremètre, on mesure les intensités I et I_2 : $I = 2$ A et $I_2 = 0{,}8$ A.

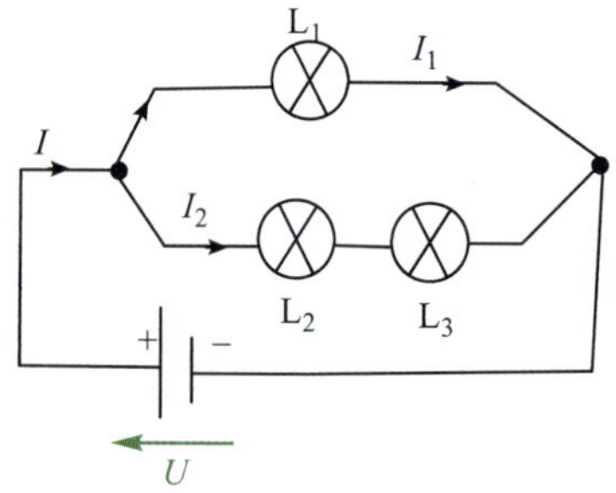

Sachant que le fil reliant les deux lampes L_2 et L_3 est coupé, cochez, parmi les affirmations suivantes, celle qui est **fausse** :

- ❑ **A.** Le courant traversant L_1 présente une intensité de 2 A.

- ❑ **B.** Le courant arrête de circuler si l'intensité maximale que la lampe L_1 peut supporter est 1,5 A.
- ❑ **C.** La tension aux bornes de L_1 est égale à U.
- ❑ **D.** Le courant traversant L_1 présente une intensité de 2,8 A.

30 Une ampoule **1** ohmique fait preuve de puissance $P = 32$ W lorsqu'elle est soumise seule à un générateur délivrant une tension $U = 220$ V.
Sur un réseau de même tension et protégé par un fusible de 16 A, combien peut-on brancher, au maximum, d'ampoules de type **1** ?

- ❑ **A.** 32
- ❑ **B.** 50
- ❑ **C.** 55
- ❑ **D.** 100
- ❑ **E.** 110

31 Parmi les circuits suivants composés de résistances identiques (R) et une tension U, quel est celui qui correspond à une résistance équivalente $R_é = \frac{5R}{3}$.

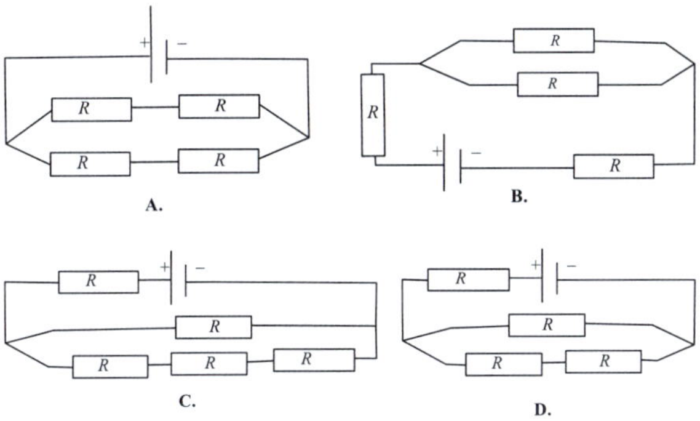

32 Répondre par **Vrai** ou **Faux**.

A. Pour une tension donnée, un courant est d'autant plus intense que la circulation des charges électriques est grande.
❑ **V** ❑ **F**

B. Au sein d'un fil conducteur, les neutrons se déplacent dans le sens contraire du courant électrique.
❑ **V** ❑ **F**

C. La résistivité d'un matériau varie avec la température. Le matériau est d'autant plus résistant que la température est plus grande.
❑ **V** ❑ **F**

D. L'intensité I dans le circuit suivant est 2 A.

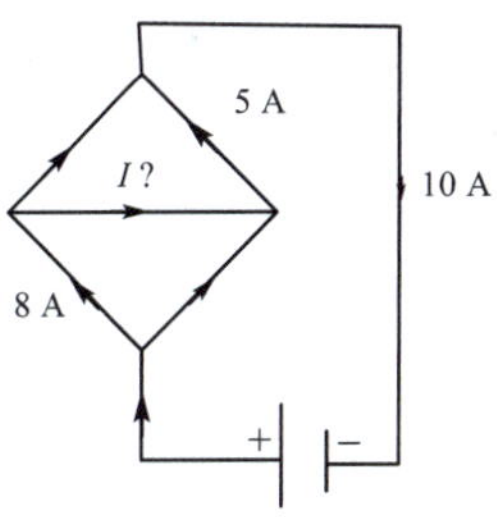

❑ **V** ❑ **F**

E. Dans le circuit suivant, l'intensité du courant qui traverse la lampe $\mathbf{L_2}$ est la même que celle qui traverse la lampe $\mathbf{L_1}$. On suppose que l'ampèremètre est de résistance nulle.

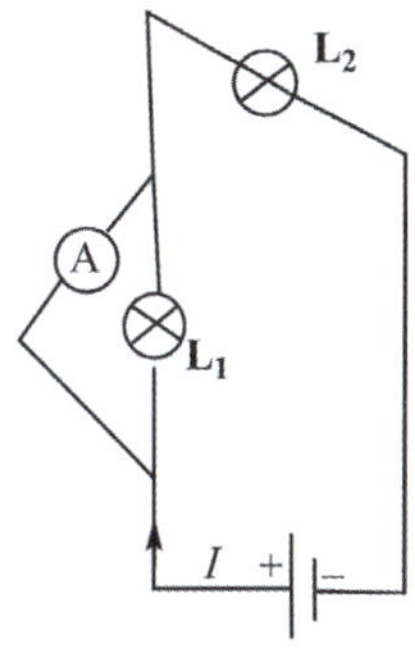

❑ **V** ❑ **F**

F. La section d'un fil conducteur de longueur L = 10 m et de résistivité $\rho = 22 \times 10^{-8}$ $\Omega\times$m doit valoir 2,2 mm^2 pour que sa résistance soit égale à 2 Ω.
❑ **V** ❑ **F**

33 Répondre par **Vrai** ou **Faux** aux affirmations suivantes :
Soient trois circuits **1**, **2** et **3** composés de piles et de lampes identiques entre elles, mais de résistances différentes, comme on le montre dans les schémas suivants :

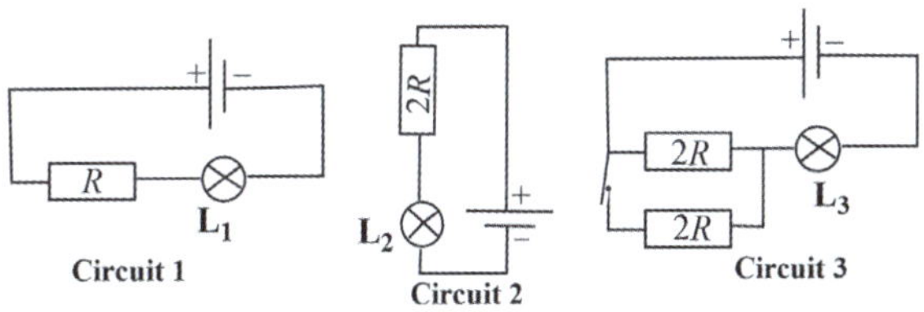

A. La tension aux bornes de la lampe $\mathbf{L_1}$ est identique à celle de la lampe $\mathbf{L_3}$.
❑ **V** ❑ **F**

B. La lampe $\mathbf{L_2}$ brille plus que la lampe $\mathbf{L_1}$.
❑ **V** ❑ **F**

C. La lampe $\mathbf{L_1}$ brille plus que la lampe $\mathbf{L_3}$.
❑ **V** ❑ **F**

D. Les trois piles débitent le même courant.
❑ **V** ❑ **F**

E. La puissance de la lampe $\mathbf{L_1}$ est supérieure à celle de la lampe $\mathbf{L_2}$.
❑ **V** ❑ **F**

F. Lorsque l'interrupteur du **circuit 3** est ouvert, les lampes $\mathbf{L_2}$ et $\mathbf{L_3}$ brillent de la même façon.
❑ **V** ❑ **F**

Solutions

Électrocinétique

1

A. Vrai.

B. Vrai.

C. Vrai, car le courant traverse le corps seulement s'il y a une différence de potentiel entre les deux mains. La situation sera différente si vous touchez avec vos pieds le sol !!!!

D. Vrai. On peut augmenter la tension puis la réduire par la suite via des transformateurs, afin de limiter les pertes de chaleur. La puissance reste constante (si on néglige les pertes) : $P = UI = \text{Cte}$ si $U \nearrow$, alors $I \searrow$.

E. Faux. Le transformateur sert uniquement à baisser ou à augmenter la tension du courant alternatif. C'est un autre dispositif (pas mentionné dans le cadre de ce programme) que l'on utilise pour convertir le courant alternatif en courant continu.

F. Vrai.

G. Faux, c'est plutôt une source d'énergie transportée par les champs électriques. Nous payons la facture d'énergie consommée et pas celle des électrons que nos câbles contiennent déjà.

H. Faux. En deux heures, l'ampoule A, plus puissante, consomme 4 fois plus d'énergie que l'ampoule B consomme en une heure.

I. Vrai. Cela est vrai aussi dans un circuit en série si les résistances sont identiques.

2 La bonne réponse est A.

Une résistance électrique, comme son nom l'indique, s'oppose toujours au courant qui la traverse.. Elle dépend de la nature du conducteur et de ses dimensions. Elle est d'autant plus élevée que la longueur est élevée et que la surface de sa section est petite :

$$R = \rho \times \frac{L}{S}$$

L : longueur du fil (m) ; S : surface de la section du conducteur (m^2) ; ρ résistivité du métal (en Ωm)

3 La bonne réponse est A.

Pour une tension donnée, la résistance est d'autant plus petite que l'intensité du courant électrique est grande.
Les tensions aux bornes de ces résistances associées en parallèle sont identiques :
Soit, $U = R_i \times I = \text{Cte}$
Pour que la tension reste constante, si $R \nearrow$ implique que $I \searrow$.
On en déduit que les résistances reliées en parallèle et de même valeur sont traversées par les mêmes intensités du courant électrique.

4 Réponse D.

La tension U_{AB} en fonction de l'intensité du courant part de B et non de A, car le sens positif du courant est opposé au sens de la tension aux bornes d'un récepteur.
Par ailleurs, les résistances sont ohmiques, donc la différence de potentiel aux bornes de la résistance équivalente ($R_{\text{équivalente}} = R_1 + R_2$) est proportionnelle à l'intensité du courant qui la traverse. La pente de la droite U en fonction de I ($U = R_{\text{équivalente}} \times I$) représente la valeur de cette résistance équivalente. **(Réponse D)**

5 La bonne réponse est B.

La résistivité d'un métal pur en fonction de la température est une fonction linéaire.
Soit $\rho = \rho_0 \times (1 + \alpha T)$, où, ρ est la résistivité du métal (exprimée en Ωm), T la température en °C et α le coefficient de température en $°C^{-1}$.
D'après cette relation, la résistivité est proportionnelle à la température.

6 L'affirmation exacte est B.

La puissance thermique que l'appareil consomme est proportionnelle à la tension.
Soit : $P = UI$

D'où, $I = \frac{P}{U} = \frac{1000}{200} = 5$ A

Or, $P = RI^2$

Dès lors, $R = \frac{P}{I^2} = \frac{1000}{5^2} = 40\ \Omega$

7 Les propositions A, C et E sont correctes.
L'énergie thermique libérée dans un conducteur est proportionnelle
- au carré de l'intensité (I^2 en A²),
- à la durée (t en s) pendant laquelle le courant le traverse, et
- à sa résistance.

$$\text{Énergie thermique} = RI^2 t$$

Cette énergie dégagée est due aux chocs des électrons contre les atomes ionisés et non ionisés lors de leurs déplacements au sein du conducteur.
Donc, si on diminue la résistance du fil conducteur, l'énergie thermique diminue : **A est vrai.**
Pour un fil conducteur de longueur L, la résistance est d'autant plus faible que la section est grande :

$$R = \rho \times \frac{L}{S}$$

L : longueur du fil (m) ; S : surface de la section du conducteur (m²) ; ρ : résistivité du métal (en Ωm)
D'où, si on augmente la section du fil, R diminue et l'énergie thermique diminue : **C est vrai.**

L'affirmation E est correcte.
Soit l'énergie thermique $= RI^2 t$
L'énergie thermique libérée dans un conducteur est proportionnelle au carré de l'intensité (I^2 en A²). Donc, si on diminue l'intensité du courant dans le fil conducteur en augmentant la tension (puissance constante), les pertes en chaleur thermique diminuent.

8 La bonne réponse est A.
La formule reliant la résistance et la température est :

$$R = R_0\ (1 + \alpha T)$$

À 0 °C, $50 = R_0\left(1 + 4 \times 10^{-3} \times 0\right) = R_0$
On obtient : $R_0 = 50\ \Omega$
À 250 °C

$$R = R_0\left(1 + 4 \times 10^{-3} \times 250\right)$$
$$= 50 \times \left(1 + 4 \times 10^{-3} \times 250\right) = 100\ \Omega$$

D'où, la résistance est deux fois plus grande lorsque la température s'élève de 0 °C à 250 °C.
Remarque : La valeur de R_0 n'est pas indispensable pour répondre aux questions. En effet :

$$\frac{R(T)}{R_0} = 1 + \alpha T = 1 + 4 \times 10^{-3} \times 250 = 2$$
$$\Rightarrow R(T) = 2R_0,\ T = 250\ °\text{C}$$

9 L'affirmation correcte est C.
Soit : $S = 4$ mm², $I = 3{,}2$ A et $t = 1$ s
L'intensité du courant électrique I est proportionnelle au nombre d'électrons traversant une section donnée du fil conducteur par seconde. Elle s'exprime en ampères (A).

$$I = \frac{Q}{t}\ [I \text{ en ampères (A), } Q \text{ en C et } t \text{ en s}]$$

Où, Q est la charge électrique :
$Q = n(\text{électrons}) \times 1{,}6 \times 10^{-19}$ (s'exprime en C)
car la valeur absolue de la charge en coulombs que porte un électron est $1{,}6 \times 10^{-19}$ C.
Il vient donc :
$Q = n\left(\text{électrons}\right) \times 1{,}6 \times 10^{-19} = I \times t$ (C)
Lorsque $I = 3{,}2$ A, la charge qui traverse chaque seconde la section est 3,2 C.
Dès lors, on trouve :

$$n(\text{électrons}) = \frac{3{,}2 \times 1}{1{,}6 \times 10^{-19}} = 2 \times 10^{19} \text{ électrons}$$

traversant la section par seconde.

10 La bonne réponse est A.
Soit, $\rho = \dfrac{m}{V}$ (kg m⁻³) avec $V = 0{,}5$ m³
D'où, $m = \rho \times V\ (\text{kg}) = \rho \times V \times 1\,000\ (\text{g})$
Or, le nombre de moles d'atomes d'Ag $= \dfrac{m}{M}$ (m en g et M en g/mol).
Et, le nombre d'atomes d'Ag = le nombre de moles d'atomes d'Ag × N_A.
On en déduit le nombre d'électrons libres par 0,5 m³ :

$$\frac{0{,}5 \times 1\,000 \times \rho \times N_A}{M} = \frac{5 \times 10^2 \times \rho \times N_A}{M}$$

11 Les bonnes réponses sont B et C.
A est faux.
L'énergie thermique libérée lors du passage d'un courant électrique dans un fil conducteur est proportionnelle *au carré de l'intensité*.
B est vrai.
L'énergie thermique libérée lors du passage d'un courant électrique dans un fil conducteur est proportionnelle à la durée pendant laquelle le courant le traverse :

$$\text{Énergie thermique} = RI^2 t$$

C est vrai. En effet,
Soit : Énergie thermique $= RI^2 t$
Or, $R = \rho \times \dfrac{L}{S}$
D'où, énergie thermique $= \rho \times \dfrac{L}{S} I^2 t$

Donc, l'énergie thermique libérée lors du passage d'un courant électrique dans un fil conducteur est proportionnelle à sa résistivité.

12 Réponse B.
Pour une tension constante entre les trois circuits, l'intensité du courant est d'autant plus grande que la résistance équivalente est faible ($I = U/R_é$).

Pour le circuit A, $R_é(A) = \left(\dfrac{1}{\dfrac{1}{R}+\dfrac{1}{R}+\dfrac{1}{R}}\right) = \dfrac{R}{3}$

Pour le circuit B, $R_é(B) = \left(\dfrac{1}{\dfrac{1}{R}+\dfrac{1}{R}}\right) = \dfrac{R}{2}$

Pour le circuit C, $R_é(C) = R + R = 2R$

On obtient $R_é(C) > R_é(B) > R_é(A)$

On en déduit donc que $I_C < I_B < I_A$

13 L'assertion correcte est B.
Pour un nombre quelconque de résistances placées en parallèle, la conductance équivalente ($\dfrac{1}{R_é}$) correspond à la somme des conductances $\left(\dfrac{1}{R_i}\right)$.

Soit : $\dfrac{1}{R_é} = \dfrac{1}{R_1} + \dfrac{1}{R_2} + \dfrac{1}{R_3}$

Or, les résistances sont des grandeurs positives.

On en déduit : $\dfrac{1}{R_é} > \dfrac{1}{\mathrm{R}_1}$; $\dfrac{1}{R_é} > \dfrac{1}{\mathrm{R}_2}$ et $\dfrac{1}{R_é} > \dfrac{1}{\mathrm{R}_3}$

Par conséquent, $R_é < R_1$; $R_é < R_2$ et $R_é < R_3$
La résistance équivalente est inférieure aux trois résistances : **A est faux et B est vrai**.
C est faux.
La résistance équivalente est égale à l'*inverse* de la somme des trois conductances suivantes $\dfrac{1}{R_1}$, $\dfrac{1}{R_2}$ et $\dfrac{1}{R_3}$: $R_é = \dfrac{1}{\left(\dfrac{1}{R_1}+\dfrac{1}{R_2}+\dfrac{1}{R_3}\right)}$

14 Les réponses correctes sont B et C.
Les tensions sont identiques aux bornes des résistances reliées en parallèle.
Pour une tension donnée, l'intensité du courant est d'autant plus grande que la résistance est faible.
Soit : $R_1 < R_2 < R_3$
Donc, $I_1 > I_2 > I_3$ (car $U = RI$, pour une même tension, si R augmente, I diminue)
C est vrai. Pour un circuit de résistances reliées en parallèle, la résistance équivalente est toujours inférieure à toutes les résistances (Voir la correction du questionnaire **Q11**).

E est faux, car $R_1 \times I_1 = R_2 \times I_2 \Rightarrow \dfrac{I_1}{I_2} = \dfrac{R_2}{R_1}$

15 Réponses A, B, C et E.
A est vrai :
Comme les résistances sont associées en parallèle,

On a $\dfrac{1}{R_é} = \dfrac{1}{R_1} + \dfrac{1}{R_2} + \dfrac{1}{R_3} = \dfrac{1}{30} + \dfrac{1}{30} + \dfrac{1}{30} = \dfrac{3}{30}$

Donc, $R_é = 10\ \Omega$
B est vrai :
Soit : $U = R_i \times I$
Or, la tension aux bornes de chacune des résistances est la même.
Et, les résistances sont identiques :
$$R_1 = R_2 = R_3 = 30\ \Omega$$
Donc, $I_1 = I_2 = I_3 = U/30$
C est vrai :
$R_é = 10 < R_1$, donc inférieure à $R_1 + R_2$
D est faux :
La valeur de la tension est égale à :
$$R_é \times I = 10 \times (I_1 + I_2 + I_3)$$
$$= 10 \times 3 \times I_1 = 30 \times I_1$$
$$\neq 10 \times I_1$$
E est vrai.

16 Les affirmations correctes sont A et D.
A est vrai. Les tensions aux bornes des trois résistances sont les mêmes et R_2 est la résistance la plus élevée, donc l'intensité du courant qui la traverse est la moins intense ($I = \dfrac{U}{R}$).

L'assertion C est incorrecte, car
$$R_é = R_1 \times R_2 \times R_3 \times \left(\frac{1}{R_2 \times R_3 + R_1 \times R_3 + R_1 \times R_2}\right)$$
D est vrai. En effet,
Soit,
$$R_é = R_1 \times R_2 \times R_3 \times \left(\frac{1}{R_2 \times R_3 + R_1 \times R_3 + R_1 \times R_2}\right)$$
$$R_é = 10 \times 100 \times 20 \times \left(\frac{1}{100 \times 20 + 10 \times 20 + 10 \times 100}\right)$$
$$= \frac{20\,000}{3\,200} = \frac{200}{32}$$
Or, $I = \dfrac{U}{R_é}$

On obtient : $I = \dfrac{2{,}5}{\dfrac{200}{32}} = 0{,}4\ \text{A}$

Une autre méthode de résolution sans passer par la $R_é$:

$$R_1 = \frac{R_3}{2} = \frac{R_2}{10} = 10$$

$I_1 = 2 \times I_3 = 10 \times I_2 = \frac{2{,}5}{10} = 0{,}25 \text{ A}$

$$I = I_1 + I_2 + I_3 = 0{,}25 + 0{,}025 + 0{,}125 = 0{,}4 \text{ A}$$

17 **Les propositions correctes sont B et C.**

Le graphique montre que les résistances sont ohmiques. En effet, dans chacune de celles-ci, la tension en fonction de l'intensité est une droite qui passe par l'origine : $U = R \times I$.

Par conséquent, la pente de ces droites est une constante qui caractérise la grandeur de la résistance :

$$R = \frac{\Delta U}{\Delta I} = \text{constante}$$

La pente la plus élevée correspond à la résistance la plus grande, soit la **résistance 1**.

A est faux, car dans le cas de la résistance 3, la pente est la plus petite. Dès lors, la résistance 3 présente la valeur la plus petite par rapport aux deux autres résistances.

18 **La bonne réponse est C** car $\frac{U}{I}$ n'est pas constant, il augmente avec l'intensité. En effet, pendant que le générateur fournit de l'énergie, l'intensité du courant augmente en même temps que la température. Par conséquent, la résistance de la lampe dépend de la température. On dit qu'elle est *non ohmique*.

19 **La proposition correcte est A.**

Soit : $W = R_é \times I^2 \times t$

Numériquement :

$$W = 60 \times \left(\frac{20}{60}\right)^2 \times 9 \times 3\,600 = 216\,000 \text{ J} = 216 \text{ kJ}$$

20

I.

La bonne réponse est D. En effet, $U = R_é I$

d'où $I = \frac{U}{R_é}$.

Comme les deux résistances sont reliées en série, on a : $R_é = R_1 + R_2$ et le courant qui les traverse est le même.

On en déduit : $I = \frac{30}{30} = 1 \text{ A}$

II.

La bonne proposition est D, car

$$W = R_é \times I^2 \times t = \frac{20}{3} \times \left(\frac{20}{\frac{20}{3}}\right)^2 \times \frac{1}{2} \times 3\,600 = 108\,000 \text{ J} = 108 \text{ kJ}$$

21 **Les propositions correctes sont B et E.**

Dans le circuit 1, $U = R_é \times I$

Avec, $R_é = 2R$

D'où, $I = \frac{U}{2R}$

Pour la chaleur dégagée dans le circuit 1 :

$$W_{\text{circuit1}} = R_é \times I^2 \times t = 2 \times R \times \left(\frac{U}{2R}\right)^2 \times 60$$

Pour le circuit 2 :

$$W_{\text{circuit2}} = R_é \times I^2 \times t = \frac{R}{2} \times \left(\frac{U}{\frac{R}{2}}\right)^2 \times 60$$

(avec $R_é = \frac{R}{2}$)

Il vient que :

$$\frac{W_{\text{circuit2}}}{W_{\text{circuit1}}} = \frac{\frac{R}{2} \times \left(\frac{U}{\frac{R}{2}}\right)^2 \times 60}{2 \times R \times \left(\frac{U}{2R}\right)^2 \times 60} = 4$$

D'où, $W_{\text{circuit2}} = 4 \times W_{\text{circuit1}}$

Par conséquent, la chaleur dégagée dans le circuit 2 est 4 fois plus grande que celle dégagée dans le circuit 1.

22 **La bonne proposition est A.** En effet,

Soit, $W = P \times t$

On obtient donc $t = \frac{W}{P}$

Application numérique : ($1 \text{ MJ} = 1 \times 10^6 \text{ J}$)

$$t = \frac{W}{P} = \frac{36 \times 10^6}{2\,000} = 18\,000 \text{ s} = 5 \text{ h}$$

23 **B et C sont correctes.**

Les résistances des deux ampoules reliées en série sont identiques et possèdent la même tension ($\frac{U}{2}$) à leurs bornes vu que le courant qui les traverse est le même, elles brillent de la même façon.

La proposition E est incorrecte car la puissance totale est diminuée de moitié.

Physique

En effet :

$$P' = U \times I' = U \times \frac{U}{R_é}$$
$$= U^2 \times \frac{1}{2R} = \left(\frac{U^2}{R}\right) \times \frac{1}{2} = \frac{P}{2}$$

La puissance totale des deux ampoules en série est deux fois plus petite que celle de l'ampoule raccordée seule au générateur.

24 Les propositions correctes sont A, B et F.

On calcule les résistances de ces deux ampoules lorsqu'elles étaient non associées (seules), soumises à une tension U.

$P_1 = U \times I_1$ et $P_2 = U \times I_2$

Puisque la tension U est constante, on obtient :

$$\frac{P_2}{P_1} = 2 = \frac{I_2}{I_1}$$

D'où, $I_2 = 2 \times I_1$

Comme $R_1 = \frac{U}{I_1}$ et $R_2 = \frac{U}{I_2}$ et U est constante,

$$U = R_1 \times I_1 = R_2 \times I_2$$

Or, $I_2 = 2 \times I_1$ ce qui implique que $I_2 > 2 \times I_1$

On peut en déduire : $R_1 > R_2$ $(R_1 = 2 \times R_2)$

AUTRE MÉTHODE :

$$P_1 = \frac{U^2}{R_1},\ P_2 = \frac{U^2}{R_2} = 2P_1$$
$$\frac{U^2}{R_2} = 2\frac{U^2}{R_1} \Rightarrow R_1 = 2R_2$$

Donc, $R_1 > R_2$

Dans le cas de l'association en série, l'intensité est la même et c'est l'ampoule **1** qui reçoit la plus grande tension.

Soit : $U_1 = R_1 \times I$ et $U_2 = R_2 \times I$

Dès lors, $R_1 > R_2$, donc $U_1 > U_2$: l'ampoule **1** brillera donc plus que l'ampoule **2**.

La puissance ($P_1' = R_1 \times I^2$) de l'ampoule **1** dans le circuit est supérieure à celle de l'ampoule **2** ($P_2' = R_2 \times I^2$)

Les deux ampoules brillent moins que lorsqu'elles étaient raccordées seules au générateur à cause de l'additivité des tensions $U = U_1 + U_2$ ou tout simplement puisque :

$$P_1' = R_1 \times I^2 = R_1 \times \left[\frac{U}{R_1 + R_2}\right]^2$$

Et, $P_1 = R_1 \times I^2 = R_1 \times \left[\frac{U}{R_1}\right]^2$

D'où : $P_1 > P_1'$ (idem pour l'ampoule 2)

Enfin, la puissance totale du circuit des deux ampoules en série est :

$$P'_{\text{totale}} = U \times I' = \frac{U^2}{R_1 + R_2} = \frac{U^2}{3 \times R_2}$$

Soit, $P'_{\text{totale}} = \frac{P_2}{3}$

On en conclut donc qu'elle est trois fois plus petite que la puissance P_2 de l'ampoule **2.**

Remarque : L'intensité du courant I quand on associe en série les deux ampoules est plus petite que les deux intensités I_1 et I_2 quand chacune des ampoules est seules ($I < I_1$, $I < I_2$). Pour les mêmes résistance R_1 et R_2, la puissance la plus petite est celle où l'intensité est moindre ($P = RI^2$).

25 Les bonnes propositions sont B, C et D.

Les deux ampoules ont les mêmes résistances (R), les mêmes tensions (U) et les mêmes courants qui les traversent ($I = \frac{U}{R_é}$, avec $R_é = \frac{R}{2}$, donc $I = 2 \times \frac{U}{R}$), elles brillent de la même façon.

La puissance totale est deux fois plus importante que la puissance de l'ampoule **1** non associée :

$$P' = U \times I = U\left(\frac{U}{\left(\frac{R}{2}\right)}\right) = 2 \times P$$

C est vrai, car $P_2 = \frac{U^2}{R}$ dans les deux situations.

26 La bonne proposition est E, car :

$$P' = 2 \times U \times I' = 2 \times U\left(\frac{2 \times U}{\frac{R}{2}}\right) = \frac{8 \times U^2}{R}$$

Or, on sait que : $P = \frac{U^2}{R}$, donc $P' = 8 \times P$

27 La bonne proposition est D, car :

$$P' = 2 \times U \times I' = 2 \times U\left(\frac{2 \times U}{R_1 + R_2}\right) = \frac{4 \times U^2}{R_1 + R_2}$$

Or, $P = \frac{U^2}{R_1 + R_2}$, donc $P' = 4 \times P$

28 à 33

Solutions des exercices 28 à 33 disponibles sur www.lienmini.fr/31907-phys10

Fiche 11

Électromagnétisme

1 Aimants

Les aimants naturels sont constitués d'un oxyde de fer appelé magnétite dont la formule chimique est Fe_3O_4. Ils possèdent toujours deux pôles, « nord » et « sud », et il est impossible de les isoler. Un aimant divisé en deux donne toujours deux nouveaux aimants. Ceci est dû aux propriétés atomiques de la matière dont les électrons forment toujours des boucles de courants et orientés tous dans un seul sens.

Les pôles de mêmes noms se repoussent, alors que ceux de noms contraires s'attirent.

Actuellement, on utilise essentiellement les aimants artificiels, lesquels se présentent sous plusieurs formes : un barreau magnétique utilisé en chimie, une aiguille aimantée qui présente l'élément essentiel des boussoles, etc.

On peut dire aussi que la Terre est un aimant dont le pôle « nord » magnétique est un pôle de magnétisme « sud », car il attire le pôle « nord » de l'aiguille d'une boussole.

Comme cela a déjà été dit avant, un champ électrique règne toujours autour d'une charge électrique et un champ gravifique autour d'une masse, de sorte qu'on trouve également un champ magnétique au voisinage d'un aimant.

2 Lignes de champ magnétique

Si on place de la limaille de fer sur un support situé au-dessus d'un aimant, sous l'influence du champ créé, les grains de limaille s'aimantent et s'orientent parallèlement au champ magnétique $\vec{B}$. L'ensemble de ces grains forme des lignes courbes appelées *lignes de champ magnétique* comme schématisé dans la figure 1 suivante :

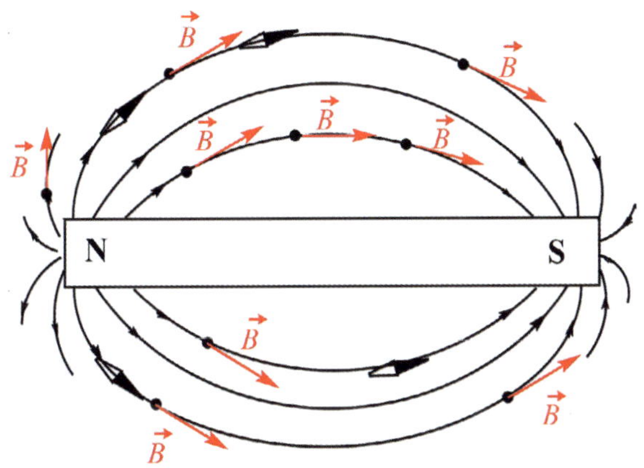

FIGURE 1

En chaque point sur ces lignes, il existe un vecteur de champ magnétique $\vec{B}$ dont les caractéristiques sont telles que :

- la direction est tangente aux lignes de champ.
- le sens est du « sud » vers le « nord » pour une aiguille d'une boussole, à l'extérieur de l'aimant.

- le sens est du pôle « sud » vers le pôle « nord », à l'intérieur de l'aimant.
- le sens est du pôle « nord » vers le pôle « sud », à l'extérieur de l'aimant.
- l'intensité dépend de l'aimant et de la position du point sur les lignes. L'unité est le tesla (T).

Lorsque les lignes sont parallèles, le champ magnétique est uniforme. Dans ce cas, en tout point, les trois caractéristiques sont identiques : voir figure 2, entre les deux pôles d'un aimant en U.

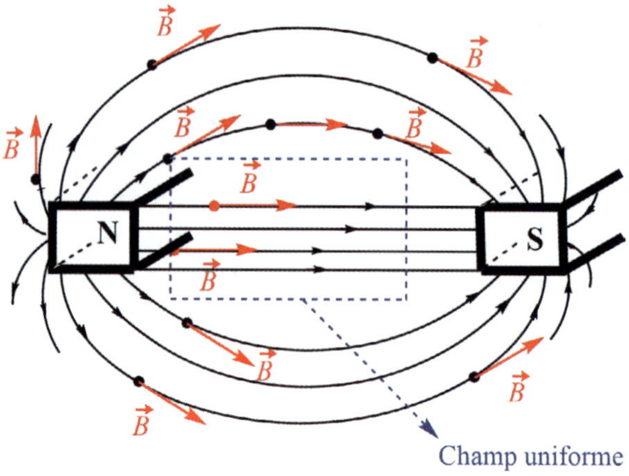

FIGURE 2

Comme dans le cas des vecteurs champs électriques, le principe de superposition s'applique également lorsque plusieurs champs magnétiques sont créés. Par exemple, lorsque deux aimants A_1 et A_2 créent chacun un champ magnétique en un point M (figure 3), le vecteur champ résultant est la somme géométrique des vecteurs champs magnétiques $\vec{B}_{A1}$ (créé par A_1) et $\vec{B}_{A2}$ (créé par A_2)

On obtient : $\vec{B}_{total} = \vec{B}_{A1} + \vec{B}_{A2}$

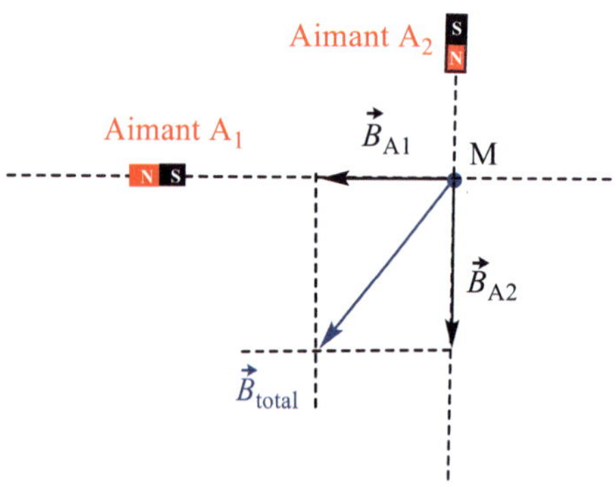

FIGURE 3

En pareil cas, étant donné que les vecteurs forces $\vec{B}_{A1}$ et $\vec{B}_{A2}$ sont perpendiculaires entre eux, l'intensité du champ magnétique résultant est égale à $B_{total} = \sqrt{B_{A1}^2 + B_{A2}^2}$.

Remarque

- Le spectre du champ magnétique est représenté par les lignes de champ magnétique.
- Les lignes du champ magnétique vont toujours du pôle « nord » vers le pôle « sud », à l'extérieur de l'aimant..
- Lorsqu'on s'éloigne du pôle « nord », l'intensité du champ magnétique diminue, les lignes de champ s'écartent.
- Le champ magnétique est d'autant plus intense que les lignes de champ sont plus proches les unes des autres.
- L'intensité du champ magnétique terrestre correspond à environ 10^{-5} T.
- Au contraire des lignes du champ électrique, les lignes du champ magnétique forment des boucles fermées.

Vecteur champ magnétique

Vecteur champ magnétique au voisinage d'un aimant en U : $\vec{B}$

est caractérisé par

- une direction : tangente aux lignes de champ.
- un sens : du pôle " sud " vers le pôle " nord " à l'intérieur de l'aimant.
- un sens : du pôle " nord " vers le pôle " sud " à l'éxtérieur de l'aimant.
- un sens : du " sud " vers le " nord " sur l'aiguille d'une boussole à l'éxtérieur de l'aimant.
- une intensité qui dépend de l'aimant et de la position du point sur les lignes ; unité = tesla (T).

Les lignes de champs sortent du pôle " nord " de l'aimant et rentrent par le pôle " sud ", à l'extérieur de l'aimant.

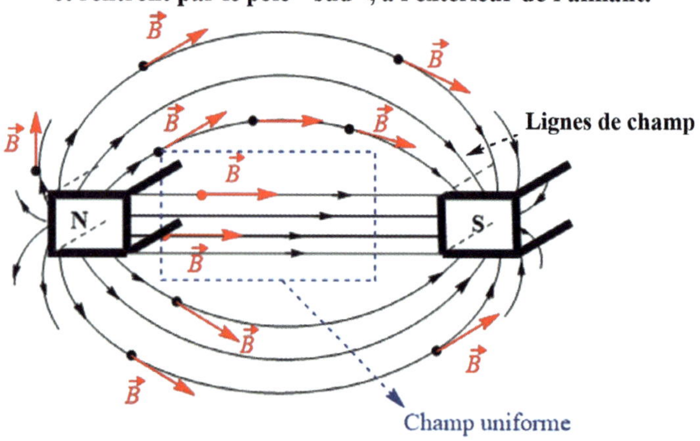

Exemple :

$B_{total} = \sqrt{B_{A1}^2 + B_{A2}^2}$

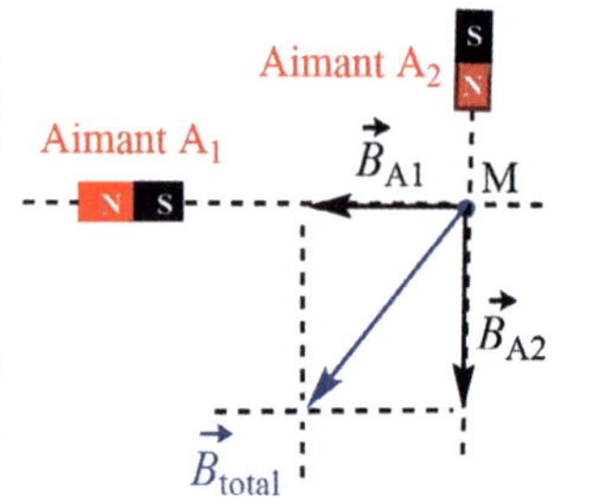

si on s'éloigne du pôle "nord" → l'intensité de B diminue.

augmente si → les lignes de champ sont plus proches.

si plusieurs aimants → $\vec{B}_{total} = \vec{B}_{Aimant\ 1} + \vec{B}_{Aimant\ 2} + \ldots$

3 Champ magnétique créé par un courant électrique

3.1 Cas d'un fil conducteur rectiligne

Lorsqu'une aiguille aimantée est placée près d'un fil conducteur rectiligne, on constate qu'elle s'oriente perpendiculairement au conducteur. On en conclut qu'un champ magnétique perpendiculaire au fil conducteur a été créé (figure 4).

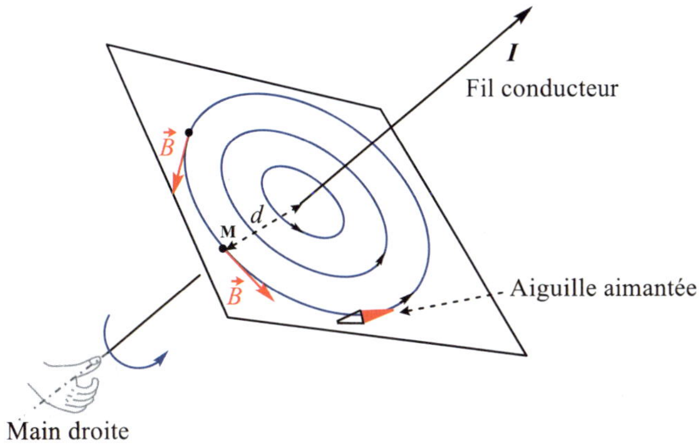

FIGURE 4

Les lignes de champ forment des cercles concentriques centrés sur le fil conducteur.

Pour déterminer le sens de $\vec{B}$ en un point quelconque sur les lignes du champ (par ex. le point M dans la figure 4) , il suffit d'utiliser la règle du tire-bouchon ou celle de la main droite. Pour cette dernière, on place la main droite sur le fil conducteur en pointant le pouce dans le sens du courant, et les doigts indiquent alors le sens des lignes du champ.

Les caractéristiques du vecteur champ magnétique $\vec{B}$ sont :

- la direction est tangente aux lignes de champ
- le sens est donné par la règle de la main droite
- l'intensité dépend de l'intensité du courant et de la position du point sur les lignes du champ. Dans le vide, elle se calcule selon la formule suivante :

$$B = \frac{\mu_0 \times I}{2\pi \times d} = \frac{2 \times 10^{-7} \times I}{d} \text{ (Loi de Biot et Savart)}$$

Avec,

- $\mu_0 = 4\pi \times 10^{-7}$: perméabilité magnétique dans le vide (en T m A^{-1})
- $I =$ l'intensité du courant dans le fil conducteur (en A)
- $d =$ la distance orthogonale séparant le point de mesure et le fil conducteur (en m)
- l'unité de B est le tesla (T).

3.2 Cas d'un fil conducteur circulaire (spire)

Dans une spire circulaire de rayon r parcourue par un courant électrique I, les lignes de champ entrent par une face et sortent par l'autre. Le sens dépend du sens du courant. Elles entrent toujours par la face « sud » et quittent par la face « nord » (figure 5).

Au centre de la spire l'intensité de B est : $B = \frac{\mu}{4\pi} \times \frac{2\pi I}{r} = \frac{\mu I}{2r}$, avec $\mu =$ perméabilité magnétique.

Dans le vide, $B = \frac{\mu_0}{4\pi} \times \frac{2\pi I}{r} = \frac{4\pi \times 10^{-7}}{4\pi} \times \frac{2\pi I}{r} = \frac{2\pi \times 10^{-7} I}{r}$. Si N spires, alors $B = N\frac{2\pi \times 10^{-7} I}{r}$.

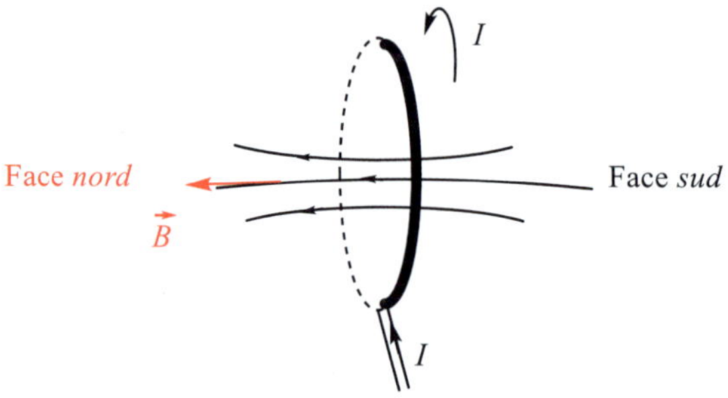

FIGURE 5

Pour déterminer le sens des lignes de champ, il suffit d'utiliser la règle de la main droite : le sens du courant est représenté par les doigts de la main et le pouce indique le sens du champ magnétique créé.

4 Champ magnétique dans une bobine (solénoïde)

Si on enroule un fil conducteur sur un cylindre de manière à ce que les spires soient en contact les unes contre les autres (spires jointives), on obtient un solénoïde qui peut être assimilé à des courants circulaires perpendiculaires à l'axe central du cylindre.

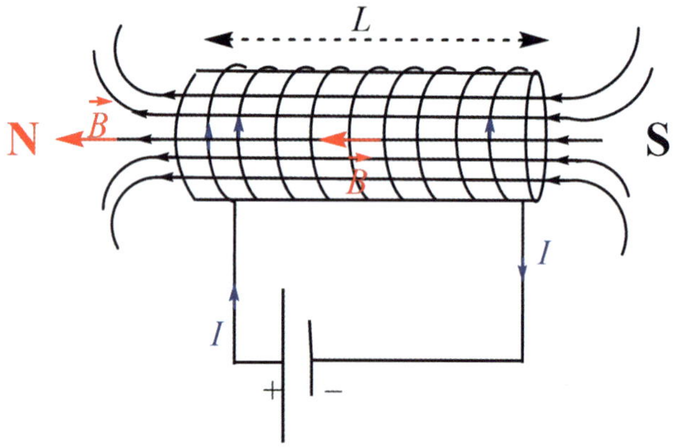

FIGURE 6

À l'intérieur d'un solénoïde, le champ magnétique est uniforme, les lignes sont parallèles à son axe central.

À l'extérieur d'un solénoïde, les lignes se présentent comme dans le cas d'un spectre magnétique créé par un aimant. Les lignes de champ sortent du pôle « nord » du solénoïde et entrent par l'extrémité qui est assimilée au pôle « sud ». Un solénoïde peut ainsi être assimilé à un aimant avec deux pôles « nord » et « sud » (figure 6).

Les caractéristiques du vecteur champ magnétique $\vec{B}$ sont :

- la direction est tangente aux lignes de champ ($\perp$ aux plans des spires)
- le sens est donné par la règle de la main droite
- l'intensité est proportionnelle à l'intensité du courant et au nombre de spires, mais inversement proportionnelle à la longueur de la bobine.

À l'intérieur du solénoïde, la valeur de l'intensité du champ (dans le vide) se calcule selon la formule suivante :

$$B = \frac{\mu_0 \times N \times I}{L} = \frac{4\pi \times 10^{-7} \times \mathrm{N} \times I}{L}$$

Avec,

- $\mu_0 = 4\pi \times 10^{-7}$: perméabilité magnétique dans le vide (en T m A^{-1})
- $I =$ l'intensité du courant dans le fil conducteur (en A)
- $L =$ la longueur du solénoïde (en m)
- $N =$ le nombre de spires
- l'unité de B est le tesla (en T)

Remarque

Le champ magnétique s'intensifie si on place un noyau de fer dans le solénoïde. On utilise, entre autres, des électroaimants pour soulever des poids lourds et pour faire fonctionner des sonnettes électriques ainsi que les disjoncteurs, etc. Le concept est basé sur la création d'une polarisation au niveau des extrémités d'un solénoïde qui aimante des pièces métalliques pour les soulever, qui permet aux circuits de s'ouvrir et de se fermer pour le cas d'une sonnette ou qui assure l'ouverture du circuit dès que l'intensité est très forte dans le cas d'un disjoncteur.

Champ magnétique

Vecteur champ magnétique créé par un courant électrique $\vec{B}$

Cas

d'un fil conducteur rectiligne

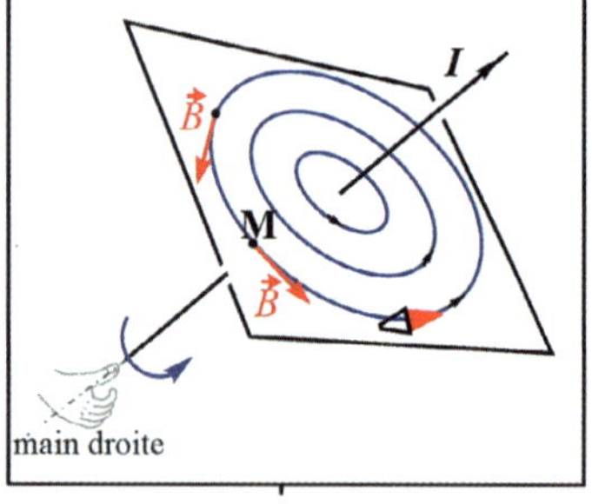

est caractérisé par

- une direction qui est tangente aux lignes de champ.
- un sens qui est donné par la règle de la main droite.
- une intensité qui dépend de l'intensité du courant et de la position (d) du point sur les lignes du champ magnétique :

$$B = \frac{\mu_0 \times I}{2\pi \times d} = \frac{2 \times 10^{-7} \times I}{d} \text{ (dans le vide)}$$

d'un fil conducteur circulaire (spire)

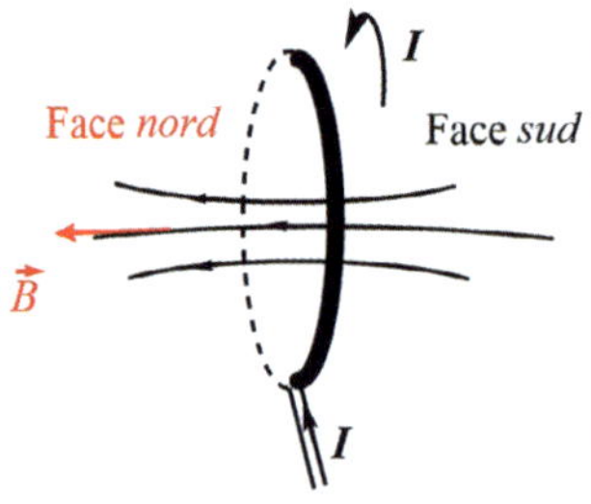

dont

- Les lignes de champ entrent par la face S et sortent par la face N.
- Le sens du courant électrique est représenté par les doigts de la main droite et le pouce indique le sens du champ magnétique créé.

d'une bobine (solénoïde)

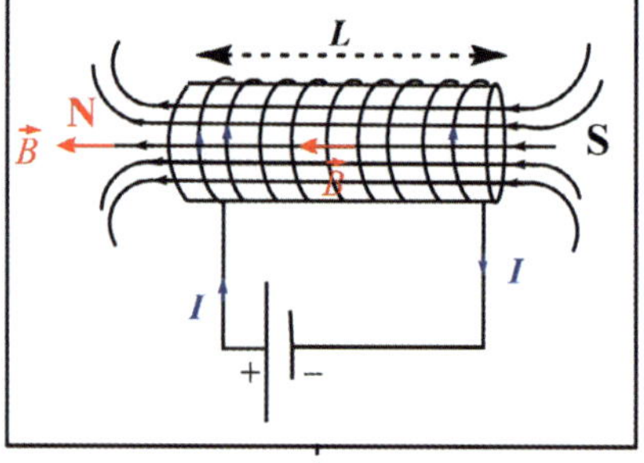

est caractérisé par

- une direction qui est tangente aux lignes de champ.
- un sens qui est donné par la règle de la main droite.
- une intensité qui est proportionnelle à l'intensité du courant et au nombre de spires, mais inversement proportionnelle à la longueur de la bobine L.
  À l'intérieur du solénoïde, l'intensité du champ magnétique est :

$$B = \frac{\mu_0 \times N \times I}{L} = \frac{4\pi \times 10^{-7} \times N \times I}{L}$$

5 Forces électromagnétiques

5.1 Loi de LAPLACE

Un conducteur parcouru par un courant électrique est soumis, s'il est placé dans un champ magnétique, à une force appelée force électromagnétique $\vec{F}$.

La direction de cette force est située dans un plan perpendiculaire au vecteur champ magnétique et à la direction du conducteur électrique rectiligne.

La règle de la main droite est une des méthodes utilisées pour déterminer le sens des vecteurs $\vec{F}$ et $\vec{B}$ et le sens de I circulant dans le fil conducteur, à savoir que :

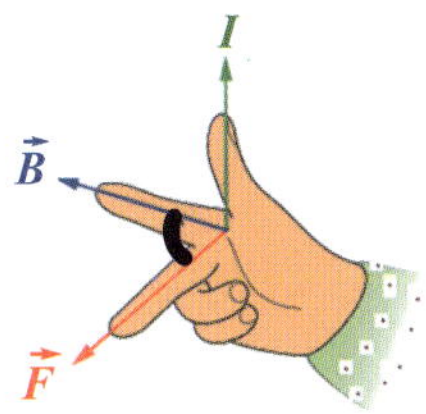

- le **majeur** replié vers l'intérieur indique le sens du vecteur $\vec{F}$
- l'**index** tendu indique le sens du vecteur $\vec{B}$
- le **pouce** tendu indique le sens de I

L'intensité de cette force dépend des intensités I et B, de la longueur L du conducteur situé dans le champ magnétique uniforme ainsi que de l'angle formé entre I et $\vec{B}$ (figure 7) :

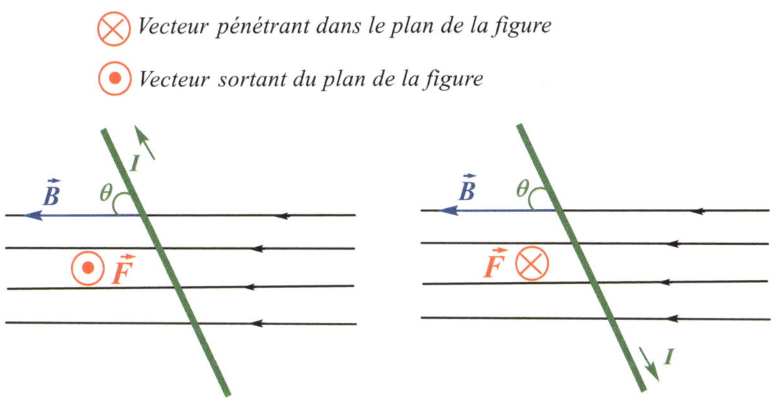

FIGURE 7

$F = B \times I \times L \times \sin\theta$ (en N) **Loi de LAPLACE**

Pour évaluer l'intensité et l'effet d'une force électromagnétique, voici, en guise d'exemples, trois cas simples :

1er cas

Si I est perpendiculaire aux lignes de champ magnétique : figure 8.

Soit : $F = B \times I \times L \times \sin\theta$

Or, $\theta = \dfrac{\pi}{2}$

Donc, $F = B \times I \times L \times \sin\dfrac{\pi}{2} = B \times I \times L$

On en déduit que la tige du conducteur va se déplacer perpendiculairement au plan contenant les directions du champ magnétique et du courant.

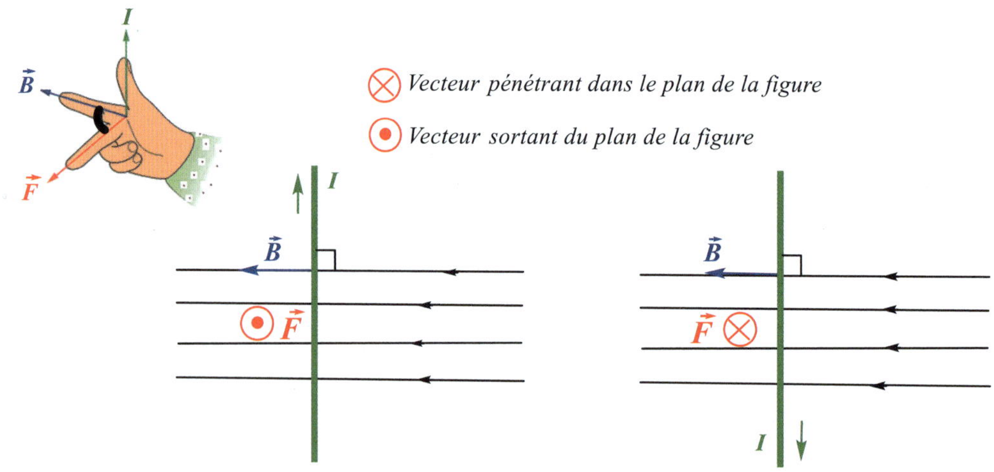

FIGURE 8

2e cas

Si I est parallèle aux lignes du champ magnétique : figure 9.

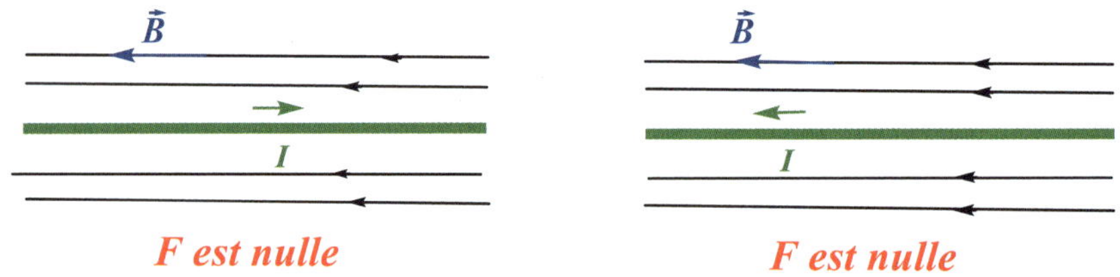

FIGURE 9

Soit : $F = B \times I \times L \times \sin\theta$

Or, $\theta = 0$ ou π

Donc, $F = B \times I \times L \times \sin 0° = 0$ N

L'intensité de la force électromagnétique est nulle. Par conséquent, le conducteur ne subit aucun mouvement.

3e cas

Deux conducteurs rectilignes parallèles s'attirent si les courants électriques qui les traversent sont de même sens (voir figure 10). Par contre, ils se repoussent si les courants sont de sens contraire.

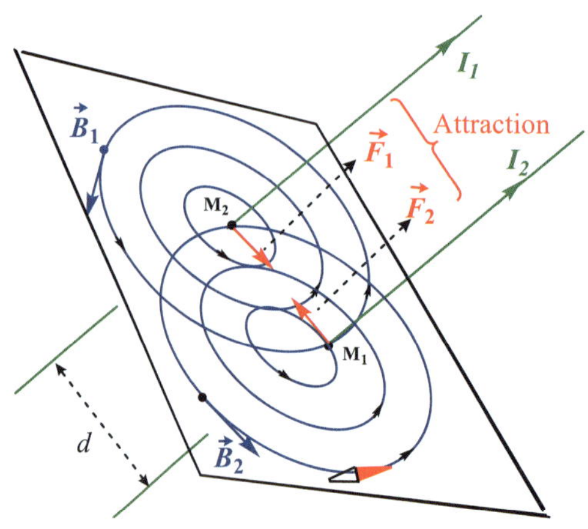

FIGURE 10

Soit : $F_2 = B_1 \times I_2 \times L \times \sin\frac{\pi}{2} = B_1 \times I_2 \times L$ et $F_1 = B_2 \times I_1 \times L \times \sin\frac{\pi}{2} = B_2 \times I_1 \times L$

Or, au point M_2, $B_2 = \frac{\mu_0 \times I_2}{2\pi \times d} = \frac{2 \times 10^{-7} \times I_2}{d}$

Donc, $F_1 = F_2 = \frac{\mu_0 \times L \times I_1 \times I_2}{2\pi \times d}$ (N)

5.2 Loi de LORENTZ

Lorsqu'une particule de charge q passe dans un champ magnétique avec une vitesse $\vec{v}$, cette particule est soumise à une force magnétique perpendiculaire au vecteur $\vec{v}$, dite *force de LORENTZ*.

Les caractéristiques de cette force sont :

- la direction est perpendiculaire au vecteur vitesse
- le sens est donné par la règle de la main droite
  - le **majeur** replié vers l'intérieur indique le sens du vecteur $\vec{F}$
  - l'**index** tendu indique le sens du vecteur $\vec{B}$
  - le **pouce** tendu indique le sens de $\vec{v}$
- l'intensité est égale à : $F = B \times |q| \times v \times \sin\alpha$ (α étant l'angle que forme le vecteur $\vec{B}$ avec le vecteur $\vec{v}$) : **Loi de LORENTZ**.

REMARQUE

- Si la particule chargée se déplace parallèlement aux lignes de champ, elle ne subit aucune déviation : $F = B \times |q| \times v \times \sin 0° = 0$ N.
- **Attention :** le sens de $\vec{F}$ est opposé à celui qui est déterminé par la règle de la main droite lorsque la charge est négative.
- Lorsqu'un conducteur rectiligne de longueur L se déplace à vitesse constante dans un plan perpendiculaire à un champ magnétique uniforme, il se crée le long de la tige un état d'équilibre de charge donnant un champ électrique uniforme $\vec{E}$ et une différence de potentiel entre les extrémités du conducteur.

  Dès lors, on peut démontrer que $F = B \times |q| \times v = q \times E = q\frac{U}{L}$. La vitesse est donc égale à $v = \frac{U}{BL}$ (m/s).

Synthèse

Force électromagnétique

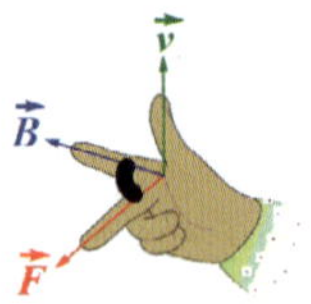

$F = B \times |q| \times v \times \sin \alpha$

Force de Lorentz

la direction est perpendiculaire au vecteur vitesse
le sens est donné par la règle de la main droite

Attention : le *sens* de $\vec{F}$ est opposé à celui qui est déterminé par la règle de la main droite lorsque la *charge est négative* !

est soumise : Particule de charge q passant dans un champ magnétique avec une vitesse $\vec{v}$

magnétique

Force

électromagnétique

$F = B \times I \times L \times \sin \theta$ (en N)

Force de Laplace

due

à l'action de $\vec{B}$ sur un conducteur électrique rectiligne

caractérisée par

- une direction perpendiculaire au vecteur champ magnétique et à la direction de I
- un sens déterminé par la règle de la main droite :

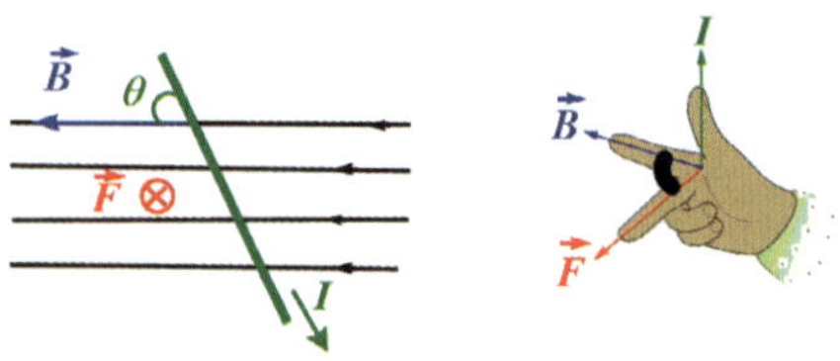

⊗ *Vecteur pénétrant dans le plan de la figure*

En cas de deux fils :

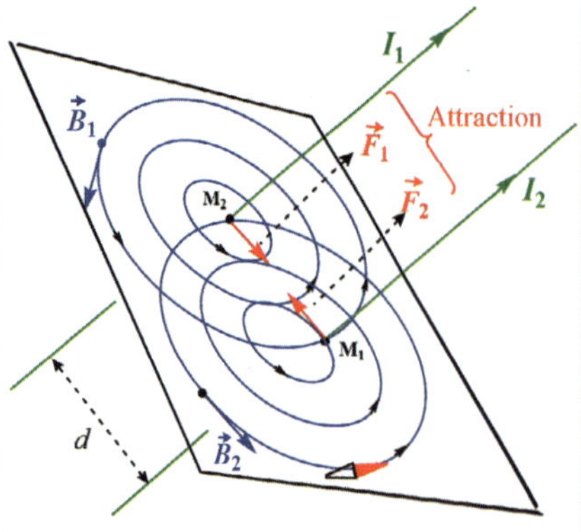

on trouve

Dans le vide : $F_1 = F_2 = \frac{\mu_0 \times L \times I_1 \times I_2}{2\pi \times d}$ (N)

- Les fils s'attirent si les courants qui les traversent sont de même sens.
- Les fils se repoussent si les courants sont de sens contraire.

6 Courants induits

6.1 Flux magnétique

Un flux magnétique traversant un circuit plan (une spire par ex.) caractérisé par un vecteur surface $\vec{S}$ (figure 11) se calcule par la formule suivante :

$$\phi = B \times S \times \cos\alpha \quad \text{[en weber (Wb)]}$$

Avec :

- S, la surface de la spire en m² ($\vec{S} \perp$ au plan de la spire)
- B, l'intensité du champ magnétique en T
- α, l'angle formé entre les deux vecteurs $\vec{B}$ et $\vec{S}$

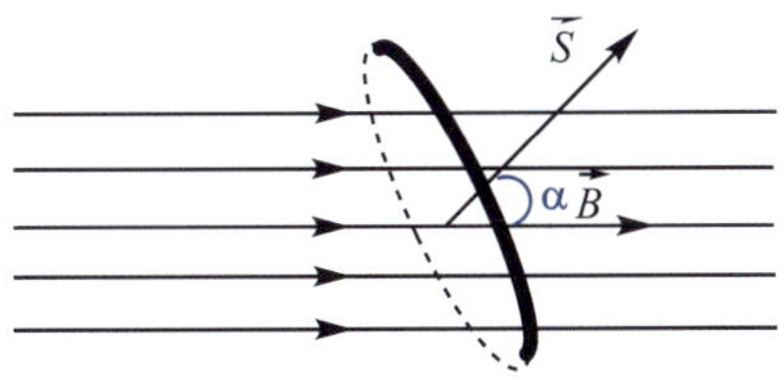

FIGURE 11

Pour évaluer l'intensité du flux magnétique, voici trois cas simples :

1er cas

Si les lignes de champs sont perpendiculaires à la surface de la spire, c'est-à-dire que $\vec{B}$ est parallèle au vecteur $\vec{S}$ (figure 12) :

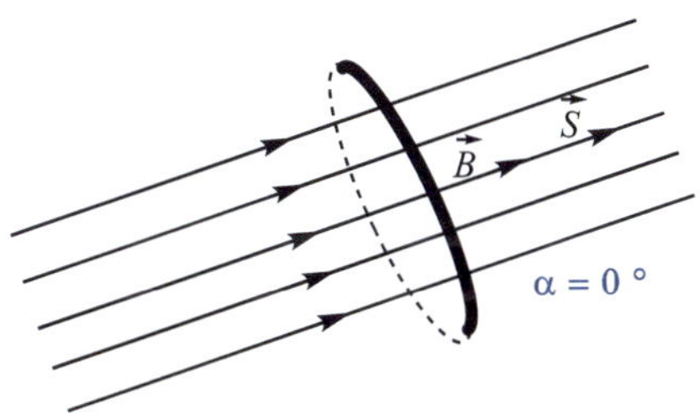

FIGURE 12

On obtient : $\phi = B \times S \times \cos\alpha = B \times S \times \cos 0 = B \times S$ (Wb)

Bref, le flux est au maximum de son intensité.

2e cas

Si les lignes de champs sont parallèles à la surface de la spire, c'est-à-dire que $\vec{B}$ est perpendiculaire au vecteur $\vec{S}$ (figure 13) :

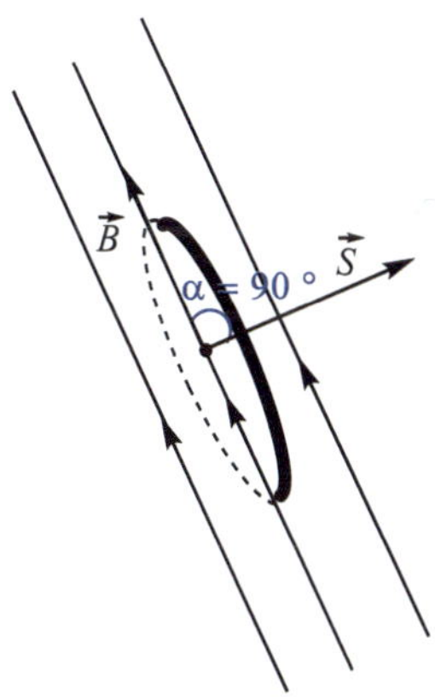

FIGURE 13

On obtient : $\phi = B \times S \times \cos\alpha = B \times S \times \cos\frac{\pi}{2} = 0$ (Wb)

Cette fois, le flux est nul.

3e cas

Si les lignes de champs sont perpendiculaires à la surface de la spire, et que $\vec{B}$ est parallèle au vecteur $\vec{S}$, mais de sens opposé (figure 14) :

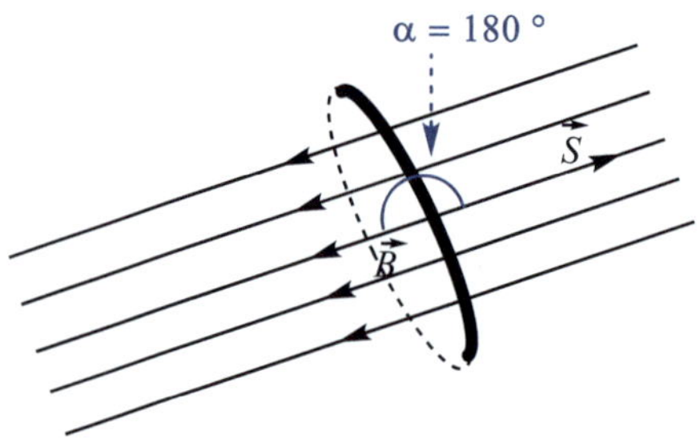

FIGURE 14

On obtient : $\phi = B \times S \times \cos\alpha = B \times S \times \cos\pi = -B \times S$ (Wb)

Ici, l'intensité du flux est négative.

6.2 Courant induit et tension induite

Soit une bobine connectée à un ampèremètre.

- Si on approche un aimant à l'une de ses deux extrémités, l'ampèremètre enregistre une intensité du courant $+I$ circulant dans le circuit de la bobine.
- Si on arrête le mouvement de l'aimant, le courant induit dans la bobine cesse de circuler.
- Si on éloigne l'aimant, le courant induit réapparait mais d'intensité négative $(-I)$

Si on imagine que cette bobine est en face de l'axe horizontal d'un aimant en rotation permanente autour d'un axe vertical, un courant induit circulera dans la bobine dans un sens puis dans un autre sens, sans arrêt. Par conséquent, le courant induit dans la bobine est bien le courant alternatif présentant une fréquence égale à celle du mouvement de rotation (figure 15).

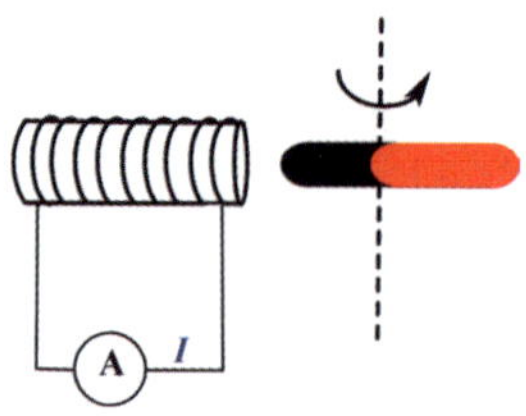

FIGURE 15

Si la fréquence, qui est le nombre de révolution par seconde, est de 50 Hz, la période est :

$$T = 1/50 = 0{,}02 \text{ s}$$

La courbe i en fonction du temps t est sinusoïdale, elle peut être présentée comme suit :

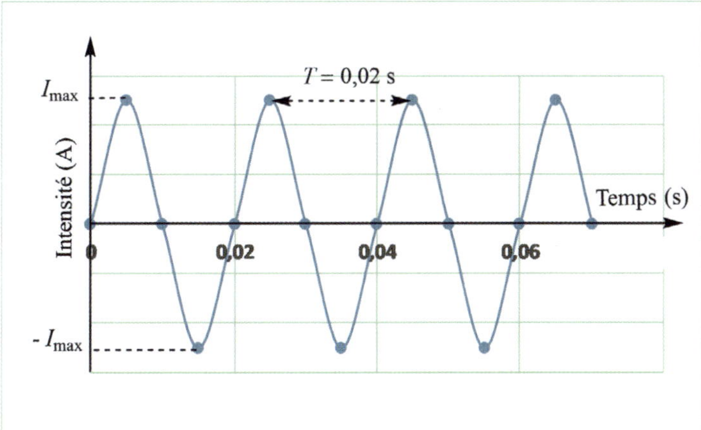

FIGURE 16

Les tensions et les courants sont exprimés en valeurs efficaces :

$$I = I_{eff} = \frac{I_{max}}{\sqrt{2}} = 0,707\, I_{max}$$

Le flux magnétique qui traverse le circuit dépend du temps :

$$\phi = B \times S \times \cos\alpha = B \times S \times \cos at \text{ avec } \alpha = at$$

La force électromotrice induite est :

$$e = -\frac{d\phi}{dt} = a \times B \times S \times \sin at \text{ (en volts, V)}$$

L'intensité du courant dans la spire est :

$$i = \frac{e}{R} = \frac{a \times B \times S \times \sin at}{R} \text{ (A) } (R \text{ est la résistance du circuit})$$

La quantité d'électricité qui traverse une section du conducteur durant un intervalle de temps Δt est :

$$Q = i\Delta t = -\frac{\Delta\phi}{R} \; (\Delta\phi \text{ en Wb et } R \text{ en } \Omega)$$

6.3 Sens du courant induit (Loi de LENZ-FARADAY ou Loi de FARADAY)

Le sens du courant induit donne naissance à une polarisation « nord »/« sud » de la bobine visant à s'opposer à la variation du flux qui lui a donné naissance, car $e = -\frac{d\phi}{dt}$ pour une spire. Si N spires, alors $e = -N\frac{d\phi}{dt}$ **(Loi de LENZ-FARADAY ou Loi de FARADAY).**

1er cas

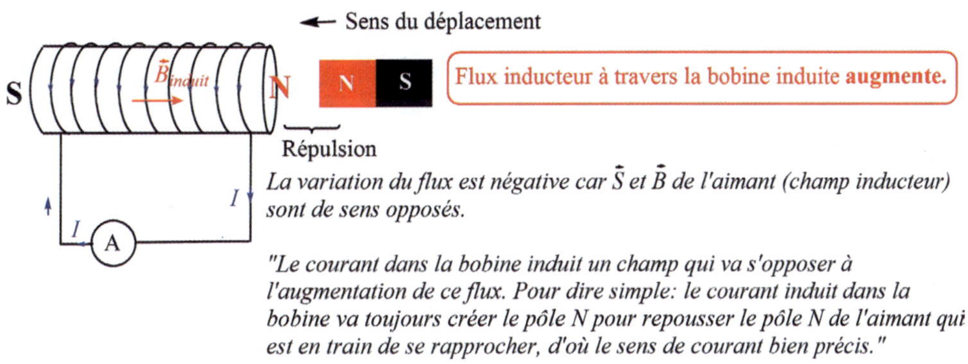

2^e^ cas

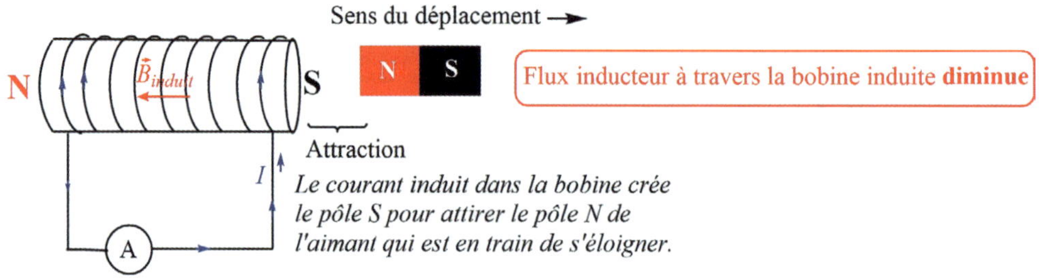

3^e^ cas

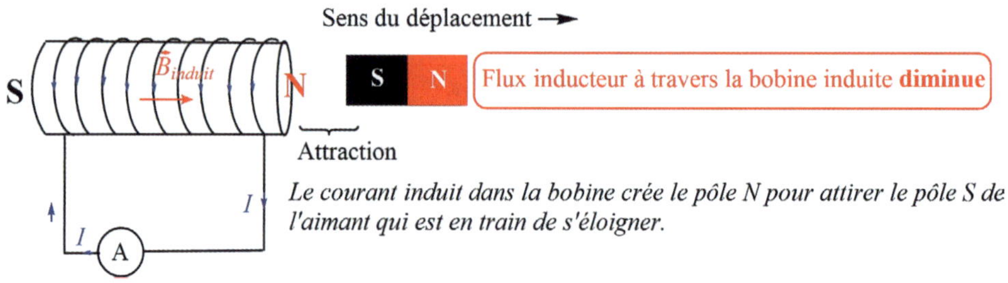

4e cas

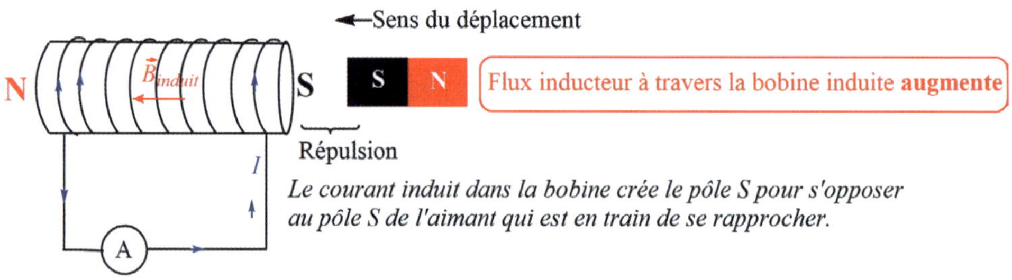

En résumé, si on tient compte du sens positif choisi, on constate que :

- si le flux inducteur $\nearrow\nearrow \Rightarrow \vec{B}_{induit}$ est opposé à $\vec{B}_{inducteur}$.
- si le flux inducteur $\searrow\searrow \Rightarrow \vec{B}_{induit}$ a le même sens que à $\vec{B}_{inducteur}$.

Remarque

Dès qu'une pièce métallique est placée dans un champ magnétique variable, des courants induits sont créés. Ces courants, appelés *courants de Foucault*, entraînent un échauffement de la pièce suite à un dégagement d'énergie par effet Joule. On retrouve ce phénomène dans les fours à induction.

Pour limiter ces effets dans les appareils électriques, les pièces métalliques sont remplacées par des pièces feuilletées séparées par un isolant.

Un pendule composé d'un disque métallique plein lié à une tige en oscillation entre deux aimants s'arrête immédiatement, suite aux *courants de Foucault* qui visent à créer des forces électromagnétiques destinées à s'opposer à la cause de leur apparition.

Électromagnétisme

$\phi = B \times S \times \cos\alpha$ [en weber (Wb)]

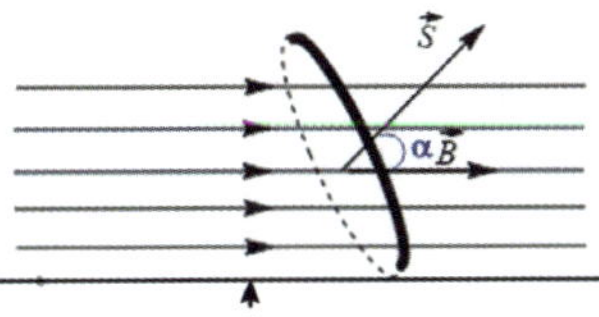

se calcule

Flux magnétique

reçu par une bobine

Courant induit

donne naissance

Polarisation N/S de la bobine

visant

à s'opposer à la variation du flux qui lui a donné naissance

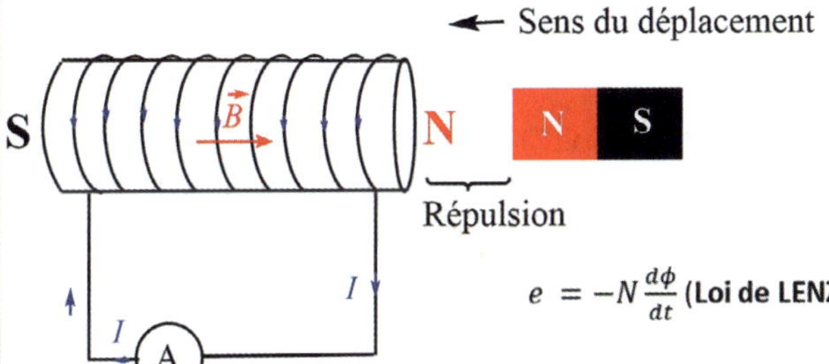

$e = -N\frac{d\phi}{dt}$ **(Loi de LENZ-FARADAY ou Loi de FARADAY)**

La variation du flux est négative car $\vec{S}$ et $\vec{B}$ de l'aimant sont de sens opposés

Le courant dans la bobine induit un champ qui va s'opposer à l'augmentation de ce flux

en face d'un axe horizontal d'un aimant en rotation permanente

Le courant induit circulera dans la bobine dans un sens puis dans un autre sens, sans arrêt.

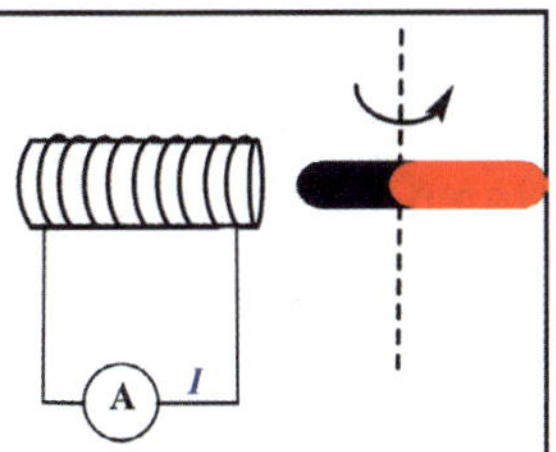

donne naissance

Courant alternatif présentant une fréquence égale à celle du mouvement en rotation

QCM

Électromagnétisme

1 Répondre par **Vrai** ou **Faux**.

A. Une force magnétique est due au mouvement des particules non chargées.
❑ V ❑ F

B. La direction du vecteur champ magnétique est toujours tangente aux lignes de champ.
❑ V ❑ F

C. Le champ magnétique est uniforme si les lignes de champ sont parallèles.
❑ V ❑ F

D. Le champ magnétique est une grandeur vectorielle.
❑ V ❑ F

E. Lorsque l'on s'éloigne d'un pôle d'un aimant en forme de barre, l'intensité de champ magnétique augmente et les lignes de champ s'écartent.
❑ V ❑ F

F. On considère une spire circulaire de rayon r parcourue par un courant électrique I. Le sens du champ magnétique ne dépend pas du sens de courant dans la spire.
❑ V ❑ F

G. On considère un fil conducteur parcouru par un courant électrique. Le fil pourrait être soumis à une force électromagnétique $\vec{F}$, s'il est placé dans un champ magnétique $\vec{B}$.
❑ V ❑ F

H. On considère un fil conducteur parcouru par un courant électrique. Le fil n'est pas soumis à une force électromagnétique $\vec{F}$, s'il est placé dans un champ magnétique $\vec{B}$ parallèle au sens du courant.
❑ V ❑ F

I. Toute particule se déplaçant perpendiculairement aux lignes de champ magnétique, subit une déviation.
❑ V ❑ F

J. Si la particule chargée se déplace parallèlement aux lignes de champ, elle ne subit aucune déviation.
❑ V ❑ F

2 Soit un solénoïde de longueur L supérieure par rapport à son rayon R et branché à un générateur de courant.
Parmi les assertions suivantes concernant l'intérieur du solénoïde, laquelle est **incorrecte** ?

❑ **A.** Les lignes de champ magnétique sont parallèles.
❑ **B.** Le champ magnétique est uniforme.
❑ **C.** L'intensité du champ magnétique est proportionnelle au nombre de spires et inversement proportionnelle à la longueur du solénoïde.
❑ **D.** L'intensité du champ magnétique est inversement proportionnelle à l'intensité du courant qui l'a créé.

3 Deux bobines **1** et **2** sont parcourues respectivement par I_1 et I_2. La bobine **1** a une longueur de 4 cm et contient 100 spires. La longueur de la bobine **2** est de 6 cm et comporte 150 spires.
Pour que le champ magnétique créé à l'intérieur de ces deux bobines soit identique, il faut que le rapport $\frac{I_1}{I_2}$ soit égal à : (Cocher la bonne proposition)

❑ **A.** 3/5 ❑ **B.** 1
❑ **C.** 5/3 ❑ **D.** 2,5
❑ **E.** 25

4 Parmi les assertions suivantes concernant l'intensité du champ magnétique, laquelle est **incorrecte** ?

❑ **A.** L'intensité diminue lorsque les lignes du champ magnétique s'écartent.
❑ **B.** L'intensité augmente lorsque les lignes du champ magnétique se resserrent.
❑ **C.** L'intensité augmente lorsque les lignes du champ magnétique s'écartent.
❑ **D.** L'intensité est constante lorsque les lignes du champ magnétique sont parallèles.

5 Soit 14 aimants magnétiques identiques (1), (2), … (14) disposés dans chacune des figures suivantes à la même distance du point P. On note B l'intensité du champ magnétique créé par chacun des aimants au point P.

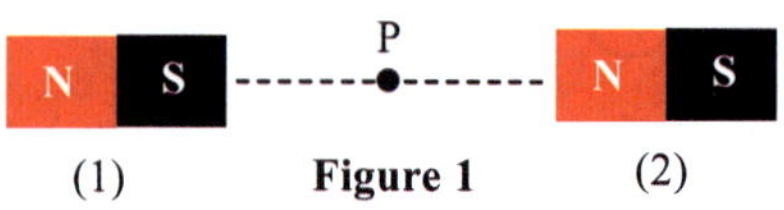

Figure 1

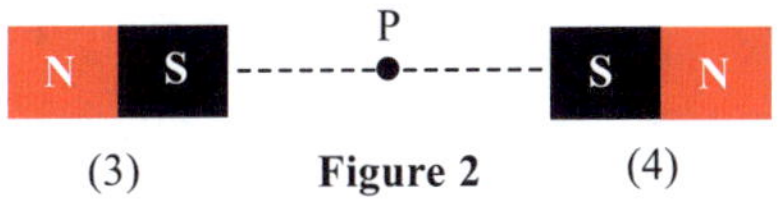

Figure 2

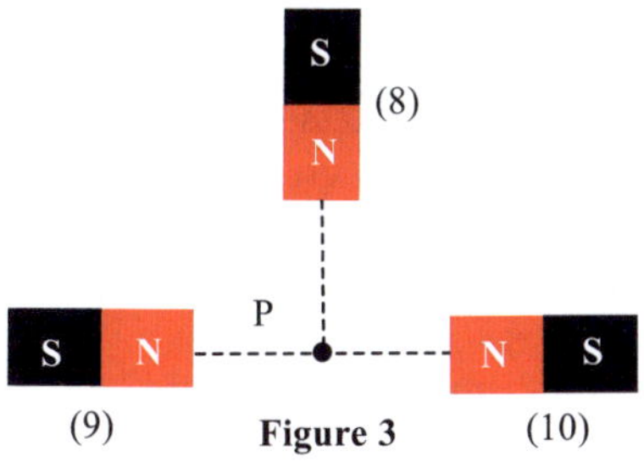

Figure 3

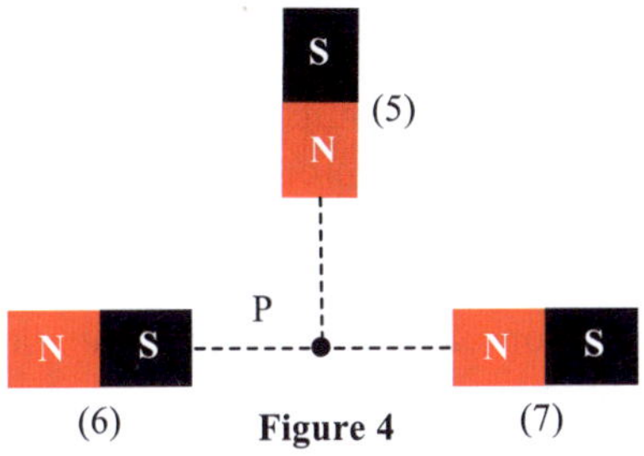

Figure 4

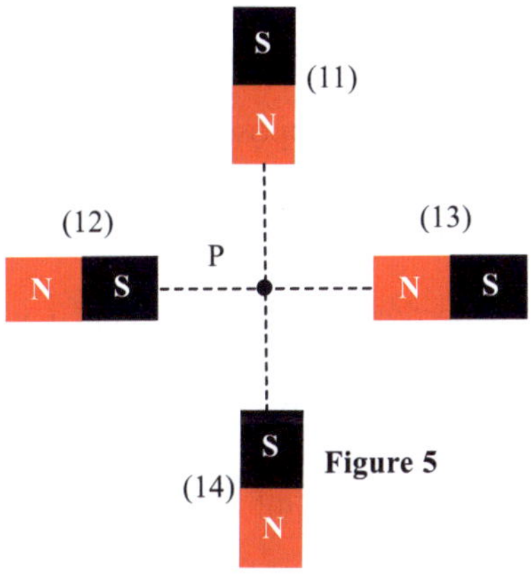

Figure 5

Parmi les affirmations suivantes, laquelle(lesquelles) est(sont) correcte(s) ?

- ❑ **A.** Dans le cas de la figure 1, le champ magnétique résultant au point P est nul.
- ❑ **B.** Dans le cas de la figure 2, le champ magnétique résultant au point P est égal à $2B$.
- ❑ **C.** Dans le cas de la figure 3, la direction du champ magnétique résultant au point P est verticale et elle coïncide avec l'axe de l'aimant (8).
- ❑ **D.** Dans le cas de la figure 4, l'intensité totale du champ magnétique au point P vaut $\sqrt{5}B$.
- ❑ **E.** Dans le cas de la figure 5, l'intensité totale du champ magnétique au point P vaut $2B$.

6 Parmi les schémas suivants concernant la loi de LAPLACE, laquelle(lesquelles) est(sont) incorrecte(s) ?

A.

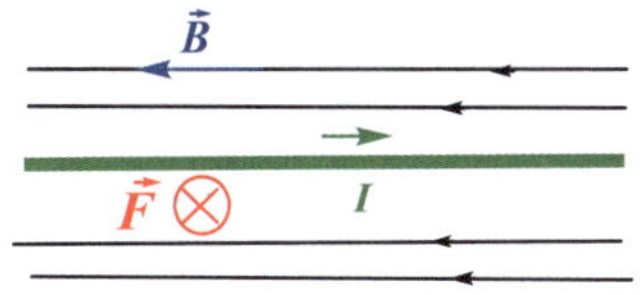

B.

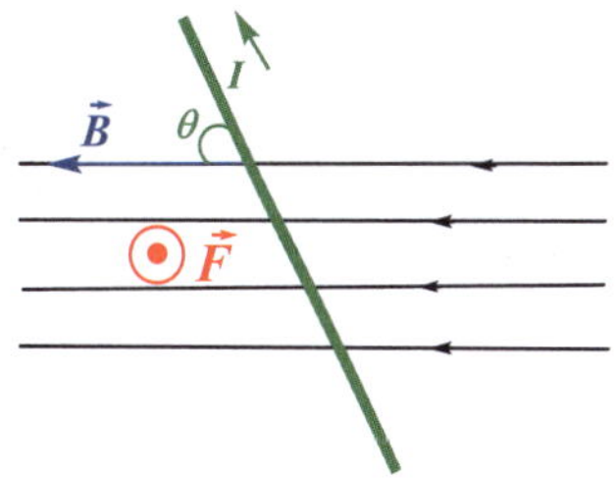

C.

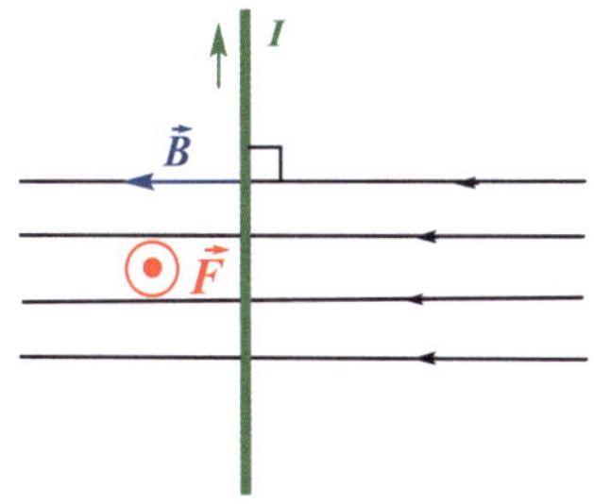

D.

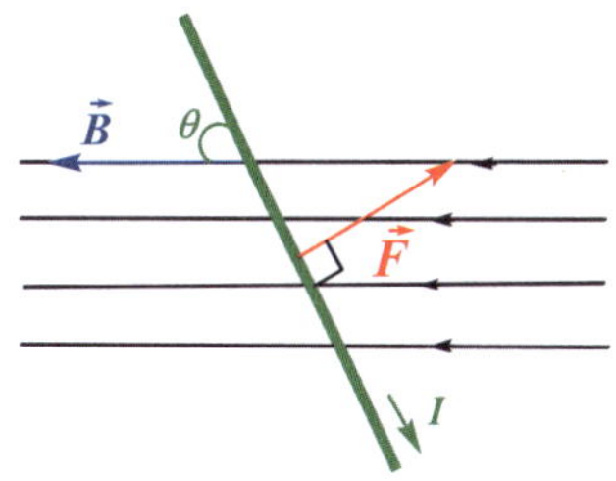

E.

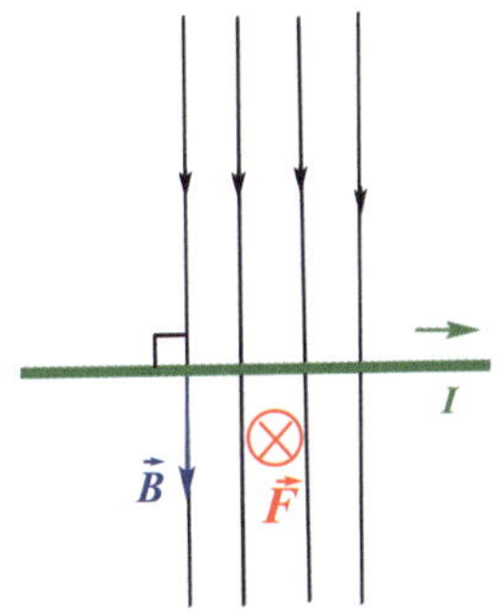

F.

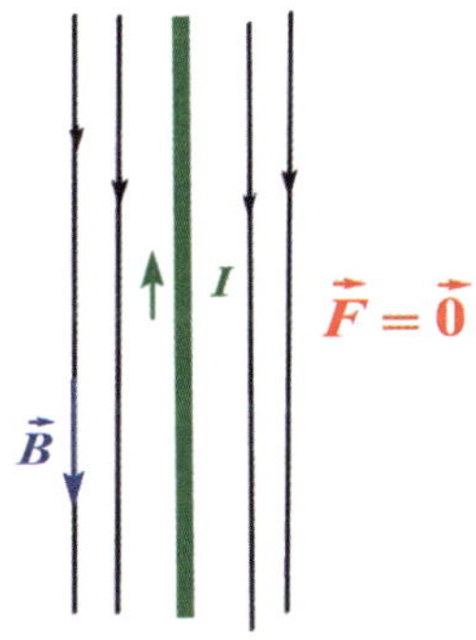

7 Soit une bobine exposée à une variation de flux magnétique. Le sens du courant induit donne naissance à une aimantation de la bobine (« nord »/« sud ») visant à s'opposer à la variation du flux qui lui a donné naissance. Le schéma suivant montre le déplacement d'un aimant vers une des extrémités de la bobine :

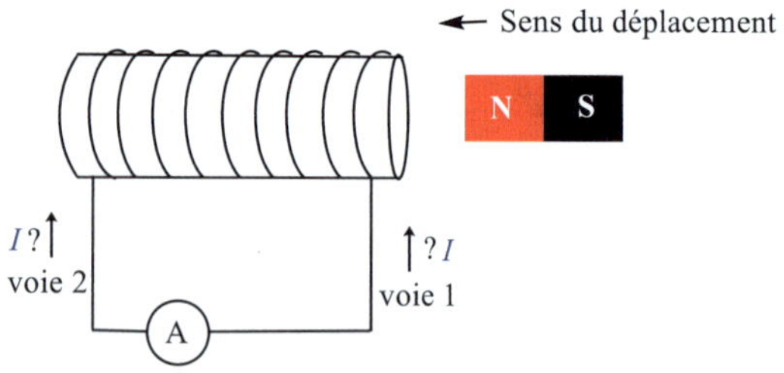

Quel est le sens du courant induit ?

- ❑ **A.** Le courant suit la voie 1.
- ❑ **B.** Le courant suit la voie 2.
- ❑ **C.** Il n'y a pas de courant induit.

8 Deux fils rectilignes conducteurs, placés en parallèle, sont parcourus par des courants électriques de même intensité (I) et de même sens.
La longueur des deux fils est la même, L.
La distance séparant les deux fils est d (m).
Parmi les propositions suivantes, laquelle(lesquelles) est(sont) correcte(s) ?

- ❑ **A.** Les forces que les deux conducteurs exercent l'un sur l'autre sont attractives.
- ❑ **B.** Les forces que les deux conducteurs exercent l'un sur l'autre sont répulsives.
- ❑ **C.** L'intensité de la force que le fil 1 exerce sur le fil 2 est égale à celle exercée par le fil 2 sur le fil 1.
- ❑ **D.** L'intensité de la force que le fil 1 exerce sur le fil 2 vaut $F = \dfrac{\mu_0 \times L \times I^2}{2\pi \times d}$.
- ❑ **E.** Les deux fils se repoussent si les courants sont de sens contraire.

9 Lorsqu'une particule chargée de charge q positive se déplace dans un champ magnétique $\vec{B}$ uniforme avec une vitesse $\vec{v}$, cette particule est soumise à une force magnétique $\vec{F}$.
Parmi les assertions suivantes, laquelle(lesquelles) est(sont) correcte(s)

- ❑ **A.** Le sens de $\vec{F}$ reste le même si la charge q est négative.
- ❑ **B.** La force $\vec{F}$ est perpendiculaire au plan formé par les deux vecteurs $\vec{B}$ et $\vec{v}$.
- ❑ **C.** L'intensité de la force $\vec{F}$ dépend de l'angle que forme $\vec{B}$ avec $\vec{v}$.
- ❑ **D.** Le vecteur $\vec{B}$ est toujours parallèle à la force magnétique.
- ❑ **E.** Lors du déplacement de cette charge, le rapport $\dfrac{F}{q \times v \times \sin\alpha}$ est constant.
- ❑ **F.** Aucune de ces cinq propositions n'est correcte.

10 Un proton de vitesse 10^7 m/s fait une trajectoire circulaire lorsqu'il est lancé dans un champ magnétique uniforme d'intensité égale à 2 T.
La charge élémentaire, exprimée en coulomb, est supposée égale à $1{,}6 \times 10^{-19}$ C.
Parmi les propositions suivantes, laquelle(lesquelles) est(sont) correcte(s) ?

- ❑ **A.** Les trois vecteurs $\vec{F}$, $\vec{B}$ et $\vec{v}$ sont perpendiculaires.
- ❑ **B.** L'intensité de $\vec{F}$ vaut $3{,}2 \times 10^{-12}$ N.
- ❑ **C.** Si la vitesse du proton est doublée, la force magnétique est quadruplée.
- ❑ **D.** Le module de la vitesse n'est pas modifié lorsqu'on augmente l'intensité du champ magnétique.
- ❑ **E.** Aucune de ces quatre propositions n'est correcte.

11 Un pendule, composé d'un disque métallique plein suspendu à une tige, oscille en traversant un champ magnétique intense qui existe entre deux aimants.
Parmi les assertions suivantes, combien y en a-t-il d'exactes ?

a. Des courants induits apparaissent dans le disque.
b. Le disque cesse d'osciller.
c. Des courants de Foucault sont développés dans le disque métallique.
d. Si on remplace le disque plein par un autre contenant des coupures radiales, l'intensité du courant induit diminue.
e. La vitesse d'oscillation du pendule augmente.

- ❑ **A.** 0
- ❑ **B.** 1
- ❑ **C.** 2
- ❑ **D.** 3
- ❑ **E.** 4
- ❑ **F.** 5

12 Soit un proton, qui se déplace avec une vitesse de 10^{10} cm s^{-1}, placé dans un champ magnétique uniforme d'intensité $B = 0{,}01$ T.
Parmi les propositions suivantes, quelle est celle qui est **incorrecte** ?

- ❑ **A.** Lorsque le proton se déplace parallèlement aux lignes de champ, l'intensité de la force magnétique est nulle.
- ❑ **B.** Lorsque le proton se déplace perpendiculairement aux lignes de champ, l'intensité de la force magnétique vaut $1{,}6 \times 10^{-13}$ N.

- ❑ **C.** Lorsque le vecteur vitesse du proton fait un angle de 30° avec les lignes de champ, l'intensité de la force magnétique est inférieure à celle de la force d'attraction terrestre. (on suppose que la masse du proton est de 10^{-27} kg et $g = 10$ m/s²)
- ❑ **D.** Si on remplace le proton par un neutron, la force magnétique est nulle quelle que soit la direction du vecteur vitesse par rapport aux lignes de champ.

13 Soit un électron de vitesse $\vec{v}$, lancé entre deux armatures métalliques planes soumises à une différence de potentiel U (en V) et où règne un champ magnétique $\vec{B}$ uniforme dont les lignes de champ sont parallèles aux plaques.

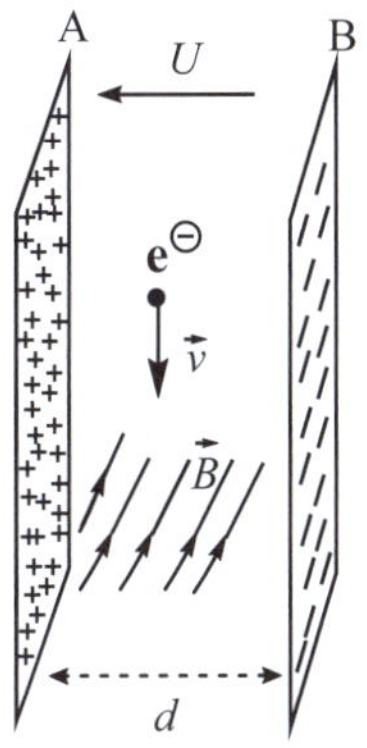

On suppose que $\vec{v}$ est parallèle aux plans des plaques et perpendiculaire aux lignes de champ, que le champ électrique entre les deux armatures est uniforme et que d (en m) est la distance entre les deux plaques.
Parmi les propositions suivantes, laquelle(lesquelles) est(sont) correcte(s) ?

- ❑ **A.** Le sens de la force électrique est de B vers A.
- ❑ **B.** Le sens de la force magnétique est de A vers B.
- ❑ **C.** La direction du vecteur champ électrique est perpendiculaire à celle de la force magnétique.
- ❑ **D.** Lorsque l'intensité de la force magnétique que subit l'électron est égale à celle de la force électrique, sa vitesse est égale à $\frac{E}{B}$ (m /s).
- ❑ **E.** Lorsque l'intensité de la force magnétique que subit l'électron est égale à celle de la force électrique, sa vitesse est égale à $\frac{U}{dB}$ (m /s).

14 **Vrai ou Faux** ?

A. L'expression algébrique de la force électromotrice d'induction en intervalle de temps très petit s'écrit : $e = \frac{d\phi}{dt}$.
❑ **V** ❑ **F**

B. L'intensité du courant induit dans un circuit fermé ne comprenant aucun générateur porte un signe contraire à la force électromotrice induite.
❑ **V** ❑ **F**

C. Le sens du courant induit dans un circuit fermé est imposé par la force électromotrice d'induction.
❑ **V** ❑ **F**

D. Le sens du courant induit dans une bobine donne naissance à une polarisation « nord »/« sud » de la bobine afin de s'opposer à la variation du flux qui lui a donné naissance.
❑ **V** ❑ **F**

E. Le courant induit est d'autant plus fort que la variation du flux magnétique est plus rapide.
❑ **V** ❑ **F**

F. Le courant induit est d'autant plus faible que la variation du flux magnétique est plus rapide.
❑ **V** ❑ **F**

15 Un fil conducteur rectiligne de longueur L se déplace à vitesse constante dans un plan perpendiculaire à un champ magnétique uniforme. Il se crée le long du fil un état d'équilibre de charges aboutissant à un champ électrique uniforme $\vec{E}$ et à une différence de potentiel entre les extrémités du conducteur.
Parmi les propositions suivantes, laquelle(lesquelles) est(sont) correcte(s)

- ❑ **A.** La différence de potentiel qui apparaît entre les extrémités du conducteur est proportionnelle à la vitesse de déplacement du fil.
- ❑ **B.** La différence de potentiel qui apparaît entre les extrémités du conducteur est inversement proportionnelle au champ magnétique $\vec{B}$.
- ❑ **C.** La différence de potentiel qui apparaît entre les extrémités du conducteur ne dépend pas du champ électrique le long du fil.
- ❑ **D.** La différence de potentiel qui apparaît entre les extrémités du conducteur est proportionnelle à la longueur du fil.

16 Un électron en MRU de vitesse v se lance dans un champ magnétique uniforme d'intensité B. Sachant que les lignes de champ sont perpendiculaires à son vecteur vitesse, laquelle(lesquelles) des propositions suivantes est(sont) correcte(s) ?

- ❑ **A.** L'électron change de trajectoire.
- ❑ **B.** La vitesse de l'électron augmente.
- ❑ **C.** L'électron subit une accélération centripète.
- ❑ **D.** La vitesse est modifiée lorsqu'on double l'intensité du champ magnétique.
- ❑ **E.** L'accélération que subit l'électron est doublée si on double l'intensité du champ magnétique.
- ❑ **F.** L'énergie cinétique de l'électron est constante.

17 Une particule chargée positivement ($q > 0$) de vitesse v est lancée entre deux plaques A et B fixes où il existe une différence de potentiel U constante. Sachant que la force d'attraction terrestre exercée sur la particule est négligeable et que les lignes de champ électrique entre les plaques sont perpendiculaires au vecteur vitesse $\vec{v}$, laquelle (lesquelles) des affirmations suivantes est(sont) correcte(s) ?

- ❑ **A.** La particule change de trajectoire.
- ❑ **B.** La vitesse de la particule chargée augmente.
- ❑ **C.** La particule subit une accélération constante.
- ❑ **D.** La grandeur de l'accélération dépend de l'intensité du champ électrique.
- ❑ **E.** L'énergie cinétique de la particule ne varie pas.

18 Deux particules différentes **1** et **2** chargées positivement (q_1 et q_2) et de vitesses respectives $\vec{v}_1$ et $\vec{v}_2$ sont lancées dans un champ magnétique uniforme d'intensité B.

On suppose que :

- la direction et le sens des deux vitesses sont les mêmes,
- les lignes de champ magnétique ne sont pas parallèles à la direction de déplacement de ces deux particules,
- les deux charges subissent la même force magnétique et l'effet d'attraction terrestre est négligeable.

Parmi les affirmations suivantes, combien y en a-t-il d'exactes ?

a. La vitesse de la particule **2** est $v_2 = v_1 \times \dfrac{q_1}{q_2}$.

b. La vitesse de la particule **1** est $v_1 = v_2 \times \dfrac{q_1}{q_2}$.

c. Les deux vitesses sont égales.

d. L'intensité de la force magnétique dépend de la quantité de charge que porte la particule.

e. Si $q_1 = q_2$ et si les vecteurs vitesses $\vec{v}_1$ et $\vec{v}_2$ sont différents, alors $\vec{B}$, $\vec{v}_1$ et $\vec{v}_2$ se trouvent dans le même plan. On suppose que la force magnétique que subissent les deux charges est la même.

- ❑ **A.** 0
- ❑ **B.** 1
- ❑ **C.** 2
- ❑ **D.** 3
- ❑ **E.** 4
- ❑ **F.** 5

19 Parmi les schémas suivants concernant un flux magnétique traversant une spire, lequel(lesquels) correspond(ent) à un flux nul ?

A.

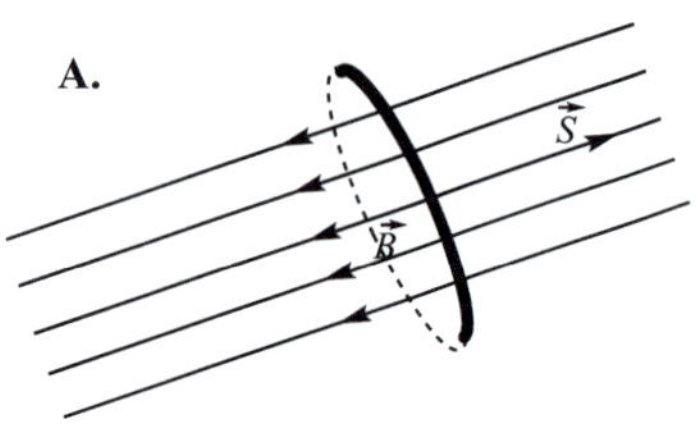

B.

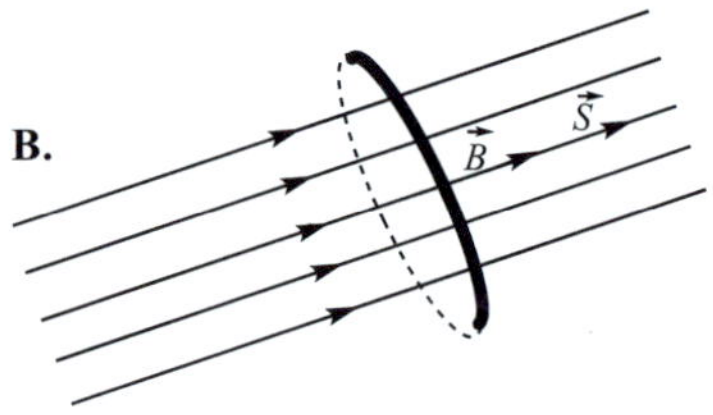

C.

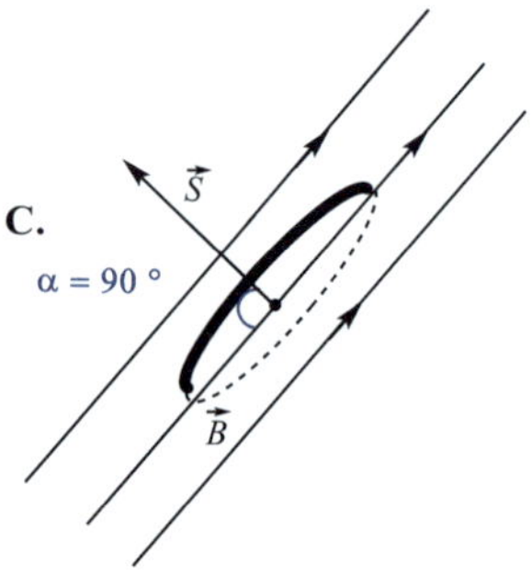

D.

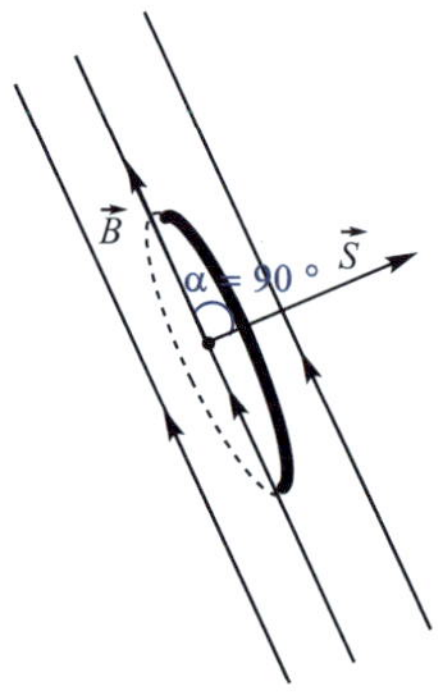

20 On considère une spire circulaire en cuivre de résistivité ρ (Ω m) et de surface S placée perpendiculairement à un champ magnétique uniforme.

On suppose que r est le rayon de la section du fil et L est le périmètre de la spire.

Lorsque l'intensité du champ décroit linéairement en passant de 0,5 T à 0 T, la charge électrique Q traversant la spire en cuivre durant la période de cette diminution de champ vaut : (Indiquer la bonne réponse)

- ❑ **A.** $Q = \dfrac{\pi \times S \times r^2}{\rho \times L}$
- ❑ **B.** $Q = \dfrac{\pi \times S \times r^2}{2 \times \rho \times L}$
- ❑ **C.** $Q = 0{,}5 \times S$
- ❑ **D.** Le manque de données rend le calcul de la charge impossible.

Électromagnétisme

1

A. Faux. Au contraire, il faut que la particule soit chargée pour qu'une force magnétique puisse avoir lieu.

B. Vrai.

C. Vrai.

D. Vrai, car le champ magnétique est caractérisé par une intensité, une direction et un sens.

E. Faux, car si les lignes de champ s'écartent, l'intensité de champ magnétique diminue.

F. Faux. Pour plus d'explications, voir la « Fiche électromagnétisme ».

G. Vrai. Pour plus d'explications, voir la « Fiche électromagnétisme ».

H. Vrai. Pour plus d'explications, voir la « Fiche électromagnétisme ».

I. Faux, car la déviation de la particule n'est possible que si elle est chargée : $F = B \times |q| \times v \times \sin\frac{\pi}{2}$.

J. Vrai, car $F = B \times |q| \times v \times \sin 0° = 0$ N.

2 L'assertion incorrecte est D.

À l'intérieur du solénoïde parcouru par un courant électrique règne un champ magnétique uniforme, dirigé de la face « sud » vers la face « nord ». Sa valeur vaut $B = \frac{\mu_0 \times N \times I}{L}$, avec

- $\mu_0 = 4\pi \times 10^{-7}$: perméabilité magnétique dans le vide (en T m A^{-1})
- I = l'intensité du courant dans le fil conducteur (en A)
- L = la longueur du solénoïde (en m)
- N = le nombre de spires
- l'unité de B est le tesla (T)

3 La bonne proposition est B.

À l'intérieur de la bobine **1**, on a : $B_1 = \frac{\mu_0 \times N_1 \times I_1}{L_1}$

À l'intérieur de la bobine **2**, on a : $B_2 = \frac{\mu_0 \times N_2 \times I_2}{L_2}$

Or, $B_1 = B_2$

D'où, $\frac{\mu_0 \times N_2 \times I_2}{L_2} = \frac{\mu_0 \times N_1 \times I_1}{L_1}$, ce qui implique que $\frac{150 \times I_2}{0{,}06} = \frac{100 \times I_1}{0{,}04}$

Donc, $I_1 = I_2$ et $\frac{I_1}{I_2} = 1$

4 La proposition C est incorrecte.

5 Réponses C et D.

A. Faux. $B_{résultant} = 2B$; direction = l'axe des aimants (1) et (2) ; sens = de (2) vers (1)

B. Faux. $B_{résultant}$ est nul.

C. Vrai. $B_{résultant} = B$ de direction verticale et sens vers le bas. $B_{(9)+(10)} = 0$ T.

D. Vrai, car $B_{résultant} = \sqrt{(2B)^2 + B^2} = \sqrt{5}B$, $\vec{B}_{résultant}$ fait un angle de 26,54° ($\text{tg}\,\alpha = \frac{B}{2B} = \frac{1}{2}$) par rapport à l'axe de l'aimant (6) et 63,46° par rapport à l'axe de l'aimant (5).

E. Faux. $B_{résultant} = \sqrt{(2B)^2 + (2B)^2} = 2\sqrt{2}B$, de direction entre les aimants (12) et (14), $\alpha = 45°\left(tg\alpha = \frac{2B}{2B} = 1\right)$.

6 A et D.

Le schéma A n'est pas correct. Il n'y a aucune force exercée sur le fil conducteur car les lignes de champ sont parallèles au sens du courant :

$$F = B \times I \times L \times \sin 0° = 0 \text{ N}$$

L'intensité de la force électromagnétique est nulle. Par conséquent, le conducteur ne subit aucun mouvement.

Le schéma D n'est pas correct car $\vec{F}$, $\vec{B}$ et le fil conducteur sont situés dans le même plan. La direction de la force devait être située dans un plan perpendiculaire au vecteur champ magnétique et à la direction du conducteur rectiligne.

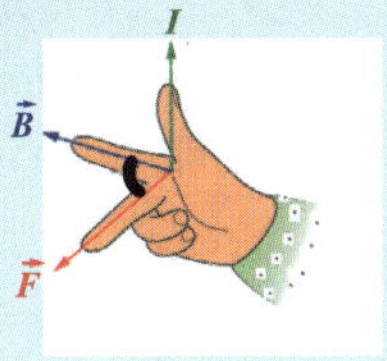

Tous les autres schémas sont corrects. Pour les vérifier, il suffit d'utiliser la règle de la main droite qui est une des méthodes utilisées pour déterminer le sens des vecteurs $\vec{F}$ et $\vec{B}$ et le sens de I circulant dans le fil conducteur :

- le **majeur** replié vers l'intérieur indique le sens du vecteur $\vec{F}$
- l'**index** tendu indique le sens du vecteur $\vec{B}$
- le **pouce** tendu indique le sens de I

La direction de cette force est toujours située dans un plan perpendiculaire au vecteur champ magnétique et à la direction du conducteur.

L'intensité de cette force dépend des intensités I et B, de la longueur L du conducteur situé dans le champ magnétique uniforme ainsi que de l'angle θ formé entre I et $\vec{B}$:

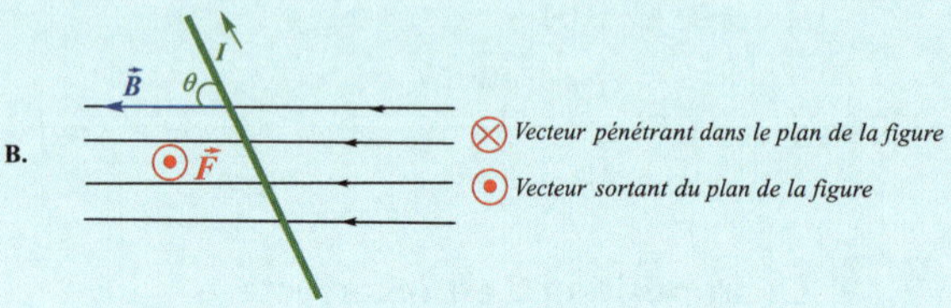

$$F = B \times I \times L \times \sin\theta \text{ (en N)}$$

Si I est perpendiculaire aux lignes de champ magnétique : se référer aux **schémas C et E**

$$F = B \times I \times L \times \sin\frac{\pi}{2} = B \times I \times L$$

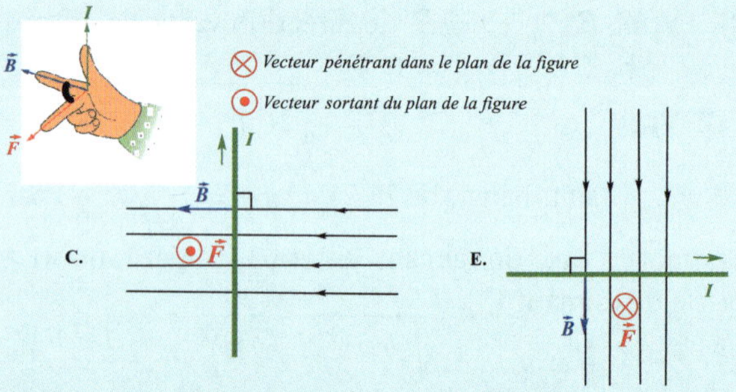

On en déduit que la tige du conducteur va se déplacer perpendiculairement au plan contenant les directions du champ magnétique et du courant.

Si I est parallèle aux lignes de champ magnétique : se référer au **schéma F.**

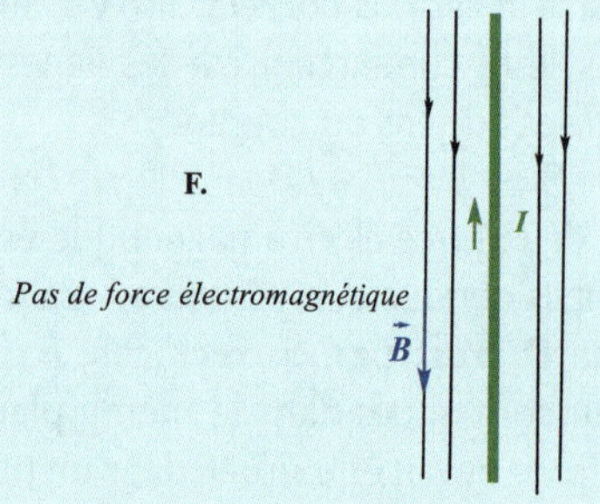

$$F = B \times I \times L \times \sin\pi = 0 \text{ N}$$

L'intensité de la force électromagnétique est nulle. Par conséquent, le conducteur ne subit aucun mouvement.

7 **La proposition B est correcte.**

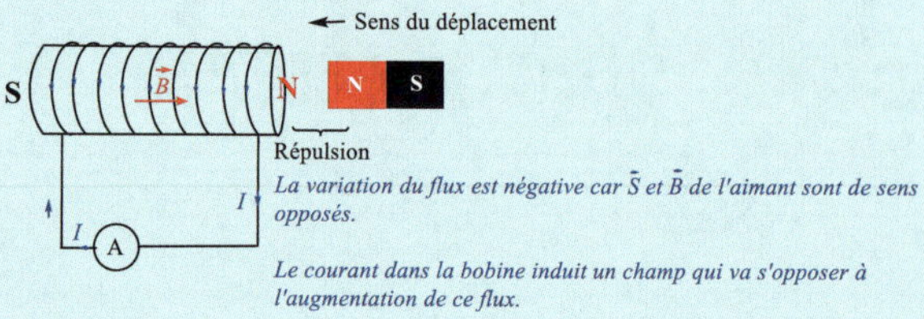

8 **Réponses A, C, D et E.**

A. Vrai.

B. Faux.

C. Vrai.

D. Vrai.

Deux conducteurs rectilignes parallèles s'attirent si les courants électriques qui les traversent sont de même sens. Par contre, ils se repoussent si les courants sont de sens contraire.

En effet, prenons l'exemple où les courants traversant les deux fils sont de même sens.

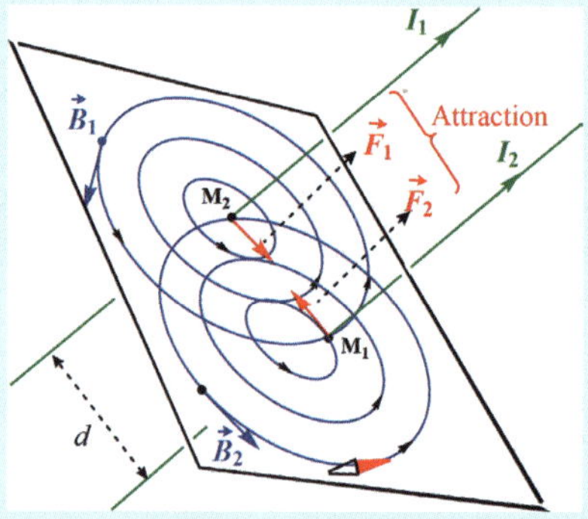

Le fil 1 crée au point M_1 un champ magnétique $\vec{B_1}$ et la présence du courant I_2 en ce point donne naissance à la force $\vec{F}$. Pour déterminer son sens, il suffit d'utiliser la règle de la main droite. On doit constater la même chose au point M_2.

Soit : $F_2 = B_1 \times I_2 \times L \times \sin\frac{\pi}{2} = B_1 \times I_2 \times L$ et

$$F_1 = B_2 \times I_1 \times L \times \sin\frac{\pi}{2} = B_2 \times I_1 \times L$$

Or, au point M_2, $B_2 = \frac{\mu_0 \times I_2}{2\pi \times d} = \frac{2 \times 10^{-7} \times I_2}{d}$

Donc, $F_1 = F_2 = F = \frac{\mu_0 \times I_1 \times I_2}{2\pi \times d}$ (N)

On obtient, lorsque $I_1 = I_2$, $F = \frac{\mu_0 \times L \times I^2}{2\pi \times d}$

E est vrai : si les sens des courants sont opposés dans les deux fils, les deux forces sont répulsives.

9 **Réponses B, C et E.**

A. Faux, car pour une charge négative, le sens de la force magnétique est opposé à celle que subit une charge positive ($F = B \times q \times v \times \sin\alpha$)

B. Vrai.

C. Vrai, car $F = B \times q \times v \times \sin\alpha$

D. Faux, car le vecteur $\vec{B}$ est toujours perpendiculaire à la force magnétique, et non parallèle.

E. Vrai, car le rapport $\dfrac{F}{q \times v \times \sin\alpha}$ ne dépend que du champ magnétique.
Or, le champ magnétique est uniforme (intensité de B est constante), d'où :

$$\frac{F}{q \times v \times \sin\alpha} = B = \text{Cte}$$

10 **Réponses A, B et D.**

A. Vrai, car la trajectoire est circulaire, ce qui implique que $\vec{v}$ et $\vec{B}$ sont perpendiculaires.

B. Vrai, car :

$$\begin{aligned} F &= B \times q \times v \times \sin\alpha \\ &= 2 \times 1{,}6 \times 10^{-19} \times 10^{7} \times \sin\pi/2 \\ &= 3{,}2 \times 10^{-12}\ \text{N} \end{aligned}$$

C. Faux. L'intensité de la force est doublée, car elle est proportionnelle à la vitesse.

D. Vrai, car le champ magnétique seul ne modifie pas le module de la vitesse de la particule.

11 **La bonne réponse est E.**

L'affirmation fausse est **e**. La vitesse d'oscillation diminue au fur et à mesure jusqu'à l'arrêt du pendule.
Un pendule composé d'un disque métallique plein lié à une tige en oscillation entre deux aimants s'arrête immédiatement, en raison des *courants de Foucault* qui créent des forces électromagnétiques pour s'opposer à la cause de leur apparition.
Pour réduire l'intensité du courant induit, il suffit d'augmenter la résistance. Ceci pourrait être réalisé en remplaçant le disque plein par un disque portant des coupures radiales.

12 à **20**

Solutions des exercices 12 à 20 disponibles sur www.lienmini.fr/31907-phys11

Physique

QCM

Testez-vous pour le jour J

1 Soit un mobile M se déplaçant en mouvement rectiligne suivant l'axe $x'Ox$. Les composantes cartésiennes de sa distance parcourue en fonction du temps sont représentées sur la figure ci-dessous.

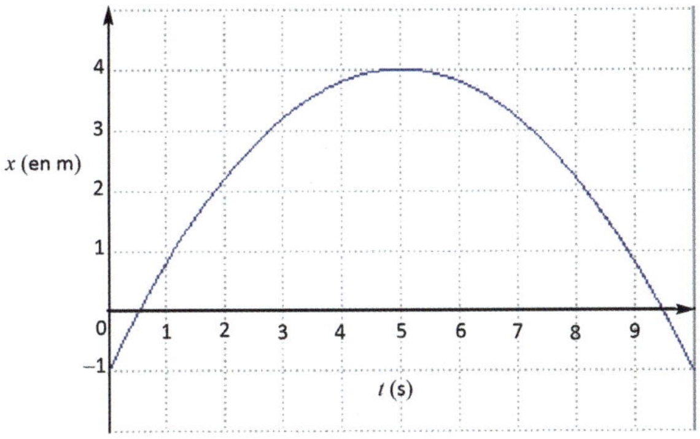

Parmi les propositions suivantes, indiquez celles qui sont correctes.

- ❑ **A.** La vitesse (norme) du mobile M diminue entre $t = 0$ s et $t = 5$ s.
- ❑ **B.** La vitesse (norme) du mobile est positive à $t = 7$ s.
- ❑ **C.** La vitesse (norme) est négative de $t = 6$ s à $t = 10$ s.
- ❑ **D.** Le mobile se déplace dans le sens opposé à l'axe Ox entre $t = 0$ s et $t = 5$ s.

2 Nous présentons ici trois rayons lumineux identiques traversant trois milieux d'indice de réfraction différent, comme indiqué sur les schémas ci-dessous :

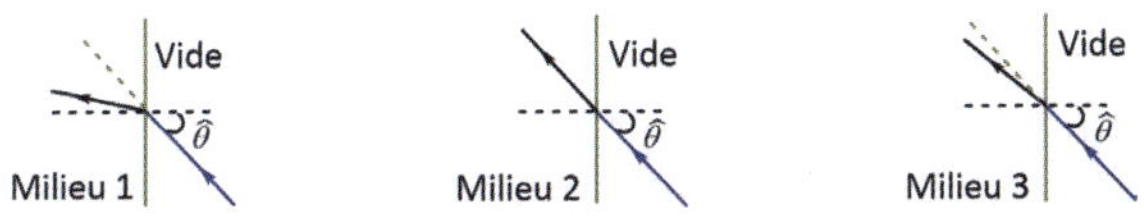

On suppose que l'amplitude de l'angle d'incidence est la même dans les trois cas et que la vitesse de la lumière dans l'air est égale à celle dans le vide.
Parmi les assertions suivantes, indiquez celle qui est correcte.

- ❑ **A.** Par rapport aux trois milieux, c'est dans le milieu 3 que la vitesse du rayon lumineux est la plus élevée.
- ❑ **B.** La vitesse du rayon lumineux dans le milieu 1 est plus élevée que celle dans le milieu 3.
- ❑ **C.** Le classement des trois milieux par ordre croissant d'indice de réfraction est $1 > 2 > 3$.
- ❑ **D.** Le milieu 2 peut être l'air.

3 Pour les champs électriques, le principe de superposition s'applique lorsqu'il y a plusieurs charges qui agissent sur un point. Prenons le cas d'une quantité de charge positive répartie uniformément sur la surface d'un demi-anneau de rayon a, comme indiqué ci-dessous. Indiquez le dessin le plus représentatif du vecteur champ électrique résultant créé au centre O par les charges.

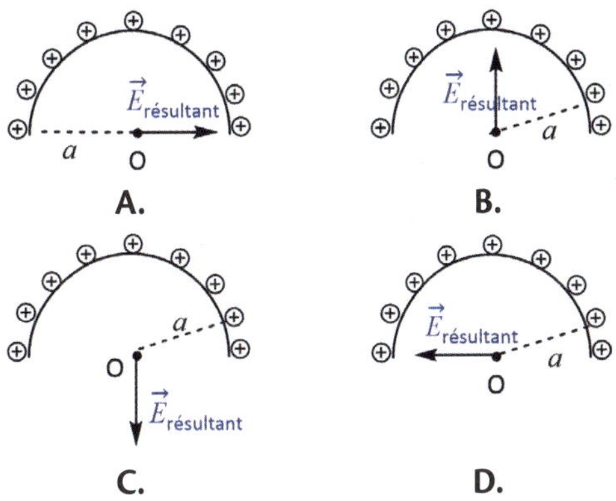

4 Trois corps de masse différente amorcent chacun une descente faisant avec l'horizontale un angle de 30°, comme montré ci-dessous. La vitesse de départ est nulle. Les corps subissent un mouvement rectiligne uniformément accéléré (MRUA). On suppose que la résultante des forces de frottement qui leurs sont appliquées est négligeable.

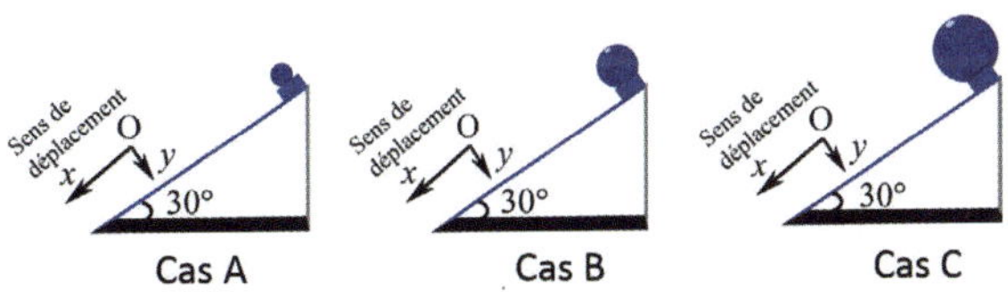

Les masses de ces trois corps sont : $m_A = 2$ kg, $m_B = 4$ kg et $m_C = 6$ kg.
Classez les trois cas A, B et C par ordre croissant d'accélération.

- ❑ **A.** $a_A < a_B < a_C$
- ❑ **B.** $a_C < a_B < a_A$
- ❑ **C.** $a_C < a_A < a_B$
- ❑ **D.** Aucune de ces réponses n'est correcte car $a_A = a_B = a_C$.

5 On considère que le vecteur $\vec{F}$ est la seule force extérieure exercée sur le corps **M**.
Sachant que le corps **M** est en mouvement, lequel des cas suivants est considéré comme possible à réaliser.

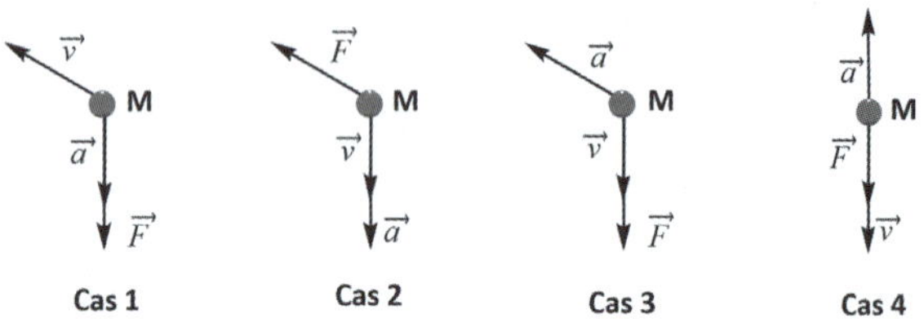

- ❑ **A.** Cas 1
- ❑ **B.** Cas 2
- ❑ **C.** Cas 3
- ❑ **D.** Cas 4

6 Pour les forces électriques, le principe de superposition s'applique lorsqu'il y a plusieurs charges qui agissent sur une autre charge. Prenons le cas de quatre charges positives identiques $(+q)$ placées aux sommets d'un plan carré et une cinquième charge $+q$ (identique aux autres) placée au point M, comme indiqué ci-dessous. Indiquez le dessin le plus représentatif du vecteur force électrique résultante créé par les quatre charges sur $+q$ au point M :
On suppose que les cinq charges n'interagissent qu'entre elles.

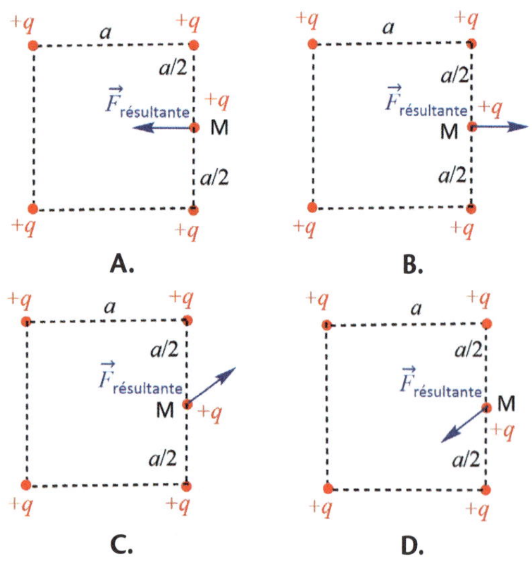

7 On considère 4 charges placées au sommet d'un plan carré et une charge positive $+q$ au centre M, comme indiqué dans les trois schémas (trois situations différentes) suivants :

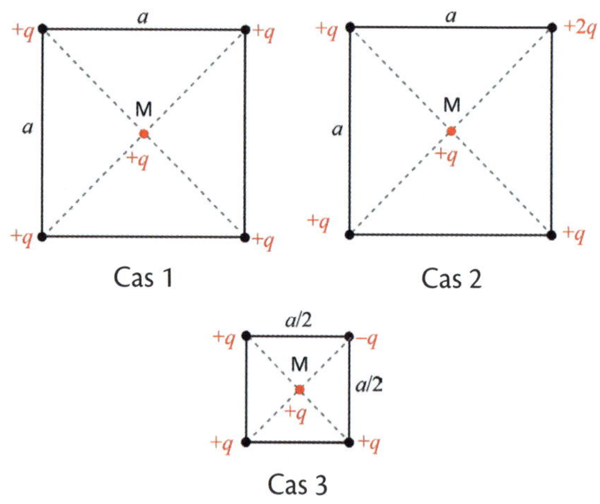

Classez par ordre décroissant d'intensité les forces électriques résultantes créées au centre M sur chacun de ces 3 carrés. On suppose que les charges n'interagissent qu'entre elles.

- ❑ **A.** $F_{\text{Cas 1}} > F_{\text{Cas 2}} > F_{\text{Cas 3}}$
- ❑ **B.** $F_{\text{Cas 1}} > F_{\text{Cas 3}} > F_{\text{Cas 2}}$
- ❑ **C.** $F_{\text{Cas 2}} > F_{\text{Cas 1}} > F_{\text{Cas 3}}$
- ❑ **D.** $F_{\text{Cas 3}} > F_{\text{Cas 2}} > F_{\text{Cas 1}}$

8 On considère ce circuit électrique fermé de résistance R constante :

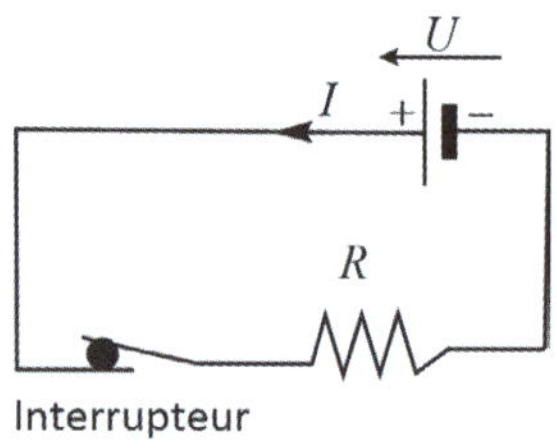

Parmi les propositions suivantes, indiquez celle qui est correcte.

- ❑ **A.** Si on double la tension, l'intensité du courant est doublée.
- ❑ **B.** Si on double la tension, l'intensité du courant devient la moitié de ce qu'elle était avant.
- ❑ **C.** Si on double la tension, l'intensité du courant reste constante.
- ❑ **D.** Plus la tension est faible, plus l'intensité du courant est importante.

9 Un corps humide est moins résistant au flux de charge que lorsqu'il est sec.
On suppose que la résistance d'un corps humide d'une personne est 100 fois plus faible que celle de son corps lorsqu'il est sec. Et, on admet que cette personne de peau sèche ressent un courant égal à 0,2 mA en touchant les deux bornes d'une batterie d'accumulateurs. Si la peau de cette personne est humide, le courant ressenti sera égal à :

- ❑ **A.** 2 mA
- ❑ **B.** 20 mA
- ❑ **C.** 0,002 mA
- ❑ **D.** 0,2 A

10 Soit un circuit électrique fermé composé d'une batterie d'accumulateurs (de résistance interne négligeable) de 24 V et de trois lampes identiques placées en parallèle.
Parmi les propositions suivantes, indiquez celle qui est incorrecte.

- ❑ **A.** Si l'une des lampes est défectueuse, les deux autres lampes continuent à s'allumer.
- ❑ **B.** La luminosité des trois lampes ne change pas si on place en parallèle une quatrième lampe.
- ❑ **C.** L'intensité du courant dans la batterie augmente si on place en parallèle une quatrième lampe.
- ❑ **D.** La batterie fournit 8 V à travers chaque lampe.

11 Soit deux ampoules ohmiques **1** et **2** de puissance respectivement égale à 25 W et 60 W lorsque chacune d'elle est soumise seule à une tension constante U.
Si on associe ces deux ampoules **en série** et si l'ensemble est soumis à une tension toujours égale à U, on constate que : (Cochez, parmi les propositions suivantes, celles qui sont correctes)

- ❑ **A.** une des deux ampoules brille plus que l'autre.
- ❑ **B.** les deux ampoules brillent de la même façon.
- ❑ **C.** la tension aux bornes de la lampe **1** est plus élevée que celle aux bornes de la lampe **2**.
- ❑ **D.** la tension aux bornes de la lampe **1** est inférieure à celle mesurée aux bornes de la lampe **2**.
- ❑ **E.** l'énergie dissipée par la lampe de 60 W est plus faible que celle de 25 W.

12 Entre deux plaques métalliques parallèles proches l'une de l'autre dont l'une porte une charge $+Q$ et l'autre $-Q$, (Indiquez les propositions correctes.)

- ❑ **A.** les lignes de champ électrique sont parallèles.
- ❑ **B.** le champ électrique est uniforme.
- ❑ **C.** l'intensité du champ électrique diminue si on augmente la distance séparant les deux plaques.
- ❑ **D.** le champ électrique est inversement proportionnel au carré de la distance entre les deux plaques.

On suppose que les charges $+Q$ et $-Q$ sont réparties uniformément sur les surfaces planes des deux plaques et que les dimensions de celles-ci sont nettement plus grandes que la distance qui les sépare.

13 Deux fils de masse négligeable fixés au mur en deux points A et B soutiennent un corps solide en équilibre de masse m, comme le montre le schéma suivant (le triangle ABC est rectangle en C) :

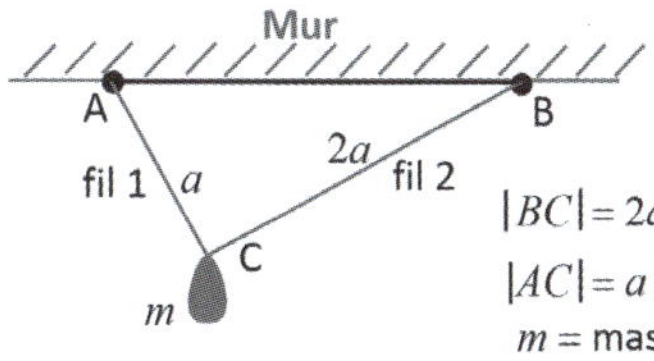

On suppose que l'intensité de la force exercée par le fil 1 sur le corps solide est égale à 5 N.
Indiquez la bonne réponse :

- ❑ **A.** L'intensité de la force exercée par le fil 2 sur le corps solide est égale à 5 N.
- ❑ **B.** L'intensité de la force exercée par le fil 2 sur le corps solide est strictement supérieure à 5 N.
- ❑ **C.** L'intensité de la force exercée par le fil 2 sur le corps solide est strictement inférieure à 5 N.
- ❑ **D.** Le manque de données sur le dessin rend impossible l'évaluation de l'intensité de la force exercée par le fil 2 sur le corps solide.

14 Soit deux ampoules ohmiques **1** et **2** de puissance respectivement égale à 15 W et 60 W lorsque chacune d'elle est soumise seule à une tension constante U.
Si on associe ces deux ampoules **en parallèle** et si l'ensemble est soumis à une tension toujours égale à U, on constate que : (Cochez parmi les propositions suivantes, celle qui est correcte.)

- ❑ **A.** une des deux ampoules brille plus que l'autre.
- ❑ **B.** les deux ampoules brillent de la même façon.
- ❑ **C.** la tension aux bornes de la lampe **1** est plus élevée que celle aux bornes de la lampe **2**.
- ❑ **D.** la tension aux bornes de la lampe **1** est inférieure à celle mesurée aux bornes de la lampe **2**.
- ❑ **E.** l'énergie dissipée par la lampe de 60 W est plus faible que celle de 15 W.

15 Soit quatre résistances R_1, R_2, R_3 et R_4 ($R_1 = R_2 = R_3 = 2\ \Omega$ et $R_4 = 6\ \Omega$) placées comme indiqué dans le montage suivant :

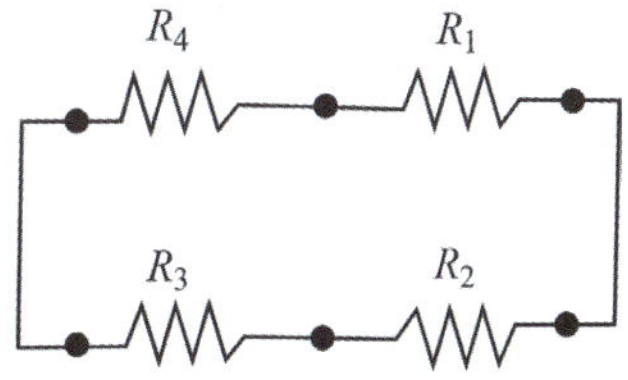

On suppose qu'une tension constante de 6 V est appliquée aux bornes de la résistance R_4 et qu'aucune charge ne peut être ni perdue, ni créée, ni accumulée en un point donné.
Désignons par I_1, I_2, I_3 et I_4 les intensités respectives dans les quatre résistances R_1, R_2, R_3 et R_4.
Parmi les propositions suivantes, indiquez celle(s) qui est(sont) incorrecte(s) :

Physique
Tests

- ❑ **A.** $I_1 = I_2 = I_3 = I_4$
- ❑ **B.** L'intensité du courant dans la source du courant est égale à I_1.
- ❑ **C.** La résistance équivalente du circuit est égale à $3\ \Omega$.
- ❑ **D.** L'intensité du courant dans la source du courant est égale à 2 A.

16 Le graphique suivant illustre l'évolution de l'intensité de la force $\vec{F}$ horizontale au cours du temps exercée sur un objet, initialement au repos, lors de son déplacement dans un plan horizontal d'un point M à N.

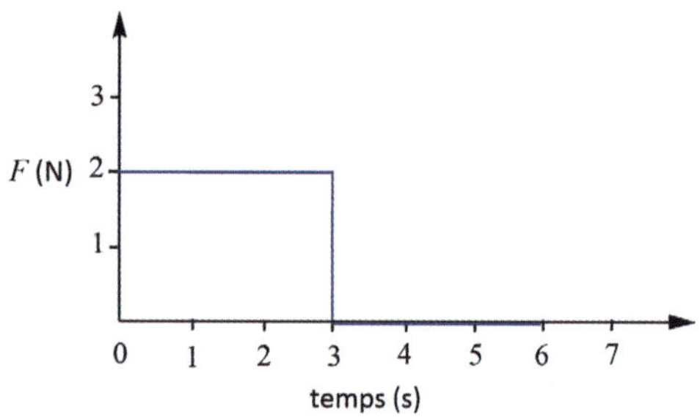

Sachant que $\vec{F}$ est la seule force exercée sur l'objet et que les forces de frottement sont négligeables, quel est le graphique le plus approprié représentant l'évolution de la vitesse de l'objet en fonction du temps ?

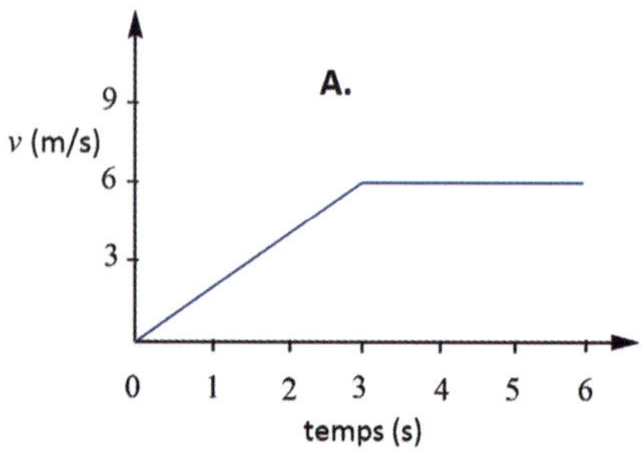

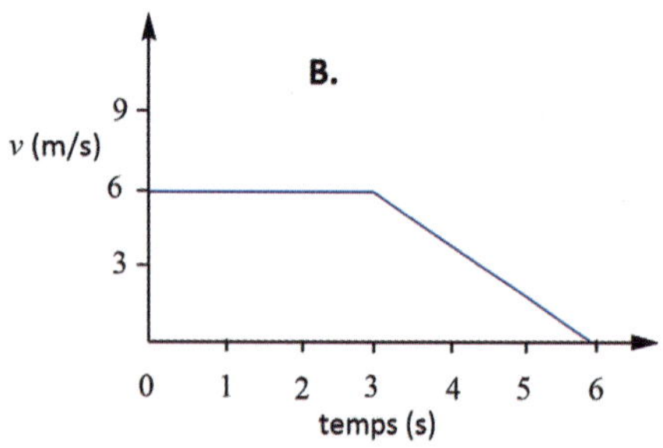

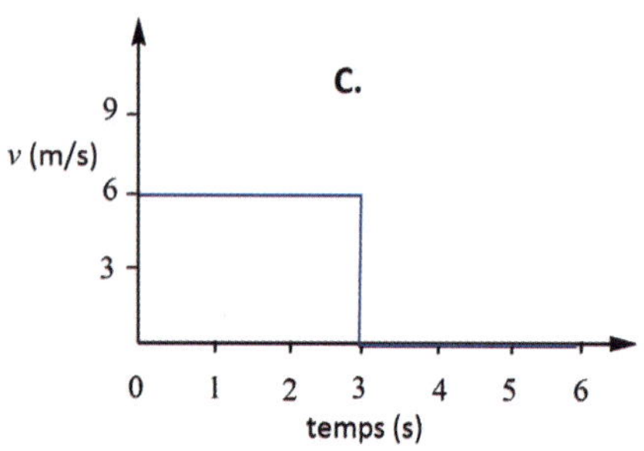

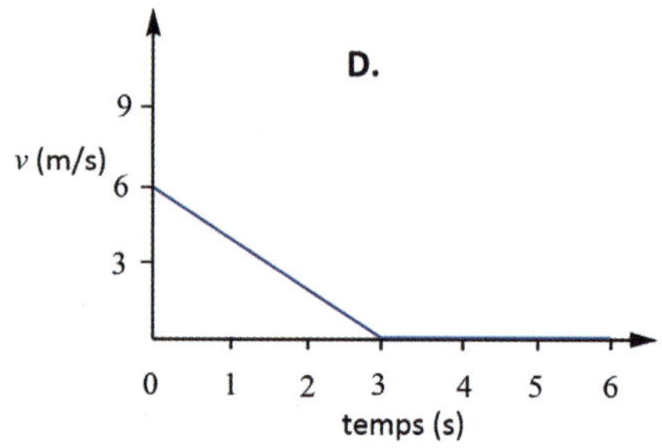

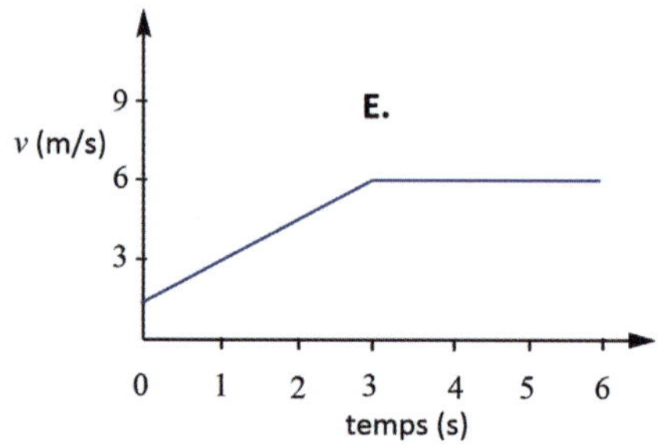

17 On considère un électron au repos placé dans un champ magnétique uniforme.
Parmi les assertions suivantes, indiquez celle qui est correcte.

- ❑ **A.** L'électron subira une force et se met en MRUA.
- ❑ **B.** L'électron reste au repos.
- ❑ **C.** L'électron se met en mouvement à vitesse constante.
- ❑ **D.** Aucune de ces assertions n'est correcte.

18 On considère un proton au repos placé dans un champ électrique uniforme.
Parmi les assertions suivantes, indiquez celle qui est correcte.

- ❑ **A.** Le proton peut subir une force et accélère.
- ❑ **B.** Le proton reste au repos.
- ❑ **C.** Le proton se met en mouvement à vitesse constante.
- ❑ **D.** Aucune de ces assertions n'est correcte.

19 On a pu constater que deux particules chargées en mouvement rectiligne (direction et sens identiques) sont déviées dans deux sens opposés lorsque leurs vecteurs vitesses « traversent » perpendiculairement les lignes d'un champ magnétique uniforme. On peut donc en déduire que :
(Indiquez les deux propositions correctes.)

- ❑ **A.** les charges des deux particules sont identiques.
- ❑ **B.** les charges des deux particules ont des signes opposés.
- ❑ **C.** une particule peut être un électron et l'autre un neutron.
- ❑ **D.** une particule peut être un proton et l'autre un électron.

20 Soit un courant électrique passant dans un fil rectiligne.
Lorsqu'une aiguille aimantée est placée près de ce fil conducteur, on constate que : (Indiquez la proposition incorrecte.)

- ❑ **A.** l'aiguille s'oriente perpendiculairement au fil conducteur.
- ❑ **B.** un champ magnétique (vecteur) perpendiculaire au fil conducteur est créé.
- ❑ **C.** les lignes de champ magnétique forment des *cercles* autour du fil conducteur.
- ❑ **D.** les lignes de champ magnétique formées sont radiales.

21 On considère qu'un faisceau lumineux de fréquence f tombant sur un dioptre plan se réfléchit.
La fréquence du faisceau lumineux réfléchi est : (Indiquez la bonne réponse.)

- ❑ **A.** égale à f.
- ❑ **B.** inférieure à f.
- ❑ **C.** supérieure à f.
- ❑ **D.** Le manque de données rend impossible la prédiction.

22 Lorsqu'un rayon lumineux passe d'un milieu à l'autre, on dit qu'il se réfracte. Dans ce cas, (Indiquez la (les) bonne(s) réponse(s).)

- ❑ **A.** la direction du rayon est déviée.
- ❑ **B.** la vitesse du rayon change.
- ❑ **C.** la fréquence du rayon change.
- ❑ **D.** Aucune de ces trois propositions n'est correcte.

23 Voici quatre situations différentes représentant chacune une force $\vec{F}$ constante exercée sur un objet lors de son déplacement d'un point M à N. Sachant que le déplacement est rectiligne et $\vec{v}$ est le vecteur vitesse, indiquez dans chaque cas si le travail de la force $\vec{F}$ ($W_{MN}(\vec{F})$) est strictement positif, nul ou strictement négatif.

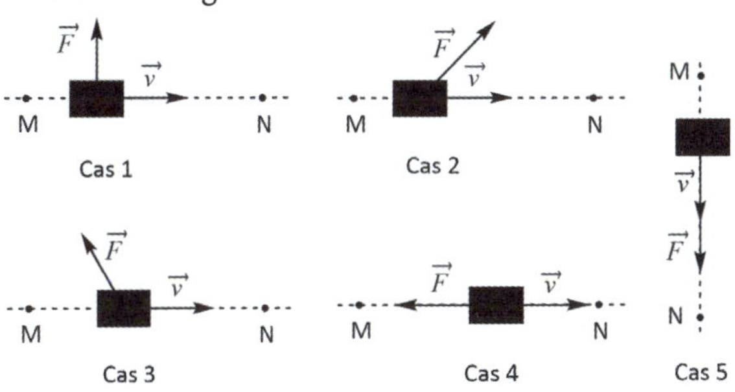

On suppose que $\vec{F}$ est la seule force extérieure exercée sur l'objet.

- ❑ **A.** Cas 1 : **a.** $W_{MN}(\vec{F}) = 0$ J, **b.** $W_{MN}(\vec{F}) > 0$ J ou **c.** $W_{MN}(\vec{F}) < 0$ J
- ❑ **B.** Cas 2 : **a.** $W_{MN}(\vec{F}) = 0$ J, **b.** $W_{MN}(\vec{F}) > 0$ J ou **c.** $W_{MN}(\vec{F}) < 0$ J
- ❑ **C.** Cas 3 : **a.** $W_{MN}(\vec{F}) = 0$ J, **b.** $W_{MN}(\vec{F}) > 0$ J ou **c.** $W_{MN}(\vec{F}) < 0$ J
- ❑ **D.** Cas 4 : **a.** $W_{MN}(\vec{F}) = 0$ J, **b.** $W_{MN}(\vec{F}) > 0$ J ou **c.** $W_{MN}(\vec{F}) < 0$ J
- ❑ **E.** Cas 5 : **a.** $W_{MN}(\vec{F}) = 0$ J, **b.** $W_{MN}(\vec{F}) > 0$ J ou **c.** $W_{MN}(\vec{F}) < 0$ J

24 Le graphique suivant illustre l'évolution de l'intensité de la force $\vec{F}$ horizontale au cours du temps exercée sur un objet ($m = 1$ kg), initialement au repos, lors de son déplacement dans un plan horizontal d'un point M à N.

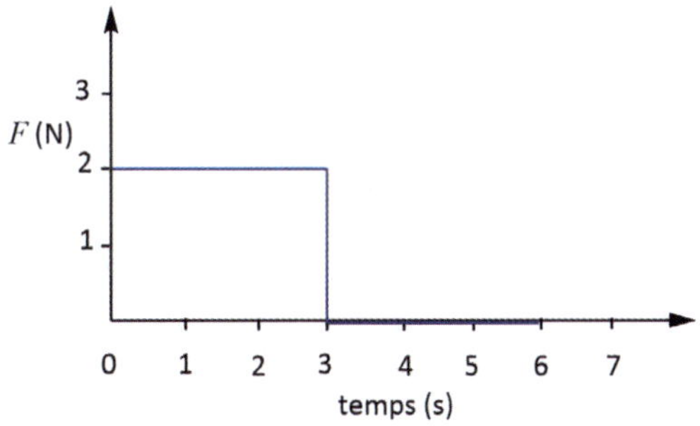

On suppose que $\vec{F}$ est la seule force extérieure exercée sur l'objet et que les forces de frottement sont négligeables.
Le travail de la force $\vec{F}$ durant les trois premières secondes vaut :

- ❑ **A.** 54 J
- ❑ **B.** 6 J
- ❑ **C.** 18 J
- ❑ **D.** 9 J
- ❑ **E.** Aucune de ces réponses n'est correcte.

25 Les prismes droits identiques en verre représentés ci-dessous ont tous la forme d'un triangle isocèle rectangle. L'indice de réfraction de ces prismes est $n_{\text{verre}} = 1{,}5$ et l'angle limite (réflexion totale) est $\hat{i}_{\text{limite}} = 41{,}81°$.
On étudie la propagation d'un rayon lumineux monochromatique tombant normalement sur la face plane AB du prisme **(1)**.

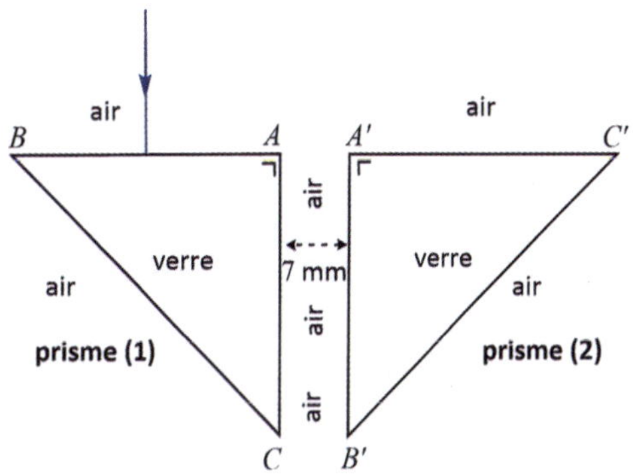

Sachant que l'indice de réfraction dans le milieu air est égal à 1 ($n_{\text{air}} = 1$), quelle est l'assertion incorrecte ?

- ❑ **A.** Le rayon lumineux subit deux réflexions totales à l'intérieur des deux prismes **(1)** et **(2)** avant qu'il ne sorte perpendiculairement à la face $A'C'$ du prisme **(2)**.
- ❑ **B.** Le rayon lumineux sort du prisme **(2)** vers l'air perpendiculairement à sa direction initiale.
- ❑ **C.** Le rayon lumineux quitte le prisme **(2)** parallèlement à lui-même (à sa direction initiale) mais de sens opposé.
- ❑ **D.** Le rayon lumineux tombe sur la surface BC du prisme **(1)** faisant un angle d'amplitude égale à 45° par rapport à la normale.

26 Les deux prismes droits identiques en verre représentés ci-dessous ont tous la forme d'un triangle isocèle rectangle. L'indice de réfraction de ces prismes est $n_{\text{verre}} = 1{,}5$ et l'angle limite, où la réflexion est totale, est $\hat{i}_{\text{limite}} = 41{,}81°$.
On étudie la propagation de deux rayons lumineux rouges (monochromatiques) tombant perpendiculairement sur la face plane AB du prisme **(1)**.

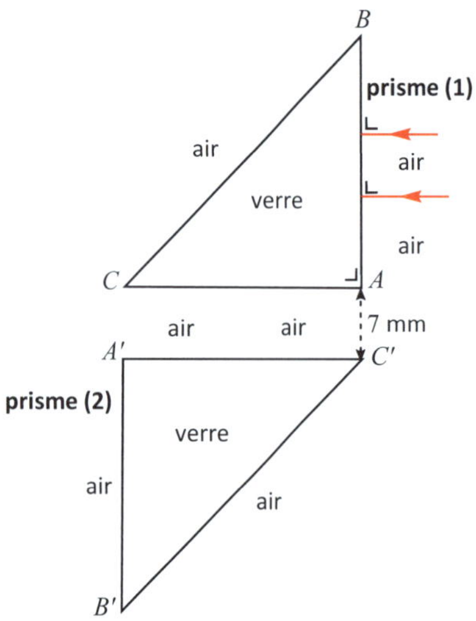

Sachant que l'indice de réfraction dans le milieu air est égal à 1 ($n_{\text{air}} = 1$), quelle est l'assertion correcte ?

- ❑ **A.** Les deux rayons lumineux sortent du prisme **(2)** perpendiculairement à leur direction initiale.
- ❑ **B.** Les deux rayons lumineux sortent du prisme **(2)** parallèlement à leur direction initiale mais de sens opposé.
- ❑ **C.** Les deux rayons monochromatiques sont renvoyés du prisme **(2)** vers l'air perpendiculairement à la face $A'B'$.
- ❑ **D.** Les deux rayons lumineux sont renvoyés du prisme **(2)** vers l'air perpendiculairement à la face $B'C'$.

27 On considère une lentille convergente de distance focale f et d'axe optique d.
Dans l'air, comme le montre le schéma ci-dessous, un objet de hauteur $|AM|$ est placé entre le foyer F et le centre optique O.

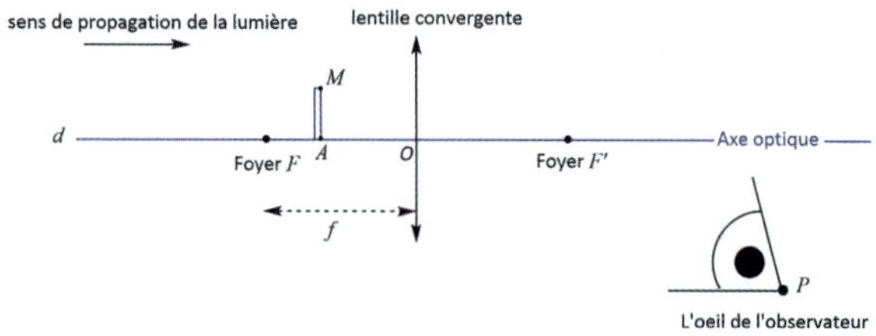

Parmi les propositions suivantes, laquelle est incorrecte ?

- ❑ **A.** Pour l'œil de l'observateur placé au point P, la lentille agit comme une loupe.
- ❑ **B.** L'image de l'objet apparait pour l'observateur plus grande et plus éloignée de la lentille que l'objet.
- ❑ **C.** L'image de l'objet ne peut être recueillie sur un écran.
- ❑ **D.** Le prolongement de deux rayons peut permettre à l'observateur de voir toute l'image de l'objet.

28 Les schémas suivants présentent un rayon lumineux rouge (monochromatique) traversant deux milieux **1** et **2** d'indices de réfraction respectifs $n_1 = 0{,}5$ et $n_2 = 0{,}75$.
L'amplitude de l'angle $\hat{\theta}$ que fait le rayon lumineux dans les deux milieux avec la normale est la même.

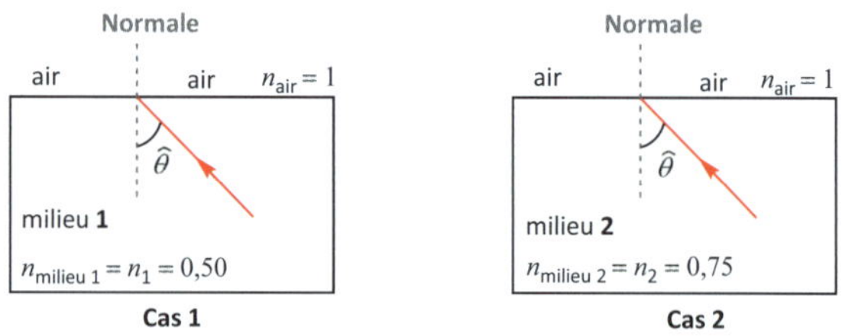

Sachant que le rayon lumineux se réfracte en passant du milieu **1** dans l'air avec un angle de réfraction $\hat{r}_1$ et $\hat{r}_2$ du milieu **2** dans l'air, quelle est l'amplitude de l'angle $\hat{\theta}$ pour que le nombre $2 \sin \hat{r}_2$ soit égal à $3 \sin \hat{r}_1$?
L'équation $2 \sin \hat{r}_2 = 3 \sin \hat{r}_1$ est correcte … (Indiquez la bonne réponse) :

- ❑ **A.** … si $\hat{\theta} = 30°$ uniquement.
- ❑ **B.** … si $\hat{\theta} = 45°$ uniquement.
- ❑ **C.** … si $\hat{\theta} = 60°$ uniquement.
- ❑ **D.** … pour tout $\hat{\theta}$ tel que : $0° < \hat{\theta} < 90°$.

29 On considère deux masses m_1 et m_2 reliées à un fil inextensible à travers une poulie fixe, comme le montre le schéma suivant :

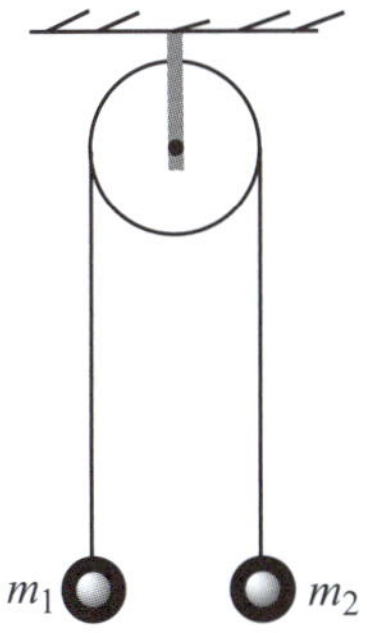

On admet que la masse du fil et celle de la poulie sont négligeables et qu'il n'y a pas de frottement.
Le système est à l'équilibre (au repos) si $m_1 = m_2$.
Lorsque $m_1 = 2\,m_2$, le système se met en mouvement et les deux masses acquièrent une accélération $\vec{a}$. Dans ce cas, le rapport de l'intensité de la force de tension dans le fil (T) sur l'intensité de la force de gravitation exercée par la Terre sur la masse m_2 ($m_2\,g$) vaut :

❑ **A.** $\dfrac{T}{m_2\,g} = \dfrac{4}{3}$ ❑ **B.** $\dfrac{T}{m_2\,g} = \dfrac{1}{3}$

❑ **C.** $\dfrac{T}{m_2\,g} = \dfrac{2}{3}$ ❑ **D.** $\dfrac{T}{m_2\,g} = \dfrac{1}{2}$

30 D'un avion en haute altitude, vous faites tomber un objet massif.
L'objet n'est pas en chute libre car il subit une résistance due aux frottements de l'air.

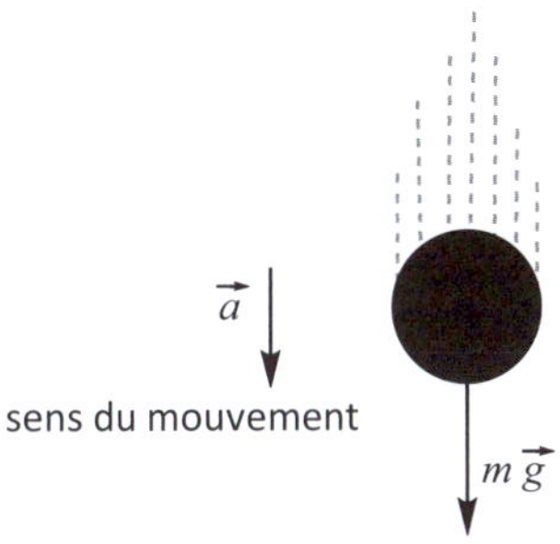

Au fur et à mesure qu'il continue à chuter, sa vitesse ne cesse d'augmenter. Avant que la norme de la vitesse maximale (ou terminale) ne soit atteinte, l'accélération de l'objet ... : (Indiquez la bonne réponse)

❑ **A.** ... augmente.
❑ **B.** ... diminue.
❑ **C.** ... reste constante.
❑ **D.** ... est nulle.

31 La figure ci-dessous montre quatre objets 1), 2), 3) et 4) identiques de masse m en mouvement rectiligne uniformément accéléré le long d'un plan horizontal.

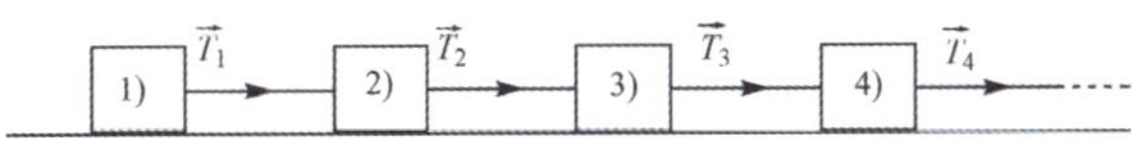

Sachant que ces objets sont tirés sans frottement et que l'intensité de la force de tension T_4 dans le fil inextensible et de masse négligeable est constante et égale à 60 N, que vaut la somme des intensités des trois autres tensions $T_1 + T_2 + T_3$?

❑ **A.** 180 N ❑ **B.** 120 N
❑ **C.** 90 N ❑ **D.** 45 N

32 On considère 3 charges positives placées aux sommets d'un triangle équilatéral, comme indiqué dans les trois schémas (trois situations différentes) suivants :

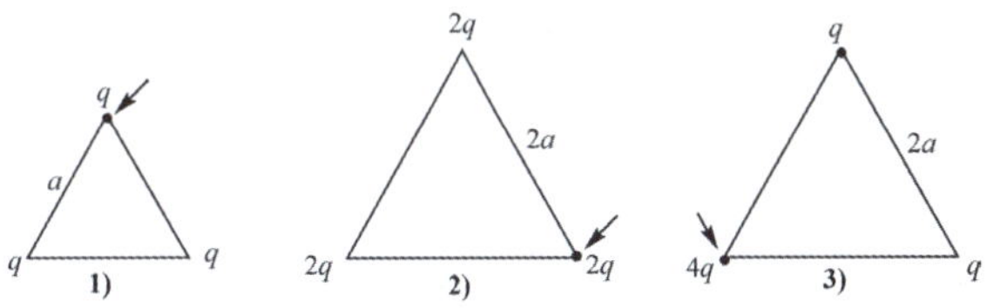

Sachant que les charges n'interagissent qu'entre elles, classez les trois cas 1), 2) et 3) par ordre décroissant d'intensité de force que subit la charge marquée par la flèche.

❑ **A.** 1) < 2) < 3)
❑ **B.** 1) < 3) < 2)
❑ **C.** 3) < 1) < 2)
❑ **D.** Aucune de ces trois réponses n'est correcte.

33 Soit trois appareils raccordés à un circuit électrique, comme le montre le schéma ci-dessous.

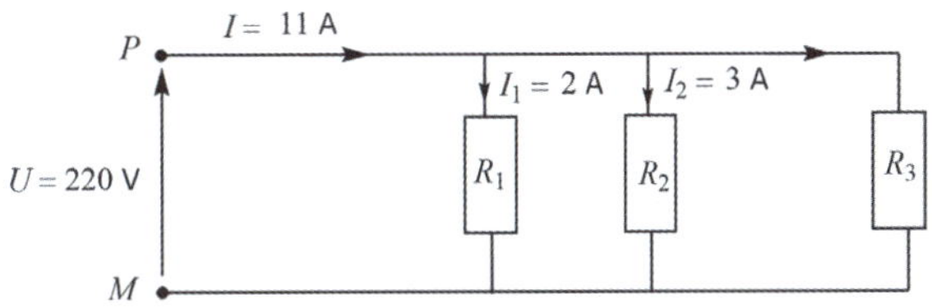

Les trois appareils 1), 2) et 3) de résistances respectives R_1, R_2 et R_3 sont alimentés par une tension (*d.d.p.*) de 220 V appliquée entre les bornes M et P.
Sachant que le fil conducteur est de résistance négligeable,
(**i**) classez par ordre décroissant les résistances R_1, R_2 et R_3.

❑ **A.** $R_1 > R_2 > R_3$
❑ **B.** $R_2 > R_1 > R_3$
❑ **C.** $R_3 > R_2 > R_1$
❑ **D.** $R_1 > R_3 > R_2$

(**ii**) donnez l'expression de la résistance équivalente ($R_{\text{équivalente}}$) du circuit électrique en fonction de R_1.

❑ **A.** $R_{\text{équivalente}} = \dfrac{11\,R_1}{2}$

❑ **B.** $R_{\text{équivalente}} = \dfrac{8\,R_1}{11}$

- ❑ **C.** $R_{\text{équivalente}} = \dfrac{2R_1}{11}$
- ❑ **D.** $R_{\text{équivalente}} = \dfrac{2R_1}{3}$

34 On considère deux pendules oscillants décrivant les mouvements harmoniques suivants :

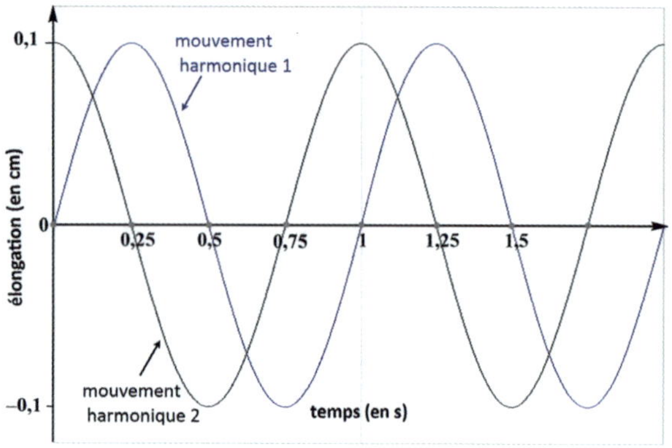

Les deux pendules ont les mêmes longueurs et vibrent à la même fréquence. À l'instant $t = 0$ s, l'élongation du pendule 2 est maximale. Les frottements sont négligés.

Parmi les propositions suivantes, indiquez celle qui est incorrecte :

- ❑ **A.** L'élongation en fonction du temps du mouvement harmonique 1 est $y_1(t) = 0{,}1 \sin 2\pi t$.
- ❑ **B.** L'élongation en fonction du temps du mouvement harmonique 2 est $y_2(t) = 0{,}1 \sin\left(2\pi t - \dfrac{\pi}{2}\right)$.
- ❑ **C.** La vitesse de l'oscillateur 2 est maximale lorsqu'il passe par sa position d'équilibre.
- ❑ **D.** L'oscillateur 2 atteint son élongation maximale lorsque l'oscillateur 1 passe par sa position d'équilibre.

Corrections

Testez-vous pour le jour J

1 **Réponses A et C.**

A. Vrai. Il s'agit d'un *mouvement rectiligne uniformément décéléré* (MRUD), car la parabole est orientée vers le bas.

B. Faux. À $t > 5$ s, la courbe représentative de $x(t)$ est décroissante. Dès lors, la vitesse est négative.

C. Vrai : voir B.

D. Faux. Étant donné que la vitesse est positive entre $t = 0$ s et $t = 5$ s, le mobile se déplace dans le sens de l'axe Ox et pas dans le sens opposé à celui-ci.

2 **Réponse D.**

A. Faux. C'est dans le milieu 1 que le rayon lumineux réfracté est le plus proche de la normale. Celui-ci est donc le plus réfringent des trois milieux. Ainsi, $n_1 = c / c_1 > n_3 = c / c_3 > n_2 = c / c_2$. Dès lors, $c_1 < c_3 < c_2$. La vitesse la plus élevée est celle dans le milieu 2.
Remarque : la vitesse dans le milieu 2 est maximale car elle vaut celle dans le vide. Le rayon lumineux ne peut donc s'éloigner de la normale.

B. Faux. Le classement de la vitesse par ordre décroissant est $2 > 3 > 1$ (voir l'explication en **A**).

C. Faux, car $n_1 = c / c_1 > n_3 = c / c_3 > n_2 = c / c_2$ (voir l'explication en **A**).

D. Vrai, car on a supposé que la vitesse de la lumière dans l'air est égale à celle dans le vide. Le rayon n'a pas subi de réfraction (déviation) en pénétrant dans le milieu 2.

3 **Réponse C.**

Chaque charge crée, au centre O, un vecteur champ électrique dont la composante horizontale est annulée par celle créée par la charge symétrique (opposée). Les composantes verticales des vecteurs champs électriques créées par les charges s'additionnent en donnant un vecteur champ électrique $\vec{E}_{\text{résultant}}$ agissant verticalement vers le bas.

C.

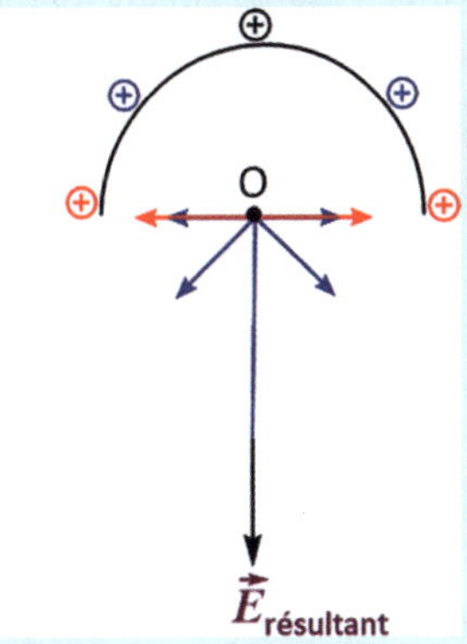

4 **Réponse D.**

L'accélération est constante car l'amplitude de l'angle est identique dans les trois plans, soit 30° (l'amplitude de l'angle que font les plans de la descente des trois cas avec le plan horizontal est la même). L'accélération ne dépend pas de la masse de l'objet glissant sur le plan. En effet, comme les corps sont en mouvement rectiligne uniformément accéléré, on applique la deuxième loi de Newton (principe fondamental de la dynamique) :

$$\sum \vec{F}_{\text{ext}} = m \times \vec{a}$$

Les forces appliquées sont : $\vec{G}$, $\vec{N}$ et $\vec{F}_f$, avec $\vec{F}_f = \vec{0}$.

Si on présente ces forces sur un schéma, on obtient :

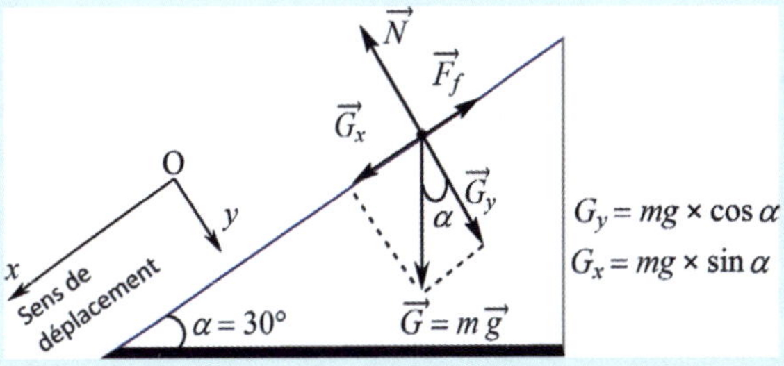

- le vecteur force $\vec{G}$ (force de gravitation exercée par la Terre sur la masse du corps) qui est décomposé en deux vecteurs : $\vec{G} = \vec{G}_x + \vec{G}_y$.
- la réaction $\vec{N}$ du plan incliné.
- la résultante $\vec{F}_f$ des forces de frottement.

Soit $\sum \vec{F}_{\text{ext}} = \vec{G} + \vec{F}_f + \vec{N} = m \times \vec{a}$

Selon Ox, compte tenu des composantes des forces, on a : $G_x - 0 = m \times a$.

Or, on sait que : $G_x = mg \times \sin\alpha$.

Donc, $a = \dfrac{G_x - 0}{m} = \dfrac{mg \times \sin\alpha - 0}{m}$
$= g \times \sin\alpha = g \times \sin 30°$
$= 0{,}5 \times g$
(Réponse D)

5 Réponse A.

A. Vrai, car $\vec{F}$ et $\vec{a}$ ont à la fois la même direction et le même sens. Il s'agit d'un mouvement retardé (ou décéléré ; $\cos\alpha < 0$, α étant l'angle entre $\vec{a}$ et $\vec{v}$).

B. Faux, car $\vec{F}$ et $\vec{a}$ n'ont pas la même direction ni le même sens.

C. Faux : voir B.

D. Faux, car $\vec{F}$ et $\vec{a}$ n'ont pas le même sens.

6 Réponse B.

Toutes les forces électriques exercées sur $+q$ au point M sont répulsives. Les deux forces $\vec{F}_{S/M}$ et $\vec{F}_{N/M}$ indiquées sur le schéma en vert s'annulent et les deux autres $\vec{F}_{R/M}$ et $\vec{F}_{P/M}$ s'additionnent vectoriellement pour donner la force résultante $\vec{F}_{résultante}$, comme indiqué ci-dessous :

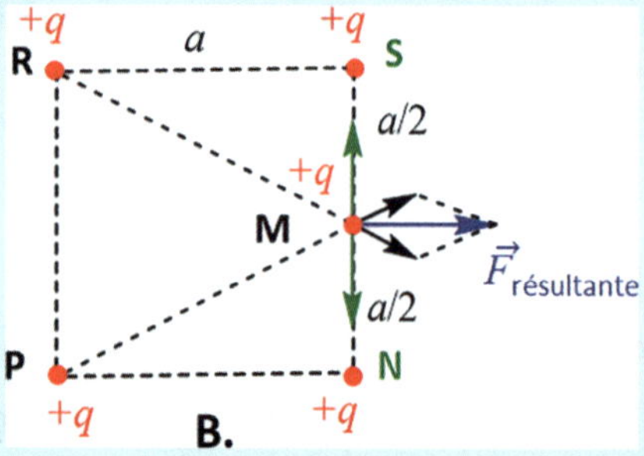

Comme le triangle MRP est isocèle, alors le vecteur de la force résultante est perpendiculaire à la droite (PR), ce qui justifie la direction horizontale du vecteur $\vec{F}_{résultante}$.

7 Réponse D.

Pour chacun des cas, l'intensité de la force électrique résultante au point M est :

Cas 1 ⇒ $F_{Cas\ 1} = 0$ N

$$\text{Cas 2} \Rightarrow F_{Cas\ 2} = k \times \frac{2q^2}{\left(\frac{\sqrt{2} \times a}{2}\right)^2} - k \times \frac{q^2}{\left(\frac{\sqrt{2} \times a}{2}\right)^2} = k \times \frac{q^2}{\left(\frac{\sqrt{2} \times a}{2}\right)^2} = k \times \frac{2q^2}{a^2} \text{ (N)}$$

$$\text{Cas 3} \Rightarrow F_{Cas\ 3} = k \times \frac{q^2}{\left(\frac{\sqrt{2} \times a}{4}\right)^2} + k \times \frac{q^2}{\left(\frac{\sqrt{2} \times a}{4}\right)^2} = k \times \frac{2q^2}{\left(\frac{\sqrt{2} \times a}{4}\right)^2} = k \times \frac{16q^2}{a^2} \text{ (N)}$$

On en déduit donc que : $F_{Cas\ 3} > F_{Cas\ 2} > F_{Cas\ 1}$ (Réponse D).

8 Réponse A.

La loi d'Ohm décrit que $U = RI$: plus la tension U est élevée, plus le courant est grand. L'intensité du courant I est doublée si on double la tension U.

9 Réponse B.

B. Vrai. La résistance de ce corps humide est 100 fois plus faible que celle de ce même corps à l'état sec. L'intensité du courant ressentie sera donc égale à $0{,}2 \times 100 = 20$ mA (sensation très forte ; la tétanisation du sujet aura lieu si la durée de passage du courant à travers le corps dépasse 60 s !!!).

10 Réponse D.

A. Vrai, car le circuit reste fermé avec les deux autres lampes.

B. Vrai, car la tension est constante ($P = U^2 / R$!) aux bornes des lampes . En retirant des lampes ou en les ajoutant en parallèle au circuit, la luminosité de celles-ci reste constante.

C. Vrai, car $I = U / R_{équivalente}$. Si on ajoute des lampes, $R_{équivalente}$ (ou R_{totale}) diminue, ce qui fait que l'intensité I devient plus élevée.

D. Faux, car la batterie d'accumulateurs fournit 24 V à travers chaque lampe.

11 Réponses A, C et E.

A. Vrai.

Vu que la résistance de la lampe 60 W (U^2 / R) est plus faible que celle de 25 W et que l'intensité du courant est la même dans ce circuit en série, la tension aux bornes de la lampe de 60 W est inférieure à celle de 25 W. Par conséquent, il y a moins d'énergie dissipée par cette lampe de petite résistance. C'est aux bornes de l'ampoule de 25 W que la différence de potentiel est plus importante (énergie dissipée plus importante !). Ainsi, l'ampoule de 25 W brillera plus que celle de 60 W.

B. Faux : voir l'explication donnée en A.

C. Vrai et **D. Faux :** voir l'explication en A.

E. Vrai. La résistance de l'ampoule de 60 W est plus faible que celle de 25 W. Si l'intensité du courant est la même dans les deux ampoules, l'énergie dissipée par l'ampoule de grande résistance (25 W) est plus importante que celle dissipée par l'ampoule de 60 W.

12 Réponse : toutes les propositions sont correctes sauf la D.

Faux, car l'intensité du champ électrique ($E = U / d$) est inversement proportionnelle à la distance séparant les deux plaques (et pas proportionnelle au carré de la distance entre les deux plaques).

13 Réponse C.

L'objet est en équilibre, donc la force d'attraction gravitationnelle exercée par la Terre sur la masse de l'objet est égale à la résultante des forces exercées par les deux fils sur celle-ci. On peut dire aussi que les deux tensions (les vecteurs) le long des deux fils *s'additionnent* pour contrebalancer l'effet de la force gravitationnelle due à l'attraction de la Terre $\vec{G}$.

Si on décompose le vecteur résultant, on constate clairement sur le schéma suivant que l'intensité de la force exercée par le fil 1 sur l'objet est nettement supérieure à celle exercée par le fil 2 :

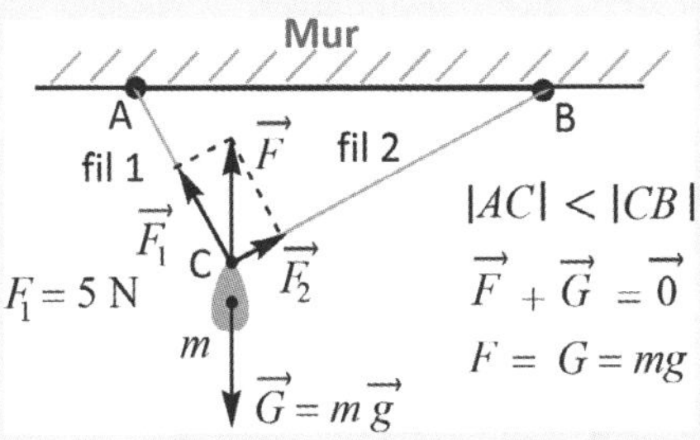

On en déduit donc que vu les dimensions ($|AC| < |CB|$) indiquées sur le schéma, il est impossible que l'intensité de la force exercée par le fil 2 sur l'objet soit supérieure ou égale à celle exercée par le fil 1.

14 Réponse A.

A. Vrai, B. Faux, C. Faux et **D. Faux.**

La tension est la même et l'intensité traversant l'ampoule de 60 W de petite résistance est plus élevée, ce qui explique que celle-ci brille plus que l'ampoule de 15 W.

E. Faux, vu que la tension U est la même et le courant passant dans l'ampoule de 60 W est plus élevé, alors l'énergie dissipée au cours du temps par la lampe de 60 W sera plus grande que celle de 15 W.

15 Réponses B.

Si une tension constante ($U = 6$ V) est appliquée aux bornes de la résistance R_4, on obtient le montage suivant :

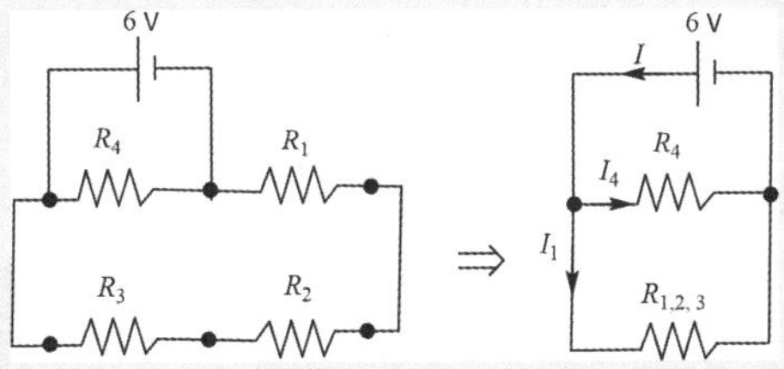

A. Vrai.

L'intensité du courant traversant la résistance R_4 est égale à 6 V / $6\ \Omega = 1$ A, d'après la loi d'Ohm.

Comme les trois autres résistances sont placées en série, la résistance équivalente vaut $R_{1,2,3} = R_1 + R_2 + R_3 = 6\ \Omega$. L'intensité traversant ces trois résistances est :

$$I_1 = I_2 = I_3 = \frac{6\text{ V}}{R_{1,2,3}} = \frac{6\text{ V}}{6\ \Omega} = 1\text{ A } \left(= I_4 = \frac{6\text{ V}}{R_4} = \frac{6\text{ V}}{6\ \Omega}\right)$$

B. Faux, car $I = I_1 + I_4 = 2$ A.

C. Vrai.

Pour les deux résistances placées en parallèle, $R_{1,2,3}$ et R_4, la conductance équivalente ($\frac{1}{R_é}$) correspond à la somme des conductances ($\frac{1}{R_i}$).

Soit :

$$\frac{1}{R_é} = \frac{1}{R_4} + \frac{1}{R_{1,2,3}} = \frac{1}{6} + \frac{1}{(2+2+2)} = \frac{1}{3}$$

On en déduit donc que la résistance équivalente du circuit est égale à $3\ \Omega$ ($R_é = 3\ \Omega$).

D. Vrai : voir B.

16 Réponse A.

A. Vrai, car au cours des 3 premières secondes, la force est restée constante, ce qui implique que l'objet est en MRUA. À partir de $t = 3$ s, aucune force extérieure ne s'exerce sur l'objet ($F = 0$ N). Ainsi, l'objet suit un MRU.

B. Faux, car la vitesse caractérise un MRU suivie d'une décélération.

C. Faux, car la vitesse caractérise un MRU et un état de repos de l'objet entre $t = 3$ s et $t = 6$ s.

D. Faux, car à $t = 0$ s, l'objet doit avoir une vitesse nulle ($v = 0$ m/s, au repos), comme indiqué dans l'énoncé.

E. Faux, car la vitesse de l'objet n'est pas nulle à $t = 0$ s.

17 **Réponse B.**

L'électron au repos placé dans un champ magnétique ne subira aucune force. Donc, l'électron ne peut se mettre en mouvement. Pour que l'électron puisse subir une force, il faut qu'il soit déjà en état de mouvement et qu'il *traverse* les lignes du champ magnétique.

18 **Réponse A.**

Dans un champ électrique, le proton accélère dans le sens et la direction du vecteur champ électrique. Cette accélération, due aux champs électriques, peut aussi avoir lieu même si le proton est en mouvement.

19 **Réponse B et D.**

C. Faux, car un neutron n'est pas chargé. Il ne subira donc aucune force.

20 **Réponse D.**

A. Vrai.

B. Vrai.

C. Vrai.

D. Faux, car les lignes de champ sont des circonférences concentriques se trouvant dans un plan perpendiculaire à la direction du courant électrique.

21 **Réponse A.**

A. Vrai. Il suffit de constater que la couleur d'une lumière monochromatique visible à l'œil nu reste toujours la même après sa réflexion.

22 **Réponses A et B.**

A. Vrai.

B. Vrai. Vu que $n = c / v$, si l'indice de réfraction n change, la vitesse v change aussi.

C. Faux, car la fréquence du rayon ne dépend pas du milieu qu'il traverse, elle dépend uniquement de la source.

D. Faux.

23 **Réponses : A.a, B.b, C.c, D.c et E.b.**

La relation donnant le travail de la force $\vec{F}$ constante lors du déplacement rectiligne de l'objet d'un point M à un autre point N est : $W_{MN}(\vec{F}) = F \times |MN| \times \cos\alpha$, avec $|MN|$ la distance séparant le point M de N, α étant l'angle entre le vecteur force et le vecteur vitesse.

Si $\alpha = 0°$, alors $W_{MN}(\vec{F}) = F \times |MN| \times \cos 0° = F \times |MN| > 0$ J.

Si $0° < \alpha < 90°$, alors $\cos\alpha > 0$ et $W_{MN}(\vec{F}) = F \times |MN| \times \cos\alpha > 0$ J.

Si $\alpha = 90°$, alors $\cos\alpha = 0$ et $W_{MN}(\vec{F}) = F \times |MN| \times \cos\alpha = 0$ J.

Si $90° < \alpha < 180°$, alors $\cos\alpha < 0$ et $W_{MN}(\vec{F}) = F \times |MN| \times \cos\alpha < 0$ J.

Si $\alpha = 180°$, alors $\cos\alpha = -1$ et $W_{MN}(\vec{F}) = F \times |MN| \times \cos\alpha < 0$ J.

On en déduit donc que le travail est nul dans le cas 1, strictement positif dans les cas 2 et 5, et strictement négatif dans les cas 3 et 4.

24 **Réponse C.**

Le travail de la force $\vec{F}$ est $W(\vec{F}) = F \times d \times \cos\alpha$.
Entre $t = 0$ s et 3 s, $F = 2$ N et $\alpha = 0°$ (déplacement horizontal).
Le mouvement est rectiligne uniformément accéléré : $a = F / m = 2$ N / 1 kg = 2 m/s².
L'objet était au repos à $t = 0$ s. D'où, $v_0 = 0$ m/s.
La distance parcourue durant les trois premières secondes ($\Delta t = t - 0 = 3$ s) est :

$$d = \frac{1}{2}at^2 + v_0 t = 9 \text{ m.}$$

On en déduit donc que : $W(\vec{F}) = 2 \times 9 \times \cos 0° = 18$ J.

25 **Réponse B.**

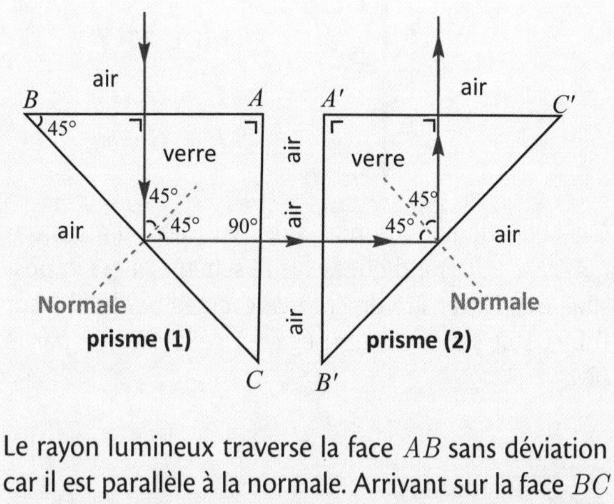

Le rayon lumineux traverse la face AB sans déviation car il est parallèle à la normale. Arrivant sur la face BC du prisme **(1)**, le rayon fait un angle de 45° avec la normale ($45° > \hat{i}_{limite} = 41{,}81°$). Par conséquent, la réflexion est totale à l'intérieur du prisme **(1)**.
Ensuite, le rayon quitte le prisme **(1)** perpendiculairement à la face AC et ne subit aucune déviation en passant de l'air vers le prisme **(2)**. À l'intérieur du prisme **(2)**, la réflexion reste toujours totale vu que l'amplitude de l'angle d'incidence (45°) est supérieure à $\hat{i}_{limite}$.

Enfin, comme vous pouvez le constater sur le schéma ci-dessus, le rayon lumineux est renvoyé du prisme **(2)** à l'air parallèlement à la normale de la face $A'C'$.

Conclusion : le rayon lumineux subit deux réflexions totales à l'intérieur des deux prismes **(1)** et **(2)** avant qu'il ne sorte perpendiculairement à la face $A'C'$ du prisme **(2)**. La proposition B est dès lors fausse car le rayon quitte le prisme **(2)** parallèlement à lui-même et de sens opposé.

26 **Réponse C.**

Si on suit le parcours des deux rayons monochromatiques, on constate qu'ils traversent la face AB sans déviation car ils tombent parallèlement à la normale. Arrivant sur la face BC du prisme **(1)**, les deux rayons subissent une réflexion totale car leur angle d'incidence, qui est égal à 45°, est strictement supérieure à l'angle limite.

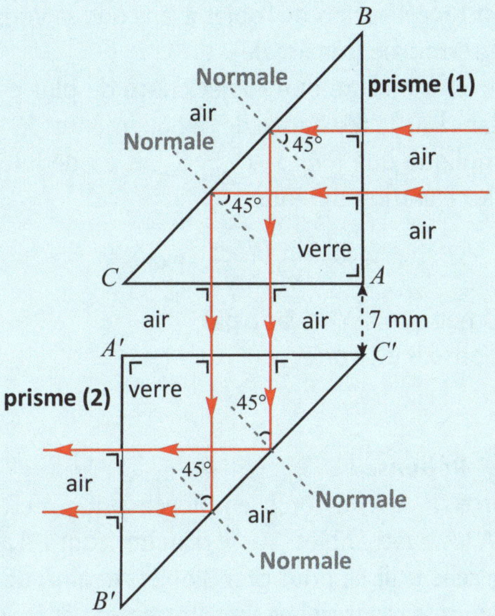

Ensuite, après avoir traversé l'air qui sépare les deux prismes, les deux rayons tombent perpendiculairement sur la face $A'C'$ du prisme **(2)**. La réflexion est donc de nouveau totale à l'intérieur du prisme **(2)** et les deux rayons le quittent perpendiculairement à la face $A'B'$ (Réponse C).

Il en résulte que les deux rayons lumineux sont renvoyés du prisme **(2)** vers l'air parallèlement à leur direction initiale et dans le même sens.

27 **Réponse D.**

A. Vrai, car l'image obtenue est virtuelle et agrandie.

B. Vrai.

Pour l'œil de l'observateur placé en P, la lentille donne une image agrandie et droite lorsque l'objet est situé entre le foyer et le centre optique O.

Le schéma suivant montre le prolongement des rayons permettant de localiser les positions A' et M' :

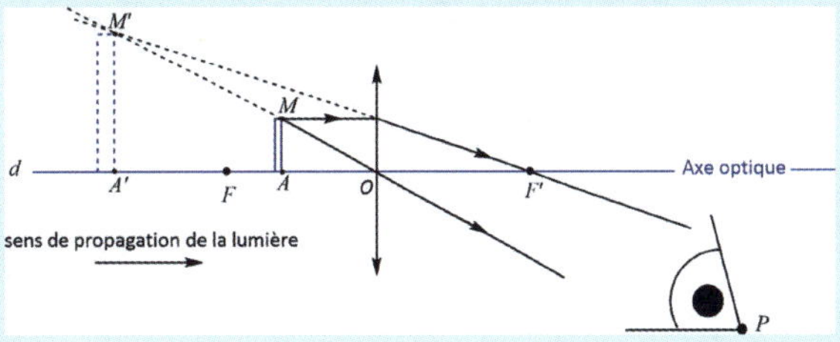

Les rayons qui atteignent l'œil de l'observateur semblent provenir de l'image de l'objet par le prolongement des rayons réfractés et d'autres passant par le centre optique O.

C. Vrai. L'image de l'objet ne peut être recueillie sur un écran car aucune lumière n'est dirigée vers l'image de l'objet. Nous appelons cette image obtenue image virtuelle.

Faux. Le prolongement des deux rayons permet à l'observateur de ne voir que la localisation de la position M' ; c'est-à-dire la distance entre l'image et la lentille. Pour produire toute l'image de l'objet, il faut plusieurs rayons lumineux.

28 **Réponse D.**

D'après les lois de Descartes, le rayon réfracté est dans le même plan d'incidence et la formule reliant l'angle d'incidence $\hat{\theta}$ et l'angle de réfraction est :

- $0{,}50 \sin\hat{\theta} = 1 \sin\hat{r}_1$ (I), dans le cas 1.
- $0{,}75 \sin\hat{\theta} = 1 \sin\hat{r}_2$ (II), dans le cas 2.

D'où :

$$\frac{(\text{II})}{(\text{I})} \Leftrightarrow \frac{0{,}75 \sin\hat{\theta}}{0{,}50 \sin\hat{\theta}} = \frac{\sin\hat{r}_2}{\sin\hat{r}_1} \Leftrightarrow \frac{3}{2} = \frac{\sin\hat{r}_2}{\sin\hat{r}_1}$$

$$\Leftrightarrow 2\sin\hat{r}_2 = 3\sin\hat{r}_1$$

Constatons aussi que $\sin\hat{r}_2 > \sin\hat{r}_1$, ce qui implique que $\hat{r}_2 > \hat{r}_1$.

Les schémas suivants montrent le rayon réfracté dans les deux cas 1 et 2 :

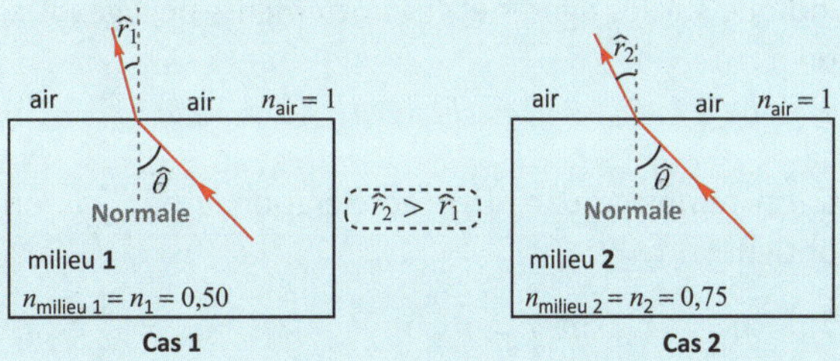

On en déduit donc que l'équation $2\sin\hat{r}_2 = 3\sin\hat{r}_1$ ne dépend pas de l'angle d'incidence $\hat{\theta}$ et qu'elle est valable pour tout $\hat{\theta}$ strictement compris entre 0° et 90° ($0° < \hat{\theta} < 90°$).

La bonne réponse est D.

29 Réponse A.

Lorsque $m_1 = 2\,m_2$, le système est en MRUA.

La figure 1 représente toutes les forces agissant sur les deux masses.

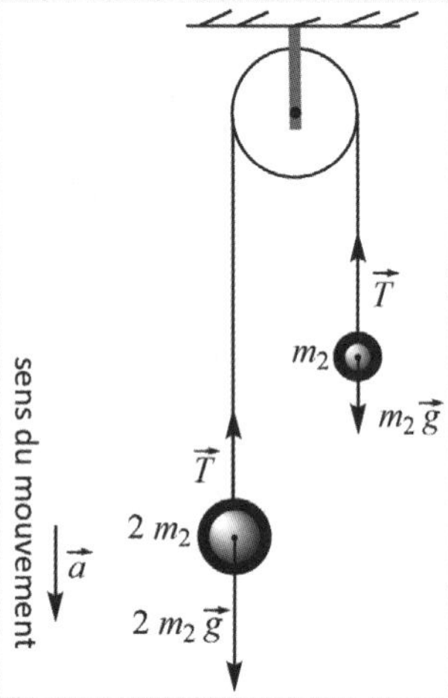

FIGURE 1

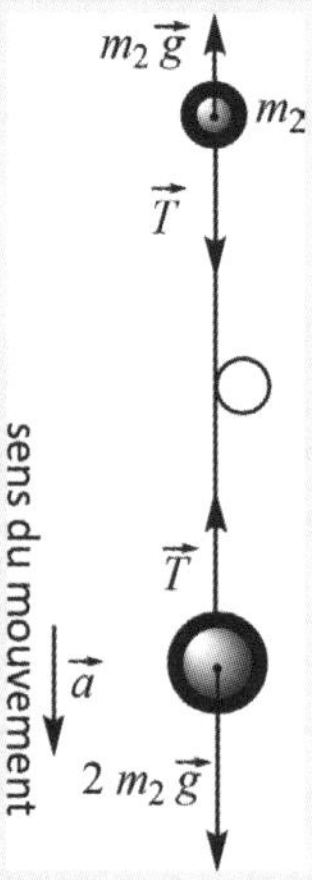

FIGURE 2

La force de tension dans le fil est représentée par le vecteur $\vec{T}$ et, $m_2\vec{g}$ la force de gravitation exercée par la Terre sur la masse m_2.

Le fil inextensible et la poulie sont de masse négligeable, ce qui implique que l'intensité de la force de tension dans le fil est la même des deux côtés. Le mouvement est sans frottement et la poulie ne fait donc changer que la direction des tensions dans le fil (sans modifier les intensités). On dit que le fil et la poulie sont idéaux. Dès lors, la figure 1 ci-dessus peut devenir la figure 2.

D'après le principe fondamental de la dynamique, si on considère le système $\{m_1 = 2\,m_2 \text{ et } m_2\}$, le sens du mouvement indiqué sur les figures et les frottements négligeables, on a :

$$2m_2g - T + T - m_2g = (2m_2 + m_2) \times a$$
$$\Leftrightarrow a = \frac{1}{3}g \qquad \text{(I)}$$

D'après le principe fondamental de la dynamique, si on considère le système $\{m_2\}$, le sens du mouvement indiqué sur les figures et les frottements négligeables, on a :

$$T - m_2g = m_2 \times a \Leftrightarrow T = m_2 \times a + m_2g \qquad \text{(II)}$$

Si on remplace dans (II) l'accélération a par $\frac{1}{3}g$, on obtient :

$$T = m_2 \times a + m_2g = m_2 \times \frac{1}{3}g + m_2 \times g = \frac{4}{3}m_2g.$$

On peut aussi déterminer T en appliquant le principe fondamental de la dynamique sur le système $\{m_1 = 2m_2\}$:

$$-T + 2m_2g = 2m_2 \times a$$
$$\Leftrightarrow T = 2m_2g - 2m_2 \times a = 2m_2(g - a)$$
$$\Leftrightarrow T = 2m_2\left(g - \frac{g}{3}\right) = \frac{4}{3}m_2g$$

On en déduit donc que le rapport des intensités demandé est : $\frac{T}{m_2g} = \frac{4}{3}$ (Réponse A).

30 Réponse B.

La chute n'est pas libre. En présence du frottement de l'air représenté dans la figure ci-dessous par la force $\vec{F}_f$, on obtient (d'après le principe fondamental de la dynamique), dans le sens du mouvement l'équation suivante :

$$mg - F_f = ma$$

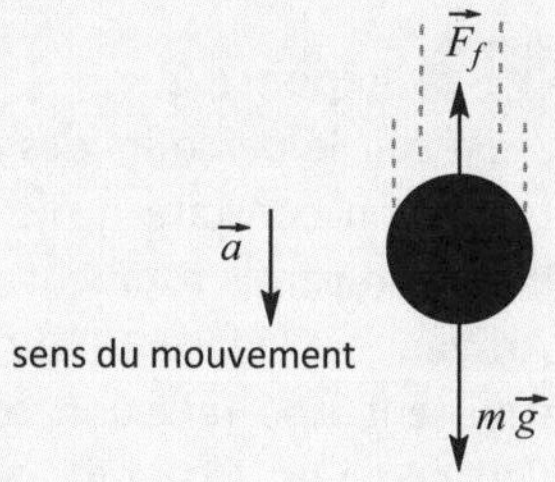

où

- $m\vec{g}$ est la force de gravitation exercée par la Terre sur l'objet.
- $\vec{F}_f$ est la force résultante due au frottement de l'air (résistance de l'air).
- $\vec{a}$ est l'accélération de l'objet avant que sa vitesse ne soit terminale (maximale).

Au fur et à mesure que l'objet chute de plus en plus vite dans l'air, la résistance de l'air augmente ($F_f \nearrow$), ce qui implique que $(mg - F_f) \searrow$. On en déduit donc que l'accélération diminue :

$$\frac{(mg - F_f) \searrow}{m} = a \searrow$$

On admet que mg ne varie pas.

La réponse B est correcte.

31 Réponse C.

La force $\vec{T}_4$ est la force employée pour mettre en MRUA les quatre objets sur le plan horizontal. La force $\vec{T}_3$ est celle utilisée pour tirer 3 objets et ainsi de suite. Or, le mouvement se fait sans frottement et les objets sont identiques.

D'où, pour tirer un seul objet, il faut une intensité égale à $60 / 4 = 15$ N. Ce qui sous-entend que l'intensité de la force résultante agissant sur chaque objet est 15 N :

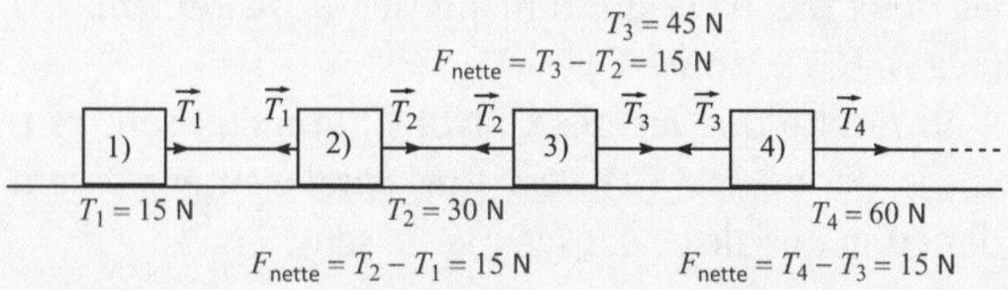

Dès lors, $T_1 = 15$ N, $T_2 = 30$ N et $T_3 = 45$ N.

Il en résulte donc que $T_1 + T_2 + T_3 = 90$ N (Réponse C).

Pour ne pas trop charger le dessin, nous n'avons pas présenté les forces de gravitations ($\vec{G}$) ainsi que les normales ($\vec{N}$). Ces forces sont perpendiculaires aux forces $\vec{T}_i$, elles n'agissent donc nullement sur le mouvement horizontal des objets.

Remarque :

On peut aussi procéder en appliquant le principe fondamental de la dynamique (PFD) :

- Si on considère le système { 1) + 2) + 3) + 4) de masse totale $4m$ }, on obtient dans le sens du mouvement :

$$T_1 - T_1 + T_2 - T_2 + T_3 - T_3 + T_4 = 4 \times ma$$
$$\Leftrightarrow T_4 = 4 \times ma$$

Or : $T_4 = 60$ N.

Donc : $ma = \dfrac{60}{4} = 15$ N

- Et, si on considère le système { 1) de masse m }, on obtient dans le sens du mouvement : $T_1 = ma$.

Donc : $T_1 = 15$ N.

Pour le système : { 2) de masse m }, on a dans le sens du mouvement :

$T_2 - T_1 = ma \Leftrightarrow T_2 = ma + T_1 = 15 + 15 = 30$ N.

Enfin, on peut trouver également $T_3 = 45$ N, si on applique le PFD sur l'objet 3).

32 Réponse D.

Dans chaque cas les deux forces électriques exercées sur la charge marquée par la flèche sont répulsives. Ces deux forces s'additionnent vectoriellement pour donner la force résultante.

Prenons l'exemple du cas 1) :

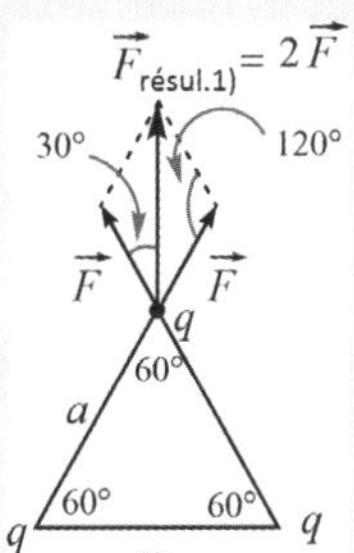

1)

Soit : $F = k \times \dfrac{q^2}{a^2}$.

D'après la loi des sinus, on a :

$$\frac{F_{\text{résult.1)}}}{\sin 120} = \frac{F}{\sin 30}$$
$$\Leftrightarrow F_{\text{résult.1)}} = \frac{\sin 120}{\sin 30} \times F$$

Dès lors :

$$F_{\text{résult.1)}} = \sqrt{3} \times F = \sqrt{3} \times k\frac{q^2}{a^2}$$

Pour le cas 2), on obtient :

$$F_{\text{résult.2)}} = \sqrt{3} \times k\frac{4q^2}{(2a)^2} = \sqrt{3} \times k\frac{q^2}{a^2}$$

Pour le cas 3), on obtient :

$$F_{\text{résult.3)}} = \sqrt{3} \times k\frac{4q^2}{(2a)^2} = \sqrt{3} \times k\frac{q^2}{a^2}$$

On en déduit donc que $F_{\text{résult.1)}} = F_{\text{résult.2)}} = F_{\text{résult.3)}}$ (Réponse D).

33 Réponse (i) A.

La tension aux bornes de chacun de ces appareils montés en parallèle est la même. Pour une tension donnée, la résistance est d'autant plus petite que l'intensité du courant qui la traverse est plus grande.

D'après le circuit électrique, on a : $I_3 > I_2 > I_1$.

Donc : $R_1 > R_2 > R_3$ (Réponse A).

On peut également procéder comme suit :

D'après la loi d'Ohm, on a :

Appareil 1) $\Rightarrow U = 2R_1 \Leftrightarrow R_1 = \dfrac{U}{2}$

Appareil 2) $\Rightarrow U = 3R_2 \Leftrightarrow R_2 = \dfrac{U}{3}$

Appareil 3) $\Rightarrow U = (11-5)R_3 \Leftrightarrow R_3 = \dfrac{U}{6}$

Or : $\dfrac{U}{2} > \dfrac{U}{3} > \dfrac{U}{6}$

Donc : $R_1 > R_2 > R_3$(Réponse A).

Réponse (ii) C.

Les trois résistances sont montées en parallèle, donc :

$$\frac{1}{R_{\text{équivalente}}} = \frac{1}{R_1} + \frac{1}{R_2} + \frac{1}{R_3} \qquad \text{(I)}$$

Or, on sait que : $U = 2R_1 = 3R_2 = 6R_3$.

D'où : $R_2 = \dfrac{2R_1}{3}$ et $R_3 = \dfrac{R_1}{3}$

Si on remplace R_2 par $\dfrac{2R_1}{3}$ et R_3 par $\dfrac{R_1}{3}$ dans l'équation (I), on obtient :

$$\frac{1}{R_{\text{équivalente}}} = \frac{1}{R_1} + \frac{1}{\frac{2R_1}{3}} + \frac{1}{\frac{R_1}{3}} = \frac{1}{R_1} + \frac{3}{2R_1} + \frac{3}{R_1}$$
$$= \frac{11}{2R_1}$$

On en déduit donc que $R_{\text{équivalente}} = \dfrac{2R_1}{11}$ (Réponse C).

34 Réponse B.

A. Vrai.

Comme il s'agit d'un mouvement harmonique, la fonction sinusoïdale est définie par $y_1(t) = A\sin(\omega t + \varphi_1)$.

Constatons qu'à $t = 0$ s, le pendule 1 est à sa position d'équilibre ; l'élongation est nulle. Dès lors, $\varphi_1 = 0°$.

Or, d'après la courbe, la période et l'amplitude des deux oscillations sont les mêmes, soit $T = 1$ s et $A = 0{,}1$ cm (élongation maximale). On note que la période T est la durée entre deux passages successifs du point considéré à la même élongation.

D'où, la pulsation du mouvement harmonique 1 (ou 2) vaut $\omega = \dfrac{2\pi}{T} = 2\pi$ rad/s.

Il en résulte donc que $y_1(t) = 0{,}1\sin 2\pi t$. Cette équation est validée pour tous les points de la courbe du mouvement harmonique 1.

Par exemple,

- à $t = 0$ s, $y_1(t = 0\text{ s}) = 0{,}1\sin(2\pi \times 0) = 0$ cm $\Rightarrow$ élongation nulle.
- à $t = 0{,}25$ s, $y_1(t = 0{,}25\text{ s}) = 0{,}1\sin\left(2\pi \times \dfrac{1}{4}\right) = 0{,}1$ cm

$\Rightarrow$ élongation maximale.

B. Faux.

Constatons sur la courbe que l'oscillateur 2 atteint son maximum ($A = 0{,}1$ cm) en premier. Il est donc en avance de phase par rapport à l'oscillateur 1. Ainsi, $\Delta\varphi = |\varphi_2 - \varphi_1| = \varphi_2 - \varphi_1 > 0°$ $\Leftrightarrow$ $\varphi_2 > 0°$ ($\varphi_1 = 0°$).

L'écart de temps entre les deux ondes est de $0{,}25$ s, le temps séparant par exemple deux ventres consécutifs.

Calculons $\Delta\varphi$:

$T = 1$ s	→	2π
0,25 s	→	$\Delta\varphi = \varphi_2$?

On obtient : $\varphi_2 = \dfrac{\pi}{2}$.

On en déduit donc que l'équation du mouvement harmonique 2 est : $y_2(t) = 0{,}1\sin\left(2\pi t + \dfrac{\pi}{2}\right)$.

C. Vrai.

Soit :

$$v_2 = y_2'(t) = \left(0{,}1\sin\left(2\pi t + \frac{\pi}{2}\right)\right)'$$
$$= 0{,}1 \times 2\pi\cos\left(2\pi t + \frac{\pi}{2}\right)$$

La norme de cette vitesse peut être positive ou négative car le pendule s'éloigne et revient vers sa position d'équilibre. La vitesse est donc maximale lorsque :

$$\cos\left(2\pi t + \frac{\pi}{2}\right) = \pm 1$$
$$\Leftrightarrow 2\pi t + \frac{\pi}{2} = k\pi\,(k \in \mathbb{Z})$$
$$\Leftrightarrow t = \frac{1}{2}\left(k - \frac{1}{2}\right)$$

Pour $k = 1$, $t = \dfrac{1}{2}\left(1 - \dfrac{1}{2}\right) = 0{,}25$ s

$\Rightarrow y_2(t = 0{,}25\text{ s}) = 0$ cm (= position d'équilibre).

Pour $k = 2$, $t = \dfrac{1}{2}\left(2 - \dfrac{1}{2}\right) = 0{,}75$ s

$\Rightarrow y_2(t = 0{,}75\text{ s}) = 0$ cm (= position d'équilibre).

Pour $k = 3$, $t = \dfrac{1}{2}\left(3 - \dfrac{1}{2}\right) = 1{,}25$ s

$\Rightarrow y_2(t = 1{,}25\text{ s}) = 0$ cm (= position d'équilibre).

...

On en déduit donc que l'oscillateur 2 atteint sa vitesse maximale dans un sens ou dans un autre lorsqu'il est à sa position d'équilibre (élongation nulle).

D. Vrai. Constatons qu'à $t = 0$ s, $t = 0{,}5$ s, $t = 1$ s, $t = 1{,}5$ s et $t = 2$ s, l'oscillateur 2 atteint son élongation maximale ($y_2 = A = \pm 0{,}1$ cm) et que l'oscillateur 1 est à sa position d'équilibre (élongation nulle).

Chimie

Fiche 1

Les chiffres significatifs

Les nombres et les mesures

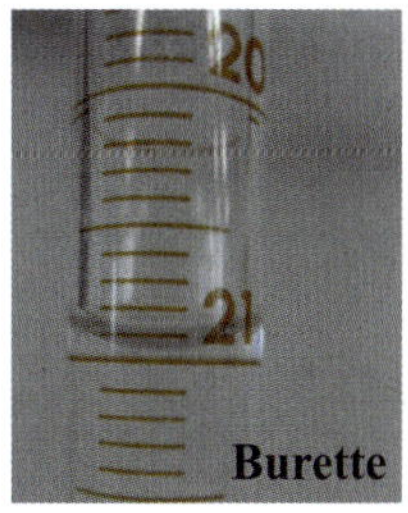

Dans la burette graduée en mL, ci-contre, si on mesure le volume du liquide, on peut voir que son ménisque est situé entre 20,9 et 21. Par conséquent, cette mesure est imprécise.

À l'œil nu, on peut estimer un volume égal à 20,96.

Étant donné l'absence de graduations en centième de mL, les chiffres 2, 0 et 9 sont certains, tandis que le dernier chiffre 6 n'est pas sûr.

En général, plus on a de chiffres significatifs, plus la mesure est précise. Dans le volume $V = 20{,}96$ mL, on a quatre chiffres significatifs. Les chiffres non nuls sont toujours significatifs.

En outre, le déplacement de la virgule n'a aucun impact sur la précision du nombre. Donc, que l'on écrive 20,96 mL ou 0,02096 L, le nombre de chiffres significatifs reste toujours le même, égal à 4. Attention, dans l'expression 0,02096, les deux zéros à gauche du chiffre 2 ne sont pas significatifs. En notation scientifique, on écrit $2{,}096 \times 10^{-2}$ L. Par ailleurs, les zéros qui sont entre des chiffres non nuls ou après la virgule sont significatifs.

Un autre exemple :

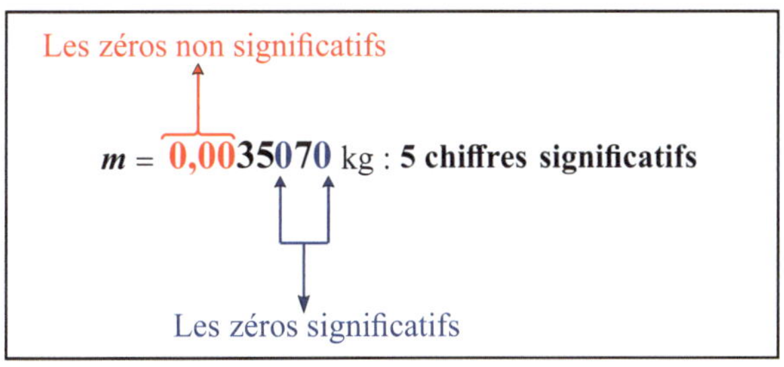

Les mesures courantes, en laboratoire, s'effectuent le plus souvent avec trois ou quatre chiffres significatifs. Voici une pesée à **quatre chiffres significatifs** exprimée de différentes manières :

13,02 g ou $1{,}302 \times 10^{4}$ mg ou 0,01302 kg ou 0,00001302 tonne ou $1{,}302 \times 10^{-5}$ t

Par convention, il s'agit d'une valeur abrégée pour $13{,}02 \pm 0{,}01$ g.

Avec trois chiffres significatifs, on obtient :

13,0 g ou $1{,}30 \times 10^{4}$ mg ou 0,0130 kg ou 0,0000130 tonne ou $1{,}30 \times 10^{-5}$ t

QCM

Les chiffres significatifs

1 Le volume d'un cube est la longueur de son arête portée au cube. Si l'arête mesure 2,5 cm, le volume avec 4 chiffres significatifs sera de :
Donnée : $2{,}5 \times 2{,}5 \times 2{,}5 = 15{,}625$

- ❑ **A.** 15,625 cm^3
- ❑ **B.** 15,65 cm^3
- ❑ **C.** 15,63 cm^3
- ❑ **D.** 15,6 cm^3
- ❑ **E.** 16,00 cm^3

2 Combien y a-t-il de chiffres significatifs dans une mesure de masse telle que 15,200 g ?

- ❑ **A.** 2
- ❑ **B.** 3
- ❑ **C.** 4
- ❑ **D.** 5
- ❑ **E.** 6

3 Combien de chiffres significatifs présente une mesure du temps telle que 0,0100 h ?

- ❑ **A.** 1
- ❑ **B.** 2
- ❑ **C.** 3
- ❑ **D.** 4
- ❑ **E.** 5

4 Une chimiste analyse le dioxyde d'azote contenu dans l'air pollué, un précurseur des « pluies acides » et du « smog photochimique ». Elle trouve 0,0361 mg de NO_2 dans un échantillon de 12,0 L de cet air. La « concentration » de NO_2 en notation scientifique vaut [préciser le nombre de chiffres significatifs pour la bonne réponse] :
Données :

$$\frac{0{,}0361}{12} = 0{,}00300833 \text{ et } 0{,}0361 \times 12 = 0{,}4332$$

- ❑ **A.** $3{,}01 \times 10^{-3}$ g m^{-3}
- ❑ **B.** $3{,}01 \times 10^{-3}$ mg m^{-3}
- ❑ **C.** $3{,}01 \times 10^{-3}$ µg m^{-3}
- ❑ **D.** $3{,}01 \times 10^{3}$ g m^{-3}
- ❑ **E.** $4{,}33 \times 10^{-1}$ g m^{-3}

5 Lorsqu'un gramme d'essence subit la combustion dans un moteur d'automobile, la quantité d'énergie libérée est égale à $4{,}307 \times 10^4$ J. La valeur de cette énergie exprimée en joules par kilogramme et avec 3 chiffres significatifs vaut :

- ❑ **A.** $43{,}07 \times 10^6$ J kg^{-1}
- ❑ **B.** $43{,}10 \times 10^6$ J kg^{-1}
- ❑ **C.** $4{,}307 \times 10^7$ J kg^{-1}
- ❑ **D.** $4{,}31 \times 10^7$ J kg^{-1}
- ❑ **E.** $4{,}3 \times 10^7$ J kg^{-1}

6 Sachant qu'il est possible de dissoudre, au maximum, 36 g de chlorure de sodium (NaCl) dans 100 g d'eau, à 25 °C, déterminer avec 4 chiffres significatifs la masse maximale de NaCl qu'il est possible de dissoudre dans 93,233 g d'eau à cette même température.
Donnée : $36 \times 93{,}233 = 3356{,}388$

- ❑ **A.** 33,56 kg
- ❑ **B.** $3{,}3539 \times 10^{-2}$ kg
- ❑ **C.** $3{,}3 \times 10^{-2}$ kg
- ❑ **D.** $3{,}356 \times 10^{-2}$ kg
- ❑ **E.** $3{,}3564 \times 10^{-2}$ kg

Les chiffres significatifs

1 Réponse C.

2 Réponse D.

3 Réponse C.

4 Réponse A.
La concentration des composés gazeux dans l'air est souvent exprimée en g par m³.
Dans notre cas :

$$\left[NO_2\right] = \frac{0{,}0361\,\text{mg}}{12\ \text{L}} = \frac{0{,}0361 \times 10^{-3}\,\text{g}}{12 \times 10^{-3}\,\text{m}^3}$$
$$= 0{,}00300833\,\frac{\text{g}}{\text{m}^3}$$
$$= 3{,}00833 \times 10^{-3}\,\frac{\text{g}}{\text{m}^3}$$

À trois chiffres significatifs, on obtient $\left[NO_2\right] = 3{,}01 \times 10^{-3}$ g m⁻³ (Réponse A).

5 Réponse D.
Soit 1 g = 10^{-3} kg
D'où

$$4{,}307 \times 10^4\,\frac{\text{J}}{\text{g}} = 4{,}307 \times 10^4\,\frac{\text{J}}{10^{-3}\ \text{kg}}$$
$$= 4{,}307 \times 10^7\,\frac{\text{J}}{\text{kg}}$$

À trois chiffres significatifs, l'énergie dégagée est égale à $4{,}31 \times 10^7\,\frac{\text{J}}{\text{kg}}$ (Réponse D).

6 Réponse D.
36 g de NaCl → 100 g d'eau
x g de NaCl → 93,233 g d'eau
En appliquant la règle de trois, on obtient

$$x = \frac{36 \times 93{,}233}{100} = \frac{3\,356{,}388}{100} = 33{,}56388\ \text{g}$$

En kg et à quatre chiffres significatifs, $x = 0{,}03356\ \text{kg} = 3{,}356 \times 10^{-2}\ \text{kg}$. La réponse D est correcte.

Fiche 2

Notions de nomenclature chimique (composés inorganiques)

Synthèse

Nomenclature des substances inorganiques

dépend

des éléments qu'elles contiennent

on trouve

des sels

MHXO quaternaire

(di)(mono)hydrogéno nom de X + -ite ou -ate + nom de M

Na_2HPO_4 : monohydrogénophosphate de sodium

$NaHSO_3$: hydrogénosulfite de sodium

$Ca(HCO_3)_2$: hydrogénocarbonate de calcium

MX binaires — MXO ternaires

nom de l'anion + de + nom du cation

Ex.

NaCl : chlorure de sodium

Na_2S : sulfure de sodium

Ex.

NaClO : hypochlorite de sodium

K_2SO_4 : sulfate de potassium

on trouve

des oxydes métalliques

MO

Oxyde de métal (valence si nécessaire)

Ex. CaO : oxyde de calcium

FeO : oxyde de fer(II)

Ag_2O : oxyde d'argent

on trouve

des oxydes non métalliques

XO

Préfixe (O/X) Oxyde de X

rapport (O/X)	préfixe
1/2	hémi
1/1	mono
2/1	di
3/1	tri
4/1	tétra
5/1	pent
6/1	hexa
7/1	hept
5/2	hémipent
3/2	sesqui (hémitri)

Ex.

Cl_2O_5 : hémipentoxyde de chlore

CO : monoxyde de carbone

NO_2 : dioxyde d'azote

P_2O_3 : sesquioxyde de phosphore

on trouve

des bases, des hydroxydes

M(OH)

Hydroxyde de métal (valence si nécessaire)

Ex.

$Al(OH)_3$: hydroxyde d'aluminium

$Fe(OH)_2$: hydroxyde de fer(II)

$Ca(OH)_2$: hydroxyde de calcium

on trouve

des acides

HX binaires — HXO ternaires

Nom de l'anion + d'hydrogène

Ex.

HCl : chlorure d'hydrogène

H_2S : sulfure d'hydrogène

$HClO_4$: perchlorate d'hydrogène

H_2SO_3 : sulfite d'hydrogène

Attention aux valences :

Ex.

Valence 1

Ion ammonium (NH_4^+)

Ion nitrate (NO_3^-)

Ion nitrite (NO_2^-)

Ion acétate (CH_3COO^-)

Ion permanganate (MnO_4^-)

Ion perchlorate (ClO_4^-)

...

Valence 2

Ion sulfate (SO_4^{2-})

Ion sulfite (SO_3^{2-})

Ion carbonate (CO_3^{2-})

Ion dichromate ($Cr_2O_7^{2-}$)

Ion chromate (CrO_4^{2-})

Ion thiosulfate ($S_2O_3^{2-}$)

...

Valence 3

Ion phosphate (PO_4^{3-})

...

QCM

Notions de nomenclature chimique (composés inorganiques)

1 Quelle est la formule chimique correcte du nitrate d'étain (IV) ?

- ❑ **A.** $Sr(NO_3)_2$
- ❑ **B.** $Sn(NO_2)_4$
- ❑ **C.** $Sr(NO_3)_4$
- ❑ **D.** $Sn(NO_3)_2$
- ❑ **E.** Aucune de ces quatre réponses n'est correcte.

2 Pour la formule chimique Cu_2O à l'état fondamental, indiquer les affirmations correctes.
Données : $^{63,54}_{29}\mathrm{Cu}$, $^{15,99}_{8}\mathrm{O}$

- ❑ **A.** l'étage d'oxydation du cuivre dans le composé Cu_2O est – I
- ❑ **B.** l'étage d'oxydation du cuivre dans le composé Cu_2O est – II
- ❑ **C.** l'étage d'oxydation du cuivre dans le composé Cu_2O est + II
- ❑ **D.** l'étage d'oxydation de l'oxygène dans le composé Cu_2O est + II
- ❑ **E.** le cuivre dans le composé Cu_2O possède 29 électrons
- ❑ **F.** l'oxygène dans le composé Cu_2O possède 18 électrons
- ❑ **G.** Aucune de ces propositions n'est correcte.

3 Quel est le nom correct du composé Cl_2O_5 ?

- ❑ **A.** sesquipentoxyde de chlore
- ❑ **B.** hémipentoxyde de dichlore
- ❑ **C.** hémipentoxyde de chlore
- ❑ **D.** heptoxyde de chlore

4 Quelle est la formule du thiosulfate d'ammonium ?

- ❑ **A.** $NH_3S_2O_3$
- ❑ **B.** $(NH_4)_2SO_3$
- ❑ **C.** $(NH_3)_2S_2O_3$
- ❑ **D.** $(NH_4)_2S_2O_3$

5 Quelle est la formule chimique exacte de l'ion phosphite ?

- ❑ **A.** PO_4^{3-}
- ❑ **B.** HPO_4^{2-}
- ❑ **C.** HPO_3^{2-}
- ❑ **D.** $H_2PO_4^-$
- ❑ **E.** $H_2PO_3^-$

6 Que signifie « 2 Na_2CO_3 » ?

- ❑ **A.** 4 molécules
- ❑ **B.** 8 atomes
- ❑ **C.** 2 molécules
- ❑ **D.** 5 atomes
- ❑ **E.** 6 molécules

7 Que signifie « $CaCO_3.2H_2O$ » ?

- ❑ **A.** 3 molécules
- ❑ **B.** 9 atomes
- ❑ **C.** 2 molécules
- ❑ **D.** 1 composé dihydraté
- ❑ **E.** Aucune de ces quatre réponses n'est correcte.

8 Quelle est la formule brute d'une substance pure formée d'un ion d'aluminium et d'un ion de sulfite ?

- ❑ **A.** $Al(SO_3)_3$
- ❑ **B.** $Al_2(SO_4)_3$
- ❑ **C.** $Al_2(SO_3)_3$
- ❑ **D.** $AlSO_4$
- ❑ **E.** Aucune de ces quatre réponses n'est correcte.

9 Quelle est la formule chimique de l'hydrure de lithium ?

- ❑ **A.** HeLi
- ❑ **B.** LiHe
- ❑ **C.** PH_3
- ❑ **D.** LiH_2
- ❑ **E.** LiH

10 Quelle est la formule moléculaire de l'ozone ?

- ❑ **A.** ZnO
- ❑ **B.** O_3
- ❑ **C.** OsO
- ❑ **D.** Os
- ❑ **E.** Aucune de ces quatre réponses n'est correcte.

11 Quelle est la formule brute d'un composé $M_x(OH)_y$ qui contient, en masse, 57,5 % de M ? M est un métal de masse molaire 23 g/mol.
Donnée :

- ❑ **A.** $M_2(OH)_3$, $x = 2$ et $y = 3$
- ❑ **B.** MOH, $x = 1$ et $y = 1$
- ❑ **C.** $M(OH)_2$, $x = 1$ et $y = 2$
- ❑ **D.** $M(OH)_3$, $x = 1$ et $y = 3$

12 Indiquer dans les cadres grisés le numéro (1, 2, 3, …) de la formule brute qui correspond à la nomenclature du produit proposé.

1.	Acétate de cuivre (II)		$Al(BrO_3)_3$	1
2.	Acide bromeux		$Fe(NO_3)_2$	2
3.	Acide bromique		$Fe(NO_2)_2$	3
4.	Acide carbonique		$Fe(NO_3)_3$	4
5.	Acide chlorhydrique		$Fe(NO_2)_3$	5
6.	Acide chloreux		Pb_3P_2	6
7.	Acide chlorique		MnO_4^{2-}	7
8.	Acide chromique		MnO_4^-	8
9.	Acide dichromique		HCO_3^-	9
10.	Acide hypobromeux		HPO_4^{2-}	10
11.	Acide hypochloreux		$H_2PO_4^-$	11
12.	Acide nitreux		HSO_3^-	12
13.	Acide nitrique		HSO_4^-	13
14.	Acide perbromique		KH_2PO_4	14
15.	Acide perchlorique		NaH	15
16.	Acide phosphoreux		H_2S	16
17.	Acide phosphorique		H_2Te	17
18.	Acide silicique		HI	18
19.	Acide sulfureux		CuF	19
20.	Acide sulfurique		HF	20
21.	Acide thiosulfurique		HCl	21
22.	Bichromate de potassium		HCN	22
23.	Bromate d'aluminium		HBr	23
24.	Bromure d'hydrogène		H_2Se	24
25.	Chlorite de sodium		Ag_2O	25
26.	Chromate d'hydrogène		ZnO	26
27.	Carbonate de fer (II)		MgO	27
28.	Cyanure d'hydrogène		HgO	28
29.	Dihydrogénophosphate de potassium		CaO	29
30.	Dioxyde d'azote		FeO	30
31.	Dioxyde d'iode		K_2O	31
32.	Fluorure d'hydrogène		Cu_2O	32
33.	Fluorure de cuivre (I)		SO_3	33
34.	Hémiheptoxyde de chlore		N_2O_3	34
35.	Hémipentoxyde d'azote		NO_2	35
36.	Hémipentoxyde de phosphore		BrO_3	36
37.	Hydrogénosulfate d'ammonium		Cl_2O_7	37
38.	Hydrure de sodium		IO_2	38
39.	Hypochlorite de sodium		P_2O_5	39

Chimie

40.	Iodate d'hydrogène		N_2O_5	40
41.	Iodure d'hydrogène		NO	41
42.	Ion bromate		NO_2^-	42
43.	Ion bromite		NO_3^-	43
44.	Ion carbonate		CrO_4^{2-}	44
45.	Ion chlorate		$Cr_2O_7^{2-}$	45
46.	Ion chromate		SO_3^{2-}	46
47.	Ion dichromate		SO_4^{2-}	47
48.	Ion dihydrogénophosphate		HPO_3^{2-}	48
49.	Ion hydrogénocarbonate		PO_4^{3-}	49
50.	Ion hydrogénosulfate		$B(IO_4)_3$	50
51.	Ion hydrogénosulfite		ClO_2^-	51
52.	Ion hypobromite		ClO_3^-	52
53.	Ion manganate		ClO_4^-	53
54.	Ion monohydrogénophosphate		BrO^-	54
55.	Ion nitrate		BrO_2^-	55
56.	Ion nitrite		BrO_3^-	56
57.	Ion perbromate		BrO_4^-	57
58.	Ion perchlorate		CO_3^{2-}	58
59.	Ion permanganate		$S_2O_3^{2-}$	59
60.	Ion phosphate		SiO_3^{2-}	60
61.	Ion phosphite		HNO_2	61
62.	Ion silicate		HNO_3	62
63.	Ion sulfate		H_2CrO_4	63
64.	Ion sulfite		$H_2Cr_2O_7$	64
65.	Ion thiosulfate		H_2SO_3	65
66.	Monoxyde d'azote		H_2SO_4	66
67.	Nitrate d'ammonium		H_3PO_3	67
68.	Nitrate de fer (II)		H_3PO_4	68
69.	Nitrate de fer (III)		HClO	69
70.	Nitrite de fer (II)		$HClO_2$	70
71.	Nitrite de fer (III)		$HClO_3$	71
72.	Oxyde d'argent		$HClO_4$	72
73.	Oxyde de calcium		HBrO	73
74.	Oxyde de cuivre (I)		$HBrO_2$	74
75.	Oxyde de fer (II)		$HBrO_3$	75
76.	Oxyde de magnésium		$HBrO_4$	76
77.	Oxyde de mercure (II)		H_2CO_3	77
78.	Oxyde de potassium		$H_2S_2O_3$	78
79.	Oxyde de zinc		H_2SiO_3	79
80.	Oxyde ferrique ou Oxyde de Fe (III)		$Cu(CH_3COO)_2$	80

81.	Perchlorate de magnésium		HIO_3	81
82.	Periodate de bore		$NH_4(HSO_4)$	82
83.	Permanganate de calcium		Fe_2O_3	83
84.	Phosphate de fer (III)		NH_4NO_3	84
85.	Phosphure de plomb (II)		$FePO_4$	85
86.	Séléniure d'hydrogène		$FeCO_3$	86
87.	Sesquioxyde d'azote		$Mg(ClO_4)_2$	87
88.	Sulfure d'hydrogène		$Ca(MnO_4)_2$	88
89.	Tellure d'hydrogène		$NaClO_2$	89
90.	Trioxyde de brome		$NaClO$	90
91.	Trioxyde de soufre		$K_2Cr_2O_7$	91

Solutions

Notions de nomenclature chimique (composés inorganiques)

1 **Réponse E.**

Le symbole chimique de l'étain est Sn.

L'« étain (IV) » veut dire cation Sn^{4+}.

Les réponses A $[Sr(NO_3)_2]$ et C $[Sr(NO_3)_4]$ sont à exclure car il s'agit de Sr^{2+}/Sr^{4+} et non pas de Sn^{4+}.

L'ion nitrate correspond à NO_3^- et la formule chimique de l'ion nitrite est NO_2^-. Les deux ions portent la même valence, égale à 1.

On en déduit que la formule correcte du nitrate d'étain (IV) est $Sn(NO_3)_4$. La proposition E est la seule qui convient.

2 **Réponse G.**

A. Faux, car le cuivre étant un métal, à l'état fondamental, son nombre d'oxydation ne peut être négatif.

B. Faux. Voir A.

C. Faux.

L'étage d'oxydation de l'oxygène est –II.

La molécule Cu_2O est neutre $\Rightarrow 2x - 2 = 0$ (x représentant l'étage d'oxydation du cuivre).

On obtient $x =$ I.

D. Faux, car l'étage d'oxydation de l'oxygène est –II.

E. Faux.

Soit ${}^{63,54}_{29}\mathrm{Cu}$. Le nombre d'électrons est égal à celui des protons, soit 29.

Pour le cuivre (I), le nombre d'électrons est égal à 28 $(= 29 - 1)$.

F. Faux, car pour l'anion O^{2-}, son nombre d'électrons est égal à 10 $(8 + 2)$.

3 **Réponse C.**

Il s'agit d'un oxyde non-métallique. Le rapport O/Cl est égal à 5/2. Il s'agit donc d'un hémipentoxyde de chlore. La proposition correcte est C.

Remarque :

- Si le rapport O/Cl est égal à 3/2, la molécule est nommée sesquioxyde de chlore.
- Si le rapport O/Cl est égal à 7/2, le composé est appelé hémiheptoxyde de chlore.

4 **Réponse D.**

L'ion sulfate correspond à SO_4^{2-} et l'ion thiosulfate (valence 2) est de formule $S_2O_3^{2-}$.

L'ion ammonium est NH_4^+ et l'ammoniac correspond à la formule brute NH_3.

On en déduit donc que la formule brute du thiosulfate d'ammonium est $(NH_4)_2S_2O_3$.

La proposition D est correcte.

5 **Réponse C.**

L'ion phosphite correspond à HPO_3^{2-} et l'ion phosphate à PO_4^{3-}. La proposition correcte est C.

Rappel de nomenclature :

HPO_4^{2-} : ion monohydrogénophosphate

$H_2PO_4^-$: ion dihydrogénophosphate

$H_2PO_3^-$: ion hydrogénophosphite

H_3PO_3 et H_3PO_4 ne sont pas des ions mais des molécules neutres. Il s'agit respectivement du phosphite d'hydrogène (ou acide phosphoreux) et du phosphate d'hydrogène (ou acide phosphorique).

Remarque :

- $H_3PO_3(aq)$ présente deux p*K*a, c'est un acide diprotique.
- $H_3PO_4(aq)$ présente trois p*K*a, c'est un acide triprotique.

6 **Réponse C.**

« 2 Na_2CO_3 » signifie que l'on a deux molécules de carbonate de sodium. La proposition correcte est C.

7 **Réponses A et D.**

L'unité moléculaire du carbonate de calcium solide anhydre est de formule brute $CaCO_3$. Lorsqu'il est hydraté, sa formule chimique est $CaCO_3.nH_2O$, où n est le nombre de molécules d'eau associées à chacune des molécules de $CaCO_3$ solide. Dans ce cas $n = 2$.

Les propositions correctes sont A et D.

Remarque : Pour le sulfate de cuivre solide, la poudre est de couleur blanche si le solide est anhydre, et bleue lorsque le composé est hydraté.

8 **Réponse C.**

L'aluminium possède une valence égale à 3. L'ion aluminium correspond donc à Al^{3+}.
Le sulfite, quant à lui, possède deux charges négatives et a pour formule chimique SO_3^{2-}.
On en déduit donc que la formule du sulfite d'aluminium est $Al_2(SO_3)_3$. La proposition correcte est C.
B est fausse car il s'agit du sulfate d'aluminium !

9 **Réponse E.**

Lorsqu'un atome d'hydrogène H capte un électron pour acquérir sa stabilité (duet), il devient H^-. L'ion formé est appelé *hydrure*. Quant à l'ion lithium, il s'agit d'un cation possédant une charge positive, soit Li^+.
Donc, l'hydrure de lithium a pour formule LiH. La proposition correcte est E.
Remarque : Pour toutes autres structures contenant un anion et un cation, en général, l'anion est souvent écrit à droite de la formule brute et le cation à gauche.

10 **Réponse B.**

L'ozone est un composé neutre constitué de trois atomes d'oxygène. Sa formule chimique est O_3. Ainsi, la proposition B est correcte.
Il est important de noter que la charge totale de la molécule est égale à 0 (nulle) et les atomes d'oxygène au sein de la molécule sont chargés comme suit :

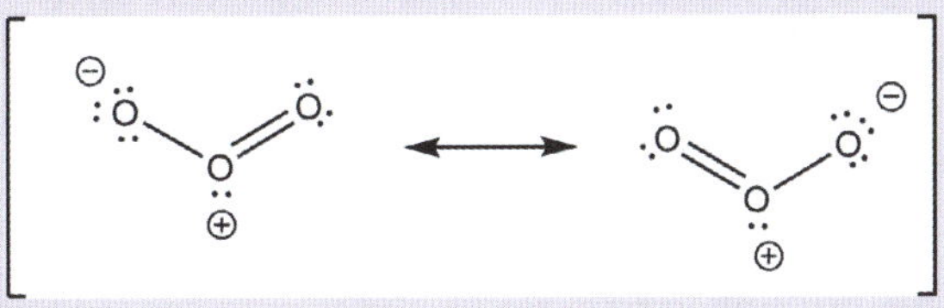

Remarque : Le composé ZnO est nommé oxyde de zinc. Os est l'atome d'osmium.

11 **Réponse B.**

La masse atomique du métal M est égale à 23 et la masse moléculaire du groupement (OH) vaut 17.
Si on suppose que la formule correcte est MOH. Ce composé aura une masse moléculaire égale à 40.
Dans ce cas, le % de M (23/40) est 57,5 % et le % de (OH) (17/40) est 1 − 0,575 = 42,5 %. La seule bonne proposition est B.

Chimie

12

1.	80	11.	69	21.	78	31.	38	41.	18	51.	12	61.	48	71.	5	81.	87
2.	74	12.	61	22.	91	32.	20	42.	56	52.	54	62.	60	72.	25	82.	50
3.	75	13.	62	23.	1	33.	19	43.	55	53.	7	63.	47	73.	29	83.	88
4.	77	14.	76	24.	23	34.	37	44.	58	54.	10	64.	46	74.	32	84.	85
5.	21	15.	72	25.	89	35.	40	45.	52	55.	43	65.	59	75.	30	85.	6
6.	70	16.	67	26.	63	36.	39	46.	44	56.	42	66.	41	76.	27	86.	24
7.	71	17.	68	27.	86	37.	82	47.	45	57.	57	67.	84	77.	28	87.	34
8.	63	18.	79	28.	22	38.	15	48.	11	58.	53	68.	2	78.	31	88.	16
9.	64	19.	65	29.	14	39.	90	49.	9	59.	8	69.	4	79.	26	89.	17
10.	73	20.	66	30.	35	40.	81	50.	13	60.	49	70.	3	80.	83	90.	36
																91.	33

Énoncés	Réponses	Commentaires
1. Acétate de cuivre (II)	80. $Cu(CH_3COO)_2$	Ion acétate = CH_3COO^-
2. Acide bromeux	74. $HBrO_2$	ou bromite d'hydrogène
3. Acide bromique	75. $HBrO_3$	ou bromate d'hydrogène
4. Acide carbonique	77. H_2CO_3	ou carbonate d'hydrogène
5. Acide chlorhydrique	21. HCl	ou chlorure d'hydrogène
6. Acide chloreux	70. $HClO_2$	ou chlorite d'hydrogène
7. Acide chlorique	71. $HClO_3$	ou chlorate d'hydrogène

Énoncés	Réponses	Commentaires
8. Acide chromique	63. H_2CrO_4	ou chromate d'hydrogène
9. Acide dichromique	64. $H_2Cr_2O_7$	ou bichromate d'hydrogène
10. Acide hypobromeux	73. HBrO	ou hypobromite d'hydrogène
11. Acide hypochloreux	69. HClO	ou hypochlorite d'hydrogène
12. Acide nitreux	61. HNO_2	ou nitrite d'hydrogène
13. Acide nitrique	62. HNO_3	ou nitrate d'hydrogène
14. Acide perbromique	76. $HBrO_4$	ou perbromate d'hydrogène
15. Acide perchlorique	72. $HClO_4$	ou perchlorate d'hydrogène
16. Acide phosphoreux	67. H_3PO_3	ou phosphite d'hydrogène
17. Acide phosphorique	68. H_3PO_4	ou phosphate d'hydrogène
18. Acide silicique	79. H_2SiO_3	ou silicate d'hydrogène
19. Acide sulfureux	65. H_2SO_3	ou sulfite d'hydrogène
20. Acide sulfurique	66. H_2SO_4	ou sulfate d'hydrogène
21. Acide thiosulfurique	78. $H_2S_2O_3$	Ion thiosulfate : $S_2O_3^{2-}$
22. Bichromate de potassium	91. $K_2Cr_2O_7$	
23. Bromate d'aluminium	1. $Al(BrO_3)_3$	La valence du $\begin{Bmatrix} \textit{perbromate}\ BrO_4^- \\ \textit{bromate}\ BrO_3^- \\ \textit{bromite}\ BrO_2^- \end{Bmatrix}$ est égale à 1.
24. Bromure d'hydrogène	23. HBr	
25. Chlorite de sodium	89. $NaClO_2$	
26. Chromate d'hydrogène	63. H_2CrO_4	Ion chromate (CrO_4^{2-}) $\neq$ Ion bichromate ($Cr_2O_7^{2-}$)
27. Carbonate de fer (II)	86. $FeCO_3$	
28. Cyanure d'hydrogène	22. HCN	
29. Dihydrogénophosphate de potassium	14. KH_2PO_4	Ion dihydrogénophosphate $\neq$ Ion monohydrogénophosphate Il est donc important d'indiquer le nombre d'hydrogène car les deux ions existent.
30. Dioxyde d'azote	35. NO_2	Oxydes non-métalliques
31. Dioxyde d'iode	38. IO_2	
32. Fluorure d'hydrogène	20. HF	L'ion fluorure est F^-.
33. Fluorure de cuivre (I)	19. CuF	
34. Hémiheptoxyde de chlore	37. Cl_2O_7	Les valences du chlore lorsqu'il est combiné à l'oxygène sont 1, 3, 5 et 7. Dans ce cas-ci, le chlore a la valence 7. Par exemple, si le chlore possède la valence 3, on a Cl_2O_3, communément appelé sesquioxyde de chlore (3/2 : préfixe *sesqui*).
35. Hémipentoxyde d'azote	40. N_2O_5	
36. Hémipentoxyde de phosphore	39. P_2O_5	

Énoncés	Réponses	Commentaires
37. Hydrogénosulfate d'ammonium	82. $NH_4(HSO_4)$	On ne précise pas le nombre d'hydrogène pour les ions sulfates car seul l'ion hydrogénosulfate HSO_4^- existe. H_2SO_4 n'est pas un ion mais un acide ternaire neutre.
38. Hydrure de sodium	15. NaH	L'ion hydrure est H^-.
39. Hypochlorite de sodium	90. NaClO	
40. Iodate d'hydrogène	81. HIO_3	ou acide iodique
41. Iodure d'hydrogène	18. HI	L'ion hydrure est H^-.
42. Ion bromate	56. BrO_3^-	Tout atome ou composé chargé positivement ou négativement est considéré comme un ion.
43. Ion bromite	55. BrO_2^-	
44. Ion carbonate	58. CO_3^{2-}	
45. Ion chlorate	52. ClO_3^-	
46. Ion chromate	44. CrO_4^{2-}	
47. Ion dichromate	45. $Cr_2O_7^{2-}$	
48. Ion dihydrogénophosphate	11. $H_2PO_4^-$	
49. Ion hydrogénocarbonate	9. HCO_3^-	
50. Ion hydrogénosulfate	13. HSO_4^-	
51. Ion hydrogénosulfite	12. HSO_3^-	
52. Ion hypobromite	54. BrO^-	
53. Ion manganate	7. MnO_4^{2-}	
54. Ion monohydrogénophosphate	10. HPO_4^{2-}	
55. Ion nitrate	43. NO_3^-	
56. Ion nitrite	42. NO_2^-	
57. Ion perbromate	57. BrO_4^-	
58. Ion perchlorate	53. ClO_4^-	
59. Ion permanganate	8. MnO_4^-	
60. Ion phosphate	49. PO_4^{3-}	
61. Ion phosphite	48. HPO_3^{2-}	
62. Ion silicate	60. SiO_3^{2-}	
63. Ion sulfate	47. SO_4^{2-}	
64. Ion sulfite	46. SO_3^{2-}	
65. Ion thiosulfate	59. $S_2O_3^{2-}$	
66. Monoxyde d'azote	41. NO	Pour les oxydes non-métalliques, il faut toujours préciser le nombre d'atomes d'oxygène.
67. Nitrate d'ammonium	84. NH_4NO_3	
68. Nitrate de fer (II)	2. $Fe(NO_3)_2$	
69. Nitrate de fer (III)	4. $Fe(NO_3)_3$	
70. Nitrite de fer (II)	3. $Fe(NO_2)_2$	
71. Nitrite de fer (III)	5. $Fe(NO_2)_3$	

Chimie

Énoncés	Réponses	Commentaires
72. Oxyde d'argent	25. Ag_2O	L'ion Argent est toujours oxydé une fois (+I), Ag^+.
73. Oxyde de calcium	29. CaO	
74. Oxyde de cuivre (I)	32. Cu_2O	ou oxyde cuivreux
75. Oxyde de fer (II)	30. FeO	ou oxyde ferreux ≠ oxyde ferrique (Fe_2O_3)
76. Oxyde de magnésium	27. MgO	Pour les oxydes métalliques, lorsque le métal possède plusieurs valences, sa valence est toujours indiquée entre parenthèses en chiffres romains. L'ion zinc est toujours oxydé deux fois (+II), Zn^{2+}.
77. Oxyde de mercure (II)	28. HgO	
78. Oxyde de potassium	31. K_2O	
79. Oxyde de zinc	26. ZnO	
80. Oxyde ferrique	83. Fe_2O_3	
81. Perchlorate de magnésium	87. $Mg(ClO_4)_2$	
82. Periodate de bore	50. $B(IO_4)_3$	
83. Permanganate de calcium	88. $Ca(MnO_4)_2$	
84. Phosphate de fer (III)	85. $FePO_4$	En général, le nom de l'anion précède celui du cation.
85. Phosphure de plomb (II)	6. Pb_3P_2	
86. Séléniure d'hydrogène	24. H_2Se	
87. Sesquioxyde d'azote	34. N_2O_3	Oxyde non-métallique
88. Sulfure d'hydrogène	16. H_2S	Ion sulfure : S^{2-}
89. Tellure d'hydrogène	17. H_2Te	Ion tellure : Te^{2-}
90. Trioxyde de brome	36. BrO_3	Oxydes non-métalliques
91. Trioxyde de soufre	33. SO_3	

Noyau atomique, atome

1 Synthèse 1

Dans le tableau périodique, on trouve l'atome Mg ayant les caractéristiques suivantes :

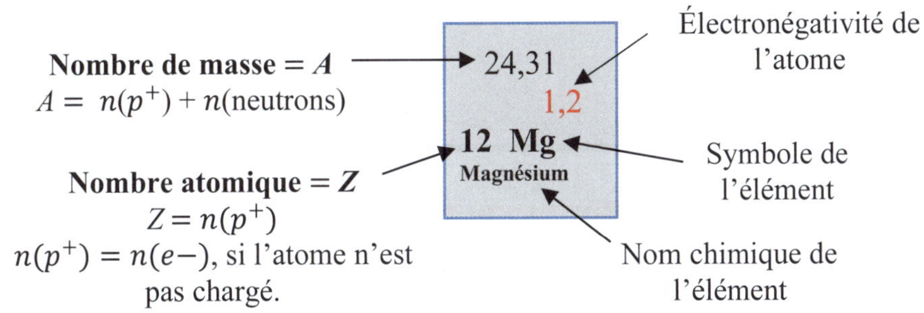

Pour un atome non-chargé, le nombre d'électrons est égal au nombre de protons, soit 12 électrons et 12 protons dans le cas de l'atome de Mg.

Le **cation** Mg^{2+}, quant à lui, a perdu 2 électrons par rapport à l'atome neutre Mg. Il possède donc 12 protons et 10 électrons *gravitant* autour du noyau.

Dans le noyau, seuls les protons et les neutrons sont présents.

Le chiffre 24 correspond au nombre de nucléons (c'est-à-dire au nombre de protons et de neutrons) présents à l'intérieur du noyau.

Par ailleurs, **l'anion** O^{2-} possède 2 électrons en plus par rapport à l'atome neutre O (un non-métal) : $n\left(p^+\right) = 8$ et $n\left(e-\right) = 10$

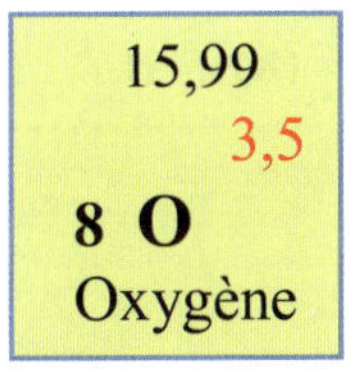

Les atomes de masses différentes d'un même élément sont appelés **isotopes**. Par exemple, l'élément chlore est constitué de deux isotopes, ${}^{35}_{17}Cl$ et ${}^{37}_{17}Cl$.

Les isotopes d'un même élément ont les mêmes propriétés chimiques.

2 Synthèse 2

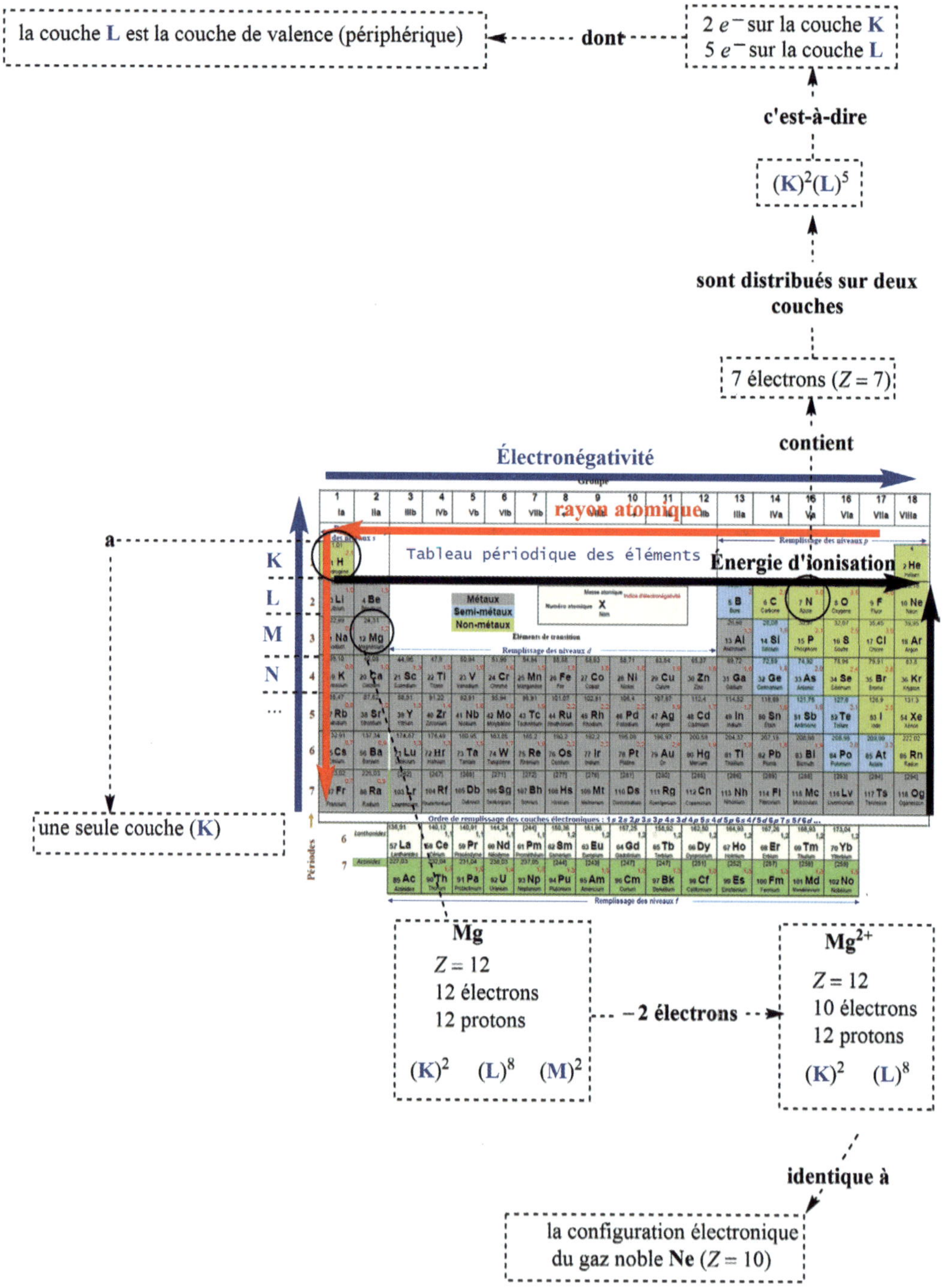
la couche L est la couche de valence (périphérique)
dont
2 e⁻ sur la couche K
5 e⁻ sur la couche L
c'est-à-dire
(K)²(L)⁵
sont distribués sur deux couches
7 électrons (Z = 7)
contient
Électronégativité
rayon atomique
Tableau périodique des éléments
Énergie d'ionisation
K
L
M
N
...
a
une seule couche (K)
Métaux
Semi-métaux
Non-métaux
Mg
Z = 12
12 électrons
12 protons
(K)² (L)⁸ (M)²
– 2 électrons
Mg²⁺
Z = 12
10 électrons
12 protons
(K)² (L)⁸
identique à
la configuration électronique du gaz noble Ne (Z = 10)

QCM

Noyau atomique, atome

1 Parmi les énoncés suivants, indiquer la(les) proposition(s) correcte(s).

- ❑ **A.** À l'état fondamental, l'atome d'hélium possède deux électrons célibataires sur sa couche périphérique K.
- ❑ **B.** Dans votre tableau périodique, l'atome d'oxygène possède deux doublets d'électrons sur sa couche de valence.
- ❑ **C.** La composition électronique de la couche périphérique du phosphore à l'état fondamental est $(L)^5$.
- ❑ **D.** La configuration électronique de l'ion hydrure (H^-) est identique à celle de l'hélium.

2 Combien y a-t-il d'électrons dans le noyau de l'isotope $^{45}_{21}Sc^{3+}$?

- ❑ **A.** 18 électrons
- ❑ **B.** 21 électrons
- ❑ **C.** 24 électrons
- ❑ **D.** 45 électrons
- ❑ **E.** Aucune de ces quatre réponses n'est correcte.

3 Quel est le constituant principal d'un atome quelconque ?

- ❑ **A.** les électrons
- ❑ **B.** les protons
- ❑ **C.** les neutrons
- ❑ **D.** le vide
- ❑ **E.** Aucune de ces quatre réponses n'est correcte.

4 À l'état fondamental, un atome de calcium diffère d'un cation calcium en ce sens que l'atome possède un plus grand :

- ❑ **A.** nombre de masse
- ❑ **B.** nombre d'électrons
- ❑ **C.** nombre de protons
- ❑ **D.** numéro atomique

5 L'ion $^{15}_{7}N^{3-}$ possède :

- ❑ **A.** 7 protons et 3 électrons
- ❑ **B.** 7 protons et 10 électrons
- ❑ **C.** 7 protons et 10 neutrons
- ❑ **D.** 7 protons et 14 nucléons

6 Combien y a-t-il de protons, de neutrons et d'électrons dans $^{226}_{88}Ra^{2+}$?

- ❑ **A.** 88, 138, 88
- ❑ **B.** 88, 138, 90
- ❑ **C.** 138, 88, 86
- ❑ **D.** 138, 86, 88
- ❑ **E.** 88, 138, 86

7 Par rapport à la charge et à la masse d'un proton, un électron a :

- ❑ **A.** une charge contraire et une même masse
- ❑ **B.** une charge contraire et une masse plus faible
- ❑ **C.** une même charge et une même masse
- ❑ **D.** une même charge et une masse plus faible
- ❑ **E.** une charge contraire et pas de masse

8 La masse d'un proton est à peu près identique à celle :

- ❑ **A.** d'un électron
- ❑ **B.** d'un deutéron
- ❑ **C.** d'un neutron
- ❑ **D.** d'aucune de ces entités

9 Quelle est la charge en coulomb (C) d'un ensemble de 10^{12} protons ?

- ❑ **A.** $-1{,}6 \times 10^{-19}$ C
- ❑ **B.** $-1{,}6 \times 10^{-7}$ C
- ❑ **C.** $-1{,}6 \times 10^{7}$ C
- ❑ **D.** $+1{,}6 \times 10^{7}$ C
- ❑ **E.** Autre

10 Cocher la(les) bonne(s) réponse(s).
Si l'énergie cinétique d'un électron ($m(e^-) = 9{,}11 \times 10^{-31}$ kg) est de 18,22 eV, sa vitesse est égale à :
On admet que

$$E_{\text{cinétique}} = E_c = \frac{1}{2} \times m \times v^2$$

et

$$1 \text{ eV} = 1{,}66 \times 10^{-19} \text{ C V} = 1{,}66 \times 10^{-19} \text{ J}$$

- ❑ **A.** $2\sqrt{1{,}66} \times 10^3$ m/s
- ❑ **B.** $3\sqrt{1{,}66} \times 10^8$ m/s
- ❑ **C.** $2\sqrt{1{,}66} \times 10^5$ m/s
- ❑ **D.** $\frac{2}{\sqrt{1{,}66}} \times 10^6$ m/s
- ❑ **E.** $2\sqrt{1{,}66} \times 10^6$ m/s

11 L'atome de chlore possède sept électrons sur sa couche de valence. D'autres atomes, disposant également de sept électrons de valence, sont caractérisés ci-dessous par leur numéro atomique. Lesquels ?

- ❑ **A.** 9
- ❑ **B.** 18
- ❑ **C.** 35
- ❑ **D.** 53
- ❑ **E.** Aucune de ces quatre réponses n'est correcte.

12 Lesquels des ions ci-dessous acquièrent la configuration électronique d'un gaz rare ?

- ❑ **A.** H^+
- ❑ **B.** H^-
- ❑ **C.** Na^+
- ❑ **D.** Ba^+
- ❑ **E.** Cu^{2+}

13 Quel élément ayant la configuration électronique donnée ci-dessous appartient à la période 2 et au groupe 6A ?

- ❑ **A.** $(K)^2\ (L)^8\ (M)^3$
- ❑ **B.** $(K)^2\ (L)^8$
- ❑ **C.** $(K)^2\ (L)^2$
- ❑ **D.** $(K)^2\ (L)^6$
- ❑ **E.** Aucune de ces quatre réponses n'est correcte.

14 L'atome de chlore possède sept électrons sur sa couche de valence. Un autre atome, disposant également de sept électrons de valence, est caractérisé ci-dessous par son numéro atomique. Lequel ?

- ❑ **A.** 7
- ❑ **B.** 9
- ❑ **C.** 10
- ❑ **D.** 12

15 Indiquer pour chaque proposition suivante si elle est **vraie** (V) ou **fausse** (F) :

A. trois isotopes d'un même atome diffèrent par leur nombre de masse
❑ **V** ❑ **F**

B. un dalton est défini comme égal à (1/12)^e de la masse d'un atome de carbone 12
❑ **V** ❑ **F**

C. un atome de $^{14}_{7}N$ a une masse de 14 unités de masse atomique (*uma*)
❑ **V** ❑ **F**

D. une *uma* vaut approximativement $1{,}66054 \times 10^{-27}$ kg
❑ **V** ❑ **F**

E. la valeur de l'unité de masse atomique exprimée en grammes correspond à l'inverse du nombre d'Avogadro
❑ **V** ❑ **F**

F. l'unité de masse atomique, le dalton, est égale à la masse d'un proton
❑ **V** ❑ **F**

On donne $\frac{1}{N_A} = 1{,}66054 \times 10^{-24}$.

16 On considère que l'élément lithium est constitué uniquement de deux isotopes, ^6_3Li et ^7_3Li. Par rapport au lithium qui se trouve dans votre tableau périodique,

- ❑ **A.** l'abondance de ^6_3Li est inférieure à celle de ^7_3Li.
- ❑ **B.** l'abondance de ^7_3Li est inférieure à celle de ^6_3Li.
- ❑ **C.** l'abondance de ^7_3Li est égale à celle de ^6_3Li.
- ❑ **D.** Aucune de ces quatre réponses n'est correcte.

17 À l'état fondamental, l'élément chimique M est constitué de deux isotopes, ^6_3M et ^7_3M. L'abondance de ^6_3M est 8 %. La masse atomique relative moyenne de cet élément chimique est :

- ❑ **A.** 6,92
- ❑ **B.** 6,94
- ❑ **C.** 6,52
- ❑ **D.** 6,90
- ❑ **E.** Aucune de ces quatre réponses n'est correcte.

18 Le fer est constitué de quatre isotopes principaux ^{54}Fe, ^{56}Fe, ^{57}Fe et ^{58}Fe . Les abondances des trois premiers isotopes sont respectivement 5,82 %, 91,66 % et 2,19 %. Quelle est l'abondance du ^{58}Fe ?

- ❑ **A.** 33 %
- ❑ **B.** 3,3 %
- ❑ **C.** 0,33
- ❑ **D.** 0,33 %
- ❑ **E.** 0,033 %

Solutions

Noyau atomique, atome

1 Réponses B et D.

A. Faux, car le duet de l'hélium, qui est sous forme d'une paire d'électrons de valence, se situe dans une seule orbitale. Les deux électrons ne sont pas célibataires, sinon l'hélium serait un élément instable.

B. Vrai. Il suffit de vous rappeler du symbole de Lewis pour l'atome d'oxygène : il est constitué de deux électrons célibataires et de deux doublets d'électrons.

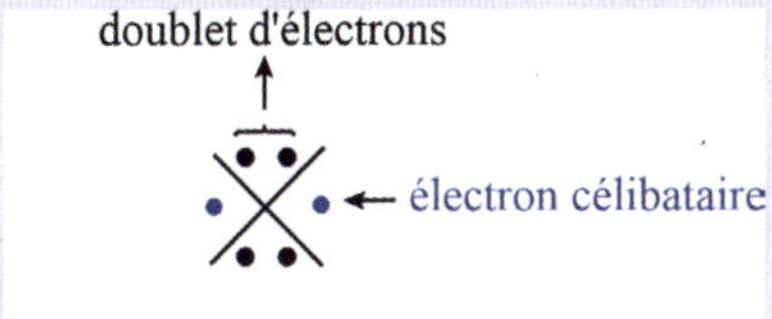

Symbole de Lewis de l'atome d'O

C. Faux, car pour $Z(\mathrm{P}) = 15$, on a $(K)^2(L)^8(M)^5$. C'est bien $(M)^5$qui est la configuration électronique de la couche de valence de l'atome phosphore et non pas $(L)^5$.

D. Vrai, car l'ion hydrure et l'hélium possèdent le même nombre d'électrons, soit 2 électrons chacun.

2 Réponse E.

L'atome scandium (Sc) présente les caractéristiques suivantes :

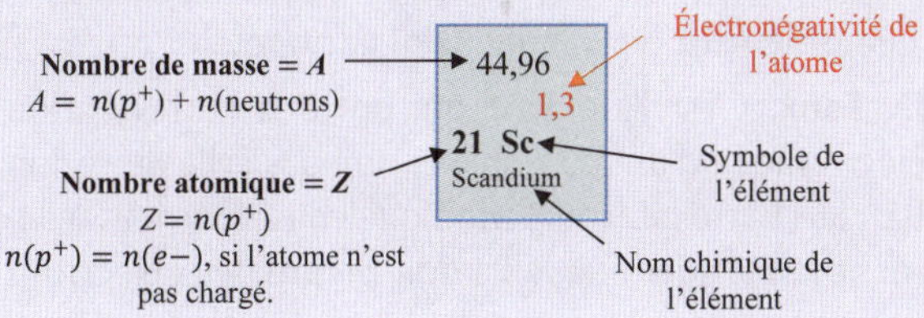

Pour un atome non-chargé, le nombre d'électrons est égal au nombre de protons, soit 21 électrons et 21 protons dans le cas de l'atome Sc. Le cation Sc^{3+} a, quant à lui, perdu 3 électrons par rapport à l'atome Sc. Il possède donc 21 protons et 18 électrons.
Attention, dans le noyau, seuls les protons et les neutrons sont présents. On en déduit donc que la bonne proposition est E, car il y a 0 électron dans le noyau !

3 Réponse D.

Le constituant principal d'un atome est le vide qui existe entre le noyau et les couches électroniques. En effet, la distance entre le noyau et les électrons est environ 10^5 fois plus grande que le diamètre du noyau lui-même. L'ordre de grandeur du diamètre du noyau est de 10^{-15} m. La bonne proposition est donc D.

4 Réponse B.

D'après le tableau périodique, l'atome calcium, sous sa forme non chargée, est caractérisé par :

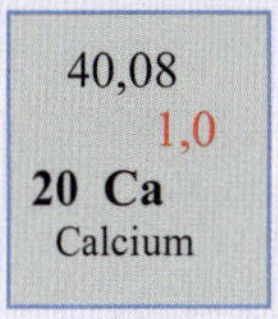

- 20 électrons
- 20 protons
- 40 nucléons, soit 20 protons et 20 neutrons

Le calcium fait partie du groupe des *alcalino-terreux*. Il est caractérisé par la valence 2. À l'état fondamental, son ion est forcément chargé positivement, ce qui explique la formation d'un cation calcium noté Ca^{2+}.
Le cation Ca^{2+} possède 18 électrons, car il a deux électrons en moins par rapport à l'atome neutre Ca. Par contre, le nombre de protons et de neutrons reste identique entre les deux éléments Ca et Ca^{2+}. La bonne réponse est B.

5 Réponse B.

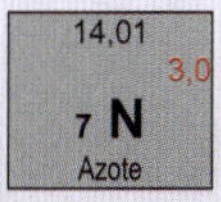

Pour votre information, il existe différents isotopes de l'azote (^{12}N, ^{13}N, ^{14}N et ^{15}N). Parmi ceux-ci, seuls les isotopes ^{14}N et ^{15}N sont stables. Cependant, vu la masse atomique moyenne, à l'état fondamental, c'est l'isotope le plus léger ^{14}N qui est largement majoritaire. En effet, il y a 99,63 % de ^{14}N contre 0,37 % de ^{15}N.
L'isotope ^{15}N possède 7 protons, 7 électrons et 8 neutrons.
$^{15}_{7}N^{3-}$ porte 3 charges négatives, il possède 3 électrons de plus que ^{15}N.

D'où, l'anion ${}^{15}_{7}N^{3-}$ possède 7 protons, 10 électrons et 8 neutrons.
La bonne proposition est B.

6 Réponse E.
Soit :

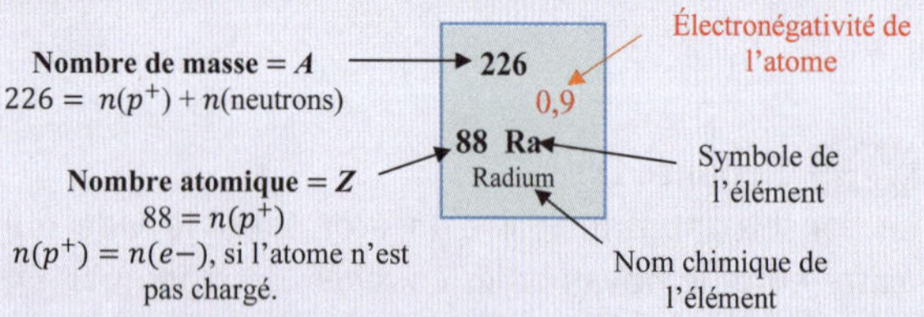

On en déduit que :
- l'atome neutre ${}^{226}_{88}\mathrm{Ra}$ possède 88 protons, 88 électrons et 138 (226 – 88) neutrons.
- pour le cation ${}^{226}_{88}\mathrm{Ra}^{2+}$, il porte 2 charges positives ; il possède 2 électrons en moins que ${}^{226}_{88}\mathrm{Ra}$.

D'où, le cation ${}^{226}_{88}\mathrm{Ra}^{2+}$ possède 88 protons, 86 électrons et 138 neutrons.
La bonne proposition est E.

7 Réponse B.

	Charge	Masse en kg
Proton	positive	~ $1{,}7 \times 10^{-27}$
Électron	négative	~ $9{,}1 \times 10^{-31}$
Neutron	neutre	~ $1{,}7 \times 10^{-27}$

L'électron a une charge contraire et une masse plus faible $\left[\dfrac{m(e^-)}{m(p^+)} = \dfrac{9{,}1 \times 10^{-31}}{1{,}7 \times 10^{-27}} \approx 0{,}0005\right]$ qu'un proton. La bonne réponse est B.

8 Réponse C.
La masse d'un proton est plus ou moins identique à celle d'un neutron (approximativement, $m(n^0) = m(p^+) = 1{,}7 \times 10^{-27}$ kg).
La bonne proposition est C.

9 Réponse E.
Un électron a une charge équivalente à $-1{,}6 \times 10^{-19}$ C. Sachant que le proton a une charge contraire à celle de l'électron, celle-ci vaut $+1{,}6 \times 10^{-19}$ C.

$1\ p^+ \quad \to +1{,}6 \times 10^{-19}$ C

$10^{12} p^+ \to ?$

On en déduit donc qu'un ensemble de 10^{12} protons a une charge égale à $\dfrac{10^{12} \times 1{,}6 \times 10^{-19}}{1} = +1{,}6 \times 10^{-7}$ C. La bonne assertion est E.

10 Réponse E.
L'énergie cinétique s'exprime en Joule (J). Il ne faut pas oublier de convertir l'énergie cinétique, exprimée en eV (électron volt) dans l'énoncé, en Joule (J). Pour ce faire, 1 eV vaut $1{,}66 \times 10^{-19}$ C V = $1{,}66 \times 10^{-19}$ J.
De plus, on sait que $E_c = \dfrac{mv^2}{2}$; d'où $v = \sqrt{\dfrac{2E_c}{m}}$
On trouve donc que

$$v = \sqrt{\frac{2 \times 18{,}22 \times 1{,}66 \times 10^{-19}}{9{,}11 \times 10^{-31}}} = 2\sqrt{1{,}66} \times 10^{6} \quad \text{m/s}$$

(réponse E)

11 Réponses A, C et D.

A. Vrai, car pour $Z = 9$, on a $(K)^2(L)^7$. La couche externe contient 7 électrons. Cet élément fait partie de la famille des halogènes.

B. Faux, car pour $Z = 18$, on a $(K)^2(L)^8(M)^8$. Il s'agit d'un gaz noble (gaz rare).

C. Vrai, car pour $Z = 35$, on a $(K)^2(L)^8(M)^{18}(N)^7$. La couche externe contient 7 électrons. Cet élément fait partie de la famille des halogènes.

D. Vrai, car pour $Z = 53$, on a $(K)^2(L)^8(M)^{18}(N)^{18}(O)^7$. La couche externe contient 7 électrons. Cet élément fait partie de la famille des halogènes également.

12 Réponses B et C.

A. Faux, car $n(e^-) = 0$, aucun électron sur les couches.

B. Vrai, car $n(e^-) = 2$, de configuration $(K)^2$. Il s'agit de la configuration de l'hélium, le premier élément de la famille des gaz nobles.

C. Vrai, car $n(e^-) = 10$, de configuration $(K)^2(L)^8$. Il s'agit de la configuration électronique du néon, le deuxième élément de la famille des gaz rares.

D. Faux. C'est l'ion Ba^{2+} qui porte la configuration électronique d'un gaz noble et non pas celle du cation Ba^+. Sur votre tableau périodique vous pourriez facilement remarquer que le Ba doit perdre deux électrons pour occuper la case du xénon.

E. Faux, car il faut que le cuivre (Cu) perde 11 électrons pour occuper la case de l'argon.

13 Réponse D.
Tout élément situé en période 2 (ligne horizontale n° 2) contient deux couches électroniques K et L.
Tout élément, à l'état fondamental, appartenant au groupe 6A (colonne 6A) possède 6 électrons de valence, c'est-à-dire 6 électrons sur la couche externe.
De ces deux règles, on peut conclure que seule la proposition D est correcte.

14 **Réponse B.**

Pour l'atome du chlore, $Z = 17$, la configuration électronique est $(K)^2(L)^8(M)^7$. On en déduit qu'il possède 7 électrons sur sa couche de valence M (couche externe).

Pour les numéros atomiques :

- $Z = 7$, on obtient $(K)^2(L)^5 \Rightarrow$ la couche de valence possède 5 électrons.
- $Z = 9$, on obtient $(K)^2(L)^7 \Rightarrow$ la couche de valence possède 7 électrons.
- $Z = 10$, on obtient $(K)^2(L)^8 \Rightarrow$ la couche de valence possède 8 électrons.
- $Z = 12$, on obtient $(K)^2(L)^8(M)^2 \Rightarrow$ la couche de valence possède 2 électrons.

C'est donc la proposition B qui est correcte. L'atome en question est le fluor, F.

15

A. Vrai.

B. Vrai.

En biochimie, vu la taille des molécules, l'unité kDa est souvent utilisée.

C. Vrai.

D. Vrai.

En effet, un atome de ^{12}C a une masse de 12 uma. En prenant N_A atomes de ^{12}C, nous avons une masse de 12 g.

$$12 \text{ g} \quad \overrightarrow{\text{est la masse de}} \; N_A \text{ atomes de } ^{12}C$$

$$\left(\frac{12}{N_A}\right)? \quad \overrightarrow{\text{est la masse d'}un} \text{ atome de } ^{12}C$$

Par conséquent, **12** uma vaut approximativement $\frac{12}{N_A}$ g et une uma vaut donc :

$$\frac{\frac{12}{N_A}}{12} = \frac{1}{N_A} = 1{,}66054 \times 10^{-24} \text{ g}$$
$$= 1{,}66054 \times 10^{-27} \text{ kg}$$

N_A étant le nombre d'Avogadro.

E. Vrai.

En effet, **1** uma × N_A = **1** g, N_A étant le nombre d'Avogadro. Donc, la valeur de l'unité de masse atomique exprimée en grammes correspond à l'inverse du nombre d'Avogadro : voir D.

F. Faux. Voir B.

16 **Réponse A.**

Un petit rappel théorique :

Pour tout élément chimique composé de plusieurs isotopes, l'abondance relative d'un de ses isotopes correspond à la proportion que cet isotope a par rapport à l'ensemble des isotopes existants.

La masse atomique relative A_r de l'élément chimique figurant dans le tableau périodique n'est qu'une moyenne pondérée. Celle-ci est obtenue en faisant la somme des produits de l'abondance relative de chaque isotope par sa masse atomique. Dans le cas de cet exercice, par exemple :

$$A_r\left(\text{Li}\right) = \%\left(^{6}_{3}\text{Li}\right) \times 6 + \%\left(^{7}_{3}\text{Li}\right) \times 7$$

Dans le tableau périodique on trouve que la masse atomique relative du lithium est égale à 6,94.

Cette masse a été calculée sur base des abondances relatives des deux isotopes :

$6{,}94 = x \times 6 + y \times 7$, avec $x =$ l'abondance (%) de $^{6}_{3}\text{Li}$, $y =$ l'abondance (%) de $^{7}_{3}\text{Li}$,

et

$x + y = 1$, soit 100 %.

Les abondances x et y peuvent être calculées en résolvant le système à deux inconnues suivant :

$$\begin{cases} x \times 6 + y \times 7 = 6{,}94 \\ x + y = 1 \end{cases}$$

Par ailleurs, pour répondre à la question, il n'est pas indispensable de passer par ce calcul car la masse atomique relative étant supérieure à 6,5 (6,94 > 6,5), la valeur de y ne peut être inférieure à x. D'où l'abondance en $^{7}_{3}\text{Li}$ est supérieure à celle en $^{6}_{3}\text{Li}$.

La proposition C serait correcte si les abondances relatives des deux isotopes sont identiques, c'est-à-dire de 50 % chacun.

17 **Réponse A.**

En effet : $A_r(\text{M}) = 6 \times 0{,}08 + 7 \times 0{,}92 = 6{,}92$. La proposition correcte est A.

18 **Réponse D.**

En effet :

$$100\ \% - \left(5{,}82\ \% + 91{,}66\ \% + 2{,}19\ \%\right) = 0{,}33\ \%$$

Chimie

Masse molaire, mole, concentration massique, molarité, ...

Synthèse

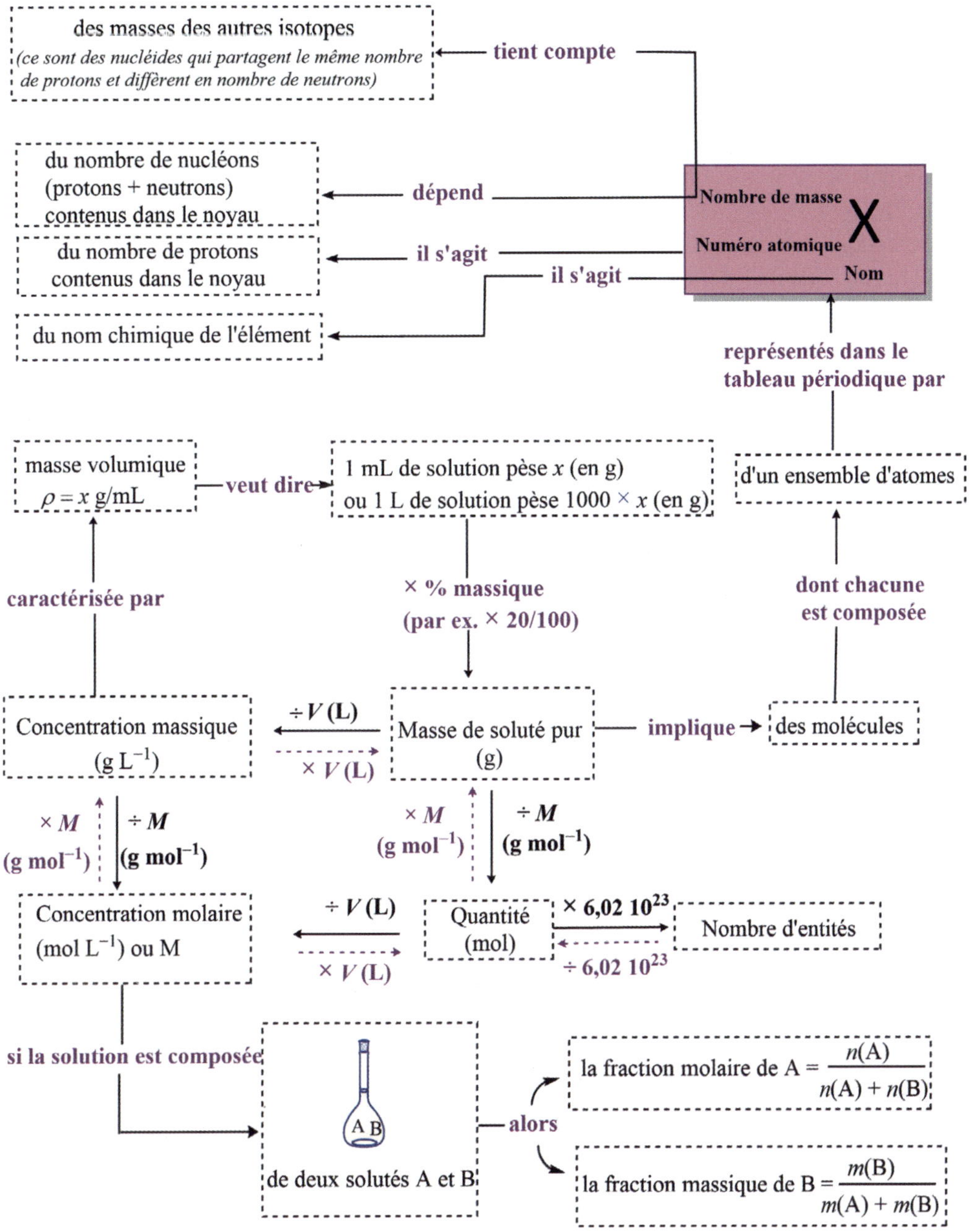

QCM

Masse molaire, mole, concentration massique, molarité, ...

1 Dire pour chaque proposition suivante si elle est **vraie** (V) ou **fausse** (F).

A. l'unité de la masse molaire est l'uma
❑ **V** ❑ **F**

B. la masse atomique relative n'a pas d'unité
❑ **V** ❑ **F**

C. la masse molaire d'un composé est la masse d'une mole de ce composé
❑ **V** ❑ **F**

D. la concentration massique d'un composé chimique s'exprime en mol L^{-1} ou molarité (M)
❑ **V** ❑ **F**

E. une fraction massique est la masse d'un composé donné divisée par la masse totale du mélange
❑ **V** ❑ **F**

F. une fraction volumique est le volume d'un composé par rapport au volume total de la solution
❑ **V** ❑ **F**

G. dans les conditions standard et à $T = 25$ °C, une mole d'un gaz parfait occupe un volume de 22,4 L
❑ **V** ❑ **F**

H. la molalité (m) d'une solution est le nombre de moles de soluté par gramme de solvant
❑ **V** ❑ **F**

Pour les QCM suivants :

- effectuer les applications numériques sans calculatrice.
- toutes les valeurs calculées doivent contenir 3 chiffres significatifs.
- le schéma (tableau) de synthèse ci-dessous pourrait servir de support pour répondre aux questions.

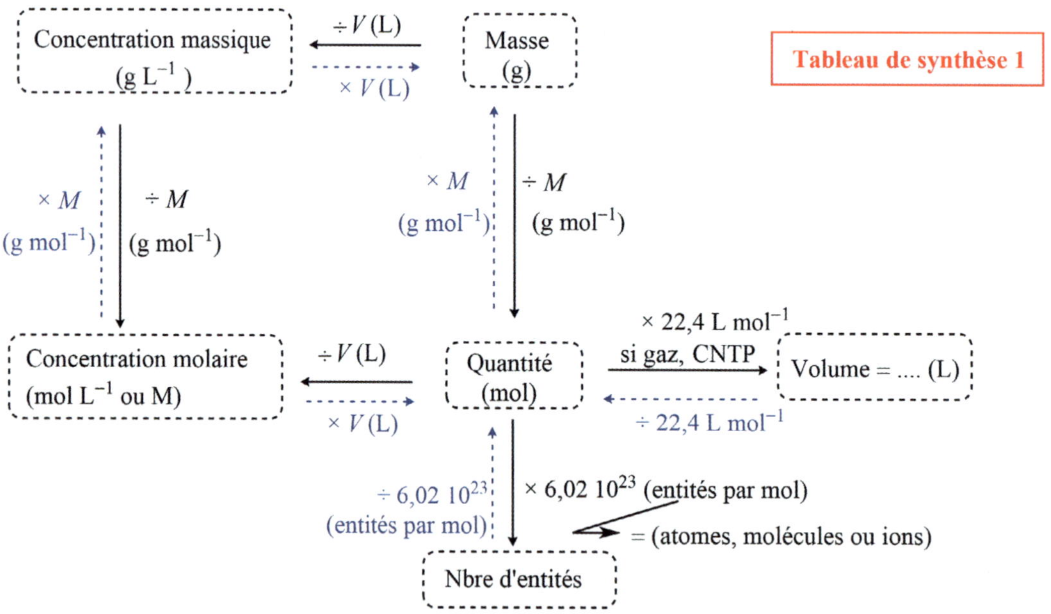

2 Quelle est la concentration molaire en ions hydroxydes d'une solution obtenue par dissolution de 0,0171 g d'hydroxyde de baryum dans 250 mL d'eau pure ?
On suppose que la masse molaire de l'hydroxyde de baryum est égale à 171 g mol^{-1}.

❑ **A.** 0,0400 mol L^{-1}
❑ **B.** 0,400 mol L^{-1}
❑ **C.** $4{,}00 \times 10^{-4}$ mol^{-1} L
❑ **D.** $4{,}00 \times 10^{-4}$ mol L
❑ **E.** $8{,}00 \times 10^{-4}$ mol L^{-1}
❑ **F.** Aucune de ces cinq réponses n'est correcte.

3 La bouteille étiquetée « $HClO_4$ (*aq*) concentré, acide fort » contient une solution 1,50 M en $HClO_4$ (*aq*). Combien y a-t-il de moles d'ions perchlorates dans 30,0 mL de cette solution aqueuse ?

- ❑ **A.** 0,045 mol
- ❑ **B.** 0,450 mol
- ❑ **C.** 0,020 mol
- ❑ **D.** 0,040 mol
- ❑ **E.** Aucune de ces quatre réponses n'est correcte.

4 Quelle est la concentration massique d'une solution aqueuse de bromure de sodium contenant 10,29 g de NaBr par litre de solution ?
Donnée : la masse molaire de NaBr est égale à 102,9 g mol^{-1}.

- ❑ **A.** 0,10 mol L^{-1}
- ❑ **B.** 0,200 mol L^{-1}
- ❑ **C.** 10,0 mol L^{-1}
- ❑ **D.** Autre

5 Parmi les solutions aqueuses d'HCl suivantes, quelle est la plus concentrée ?
Donnée : la masse moléculaire d'HCl est 36,46.

- ❑ **A.** 72,92 g d'HCl (*gaz*) dissous dans 2 litres d'eau
- ❑ **B.** 2 mol d'HCl (*gaz*) dissous dans 3 litres d'eau
- ❑ **C.** 2 mol d'HCl (*gaz*) ajoutés à un litre d'une solution molaire d'HCl (*aq*)
- ❑ **D.** 7,5 mol d'HCl (*gaz*) dissous dans 3 litres d'eau

6 De combien de moles d'ions hydroniums doit-on disposer pour préparer 3 litres d'une solution aqueuse 2,50 M en perchlorate d'hydrogène (acide perchlorique) ?
Donnée : l'acide perchlorique est un acide fort en milieu aqueux.

- ❑ **A.** 7,50 mol
- ❑ **B.** 2,50 mol
- ❑ **C.** 3,00 mol
- ❑ **D.** Autre

7 En ce qui concerne la conductivité des solutions en phase aqueuse : (indiquer l'assertion **non correcte**)

- ❑ **A.** Plus une solution contient d'ions, plus elle est conductrice.
- ❑ **B.** La conductivité d'une solution de $CaCl_2$ est due au déplacement des ions Ca^{2+} et Cl^- dans la solution.
- ❑ **C.** L'eau pure présente une conductivité extrêmement très forte.
- ❑ **D.** La conductivité de la solution $CaCl_2$ *aq*. (1 M, 25 °C) est plus importante que celle du glucose 1 M à 25 °C.

8 On dispose d'un litre d'une solution aqueuse à 20,0 % (masse/masse) d'hydroxyde de sodium (solution 1), dont la masse volumique vaut 1,10 g cm^{-3}.
Masses atomiques : Na = 23, H = 1 et O = 16.

A. Quelle est la molarité de cette solution ?
- ❑ a) 5,05 M
- ❑ b) 5,5 M
- ❑ c) 5,50 mol L^{-1}
- ❑ d) 2,75 M

B. Quel volume doit-on prélever de cette solution pour préparer, par dilution, 100 mL d'une solution d'hydroxyde de sodium 11,0 M ?
- ❑ a) 200 ml
- ❑ b) 20,0 ml
- ❑ c) 2,00 ml
- ❑ d) Opération impossible à réaliser

C. On désire préparer 100 mL de NaOH 0,275 M à partir de la **solution 1**. Pour ce faire, il faut :
- ❑ a) ajouter 5,00 mL de la solution 1 à 95,0 mL d'eau pure
- ❑ b) ajouter 10,0 mL de la solution 1 à 90,0 mL d'eau pure
- ❑ c) ajouter 95,0 mL de la solution 1 à 5,00 mL d'eau pure
- ❑ d) ajouter 90,0 mL de la solution 1 à 10,0 mL d'eau pure

D. On porte 150 mL de la **solution 1** à un volume total de 825 ml, avec de l'eau distillée. La solution préparée est nommée **solution 2**. Dire pour chaque proposition si elle est **vraie** ou **fausse**.

a) La concentration molaire de la **solution 2** est de 0,413 mol.
❑ **V** ❑ **F**

b) La quantité de moles de NaOH de la **solution 2** est identique à celle contenue dans la **solution 1**.
❑ **V** ❑ **F**

c) La concentration molaire de la **solution 2** est de $4{,}13 \times 10^{-1}$ mol L^{-1}.
❑ **V** ❑ **F**

d) La quantité de matière de soluté dans la **solution 2** est identique à celle contenue dans les 150 mL de la **solution 1**.
❑ **V** ❑ **F**

e) La concentration massique de la **solution 2** est de 40,0 g L^{-1}.
❑ **V** ❑ **F**

9 On prélève un volume V_1 d'une solution de concentration molaire C_0 et de volume V_0 ($V_1 < V_0$). Le volume V_1 est porté avec de l'eau déminéralisée à un volume V_2 ($V_2 = 4 \times V_1$).
Soient n la quantité de matière de soluté dans V_1 et C_1 la concentration de soluté dans V_2.
Indiquer lesquelles de ces propositions sont correctes.

Chimie

- ❑ **A.** La quantité de matière de soluté dans V_1 est la même que celle qui se trouve dans le volume V_0.
- ❑ **B.** La quantité de matière de soluté dans V_1 est la même que celle qui se trouve dans le volume V_2.
- ❑ **C.** La relation entre n, C_0 et V_0 est $n = C_0 / V_0$.
- ❑ **D.** La relation entre n, C_0 et V_1 est $n = C_0 / V_1$.
- ❑ **E.** La relation entre n, C_1 et V_1 est $n = C_1 \times V_1$.
- ❑ **F.** La relation entre n, C_1 et V_2 est $n = C_1 \times V_2$.
- ❑ **G.** La relation entre n, C_1 et V_1 est $n = C_1 / V_2$.
- ❑ **H.** La relation entre n, C_1 et V_1 est $V_1 = n / C_1$.
- ❑ **I.** La relation entre n, C_1 et V_2 est $V_2 = n / C_1$.
- ❑ **J.** La relation entre C_0 et C_1 est $C_1 = 4 / C_0$.
- ❑ **K.** La relation entre C_0 et C_1 est $C_1 = C_0 / 4$.

10 On dispose de **deux litres** d'une solution aqueuse à 40 % (masse/masse) de NaOH dont la masse volumique vaut 1,4 g mL^{-1} et la masse molaire vaut 40 g/mol (**solution 1**).
On porte 100 mL de la **solution 1** à un volume total de 1 400 mL, avec de l'eau distillée. La solution préparée est appelée **solution 2**.
Quelle réponse regroupe le maximum de propositions correctes et seulement des propositions correctes ?

- **a.** La concentration molaire de la **solution 1** est de 14 mol/L.
- **b.** La quantité de matière de soluté dans la **solution 1** est inférieure à 25 mol.
- **c.** La quantité de matière de soluté dans la **solution 2** est égale à 1,4 mol.
- **d.** La concentration massique de la **solution 2** est de 80 g L^{-1}.
- **e.** La quantité de matière de la **solution 2** est la même que celle qui se trouve dans 100 mL de la **solution 1**.

Choisir la réponse :

- ❑ **A.** **c**, **d** et **e**
- ❑ **B.** **c** et **d**
- ❑ **C.** **a**, **b**, **c**, **d** et **e**
- ❑ **D.** **a**, **c** et **e**
- ❑ **E.** **b**, **c** et **e**

11 On considère une solution aqueuse de volume 200 mL contenant 0,05 mol par litre de $CaCl_2$. Sachant que cette solution a été diluée 5 fois ($V_{total} = 1$ L), quelle est l'assertion incorrecte ?

- ❑ **A.** Après dilution, la concentration molaire en ions chlorures est 0,02 mol/L.
- ❑ **B.** Après dilution, la concentration molaire de chlorure de calcium est 0,01 mol/L.
- ❑ **C.** La concentration molaire en ions calciums sera égale à 0,005 mol/L si on y ajoute encore 1 L d'eau de manière à obtenir 2 L de solution.
- ❑ **D.** Avant la dilution, le nombre de moles de $CaCl_2$ vaut 0,05 mol.

12 Une solution aqueuse de volume 200 mL contient 0,050 mol de $Ba(NO_3)_2$. La molarité en ions nitrates est :

- ❑ **A.** 1,000 M
- ❑ **B.** 0,500 M
- ❑ **C.** 0,200 M
- ❑ **D.** 0,100 M

13 Une solution aqueuse de volume 200 mL contient 0,050 mol par litre de $Ca(NO_3)_2$. La molarité en ions nitrates est :

- ❑ **A.** 1,000 M
- ❑ **B.** 0,500 M
- ❑ **C.** 0,200 M
- ❑ **D.** 0,100 M

14 Dans un ballon jaugé de 200 mL, on introduit 50 mL de NaCl (*aq*) 1 M et 150 mL de $CaCl_2$ (*aq*) 1 M. On suppose que le volume total est 200 mL.
La concentration en ions chlorures est :

- ❑ **A.** $\frac{35}{20}$ mol/L
- ❑ **B.** 1 mol/L
- ❑ **C.** 1,5 mol/L
- ❑ **D.** 2 mol/L
- ❑ **E.** Aucune de ces quatre réponses n'est correcte.

15 Dans un volume d'un litre d'eau, on dissout 3 g (0,0513 mol) de NaCl (s), 3 g (0,0271 mol) de $CaCl_2$ (s), 3 g (0,0182 mol) de chlorure de calcium trihydraté (solide) et 3 g (0,0823 mol) de HCl (g). On suppose que le volume total n'a pas été modifié. La concentration en ions chlorures est :

- ❑ **A.** 0,224 mol L^{-1}
- ❑ **B.** 0,197 mol L^{-1}
- ❑ **C.** 0,179 mol L^{-1}
- ❑ **D.** 0,0966 mol L^{-1}
- ❑ **E.** Aucune de ces quatre réponses n'est correcte.

16 On dispose d'un litre d'une solution aqueuse à 11,1 % (masse/masse) de chlorure de calcium et dont la masse volumique vaut 1 g/mL.
La solution est chauffée pour évaporer le maximum d'eau. Le produit final obtenu est un composé solide hydraté de masse égale à 201 g.
Les masses atomiques relatives : Ca = 40, Cl = 35,5, H = 1 et O = 16.
Quelle est la formule exacte du solide hydraté obtenu ?

- ❑ **A.** $CaCl_2.H_2O$
- ❑ **B.** $CaCl_2.2H_2O$
- ❑ **C.** $CaCl_2.3H_2O$
- ❑ **D.** $CaCl_2.5H_2O$
- ❑ **E.** Aucune de ces quatre réponses n'est correcte.

17 Quelle est la fraction molaire de chaque composant de 128 g d'une solution contenant 36 g d'eau et 92 g de glycérol ($HOCH_2$–CHOH–CH_2OH) ?
Masses atomiques : H = 1, C = 12 et O = 16.

- ❑ **A.** $\chi_{eau} = 9 / 32$; $\chi_{glycérol} = 23 / 32$
- ❑ **B.** $\chi_{eau} = 23 / 32$; $\chi_{glycérol} = 9 / 32$

- ❑ **C.** $\chi_{eau} = 0{,}667$; $\chi_{glycérol} = 0{,}333$
- ❑ **D.** $\chi_{eau} = 0{,}333$; $\chi_{glycérol} = 0{,}667$

18 On considère deux produits purs à $T = 4$ °C : le méthanol (densité = 0,8) et l'eau (densité = 1). La formule brute du méthanol est CH_3OH.
Parmi les propositions suivantes laquelle est correcte ?

- ❑ **A.** 1 g de méthanol pèse plus lourd que 0,8 g d'eau.
- ❑ **B.** Dans 100 g d'eau, il y a plus que $\frac{100}{18}$ mol de molécules de H_2O.
- ❑ **C.** Dans 100 mL de méthanol, il y a autant de moles de molécules que l'on peut trouver dans 80 g d'eau.
- ❑ **D.** Le nombre de moles que l'on peut trouver dans 1 mL d'eau est égal à 1 mol.

19 Le dichromate de potassium est un oxydant énergique. La molécule contient du potassium, du chrome et de l'oxygène. Les pourcentages massiques du potassium et du chrome valent respectivement 26,6 % et 35,4 %. On admet que la formule du dichromate de potassium est $\mathrm{K}_x\mathrm{Cr}_y\mathrm{O}_z$.

Parmi les propositions suivantes, laquelle est fausse ?

- ❑ **A.** $M(\mathrm{K}_x\mathrm{Cr}_y\mathrm{O}_z) = x \times M(\mathrm{K}) + y \times M(\mathrm{Cr}) + z \times M(\mathrm{O})$, avec M = masse molaire
- ❑ **B.** $\%\,\mathrm{K} = \dfrac{x \times M(\mathrm{K})}{M(\mathrm{K}_x\mathrm{Cr}_y\mathrm{O}_z)} \times 100$
- ❑ **C.** $\dfrac{x \times M(\mathrm{K})}{\%\,\mathrm{K}} = \dfrac{y \times M(\mathrm{Cr})}{\%\,\mathrm{Cr}} = \dfrac{z \times M(\mathrm{O})}{\%\,\mathrm{O}} = \dfrac{M(\mathrm{K}_x\mathrm{Cr}_y\mathrm{O}_z)}{100}$
- ❑ **D.** Si $\frac{x}{1} = \frac{y}{1} = \frac{z}{3,5}$, alors la formule brute globale du composé est $\mathrm{K}_n\mathrm{Cr}_n\mathrm{O}_{3,5\times n}$, avec n un entier non nul.
- ❑ **E.** Si $\frac{x}{1} = \frac{y}{1} = \frac{z}{3,5}$, alors la formule brute du composé peut être KCrO_7.

20 L'hydrogénosulfite de sodium répond à la formule $NaHSO_3$. Quel est le pourcentage massique d'atomes d'oxygène dans cette molécule ?
Masse atomique relative de Na = 23, H = 1, S = 32 et O = 16.

- ❑ **A.** $\%\mathrm{O} = 100 - \left(\dfrac{23}{104} + \dfrac{1}{104} + \dfrac{32}{104}\right)$
- ❑ **B.** $\%\mathrm{O} = 1 - \left(\dfrac{23 + 1 + 32}{104}\right)$
- ❑ **C.** $\%\mathrm{O} = 1 - \left(\dfrac{1 + 16 + 32}{104}\right)$
- ❑ **D.** Impossible à déterminer par manque de données

Chimie

Masse molaire, mole, concentration massique, molarité, ...

1

A. Faux. La masse molaire est la masse d'une mole de substance. L'unité est exprimée en g mol^{-1}.

B. Vrai. La masse atomique relative d'un élément est le rapport de la masse moyenne d'un atome de l'élément (compte tenu de tous ses isotopes) au 1/12 de la masse d'un atome de l'isotope ^{12}C.

C. Vrai.

D. Faux. La concentration massique d'un composé chimique s'exprime en g L^{-1} : voir la carte de synthèse ci-dessous.

E. Vrai.

F. Vrai.

G. Faux, car c'est dans les conditions normales de température et de pression (CNTP) qu'une mole d'un gaz parfait occupe un volume de 22,4 L. Dans les conditions standard et $T = 25$ °C, ce volume est de 24,4 L.

H. Faux. La molalité (m) d'une solution est le nombre de moles de soluté par **kilogramme** de solvant : $m = \dfrac{n\ \text{(soluté)}}{\text{kg solvant}}$.

2 **Réponse E.**

Le tableau de synthèse 1 pourrait être utilisé pour résoudre cette question. En effet :

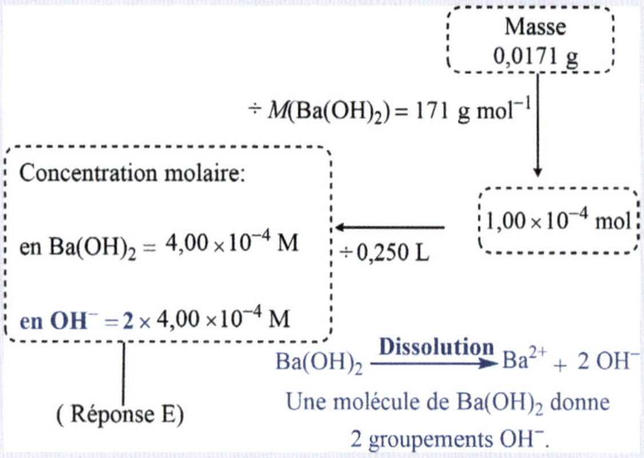

3 **Réponse A.**

En se basant toujours sur le même tableau de synthèse 1, on a :

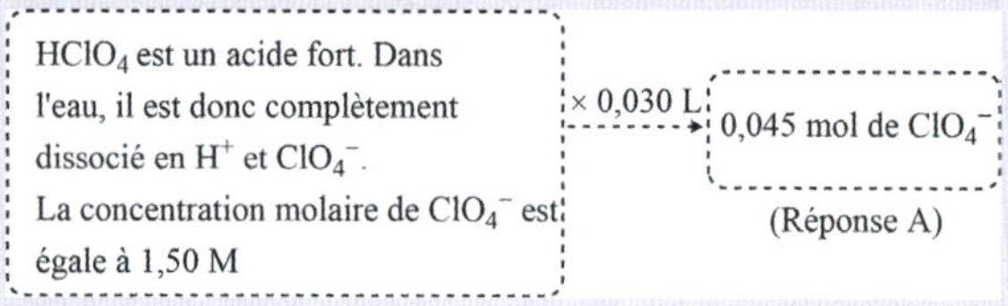

4 **Réponse D.**

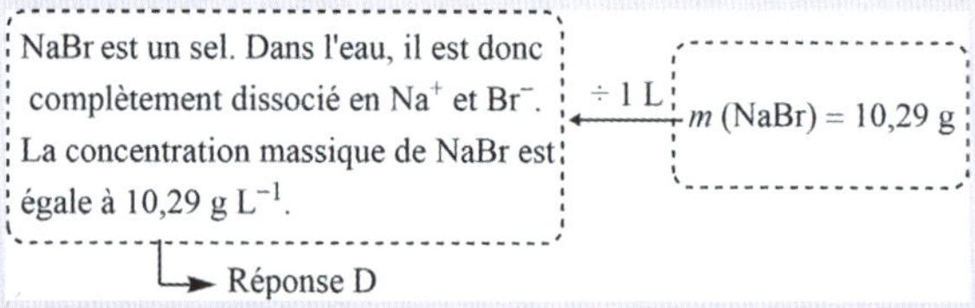

5 **Réponse C.**

Pour résoudre ce problème, il suffit de calculer la concentration molaire de chacune des quatre solutions. L'utilisation du tableau de synthèse 1 facilite la démarche :

- pour A : 72,92 g d'HCl (*gaz*) dissous dans 2 litres d'eau, soit **1,00 M.**
- pour B : 2 mol d'HCl (*gaz*) dissous dans 3 litres d'eau, soit **0,667 M.**
- pour C : 2 mol d'HCl (*gaz*) ajoutés à un litre d'une solution molaire d'HCl (*aq*), soit **3,00 M.**
- pour D : 7,5 mol d'HCl (*gaz*) dissous dans 3 litres d'eau, soit **2,50 M.**

La proposition correcte est C.

6 **Réponse A.**

L'acide perchlorique est un acide fort qui, en solution aqueuse, se dissocie complètement en H_3O^+ et ClO_4^- :

$$HClO_4 + H_2O \rightarrow ClO_4^- + H_3O^+$$

$$n(H_3O^+) = n(HClO_4)_0$$

D'après le tableau de synthèse 1, le nombre de moles d'ions hydroniums (H_3O^+) = 2,50 × 3 = 7,50 mol. La bonne assertion est A.

7 **Réponse C.**

A. Vrai, car la conductivité électrique est due à la présence d'ions en solution. Plus la solution est riche (concentrée) en ions, plus elle est conductrice d'électricité.

B. Vrai, car le passage du courant dans une solution est dû à la circulation des ions vers les électrodes. Les ions Ca^{2+} se déplacent vers l'électrode chargé négativement et les ions chlorures se déplacent vers l'électrode chargée positivement.

C. Faux. L'eau pure présente une conductivité extrêmement faible, car la dissociation des molécules d'eau en ion OH^- et H_3O^+ est très très faible. L'eau pure présente donc très peu d'ions.

D. Vrai, car le sucre, contrairement aux sels solubles, ne subit aucune dissociation dans l'eau. En outre, le sucre n'est pas une substance ionique dans l'eau, il n'est donc pas du tout un conducteur du courant électrique.

8

A. « La masse volumique vaut 1,10 g mL^{-1} » veut dire que 1 mL de la solution pèse 1,10 g.
La molarité est le nombre de moles de soluté dissous dans un litre de solution. Si nous partons d'un litre de solution (NaOH + H_2O), on a :

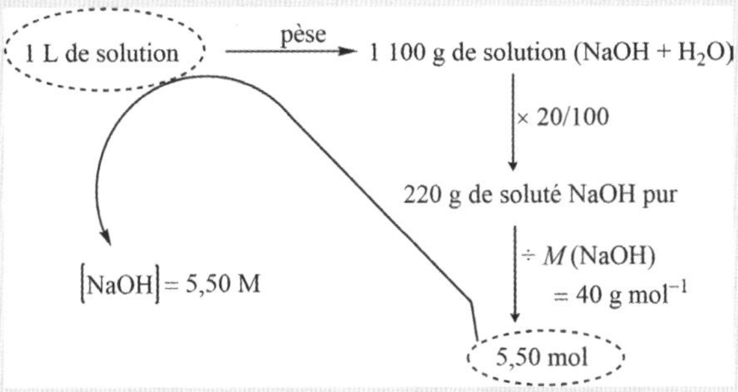

La bonne réponse est A.c.
La réponse A.b n'est pas correcte car la valeur de la molarité n'est exprimée qu'avec deux chiffres significatifs.

B. D'après l'énoncé, la concentration de la nouvelle solution que l'on désire obtenir (11,0 M) est plus élevée que celle de la solution mère (5,50 M). Il est donc impossible de se baser sur le principe de dilution pour préparer cette nouvelle solution.
La bonne affirmation est B.d.

C. On désire préparer 100 mL de NaOH 0,275 M à partir de la **solution 1**. Pour ce faire, la solution à préparer doit contenir :

0,100 L × 0,275 mol L^{-1} = 0,0275 mol NaOH

Or, la solution dont on dispose contient :

5,50 mol dans 1 000 mL

D'où 1 mol dans (1 000 / 5,50) mL

0,0275 mol dans (0,0275 × (1 000 / 5,50)) = 5,00 mL

Il faut donc introduire 5,00 mL de la solution stock dans une fiole jaugée de 100 mL et ensuite ajouter 95,0 mL d'eau afin d'obtenir 100 mL. La bonne réponse est C.a.

D. D.a. Faux.
D.c. Faux.
La quantité de matière contenue dans la **solution 2** est exactement identique à celle dans les 150 ml de la solution 1.

0,150 L × 5,50 mol L^{-1} = 0,825 mol de NaOH

Après dilution, le volume total est 825 mL = 0,825 L
La nouvelle concentration (d'après le tableau de synthèse 1) est 0,825 mol/0,825 L = 1,00 M. Les propositions D.a et D.c sont fausses.

D.b. Faux. Le nombre de moles de NaOH dans la solution 2 est exactement identique à celui contenu dans les 150 ml de la solution 1. Il n'est aucunement identique à celui contenu dans tout le volume de la solution 1.

D.d. Vrai.

D.e. Vrai :

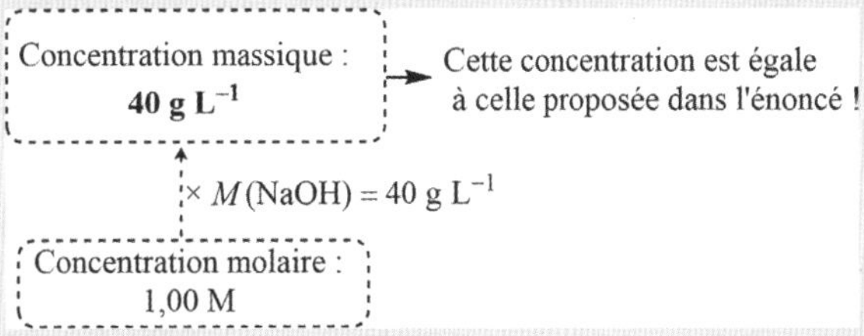

9 Réponses B, F, I et K.

D'après l'énoncé, voici le protocole expérimental :

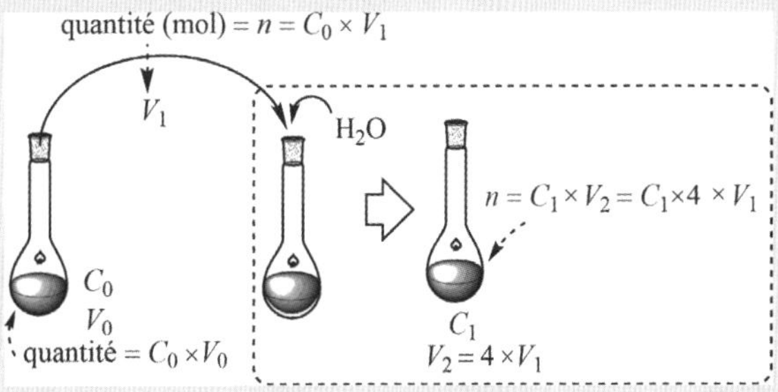

Le schéma ci-dessus nous servira de support pour répondre aux questions.

A. Faux. $C_0 \times V_0 \neq C_0 \times V_1$ car $V_1 < V_0$!

B. Vrai. La quantité de matière de soluté dans V_1 est la même que celle qui se trouve dans le volume V_2, car lors de la dilution, la quantité de matière de soluté se conserve. Par contre, la dilution altère la concentration.

$C_0 \times V_1 = C_1 \times V_2 = 4 \times C_1 \times V_1$, car $V_2 = 4 \times V_1$
D'où $C_1 = C_0 / 4$

C. Faux, car $n = C_0 \times V_1 \neq C_0 / V_0$

D. Faux, car $n = C_0 \times V_1 \neq C_0 / V_1$

E. Faux, **F. Vrai**, **G. Faux**, **H. Faux** et **I. Vrai**, car :

$n = C_0 \times V_1 = C_1 \times V_2 = 4 \times C_1 \times V_1$.

Les propositions correctes sont donc F et I.

J. Faux.

K. Vrai : voir B pour la justification.

10 Réponse D.

a. Vrai.

« La masse volumique vaut 1,4 g/mL » veut dire qu'un volume de 1 mL de solution pèse 1,4 g. Si nous prenons un litre de solution de NaOH, on a :

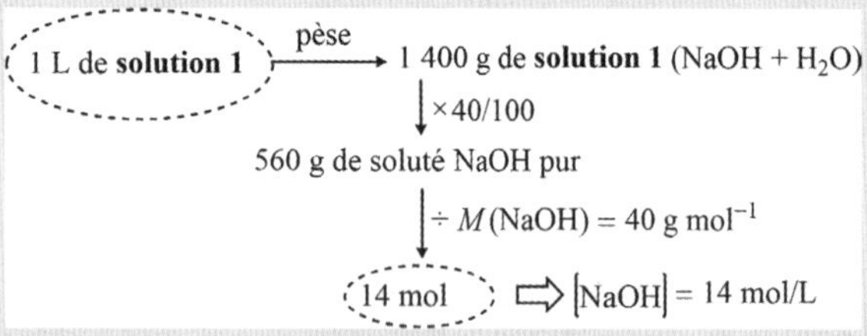

b. Faux, car $n(\text{NaOH}) = 2\text{L} \times 14\dfrac{\text{mol}}{\text{L}} = 28\ \text{mol}$.

c. Vrai, car

$$n(\text{NaOH} - \text{solution } 2) = C_2 \times V_2 = C_1 \times V_1 = 14 \times 0{,}1 = 1{,}4\ \text{mol}$$

$$\left(C_2 = \frac{C_1 \times V_1}{V_2} = \frac{1{,}4}{1{,}4} = 1\ \text{mol/L}\right)$$

d. Faux, car

$$[\text{NaOH}]_{\text{massique}} = C_2 \times M(\text{NaOH}) = 1\frac{\text{mol}}{\text{L}} \times 40\frac{\text{g}}{\text{mol}} = 40\ \text{g/L}$$

e. Vrai, car $C_1 \times V_1 = C_2 \times V_2 = 1{,}4\ \text{mol}$.

11 Réponse D.

A. Vrai. Le sel chlorure de calcium se dissout complètement dans l'eau. Une mole de $CaCl_2$ donne 2 moles d'ions chlorures : $1\ \text{CaCl}_2 \rightarrow 1\ \text{Ca}^{2+} + 2\ \text{Cl}^-$

La quantité de moles de $CaCl_2$:

$$n(\text{CaCl}_2) = C_0 \times V_0 = 0{,}05 \times 0{,}2 = 0{,}01\ \text{mol}$$

La quantité d'ions chlorures : $n(\text{Cl}^-) = 0{,}02\ \text{mol}$

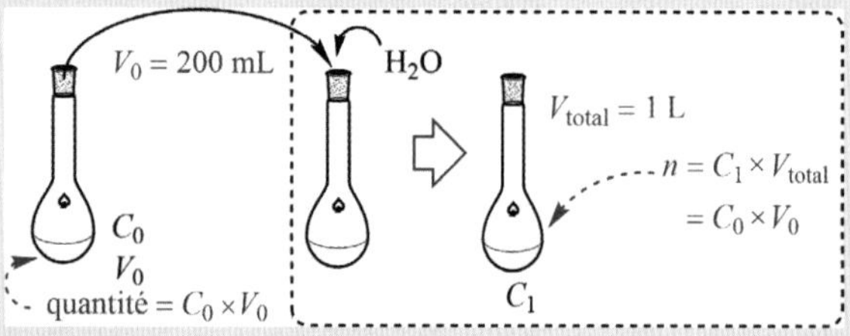

Après dilution cette quantité est conservée et la nouvelle concentration vaut $\dfrac{0{,}02\ \text{mol}}{1\ \text{L}} = 0{,}02\ \text{mol/L}$.

B. Vrai, car $C_1 = \dfrac{n(\text{CaCl}_2)}{V_{\text{total}}} = \dfrac{0{,}01}{1} = 0{,}01\ \text{mol/L}$.

C. Vrai, car $[\text{Ca}^{2+}] = \dfrac{0{,}01\ \text{mol}}{2\ \text{L}} = 0{,}005\ \text{mol/L}$.

Une mole de $CaCl_2$ donne 1 mole d'ions calciums comme en témoigne l'équation :

$$1\ \text{CaCl}_2 \rightarrow 1\ \text{Ca}^{2+} + 2\ \text{Cl}^-$$

D. Faux, car avant la dilution, le nombre de moles de $CaCl_2$ vaut 0,01 mol (≠ 0,05 mol !) :

$$n(\text{CaCl}_2) = C_0 \times V_0 = 0{,}05 \times 0{,}2 = 0{,}01\ \text{mol}$$

Ce nombre de moles n'est pas altéré par l'ajout d'eau pure (dilution).

12 Réponse B.

Le nitrate de baryum étant un électrolyte fort, la dissociation dans l'eau est totale. Une mole de nitrate de baryum donne 2 moles d'ions nitrates et une mole de Ba^{2+} en solution aqueuse.

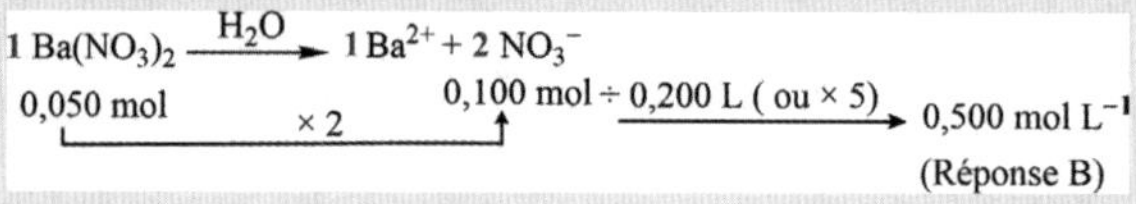

13 Réponse D.

Le nitrate de calcium étant un électrolyte fort, la dissociation dans l'eau est totale. Une mole de nitrate de calcium donne deux moles d'ions nitrates et une mole de Ca^{2+} en solution aqueuse.

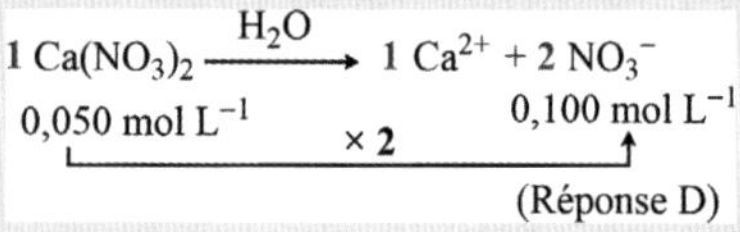

14 Réponse A.

Pour répondre à cette question, il suffit de diviser le nombre de moles total d'ions chlorures par le volume total ($V = 0{,}2$ L) :

$$1\ \text{NaCl} \rightarrow 1\ \text{Na}^+ + 1\ \text{Cl}^-$$

$$\Rightarrow n(\text{Cl}^-) = 0{,}05 \times 1 = 0{,}05\ \text{mol}$$

$$1\ \text{CaCl}_2 \rightarrow 1\ \text{Ca}^{2+} + 2\ \text{Cl}^-$$

$$\Rightarrow n(\text{Cl}^-) = 0{,}150 \times 1 \times 2 = 0{,}300\ \text{mol}$$

$$[\text{Cl}^-] = \frac{(0{,}05 \times 1) + (0{,}150 \times 1 \times 2)}{0{,}200} = \frac{0{,}350}{0{,}200} = \frac{35}{20} = 1{,}75\ \text{mol/L}$$

15 Réponse A.

Pour répondre à cette question, il suffit de diviser la quantité de matière totale des ions chlorures par le volume final ($V = 1$ L).

En effet :

	$NaCl$ ⟶	$Cl^- + Na^+$
3 g ⇨	**0,0513 mol**	**0,0513 mol**
	$CaCl_2$ ⟶	$2\,Cl^- + Ca^{2+}$
3 g ⇨	**0,0271 mol**	**2 × 0,0271 mol**
	$CaCl_2.3H_2O$ ⟶	$2\,Cl^- + Ca^{2+}$
3 g ⇨	**0,0182 mol**	**2 × 0,0182 mol**
	HCl ⟶	$Cl^- + H^+$
3 g ⇨	**0,0823 mol**	**0,0823 mol**

$$\sum \quad \left.\begin{matrix} n(Cl^-) = 0{,}224 \text{ mol} \\ V = 1 \text{ L} \end{matrix}\right\} [Cl^-] = 0{,}224 \text{ M (Réponse A)}$$

16 Réponse D.

« La masse volumique vaut 1 g/mL » veut dire qu'un volume de 1 mL de solution pèse 1 g. Si nous prenons un litre de solution ($CaCl_2 + H_2O$), on a :

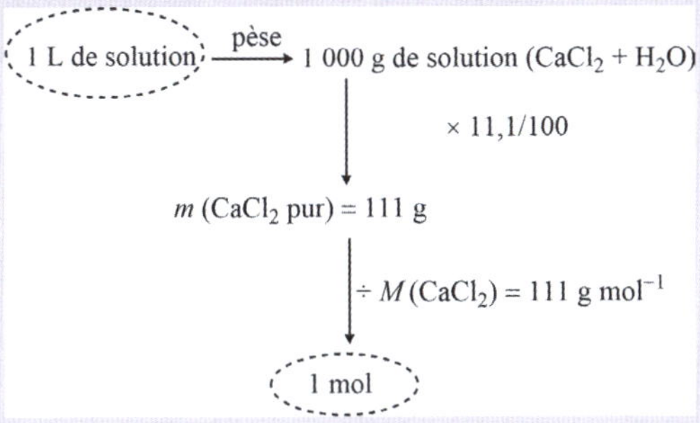

Après évaporation d'eau, la quantité de $CaCl_2.\mathbf{n}H_2O$ vaut également 1 mol. Comme la masse du résidu est égale à 201 g, nous pourrions écrire que :

$$1 \text{ mol} = \frac{201 \text{ (g)}}{M\left(CaCl_2 \cdot nH_2O\right)\left(\dfrac{g}{mol}\right)} \left(n = \frac{m}{M}\right)$$

Application numérique : $1 = \dfrac{201}{111 + n \times 18}$

On en déduit donc que $n = \dfrac{201 - 111}{18} = 5$, le composé solide obtenu est pentahydraté.

17 Réponse C.

La fraction molaire de l'eau est égale au rapport du nombre de moles de ce constituant n_{H_2O} sur le nombre total de moles du mélange $n_{total} = n_{H_2O} + n_{glycérol}$. C'est une grandeur sans dimension. La somme des fractions molaires des constituants du mélange est égale à l'unité.

La masse molaire de glycérol ($C_3H_8O_3$) est égale à 3 × 12 + 8 × 1 + 3 × 16, soit 92 g mol^{-1}.

$$\chi_{eau} = \frac{n_{H_2O}}{n_{H_2O} + n_{glycérol}} = \frac{n_{H_2O}}{n_{total}}$$

Application numérique (AN) :

$$\chi_{eau} = \frac{\frac{36}{18}}{\frac{36}{18} + \frac{92}{92}} = \frac{2}{2+1} = 0{,}667$$

On en déduit que

$$\chi_{glycérol} = \frac{1}{2+1} = 0{,}333 \ (= 1 - 0{,}667)$$

C'est donc la proposition C qui est correcte.

18 Réponse A.

A. Vrai, car une masse de 1 g (peu importe le composé) est supérieure à une masse de 0,8 g.

B. Faux, car dans 100 g d'eau à $T = 4$ °C, on trouve une quantité de moles égale exactement à $\dfrac{100}{18}$ mol (pas supérieure à $\dfrac{100}{18}$ mol !).

C. Faux, car dans 100 mL de méthanol, on trouve 80 g ($d = \dfrac{\rho_{méthanol}}{\rho_{eau}^{4\,°C}} = 0{,}8$, avec :

$$\rho_{eau}^{4\,°C} = 1 \text{ g/mL} \Rightarrow \rho_{méthanol} = 0{,}8 \text{ g/mL} \Rightarrow$$

$m = \rho_{méthanol} \times V(mL) \Leftrightarrow m = 0{,}8 \times 100 = 80$ g).

Étant donné que les masses molaires des deux molécules (CH_3OH et H_2O) ne sont pas les mêmes, les quantités calculées à partir des mêmes masses ne sont évidemment pas identiques :

$$n(H_2O) = \frac{80}{18} \neq \frac{80}{32} = n(CH_3OH)$$

D. Faux, car le nombre de moles que l'on peut trouver dans 1 mL d'eau est égal à 1/18 mol (≠ 1 mol).

19 Réponse E.

D'après les données, la formule brute du dichromate de potassium est $K_xCr_yO_z$.

En général, si la masse molaire d'un composé chimique et les pourcentages massiques de chaque élément de ce composé sont connus, on détermine facilement les coefficients de chaque élément. Dans ce cas, il suffit de calculer :

$$M(K_xCr_yO_z) = x \times M(K) + y \times M(Cr) + z \times M(O)$$

Donc

$$\%K = \frac{x \times M(K)}{M(K_xCr_yO_z)} \times 100$$

$$\%Cr = \frac{y \times M(Cr)}{M(K_xCr_yO_z)} \times 100$$

$$\%O = \frac{z \times M(O)}{M(K_xCr_yO_z)} \times 100$$

Les trois équations ci-dessous pourraient être liées par l'égalité suivante :

$$\frac{x \times M(\mathrm{K})}{\%\mathrm{K}} = \frac{y \times M(\mathrm{Cr})}{\%\mathrm{Cr}} = \frac{z \times M(\mathrm{O})}{\%\mathrm{O}} = \frac{M(\mathrm{K}_x\mathrm{Cr}_y\mathrm{O}_z)}{100}$$

Souvent, la masse molaire est inconnue, voire même non mesurable. Dans ce cas, les équations établies à partir des pourcentages massiques donnent un système indéterminé.

Dans notre cas, on a :

$$\frac{39 \times x}{26{,}6} = \frac{52 \times y}{35{,}4} = \frac{16 \times z}{38} = \frac{M(\mathrm{K}_x\mathrm{Cr}_y\mathrm{O}_z)}{100}$$

Le rapport de chacun des pourcentages massiques par la masse molaire de l'atome considéré est un nombre proportionnel au nombre d'atomes de chacun des éléments dans 100 g du composé inconnu.

$$\frac{\frac{39 \times x}{39}}{\frac{26{,}6}{39}} = \frac{\frac{52 \times y}{52}}{\frac{35{,}4}{52}} = \frac{\frac{16 \times z}{16}}{\frac{38}{16}} = \frac{M(\mathrm{K}_x\mathrm{Cr}_y\mathrm{O}_z)}{100}$$

$$\Downarrow$$

$$\frac{x}{0{,}682} = \frac{y}{0{,}681} = \frac{z}{2{,}375} = \frac{M(\mathrm{K}_x\mathrm{Cr}_y\mathrm{O}_z)}{100}$$

Mais les nombres 0,682 ; 0,681 et 2,375 ne sont pas des entiers. Si on les divise par un même nombre, on ne change pas la proportion relative de chacun. Pour avoir au moins un nombre entier (égal à 1) au dénominateur, il faut prendre comme diviseur commun le plus petit des trois, soit 0,681.

$$\frac{x}{\frac{0{,}682}{0{,}681}} = \frac{y}{\frac{0{,}681}{0{,}681}} = \frac{z}{\frac{2{,}375}{0{,}681}}$$

On obtient : $\frac{x}{1} = \frac{y}{1} = \frac{z}{3{,}5}$ soit, $K_1Cr_1O_{3,5}$

La formule globale du composé en question est toujours un multiple de celle trouvée, soit :

$$\mathrm{K}_{1\times n}\mathrm{Cr}_{1\times n}\mathrm{O}_{3{,}5\times n}$$

Si $n = 2$, la formule du composé est $K_2Cr_2O_7$. On en déduit donc que c'est la proposition E qui est incorrecte.

20 Réponse A.

Pour résoudre cet exercice, il faut appliquer exactement le même raisonnement que l'exercice précédent. En effet,

$$M(\mathrm{NaHSO_3}) = 1 \times M(\mathrm{Na}) + 1 \times M(\mathrm{H}) + 1 \times M(\mathrm{S}) + 3 \times M(\mathrm{O}) = 104 \text{ g mol}^{-1}$$

$$\%\mathrm{Na} = \frac{1 \times M(\mathrm{Na})}{M(\mathrm{NaHSO_3})} \times 100 = \frac{23}{104} \times 100$$

$$\%\mathrm{H} = \frac{1 \times M(\mathrm{H})}{M(\mathrm{NaHSO_3})} \times 100 = \frac{1}{104} \times 100$$

$$\%\mathrm{S} = \frac{1 \times M(\mathrm{S})}{M(\mathrm{NaHSO_3})} \times 100 = \frac{32}{104} \times 100$$

Comme $\%\mathrm{O} = 100 - (\%\mathrm{Na} + \%\mathrm{H} + \%\mathrm{S})$, on obtient que le $\%\mathrm{O} = 100 - \left(\frac{23}{104} + \frac{1}{104} + \frac{32}{104}\right)$

La proposition A est correcte.

Fiche 5

Bilans de matière

1 Synthèse 1

Soit la réaction du réactif A avec B pour produire C et D : **2 A + 3 B → C + 6 D**

Si le rendement est de 100 %, pour produire 1 mol de C, il faut engager 2 mol de A et 3 mol de B.

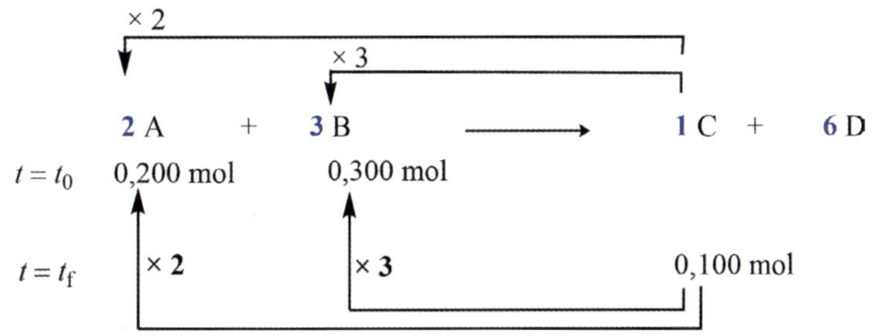

Donc, si on veut obtenir 0,100 mol de C, il faut utiliser 0,200 mol de A et 0,300 mol de B.

2 Synthèse 2

Pour la même équation chimique que dans la synthèse 1, **2 A + 3 B → C + 6 D**, si les quantités initiales de réactifs sont 0,100 mol de A et 0,200 mol de B, quel est le réactif limitant ?

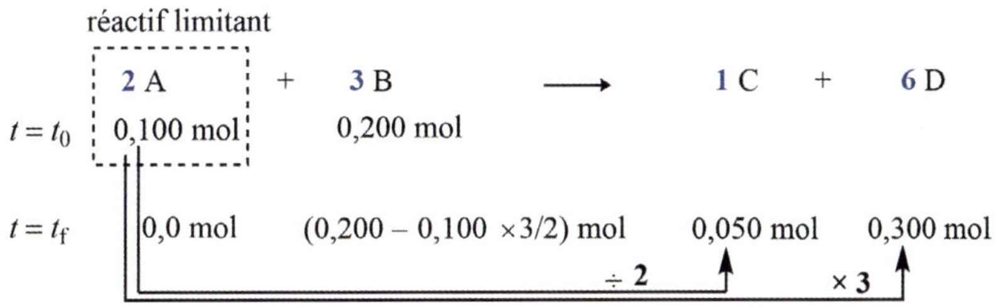

Pour transformer complètement le composé A, il faut $0{,}100 \times \frac{3}{2}$ mol de B (0,150 mol).

Or, la quantité de B à t_0 est égale à 0,200 mol, supérieure à 0,150 mol. Donc, le composé B est en excès par rapport au réactif A. Par conséquent, le réactif limitant (ou en défaut) est le composé A.

Si la réaction est complète, le réactif A se transforme totalement en 0,050 mol de C et 0,300 mol de D. La quantité consommée de B est 0,150 mol ($0{,}100 \times \frac{3}{2}$ mol).

QCM

Bilans de matière

1 Déterminer les coefficients stœchiométriques entiers et minimaux de l'équation chimique :

$$Fe + O_2 \rightarrow Fe_2O_3$$

Quelle est la somme de ceux-ci ? Indiquer la bonne réponse.

- ❑ **A.** 11
- ❑ **B.** 9
- ❑ **C.** 6
- ❑ **D.** Autre

2 Soit la réaction suivante :

$$2\ Al(OH)_3\ (aq) + 3\ H_2SO_4\ (aq) \rightarrow Al_2(SO_4)_3\ (aq) + 6\ H_2O\ (aq)$$

Pour obtenir 0,300 mol de $Al_2(SO_4)_3$, combien faut-il engager de moles de $Al(OH)_3$ et de H_2SO_4 ? On suppose que le rendement est de 100 %.

- ❑ **A.** 0,900 mol de $Al(OH)_3$ *(aq)* et 0,300 mol de H_2SO_4 *(aq)*
- ❑ **B.** 0,300 mol de $Al(OH)_3$ *(aq)* et 0,100 mol de H_2SO_4 *(aq)*
- ❑ **C.** 0,100 mol de $Al(OH)_3$ *(aq)* et 0,300 mol de H_2SO_4 *(aq)*
- ❑ **D.** 0,600 mol de $Al(OH)_3$ *(aq)* et 0,900 mol de H_2SO_4 *(aq)*

3 Soit l'équation chimique suivante :

$$2\ K_2Cr_2O_7\ (aq) + 3\ C\ (s) + 8\ H_2SO_4\ (aq) \rightarrow 3\ CO_2 + 2\ Cr_2(SO_4)_3\ (aq) + 2\ K_2SO_4\ (aq) + 8\ H_2O\ (l)$$

Si les quantités initiales de réactifs sont 0,10 mol de $K_2Cr_2O_7$, 0,20 mol de carbone et 0,30 mol de H_2SO_4, quel est le réactif limitant ?

- ❑ **A.** $K_2Cr_2O_7$
- ❑ **B.** C
- ❑ **C.** H_2SO_4
- ❑ **D.** Aucune de ces trois réponses n'est correcte.

4 Les questions A à F se rapportent à l'énoncé suivant :

Soit la réaction

$$3\ Co + 2\ KNO_3 + 8\ HCl \rightarrow 2\ NO + 3\ CoCl_2 + 1\ KCl + 4\ H_2O.$$

On introduit 58,93 g de cobalt, 1,500 mol de KNO_3 et 20 mL de HCl 6 M .

On suppose que la masse atomique relative de Co est égale à 58,93.

A. Les coefficients stœchiométriques sont-ils correctement ajustés ?
- ❑ a) Oui
- ❑ b) Non (corriger l'erreur pour aborder la suite !)

B. Soit x le rapport du nombre de moles de NO produit sur le nombre de moles de Co consommé. Donner la valeur de x :
- ❑ a) 1,50
- ❑ b) 1,00
- ❑ c) 0,667
- ❑ d) 0,500

C. Le HCl est-il un réactif limitant ?
- ❑ a) Oui
- ❑ b) Non

D. À la fin de la réaction, il s'est formé 0,045 g de $CoCl_2$.
- ❑ a) Vrai
- ❑ b) Faux

E. À la fin de la réaction, il s'est formé 0,667 mol de KCl.
- ❑ a) Vrai
- ❑ b) Faux

F. Combien obtiendra-t-on de litres de NO (gaz parfait) dans les conditions TPN, en supposant un rendement de 100 % ?
- ❑ a) 14,9 L
- ❑ b) 22,4 L
- ❑ c) 33,6 L
- ❑ d) 149,33 L
- ❑ e) Autre

5 Les questions A et B se rapportent à l'énoncé suivant :

Le kérosène est un mélange d'hydrocarbures utilisé comme combustible dans les avions à réaction. On suppose que le kérosène est représenté par la formule $C_{14}H_{30}$ et que sa masse volumique est de 0,763 g mL^{-1}.

$$C_{14}H_{30}\,(l) + O_2\,(g) \rightarrow CO_2\,(g) + H_2O\,(l)$$

(équation non pondérée, c.-à-d. non affectée de ses coefficients stœchiométriques)

A. Quel volume en litres de dioxyde de carbone dans les conditions TPN obtient-on si 224 L d'air réagissent avec la quantité voulue de kérosène ?

- ❑ a) $V < 100$
- ❑ b) $100 < V \leq 200$
- ❑ c) $200 < V \leq 280$
- ❑ d) $280 < V \leq 290$
- ❑ e) $290 < V \leq 300$
- ❑ f) Autre

B. Combien de moles de CO_2 obtiendra-t-on à la suite de la combustion de 100 mL de kérosène ?

- ❑ a) $\dfrac{76{,}3}{M\left(C_{14}H_{30}\right)} \times \dfrac{2}{28}$
- ❑ b) $\dfrac{76{,}3}{M\left(C_{14}H_{30}\right)} \times 14$
- ❑ c) $\dfrac{763}{M\left(C_{14}H_{30}\right)} \times \dfrac{28}{2}$
- ❑ d) Autre

6 Attribuez à chacune des réactions non pondérées **1** à **6** suivantes, le nom de réaction (de **I** à **V**) qui lui correspond :

1. $H_3PO_4\,(aq) + CH_3COO^-\,(aq) \rightarrow H_2PO_4^-\,(aq) + CH_3COOH\,(aq)$

2. $Al(OH)_3\,(aq) + H_2SO_4\,(aq) \rightarrow Al_2(SO_4)_3\,(aq) + H_2O\,(l)$

3. $Fe\,(s) + O_2\,(g) \rightarrow Fe_2O_3(s)$

4. $C_{14}H_{30}\,(l) + O_2\,(g) \rightarrow CO_2\,(g) + H_2O\,(l)$

5. $CaCO_3\,(s) \rightarrow CaO\,(s) + CO_2(g)$

6. $AgNO_3\,(aq) + KBr\,(aq) \rightarrow AgBr\,(s) + KNO_3\,(aq)$

Les noms des réactions chimiques sont :

I = acide-base ; **II** = redox ; **III** = précipitation ;
IV = décomposition ; **V** = hydrogénation

7 On veut doser les ions dichromates de concentration inconnue avec des ions ferreux (sel de Mohr) de concentration 0,6 mol/L. L'équation pondérée mise en jeu est :

$$Cr_2O_7^{2-} + 14\,H_3O^+ + 6\,Fe^{2+} \rightarrow 2\,Cr^{3+} + 21\,H_2O + 6\,Fe^{3+}$$

En présence d'un indicateur, pour un volume de 10 mL de la solution de $Cr_2O_7^{2-}$, le volume de Fe^{2+} nécessaire pour réduire complètement les ions dichromates est 10 mL.

La concentration molaire de la solution en ions dichromates est :

- ❑ **A.** 0,6 mol/L.
- ❑ **B.** 0,4 mol/L.
- ❑ **C.** 0,3 mol/L.
- ❑ **D.** 0,2 mol/L.
- ❑ **E.** 0,1 mol/L.

8

A. Calculer, en mol, le rendement théorique de CH_3CH_2Cl fourni par la réaction d'une mole d'éthanol avec cinq moles de PCl_3.

$$3\,CH_3CH_2OH + PCl_3 \rightarrow 3\,CH_3CH_2Cl + H_3PO_3$$

- ❑ a) 1
- ❑ b) 2
- ❑ c) 3
- ❑ d) 4
- ❑ e) 5

B. Lors de la réaction d'une mole d'éthanol avec cinq moles de PCl_3, si la quantité (en mol) réellement produite de H_3PO_3 est de 1/6 mol, quel est, en pourcent, le rendement *R* ?

- ❑ a) $R \leq 10\,\%$
- ❑ b) $10\,\% < R \leq 15\,\%$
- ❑ c) $15\,\% < R \leq 20\,\%$
- ❑ d) $20\,\% < R \leq 25\,\%$
- ❑ e) $25\,\% < R \leq 30\,\%$
- ❑ f) $30\,\% < R$

Solutions

Bilans de matière

1 **Réponse B.**

On pondère l'équation chimique :

$$4\ Fe + 3\ O_2 \rightarrow 2\ Fe_2O_3$$

La somme des coefficients stœchiométriques est égale à 9, soit 4 + 3 + 2. Cela correspond à la réponse B.

2 **Réponse D.**

D'après les coefficients stœchiométriques, si le rendement de la réaction est de 100 %, pour produire 1 mol de $Al_2(SO_4)_3$, il faut engager 2 mol de $Al(OH)_3$ et 3 mol de H_2SO_4.

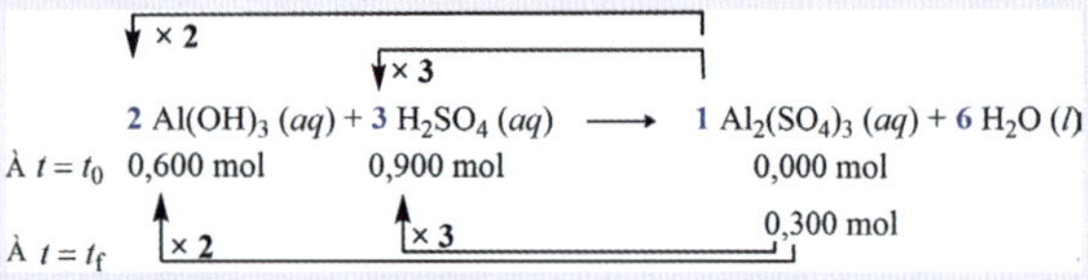

Donc, pour obtenir 0,300 mol de $Al_2(SO_4)_3$, il faut faire réagir 0,600 mol de $Al(OH)_3$ avec 0,900 mol de H_2SO_4. Cela correspond à la réponse D.

3 **Réponse C.**

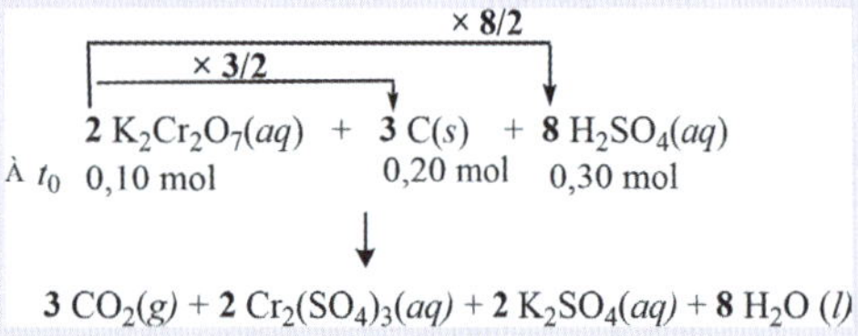

D'après l'exercice précédent, pour transformer complètement le $K_2Cr_2O_7$, il faut 0,15 mol de C (0,10 × 3/2). Or, la quantité de C à t_0 est égale à 0,20 mol. Donc, le C est en excès par rapport au bichromate de potassium.

Il nous reste maintenant à comparer le bichromate avec l'acide sulfurique. En effet, pour consommer complètement le bichromate, il faut une quantité de 0,40 mol de H_2SO_4 (0,10 × 8/2).

Or, $n(H_2SO_4)_0 = 0{,}3$ mol < 0,40 mol.

Donc, le réactif en défaut est l'acide sulfurique.

La proposition correcte est C.

Remarque :

Le réactif limitant peut-être identifié en choisissant le plus petit rapport de la quantité engagée du réactif sur le coefficient stœchiométrique correspondant, soit

H_2SO_4 : 0,30/8 $K_2Cr_2O_7$: 0,10/2 C : 0,20/3

[**0,30/8** < 0,10/2 < 0,20/3]

Or, **0,30/8** < 0,10/2 < 0,20/3

Donc le réactif limitant est H_2SO_4.

Si la réaction est totale, au temps final, on a :

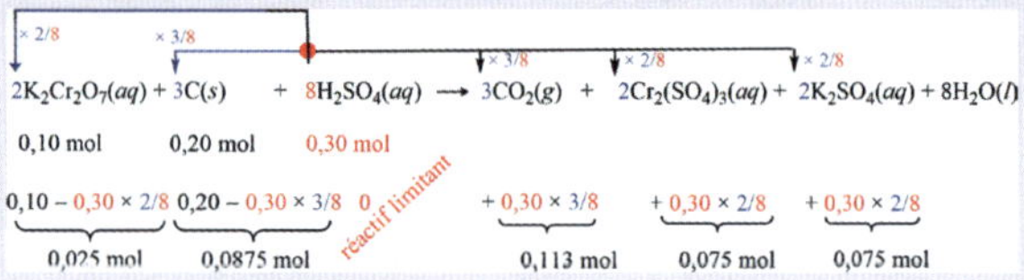

Attention, toutes les quantités calculées sont basées sur le réactif limitant.

4

A. Non. Les coefficients stœchiométriques ne sont pas correctement ajustés.

L'équation pondérée est :

$$3\ Co + 2\ KNO_3 + 8\ HCl \rightarrow$$
$$2\ NO + 3\ CoCl_2 + 2\ KCl + 4\ H_2O$$

B. $x = 0{,}667$

En se référant aux coefficients stœchiométriques de l'équation pondérée, on doit constater que trois moles de cobalt sont consommées pour produire deux moles de monoxyde d'azote. Le rapport x est donc égal à 2/3, soit 0,667. La bonne réponse est B.c.

C. Oui.

Pour le cobalt, on sait que 58,93 g ont été introduits et que sa masse moléculaire est égale à 58,93.

Sachant que $n = \dfrac{m}{M}$, alors n (Co) = 1 mol.

Pour le nitrate de potassium, 1,500 mol sont introduites dans le mélange réactionnel.

Enfin, pour l'acide chlorhydrique, $n\left(\mathrm{HCl}\right) = 0{,}020$ L × 6 mol L^{-1} = 0,120 mol.

Pour consommer complètement 1 mol de Co, il faut 1 × 2/3 mol de KNO_3, soit 0,667 mol.

Or, la quantité initiale engagée de KNO_3 (1,5 mol) est supérieure à 0,667 mol. Par conséquent, le réactif cobalt reste limitant par rapport au nitrate. Pour trancher, il faut comparer la quantité de Co par rapport à celle de l'HCl. En effet, la quantité d'HCl nécessaire pour faire disparaitre complètement le Co est 1 × 8/3 = 2,66 mol. Cette quantité est supérieure à celle d'HCl engagée (0,12 mol). Par conséquent, le réactif limitant est HCl.

La bonne réponse est C.a.

D. Faux.

Pour répondre à cette question, reprenons un schéma comme celui de l'exercice précédent :

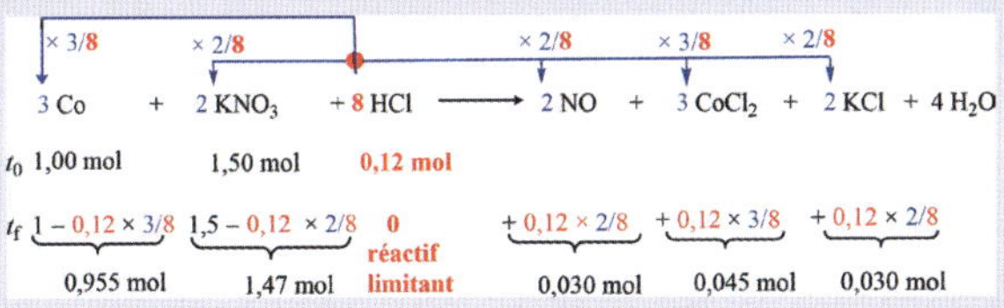

Ainsi, à la fin de la réaction, ce n'est pas 0,045 g de chlorure de cobalt(II) qui s'est formé mais bien **0,045 mol**.

La bonne réponse est D.b.

E. Faux.

En se référant au tableau de la question précédente, ce n'est pas 0,0667 mol de KCl qui s'est formé mais bien **0,030 mol**.

La proposition correcte est donc E.b.

F. Aucune des quatre propositions n'est correcte.

Après la réaction, le nombre de moles de NO obtenu est de 0,03 mol. Dans les conditions TPN, une mole de gaz correspond à un volume de 22,4 L (voir tableau de synthèse 1).

On peut donc en déduire que le nombre de litres de NO formé est de :

$$22{,}4 \times 0{,}03 = 0{,}672 \text{ L.}$$

On en déduit donc que la proposition correcte est F.e.

5 Réponses A.a et B.b.

Pour A :

Avant de résoudre tout problème de chimie, il est important de vérifier si l'équation est pondérée.

Si on pondère l'équation en indiquant correctement les coefficients stœchiométriques, on obtient :

$$2\ C_{14}H_{30}(l) + 43\ O_2(g) \rightarrow 28\ CO_2(g) + 30\ H_2O(l)$$

On sait que dans les conditions TPN, 1 mol de gaz correspond à un volume de 22,4 L. Or, pour cette réaction, nous avons 224 L d'air qui réagissent, soit un nombre de moles équivalent à : 224 / 22,4 = 10 mol.

Si on suppose que le pourcentage d'oxygène dans l'air est de 20 %, le nombre de moles d'O_2 dans les 224 L ne serait que de 10 × 20 / 100, soit 2 mol.

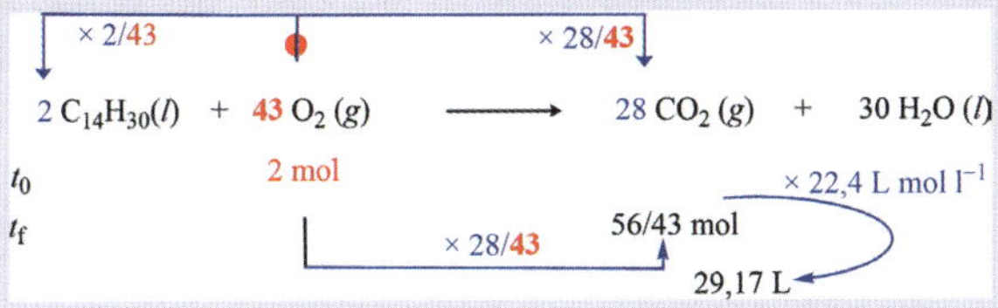

La bonne réponse est A.a.

Pour B :

On sait que la masse volumique du kérosène est 0,763 g mL^{-1} ⇒ 1 mL pèse 0,763 g.

La masse de kérosène pour un volume de 100 mL est $m = 100$ mL × 0,763 g mL^{-1}, soit 76,3 g.

En utilisant la relation $n = m / M$, on trouve le nombre de moles du kérosène engagé initialement égal à $n = 76{,}3 / M(C_{14}H_{30})$.

Or, 2 mol de kérosène produit 28 mol de CO_2.

Donc, le nombre de moles de CO_2 obtenu après combustion de 100 mL de kérosène est égal à $n = \dfrac{76{,}3}{M(C_{14}H_{30})} \times \dfrac{28}{2}$.

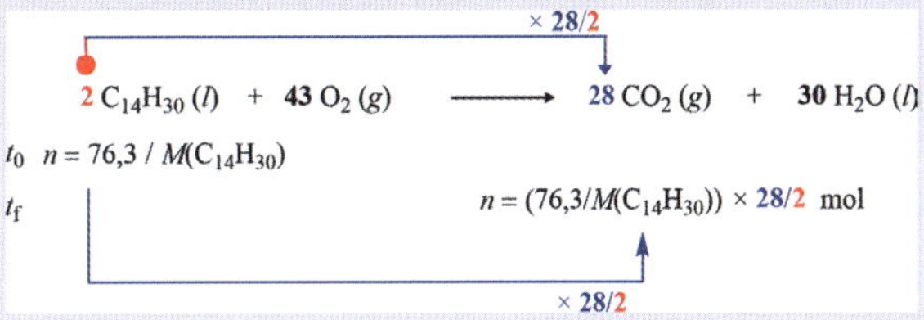

La bonne réponse est B.b.

6

1 = I ; 2 = I ; 3 = II ; 4 = II ; 5 = IV ; 6 = III

7 Réponse E.

D'après l'équation chimique, au point d'équivalence, on a $n(Cr_2O_7^{2-}) = \dfrac{n\left(Fe^{2+}\right)}{6}$

Or
$$n\left(Fe^{2+}\right) = \left[Fe^{2+}\right] \times V_{ajouté}\left(Fe^{2+}\right) = 0{,}6 \times 0{,}010 = 0{,}006 \text{ mol}$$

D'où $n(Cr_2O_7^{2-}) = \dfrac{0{,}006}{6} = 10^{-3}$ mol

Comme le volume prélevé pour le titrage est égal à 10 ml, alors $[Cr_2O_7^{2-}] = \dfrac{10^{-3}}{0{,}010} = 0{,}1$ mol/L.

8

Solution de l'exercice 8 disponible sur www.lienmini.fr/31907-chim5

Fiche 6

Liaisons et structures de Lewis

1 Synthèse 1

Molécule

est composée

d'atomes ----- qui sont liés entre eux par

des liaisons covalentes :
résultent de la mise en commun d'une paire d'électrons

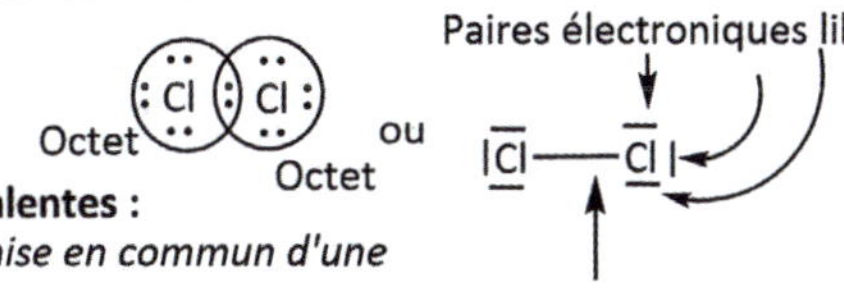

des liaisons ioniques : interactions électrostatiques
résultent du transfert d'électron(s) d'un élément vers un autre

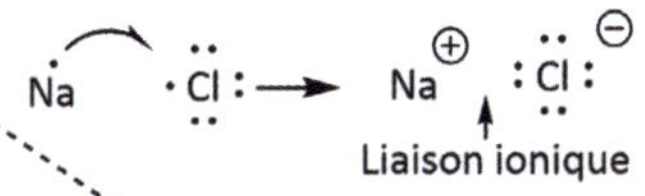

des liaisons covalentes de coordination :
les deux électrons partagés proviennent d'un même atome

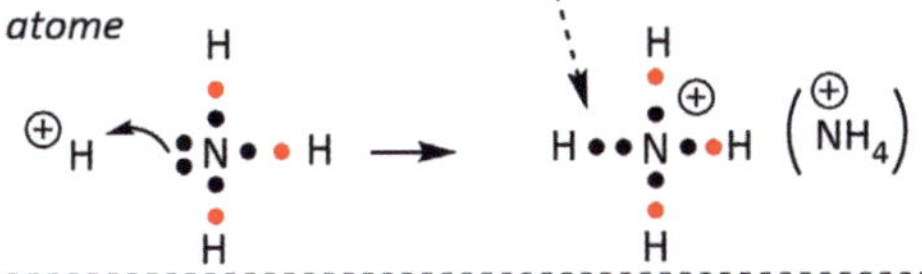

dont

la structure de Lewis et la géométrie moléculaire

se déterminent en suivant ces étapes* :
(*Cette méthode n'est pas valable pour toutes les structures.)

1. formule brute : NH_3
2. le nombre maximum d'électrons de valence : $n_{max}(e^-) = 8 + 3 \times 2 = 14$
3. le nombre total d'électrons de valence : $n_v(e^-) = 5 + 3 \times 1 = 8$
4. le nombre d'électrons liants : $n_l(e^-) = n_{max}(e^-) - n_v(e^-) = 14 - 8 = 6$ [$n_l(e^-) / 2 = 3$ liaisons covalentes **3 doublets liants**]
[si $n_{max}(e^-)$ est impair, $n_l(e^-) = n_{max}(e^-) - n_v(e^-) - 1$]
5. le nombre d'électrons non liants : $n_{nl}(e^-) = n_v(e^-) - n_l(e^-) = 8 - 6 = 2$ (**un doublet non liant sur N**)

⇘

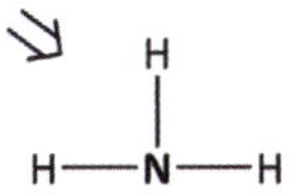

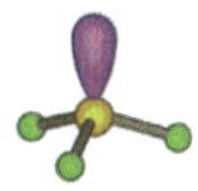

L'atome central **A** (**A = N**) est lié à un doublet non liant (E) et trois atomes (X = H) : AX_3E_1

AX_3E (Géométrie moléculaire = pyramide trigonale) : voir synthèse 3

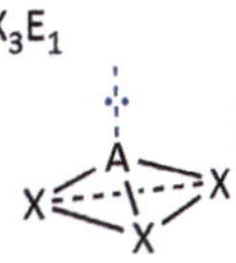

Un autre exemple : CO_3^{2-}

$n_{max}(e^-) = 8 + 3 \times 8 = 32$

$n_v(e^-) = 4 + 3 \times 6 + 2 = 24$

$n_l(e^-) = n_{max}(e^-) - n_v(e^-) = 32 - 24 = 8$ [$n_l(e^-) / 2 = 4$ **liaisons covalentes**]

$n_{nl}(e^-) = n_v(e^-) - n_l(e^-) = 24 - 8 = 16$ (**8 doublets non liants**)

L'atome central **A** (**A = C**) est lié à 0 doublet non liant et à trois atomes **X** (X = O : AX_3 (Géométrie moléculaire = trigonal plan))

⇘ AX_3

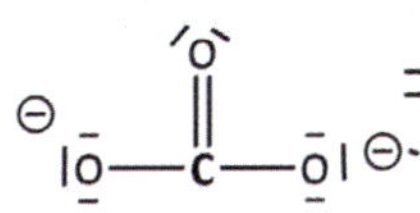

⇒

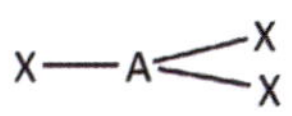

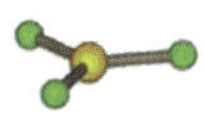

voir synthèse 3

⊖ signifie **la charge formelle C.F.**

égale à

nombre d'électrons de valence de l'atome
–
le nombre d'électrons autour de l'atome et propres à l'atome

C.F. = 6 – 7 = – 1

Chimie

2 Synthèse 2

Le point fondamental concernant les structures de Lewis est d'assurer l'octet (ou le duet) des atomes. Dans ce cas, les atomes ont la même configuration que les gaz rares, ils sont stables.

Si le composé a plusieurs structures différentes, il faut choisir celles dont :

1. les atomes de la première et de la deuxième période respectent l'octet (ou le duet),
2. les densités de charges sont réparties en respectant les électronégativités des atomes en question et
3. les charges formelles sont minimales et sont plus éloignées les unes des autres.

La méthode VSPER (Valence Shell Electron Pair Repulsion) est le modèle qui sera utilisé dans les exercices proposés pour déterminer la géométrie des molécules. Ce modèle consiste à prédire l'arrangement spatial des paires d'électrons autour d'un atome.

La géométrie répulsive (on dit aussi **la géométrie de répulsion** ou **la figure de répulsion**) est souvent déterminée sur base de l'arrangement des paires d'électrons autour de l'atome central. Les différents arrangements que l'on peut avoir sont :

1. arrangement linéaire
2. arrangement triangulaire
3. arrangement tétraédrique
4. arrangement pentagonal (bipyramide à base triangulaire)
5. arrangement octaédrique (bipyramide à base carrée)

Les géométries de répulsion concernant les « domaines électroniques » ne doivent pas être confondues avec la **géométrie moléculaire** qui concerne uniquement l'arrangement spatial des noyaux dans la molécule. Cette géométrie moléculaire ne tient pas compte des paires libres (ni des électrons célibataires) autour de l'atome central.

2.1 Arrangement linéaire

Il s'agit de la famille AX_2E_0

X = l'atome ou le composé lié à l'atome central A

E = le doublet non liant (ou un électron célibataire) autour de l'atome central A

Dans ce cas, le nombre de sites de répulsion est égal à 2.

Exemple : CO_2

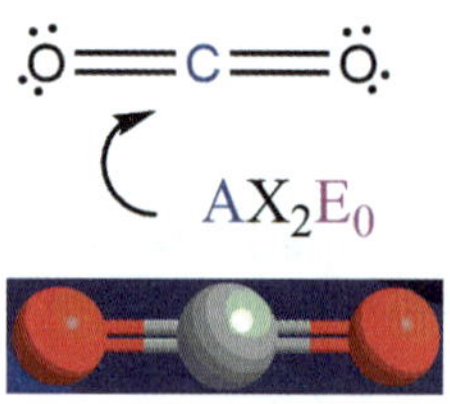

Étant donné que le nombre de doublets non liants est nul (E_0), les deux géométries moléculaire et répulsive de CO_2 sont identiques, soit linéaires.

2.2 Arrangement triangulaire

On distingue deux familles : AX_3 et AX_2E_1

Dans ce cas, le nombre de sites de répulsion est égal à 3.

Exemple : BH_3

AX_3 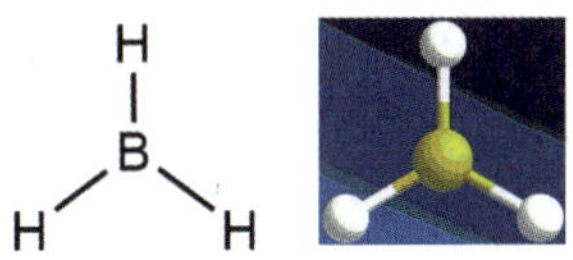

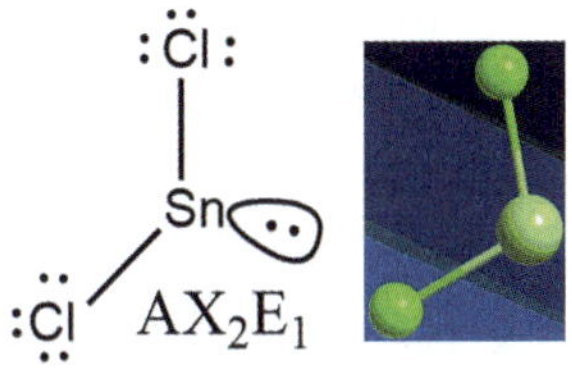

La géométrie moléculaire de BH_3 est triangulaire plane et celle de $SnCl_2$ est coudée (ou angulaire).

2.3 Arrangement tétraédrique

On distingue trois familles : AX_4, AX_3E_1 et AX_2E_2.

Dans ce cas, le nombre de domaines de répulsion est égal à 4.

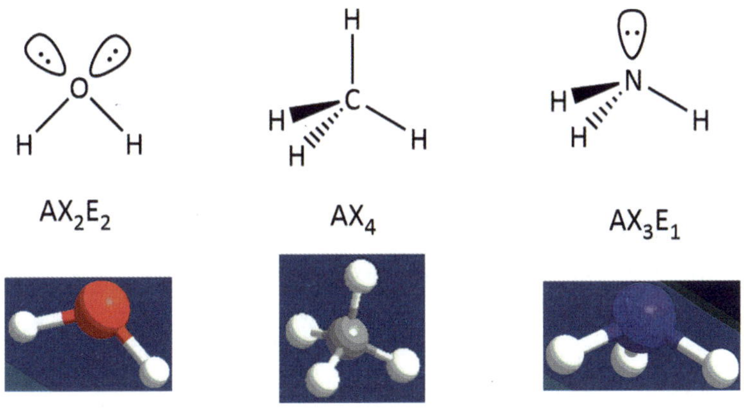

La géométrie de AX_4 est tétraédrique.

La géométrie moléculaire sera coudée pour AX_2E_2 et pyramidale à base triangulaire pour AX_3E_1.

2.4 Arrangement pentagonal (bipyramide à base triangulaire)

On distingue quatre édifices : AX_5E_0, AX_4E_1, AX_3E_2 et AX_2E_3.

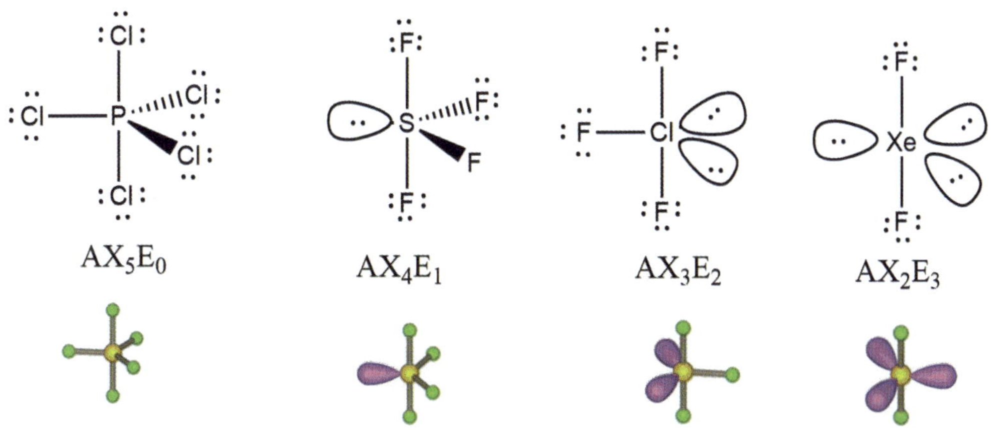

La géométrie moléculaire : AX_5 = bipyramide à base triangulaire ; AX_4E_1 = à bascule ; AX_3E_2 = en T ; AX_2E_3 = linéaire.

2.5 Arrangement octaédrique

On cite trois type d'édifices : AX_6, AX_5E_1 et AX_4E_2.

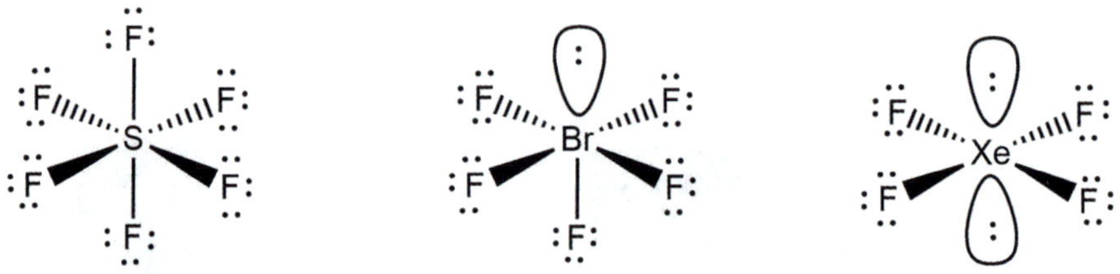

AX_6E_0 AX_5E_1 AX_4E_2

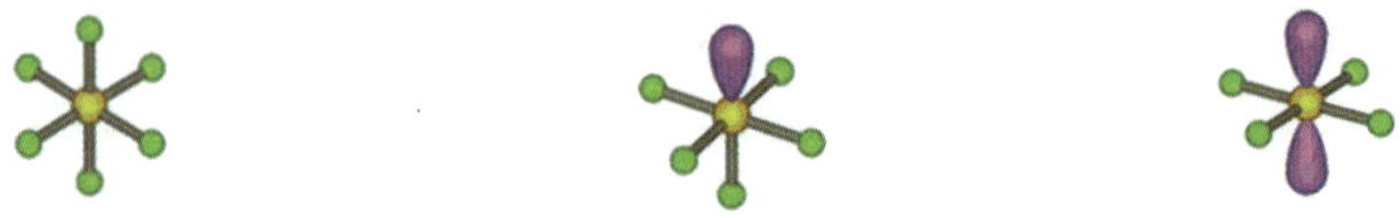

La géométrie moléculaire : AX_6 = octaèdre ; AX_5E_1 = pyramidale à base carrée ; AX_4E_2 = plan carré.

Application

En tant que perturbateur endocrinien de l'axe hypothalamo-hypophyso-thyroïdien chez l'Homme, l'ion perchlorate est considéré comme substance toxique pour la glande thyroïde.

A. Pour cet ion,

a. la formule brute est ClO_4^-

b. le nombre maximum d'électrons de valence est $n_{max}\left(e^-\right) = 8 + 4 \times 8 = 40$

c. le nombre total d'électrons de valence est $n_v\left(e^-\right) = 1 \times 7 + 4 \times 6 + 1 = 32$

d. le nombre de paires d'électrons de valence est $\frac{n_v\left(e^-\right)}{2} = \frac{32}{2} = 16$

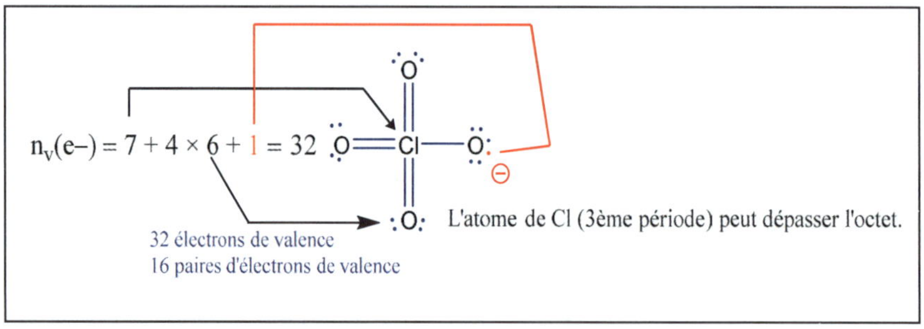

e. le nombre d'électrons liants est $n_l\left(e^-\right) = n_{max}\left(e^-\right) - n_v\left(e^-\right) = 40 - 32 = 8$, soit 4 liaisons covalentes σ.

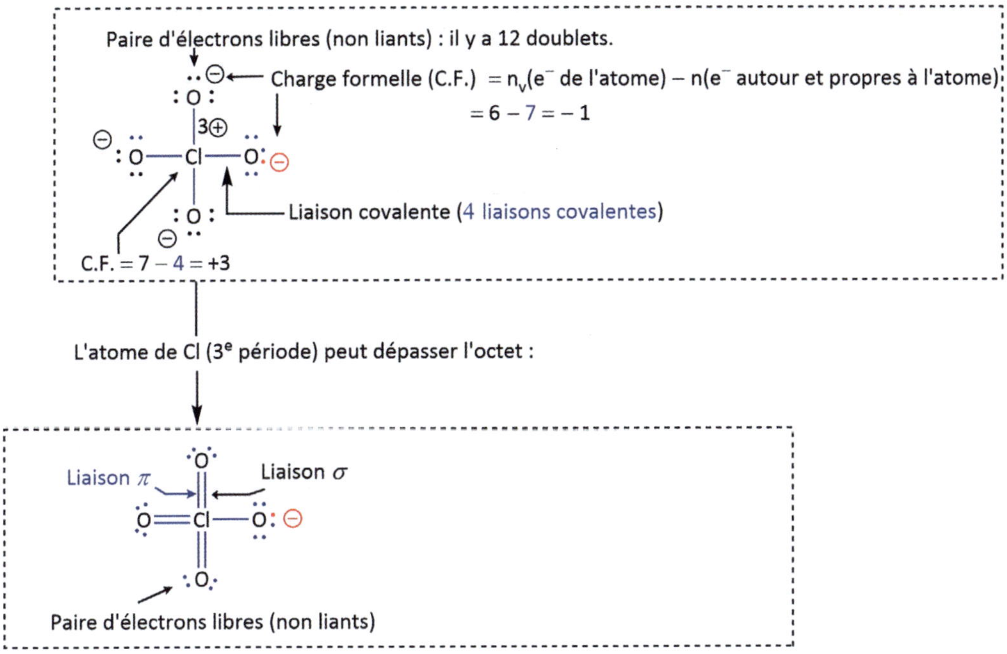

B. Si on se base sur la structure de Lewis suivante :

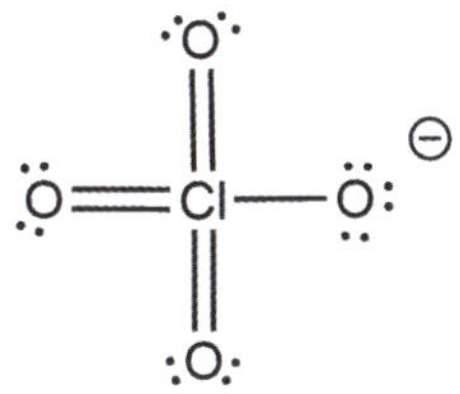

a. la charge formelle de l'atome central est égale à 0.

b. la géométrie répulsive de la molécule est tétraédrique

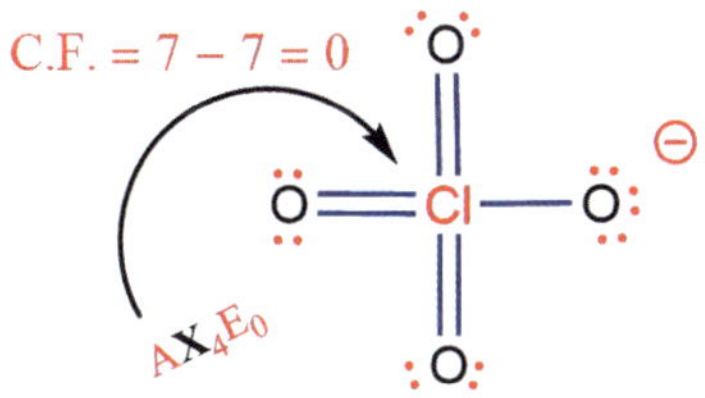

4 sites de répulsion : tétraédrique

c. la géométrie moléculaire est tétraédrique

d. la géométrie répulsive de l'atome d'oxygène est trigonale plane :

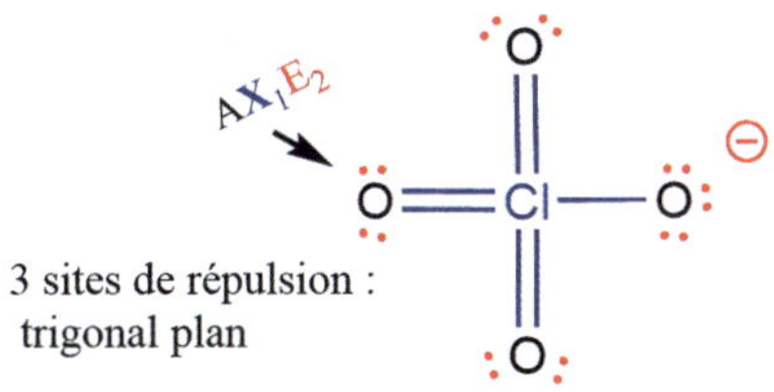

e. le nombre de paires libres autour de l'atome de chlore est nul

C. Pour décrire l'hybride de résonance, on donne deux structures limites équivalentes de l'ion perchlorate :

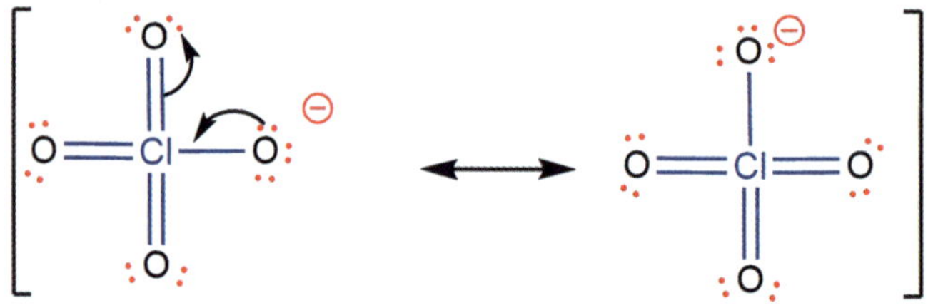

La résonance consiste en une délocalisation des électrons π et p libres au sein de la chaine moléculaire. À titre d'exemple, une double liaison conjuguée à une paire d'électrons non liante pourrait donner au moins deux formes de résonance à la molécule.

Dans les formes de résonance, seuls les électrons changent d'emplacement. Ni la géométrie de la molécule et ni son orientation dans l'espace ne sont affectées.

QCM

Liaisons et structures de Lewis

1 L'ozone est un composé neutre constitué de trois atomes d'oxygène. Sa formule chimique est O_3. Sachant que la structure ci-dessous est une de ses structures de Lewis, que vaut le nombre total d'électrons de valence ?

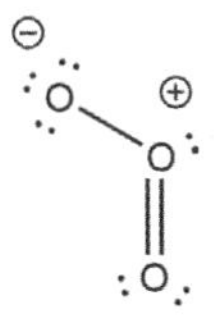

- ❑ **A.** 18
- ❑ **B.** 16
- ❑ **C.** 14
- ❑ **D.** 12
- ❑ **E.** Aucune de ces quatre réponses n'est correcte.

2 En tant que perturbateur endocrinien de l'axe hypothalamo-hypophyso-thyroïdien chez l'Homme, l'ion perchlorate est considéré comme substance toxique pour la glande thyroïde. On considère que sa structure chimique ci-dessous est correcte.

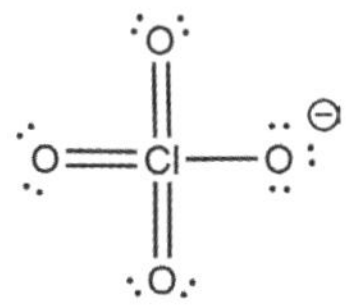

Parmi les assertions suivantes, indiquer celle(s) qui est(sont) correcte(s)

- ❑ **A.** Pour cet ion, le nombre total d'électrons de valence est 32.
- ❑ **B.** Pour cet ion, le nombre total de paires d'électrons de valence non liants est 9.
- ❑ **C.** Dans la structure chimique ci-dessus, l'atome central respecte l'octet.
- ❑ **D.** Dans la structure chimique ci-dessus, autour de l'atome de chlore, on trouve 7 paires d'électrons non liants.

3 Indiquer la(les) bonne(s) assertion(s).
Dans la molécule de CF_4, on trouve :

- ❑ **A.** 34 électrons de valence
- ❑ **B.** l'atome central est entouré par 4 liaisons sigma (σ) (= liaisons simples)
- ❑ **C.** la géométrie moléculaire et celle de répulsion sont identiques
- ❑ **D.** 6 électrons liants
- ❑ **E.** chaque atome de F présente 3 sites de répulsion et une charge formelle nulle (C.F. = 0)

4 Indiquer la(les) bonne(s) proposition(s).
Dans la molécule de PH_3, on trouve :

- ❑ **A.** 8 électrons de valence
- ❑ **B.** 3 liaisons σ (liaisons simples) non polarisées et un doublet non liant
- ❑ **C.** la géométrie moléculaire n'est pas identique à la géométrie de répulsion
- ❑ **D.** la géométrie moléculaire est pyramidale
- ❑ **E.** la géométrie de répulsion est tétraédrique

5 Quel est le type de figure de répulsion formée par les paires d'électrons autour de l'atome central S dans la molécule de difluorure de soufre SF_2 et quelle est sa géométrie moléculaire ?

- ❑ **A.** une figure de répulsion trigonale et une géométrie moléculaire trigonale
- ❑ **B.** une figure de répulsion pyramidale trigonale et une géométrie moléculaire pyramidale trigonale
- ❑ **C.** une figure de répulsion tétraédrique et une géométrie moléculaire pyramidale trigonale
- ❑ **D.** une figure de répulsion tétraédrique et une géométrie moléculaire coudée

6 Pour la molécule $SOCl_2$, parmi les schémas présentés ci-dessous, indiquer la bonne structure de Lewis. Celle-ci doit prendre en considération les charges formelles des atomes, les paires électroniques libres ainsi que les éventuels électrons célibataires.

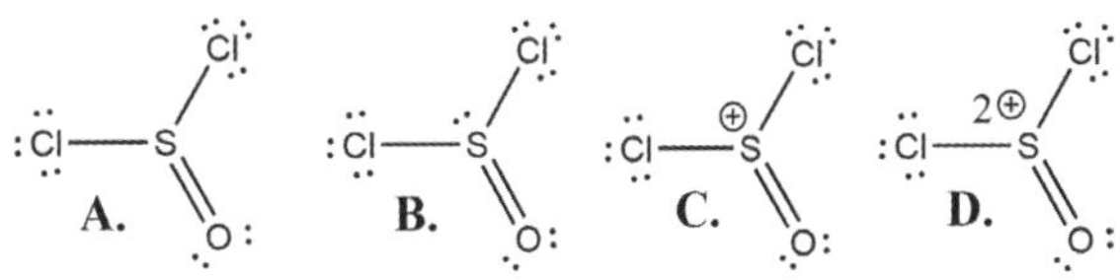

7 Pour la molécule Na_2CO_3, parmi les schémas présentés ci-dessous, indiquer la bonne structure de Lewis. Celle-ci doit prendre en considération les charges formelles des atomes, les paires électroniques libres ainsi que les éventuels électrons célibataires.

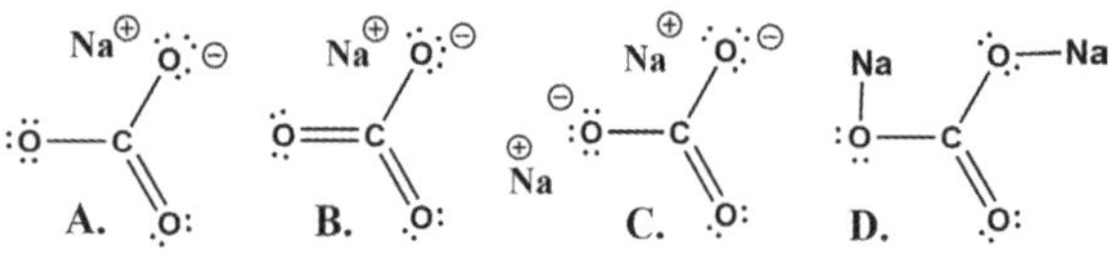

8 Pour la molécule HNO_3, parmi les schémas présentés ci-dessous, indiquer la bonne structure de Lewis. Celle-ci doit prendre en considération les charges formelles des atomes, les paires électroniques libres ainsi que les éventuels électrons célibataires.

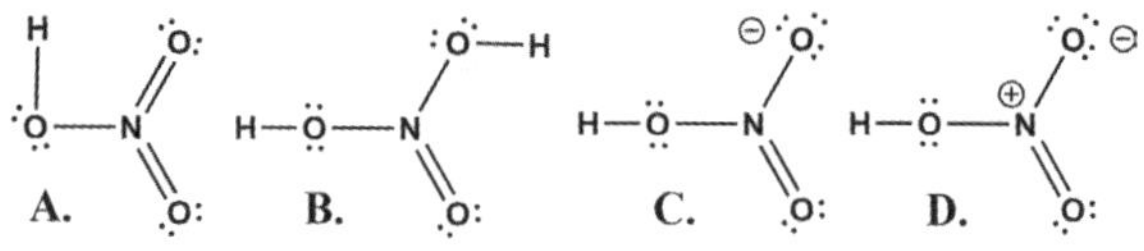

9 En appliquant la règle de Gillespie (VSEPR), indiquer pour chacune des molécules dont les structures de Lewis sont présentées ci-contre, leur figure de répulsion (I) et leur géométrie moléculaire (II).

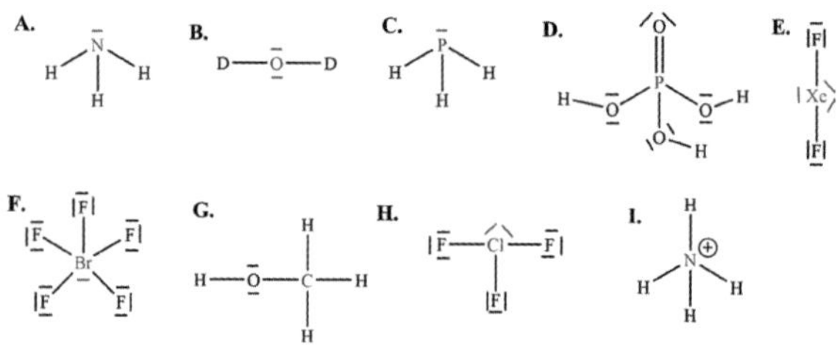

	A	B	C	D	E	F	G	H	I
I- Tétraèdre II- Pyramide à base triangulaire									
I- Tétraèdre II- Tétraèdre									
I- Tétraèdre II- Coudée									
I- Octaèdre II- Pyramide à base carrée									
I- Bipyramide à base triangulaire II- Linéaire									
I- Bipyramide à base triangulaire II- Forme en T									

10 En se basant sur les structures de Lewis et en appliquant la règle de Gillespie (VSEPR), indiquer pour chacune des molécules suivantes la géométrie moléculaire qui lui correspond :

	Linéaire	Coudée	Trig. plan	Forme en T	Pyr. à base triang.	Tétraé.	Carrée	Bipy. à base triang.	Octaèdre
A : NH_3									
B : SO_4^{2-}									
C : HIO_4									
D : N_2									
E : N_2H_4									
F : $XeCl_2$									
G : PCl_6^-									
H : SF_6									
I : ICl_2^-									
J : $BeCl_2$									

Solutions

Liaisons et structures de Lewis

1 Réponse A.

Pour répondre à cette question, il suffit de calculer le nombre d'électrons total liants et non liants sur la structure de cette molécule : 18 électrons de valence.

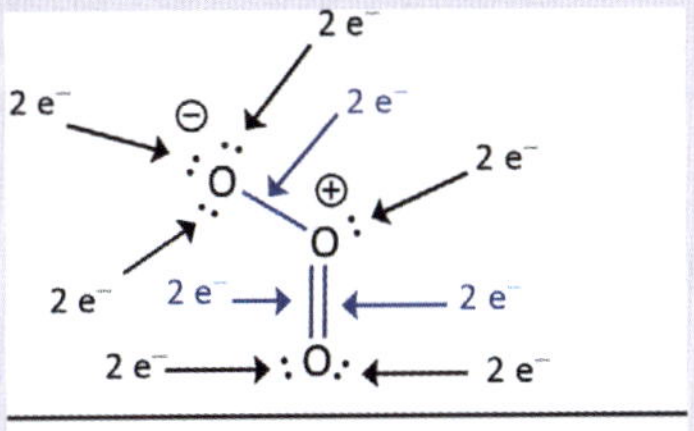

12 e^- non liants + 6 e^- liants = 18 e^-

2 Réponses A et B.

A. Vrai, car le nombre total d'électrons de valence est $n_v(e^-) = 1 \times 7 + 4 \times 6 + 1 = 32$. (voir la fiche pour plus d'explications)

B. Vrai. D'après la structure chimique donnée, on peut compter 9 paires d'électrons non liants.

C. Faux, car le nombre total d'électrons autour de l'atome central (Cl) est égal à 14 électrons, dépassant largement l'octet. Cela est possible car le chlore fait partie des éléments de la troisième période. Par contre, tous les éléments de la première et la deuxième périodes, à l'état fondamental, ne peuvent pas dépasser l'octet.

D. Faux, car on trouve 0 paire d'électrons non liants autour de l'atome central Cl.

3 Réponses B et C.

Dans la molécule de CF_4, en se référant à la méthode expliquée en synthèse 1, on trouve que :

- le nombre maximum d'électrons de valence est
$$n_{max}(e^-) = 8 + 4 \times 8 = 40$$
- le nombre total d'électrons de valence est
$$n_v(e^-) = 1 \times 4 + 4 \times 7 = 32$$
- le nombre de paires d'électrons de valence est
$$\frac{n_v(e^-)}{2} = \frac{32}{2} = 16$$
- le nombre d'électrons liants est
$$n_l(e^-) = n_{max}(e^-) - n_v(e^-) = 40 - 32 = 8$$
soit 4 liaisons covalentes σ.
- le nombre d'électrons non liants est
$$n_{nl}(e^-) = n_v(e^-) - n_l(e^-) = 32 - 8 = 24$$
soit 12 doublets libres

D'où, la structure de Lewis peut se présenter comme suit :

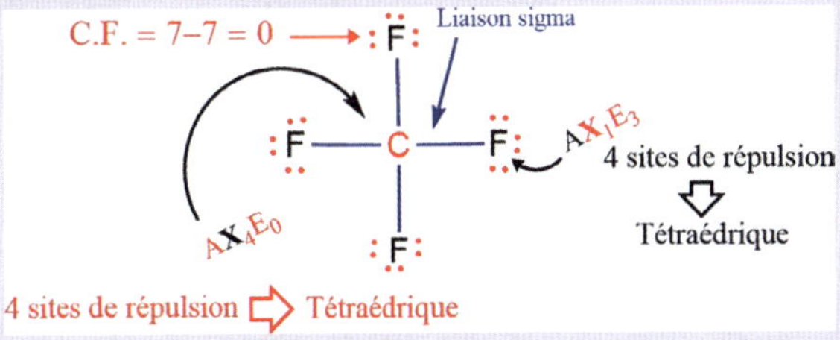

A. Faux.

[4 e^- de valence de C] + [4 x 7 e^- de valence de F] = 32 électrons de valence et non 34 électrons de valence.

B. Vrai.

L'atome central est entouré par 4 liaisons sigma (σ).

C. Vrai, car le nombre d'électrons libres et de paires d'électrons non liantes autour du C (carbone central) est nul.

D. Faux.

Le nombre d'électrons liants est
$$n_l(e^-) = n_{max}(e^-) - n_v(e^-) = 40 - 32 = 8$$
soit 4 liaisons covalentes σ.

E. Faux.

Voir le détail dans le schéma ci-dessus. Chaque atome de F présente 4 sites de répulsion et une charge formelle nulle.

Les propositions correctes sont B et C.

4 Réponse : toutes les propositions sont correctes.

Dans la molécule de PH_3, en suivant la procédure expliquée en synthèse 1, on trouve que :

- le nombre maximum d'électrons de valence est
$$n_{max}(e^-) = 8 + 3 \times 2 = 14$$
- le nombre total d'électrons de valence est
$$n_v(e^-) = 1 \times 5 + 3 \times 1 = 8$$
- le nombre de paires d'électrons de valence est
$$\frac{n_v(e^-)}{2} = \frac{8}{2} = 4$$

Chimie

- le nombre d'électrons liants est
$$n_l(e^-) = n_{max}(e^-) - n_v(e^-) = 14 - 8 = 6$$
soit 3 liaisons covalentes σ (liaisons simples).
- le nombre d'électrons non liants est
$$n_{nl}(e^-) = n_v(e^-) - n_l(e^-) = 8 - 6 = 2$$
soit 1 doublet d'électrons libres

Par conséquent, la structure de Lewis peut se présenter comme suit :

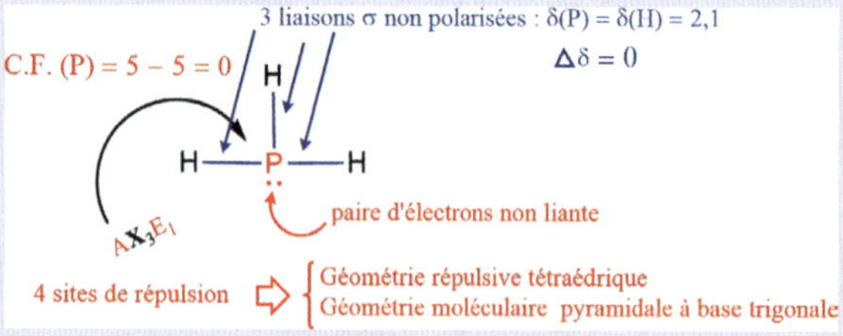

A. Vrai
En effet, 3 e⁻ de H + 5 e⁻ de P = 8 électrons de valence (ou électrons externes).

B. Vrai
Le nombre d'électrons liants est
$$n_l(e^-) = n_{max}(e^-) - n_v(e^-) = 14 - 8 = 6$$
soit 3 liaisons covalentes simples.
La liaison simple P–H n'est pas polaire car la différence d'électronégativité entre les deux atomes est nulle.

C. Vrai
Vu que l'atome porte une paire d'électrons non liante, la géométrie moléculaire n'est pas identique à la géométrie de répulsion.

D. Vrai
Vu que la molécule est de type AX_3E_1, la géométrie moléculaire est pyramidale.

E. Vrai, car le nombre de sites de répulsion est égal à quatre.

5 Réponse D.

En se référant à la synthèse 1, dans la molécule de SF_2, on trouve que :

- le nombre maximum d'électrons de valence est
$$n_{max}(e^-) = 8 + 2 \times 8 = 24$$
- le nombre total d'électrons de valence est
$$n_v(e^-) = 1 \times 6 + 2 \times 7 = 20$$
- le nombre de paires d'électrons de valence est
$$\frac{n_v(e^-)}{2} = \frac{20}{2} = 10$$
- le nombre d'électrons liants est
$$n_l(e^-) = n_{max}(e^-) - n_v(e^-) = 24 - 20 = 4$$
soit 2 liaisons covalentes σ.
- le nombre d'électrons non liants est
$$n_{nl}(e^-) = n_v(e^-) - n_l(e^-) = 20 - 4 = 16$$
soit 8 doublets d'électrons libres

La structure de Lewis peut se présenter comme suit :

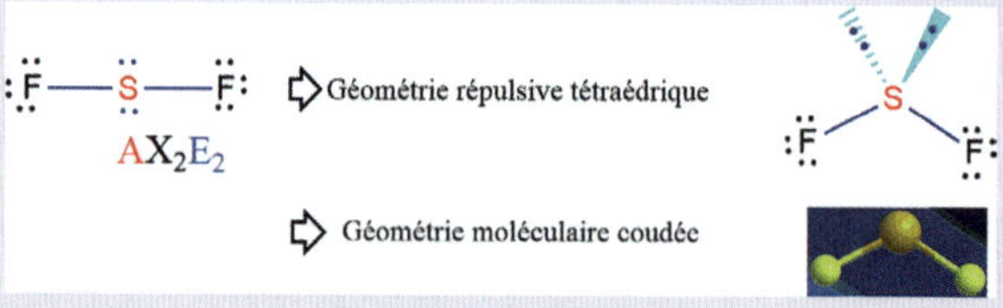

C'est la proposition D qui est correcte.

Remarque :
La géométrie moléculaire est déterminée en masquant les paires d'électrons non liantes dans la figure de répulsion :

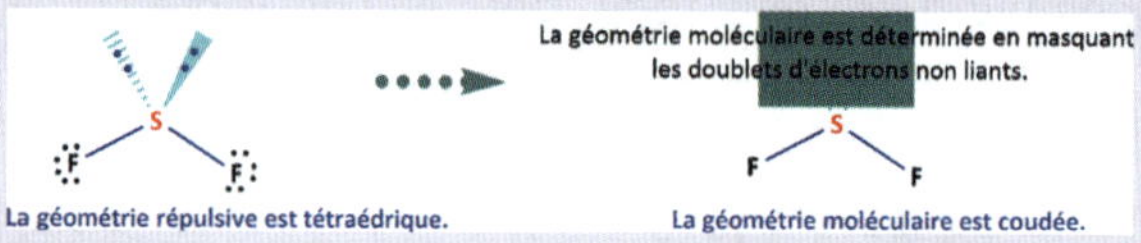

6 Réponse B.

A. Faux.
Le nombre d'électrons de valence de S n'est pas égal à 4 comme représenté sur le schéma A, mais bien égal à 6.

B. Vrai, car la molécule $SOCl_2$ est neutre et l'atome S (3e période) de C.F. nulle peut dépasser l'octet. Pour les atomes Cl et O, l'octet est respecté et leur C.F. est nulle.

C. Faux : voir B.

D. Faux : voir B.

7 Réponse C.

A. Faux, car il manque i) une charge formelle négative sur l'atome d'O et ii) un ion sodium

B. Faux, car i) l'octet n'est pas respecté pour l'atome central C (2e période) et ii) il manque un ion sodium.

C. Vrai, car les C.F., les liaisons ioniques, les liaisons covalentes et les paires d'électrons non liants sur les trois atomes d'O sont toutes respectées.

D. Faux : voir C.

8 Réponse D.

A. Faux, car l'octet n'est pas respecté pour l'atome central N (2e période).

B. Faux, car la structure ne correspond pas à la molécule HNO_3.

C. Faux, car il manque une charge positive sur l'atome d'azote.

D. Vrai.

9

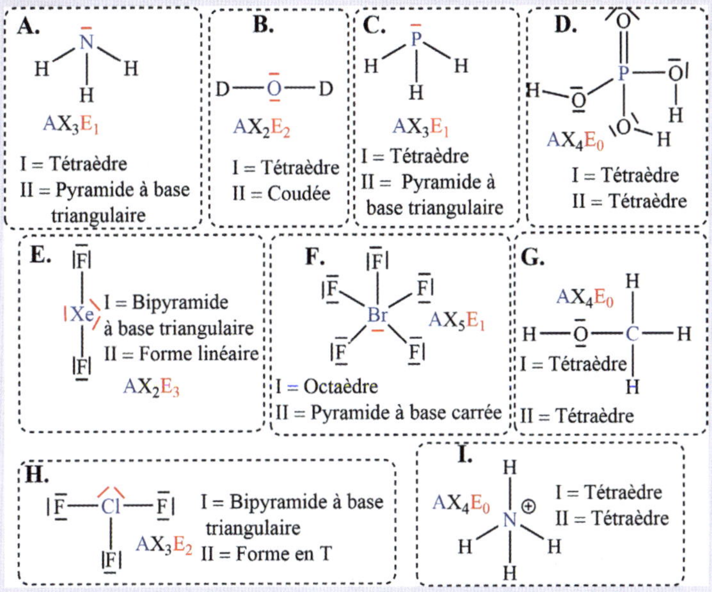

10

	Linéaire	Coudée	Trig. plan	Forme en T	Pyr. à base triang.	Tétraé.	Carrée	Bipy. à base triang.	Octaèdre
A : NH_3					rouge	bleu			
B : SO_4^{2-}						vert			
C : HIO_4						vert			
D : N_2	bleu								
E : N_2H_4					rouge	bleu			
F : $XeCl_2$	rouge							bleu	
G : PCl_6^-									vert
H : SF_6									vert
I : ICl_2^-	rouge							bleu	
J : $BeCl_2$	vert								

Case verte ⇒ géométrie moléculaire = géométrie de répulsion
Case bleue ⇒ géométrie de répulsion
Case rouge ⇒ géométrie moléculaire

Chimie

A
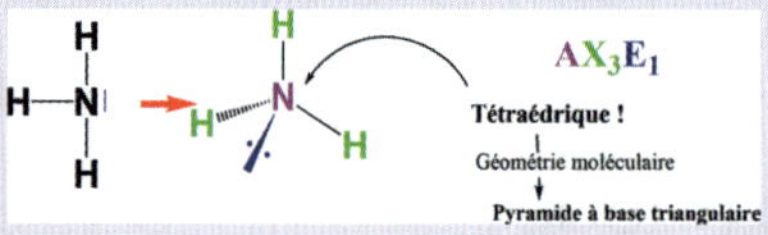
AX3E1
Tétraédrique !
Géométrie moléculaire
Pyramide à base triangulaire

B
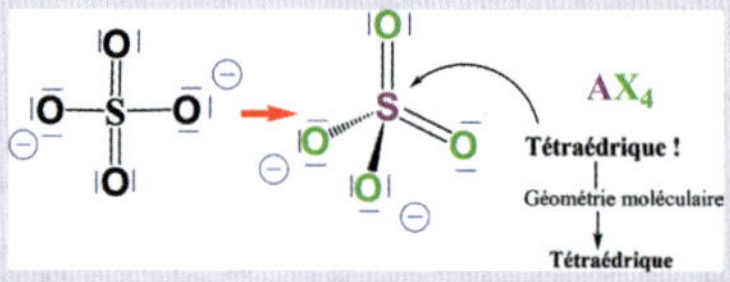
AX4
Tétraédrique !
Géométrie moléculaire
Tétraédrique

C
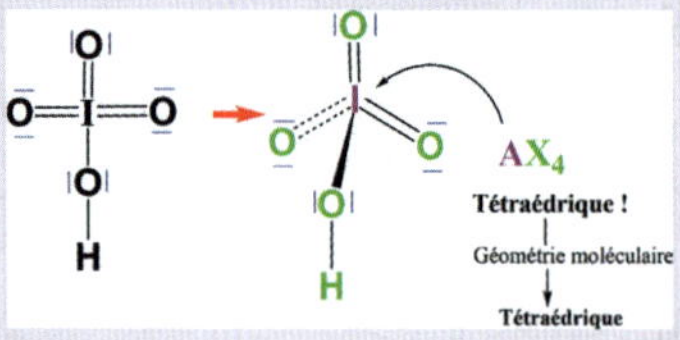
AX4
Tétraédrique !
Géométrie moléculaire
Tétraédrique

D
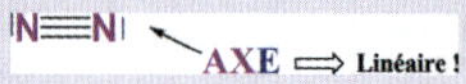
AXE ⟹ Linéaire !

E
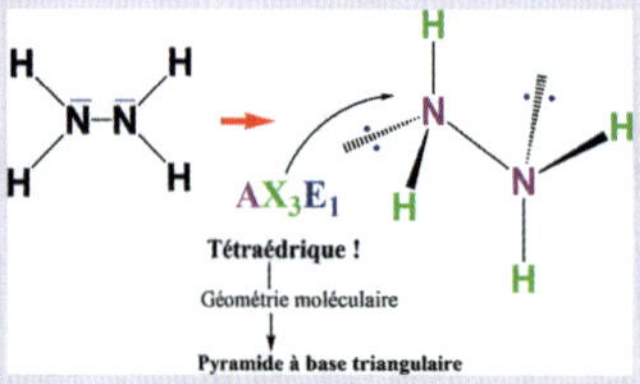
AX3E1
Tétraédrique !
Géométrie moléculaire
Pyramide à base triangulaire

F
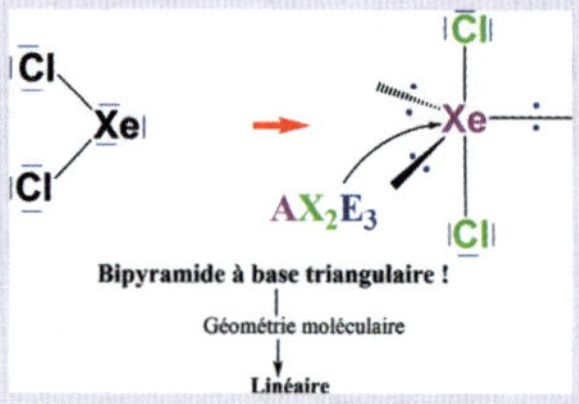
AX2E3
Bipyramide à base triangulaire !
Géométrie moléculaire
Linéaire

G
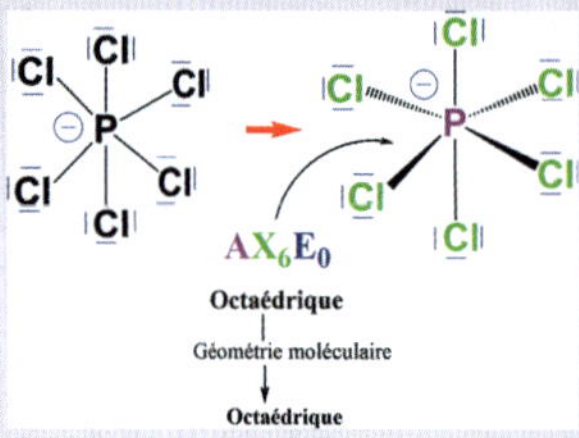
AX6E0
Octaédrique
Géométrie moléculaire
Octaédrique

H
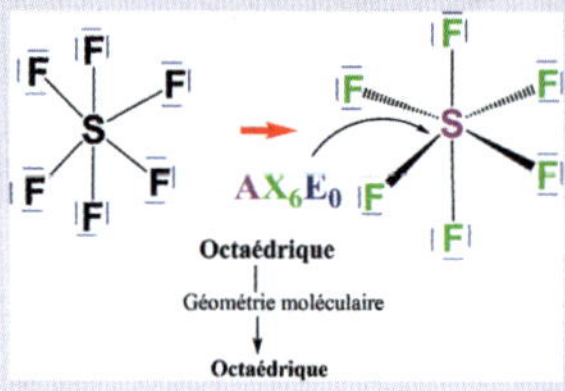
AX6E0
Octaédrique
Géométrie moléculaire
Octaédrique

I
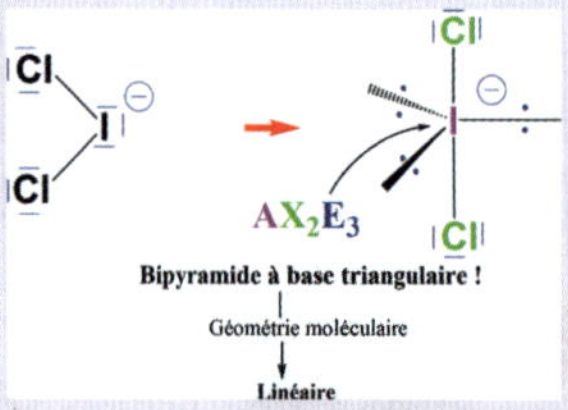
AX2E3
Bipyramide à base triangulaire !
Géométrie moléculaire
Linéaire

J
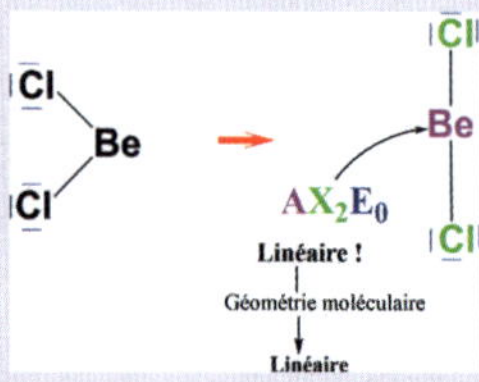
AX2E0
Linéaire !
Géométrie moléculaire
Linéaire

Fiche 7

Loi des gaz

1 Synthèse 1

Loi de Boyle-Mariotte : Pour n moles de gaz à la température T constante : $p_1 \times V_1 = p_2 \times V_2$.

Loi de Charles-Gay Lussac : Pour n moles de gaz à la pression p constante : $\frac{V_1}{T_1} = \frac{V_2}{T_2}$.

Loi d'Avogadro : À T et p maintenues constantes : $\frac{V_1}{n_1} = \frac{V_2}{n_2}$.

Des volumes égaux de gaz, dans les mêmes conditions de température (T) et de pression (p), contiennent le même nombre de molécules (n).

Loi des gaz parfaits : $p \times V = n \times R \times T$.

$$\rho = p \times \frac{M}{R \times T}$$

$$M = \frac{m \times R \times T}{p \times V}$$

R = constante des gaz parfaits = 8,3145 kPa L mol^{-1} K^{-1} ou en J mol^{-1} K^{-1}

Composition de l'air : Approximativement 80 % en volume de N_2 et 20 % en volume de O_2.

Loi des pressions partielles de Dalton : dans un mélange gazeux, les molécules de chaque gaz exercent une pression identique à celle qu'elles exerceraient si elles étaient seules. La pression totale est donc égale à la somme des pressions partielles.

$$p_{\text{tot}} = p_{\text{A}} + p_{\text{B}} + p_{\text{C}} + ..$$

$$\chi_{\text{A}} = \frac{n_{\text{A}}}{n_{\text{total}}}$$

$$p_{\text{A}} = \chi_{\text{A}} \times p_{\text{totale}}$$

Masse molaire d'un gaz : $M_{\text{gaz}} = M_{\text{air}} \times d_{\text{gaz}}$ (conditions TPN).

Masse molaire de l'air $M_{\text{air}} = 28{,}8$ g mol^{-1} et 1 L d'air a une masse de 1,29 g dans les conditions TPN.

Chimie

2 Synthèse 2

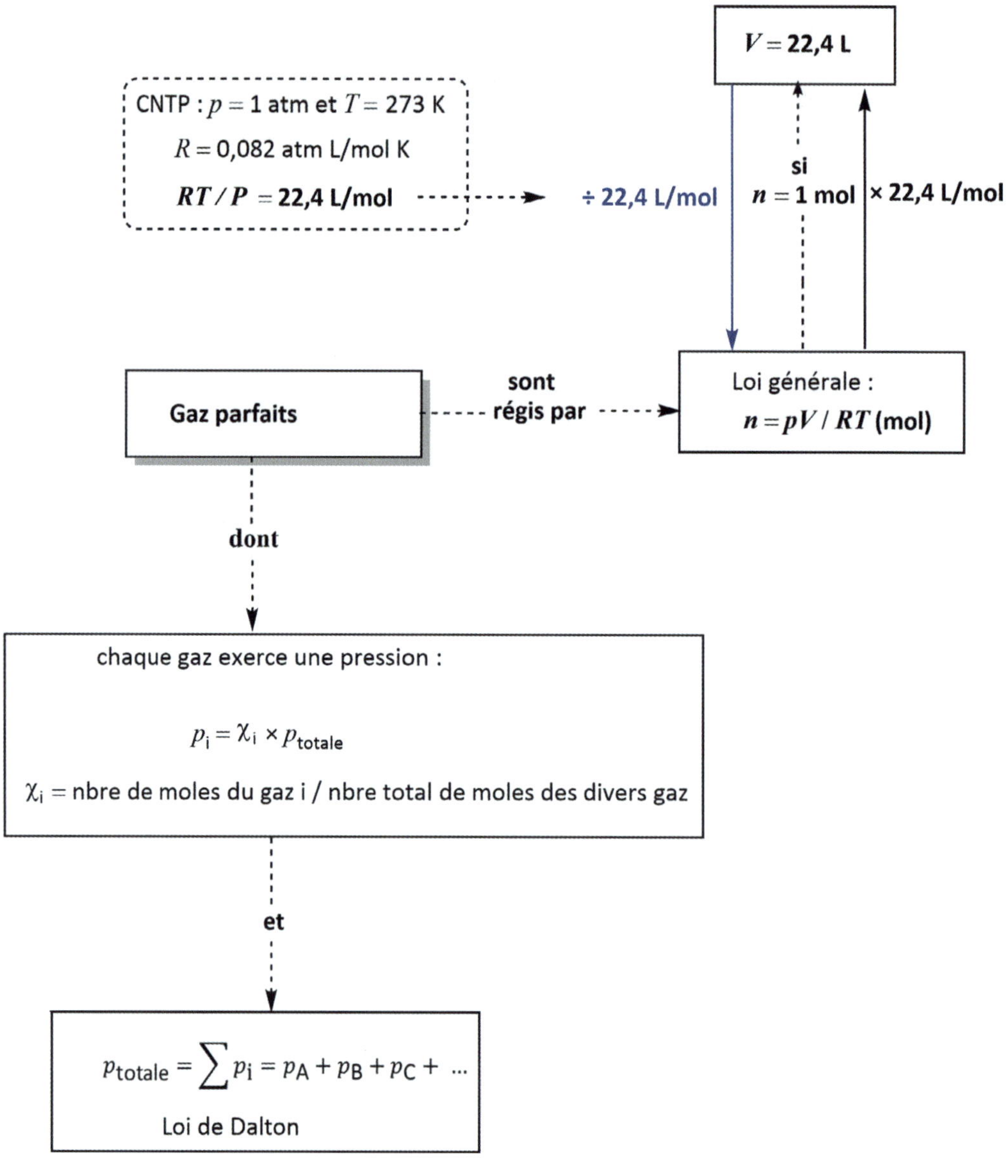
V = 22,4 L
CNTP : p = 1 atm et T = 273 K
R = 0,082 atm L/mol K
RT / P = 22,4 L/mol
÷ 22,4 L/mol
si
n = 1 mol
× 22,4 L/mol
Gaz parfaits
sont
régis par
Loi générale :
n = pV / RT (mol)
dont
chaque gaz exerce une pression :
p_i = χ_i × p_totale
χ_i = nbre de moles du gaz i / nbre total de moles des divers gaz
et
p_totale = ∑ p_i = p_A + p_B + p_C + ...
Loi de Dalton

QCM

Loi des gaz

1 Dans les conditions normales de température et de pression, un gaz parfait se trouve dans une enceinte de volume $V = 22{,}4$ L. Si le volume est maintenu constant et la température T est doublée, la pression sera égale à :

- ❑ **A.** 1 atm
- ❑ **B.** 2 atm
- ❑ **C.** $\frac{1}{2}$ atm
- ❑ **D.** Aucune de ces quatre réponses n'est correcte.

2 Un échantillon de gaz parfait est maintenu à T constante. Si la pression est diminuée de moitié, le volume sera :

- ❑ **A.** divisé par deux
- ❑ **B.** doublé
- ❑ **C.** inchangé
- ❑ **D.** Le manque de données rend impossible l'évaluation.

3 Un gaz parfait se trouve dans une enceinte de volume V à la température T. Si, en maintenant la pression constante, le volume de l'enceinte est doublé, la température sera :

- ❑ **A.** divisée par deux
- ❑ **B.** doublée
- ❑ **C.** inchangée
- ❑ **D.** Le manque d'informations complémentaires rend impossible la prédiction.

4 Un gaz parfait se trouve dans une enceinte de volume V maintenu constant. Si la température T est doublée, la pression p sera :

- ❑ **A.** doublée
- ❑ **B.** divisée par deux
- ❑ **C.** inchangée
- ❑ **D.** L'évaluation est impossible par manque de données.

5 Un gaz parfait se trouve dans une enceinte de volume V maintenu constant. Si la température T passe de 1 100 K à 550 K, la pression p sera :

- ❑ **A.** doublée
- ❑ **B.** inchangée
- ❑ **C.** divisée par deux
- ❑ **D.** L'évaluation est impossible par manque de données.

6 Laquelle des opérations suivantes justifie une variation de pression égale à 2 atm :

- ❑ **A.** (Gaz parfait : $V = 22{,}4$ L, $n = 1$ mol, $T = 0$ °C, $p = 1$ atm) $\rightarrow$ (Gaz parfait : $V = 11{,}2$ L, $n = 1$ mol, $T = 0$ °C, $p = ?$)
- ❑ **B.** (Gaz parfait : $V = 22{,}4$ L, $n = 1$ mol, $T = 0$ °C, $p = 1$ atm) $\rightarrow$ (Gaz parfait : $V = 44{,}8$ L, $n = 1$ mol, $T = 0$ °C, $p = ?$)
- ❑ **C.** (Gaz parfait : $V = 22{,}4$ L, $n = 1$ mol, $T = 0$ °C, $p = 1$ atm) $\rightarrow$ (Gaz parfait : $V = 22{,}4$ L, $n = 2$ mol, $T = 0$ °C, $p = ?$)
- ❑ **D.** (Gaz parfait : $V = 22{,}4$ L, $n = 1$ mol, $T = 0$ °C, $p = 1$ atm) $\rightarrow$ (Gaz parfait : $V = 22{,}4$ L, $n = 1$ mol, $T = 0$ °C, $p = ?$)
- ❑ **E.** Aucune de ces quatre réponses n'est correcte.

7 Si p, V, M et T représentent la pression, le volume, la masse moléculaire et la température d'un gaz, il s'ensuit que la masse volumique m/V d'un gaz parfait est égale à :

- ❑ **A.** $\frac{R \times T}{p \times M}$
- ❑ **B.** $\frac{p}{R \times T}$
- ❑ **C.** $\frac{p}{V}$
- ❑ **D.** $\frac{p \times M}{R \times T}$

8 On admet que l'air est constitué (en volume) de 20 % d'oxygène et de 80 % d'azote. Dans une pièce qui mesure 2 m × 5,6 m × 2 m, combien y a-t-il de moles d'oxygène (à PTN) et quelle en est la masse ?

- ❑ **A.** $n(O_2) = 2$ mol ; $m(O_2) = 64$ g
- ❑ **B.** $n(O_2) = 20$ mol ; $m(O_2) = 640$ g
- ❑ **C.** $n(O_2) = 200$ mol ; $m(O_2) = 6\,400$ g
- ❑ **D.** $n(O_2) = 1\,000$ mol ; $m(O_2) = 32\,000$ g

9 Dans les conditions normales de température et de pression, quelle masse d'ammoniac (gaz) peut-on obtenir à partir de 44,8 L d'azote et 67,2 L d'hydrogène ?
On suppose que la réaction $N_2\,(g) + 3\,H_2\,(g) \rightleftarrows 2\,NH_3\,(g)$ est complète, que les gaz sont parfaits et qu'une mole d'ammoniac pèse 17 g.

- ❑ **A.** 8,5 g
- ❑ **B.** 17 g
- ❑ **C.** 34 g
- ❑ **D.** 51 g

10 On brûle complètement 11,2 L (PTN) d'un hydrocarbure gazeux inconnu (molécule composée des atomes C et H ; toutes les liaisons sont saturées). On fait barboter et on dissout les gaz de combustion dans une solution de chlorure de calcium. Il se forme 50 g d'un précipité de carbonate de calcium. Suggérer une formule brute (C_xH_y) pour l'hydrocarbure de départ.
Masses atomiques relatives : C = 12, H = 1, Ca = 40, O = 16.

- ❑ **A.** $x = 1$; $y = 4$
- ❑ **B.** $x = 2$; $y = 4$
- ❑ **C.** $x = 2$; $y = 6$
- ❑ **D.** $x = 4$; $y = 1$

11 Dans un ballon d'un litre, on place 0,010 mol de pentachlorure de phosphore PCl_5. On porte la température à 250 °C. On observe qu'à cette température la pression totale est stabilisée à 1,00 atm. Il se peut également qu'une certaine quantité de PCl_5 se soit dissociée suivant la réaction :

$$PCl_5\,(g) \rightleftarrows PCl_3\,(g) + Cl_2\,(g)$$

Répondre par **Vrai** ou **Faux**.

A. Après avoir augmenté la température jusqu'à 523 K, il se peut qu'il n'y ait plus que 0,010 mol de gaz présents dans le ballon.
❑ **V** ❑ **F**

B. À l'équilibre, $p_{PCl_5} + p_{PCl_3} + p_{Cl_2} = 1$ atm.
❑ **V** ❑ **F**

C. Si les gaz sont parfaits, à l'équilibre, $n_{total} = n_{PCl_5} + n_{PCl_3} + n_{Cl_2} = \dfrac{p_{totale} \times V_{total}}{R \times T}$.
❑ **V** ❑ **F**

D. $n_{Cl_2} = n_{total} - 0{,}01$
❑ **V** ❑ **F**

E. $p_{PCl_3} = \dfrac{n_{total} - 0{,}01}{n_{total}} \times p_{totale}$
❑ **V** ❑ **F**

12 À température ambiante, quel volume d'oxygène en litres faut-il mettre en jeu pour brûler 1 000 m^3 d'un mélange de gaz parfaits dont la composition volumétrique est la suivante (l'air contient 21 % d'oxygène) : CH_4 : 25 %, H_2 : 50 % et $CO_2 + N_2$: 25 %. On suppose que les réactions sont complètes sans que la quantité d'oxygène ne soit en excès.
Choisir la bonne réponse.

- ❑ **A.** 500 L
- ❑ **B.** 750 L
- ❑ **C.** 1 000 L
- ❑ **D.** 1 250 L
- ❑ **E.** 2 000 L

Loi des gaz

1 Réponse B.

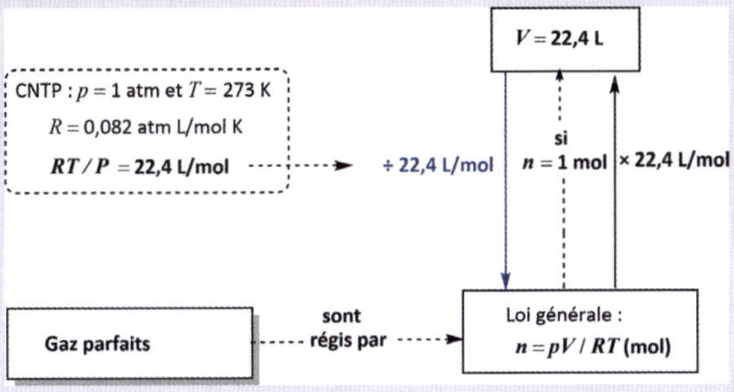

Soit la loi des gaz parfaits $p \times V = n \times R \times T$.

Or, on sait que : n, R et V sont constants, avec $n =$ 1 mol, $V = 22{,}4$ L.

Dans les conditions CNTP, la température est égale à 273 K.

$$p = \frac{n \times R \times T}{V}$$

Application numérique :

$$p = \frac{1 \times 0{,}082 \times (2 \times 273)}{22{,}4} = 2 \text{ atm}$$

On en déduit donc que si l'on double la température de l'enceinte à volume constant, la pression sera doublée, d'où 2 atm.

2 Réponse B.

Soit la loi des gaz parfaits $p \times V = n \times R \times T$.

Or, on sait que : n, R et T sont constants.

D'où, $p \times V = n \times R \times T = \text{Cte}$

On en déduit donc que si la pression est diminuée de moitié, le volume est doublé pour que le produit $n \times R \times T$ reste constant.

$$\frac{p}{2} \times 2 \times V = p \times V = n \times R \times T = \text{Cte}$$

(Réponse B)

3 Réponse B.

Soit la loi des gaz parfaits $p \times V = n \times R \times T$

Or, on sait que : n, R et p sont constants.

D'où, $p \times V = n \times R \times T = \text{Cte}$

Et, $\frac{V}{T} = \frac{n \times R}{p} = \text{Cte}$

On en déduit donc que si l'on double le volume de l'enceinte, la température sera doublée pour que le rapport $\frac{n \times R}{p}$ reste constant :

$$\frac{2 \times V}{2 \times T} = \frac{V}{T} = \frac{n \times R}{p} = \text{Cte}$$

(Réponse B)

4 Réponse A.

Soit la loi des gaz parfaits $p \times V = n \times R \times T$.

Or, on sait que : n, R et V sont constants.

D'où, $\frac{p}{T} = \frac{n \times R}{V} = \text{Cte}$

On en déduit donc que si l'on double la température de l'enceinte, la pression est doublée afin que le rapport $\frac{n \times R}{V}$ reste constant :

$$\frac{2 \times p}{2 \times T} = \frac{p}{T} = \frac{n \times R}{V} = \text{Cte}$$

(Réponse A)

5 Réponse C.

Soit la loi des gaz parfaits $p \times V = n \times R \times T$.

Or, on sait que : n, R et V sont constants.

D'où, $\frac{p}{T} = \frac{n \times R}{V} = \text{Cte}$

On en déduit donc que si la température de l'enceinte est chutée de moitié, la pression sera divisée par deux pour que le rapport $\frac{n \times R}{V}$ reste constant :

$$\frac{\frac{p}{2}}{\frac{T}{2}} = \frac{p}{T} = \frac{n \times R}{V} = \text{Cte}$$

(Réponse C)

6 Réponse E.

A. Faux, car la pression passe de 1 atm à $p = \frac{n \times R \times T}{V} = \frac{1 \times 0{,}082 \times 273}{11{,}2} = 2$ atm. La variation $\Delta p = 2 - 1 = 1$ atm.

B. Faux, car la pression passe de 1 atm à $p = \frac{1 \times 0{,}082 \times 273}{44{,}8} = 0{,}5$ atm. La variation $\Delta p = -0{,}5$ atm.

C. Faux, car la pression passe de 1 atm à $p = \frac{2 \times 0{,}082 \times 273}{22{,}4} = 2$ atm. La variation $\Delta p = 1$ atm.

D. Faux. La variation de pression est nulle car aucune condition n'a été modifiée.

7 **Réponse D.**

Soit $p \times V = n \times R \times T$.

Et, $n = \frac{m}{M}$

Or : la masse volumique d'un gaz parfait est $\rho = \frac{m}{V}$.

On peut donc en déduire que $\rho = \frac{p \times M}{R \times T}$ (Réponse D)

8 **Réponse C.**

Soit

- Air = 20 % d'oxygène + 80 % d'azote
- Volume de la pièce :

$$2 \times 5{,}6 \times 2 = 22{,}4 \text{ m}^3 = 22\,400 \text{ L}$$

Or, on sait que dans les conditions PTN (pression et température normales) : 1 mol d'un gaz vaut un volume égal à 22,4 L

D'où,

$$V(O_2) = 22\,400 \times \frac{20}{100} \text{ L}$$

$$n(O_2) = \frac{22\,400 \times \frac{20}{100}}{22{,}4} = 200 \text{ mol d'oxygène}$$

La masse moléculaire de l'oxygène vaut 32, donc $m(O_2) = 32 \times 200 = 6\,400$ g

On peut aussi admettre le raisonnement schématique suivant :

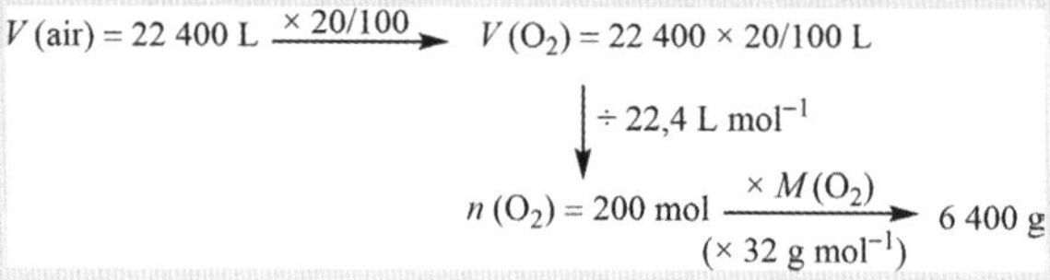

9 **Réponse C.**

Soit la réaction de formation de l'ammoniac N_2 (g) + 3 H_2 (g) $\rightleftarrows$ 2 NH_3 (g)

Les nombres de moles engagés de N_2 et H_2 sont :

44,8 L de N_2 (g) $\Rightarrow n = 44{,}8/22{,}4 = 2$ mol de N_2

67,2 L de H_2 (g) $\Rightarrow n = 67{,}2/22{,}4 = 3$ mol H_2

Le réactif limitant est H_2. En effet :

	1 N_2 (g) +	3 H_2 (g) $\rightleftarrows$	2 NH_3 (g)
n_i (mol)	2	3	0
	$2/1 = 2$	$3/3 = 1 < 2$ ⇒ Réactif limitant	
n_f (mol)	$2 - 1 \times x = 1$	$3 - 3x = 0$ ⇒ $x = 1$	$2 \times x = 2 \times (1) = 2$ = nombre de moles de NH_3 formé

À la fin de la réaction, on obtient 2 mol de NH_3.

On en déduit $m(NH_3) = 2$ mol × 17 g mol^{-1} $= 34$ g (Réponse C)

10 **Réponse A.**

(I) Réaction de combustion :

C_xH_y (g) + $(y/4 + x)O_2$ (g) → xCO_2 (g) + $y/2$ H_2O (g)
Gaz de combustion

On brûle complètement 11,2 L de C_xH_y(g), soit $n = 11{,}2/22{,}4 = 0{,}500$ mol.

(II) Ensuite, on fait barboter et on dissout les gaz de combustion dans une solution aqueuse de $CaCl_2$. Le $CaCO_3$ est formé, soit m = 50 g :

$CaCl_2$ (*aq*) + CO_2 (g) + H_2O → $CaCO_3$ (s) + 2 HCl (*aq*)
$m = 50$ g $n = 50/100 = 0{,}500$ mol de $CaCO_3$

(III) On peut en déduire que $n(CO_2) = 0{,}500$ mol $= n(CxHy)$. On a donc formé le même nombre de moles de $CaCO_3$ à partir de cet hydrocarbure gazeux inconnu.

	$CxHy$ (g)	+ $(y/4 + x)$ O_2 (g)	→ x CO_2 (g)	+ $y/2$ H_2O (g)
t_0	0,500 mol	excès		
t_f	0,0 mol	–	0,500 mol	

Cette quantité de CO_2 n'est possible que si $x = 1$. Ainsi, le nombre de carbone $= 1$.
Étant donné que toutes les liaisons de cet hydrocarbure gazeux sont saturées, la formule brute est : $CxH(2x+2)$; d'où $x = 1$ et $y = 2x + 2 = 4$

L'hydrocarbure gazeux inconnu est donc le méthane ayant pour formule brute **CH_4**. (Réponse A)

11 Réponses : toutes les affirmations sont vraies.

A. Vrai.

Au départ, on a $n(PCl_5)_0$ = 0,01 mol

Après avoir augmenté la température jusqu'à 523 K, une partie du PCl_5 gazeux présente dans le ballon peut être décomposée en PCl_3 et Cl_2 gazeux, ce qui signifie que le nombre de moles de gaz dans l'enceinte ne peut qu'augmenter :

$$n_{\text{total}} = n_{PCl_5} + n_{PCl_3} + n_{Cl_2} > n_{PCl_5\text{initial}}$$

$$\left(n_{\text{total}} = \frac{p_{\text{totale}} \times V_{\text{total}}}{R \times T} = \frac{101325 \times 10^{-3}}{8{,}314 \times 523} \quad \text{à l'équilibre} \right)$$

B. Vrai, car

$$\sum p_i = p_{\text{totale à l'équilibre}} \Leftrightarrow p_{PCl_5} + p_{PCl_3} + p_{Cl_2} = 1 \text{ atm.}$$

C. Vrai : voir la réponse A.

D. Vrai.

	PCl_5 (g) ⇄	PCl_3 (g) +	Cl_2 (g)
t_0	0,01 mol L^{-1}	0 mol L^{-1}	0 mol L^{-1}
$t_{⇄}$	$0{,}01 - x$	x	x

$$n_{\text{total}} = n_{PCl_5} + n_{PCl_3} + n_{Cl_2} = 0{,}01 + x$$

D'où $x = n_{Cl_2} = n_{\text{total}} - 0{,}01 = n_{PCl_3}$

E. Vrai, car

$$p_{PCl_3} = \chi_{PCl_3} \times p_{\text{totale}} = \frac{n_{PCl_3}}{n_{\text{total}}} \times p_{\text{totale}}$$

$$= \frac{n_{\text{total}} - 0{,}01}{n_{\text{total}}} \times p_{\text{totale}}$$

12 Réponse B.

Rappel : l'hypothèse d'Avogadro : « Une mole de n'importe quel gaz doit toujours occuper le même volume dans des conditions identiques de pression et de température ».

Composition du mélange gazeux : 500 L H_2 + 250 L CH_4 + 250 L gaz incombustibles (CO_2 et N_2)

Équations des réactions de combustion :

$$H_2 + \frac{1}{2}O_2 \rightarrow H_2O$$
$$500\text{ L} \left(\times\frac{1}{2}\right) 250\text{ L}$$

$$CH_4 + 2\,O_2 \rightarrow CO_2 + 2\,H_2O$$
$$250\text{ L} \,(\times 2)\, 500\text{ L}$$

Volume total **d'oxygène** : **250** L + **500** L = **750** L

Thermodynamique et équilibre chimique

1 Synthèse 1

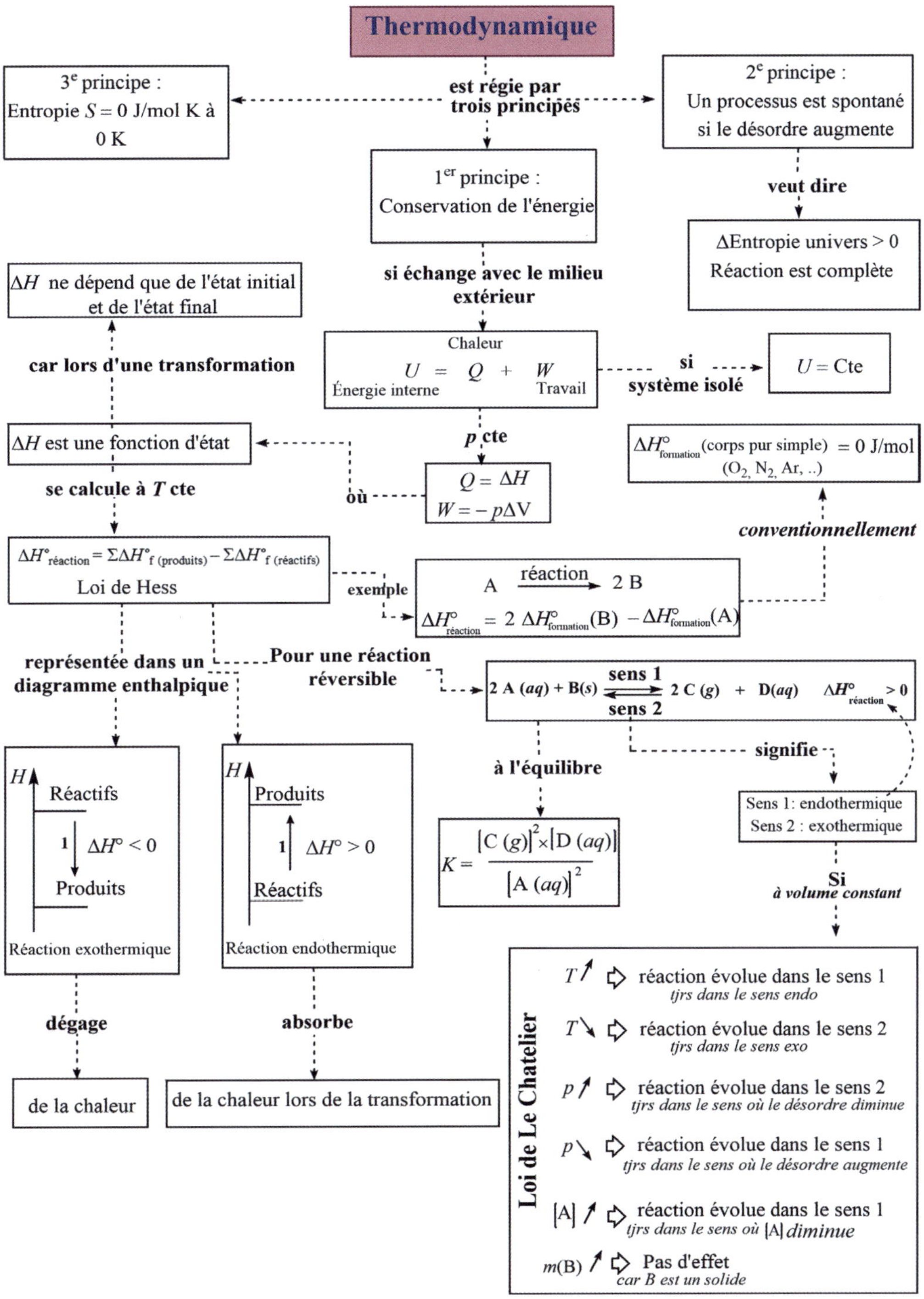

2 Synthèse 2

Calorimétrie

$Q = m \times c \times \Delta T$ (m en kg, c en kJ K^{-1} kg^{-1} et ΔT en K ou °C)

La somme des chaleurs échangées Q_i au sein du calorimètre est nulle : $\sum Q_i = 0$ kJ.

- c est la capacité thermique massique. Pour l'eau :

  $c_{\text{eau liquide}} = 4{,}185$ kJ kg^{-1} K^{-1},

  $c_{\text{eau vapeur}} = 1{,}85$ kJ kg^{-1} K^{-1} et

  $c_{\text{eau glace}} = 2{,}060$ kJ kg^{-1} K^{-1}
- L_{vapeur} est l'enthalpie de vaporisation de l'eau. À 100 °C, $L_{\text{vapeur}} = 2\ 257$ kJ kg^{-1}.
- L_{fusion} est l'enthalpie de fusion de la glace. À 0 °C, $L_{\text{fusion}} = 334$ kJ kg^{-1}.

Application :

La quantité de chaleur nécessaire pour transformer 100 g de glace de $T = -80$ °C à $T = 160$ °C est :

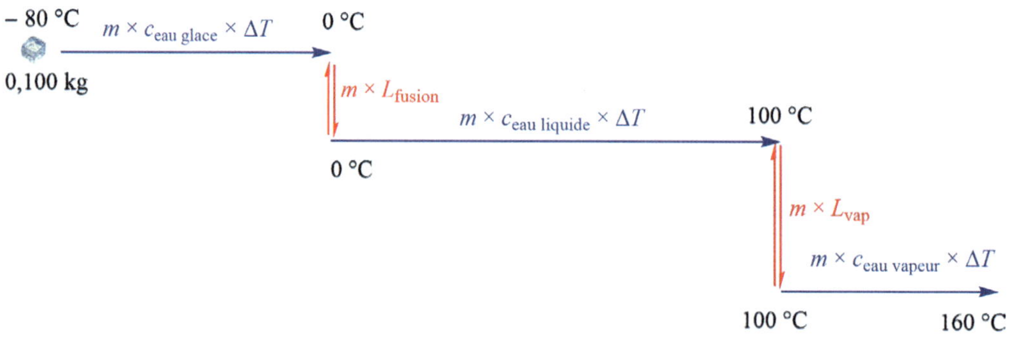

$$Q = m \times c_{\text{eau glace}} \times \Delta T + m \times L_{\text{fusion}} + m \times c_{\text{eau liquide}} \times \Delta T + m \times L_{\text{vapeur}} + m \times c_{\text{eau vapeur}} \times \Delta T$$

Application numérique :

$$Q = 0{,}1 \times 2{,}060 \times (0 - (-80)) + 0{,}1 \times 334 + 0{,}1 \times 4{,}185 \times (100 - 0) + 0{,}1 \times 2\ 257 + 0{,}1 \times 1{,}85 \times (160 - 100)\ \text{(kJ)}$$

QCM

Thermodynamique et équilibre chimique

1 Parmi les énoncés suivants, lesquels sont **vrais** ?

- ❑ **A.** Les molécules d'un carburant tel que l'essence possèdent de l'énergie car il y a dégagement de chaleur une fois qu'elles sont brûlées.
- ❑ **B.** Les réactions athermiques sont des réactions qui s'accompagnent d'un dégagement d'énergie.
- ❑ **C.** Dans un calorimètre, la dissolution de soude caustique NaOH dans l'eau transfère de l'énergie à la solution mais pas aux parois du calorimètre.
- ❑ **D.** Pour les réactifs qui perdent de l'énergie en se transformant en produits, la variation d'enthalpie est négative, $\Delta H_{\text{réaction}} < 0$.
- ❑ **E.** L'équation 1/2 N_2 + 3/2 $H_2 \rightleftarrows NH_3$, $\Delta H_{\text{réaction}} = -46$ kJ, permet de dire que la valeur de l'enthalpie des réactifs est plus élevée que celle du produit.

2 Dans un calorimètre adiabatique en verre de masse m_v contenant une masse d'eau pure m_e à la température de 21,0 °C, on ajoute n moles de sulfate de cuivre (II) solide à la même température.

À la suite de la dissolution du sel, la température de la solution atteint 23 °C. On considère que seule la moitié de la masse du verre s'échauffe.

Capacités thermiques massiques :

$c_{\text{verre}}(c_v) = 0{,}8368$ kJ °C^{-1} kg^{-1}

$c_{\text{eau liquide}}(c_e) = 4{,}185$ kJ °C^{-1} kg^{-1}

Répondre par **Vrai** ou **Faux**.

A. La quantité de chaleur captée par l'eau qui se trouve dans le calorimètre est égale à $Q_1 = 2 \times m_e \times c_e$.

❑ V ❑ F

B. La quantité de chaleur captée par le calorimètre vaut $Q_2 = m_v \times c_v$.

❑ V ❑ F

C. La quantité de chaleur cédée par le calorimètre et l'eau vaut $Q_1 + Q_2$.

❑ V ❑ F

D. ΔH molaire de dissolution du sel vaut $\dfrac{|Q_1 + Q_2|}{n}$.

❑ V ❑ F

3 Dans un calorimètre adiabatique en verre contenant 50 mL de solution aqueuse d'hydroxyde de sodium et de concentration 2,00 mol L^{-1} à la température de 20,0 °C, on verse 50 mL d'une solution aqueuse de chlorure d'hydrogène de même concentration et de même température. À la suite de la réaction, la température de la solution atteint 30 °C. On admet que le verre ne s'échauffe pas et que la masse volumique des deux solutions vaut 1 g mL^{-1}.

Capacités thermiques massiques :

$c_{\text{verre}}(c_v) = 0{,}8368$ kJ °C^{-1} kg^{-1}

$c_{\text{eau liquide}}(c_e) = 4{,}185$ kJ °C^{-1} kg^{-1}

À la fin de la neutralisation, la quantité de chaleur dégagée est égale à :

- ❑ **A.** 4,185 J
- ❑ **B.** 41,85 J
- ❑ **C.** 4 185 J
- ❑ **D.** Aucune de ces trois réponses n'est correcte.

4 Dans un calorimètre adiabatique en verre de capacité thermique très négligeable contenant une masse de 200 g d'eau à la température de 4 °C, on y plonge une barre de fer de masse 500 g qui est sortie d'un congélateur à la température T = – 40 °C.

On suppose que les chaleurs massiques de l'eau $c_{\text{eau liquide}}$ = 4 kJ kg^{-1} K^{-1}, de la glace c_{glace} = 2 kJ kg^{-1} K^{-1}, du c_{fer} = 0,5 kJ kg^{-1} K^{-1} et la chaleur latente de la glace L = 3,34 × 10^2 kJ kg^{-1}.

Indiquer si les énoncés suivants sont **vrais** ou **faux** :

A. L'énergie captée par le bloc de fer pour passer de – 40 °C à 0 °C est de 40 kJ.

❑ V ❑ F

B. L'énergie dégagée par l'eau pour passer de 4 °C à 0 °C est de 3,2 J.

❑ V ❑ F

C. Si on suppose que l'eau est complètement transformée en solide à 0 °C, la quantité de chaleur dégagée sera égale à 66,8 kJ.

❑ V ❑ F

D. Une masse d'eau correspondant à $\dfrac{6{,}8}{334}$ kg est gelée à 0 °C.

❑ V ❑ F

Chimie

E. $(200 - \frac{6\,800}{334})$ g d'eau restent liquide à la température de 0 °C.
❑ **V** ❑ **F**

F. La masse d'eau gelée est le rapport entre l'énergie cédée par l'eau et la chaleur latente de la glace.
❑ **V** ❑ **F**

5 Laquelle, parmi les propositions suivantes, caractérise une réaction endothermique ?

❑ **A.** Le signe du ΔH est positif et les produits ont moins d'énergie potentielle que les réactifs.
❑ **B.** Le signe du ΔH est négatif et les produits ont plus d'énergie potentielle que les réactifs.
❑ **C.** Le signe du ΔH est négatif et les produits possèdent moins d'énergie potentielle que les réactifs.
❑ **D.** Le signe du ΔH est positif et les produits possèdent plus d'énergie potentielle que les réactifs.

6 En présence d'oxygène, le dioxyde de soufre subit l'oxydation suivante :

$$2\,SO_2(g) + O_2(g) \rightarrow 2\,SO_3(g) \quad \Delta H^{o}_{\text{réaction}}\ ?$$

Sur base du diagramme énergétique suivant, que vaut l'enthalpie de cette réaction, sachant que $\Delta H^{o}_{f}(SO_2(g)) = -\,300$ kJ mol^{-1} et $\Delta H^{o}_{f}(SO_3(g)) = -\,400$ kJ mol^{-1}

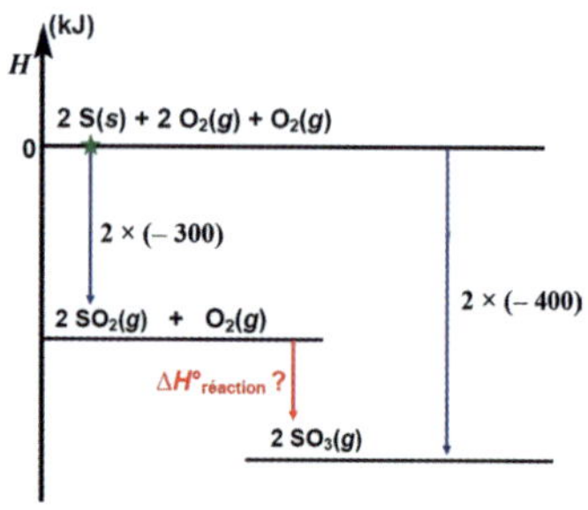

❑ **A.** $\Delta H^{o}_{\text{réaction}} = +\,1\,400$ kJ / mol
❑ **B.** $\Delta H^{o}_{\text{réaction}} = +\,100$ kJ / mol de SO_2
❑ **C.** $\Delta H^{o}_{\text{réaction}} = -\,100$ kJ / mol de SO_3
❑ **D.** $\Delta H^{o}_{\text{réaction}} = -\,200$ kJ / mol

7 Lorsque du CO_2 (s) se transforme en CO_2 (g), comment varie l'entropie lors de ce changement de phase ?

L'entropie :

❑ **A.** reste identique.
❑ **B.** diminue.
❑ **C.** augmente.
❑ **D.** est impossible à évaluer.

8 Dans chacun des cas suivants, préciser si la variation d'entropie (le désordre) indiquée est **vraie** ou **fausse**.

On admet que si ΔS^{o}_{r} (variation d'entropie) est positive, alors le désordre augmente durant la réaction.

A. Pour la synthèse de l'ammoniac :
N_2 (g) +3 H_2 (g) $\rightarrow$ 2 NH_3 (g), $\Delta S^{o}_{r} > 0$.
❑ **V** ❑ **F**

B. Pour la préparation d'une solution aqueuse de saccharose :
$C_{12}H_{22}O_{11}$ (s) $\rightarrow$ $C_{12}H_{22}O_{11}$ (aq), $\Delta S^{o}_{r} > 0$.
❑ **V** ❑ **F**

C. Pour la réaction acide-base :
NH_3 (g) + HCl (g) $\rightarrow$ NH_4Cl (s), $\Delta S^{o}_{r} < 0$.
❑ **V** ❑ **F**

D. Pour la décomposition du carbonate de sodium :
$CaCO_3$ (s) $\rightarrow$ CaO (s) + CO_2 (g), $\Delta S^{o}_{r} > 0$.
❑ **V** ❑ **F**

9 Indiquer la(les) bonne(s) proposition(s) :

❑ **A.** Aucune énergie n'est employée pour maintenir un système à l'équilibre.
❑ **B.** Un état d'équilibre est un état stationnaire.
❑ **C.** Lors d'un équilibre, les réactifs et les produits sont transformés sans cesse l'un en l'autre et leurs vitesses de disparition et d'apparition sont les mêmes.

10 Soit la réaction équilibrée à 450 °C :

$$H_2\,(g) + I_2\,(g) \rightleftarrows 2\,HI\,(g)$$

dont la constante d'équilibre calculée sur base des concentrations vaut 50.

On suppose que la formation de I_2 et H_2 est due uniquement à la transformation de HI. Et, à l'équilibre, la concentration de HI est égale à 1 mol L^{-1}.

Parmi les assertions suivantes, indiquer celles qui sont incorrectes :

❑ **A.** À $T = 450$ °C, la constante d'équilibre change de valeur si la concentration de HI varie.
❑ **B.** La constante d'équilibre change de valeur si la température varie.
❑ **C.** $K = \frac{[\mathrm{HI}]^2}{[\mathrm{I}_2]+[\mathrm{I}_2]}$
❑ **D.** Pour toutes les réactions chimiques, la constante d'équilibre ne porte aucune unité.
❑ **E.** À l'équilibre, les concentrations en I_2 et H_2 sont identiques.
❑ **F.** À l'équilibre, $[\mathrm{I}_2] = \sqrt{0{,}02}$ mol L^{-1}.

11 Soit la réaction équilibrée à 750 °C :

$$H_2\,(g) + CO_2\,(g) \rightleftarrows H_2O\,(g) + CO\,(g)$$

où K, constante d'équilibre, vaut 0,81

On mélange, à 750 °C, 1 mol de CO_2 et 1 mol de H_2 dans un récipient étanche de 1 L. Quelles sont les concentrations (en mol/L) des substances H_2, CO_2, H_2O et CO présentes après établissement de l'équilibre à cette même température ?

❑ **A.** $\frac{5}{9}; \frac{5}{9}; \frac{4}{9}; \frac{4}{9}$

❑ **B.** $\frac{4}{9}; \frac{4}{9}; \frac{5}{9}; \frac{5}{9}$

❑ **C.** $\frac{4}{9}; \frac{5}{9}; \frac{4}{9}; \frac{5}{9}$

❑ **D.** Aucune de ces trois réponses n'est correcte.

12 À 1 000 °C, la constante d'équilibre de la réaction FeO (*s*) + CO (*g*) ⇄ Fe (*s*) + CO_2 (*g*) vaut 0,4.

On introduit FeO (*s*) en excès et CO ($p_{CO} = 1$ atm) dans un four à 1 000 °C. Quelle est la pression CO_2 à l'équilibre ?

❑ **A.** 2/7 atm ❑ **B.** 5/7 atm

❑ **C.** 1,4 atm ❑ **D.** 1/7 atm

13 Soit le système « PCl_5 (*g*) ⇄ PCl_3 (*g*) + Cl_2 (*g*) » en équilibre à 298 K. Les concentrations en PCl_5, PCl_3 et Cl_2 valent respectivement 0,40 M, 1,40 M et 0,50 M. La valeur de la constante d'équilibre pour cette réaction est :

❑ **A.** strictement supérieure à 1.

❑ **B.** strictement inférieure à 1.

❑ **C.** égale à 1.

❑ **D.** strictement supérieure à 100.

14 Soit le système « PCl_5 (*g*) ⇄ PCl_3 (*g*) + Cl_2 (*g*) » en équilibre à 300 K et caractérisé par la constante d'équilibre égale à 2.

Pour l'équation chimique

$$3\,PCl_5\,(g) \rightleftarrows 3\,PCl_3\,(g) + 3\,Cl_2\,(g),$$

à 300 K, la valeur de la constante d'équilibre vaut :

❑ **A.** 2 ❑ **B.** 4

❑ **C.** 6 ❑ **D.** 8

15 Soit la réaction H_2O (*g*) + CO (*g*) ⇄ H_2 (*g*) + CO_2 (*g*) caractérisée par une constante d'équilibre K à une température T. La réaction est réalisée dans une enceinte fermée de volume V.

On fait réagir, à cette température T, 6,0 moles de H_2O avec 5 moles de CO. Lorsque l'équilibre se rétablit, on constate la formation de 2,0 moles de H_2. La valeur de K vaut :

❑ **A.** 4 ❑ **B.** 2

❑ **C.** $\frac{2}{3}$ ❑ **D.** $\frac{1}{3}$

16 Pour la réaction N_2O_4 (*g*) ⇄ 2 NO_2 (*g*) exécutée à une température T, dans une enceinte de volume V constant, au départ d'un mélange de N_2O_4 (*g*) et NO_2 (*g*) à des concentrations quelconques, on a obtenu, lors de deux expériences différentes les résultats suivants :

Expérience 1, à l'équilibre :

$[N_2O_4]_{éq} = 0{,}0344$ mol L^{-1} et

$[NO_2]_{éq} = 0{,}0128$ mol L^{-1}

Expérience 2, à l'équilibre :

$[N_2O_4]_{éq} = 0{,}0388$ mol L^{-1} et

$[NO_2]_{éq} = 0{,}0136$ mol L^{-1}

Sans l'aide d'une calculatrice, quelle est la proposition incorrecte ?

❑ **A.** La constante d'équilibre porte normalement la même valeur dans les deux expériences **1** et **2**.

❑ **B.** Les données, présentées ci-dessus, sont suffisantes pour évaluer la valeur de la constante d'équilibre dans chacune des deux expériences.

❑ **C.** La constante d'équilibre ne porte pas d'unité.

❑ **D.** À température T, la constante d'équilibre dépend de la concentration de N_2O_4.

17 On considère l'équation de réaction de la préparation des produits C et D à partir des composés A et B : A(*s*) + 3 B(*g*) ⇄ C(*g*) + 3 D(*s*).

À la température de l'équilibre $T_{éq}$, on introduit le réactif B sous une pression de 3 atm dans un réacteur contenant un excès de composé A solide. Sachant que la pression après établissement de l'équilibre est de 2 atm, quelle est la valeur de la constante d'équilibre K à la température $T_{éq}$?

❑ **A.** 1 ❑ **B.** 1/2 ❑ **C.** $\frac{4}{27}$

❑ **D.** Aucune de ces trois réponses n'est correcte.

18 À 298 K, la constante d'équilibre de l'équation chimique A (*g*) + B (*g*) ⇄ 2 C (*g*) est $K = 0{,}010$. Dans une enceinte de 1,000 L, on a introduit 0,50 mol de A, 0,10 mol de B et 0,10 mol de C. Le système, à cette température (à 298 K) :

Répondre par **Vrai** ou **Faux**.

A. est en équilibre (les concentrations introduites ne varient plus).

❑ **V** ❑ **F**

Chimie

B. va évoluer vers l'équilibre en augmentant la concentration de C aux dépens de A et B.
❑ **V** ❑ **F**

C. va évoluer vers l'équilibre en augmentant les concentrations des composés A et B aux dépens de C.
❑ **V** ❑ **F**

D. va être caractérisé par une autre constante d'équilibre ($\neq 0{,}010$).
❑ **V** ❑ **F**

19 Soit la réaction équilibrée à 1 000 K :

$$H_2O\,(g) + CO\,(g) \rightleftarrows H_2\,(g) + CO_2\,(g)$$

où K vaut 1,77 et $\Delta H_r^\circ = -42$ kJ mol L^{-1}

Quel serait l'effet d'une élévation de la température à 1 400 K sur la constante d'équilibre ?

- ❑ **A.** La réaction va être caractérisée par une autre constante d'équilibre de valeur supérieure à 1,77.
- ❑ **B.** La réaction va être caractérisée par une autre constante d'équilibre de valeur inférieure à 1,77.
- ❑ **C.** Pas d'effet
- ❑ **D.** Aucune de ces trois propositions n'est correcte.

20 À 1 000 °C, la constante d'équilibre de la réaction FeO (s) + CO (g) $\rightleftarrows$ Fe (s) + CO_2 (g) est supérieure à 0,3.
On introduit FeO (s) en excès et CO ($p_{CO} = 1$ atm) dans un four à 1 000 °C. Quelle est la pression de CO_2 à l'équilibre si la pression partielle de CO vaut 5/7 atm à l'équilibre ?

- ❑ **A.** $p_{CO_2} = \frac{2}{7}$ atm
- ❑ **B.** $p_{CO_2} = \frac{3}{7}$ atm
- ❑ **C.** $p_{CO_2} > \frac{4}{7}$ atm
- ❑ **D.** $p_{CO_2} = \frac{5}{7}$ atm

21 Dans un récipient fermé (volume constant), la décomposition endothermique du carbonate de baryum est présentée selon la réaction suivante :

$$BaCO_3\,(s) \rightleftharpoons BaO\,(s) + CO_2\,(g)$$

Laquelle(lesquelles) des opérations suivantes déplacera(ont) l'équilibre vers la droite (vers la formation des produits) :

- ❑ **A.** en ajoutant un catalyseur
- ❑ **B.** en ouvrant le récipient
- ❑ **C.** en ajoutant du carbonate de baryum
- ❑ **D.** en ajoutant du CO_2
- ❑ **E.** en augmentant la pression
- ❑ **F.** en augmentant la température

22 L'acétone, un solvant organique volatil, qui s'évapore sur la main d'une élève est-il considéré en état d'équilibre ?

- ❑ **A.** Oui
- ❑ **B.** Non
- ❑ **C.** Prédiction impossible

23 Dans une réaction, à température $T_{éq}$, lorsque l'équilibre est atteint :

- ❑ **A.** La vitesse de formation des produits est égale à la vitesse du processus inverse.
- ❑ **B.** La vitesse de formation des produits est supérieure à la vitesse du processus inverse.
- ❑ **C.** La vitesse de formation des réactifs est supérieure à la vitesse du processus inverse.
- ❑ **D.** La vitesse de formation des réactifs est inférieure à la vitesse du processus inverse.
- ❑ **E.** La quantité des produits est souvent égale à celle des réactifs.

24 Dans le cas d'une réaction exothermique à l'équilibre, une augmentation de la température aura pour effet :

- ❑ **A.** de déplacer l'équilibre vers la gauche et de faire diminuer la valeur de la constante d'équilibre K
- ❑ **B.** de déplacer l'équilibre vers la gauche et de faire augmenter K
- ❑ **C.** de déplacer l'équilibre vers la droite et de faire diminuer K
- ❑ **D.** de déplacer l'équilibre vers la droite et de faire augmenter K

25 Dans le cas d'une réaction endothermique à l'équilibre, une augmentation de la température aura pour effet :

- ❑ **A.** de déplacer l'équilibre vers la gauche et d'augmenter la concentration des produits
- ❑ **B.** de déplacer l'équilibre vers la gauche et de diminuer la concentration des produits
- ❑ **C.** de déplacer l'équilibre vers la droite et d'augmenter la concentration des réactifs
- ❑ **D.** de déplacer l'équilibre vers la droite et de diminuer la concentration des réactifs

26 Répondre pour chacune des propositions suivantes par **Vrai** ou **Faux**.
Dans un système en équilibre à 25 °C, à pression constante, une augmentation de température de 100 °C :

A. a une influence sur la valeur de la constante d'équilibre à 125 °C, c'est-à-dire $K_{25\,°C} \neq K_{125\,°C}$.
❑ **V** ❑ **F**

B. n'a pas d'influence sur la valeur de la constante d'équilibre à 125 °C, c'est-à-dire $K_{25\,°C} = K_{125\,°C}$.
❑ **V** ❑ **F**

C. L'impact sur K dépend du type de réaction.
❑ **V** ❑ **F**

27 Répondre pour chacune des propositions suivantes par **Vrai** ou **Faux**.
Dans une réaction catalysée, un catalyseur est une substance que l'on emploie pour :

A. augmenter la vitesse de la réaction
❑ **V** ❑ **F**

B. diminuer la vitesse de la réaction
❑ **V** ❑ **F**

C. diminuer l'énergie d'activation
❑ **V** ❑ **F**

D. augmenter l'énergie d'activation
❑ **V** ❑ **F**

28 Dans le cas du processus de dissolution endothermique Ag_2CrO_4 (*s*) $\rightleftharpoons$ 2 Ag^+ (*aq*) + CrO_4^{2-} (*aq*), laquelle des opérations suivantes déplacera cet équilibre à droite ?

- ❑ **A.** ajout de $AgNO_3$, soluble dans l'eau
- ❑ **B.** augmentation, à volume constant, de la pression totale dans le milieu.
- ❑ **C.** ajout de NaCl qui provoque la précipitation de AgCl
- ❑ **D.** ajout d'un excès de Ag_2CrO_4 (*s*)

29 À volume constant, soit la réaction exothermique suivante : 2 SO_2 (*g*) + O_2 (*g*) $\rightleftharpoons$ 2 SO_3 (*g*).
Indiquer les opérations à réaliser afin d'augmenter le rendement de cette réaction redox.

- ❑ **A.** introduire un catalyseur
- ❑ **B.** introduire de l'argon
- ❑ **C.** introduire de l'oxygène en excès
- ❑ **D.** ajouter de l'argon à pression constante
- ❑ **E.** augmenter la température
- ❑ **F.** baisser la température
- ❑ **G.** augmenter la pression
- ❑ **H.** diminuer la pression

30 À $T = 298$ K, dans une enceinte fermée, dans le cas du processus exothermique 2 A (*g*) $\rightleftharpoons$ B (*g*) + C (*g*), laquelle des opérations suivantes est à réaliser afin de déplacer l'équilibre vers les produits ?
On admet que A, B et C sont des gaz parfaits à 25 °C.

- ❑ **A.** Opération 1 : augmenter la pression
- ❑ **B.** Opération 2 : diminuer la pression
- ❑ **C.** Opération 3 : diminuer la température
- ❑ **D.** Opération 4 : augmenter la température

31 Soit la réaction endothermique suivante :

$$N_2\,(g) + H_2O\,(g) \rightleftharpoons N_2O\,(g) + H_2\,(g)$$

La réaction est réalisée à volume constant. La température est maintenue constante. Afin d'augmenter le rendement de cette réaction, la bonne opération à réaliser est :

- ❑ **A.** Opération1 : introduire un catalyseur
- ❑ **B.** Opération 2 : injecter de l'argon (gaz)
- ❑ **C.** Opération 3 : introduire de l'hydrogène (gaz)
- ❑ **D.** Opération 4 : ajouter de l'argon (gaz) à pression constante
- ❑ **E.** Opération 5 : augmenter la température

32 À volume constant, soit la réaction endothermique suivante :

$$2\,SO_3\,(g) \rightleftharpoons 2\,SO_2\,(g) + O_2\,(g)$$

Indiquer les opérations à réaliser afin de transformer plus de trioxyde de soufre dans cette réaction redox.

- ❑ **A.** introduire un catalyseur
- ❑ **B.** introduire de l'oxygène en excès
- ❑ **C.** augmenter la température
- ❑ **D.** augmenter la pression
- ❑ **E.** Aucune de ces quatre réponses n'est correcte.

Solutions

Thermodynamique et équilibre chimique

1 **Réponses A, D et E.**

A. Vrai.
Il s'agit d'une réaction de combustion qui est toujours exothermique. L'énergie dégagée vient de l'énergie stockée dans les liaisons des molécules. Cette énergie est libérée lors de l'oxydation des atomes de carbone.
Exemple :

$$C_8H_{18} + 25/2\ O_2 \rightarrow 8\ CO_2 + 9\ H_2O + \text{Énergie}$$

B. Faux.
C'est la réaction exothermique qui est toujours accompagnée d'un dégagement d'énergie et non pas une réaction athermique. Une réaction athermique est une réaction dans laquelle il n'y a ni absorption ni dégagement d'énergie.
Le terme adiabatique signifie qu'il n'y a ni perte, ni absorption de chaleur.

C. Faux, car l'énergie est non seulement transférée à la solution mais également aux parois du calorimètre.

D. Vrai.
D'après la loi de Hess, pour une réaction chimique, la variation enthalpique, à température et pression données, est :

$$\Delta H^{o}_{\text{réaction}} = \sum_i n_i \times \Delta H^{o}_{f}(\text{Produits}) - \sum_j n_j \times \Delta H^{o}_{f}(\text{Réactifs})$$

Si $\Delta H^{o}_{\text{réaction}} < 0 \Rightarrow$

$$\sum_i n_i \times \Delta H^{o}_{f}(\text{Produits}) < \sum_j n_j \times \Delta H^{o}_{f}(\text{Réactifs})$$

Il y a perte d'énergie des réactifs transformés et donc l'énergie des produits formés est inférieure à celle des réactifs.

E. Vrai : voir les explications données en D.
Le diagramme enthalpique suivant montre clairement que pour toutes les transformations chimiques exothermiques, les réactifs présentent un niveau énergétique plus haut que celui des produits ($\Delta H = H_{\text{Produits}} - H_{\text{Réactifs}} < 0$).

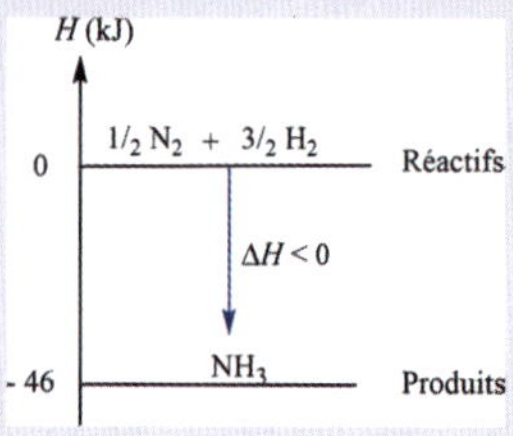

2

A. Vrai.
La quantité de chaleur captée par l'eau est :

$$Q_1 = m_e \times c_e \times \Delta T$$

Or : $\Delta T = 23 - 21 = 2$ °C
(ou $(23 + 273) - (21 + 273) = 2$ K)
D'où, $Q_1 = m_e \times c_e \times 2$

B. Vrai.
La quantité de chaleur captée par le calorimètre est :

$$Q_2 = \frac{m_v}{2} \times c_v \times \Delta T$$

Or : $\Delta T = 23 - 21 = 2$ °C
(ou $(23 + 273) - (21 + 273) = 2$ K)
D'où, $Q_2 = \frac{m_v}{2} \times c_v \times 2 = m_v \times c_v$

C. Faux, car il s'agit d'une chaleur captée et non pas d'une chaleur cédée.
Q captée par l'eau et le calorimètre vaut

$$|Q_1 + Q_2| = |Q|$$

chaleur cédée par la dissolution du sel.

D. Faux, car $\Delta H < 0$ vu que la dissolution du sel a augmenté la température du milieu.
ΔH molaire de dissolution est la quantité de chaleur dégagée par une mole du sel :

$$-|Q_1 + Q_2|\ \text{kJ} \rightarrow n\ \text{mol}$$
$$\Delta H = ? \rightarrow 1\ \text{mol}$$
$$\Delta H = \frac{-|Q_1 + Q_2|}{n}\ \text{kJ mol}^{-1}$$

3 **Réponse C.**
Il s'agit d'une réaction acide-base, exothermique :
HCl (*aq*) + NaOH (*aq*) → H_2O + NaCl (*aq*) + Chaleur
Supposons que m_{eau} = 0,05 kg d'HCl (*aq*) + 0,05 kg de NaOH (*aq*) et que la masse volumique est égale à 1 g /mL.
La quantité de chaleur captée par l'eau est :

$$Q = m_{\text{eau}} \times c_{\text{eau}} \times \Delta T$$

Or $\Delta T = 30 - 20 = 10$ °C
(ou $(30 + 273) - (20 + 273) = 10$ K)
et $m_{\text{eau}} = 0{,}1$ kg (50 g HCl(*aq*) + 50 g NaOH(*aq*))
D'où $Q = 0{,}1 \times 4{,}185 \times 10 = 4{,}185$ kJ $= 4\ 185$ J
Vu que le verre ne s'échauffe pas, la quantité de chaleur captée par le calorimètre est nulle.

La quantité de chaleur totale Q dégagée lors de la neutralisation de 0,1 mol d'acide par 0,1 mol de base est égale à la quantité de chaleur totale captée par l'eau.
La proposition correcte est C.

4

A. Faux.
La quantité de chaleur captée par la pièce de fer nécessaire pour pouvoir faire passer la température du bloc de fer de –40 °C à 0 °C est :

$$Q_1 = m_{fer} \times c_{fer} \times \Delta T$$
$$= 0{,}5 \times 0{,}5 \times 40 - 10 \text{kJ}$$

(avec $\Delta T = 0 - (-40) = 40°C$)

B. Faux.
La quantité de chaleur que l'eau peut céder en passant de 4 °C à 0 °C est :

$$Q_2 = m_{\text{eau liquide}} \times c_{eau} \times \Delta T$$
$$= 0{,}200 \times 4 \times (0 - 4) = -3{,}2 \text{ kJ}$$
$$|Q_2| = |0{,}200 \times 4 \times (0-4)| = 3{,}2 \text{ kJ } (\neq 3{,}2 \text{ J !})$$

On constate clairement que cette quantité de chaleur est insuffisante pour pouvoir chauffer la pièce de fer jusqu'à $T = 0$ °C !

C. Vrai et **D. Vrai.**
En comparant les deux chaleurs calculées en A et B, on peut constater que toute la masse d'eau ou une partie doit absolument passer à l'état solide pour que la température finale de la barre de fer puisse atteindre 0 °C (température à l'équilibre). On note que la barre de fer nécessite encore un apport d'énergie égal à 10 – 3,2 (soit, 6,8 kJ) pour atteindre la température de 0 °C.
Si on suppose que l'eau se transforme complètement en solide à 0 °C, la quantité de chaleur dégagée sera égale à :

$$Q = m_{eau} \times L = 0{,}200 \times 334 = 66{,}8 \text{ kJ}$$

(La proposition C est correcte)
Cette quantité de chaleur (66,8 kJ) dépasse largement celle dont la barre de fer a besoin pour atteindre 0 °C. Par conséquent, seule une partie d'eau sera solidifiée.
En effet, en se basant sur le principe de la conservation d'énergie, on a $\Sigma|Q_{\text{reçues}}| = \Sigma|Q_{\text{captées}}|$ ou la somme des chaleurs échangées Q_i au sein du calorimètre est nulle, soit $\Sigma Q_i = 0$ kJ.
La quantité de masse d'eau gelée est :

$$\Sigma|Q_{\text{reçues}}| = \Sigma|Q_{\text{captées}}| \Leftrightarrow 10 = 3{,}2 + m \times 334$$
$$m = \frac{(10 - 3{,}2)}{334} = \frac{6{,}8}{334} \text{ kg}$$

La proposition D est correcte.

E. Vrai.
En tenant compte de la réponse donnée en C et D, la quantité d'eau y restant liquide est :

$$m_{\text{eau liquide}} = 200 \text{ g} - \left(\frac{6{,}8}{334} \times 1\,000\right) \text{ g}$$
$$= 200 - \frac{6\,800}{334} \text{ (g)}$$

F. Faux. Voir C.

5 **Réponse D.**
Dans une réaction endothermique, les réactifs absorbent de l'énergie pour pouvoir se transformer en produits. Les produits obtenus sont dès lors plus énergétiques que les réactifs.

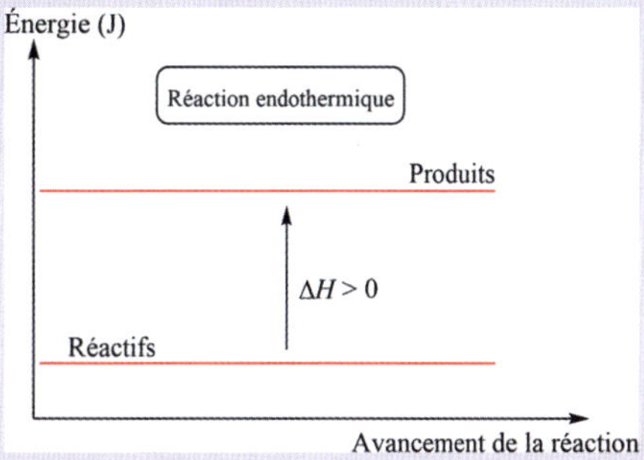

La proposition D est correcte.

6 **Réponse C.**
À partir de ce cycle, les enthalpies standard sont liées par la relation suivante :

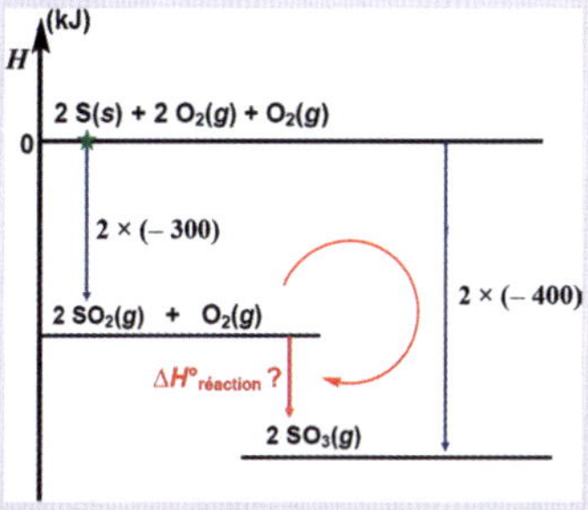

D'après la loi de Hess, dans un cycle fermé, le système absorbe autant d'énergie qu'il en dégage. Par conséquent, si on part d'un point et qu'on fait le tour complet du cycle pour revenir au même point, la somme des énergies est égale à 0 kJ.
Si une flèche va à contresens du chemin choisi, il faut changer le signe en prenant l'opposé de la valeur en kJ.

$$2 \times (+300) + 2 \times (-400) - \Delta H^\circ_{\text{réaction}} = 0$$

Application Numérique :

$$\Delta H^\circ_{\text{réaction}} = 2 \times (+300) + 2 \times (-400)$$
$$= -200 \text{ kJ / formation de 2 mol de } SO_3.$$

On déduit alors que $\Delta H^\circ_{\text{réaction}} = -100$ kJ / mol de SO_3.
La proposition correcte est C.

7 à **29**

Solutions des exercices 7 à 29 disponibles sur www.lienmini.fr/31907-chim8

30 **Réponse C.**

La pression n'a aucun effet étant donné que le volume des gaz de part et d'autre de l'équation chimique est identique.

Vu l'exothermicité de la réaction, une diminution de température favorisera un déplacement d'équilibre vers les produits. La bonne opération est C.

31 **Réponse E.**

32 **Réponse C.**

A. Faux, car le catalyseur n'agit que sur l'aspect cinétique de la réaction. Il n'intervient pas dans l'aspect thermodynamique (rendement) de la réaction.

B. Faux, car l'introduction de l'oxygène va exiger le déplacement de la réaction vers la gauche, dans le sens correspondant à une consommation de l'oxygène.

C. Vrai, car une augmentation de la température fait évoluer la réaction dans le sens où elle est endothermique ; c'est-à-dire vers la droite.

D. Faux, car une augmentation de pression fait évoluer la réaction vers la gauche, dans le sens où il y a moins de molécules à l'état gazeux.

Fiche 9

Solubilité et produit de solubilité

Attention ! Avant d'aborder la synthèse ci-dessous, il est important de comprendre les relations « cause-effet » suivantes :

- Pour le solide MX_n, $K_{ps} = [M^{n+}][X^{-1}]^n$
- K_{ps} est liée à la solubilité du composé
- $Q < K_{ps}$: pas de précipitation avec $K_{ps}(MX_n) = [M^{n+}][X^{-1}]^n$
- $Q > K_{ps}$: précipitation
- $Q = K_{ps}$: saturation. Un apport ou un enlèvement partiel de l'un des ions provoque un déplacement de l'équilibre de solubilité
- Le pH est un paramètre important dans les 3 cas suivants :
  - formation d'hydroxyde peu soluble
  - présence de sels d'acides faibles
  - formation d'autres sels peu solubles

Synthèse

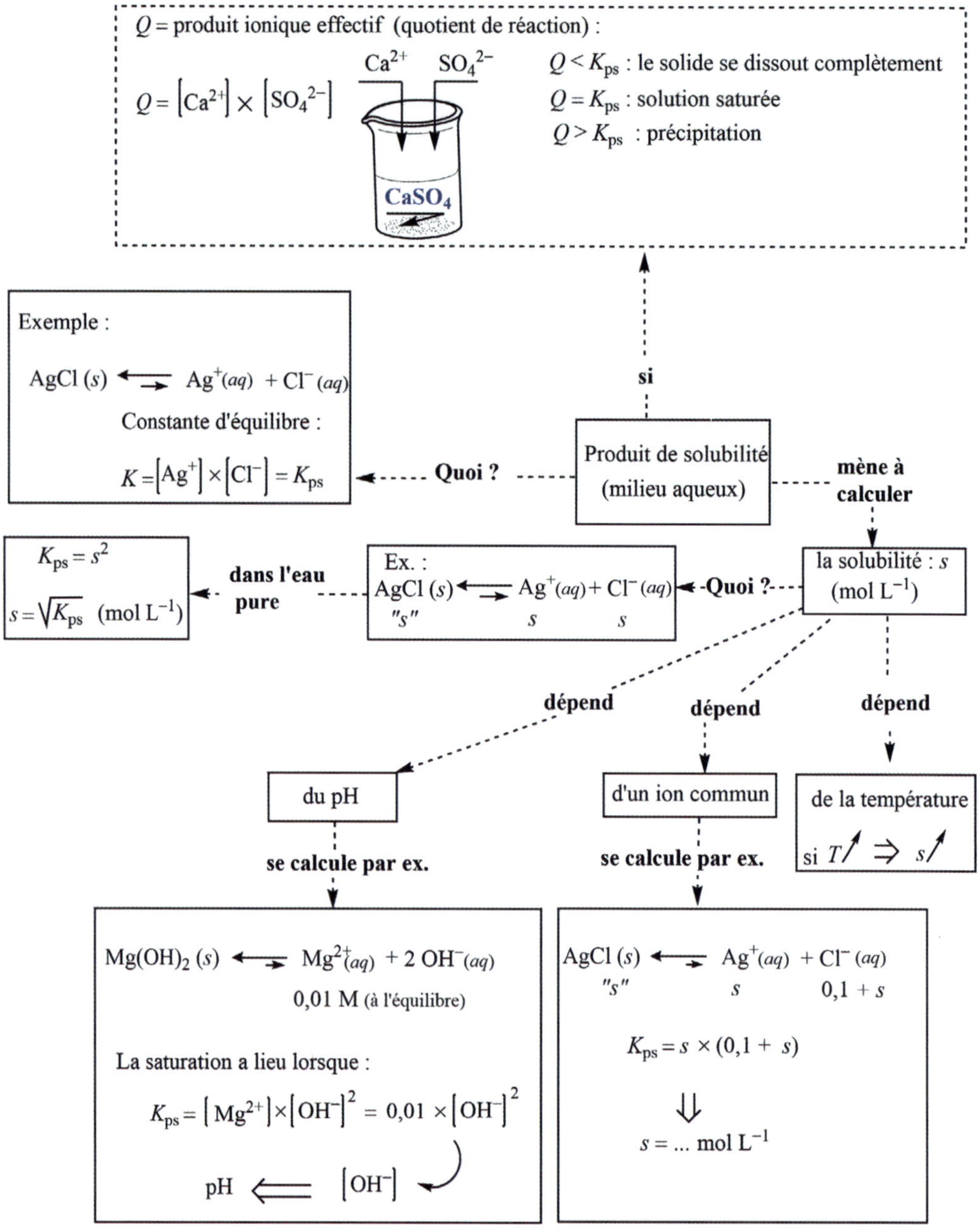

Solubilité = masse × Volume

QCM

Solubilité et produit de solubilité

1 À 25 °C, dans l'eau pure, quelle est l'expression du produit de solubilité de Ag_3PO_4?

- ☐ **A.** $3 \times [Ag^+] \times [PO_4^{3-}]$
- ☐ **B.** $[3\ Ag^+]^3 \times [PO_4^{3-}]$
- ☐ **C.** $[Ag_3^{3+}] \times [PO_4^{3-}]$
- ☐ **D.** $[Ag^+]^3 \times [PO_4^{3-}]$
- ☐ **E.** Autre

2 Soit s la solubilité de $Fe(OH)_3$ dans l'eau pure à 25 °C. Quelle est l'expression du produit de solubilité de cet hydroxyde de fer (III) ?

- ☐ **A.** $1 \times s^4$
- ☐ **B.** $3 \times s^4$
- ☐ **C.** $6 \times s^4$
- ☐ **D.** $9 \times s^4$
- ☐ **E.** Autre

3 Dans l'eau pure, à 25 °C, l'expression du produit de solubilité du composé $CaCO_3$, en fonction de sa solubilité (s) est :

- ☐ **A.** s
- ☐ **B.** s^2
- ☐ **C.** $4 \times s^2$
- ☐ **D.** $8 \times s^2$
- ☐ **E.** $8 \times s^3$

4 Quel est le produit de solubilité de $PbBr_2$ dans l'eau pure à 25°C, si la solubilité de ce sel vaut 4,84 g L^{-1} ? On suppose que M_{PbBr_2} est la masse molaire du sel $PbBr_2$.

- ☐ **A.** $K_{ps} = 4 \times \left(\dfrac{4{,}84}{M_{PbBr_2}}\right)^3$
- ☐ **B.** $K_{ps} = 2 \times \left(\dfrac{4{,}84}{M_{PbBr_2}}\right)^3$
- ☐ **C.** $K_{ps} = 4 \times \left(4{,}84 \times M_{PbBr_2}\right)^3$
- ☐ **D.** $K_{ps} = 2 \times \left(4{,}84 \times M_{PbBr_2}\right)^3$

5 Dans une solution aqueuse saturée d'hydroxyde de manganèse, si la concentration en ions Mn^{2+} est supposée être égale à $\dfrac{x}{2}$ mol L^{-1}, le produit de solubilité de $Mn(OH)_2$ vaut :

- ☐ **A.** x^3
- ☐ **B.** $\dfrac{x^2}{2}$
- ☐ **C.** $\dfrac{x^3}{2}$
- ☐ **D.** $8 \times x^3$

6 On suppose que K_{ps}, à 25 °C, de SnS vaut 1×10^{-26}. Si la concentration en Sn^{2+} d'une solution aqueuse de SnS est égale à 1×10^{-19} mol L^{-1}, ladite solution est :

- ☐ **A.** saturée
- ☐ **B.** non saturée
- ☐ **C.** sursaturée
- ☐ **D.** prédiction impossible

7 Parmi les sels suivants dont on placerait 1 mole dans un litre d'eau pure (à la température constante de 25 °C), lequel donnerait la solution la plus concentrée en ions phosphates ?

- ☐ **A.** $Ba_3(PO_4)_2$, $K_{ps} = 6{,}0 \times 10^{-39}$
- ☐ **B.** $Ca_3(PO_4)_2$, $K_{ps} = 1{,}3 \times 10^{-32}$
- ☐ **C.** $Sr_3(PO_4)_2$, $K_{ps} = 1{,}0 \times 10^{-31}$
- ☐ **D.** $Pb_3(PO_4)_2$, $K_{ps} = 1{,}0 \times 10^{-54}$

8 On a une solution aqueuse saturée en AgCl ($K_{ps} = 1{,}8 \times 10^{-10}$) à laquelle on ajoute des ions chlorures jusqu'à atteindre une concentration $[Cl^-] = 0{,}10$ M (à l'équilibre). La nouvelle solubilité vaut :

- ☐ **A.** $\sqrt{K_{ps}}$
- ☐ **B.** $1{,}8 \times 10^{-11}$ M
- ☐ **C.** $1{,}8 \times 10^{-9}$ M
- ☐ **D.** $10 \times \sqrt{K_{ps}}$

9 À 298 K, le magnésium est extrait de l'eau de mer par précipitation de son hydroxyde ($Mg(OH)_2$). On suppose que $K_{ps} = 9 \times 10^{-12}$.
Dans l'eau de mer, à 298 K, $[Mg^{2+}]$ = 0,06 M. Peut-on dire que la précipitation sera complète si on amène la concentration en OH^- à $2{,}0 \times 10^{-3}$ M ?

- ❑ **A.** Oui
- ❑ **B.** Non
- ❑ **C.** Je l'ignore

10 Si on suppose que le composé principal d'un « calcul » formé dans les reins est l'oxalate de calcium (*solubilité* $(CaC_2O_4) = 3{,}0 \times 10^{-6}$ M à 37 °C), quel est le volume en litres d'eau pure nécessaire pour dissoudre une quantité de 6,0 mmol à 37 °C ?

- ❑ **A.** 10 000 L
- ❑ **B.** 20 000 L
- ❑ **C.** 2 000 L
- ❑ **D.** 1 000 L

11 Pour quelle valeur de pH observe-t-on le début de la formation d'hydroxyde d'aluminium solide dans une solution aqueuse acide de chlorure d'aluminium 1×10^{-3} mol L^{-1} à 25 °C ($K_{ps} = 2{,}0 \times 10^{-32}$) ?

- ❑ **A.** $\mathrm{pH} = 14 + \frac{1}{2} \times \log\left(2{,}0 \times 10^{-29}\right)$
- ❑ **B.** $\mathrm{pH} = 14 + \log\left(2{,}0 \times 10^{-29}\right)$
- ❑ **C.** $\mathrm{pH} = -\log \sqrt[3]{2{,}0 \times 10^{-29}}$
- ❑ **D.** $\mathrm{pH} = 14 + \log \sqrt[3]{2,0 \times 10^{-29}}$

12 Indiquer les deux assertions correctes.

- ❑ **A.** L'unité de la solubilité de $Pb_3(PO_4)_2$ est M^5.
- ❑ **B.** L'unité du produit de solubilité de $Pb_3(PO_4)_2$ est mol^5 L^{-5}.
- ❑ **C.** Le produit de solubilité est une constante d'équilibre.
- ❑ **D.** K_{ps} varie avec la température.

Solubilité et produit de solubilité

1 Réponse D.

Dans l'eau pure, le solide Ag_3PO_4 se dissout selon l'équation suivante :

$$Ag_3PO_4\ (s) \rightleftarrows 3\ Ag^+\ (aq) + PO_4^{3-}\ (aq)$$

Cet équilibre est caractérisé par une constante d'équilibre (produit de solubilité) :

$$K = K_{ps} = \left[Ag^+\right]^3 \times \left[PO_4^{3-}\right]$$

(La proposition D est correcte)

Rappel :

$Ag_3PO_4(s)$ est un solide pur, son activité vaut donc l'unité.

La constante d'équilibre K, à une température donnée, est appelée « produit de solubilité » caractéristique de la solution saturée, K_{ps}.

La solubilité est le nombre de moles maximal du solide que l'on puisse dissoudre dans un litre de solution. Elle est noté s.

$$Ag_3PO_4\ (s) \rightleftarrows 3\ Ag^+\ (aq) + PO_4^{3-}\ (aq)$$

« s » $\quad 3s \quad s$

À l'équilibre, on a $[Ag^+] = 3s$ et $[PO_4^{3-}] = s$

Le produit de solubilité devient donc :

$$K_{ps} = (3s)^3 \times (s) = 27s^4$$

2 Réponse E.

$$Fe(OH)_3\ (s) \rightleftarrows Fe^{3+}\ (aq) + 3\ OH^-\ (aq)$$

« s » $\quad s \quad 3s$

Le produit de solubilité est $K_{ps} = [Fe^{3+}] \times [OH^-]^3$

Si on remplace les concentrations par les solubilités s, K_{ps} devient $K_{ps} = (s) \times (3s)^3 = 27s^4$.

On en déduit donc qu'aucune des propositions n'est correcte : réponse E.

3 Réponse B.

$$CaCO_3\ (s) \rightleftarrows Ca^{2+}\ (aq) + CO_3^{2-}\ (aq)$$

« s » $\quad s \quad s$

Le produit de solubilité est $K_{ps} = [Ca^{2+}] \times [CO_3^{2-}]$

Si on remplace les concentrations par s, le produit de solubilité K_{ps} devient :

$$K_{ps} = s^2$$

La bonne proposition est B.

4 Réponse A.

$$PbBr_2\ (s) \rightleftarrows Pb^{2+}\ (aq) + 2\ Br^-\ (aq)$$

« s » $\quad s \quad 2s$

Le produit de solubilité est $K_{ps} = [Pb^{2+}] \times [Br^-]^2$

Si on remplace les concentrations par s pour Pb^{2+} et $2s$ pour Br^-, on obtient :

$$K_{ps} = (s) \times (2s)^2 = 4s^3$$

Or, la solubilité dans l'énoncé est la concentration massique. La concentration molaire est donc $4{,}84\ g\ L^{-1} \div M_{PbBr_2}$ (g/mol), soit $4{,}84/M_{PbBr_2}$ mol L^{-1}.

On obtient enfin le produit de solubilité :

$$K_{ps} = 4 \times \left(\frac{4{,}84}{M_{PbBr_2}}\right)^3$$

La proposition correcte est A.

5 Réponse C.

$$Mn(OH)_2\ (s) \rightleftarrows Mn^{2+}\ (aq) + 2\ OH^-\ (aq)$$

« s » $\quad s \quad 2s$

La solution est saturée lorsque

$$[Mn^{2+}] = \frac{x}{2}\ \text{mol/L} = \text{solubilité}\ (s)$$

$$K_{ps} = [Mn^{2+}] \times [OH^-]^2 = \left(\frac{x}{2}\right) \times \left(2 \times \frac{x}{2}\right)^2 = 4s^3 = \frac{x^3}{2}$$

(La bonne réponse est C)

6 Réponse B.

$$SnS\ (s) \rightleftarrows Sn^{2+}\ (aq) + S^{2-}\ (aq)$$

« s » $\quad s \quad s$

Si la solution est saturée, alors $s = \sqrt{K_{ps}}$

$$s = \sqrt{K_{ps}} = \sqrt{1 \times 10^{-26}} = 10^{-13}\ \text{mol L}^{-1}$$

On constate que la solubilité calculée est supérieure à la concentration de Sn^{2+} indiquée dans l'énoncé. Par conséquent, il s'agit d'une solution non saturée. (Réponse B)

7 Réponse C.

Vu que les 4 solides donnés présentent le même nombre de phosphate par rapport au métal (2 groupements phosphates pour 3 ions métalliques) et la même quantité initiale (en mol) par unité de volume

Chimie

d'eau pure, la valeur de K_{ps} (à la température constante de 25 °C) suffit pour évaluer leur solubilité et donc la concentration en ions phosphates ($[PO_4^{3-}] = 2s$; $K_{ps} = (2s)^2 \times (3s)^3$).

Plus K_{ps} est élevé, plus la solubilité est augmentée et plus il y a d'ions phosphates solubles en solution :

+ soluble ↑

$Sr_3(PO_4)_2$	$K_{ps} = 1{,}0 \times 10^{-31}$
$Ca_3(PO_4)_2$	$K_{ps} = 1{,}3 \times 10^{-32}$
$Ba_3(PO_4)_2$	$K_{ps} = 6{,}0 \times 10^{-39}$
$Pb_3(PO_4)_2$	$K_{ps} = 1{,}0 \times 10^{-54}$

La proposition C est correcte.

8 Réponse C.

Dans l'eau pure et avant d'ajouter des ions chlorures, on a :

$$AgCl\ (s) \rightleftarrows Ag^+\ (aq) + Cl^-\ (aq)$$
$$\text{« } s \text{ »} \qquad s \qquad s$$
$$K_{ps} = 1{,}8 \times 10^{-10} = [Ag^+] \times [Cl^-] = s^2$$
$$\Rightarrow s = [Ag^+] = [Cl^-] = \sqrt{K_{ps}}$$

Après ajout de Cl^-, la solution est toujours à l'état de saturation avec une concentration $[Cl^-] = 0{,}10$ M.

$$AgCl\ (s) \rightleftarrows Ag^+\ (aq) + Cl^-\ (aq)$$
$$\text{« } s' \text{ »} \qquad s' \qquad 0{,}10\ \text{M}$$

La nouvelle solubilité sera donc

$$s' = [Ag^+] = \frac{K_{ps}}{[Cl^-]} = \frac{1{,}8 \times 10^{-10}}{0{,}10} = 10 \times K_{ps}$$
$$= 1{,}8 \times 10^{-9}\ \text{M} \ll s$$

La proposition C est vraie.

9 Réponse A.

On a une précipitation quand $Q > K_{ps}$.

$$Mg(OH)_2\ (s) \rightleftarrows Mg^{2+}\ (aq) + 2\ OH^-\ (aq)$$

Avec $[Mg^{2+}] = 0{,}06$ M et $[OH^-] = 2{,}0 \times 10^{-3}$ M

Le quotient réactionnel (le produit ionique effectif) est : $Q = [Mg^{2+}] \times [OH^-]^2$

Application numérique :

$$Q = 0{,}06 \times (2{,}0 \times 10^{-3})^2 = 2{,}4 \times 10^{-7}$$

D'où $Q > K_{ps}$, il y a donc bien précipitation complète de l'hydroxyde de magnésium. La proposition A est vraie.

10 Réponse C.

Étant donné qu'on connaît déjà la solubilité, il suffit d'utiliser la règle de trois pour calculer le volume nécessaire pour dissoudre 6,0 mmol. En effet,

$$CaC_2O_4\ (s) \rightleftarrows Ca^{2+}\ (aq) + C_2O_4^{2-}\ (aq)$$
$$\text{« } s \text{ »} \qquad s \qquad s$$

La solubilité est exprimée en concentration molaire, on obtient :

$$3{,}0 \times 10^{-6}\ \text{mol} \rightarrow 1\ \text{L}$$
$$6{,}0 \times 10^{-3} \rightarrow V = 2\,000\ \text{L}$$

La proposition correcte est C.

11 Réponse D.

Pour que la précipitation soit amorcée, la solution devrait d'abord être au stade de saturation. Cela n'est possible que si :

$$K_{ps} = 2{,}0 \times 10^{-32} = [Al^{3+}] \times [OH^-]^3$$

Or, on sait que : $[Al^{3+}] = 1 \times 10^{-3}$ mol L^{-1}

D'où, la concentration en ions hydroxydes

$$[OH^-] = \sqrt[3]{\frac{2{,}0 \times 10^{-32}}{1{,}0 \times 10^{-3}}} = \sqrt[3]{2{,}0 \times 10^{-29}}\ \text{M}$$

On en déduit donc que le pH est égal à :

$$14 + \log \sqrt[3]{2{,}0 \times 10^{-29}}$$

La proposition D est vraie.

12 Réponses C et D.

A. Faux. La solubilité est une concentration molaire, son unité est mol L^{-1}.

B. Faux. Le produit de solubilité n'a pas d'unité car c'est une constante d'équilibre.

C. Vrai.

D. Vrai.

Fiche 10

Acide, base et réaction acide-base

1 Synthèse 1

- Électrolytes forts : substances complètement dissociées (sels, acides, ou bases ayant des valeurs élevées de K_a ou de K_b)
- Électrolytes faibles : substances partiellement dissociées (acides, ou bases ayant des faibles valeurs de K_a ou de K_b)
- Degré d'ionisation : $\alpha = \dfrac{\text{quantité dissociée}}{\text{quantité dissoute}}$ $\quad 0 \leq \alpha \leq 1$
- pH = – log [H$^+$] et pK = – log K
- Acide faible : $AH \rightleftarrows A^- + H^+$ et $pH = pK_a + \log \dfrac{[A^-]}{[AH]}$
- $K_a \times K_b = 10^{-14}$, $K_e = [H^+] \times [OH^-] = 10^{-14}$ à 25 °C ; pH + pOH = 14
- Domaines de prédominance/Diagramme de distribution :

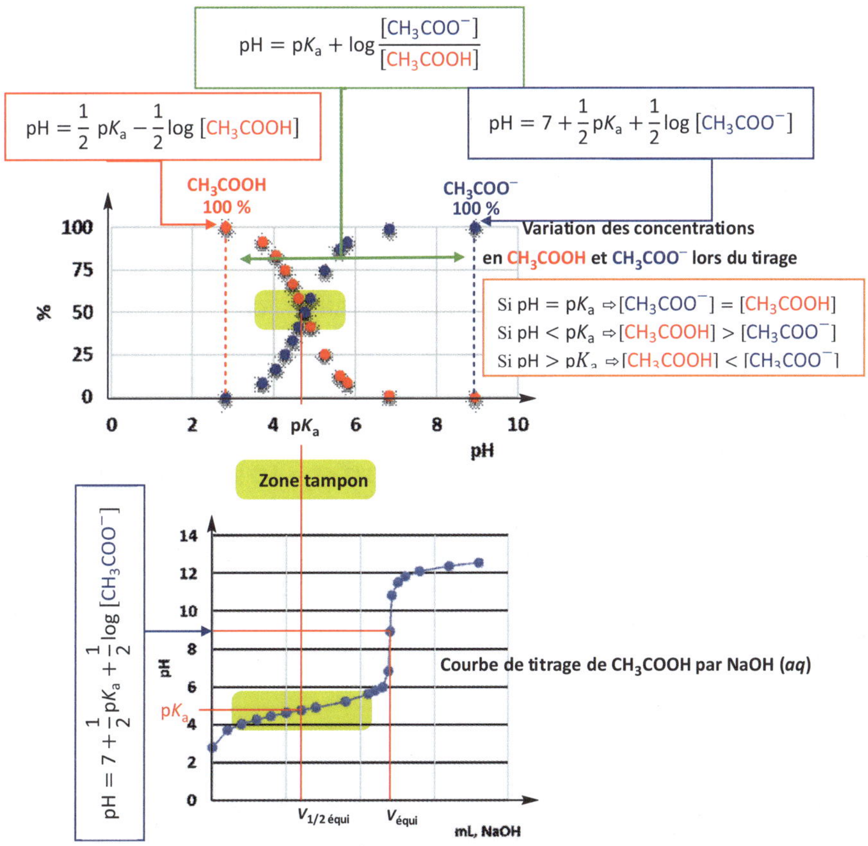

Ce graphe permet : (i) d'avoir une idée sur les espèces prédominantes pour un pH donné, (ii) de faire des approximations adéquates et (iii) de vérifier le cas échéant la validité des résultats de pH. Pour les approximations, on admet que $-\log[CH_3COOH]_{initiale} < pK_a - 1$ et $-\log[CH_3COO^-]_{initiale} < pK_b - 1$ (voir synthèse 2).

2 Synthèse 2

Un acide HA --- est selon Brønsted ---> une substance qui libère un proton

- complètement dans l'eau ---> acide fort
- partiellement dans l'eau ---> acide faible

Un acide HA --- se dissocie ---> dans l'eau selon :

$$HA + H_2O \rightleftarrows H_3O^+ + A^-$$

--- est caractérisé par ---> une constante d'équilibre : K_a (constante d'acidité)

$$K_a = \frac{[H_3O^+]_{équi} \times [A^-]_{équi}}{[HA]_{équi}}$$

--- implique --->

$pK_a \nearrow$ acidité $\searrow$

$pK_a \searrow$ acidité $\nearrow$

--- libère ---> $[H_3O^+] > 10^{-7}$ M à 25 °C --- donc ---> un pH < 7 à 25 °C dans l'eau :

Milieu acide — Neutre (pH = 7) — Milieu basique

--- se calcule --->

- si $pC_0 > pK_a + 2 \Rightarrow pH = -\log C_0$ (acide fort) $pC_o = -\log C_0$
- si $pC_0 < pK_a - 1 \Rightarrow pH = 1/2\, pK_a - 1/2 \log C_0$ (acide faible) $[AH] = C_0$
- si $pK_a - 1 < pC_0 < pK_a + 2 \Rightarrow [H_3O^+]^2 + K_a \times [H_3O^+] - K_a \times C_0 = 0$ (acide moyen)
  avec $[HA] = C_0$ → à résoudre, et $pH = -\log[H_3O^+]$

Si l'acide se trouve avec sa base conjuguée dans le même mélange, alors $\Rightarrow pH = pK_a + \log \frac{[A^-]_{équi}}{[HA]_{équi}}$

Une base B --- dans l'eau ---> $B + H_2O \overset{K_b}{\rightleftarrows} BH^+ + OH^-$

avec $pK_a + pK_b = 14$, à 25 °C

dont le calcul de pH ($T = 25$ °C) --->

- si $pC_0 > pK_b + 2 \Rightarrow pH = 14 + \log C_0$ (base forte)
- si $pC_0 < pK_b - 1 \Rightarrow pH = 7 + 1/2\, pK_a + 1/2 \log C_0$ (base faible)

avec $[B] = C_0$

Un sel --- dont le calcul de pH ($T = 25$ °C) --->

d'acide fort et de base forte	: ex. NaCl	pH = 7
d'acide faible et de base forte	: ex. CH_3COONa	$pH = 7 + 1/2\, pK_a + 1/2 \log C_0$
d'acide fort et de base faible	: ex. NH_4Cl	$pH = 1/2\, pK_a - 1/2 \log C_0$
d'acide faible et de base faible (si $pK_a > 2$)	: ex. CH_3COONH_4	$pH = (pK_{a1} + pK_{a2}) / 2$

Remarque

Selon Lewis, un acide est un composé chimique accepteur d'une paire électronique et une base est un composé donneur d'une paire électronique.

3 Synthèse 3

Soit une solution aqueuse composée d'un acide HA et d'une base B^- :

HA est un acide, une espèce chimique capable de céder son H^+ à une molécule d'eau selon l'équation :

$$HA + H_2O \rightleftarrows H_3O^+ + A^- \qquad \text{(I)}$$

Cette réaction libère des ions H_3O^+. Elle est caractérisée par une constante d'équilibre qui correspond à la constante d'acidité de HA :

$$K_a(HA) = \frac{[A^-] \times [H_3O^+]}{[HA]}$$

La base B^- est une espèce chimique capable de capter un H^+ de la molécule hydronium selon l'équation :

$$B^- + H_3O^+ \rightleftarrows H_2O + HB \qquad \text{(II)}$$

À 25 °C, cette réaction forme BH, l'acide conjugué de B^-. La constante d'équilibre correspond à l'inverse de la constante d'acidité de BH.

$$\frac{1}{K_a(HB)} = \frac{[HB]}{[B^-] \times [H_3O^+]}$$

Si on additionne les deux réactions (I) et (II), la réaction globale est :

$$HA + B^- \rightleftarrows HB + A^-$$

Ainsi, la constante d'équilibre est :

$$K_{\text{équi}} = \frac{[A^-] \times [HB]}{[HA] \times [B^-]}$$

Si on multiple le numérateur et le dénominateur par la concentration de H_3O^+ dans le milieu, on obtient :

$$= K_a(\text{HA})$$

$$K_{\text{équi}} = \frac{[H_3O^+] \times [A^-]}{[HA]} \times \frac{[HB]}{[B^-] \times [H_3O^+]}$$

$$= 1/K_a(\text{HB})$$

$$K_{\text{équi}} = \frac{K_a(\text{HA})}{K_a(\text{HB})} = \frac{10^{-\text{p}K_a(\text{HA})}}{10^{-\text{p}K_a(\text{HB})}}$$

$$K_{\text{équi}} = 10^{\text{p}K_a(\text{HB}) - \text{p}K_a(\text{HA})}$$

$$K_{\text{équi}} = 10^{\text{p}K_a(\text{HB}) - \text{p}K_a(\text{HA})}$$

$$K_{\text{équi}} = 10^{\Delta \text{p}K_a}$$

On constate que la constante d'équilibre dépend uniquement de la variation de $\mathrm{p}K_\mathrm{a}$ entre l'acide formé et l'acide engagé comme réactif dans le milieu réactionnel.

Si $\Delta\mathrm{p}K_\mathrm{a}$ est supérieur à 2, on tend vers une réaction complète, soit $K_{\text{équi}} \geq 10^2$.

Si $\Delta\mathrm{p}K_\mathrm{a}$ est comprise entre 0 et 2, on pourrait dire que la réaction est réversible.

Lorsqu'on tend vers une réaction acide-base impossible, la différence de $\mathrm{p}K_\mathrm{a}$ de l'acide « formé » et de l'acide « réactif » est strictement inférieure à −2.

REMARQUE

Pour vous simplifier la tâche, dans tous les exercices qui vous sont proposés après cette synthèse, nous supposons que la réaction est complète si la constante d'équilibre de celle-ci est supérieure ou égale à 10^2.

Acide, base et réaction acide-base

1 Selon Lewis, quelle est la définition correcte des acides et des bases ?
Indiquer la proposition correcte.

- ❑ **A.** Les acides libèrent des H^+ (*aq*) et les bases libèrent des ions HO^- (*aq*).
- ❑ **B.** Les acides transfèrent des H^+ (*aq*) à des bases qui les acceptent.
- ❑ **C.** Les acides sont des accepteurs de paires électroniques et les bases sont des composés donneurs de paires électroniques.
- ❑ **D.** Les acides sont des donneurs de paires électroniques et les bases sont des composés accepteurs de paires électroniques.

2 Lorsque HCl (*aq*) est exactement neutralisé (titré) par NaOH (*aq*), la concentration en H^+ (*aq*) dans la solution résultante est :

- ❑ **A.** toujours inférieure à celle des ions HO^-
- ❑ **B.** toujours supérieure à celle des ions HO^-
- ❑ **C.** toujours égale à celle des ions HO^-
- ❑ **D.** parfois supérieure ou parfois inférieure à celle des ions HO^-

3 La molécule d'eau peut réagir avec elle-même et se dissocier très partiellement selon l'équation :

$$2\,H_2O \rightleftharpoons H_3O^+ + HO^-.$$

L'expression de K_w (K_e) est :

- ❑ **A.** $K_e = [H_2O] \times [H_3O^+]$
- ❑ **B.** $K_e = [OH^-] \times [H_3O^+]$
- ❑ **C.** $K_e = \dfrac{[OH^-] \times [H_3O^+]}{[H_2O]}$
- ❑ **D.** $K_e = \dfrac{[OH^-] \times [H_3O^+]}{[H_2O]^2}$

4 À $T = 25$°C, on considère une solution aqueuse contenant HCl 0,1 M et HBr 0,1 M. À 50 mL de cette solution, on ajoute 50 mL d'HCl (*aq*) 0,8 M pour obtenir la **solution A** ($V_{total} = 100$ mL).
Le pH de la **solution A** est :

- ❑ **A.** $\log 2$
- ❑ **B.** $-\log(0{,}28)$
- ❑ **C.** $-\log(0{,}28/3)$
- ❑ **D.** 3
- ❑ **E.** Aucune de ces quatre réponses n'est correcte.

5 Dans une solution aqueuse à température constante, lorsque la concentration de H_3O^+ augmente, celle de HO^- :

- ❑ **A.** augmente
- ❑ **B.** diminue
- ❑ **C.** reste identique
- ❑ **D.** parfois augmente, parfois diminue

6 Pour chacune des propositions suivantes, dire si elle **correcte** ou **incorrecte**.

A. Une base est un accepteur d'un ou plusieurs protons.
❑ **V** ❑ **F**

B. À pH neutre, la solution aqueuse ne contient ni des ions hydroniums, ni des ions hydroxydes.
❑ **V** ❑ **F**

C. À pH acide, dans une solution aqueuse, la quantité des ion H_3O^+ est supérieure à celle des ions OH^-.
❑ **V** ❑ **F**

D. Plus la valeur de pK_a d'un acide est faible, plus son acidité est grande.
❑ **V** ❑ **F**

E. Plus le K_a d'un acide est grand, plus son acidité est faible.
❑ **V** ❑ **F**

F. Une base est d'autant plus faible que sa valeur de K_b est faible.
❑ **V** ❑ **F**

G. L'acide conjugué de H_3O^+ est H_2O.
❑ **V** ❑ **F**

H. La base conjuguée de CO_3^{2-} est HCO_3^-.
❑ **V** ❑ **F**

I. Plus un acide est faible, plus sa base conjuguée est une base forte.
❑ **V** ❑ **F**

7 En ce qui concerne les réactions acides-bases en milieu aqueux à $T = 25$ °C, pour chacune des affirmations suivantes, dire si elle est **correcte** ou **incorrecte**.

A. Un acide ne peut réagir qu'avec une base plus forte que sa base conjuguée.
❑ **V** ❑ **F**

B. Une base ne peut réagir totalement qu'avec un acide plus faible que son acide conjugué.
❑ **V** ❑ **F**

C. Pour que la réaction acide-base soit favorisée, il faut que l'acide et la base formés soient plus faibles que l'acide et la base de départ.
❑ **V** ❑ **F**

D. H_3PO_4 ($pK_a = 2{,}12$) peut réagir avec CO_3^{2-} (pK_a $HCO_3^- = 10{,}4$).
❑ **V** ❑ **F**

E. H_3PO_4 ($pK_a = 2{,}12$) peut réagir complètement avec $H_2PO_4^-$ (pK_a $H_2PO_4^- = 7{,}2$).
❑ **V** ❑ **F**

F. HCO_3^- (pK_a $HCO_3^- = 10{,}4$) ne peut transférer complètement son proton à l'ion $C_2O_4^{2-}$ (pK_a $HC_2O_4^- = 4{,}3$).
❑ **V** ❑ **F**

8 En ce qui concerne les réactions acides-bases en milieu aqueux à $T = 25$ °C, parmi les énoncés suivants, lesquels sont vrais ?

- ❑ **A.** Lors d'une réaction acide-base complète, le pK_a de l'acide engagé comme réactif doit être choisi comme étant supérieur de deux unités au moins à la valeur du pK_a de l'acide produit.
- ❑ **B.** Une réaction acide-base incomplète (équilibrée) a lieu lorsque la différence entre les valeurs des pK_a de l'acide « formé » et de l'acide « réactif » est comprise entre 0 et 2 unités.
- ❑ **C.** Lors d'une réaction impossible acide-base, la différence de pK_a de l'acide « formé » et de l'acide « réactif » est strictement inférieure à – 2.
- ❑ **D.** Un acide ne réagit pas avec sa base conjuguée.
- ❑ **E.** Les produits d'ionisation d'un acide HA (*aq*) sont H_3O^+ (*aq*) et A^- (*aq*).

9 Parmi les équations suivantes, en vous basant sur les pK_a, indiquer celles dont le transfert de proton est complet :

On suppose que le milieu est aqueux, que la température est fixée à 25 °C et que pour chacune des réactions, le nombre de moles d'acide et de base engagées initialement est identique (1 équivalent d'acide pour 1 équivalent de base).

- ❑ **A.** $CO_3^{2-} + H_3PO_4 \rightleftharpoons H_2PO_4^- + HCO_3^-$
- ❑ **B.** $HCO_3^- + HPO_4^{2-} \rightleftharpoons H_2PO_4^- + CO_3^{2-}$
- ❑ **C.** $HCO_3^- + HPO_4^{2-} \rightleftharpoons PO_4^{3-} + H_2CO_3$
- ❑ **D.** $H_2C_2O_4 + PO_4^{3-} \rightleftharpoons HC_2O_4^- + HPO_4^{2-}$
- ❑ **E.** $H_2C_2O_4 + H_2O \rightleftharpoons HC_2O_4^- + H_3O^+$

10 Parmi les bases suivantes, seules deux réagissent complètement avec l'acide $HC_2O_4^-$. Lesquelles ?

Couple acide-base	pK_a
($H_2C_2O_4$ / $HC_2O_4^-$)	$pK_a = 1{,}2$
($HC_2O_4^-$ / $C_2O_4^{2-}$)	$pK_a = 4{,}3$
(H_2CO_3 / HCO_3^-)	$pK_a = 6{,}4$
(HCO_3^- /CO_3^{2-})	$pK_a = 10{,}4$
(H_2S / HS^-)	$pK_a = 7$
(HS^- / S^{2-})	$pK_a = 12$
(HF / F^-)	$pK_a = 3{,}45$
(HSO_3^- / SO_3^{2-})	$pK_a = 7{,}2$
(H_2SO_3 / HSO_3^-)	$pK_a = 1{,}8$

- ❑ **A.** HSO_3^-
- ❑ **B.** $C_2O_4^{2-}$
- ❑ **C.** CO_3^{2-}
- ❑ **D.** HS^-
- ❑ **E.** F^-

11 Parmi les équations chimiques suivantes, laquelle représente la réaction de l'acide HBr (gaz) avec l'eau pure (liquide) à 25 °C ?

- ❑ **A.** $HBr + H_2O \rightarrow H_3O^+ + Br^-$
- ❑ **B.** $H_2O + HBr \rightleftarrows H_3O^+ + Br^-$
- ❑ **C.** $HBr \rightleftarrows H^+ + Br^-$
- ❑ **D.** $2\ HBr + 2\ H_2O \rightleftarrows 2\ H_3O^+ + 2\ Br^-$

12 Pour une solution aqueuse acide, à 25 °C :

- ❑ **A.** pH > 7
- ❑ **B.** $[OH^-] > 10^{-7}$ mol L^{-1}
- ❑ **C.** $[H_3O^+] < 10^{-7}$ mol L^{-1}
- ❑ **D.** $[H_3O^+] > 10^{-7}$ mol L^{-1}

13 Parmi les propositions suivantes, indiquer la bonne réponse :

I. Une solution aqueuse, à une température $T > 25$ °C où $K_e = 4 \times 10^{-14}$ et à pH = 7, est légèrement basique.

II. Le pH d'une solution basique est toujours supérieur à 7.

- ❑ **A.** I et II sont vraies
- ❑ **B.** I est vraie et II fausse
- ❑ **C.** I est fausse et II vraie
- ❑ **D.** I et II sont fausses

14 Quel est le pH d'une solution aqueuse d'HCl 0,01 M, à 25 °C ?

- ❑ **A.** 1
- ❑ **B.** 2
- ❑ **C.** 3
- ❑ **D.** 4

15 Quel est le pH d'une solution aqueuse de NaOH 0,1 M, à 25 °C ?

- ❑ **A.** 10
- ❑ **B.** 11
- ❑ **C.** 12
- ❑ **D.** 13

16 De combien de fois la concentration en ions hydroniums dans le sang (pH = 7,36) est-elle supérieure à celle observée dans une solution aqueuse à pH = 8,36 ?

- ❑ **A.** 1
- ❑ **B.** 2
- ❑ **C.** 10
- ❑ **D.** 100

17 À 25 °C, le degré d'ionisation de HNO_2 ($K_a = 10^{-4}$), à pH = 4, est :

- ❑ **A.** 25 %
- ❑ **B.** 30 %
- ❑ **C.** 40 %
- ❑ **D.** 50 %
- ❑ **E.** autre

18 À température constante, le degré de dissociation d'un acide faible HA en milieu aqueux augmente avec la dilution.

- ❑ **A.** Vrai
- ❑ **B.** Faux
- ❑ **C.** Cela dépend de K_a de HA

19 L'expression mathématique du degré de dissociation d'un acide faible de concentration C_a est approximativement :

- ❑ **A.** $\alpha = (K_a / C_a)^{1/2}$
- ❑ **B.** $\alpha = (C_a / K_a)^{1/2}$
- ❑ **C.** $\alpha = (K_a / C_a)^2$
- ❑ **D.** $\alpha = (K_a / 1 - C_a)^2$

20 Quel volume d'eau faut-t-il ajouter à un litre d'une solution aqueuse d'acide acétique 0,10 M (acide faible, pK_a = 4,75, T = 25 °C) pour tripler le taux d'ionisation de l'acide ?

- ❑ **A.** 4 L
- ❑ **B.** 6 L
- ❑ **C.** 8 L
- ❑ **D.** 9 L

21 En milieu aqueux, à 25 °C, lorsqu'on neutralise un acide fort monoprotique par NaOH (*aq*), le point d'équivalence est à pH :

- ❑ **A.** acide
- ❑ **B.** neutre
- ❑ **C.** basique
- ❑ **D.** Le manque de données rend impossible la prédiction.

22 En milieu aqueux, à 25 °C, lorsqu'on neutralise un acide faible monoprotique (exemple : CH_3COOH) par une base forte, le point d'équivalence est à pH :

- ❑ **A.** acide
- ❑ **B.** neutre
- ❑ **C.** basique
- ❑ **D.** Le manque de données rend impossible la prédiction.

23 Deux solutions aqueuses acides HA et HA' de même concentration ont été neutralisées séparément par NaOH (*aq*), à 25 °C. En examinant les deux courbes représentant la variation de pH en fonction du volume de la base forte, indiquer la nature des deux acides.

- ❑ **A.** HA est un acide fort
- ❑ **B.** HA est un acide faible
- ❑ **C.** HA' est un acide fort
- ❑ **D.** HA' est un acide faible

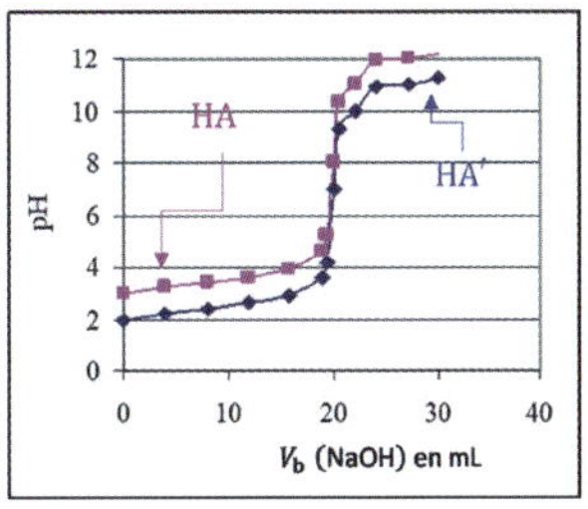

24 À 25 °C, lors d'un titrage d'un acide (15 mL) par une base, la courbe de pH en fonction du volume de base utilisée est la suivante :

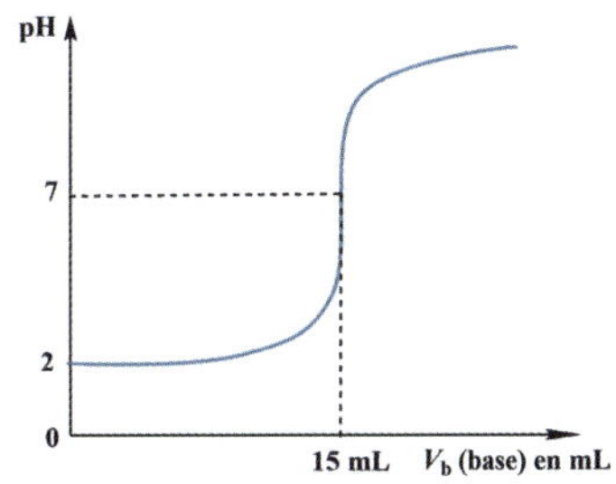

Indiquer les affirmations correctes :

- ❑ **A.** La concentration de l'acide au départ est égale à 10^{-7} M.
- ❑ **B.** Il s'agit d'un dosage d'un acide fort par une base forte.
- ❑ **C.** La concentration de l'acide au départ est égale à 0,01 M.
- ❑ **D.** Au point d'équivalence, la concentration en ions oxoniums est nulle.

25 À 25 °C, on introduit 20 mL de HCl 5,0 M dans un flacon jaugé de 1 000 mL et on porte au trait de jauge avec de l'eau distillée. Le pH de la solution résultante est :

- ❑ **A.** 0
- ❑ **B.** 1
- ❑ **C.** 2
- ❑ **D.** 7

26 À 25 °C, on dilue 10 fois une solution aqueuse d'acide chlorhydrique de pH = 2. Quel est le pH de la solution finale ?

- ❑ **A.** 1
- ❑ **B.** 2
- ❑ **C.** 3
- ❑ **D.** 4
- ❑ **E.** 7

27 Quel est le pH d'une solution de $Ba(OH)_2$ (*aq*) 0,005 M, à 25 °C ?

- ❑ **A.** 13
- ❑ **B.** 12
- ❑ **C.** 11
- ❑ **D.** 10
- ❑ **E.** Aucune de ces quatre réponses n'est correcte.

28 À 25 °C, on introduit 25 mL de NaOH (*aq*) 2,20 M dans 50 mL d'une solution aqueuse contenant à la fois du $Ba(OH)_2$ 0,10 M et du KOH 0,20 M. Le pH de la solution résultante est :
On suppose que le volume total de la solution est de 75,0 mL, que l'hydroxyde métallique $M(OH)_2$ ne précipite pas et qu'aucun complexe n'est formé dans le milieu.

- ❑ **A.** 14
- ❑ **B.** 13
- ❑ **C.** 12
- ❑ **D.** 11
- ❑ **E.** Autre

29 Pour neutraliser 30 mL d'une solution aqueuse de NaOH 0,10 M, il faut y ajouter :

- ❑ **A.** 15 mL d'une solution de H_2SO_4 0,20 M
- ❑ **B.** 15 mL d'une solution de H_2SO_4 0,10 M
- ❑ **C.** 15 mL d'une solution de H_2SO_4 0,010 M
- ❑ **D.** 30 mL d'une solution de H_2SO_4 0,020 M

30 On prélève 10 mL d'une solution aqueuse d'HCl de molarité inconnue que l'on dilue dans environ 50 mL d'eau distillée. Le tout est neutralisé par 20 mL de NaOH(*aq*) 0,20 M. Quelle est la concentration molaire de la solution inconnue de HCl (*aq*) ?

- ❑ **A.** 0,10 M
- ❑ **B.** 0,15 M
- ❑ **C.** 0,20 M
- ❑ **D.** 0,40 M

31 En solution aqueuse, voici deux affirmations :
I. la base conjuguée de $H_2PO_4^-$ est HPO_4^{2-}
II. l'acide conjugué de NH_3 est NH_4^+
Quelle est la bonne réponse ?

- ❑ **A.** I et II sont vraies
- ❑ **B.** I est vraie et II fausse
- ❑ **C.** I est fausse et II vraie
- ❑ **D.** I et II sont fausses

32 À 25 °C, le pH d'une solution aqueuse de NH_3 $1,0 \times 10^{-3}$ M vaut 10,15. De quel type de solution s'agit-il ? On suppose que le pK_a du couple ($^+NH_4/NH_3$) est égal à 9,3.

- ❑ **A.** acide fort
- ❑ **B.** un acide faible
- ❑ **C.** une base forte
- ❑ **D.** une base faible
- ❑ **E.** un ampholyte

33 À 25 °C, une solution aqueuse de chlorure d'ammonium est :

- ❑ **A.** acide
- ❑ **B.** basique
- ❑ **C.** neutre
- ❑ **D.** prédiction impossible sans connaître la concentration

On suppose que le pK_a du couple ($^+NH_4/NH_3$) est égal à 9,25.

34 À 25 °C, une solution aqueuse d'acétate de sodium est :

- ❑ **A.** acide
- ❑ **B.** basique
- ❑ **C.** neutre
- ❑ **D.** prédiction impossible sans connaître la concentration

On suppose que le pK_a du couple (CH_3COOH/CH_3COO^-) est égal à 4,75.

35 Soit une solution aqueuse contenant du carbonate d'hydrogène $1,0 \times 10^{-3}$ M. À pH = 7,4 et à 25 °C, quelle espèce majoritaire se trouve en solution ? (pK_{a1} = 6,4 ; pK_{a2} = 10,4)

- ❑ **A.** H_2CO_3
- ❑ **B.** HCO_3^-
- ❑ **C.** CO_3^{2-}
- ❑ **D.** Aucune de ces trois propositions n'est correcte.

36 Pour obtenir une solution tampon de pH basique à 25 °C, il faut mélanger des volumes égaux de solutions équimolaires de :

- ❑ **A.** NaCl et NaOH
- ❑ **B.** NH_4Cl et HCl
- ❑ **C.** CH_3COOH et NaOH
- ❑ **D.** CH_3COOH et CH_3COONa
- ❑ **E.** $NaHCO_3$ et Na_2CO_3

Couple acide-base	pK_a
(CH_3COOH / CH_3COO^-)	$pK_a = 4{,}75$
(NH_4^+ / NH_3)	$pK_a = 9{,}25$
(H_2CO_3 / HCO_3^-)	$pK_a = 6{,}4$
(HCO_3^- / CO_3^{2-})	$pK_a = 10{,}4$

37 À 100 mL d'un mélange tampon 0,60 M en HCOOH et 0,50 M en HCOONa (pK_a = 3,75), on ajoute 40 mL de solution 1,00 M de HCl (*aq*). Le pH du mélange est égal à :

- ❑ **A.** 4,75
- ❑ **B.** 3,75
- ❑ **C.** 2,75
- ❑ **D.** Aucune de ces trois réponses n'est correcte.

38 Quel pH serait atteint dans une solution aqueuse contenant 10 fois plus d'hydrogénocarbonate que d'acide carbonique (pK_a (H_2CO_3) = 6,4 et pK_a (HCO_3^-) = 10,4) ?

- ❑ **A.** 4,0
- ❑ **B.** 5,0
- ❑ **C.** 7,0
- ❑ **D.** Aucune de ces trois réponses n'est correcte.

39 Une seule proposition est correcte. Laquelle ?

- ❑ **A.** Le pH du mélange tampon CH_3COOH (*aq*) / CH_3COO^- (*aq*) ne dépend que du pK_a de l'acide acétique.
- ❑ **B.** Si l'on ajoute du CH_3COONa solide au mélange tampon CH_3COOH (*aq*) /CH_3COO^- (*aq*), le pH diminue.
- ❑ **C.** Le mélange H_2SO_3 (*aq*) 0,100 M / $NaHSO_3$ (*aq*) 0,0010 M est un mélange tampon.
- ❑ **D.** Une solution aqueuse d'acétate d'ammonium 0,10 M est neutre, à 25 °C.
- ❑ **E.** La plus grande partie de l'acide oxalique se trouve dans l'intestin (pH = 6,4) sous la forme de $HC_2O_4^-$.

pK_a (NH_4^+) = 9,25 ; pK_a (CH_3COOH) = 4,75 ; $H_2C_2O_4$: pK_{a1} = 1,2 et pK_{a2} = 4,3

40 Quel volume de NaOH (*aq*) 0,20 M doit-on ajouter à 100 mL de CH_3COOH (aq) 0,20 M pour obtenir une solution tampon de pH 4,74 ? [T = 25 °C et pK_a (CH_3COOH) = 4,74]

- ❑ **A.** 20 mL
- ❑ **B.** 30 mL
- ❑ **C.** 40 mL
- ❑ **D.** 50 mL

Acide, base et réaction acide-base

1 Réponse C.

Un acide de Lewis est un composé chimique dont souvent l'atome central possède une orbitale lacunaire (vide). Cette dernière rend cette substance susceptible de recevoir un doublet d'électrons. Par conséquent, cet acide crée un lien avec la substance donneuse de doublet électronique (base de Lewis). La bonne proposition est C.

2 Réponse C.

Au point d'équivalence, la solution est composée uniquement de l'eau et des ions spectateurs Na^+ et Cl^-. L'eau se dissocie très partiellement en H_3O^+ et OH^-.

L'équation de l'auto-ionisation de l'eau est

$$2\,H_2O \rightleftarrows H_3O^+ + OH^-$$

Le produit ionique à 25 °C est $K_{eau} = 10^{-14}$

À 25 °C, $[H_3O^+] = [OH^-] = 10^{-7}$ M. K_{eau} (on substitue aussi K_e par K_w) est une constante d'équilibre et sa valeur varie avec la température. La concentration en ions hydroniums est toujours égale à celle des ions hydroxydes au point d'équivalence, lors d'un titrage d'un acide fort (HCl (*aq*)) par une base forte (NaOH (*aq*)). La bonne proposition est C.

3 Réponse B.

$K_w = K_e = \left[OH^-\right] \times \left[H_3O^+\right] = 10^{-14}$ à 25 °C. La bonne proposition est B.

4 Réponse A.

Les deux acides HBr et HCl sont forts en phase aqueuse ; ils sont complètement dissociés en H_3O^+ et Cl^-/Br^- dans l'eau $\left(HCl + H_2O \rightarrow H_3O^+ + Cl^-\right)$. Le nombre total d'ion hydronium est :

$$n\left(H_3O^+\right) = 0{,}05 \times 0{,}1 + 0{,}05 \times 0{,}1 + 0{,}05 \times 0{,}8 = 0{,}05 \text{ mol}$$

Le volume total est $V_{total} = 100$ mL, d'où $\left[H_3O^+\right] = \dfrac{0{,}05 \text{ mol}}{0{,}1 \text{ L}} = 0{,}5$ mol/L.

On en déduit donc $\text{pH} = -\log 0{,}5 = \log 2 = 0{,}30$.

5 Réponse B.

Étant donné que le produit des deux concentrations $[H_3O^+] \times [OH^-]$ est constant (à température constante), il est clair que si la concentration de H_3O^+ augmente, celle de OH^- va diminuer, et vice et versa.

$$K_{eau} = \left[H_3O^+\right] \nearrow \times \left[OH^-\right] \searrow = \text{Cte},$$

à température constante.

ou

$$K_{eau} = \left[H_3O^+\right] \searrow \times \left[OH^-\right] \nearrow = \text{Cte},$$

à température constante.

La bonne proposition est B.

6

A. Vrai. Selon Bronsted-Lowry, une base est une substance qui peut recevoir un H^+ donné par un acide. À partir de cette définition, on en déduit que toute base nécessite la présence d'un acide et vice et versa.

B. Faux. À pH neutre, nous avons autant d'ions hydroniums que d'ions d'hydroxydes. La présence de ces ions est due à l'auto-ionisation de l'eau. La concentration est égale à 10^{-7} M à 25°C.

C. Vrai. Prenons à titre d'exemple, à 25 °C, un milieu aqueux à pH acide, c'est-à-dire que la valeur de pH est strictement inférieure à 7.

pH = – log $[H_3O^+] < 7$ implique que $[H_3O^+] > 10^{-7}$ M

Comme $[H_3O^+] \times [OH^-] = 10^{-14}$

Donc $\left[OH^-\right] < \dfrac{10^{-14}}{10^{-7}} = 10^{-7}$

On peut donc en conclure qu'en milieu acide :

$$[H_3O^+] > [OH^-].$$

D. Vrai.

$pK_a = -\log K_a$ et K_a est la constante d'acidité d'un acide dans l'eau.

Exemple : $HA + H_2O \rightleftarrows H_3O^+ + A^-$

Cette réaction libère des ions H_3O^+. Et, elle est caractérisée par une constante d'équilibre qui est la constante d'acidité de HA :

$$K_a(HA) = \frac{\left[A^-\right] \times \left[H_3O^+\right]}{\left[AH\right]}$$

Si $\left[H_3O^+\right] \nearrow \Rightarrow K_a \nearrow \Rightarrow pK_a\left(= -\log K_a\right) \searrow$ et donc l'acidité $\nearrow$

On peut admettre aussi que si K_a diminue, le pK_a augmente, et donc l'acidité diminue.

E. Faux. Le K_a ne peut augmenter que si la concentration en ions hydroniums est élevée. Donc, plus le K_a d'un acide est grand, plus son acidité est grande.

F. Vrai. Comme tout acide est caractérisé par K_a, la force de basicité d'une substance est définie par son K_b. À température constante, une base faible est caractérisée par K_b faible et vice et versa.

G. Faux. Attention ! L'acide conjugué de H_3O^+ n'existe pas. Pour trouver l'acide conjugué, il suffit d'ajouter un H^+ à la base correspondante.

H. Faux. HCO_3^- est l'acide conjugué de CO_3^{2-}, et non pas sa base conjuguée ! Pour trouver la base conjuguée, il suffit d'enlever un H^+ à l'acide correspondant.

I. Vrai. Vu que $pK_a + pK_b = cte$ (par ex. cette constante est égale à 14, à 25 °C dans l'eau), si $pK_a \nearrow \Rightarrow pK_b \searrow$ et donc $K_b \nearrow$, la force de la basicité augmente.

7

> Avant de répondre aux QCM 7, 8 et 9, il est important de revoir la synthèse 3 afin de bien comprendre les conditions nécessaires pour qu'un acide puisse réagir complètement avec une base en milieu aqueux !

A. Vrai. Si la base est plus forte alors l'acide conjugué qui sera produit est plus faible que l'acide engagé comme réactif. On peut donc conclure que :

$\Delta pK_a = pK_a$[acide produit] – pK_a[acide réactif] > 0

Pour que la réaction soit complète, il faut que la valeur de ΔpK_a dépasse 2.

B. Faux, car dans ce cas, $\Delta pK_a = pK_a$[acide produit] – pK_a[acide réactif] < 0. Ainsi, une base ne peut réagir complètement qu'avec un acide plus fort que son acide conjugué.

C. Vrai, car dans ce cas, la variation de pK_a est toujours positive :

$\Delta pK_a = pK_a$[acide produit] – pK_a[acide réactif] > 0

D. Vrai. Pour répondre à cette question, il suffit de calculer la variation de ΔpK_a :

$$H_3PO_4 + CO_3^{2-} \rightarrow H_2PO_4^- + HCO_3^-$$

Acide réactif : $pK_a = 2{,}12$ Acide produit : $pK_a = 10{,}4$

$\Delta pK_a = pK_a$[acide produit] – pK_a[acide réactif] $= 10{,}4 - 2{,}12 = 8{,}28 \gg 2$, la réaction est possible et complète.

Remarque : Il est important de signaler que l'évolution d'une réaction acide-base va toujours d'un acide fort vers la formation d'un acide faible.

E. Faux. $\Delta pK_a = pK_a$ [acide produit, H_3PO_4] – pK_a [acide réactif, H_3PO_4] $= 2{,}12 - 2{,}12 = 0$.

On constate que les deux réactifs mis dans le milieu sont composés d'un acide et de sa base conjuguée. La réaction complète d'un acide avec sa base conjuguée n'est pas possible.

F. Vrai. pK_a[acide produit, $HC_2O_4^-$] – pK_a[acide réactif, HCO_3^-] $= 4{,}30 - 10{,}4 = -6{,}10 \ll 0$. Par conséquent, la réaction est impossible.

8 Réponses B, C, D et E.

Pour réaliser cet exercice, il est impérativement conseillé de faire d'abord le QCM 7.

A. Faux. Pour une réaction acide-base complète, le pK_a de l'acide produit doit être choisi comme étant supérieur de deux unités au moins à la valeur du pK_a de l'acide engagé comme réactif.

B. Vrai.

C. Vrai. Voir les explications données en QCM 7.

D. Vrai. Car $\Delta pK_a = 0$ et la composition du mélange est inchangée.

E. Vrai. $HA + H_2O \rightleftarrows A^- + H_3O^+$.

9 Réponses A et D.

A.

$$\underset{}{CO_3^{2-}} + \underset{pK_a = 2{,}12}{H_3PO_4} \rightarrow H_2PO_4^- + \underset{pK_a = 10{,}4}{HCO_3^-}$$

$\Delta pK_a = 10{,}4 - 2{,}12 = 8{,}28 > 2$, le transfert de proton est total. La réaction A est complète.

B.

$$\underset{pK_a = 10{,}4}{HCO_3^-} + HPO_4^{2-} \leftarrow \underset{pK_a = 7{,}2}{H_2PO_4^-} + CO_3^{2-}$$

$\Delta pK_a = -3{,}2 < -2$, le transfert de proton est impossible.

C.

$$HCO_3^- + \underset{pK_a = 12{,}67}{HPO_4^{2-}} \leftarrow PO_4^{3-} + \underset{pK_a = 6{,}4}{H_2CO_3}$$

$\Delta pK_a = -6{,}27 < -2$, le transfert de proton est impossible.

D.

$$\underset{pK_a = 1{,}2}{H_2C_2O_4} + PO_4^{3-} \rightarrow HC_2O_4^- + \underset{pK_a = 12{,}67}{HPO_4^{2-}}$$

$\Delta pK_a = 11{,}47 \gg 2$, la réaction D est complète.

E.

$$\underset{pK_a = 1{,}2}{H_2C_2O_4} + H_2O \rightleftarrows HC_2O_4^- + \underset{pK_a = -1{,}73}{H_3O^+}$$

$\Delta pK_a = -2{,}93 < -2$, la réaction est impossible.

10 Réponses C et D.

A. Pour HSO_3^-, l'acide conjugué est

$$H_2SO_3 \Rightarrow pK_a = 1{,}8$$

B. Pour $C_2O_4^{2-}$, l'acide conjugué est

$$HC_2O_4^- \Rightarrow pK_a = 4{,}3$$

Chimie

C. Pour CO_3^{2-}, l'acide conjugué est
$HCO_3^- \Rightarrow pK_a = 10{,}4$

D. Pour HS^-, l'acide conjugué est
$H_2S \Rightarrow pK_a = 7{,}0$

E. Pour F^-, l'acide conjugué est
$HF \Rightarrow pK_a = 3{,}45$

Seules les bases ayant leur acide conjugué plus faible que $HC_2O_4^-$ peuvent agir. La réaction est complète si la variation de pK_a est supérieure à 2 ($\Delta pK_a > 2$).
Les deux bases possibles sont CO_3^{2-} et HS^- :

$$\underset{pK_a = 4{,}3}{HC_2O_4^-} + CO_3^{2-} \rightarrow C_2O_4^{2-} + \underset{pK_a = 10{,}4}{HCO_3^-}$$

$\Delta pK_a = 6{,}10 \gg 2$, la réaction est complète.

$$\underset{pK_a = 4{,}3}{HC_2O_4^-} + HS^- \rightarrow C_2O_4^{2-} + \underset{pK_a = 7{,}0}{H_2S}$$

$\Delta pK_a = 2{,}7 \gg 2$, la réaction est complète.
Les bonnes propositions sont C et D.

11 Réponse A.
Seule la réaction $HBr + H_2O \rightarrow H_3O^+ + Br^-$ est correcte, car HBr est un acide fort ($pK_a \ll 0$). La dissociation est complète.
Les trois autres équations sont fausses, car elles sont considérées comme des transformations non complètes, réversibles.
Seule la proposition A est correcte.

12 Réponse D.
À 25 °C, le pH d'une solution acide est strictement inférieur à 7.

$$pH < 7 \Rightarrow -\log[H_3O^+] < 7 \Rightarrow [H_3O^+] > 10^{-7}\ M$$

La bonne affirmation est D.

13 Réponse B.
Pour répondre à la première affirmation, on calcule d'abord le pH neutre. En effet :
À température T, le produit ionique de l'eau est

$$K_e = [OH^-] \times [H_3O^+] = 4 \times 10^{-14}$$

En milieu neutre $[OH^-] = [H_3O^+]$, d'où

$$K_e = 4 \times 10^{-14} = [H_3O^+]^2$$

On en déduit que

$$[H_3O^+] = \sqrt{4 \times 10^{-14}} = 2 \times 10^{-7}\ M \Rightarrow$$

$$pH_{neutre} = -\log 2 \times 10^{-7} = 7 - \log 2 < 7$$

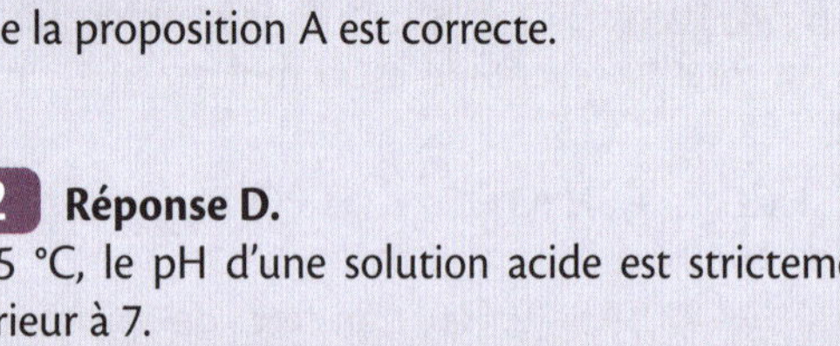

Par conséquent, la solution, à température T, avec un pH égal à 7 est légèrement basique. La proposition **I est vraie**.
La deuxième assertion n'est pas correcte car le pH varie avec la température. La proposition **II est fausse**.
Ainsi, la proposition B convient.

14 Réponse B.
En milieu aqueux, HCl est un acide fort. Il se dissocie complètement en produisant H_3O^+ et Cl^- :

$$[H_3O^+] = [Cl^-] = 1{,}0 \times 10^{-2}\ M$$

$$pH = -\log[H_3O^+] = 2$$

La bonne réponse est B.

15 Réponse D.
En milieu aqueux, NaOH est une base forte. Le composé se dissocie complètement en Na^+ et OH^- :

$$[Na^+] = [OH^-] = 1{,}0 \times 10^{-1}\ M$$

$$pH = 14 + \log[OH^-] = 14 + \log 0{,}1 = 13$$

La bonne réponse est D.

16 Réponse C.
Pour le sang, $pH = 7{,}36 \Rightarrow$

$$[H_3O^+]_{sang} = 10^{-7{,}36}\ mol\ L^{-1}$$

Pour la solution aqueuse, $pH = 8{,}36 \Rightarrow$

$$[H_3O^+]_{sol.\ aq.} = 10^{-8{,}36}\ mol\ L^{-1}$$

D'où, $$\frac{[H_3O^+]_{sang}}{[H_3O^+]_{sol.\ aq.}} = \frac{10^{-7{,}36}}{10^{-8{,}36}} = 10^{8{,}36-7{,}36} = 10^1$$

La bonne assertion est C.

17 Réponse D.
Le pH fixé est égal au pK_a de HNO_2.
Or, HNO_2 est un acide faible, car $pK_a = 4$.
D'où, la formule de son $pH = pK_a + \log\dfrac{[NO_2^-]}{[HNO_2]}$

Application numérique :

$$4 = 4 + \log\frac{[NO_2^-]}{[HNO_2]} \Rightarrow \frac{[NO_2^-]}{[HNO_2]} = 1$$

$$\Rightarrow [NO_2^-] = [HNO_2]$$

On en déduit que la dissociation est de 50 %. La bonne proposition est D.

18 à 40

Solutions des exercices 18 à 40 disponibles sur www.lienmini.fr/31907-chim10

Fiche 11

Réaction de transfert d'électrons et les piles

L'oxydant est celui qui va subir une réduction.

Lors d'une réaction, un élément chimique **A** s'oxyde (ou est oxydé) si son nombre d'oxydation augmente tout en perdant un ou plusieurs électrons.

$$\underset{\text{N.O.} = 0}{\mathbf{A}} \rightleftarrows \underset{\text{N.O.} = +\text{II}}{\mathbf{A}^{2+}} + 2\,e^- \qquad (1)$$

A est oxydé, c'est un réducteur.

L'élément chimique **B** se réduit (ou est réduit) si son étage d'oxydation diminue tout en captant un ou plusieurs électrons lors d'une réaction :

$$\underset{\text{N.O.} = 0}{\mathbf{B}} + 3\,e^- \rightleftarrows \underset{\text{N.O.} = -\text{III}}{\mathbf{B}^{3-}} \qquad (2)$$

B est réduit, c'est un oxydant.

Ces deux demi-équations ne pourraient exister que si les éléments **A** et **B** sont mis ensemble. On dit qu'il y a oxydation de **A** par **B** et réduction de **B** par **A**.

L'équation globale provient toujours de l'addition membre à membre des équations (1) et (2) en les multipliant, s'il le faut, par des nombres adéquats (ici × 3 la première équation et × 2 la deuxième).

Les nombres d'électrons dans l'équation globale doivent être les mêmes de part et d'autre. Cela permet de dire que tous les électrons formés sont consommés par la suite, et donc éliminés de l'équation globale.

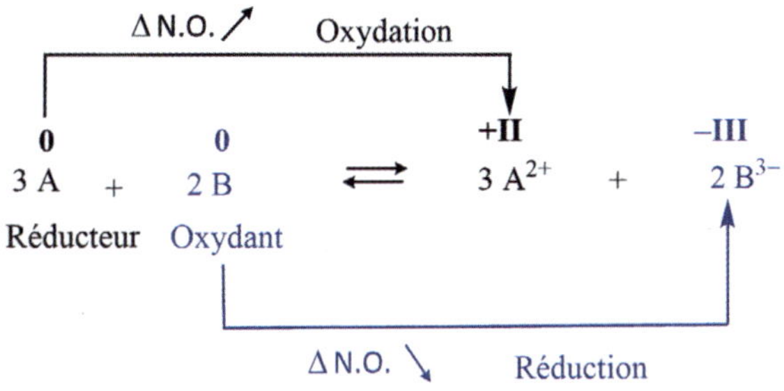

1 Synthèse 1

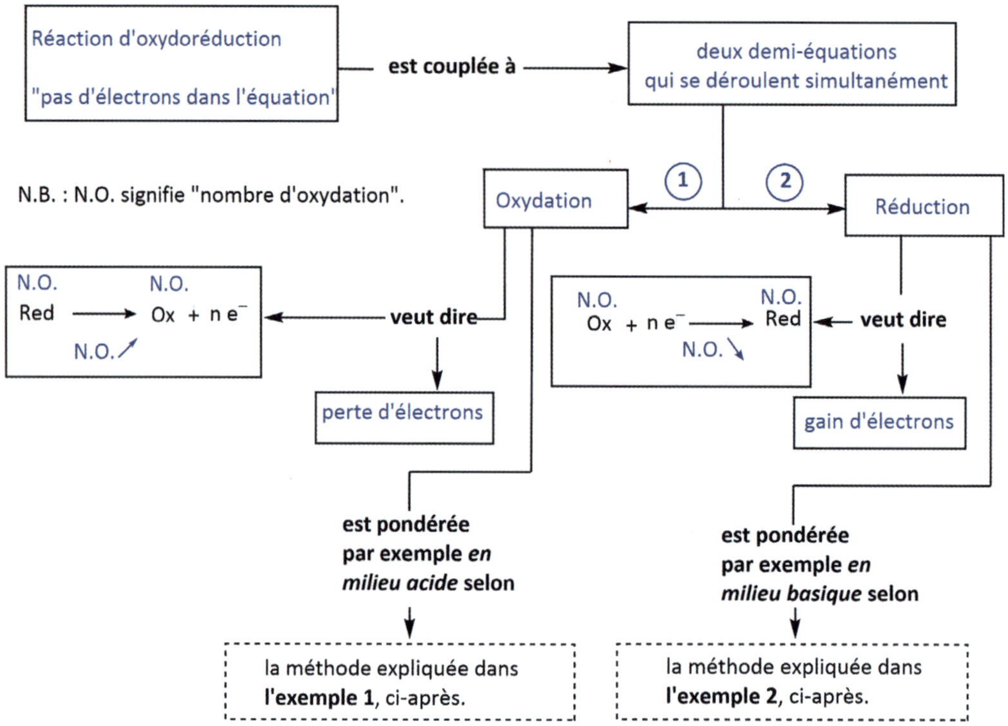

1.1 Exemple 1 : réaction redox en milieu acide

$$NO_3^- + Fe^{2+} + H^+ \rightleftarrows NO + Fe^{3+} + H_2O$$

1. Repérer les deux membres formant les deux demi-équations

$$NO_3^- \rightleftarrows NO \qquad (a)$$

$$Fe^{2+} \rightleftarrows Fe^{3+} \qquad (b)$$

2. Calculer les nombres d'oxydation (N.O.) et en déduire le nombre d'électrons échangés dans chacune des demi-équations

Pour la demi-équation (a), $NO_3^- \rightleftarrows NO$.

- Le N.O. de N dans $\underline{N}O_3^-$ vaut + V, car $x + 3 \times (-2) = -1$, soit $x = 5$.
- Le N.O. de N dans $\underline{N}O$ vaut + II, car $x + (-2) = 0$, soit $x = 2$.

Il s'agit d'une demi-équation de **réduction**.

Le NO_3^- portant le N.O. le plus élevé est l'oxydant et, le composé NO portant le N.O. le moins élevé est le réducteur.

Le nombre d'électrons échangés = Δ(N.O.) = N.O. (oxydant) – N.O. (réducteur) = $5 - 2 = 3\ e^-$

Pour la demi-équation (b) : $Fe^{2+} \rightleftarrows Fe^{3+}$

- le N.O. de Fe^{2+} vaut + II
- le N.O.de Fe^{3+} vaut +III

Il s'agit d'une demi-équation d'**oxydation**.

L'ion ferreux Fe^{2+} est le réducteur et l'ion ferrique Fe^{3+} est l'oxydant.

Le nombre d'électrons échangés = Δ(N.O.) = N.O. (oxydant) – N.O. (réducteur) = $3 - 2 = 1\ e^-$

On obtient :

$$NO_3^- + 3\,e^- \rightleftarrows NO \qquad (a)$$

$$Fe^{2+} \rightleftarrows Fe^{3+} + 1\,e^- \qquad (b)$$

Remarque

Les électrons figurent **toujours** du côté de l'oxydant.

3. Vérifier si on a 1N (NO_3^-) pour 1N (NO) et 1Fe (Fe^{2+}) pour 1 Fe (Fe^{3+})

Pour la demi-équation (a) $NO_3^- + 3\,e^- \rightleftarrows NO$, on a bien 1 (N) pour 1 (N).

Pour la demi-équation (b) $Fe^{2+} \rightleftarrows Fe^{3+} + 1\,e^-$, on constate que 1 (Fe) pour 1 (Fe) est respecté.

Remarque

Voici un exemple tel que le rapport 1 pour 1 n'est pas respecté.

N.O. :	VI		III
	$Cr_2O_7^{2-}$ + **2 × 3** e^-	$\rightleftarrows$	**2** Cr^{3+}
	Oxydant		Réducteur

Δ(N.O.) = N.O.(oxydant) – N.O.(réducteur) = $6 - 3 = 3\,e^-$

Nous avons **2** Cr ($Cr_2O_7^{2-}$) pour **un seul** Cr (Cr^{3+}). Dans ce cas, il faut multiplier le Cr^{3+} par **2** et surtout NE PAS OUBLIER de multiplier le nombre d'électrons par **2 également** !!!

4. Milieu acide

Pour la demi-équation (a), le milieu est acide car il y a présence de H^+ dans l'équation globale. Dans ce cas, on pondère le nombre d'oxygène par addition de H_2O du côté du réducteur. Ensuite on ajuste la demi-équation avec les protons H^+ du côté de l'oxydant.

$$NO_3^- + 3\,e^- + 4\,H^+ \rightleftarrows NO + 2\,H_2O \qquad (a)$$

Pour la demi-équation (b), il n'y a pas d'atome d'oxygène. Il ne faut donc rien ajouter.

$$Fe^{2+} \rightleftarrows Fe^{3+} + 1\,e^- \qquad (b)$$

5. Bilan des charges pour avoir la confirmation

Pour (a), de part et d'autre de la demi-équation, la somme des charges est nulle.

$$NO_3^- + 3\,e^- + 4\,H^+ \rightleftarrows NO + 2\,H_2O \qquad (a)$$

$$\sum charges = 0 \qquad \sum charges = 0$$

Pour (b), de part et d'autre de la demi-équation, la somme des charges est égale à +2.

$$Fe^{2+} \rightleftarrows Fe^{3+} + 1\,e^- \qquad (b)$$

$$\sum charges = +2 \qquad \sum charges = +2$$

6. L'équation globale

$$NO_3^- + 3\,e^- + 4\,H^+ \rightleftarrows NO + 2\,H_2O \qquad (a)$$

$$Fe^{2+} \rightleftarrows Fe^{3+} + 1\,e^- \qquad (b)$$

Étant donné que les deux demi-équations sont simultanées, les électrons sont cédés par le réducteur afin qu'ils puissent être consommés par l'oxydant. Les deux demi-équations doivent contenir le même nombre d'électrons. Pour cela, il suffit de multiplier la demi-équation (b) par 3 :

$$\begin{array}{r} NO_3^- + 3\,e^- + 4\,H^+ \rightleftarrows NO + 2\,H_2O \\ [\,Fe^{2+} \rightleftarrows Fe^{3+} + 1\,e^-\,] \times 3 \\ \hline NO_3^- + 3\,Fe^{2+} + 4\,H^+ \rightleftarrows NO + 3\,Fe^{3+} + 2\,H_2O \end{array}$$

1.2 Exemple 2 : réaction redox en milieu basique

Soit la réaction en milieu basique suivante : $NH_3 + O_2 \rightleftarrows NO + H_2O$.

1. Repérer les deux membres formant les deux demi-équations

$$NH_3 \rightleftarrows NO \quad (a)$$

$$O_2 \rightleftarrows H_2O \quad (b)$$

2. Calculer les nombres d'oxydation (N.O.) et en déduire le nombre d'électrons échangés dans chacune des demi-équations

Pour (a), $NH_3 \rightleftarrows NO$:

- Le N.O. de N dans <u>N</u>H_3 vaut –III, car $x + 3 \times 1 = 0$, soit $x = -3$
- Le N.O. de N dans <u>N</u>O vaut + II, car $x + (-2) = 0$, soit $x = 2$

Il s'agit d'une demi-équation d'**oxydation**.

Le NH_3 portant le N.O. le moins élevé est le réducteur et, le composé NO portant le N.O. le plus élevé est l'oxydant.

Le nombre d'électrons échangés = Δ(N.O.) $= 2 - (-3) = 5(5\,e^-)$ à mettre du côté de l'oxydant (le monoxyde d'azote, NO) :

$$NH_3 \rightleftarrows NO + 5\,e^- \quad (a)$$

Pour (b), $O_2 \rightleftarrows H_2O$:

- Le N.O. de O dans O_2 vaut 0
- Le N.O. de O dans H_2O vaut –II

Le N.O. d'O chute, il passe de 0 à –II, il s'agit donc d'une **réduction**.

Le nombre d'électrons échangés = Δ(N.O.) $= 0 - (-2) = 2$, 2 e^- à mettre du côté de l'oxydant (O_2) :

$$O_2 + 2\,e^- \rightleftarrows H_2O \quad (b)$$

3. Le rapport de 1 pour 1 n'est pas respecté dans la demi-équation (b)

$$O_2 + 2\,e^- \rightleftarrows 1\,H_2O$$

D'un côté de l'équation, on a deux atomes d'oxygène et de l'autre côté on en a un seul.

Pour pondérer, il suffit de multiplier par deux i) le nombre d'électrons et ii) le coefficient stœchiométrique de H_2O.

Ainsi, on obtient :

$$O_2 + 2 \times 2\,e^- \rightleftarrows 2\,H_2O \quad (b)$$

4. Milieu basique

Le milieu est basique, car il y a présence d'ammoniac (base faible en milieu aqueux). Par conséquent, on ajuste les charges négatives par addition des ions OH^-. Ensuite, on pondère le nombre d'oxygène par addition de H_2O.

$$NH_3 + 5\,OH^- \rightleftarrows NO + 5\,e^- + 4\,H_2O \quad (a)$$

$$O_2 + 2\,H_2O + 4\,e^- \rightleftarrows 4\,OH^- \quad (b)$$

5. Contrôle : vérifier si le nombre d'atomes d'H est respecté dans chaque demi-équation

$$NH_3 + 5\,OH^- \rightleftarrows NO + 5\,e^- + 4\,H_2O \quad (a)$$

$\sum H(réactifs) = 8$ $\sum H(produits) = 8$ 👍

$$O_2 + 2\,H_2O + 4\,e^- \rightleftarrows 4\,OH^- \quad (b)$$

$\sum H(réactifs) = 4$ $\sum H(produits) = 4$ 👍

6. Écrire l'équation globale

Étant donné que les deux demi-équations sont simultanées, les électrons sont cédés par le réducteur afin qu'ils puissent être consommés par l'oxydant. Les deux demi-équations doivent contenir le même nombre d'électrons. Pour cela, il suffit de multiplier par 4 la demi-équation (a) et par 5 la demi-équation (b).

$$[\,NH_3 + 5\,OH^- \rightleftarrows NO + 5\,e^- + 4\,H_2O\,] \times 4 \quad (a)$$

Équation globale :

$$[\,O_2 + 2\,H_2O + 4\,e^- \rightleftarrows + 4\,OH^-] \times 5 \quad (b)$$

$$4\,NH_3 + 5\,O_2 \rightleftarrows 4\,NO + 6\,H_2O$$

2 Synthèse 2

2.1 Pouvoir oxydant ou réducteur

- Le système oxydant est celui qui donne des électrons :

$$Red_1 \rightleftarrows Ox_1 + ne^-\ (E^o_{r1}).$$

- Le système réducteur est celui qui accepte les électrons :

$$Ox_2 + ne^- \rightleftarrows Red_2\ (E^o_{r2}).$$

- Une réaction redox (25 °C, 1 atm, [] = 1 M) n'est possible que si le système de potentiel E^o_r élevé oxyde le système de potentiel E^o_r plus faible : si $E^o_{r2} > E^o_{r1}$ alors la réaction redox $Red_1 + Ox_2 \rightleftarrows Ox_1 + Red_2$ aura lieu.

2.2 Formule de Nernst

Pour une réaction d'oxydo-réduction :

- $\Delta E = \Delta E^o - \dfrac{RT}{n(e^-)F}\ln Q$
- À 25°C, $\Delta E = \Delta E^o - \dfrac{0{,}0592}{n(e^-)}\log Q$, avec $\dfrac{RT}{F}\ln 10 = 0{,}0592\ \text{V} \simeq 0{,}06\ \text{V}$

Pour une demi-équation, à 25 °C, $E_{demi\text{-}pile} = E^o_r + \dfrac{0{,}06}{n\left(e^-\right)}\log\dfrac{[\text{Oxydant}]}{[\text{Réducteur}]}$

À l'équilibre : ΔE (f.e.m.) = 0 V

2.3 Réactions aux électrodes

Dans le cas d'une pile

- À la cathode (+) : il y a consommation d'électrons (demi-équation de réduction).
- À l'anode (–) : il y a une production d'électrons (demi-équation d'oxydation).
- Une réaction évolue spontanément (conditions standard et $T = 25$ °C) si E^o_r cathode – E^o_r anode > 0 V.
- Représentation : (–) A (s) | A^+, X^- || B^+, X^- | B (s) (+)

Chimie

Dans le cas d'une cuve électrolytique

- À la cathode (–) : il y a consommation d'électrons (demi-équation de réduction)
- À l'anode (+) : il y a production d'électrons (demi-équation d'oxydation)
- Masse du métal précipité $= \dfrac{M \times t \times I}{n\left(e^{-}\right) \times F}$ (Loi de Faraday) avec F = 96 485 C, $I =$ intensité (A) et $t =$ temps (s)

3 Synthèse 3

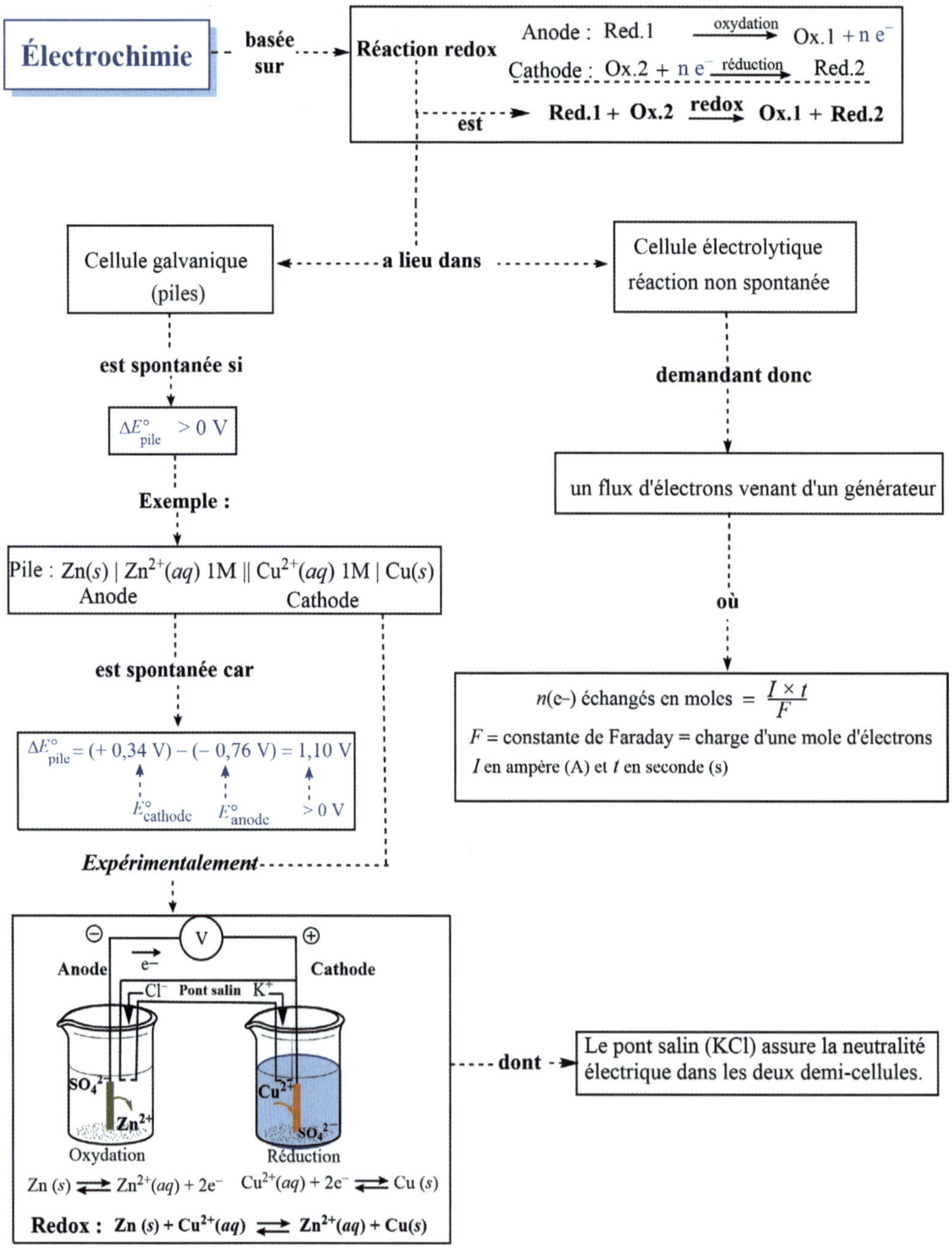

Réaction de transfert d'électrons et les piles

1 Pour chacune des propositions suivantes, préciser si elle est vraie ou fausse :

A. Le nombre d'oxydation est défini comme étant la charge fictive attribuée à un atome. La valeur et le signe de cette charge dépendent de la polarisation des liaisons entourant cet atome.
❑ **V** ❑ **F**

B. Le nombre d'oxydation de l'atome d'un ion monoatomique est égal à sa charge.
❑ **V** ❑ **F**

C. La somme des nombres d'oxydation des différents atomes d'une molécule chargée est égale à sa charge globale.
❑ **V** ❑ **F**

D. Le nombre d'oxydation (N.O.) de l'atome d'hydrogène dans une molécule est toujours égal à +I.
❑ **V** ❑ **F**

E. Une oxydation est caractérisée par une augmentation du nombre d'oxydation lors d'une réaction chimique.
❑ **V** ❑ **F**

F. La transformation de CH_4 en CO_2 est une réduction.
❑ **V** ❑ **F**

G. Dans une pile, à l'état standard et à $T = 298$ K, les deux demi-équations d'oxydation et de réduction sont toujours simultanées.
❑ **V** ❑ **F**

H. Lorsqu'un élément chimique s'oxyde, il capte des électrons.
❑ **V** ❑ **F**

I. Lorsqu'une substance s'oxyde, elle agit en tant que réducteur.
❑ **V** ❑ **F**

2 Quel est le nombre d'oxydation du chrome dans la molécule $K_2Cr_2O_7$?

❑ **A.** + VII ❑ **B.** + VI
❑ **C.** + V ❑ **D.** + II

3 Dans la molécule d'hydrazine, N_2H_4, la valeur du nombre d'oxydation de N est :

❑ **A.** – IV ❑ **B.** – II
❑ **C.** + II ❑ **D.** + IV

4 Les nombres d'oxydation de l'oxygène dans H_2O et dans H_2O_2 valent respectivement :

❑ **A.** – II et – II ❑ **B.** – II et + 0
❑ **C.** – II et – I ❑ **D.** + II et + I

5 Les nombres d'oxydation de l'hydrogène dans H_2O et dans NaH valent respectivement :

❑ **A.** – I et – I ❑ **B.** + I et + I
❑ **C.** + I et – I ❑ **D.** + II et + I

6 Le nombre d'oxydation du carbone dans CO_2 additionné de celui du carbone dans CH_4 vaut :

❑ **A.** + IV ❑ **B.** + II
❑ **C.** + I ❑ **D.** 0

7 Les nombres d'oxydation de l'atome de manganèse dans MnO_4^-, Mn^{2+}, MnO_2, Mn sont respectivement égaux à :

❑ **A.** + V, + II, – IV, 0
❑ **B.** + VII, + II, – IV, 0
❑ **C.** + VII, + II, + IV, 0
❑ **D.** – VII, + II, + IV, 0

8 Dans la réaction suivante : $H_2 + S \rightleftarrows H_2S$, l'élément réduit est :

❑ **A.** l'hydrogène
❑ **B.** le soufre
❑ **C.** aucun des deux

9 Dans la réaction suivante :

$$4\,HCl\,(aq) + MnO_2\,(s) \rightleftarrows MnCl_2\,(aq) + 2\,H_2O + Cl_2\,(g)$$

l'oxydant est :

❑ **A.** HCl (*aq*)
❑ **B.** MnO_2
❑ **C.** H_2O

10 Dans la réaction redox suivante :

$$NaNO_3 + 3\ FeCl_2 + 4\ HCl \rightleftarrows NO + 3\ FeCl_3 + 2\ H_2O + NaCl$$

les ions spectateurs sont :

- ❑ **A.** les ions Na^+
- ❑ **B.** les ions Cl^-
- ❑ **C.** les ions Na^+ et Fe^{2+}
- ❑ **D.** les ions Na^+ et Cl^-
- ❑ **E.** les ions Na^+ , Cl^- et Fe^{2+}

11 Parmi les demi-équations suivantes, laquelle représente une oxydation ?

- ❑ **A.** $Cu\ (s) + 2\ e^- \rightleftarrows Cu^{2+}\ (aq)$
- ❑ **B.** $Cu\ (s) \rightleftarrows Cu^{2+}\ (aq) + 2\ e^-$
- ❑ **C.** $Cu^{2+}(aq) \rightleftarrows Cu\ (s) + 2\ e^-$
- ❑ **D.** $Cu^{2+}\ (aq) + 2\ e^- \rightleftarrows Cu\ (s)$

12 Parmi les propositions suivantes, indiquer les coefficients stœchiométriques de l'équation suivante :

$$NH_3 + O_2 \rightleftarrows NO + H_2O$$

- ❑ **A.** $4,5 \rightleftarrows 4,5$
- ❑ **B.** $3,4 \rightleftarrows 3,3$
- ❑ **C.** $6,3 \rightleftarrows 6,5$
- ❑ **D.** $4,5 \rightleftarrows 4,6$

13 Soit la réaction redox non pondérée suivante :

$$...\ Sn + ...\ NO_3^- + ...\ H^+ \rightleftarrows ...\ SnO_2 + ...\ NO_2 + ...\ H_2O$$

Laquelle des propositions suivantes est correcte ?

- ❑ **A.** La somme des coefficients stœchiométriques des réactifs est supérieure à celle des produits.
- ❑ **B.** La somme des coefficients stœchiométriques des réactifs est inférieure à celle des produits.
- ❑ **C.** La somme des coefficients stœchiométriques des réactifs est égale à celle des produits.
- ❑ **D.** Aucune de ces trois propositions n'est correcte.

14 Soit la réaction redox en milieu basique non pondérée suivante :

$$...\ H_2O + ...\ CrO_4^{2-} + ...\ Fe \rightleftarrows ...\ Cr_2O_3 + ...\ Fe_2O_3 + ...\ OH^-$$

Laquelle (lesquelles) des propositions suivantes est(sont)correcte(s)?

- ❑ **A.** Le fer (Fe) joue le rôle d'un oxydant.
- ❑ **B.** La plus petite somme (un nombre entier naturel) des coefficients stœchiométriques des réactifs et des produits est égale à 14.
- ❑ **C.** La plus petite somme (nombre entier naturel) des coefficients stœchiométriques des réactifs et des produits est égale à 12.
- ❑ **D.** La somme des coefficients stœchiométriques des réactifs est égale à celle des produits.

15 Quels sont les coefficients stœchiométriques de l'équation « $NaNO_3 + NaOH + Zn \rightleftarrows NH_3 + Na_2ZnO_2 + H_2O$ » ?

- ❑ **A.** $1,6,2 \rightleftarrows 2,3,3$
- ❑ **B.** $1,3,1 \rightleftarrows 1,2,4$
- ❑ **C.** $1,7,4 \rightleftarrows 1,4,2$
- ❑ **D.** $2,6,2 \rightleftarrows 2,4,8$

16 Lorsque les équations redox suivantes sont pondérées, la plus petite somme (entier naturel) de tous les coefficients stœchiométriques vaut :

A. $$...\ AgCl + ...\ Pb\ (s) + ...\ Na_2SO_4 \rightleftarrows ...\ Ag + ...\ PbSO_4 + ...\ NaCl$$

- ❑ a) 7
- ❑ b) 8
- ❑ c) 9
- ❑ d) 10

B. $$...\ PbO_2\ (s) + ...\ SO_4^{2-} + ...\ H^+ + ...\ H_2O_2 \rightleftarrows ...\ PbSO_4\ (s) + ...\ O_2 + ...\ H_2O$$

- ❑ a) 16
- ❑ b) 11
- ❑ c) 10
- ❑ d) 9

C. $$...\ MnO_4^- + ...\ H^+ + ...\ As_4O_6 + ...\ H_2O \rightleftarrows ...\ Mn^{2+} + ...\ H_3AsO_4$$

- ❑ a) 63
- ❑ b) 73
- ❑ c) 83
- ❑ d) 93

D. $$...\ MnO_4^- + ...\ N_2H_4\ (g) \rightleftarrows ...\ MnO_2\ (s) + ...\ N_2\ (g) + ...\ OH^- + ...\ H_2O$$

- ❑ a) 22
- ❑ b) 23
- ❑ c) 24
- ❑ d) 25

17 À 25 °C, on introduit du cuivre et du zinc métalliques dans une solution aqueuse molaire et à pression atmosphérique de $AgNO_3$. Indiquer la bonne réponse.

$E_r^o(Ag^+ / Ag) = +\ 0,80$ V ; $E_r^o(Zn^{2+} / Zn) = -\ 0,76$ V ; $E_r^o(Cu^{2+} / Cu) = +\ 0,34$ V :

- ❑ **A.** Ag^+ oxyde le Cu mais pas le Zn
- ❑ **B.** Ag^+ oxyde le Zn mais pas le Cu
- ❑ **C.** Ag^+ oxyde le Zn et le Cu
- ❑ **D.** Ag^+ n'oxyde ni le Zn ni le Cu

18 À 25 °C et dans les conditions standard, lequel des réactifs suivants Ca, Cu^{2+}, Br_2 et Au pourrait réduire Ag^+ en Ag ?

$E_r^o(Ag^+ / Ag) = +0,80$ V ; $E_r^o(Au^{3+} / Au) = +1,52$ V ; $E_r^o(Cu^{2+} / Cu) = +0,34$ V ; $E_r^o(Br_2 / Br^-) = +1,06$ V ; $E_r^o(Ca^{2+} / Ca) = -2,84$ V.

- ❑ **A.** Ca
- ❑ **B.** Cu^{2+}
- ❑ **C.** Br_2
- ❑ **D.** Au

19 À 25 °C et dans les conditions standard, si l'on place une pièce d'or dans une solution saturée en fluor (F_2), l'or se dissout.
$E_r^o(Au^{3+} / Au) = +1{,}52$ V ; $E_r^o(F_2 / F^-) = +2{,}87$ V.

- ❑ **A.** Vrai
- ❑ **B.** Faux
- ❑ **C.** Prédiction impossible

20 À 25 °C et dans les conditions standard, on introduit des filaments de fer dans une solution d'acide chlorhydrique 1 M. Que se passe t-il ? Indiquer la(es) bonne(s) proposition(s).
$E_r^o(Fe^{3+} / Fe^{2+}) = +0{,}771$ V ; $E_r^o(Fe^{2+} / Fe) = -0{,}440$ V

- ❑ **A.** Il y aura une oxydation possible de Fe^{2+} en Fe^{3+}.
- ❑ **B.** Il n'y aura pas d'oxydation possible de Fe en Fe^{2+}.
- ❑ **C.** Il y aura un dégagement de H_2.
- ❑ **D.** Le fer métallique s'oxyde uniquement en Fe^{2+}.

21 Dans les conditions standard et à $T = 298$ °C, dire si les propositions suivantes sont vraies ou fausses :

A. le Fe^{2+} ($E_r^o(Fe^{2+}/Fe) = -0{,}44$ V) oxyde le HNO_2 en NO_2 ($E_r^o(NO_2/HNO_2) = 1{,}07$ V)
❑ **V** ❑ **F**

B. le ClO_4^- ($E_r^o(ClO_4^-/ ClO_3^-) = +1{,}19$ V) oxyde le Fe^{2+} en Fe^{3+} ($E_r^o(Fe^{3+}/Fe^{2+}) = +0{,}77$ V)
❑ **V** ❑ **F**

C. le Co^{2+} ($E_r^o(Co^{2+}/Co) = -0{,}28$ V) oxyde le Cr^{2+} en Cr^{3+} ($E_r^o(Cr^{3+}/Cr^{2+}) = -0{,}42$ V)
❑ **V** ❑ **F**

D. le Fe ($E_r^o(Fe^{2+}/Fe) = -0{,}44$ V) réduit le Ag^+ en Ag ($E_r^o(Ag^+/Ag) = +0{,}80$ V)
❑ **V** ❑ **F**

E. Soient deux couples redox, E^{n+}/E ($E_r^o(E^{n+}/E) = 0{,}44$ V) et B^{n+}/B ($E_r^o(B^{n+}/B) = 1{,}00$ V). La forme oxydante B^{n+} est capable d'oxyder le réducteur E.
❑ **V** ❑ **F**

22 En se servant des potentiels standard indiqués ci-dessous à $T = 25$ °C, dire si les réactions redox suivantes, dans les conditions standard, peuvent avoir lieu ou non :

A. $MnO_2 + 4\,H^+ + 2\,Cl^- \rightleftarrows Mn^{2+} + 2\,H_2O + Cl_2$
❑ **V** ❑ **F**

B. $2\,I^- + S_4O_6^{2-} \rightleftarrows I_2 + 2\,S_2O_3^{2-}$
❑ **V** ❑ **F**

C. $K_2Cr_2O_7 + 3\,SnCl_2 + 14\,H^+ + 14\,Cl^- \rightleftarrows 3\,SnCl_4 + 2\,CrCl_3 + 7\,H_2O + 2\,KCl$
❑ **V** ❑ **F**

$E_r^o(H^+/H_2) = +0$ V ; $E_r^o(S_4O_6^{2-}/S_2O_3^{2-}) = +0{,}08$ V ; $E_r^o(Sn^{4+}/Sn^{2+}) = +0{,}151$ V ; $E_r^o(I_2/I^-) = +0{,}536$ V ; $E_r^o(MnO_2/Mn^{2+}) = +1{,}224$ V ; $E_r^o(Cr_2O_7^{2-}/Cr^{3+}) = +1{,}23$ V ; $E_r^o(Cl_2/Cl^-) = +1{,}39$ V

23 Soit la demi-équation de réduction

$$Cu^{2+} + 2\,e^- \rightleftarrows Cu.$$

Sachant que la concentration en ion cuivrique vaut 0,01 M, quel est le potentiel de réduction de cette demi-pile ? $E_r^o(Cu^{2+}/Cu) = +0{,}34$ V et $T = 25$ °C

- ❑ **A.** 0,32 V
- ❑ **B.** 0,30 V
- ❑ **C.** 0,28 V
- ❑ **D.** 0,36 V

24 Soit la réaction de réduction

$$MnO_4^- + 8\,H^+ + 5\,e^- \rightleftarrows Mn^{2+} + 4\,H_2O.$$

Sachant que toutes les concentrations valent 0,01 mol L^{-1} et pH = 0, quel est le potentiel de réduction de cette demi-pile ? $E_r^o(MnO_4^-/Mn^{2+}) = +1{,}51$ V et $T = 25$ °C

- ❑ **A.** 1,30 V
- ❑ **B.** 1,51 V
- ❑ **C.** 1,11 V
- ❑ **D.** Calcul impossible

25 Soit la pile suivante, composée i) d'une électrode de Pt plongée dans une solution des ions Fe^{3+} (1 M) et Fe^{2+} (0,01 M) et ii) d'une électrode de Pt plongée dans une solution d'ions Sn^{2+} (1 M) et Sn^{4+} (0,01 M). Quelle est la bonne représentation de cette pile ?
La température est fixée à 25 °C.
$E_r^o(Sn^{4+}/Sn^{2+}) = 0{,}151$ V ; $E_r^o(Fe^{3+}/Fe^{2+}) = +0{,}771$ V ; $E_r^o(Fe^{2+}/Fe) = -0{,}44$ V

- ❑ **A.** (–) Pt | Fe^{2+} (0,01 M), Fe^{3+} (1 M) || Sn^{4+}(0,01 M), Sn^{2+} (1 M) | Pt (+)
- ❑ **B.** (–) Pt | Sn^{2+}(1 M), Sn^{4+}(0,01 M) || Fe^{3+} (1 M), Fe^{2+} (0,1 M) | Pt (+)
- ❑ **C.** (+) Pt | Sn^{2+}(1 M), Sn^{4+}(0,01 M) || Fe^{3+} (1 M) | Fe^{2+} (0,01 M) | Pt (–)
- ❑ **D.** (–) Pt | Sn^{4+}(0,01 M), Sn^{2+}(1 M) || Fe^{3+} (1 M), Fe^{2+} (0,01 M) | Pt (+)

26 Calculer la force électromotrice débitée par la pile suivante (à 25 °C) :

Zn (s) | Zn^{2+} (0,010 M) || Ag^+ (0,10 M) | Ag (s)

$E_r^o(Ag^+/Ag) = +0{,}80$ V et $E_r^o(Zn^{2+}/Zn) = -0{,}76$ V.

- ❑ **A.** 1,56 V
- ❑ **B.** 0,56 V
- ❑ **C.** 2,56 V
- ❑ **D.** Aucune de ces trois propositions n'est correcte.

Chimie

27 Pour la pile suivante :
(–) Zn | Zn^{2+}(0,10 M) || Ag^{+} (0,10 M) | Ag (+),
indiquer le montage le plus approprié :

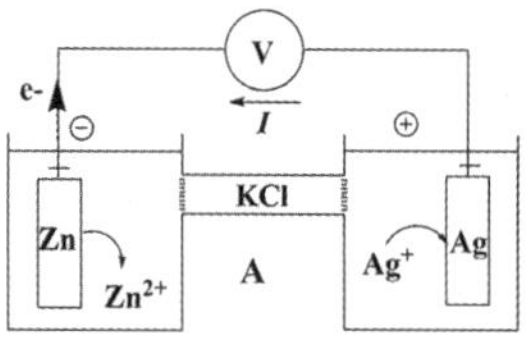

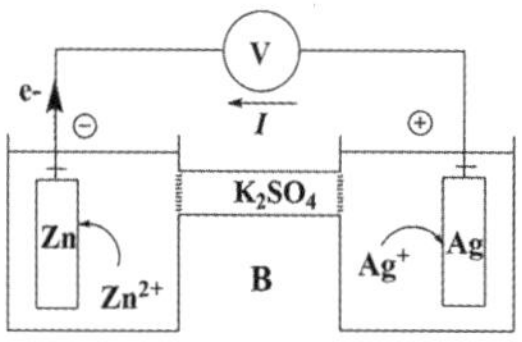

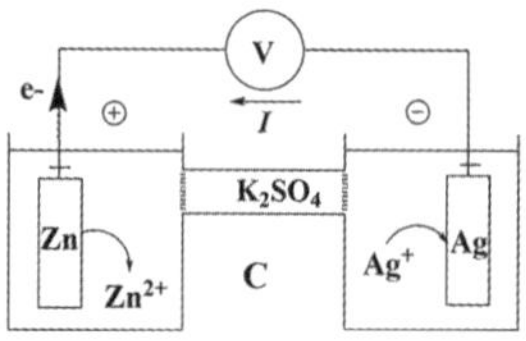

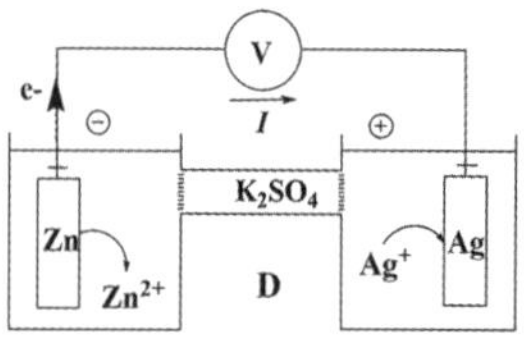

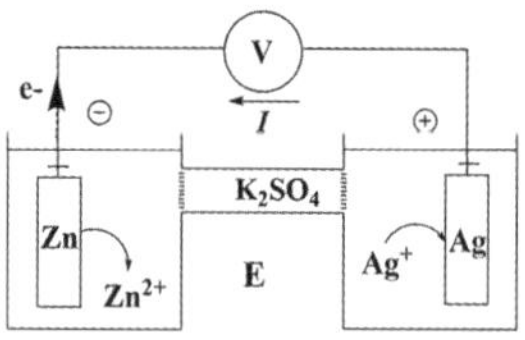

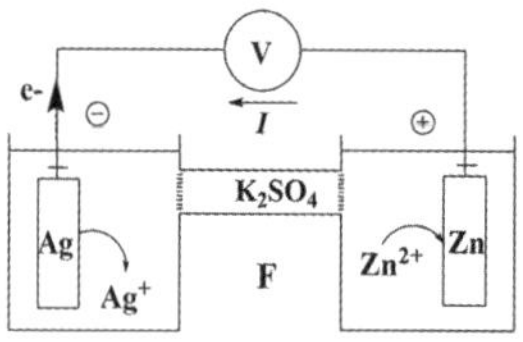

Réaction de transfert d'électrons et les piles

1

A. Vrai. L'étage d'oxydation d'un atome est calculé sur base de la polarisation des liaisons autour. Cela va ainsi nous permettre de déterminer l'atome duquel le doublet d'électrons d'une liaison est le plus proche.

Exemple : dans la molécule de H–O–H, étant donné que l'atome O est plus électronégatif que celui d'H, les deux paires d'électrons formant les deux liaisons covalentes O–H sont localisées plus proches de l'atome de l'O. On dit que les deux liaisons H–O sont polarisées. Par conséquent, l'atome d'O portera deux charges (fictives) négatives et chaque atome d'H en porte une qui est positive. Cela explique pourquoi le nombre d'oxydation d'H est +I et celui d'O est –II.

B. Vrai. Par exemple, le cation Ca^{2+} a pour nombre d'oxydation +II.

C. Vrai. Par exemple, la molécule chargée HS^- a pour charge globale –1. La somme des nombres d'oxydation des différents atomes constituant cette molécule chargée (à savoir : +I pour l'hydrogène et –II pour le soufre) est bien égale à la charge globale.

D. Faux. Il ne faut pas omettre que l'atome d'hydrogène n'existe pas uniquement sous la forme d'un proton. Il peut également être chargé négativement lorsqu'il est ion hydrure (H^-). Son nombre d'oxydation dans ce cas sera égal à –I. En outre, son N.O. est nul lorsqu'il fait partie de la molécule d'H_2.

E. Vrai. Une oxydation est une réaction dans laquelle une substance (réducteur) s'oxyde. Toute oxydation est caractérisée par une perte d'électrons, c'est-à-dire une augmentation d'étage d'oxydation. Cela n'est possible qu'en présence d'un oxydant dans le milieu. Le phénomène inverse s'appelle réduction.

F. Faux. En effet, en sachant que le nombre d'oxydation de l'atome d'hydrogène pour la molécule CH_4 est de +I et que celui de l'oxygène dans la molécule CO_2 vaut –II, on peut en déduire le nombre d'oxydation du carbone dans les deux composés :

- dans CH_4 : $x + 4 \times 1 = 0$; soit $x =$ –IV
- dans CO_2 : $x + 2 \times (-2) = 0$; soit $x =$ +IV

Il s'agit donc d'une oxydation, étant donné que l'on a une augmentation du nombre d'oxydation de l'atome C.

G. Vrai. Le transfert d'électrons ne se fait qu'en présence des deux composés, l'oxydant et le réducteur. Le réducteur ne donne des électrons qu'à un composé susceptible de les accepter, l'oxydant. Il est donc impossible, dans une pile (à l'état standard et à T = 298 K), de réaliser une oxydation sans avoir une réduction. Ces deux réactions sont souvent simultanées.

H. Faux. Lorsqu'une substance s'oxyde, elle perd des électrons. À contrario, une substance se réduit quand elle reçoit (gagne) des électrons.

I. Vrai. On oxyde toujours un réducteur et pas un oxydant. Par ailleurs, un oxydant subit une réduction et non une oxydation.

2 Réponse B.

La charge globale de $K_2Cr_2O_7$ est égale à 0.

Les atomes potassium et oxygène ont un nombre d'oxydation respectivement égal à +I et –II.

Si on suppose que le N.O. (Cr) $= x$ et toutes les liaisons sont identiques, alors $2 \times 1 + 2 \times x + 7 \times (-2) = 0$.

On obtient $x = 6$. Le nombre d'oxydation du chrome dans $K_2Cr_2O_7$ est +VI.

La proposition B est correcte.

3 Réponse B.

La structure de Lewis de N_2H_4 est

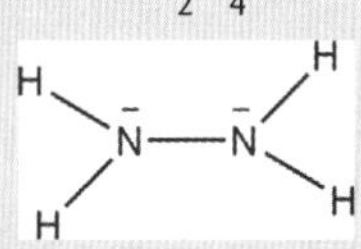

Si on suppose que l'inconnue x est le N.O. de N, on a $2 \times x + 4 \times 1 = 0$ (car la charge globale de la molécule d'hydrazine est égale à 0). On obtient $x = -2$.

On en déduit que le N.O. de l'azote est égal à –II.

La proposition B est exacte.

4 Réponse C.

Le nombre d'oxydation de l'oxygène dans :

- H_2O $(2 \times 1 + x = 0)$ vaut –II.
- H_2O_2 $(2 \times 1 + 2 \times x = 0)$ vaut –I.

La proposition C est correcte.

5 **Réponse C.**

Dans H_2O, le N.O. (H) $= 1$, car $2 \times x + (-2) = 0$.
Par contre, le N.O. (H) vaut –I dans un hydrure.
NaH : $1 + x = 0$; soit $x = -1$
La proposition C convient.

6 **Réponse D.**

En sachant que le nombre d'oxydation de l'atome d'hydrogène dans la molécule CH_4 est de +I et celui de l'oxygène dans la molécule CO_2 vaut –II, on en déduit que le nombre d'oxydation du carbone :

- dans CH_4 : $x + 4 \times 1 = 0$; soit $x =$ –IV ($x =$ N.O.(C))
- dans CO_2 : $x + 2 \times (-2) = 0$; soit $x =$ +IV ($x =$ N.O.(C))

Ainsi, la somme du nombre d'oxydation du carbone dans CO_2 et celui du carbone dans CH_4 est égale à 0.
La bonne proposition est D.

7 **Réponse C.**

Pour MnO_4^-, Mn^{2+}, MnO_2, le nombre d'oxydation de l'oxygène vaut –II, car aucune substance n'est un dérivé de peroxyde.

- Le N.O. de l'atome de manganèse dans MnO_4^- est égal à +VII, car $x + 4 \times (-2) = -1$.
- Le N.O. de l'atome de manganèse dans Mn^{2+} est égal à +II.
- Le N.O. de l'atome manganèse dans MnO_2 vaut +IV, car $x + 2 \times (-2) = 0$.
- Le N.O. de l'atome manganèse dans Mn vaut 0 car il s'agit d'un élément simple, pur et non chargé.

On en déduit que les nombres d'oxydation de l'atome de manganèse dans MnO_4^-, Mn^{2+}, MnO_2 et Mn sont respectivement : +VII, +II, +IV et 0. C'est la réponse C qui convient.

8 **Réponse B.**

Pour les deux réactifs, les nombres d'oxydation de H dans H_2 et de l'atome S valent 0.
Dans le produit H_2S, le nombre d'oxydation de l'atome d'hydrogène est égal à +I et celui du soufre vaut –II.
Bilan : une augmentation d'étage d'oxydation pour H et une diminution pour le S.
Par conséquent, le soufre est réduit. Il agit donc comme un oxydant. Retenons tout simplement qu'on réduit un oxydant et qu'on oxyde un réducteur.
La proposition correcte est B.

9 **Réponse B.**

Les deux couples redox sont :

a) (Cl_2 (oxydant) / Cl^- (réducteur))
D'après l'équation, c'est Cl^- qui est parmi les réactifs. Il agit donc comme réducteur.

b) (MnO_2 (oxydant) / Mn^{2+}(réducteur))
D'après l'équation, c'est MnO_2 qui est parmi les réactifs. Il est oxydant.

10 **Réponse D.**

Les ions présents dans l'équation sont :

$$Na^+, NO_3^- + Fe^{2+}, 2\,Cl^- + H^+, Cl^- \rightleftarrows$$
$$NO + Fe^{3+}, Cl^- + H_2O + Na^+, Cl^-$$

Les deux couples redox repérés (ceux ayant subi des variations dans les étages d'oxydation) sont (NO_3^-/NO) et (Fe^{3+}/Fe^{2+})
D'où, les ions spectateurs sont Na^+ et Cl^-. La bonne proposition est donc D.

11 **Réponse B.**

Une oxydation est caractérisée par une augmentation du nombre d'oxydation.
Les nombres d'oxydation de Cu (*s*) et de Cu^{2+} sont respectivement 0 et +II. L'élément Cu (*s*) est réducteur et Cu^{2+} oxydant.
Comme les électrons figurent toujours du côté de l'oxydant, la demi-équation représentant correctement l'oxydation est :

$$\underset{\text{Réducteur}}{Cu\ (s)} \rightleftarrows \underset{\text{oxydant}}{Cu^{2+}\ (aq)} + 2\,e^-$$ (réponse B.)

12 **Réponse D.**

En se basant sur la synthèse 1 (Exemple 2, milieu basique), les deux demi-équations et l'équation globale pondérées sont :

$$[NH_3 + 5\,OH^- \rightleftarrows NO + 5\,e^- + 4\,H_2O] \times 4 \quad (a)$$
$$[O_2 + 2\,H_2O + 4\,e^- \rightleftarrows 4\,OH^-] \times 5 \quad (b)$$
$$4\,NH_3 + 5\,O_2 \rightleftarrows 4\,NO + 6\,H_2O$$

13 **Réponse A.**

En se basant sur la synthèse 1 (Exemple 1, milieu acide), les deux demi-équations et l'équation globale pondérées sont :

$$Sn + 2\,H_2O \rightleftarrows SnO_2 + 4\,e^- + 4\,H^+ \quad (a)$$
$$[NO_3^- + 1\,e^- + 2\,H^+ \rightleftarrows NO_2 + H_2O] \times 4 \quad (b)$$
$$4\,NO_3^- + Sn + 4\,H^+ \rightleftarrows SnO_2 + 4\,NO_2 + 2\,H_2O$$

La somme des coefficients stœchiométriques des réactifs est égale à 9.
La somme des coefficients stœchiométriques des produits est égale à 7.

14 à **27**

Solutions des exercices 14 à 27 disponibles sur www.lienmini.fr/31907-chim11

Fiche 12

Chimie organique : les groupements fonctionnels

1 Généralisation : les alcanes

Si on associe des atomes de carbone et d'hydrogène de telle sorte que toutes les liaisons restent simples (liaisons σ) et la structure acyclique (chaîne ouverte linéaire), on obtient la suite complète de la série des alcanes :

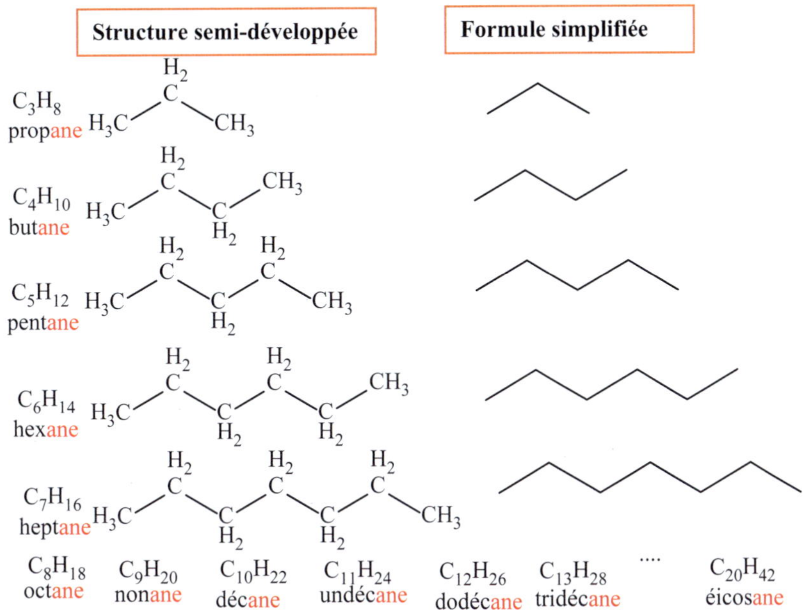

On remarque que : i) tous les alcanes portent un nom qui se termine par le suffixe (terminaison) ane ; ii) l'agencement des atomes adopte le plus souvent une conformation en zigzag.

La disposition des atomes dans une écriture en zigzag ne signifie en aucun cas une géométrie à trois dimensions mais bien inspirée des formes tétraédriques des carbones. Dans ces formules simplifiées, les liaisons C–H ne sont pas représentées.

2 Généralisation : les alcènes

Si nous représentons les structures des autres hydrocarbures acycliques insaturés de formule brute C_nH_{2n}, on obtient, pour :

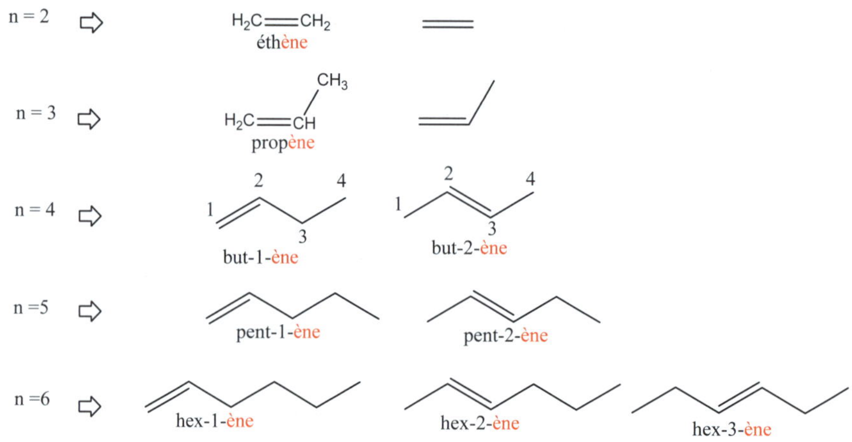

Par ailleurs, l'isomère but-2-ène pourrait être représenté sous les deux formes : *cis* et *trans* :

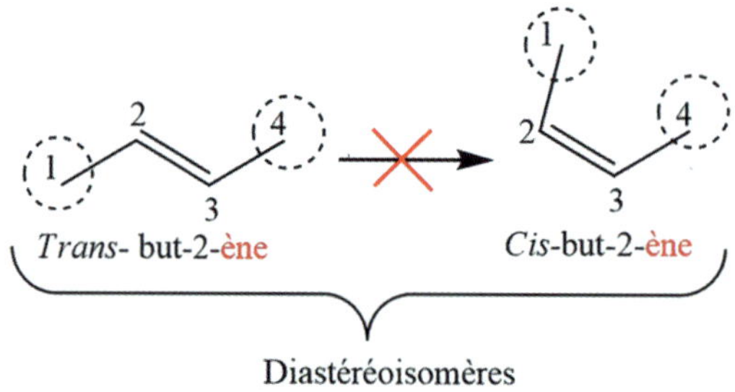

La configuration est *cis* lorsque les deux groupements $-CH_3$ sont disposés du même côté de la double liaison. Si les groupements sont disposés de part et d'autre de la double liaison (pour plus de détails, voir plus loin), la configuration est *trans*.

Étant donné l'absence de rotation libre autour de la double liaison C=C, les deux structures ne sont pas identiques.

3 Généralisation : les alcynes

Si nous présentons les structures des autres hydrocarbures acycliques insaturés de formule brute C_nH_{2n-2}, on obtient, pour :

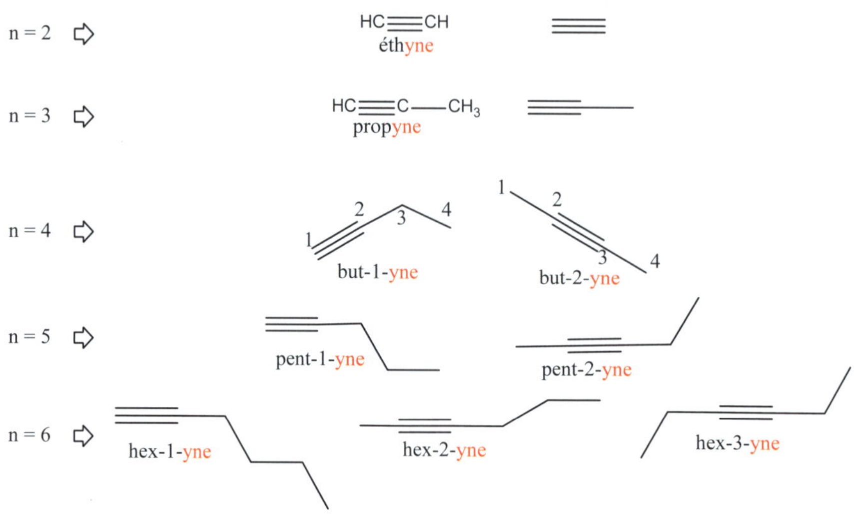

4 Généralisation : les groupements fonctionnels

En plus des atomes d'hydrogène, la chaîne carbonée des molécules organiques peut comporter d'autres atomes, appelés hétéroatomes, qui sont organisés généralement en groupements spécifiques appelés groupements fonctionnels.

Ce sont ces groupements fonctionnels qui déterminent les propriétés chimiques de la molécule. Ces groupements sont souvent instables et peuvent donc réagir avec d'autres groupements pour donner d'autres produits.

Ci-dessous, voici la liste des principaux groupements fonctionnels (autres que les alcènes (C=C) et les alcynes (C≡C) :

Nom de la fonction	Fonction	Suffixe	Quelques exemples	
Acide carboxylique	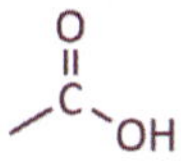	Acide ....-oïque	⇨ $H_3C-C(=O)-OH$	Acide éthanoïque
Ester	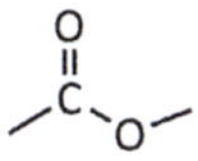	-oate d'alkyle	⇨ $H_3C-C(=O)-OCH_3$	Éthanoate de méthyle
Amide	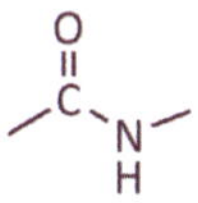	-amide		
Nitrile	—CN	-nitrile		
Aldéhyde	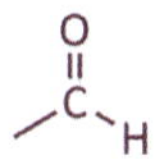	-al	⇨ $H_3CH_2C-C(=O)-H$	Propanal
Cétone	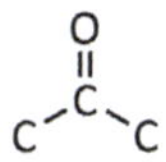	-one	⇨ $H_3C-C(=O)-CH_3$	Propanone
Alcool	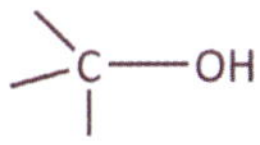	-ol	⇨ $CH_3CH_2CH_2CH_2OH$	Butan-1-ol (*n*-butanol)
Thiol	—SH	-thiol		
Amine	$-NH_2$	-amine		
Imine	>C=NH	-imine		
Ether	C—O—C	oxyde d'alkyle	⇨ $H_3C-O-CH_2CH_3$	Éthylméthyléther

Notions de nomenclature

En règle générale, la chaîne principale contient la fonction principale. L'atome de carbone de la fonction acide carboxylique (–COOH), ester (–COOR), aldéhyde (–CHO) et amide (–CONH–) porte toujours le n°1. Les autres règles de nomenclature restent identiques.

L'ordre de priorité des fonctions est : –COOH> –COOR> –$CONH_2$ > –CHO > –CO– > –OH > –NH_2 > –O– > –HC=CH–> –C≡C–.

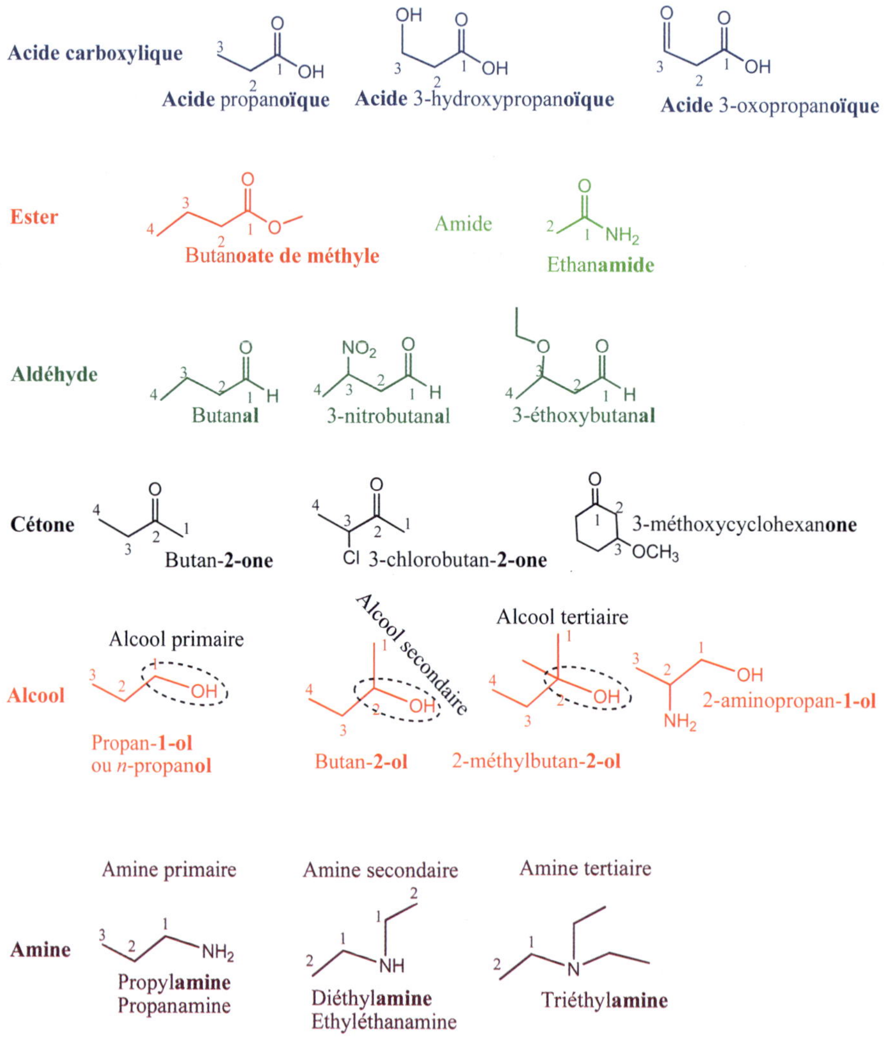

QCM

Chimie organique : les groupements fonctionnels

1 Considérons C_5H_{12} la formule brute d'un composé organique. Parmi les cinq propositions suivantes, trois sont vraies, lesquelles ?

- ❑ **A.** Il s'agit d'un alcane.
- ❑ **B.** Il s'agit d'un produit cyclique.
- ❑ **C.** Les cinq atomes de C de la molécule sont tous attachés à trois atomes d'hydrogène.
- ❑ **D.** Le composé ne possède aucun groupe fonctionnel.
- ❑ **E.** Dans un isomère de C_5H_{12}, quatre atomes de C sont tous attachés à trois atomes d'hydrogène.

2 Pour un traitement des crises aiguës de la goutte, un des médicaments prescrits par le médecin est la colchicine.

La structure chimique de ce médicament est :

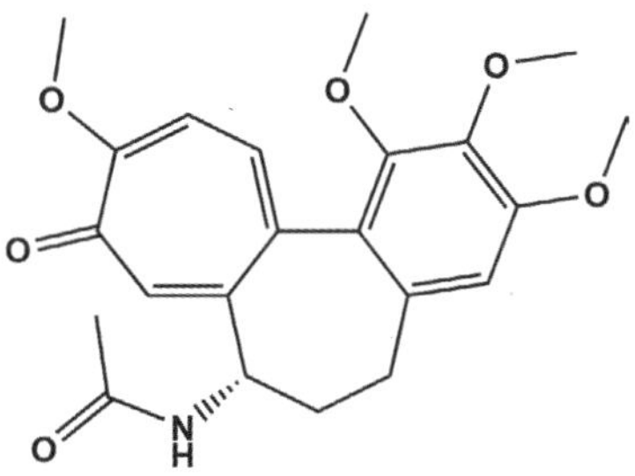

Parmi les cinq propositions suivantes, trois sont vraies, indiquez-les ?

- ❑ **A.** Le composé contient 5 fonctions éther.
- ❑ **B.** Le composé ne contient pas de fonction amide.
- ❑ **C.** La fonction amine fait partie des groupements fonctionnels de ce médicament.
- ❑ **D.** La molécule est tricyclique.
- ❑ **E.** La formule brute du composé est $C_{22}H_{25}NO_6$.
- ❑ **F.** Suite à une réaction d'**hydrogénation**, si on remplace toutes les liaisons C=C par des liaisons simples C**H**–C**H**, la nouvelle formule brute du composé est $C_{22}H_{37}NO_6$.

3 Soit un composé organique de structure chimique :

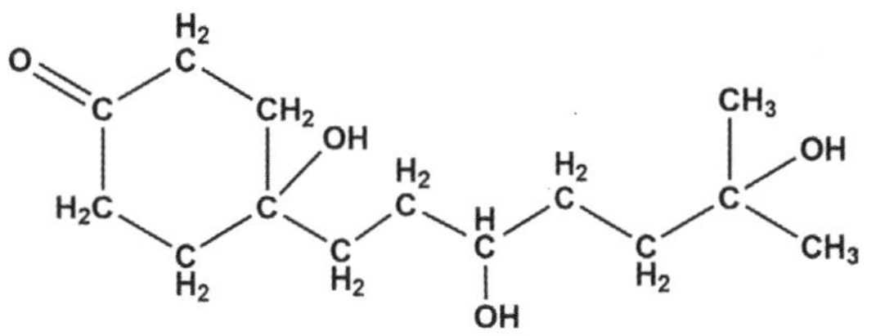

Parmi les six propositions suivantes, laquelle est fausse ?

- ❑ **A.** Le composé contient 3 fonctions alcools.
- ❑ **B.** Le composé ne contient pas de fonction éther.
- ❑ **C.** La molécule comporte deux groupements alcools tertiaires (Alcool III).
- ❑ **D.** La molécule comporte une fonction cétone.
- ❑ **E.** La molécule comporte une fonction cétone et deux fonctions alcools secondaires.
- ❑ **F.** Suite à une réaction de réduction, si on transforme le groupement C=O en CH–OH, le composé comportera quatre fonctions alcools.

4 Dans la structure chimique de l'Aspirine, on trouve :

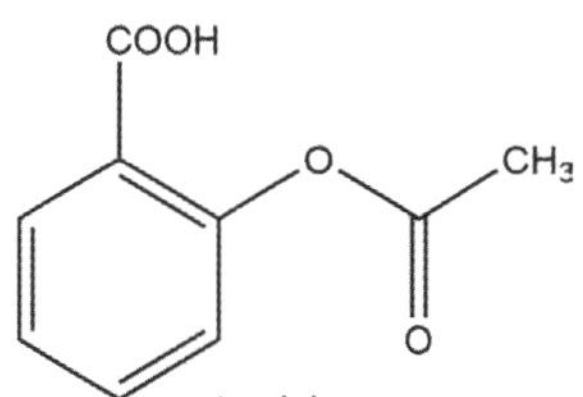

Aspirine

Indiquer l'assertion fausse ?

- ❑ **A.** une fonction acide carboxylique
- ❑ **B.** une fonction ester
- ❑ **C.** trois doubles liaisons C=C
- ❑ **D.** une fonction éther

5 Dans la structure chimique ci-dessous, on trouve :

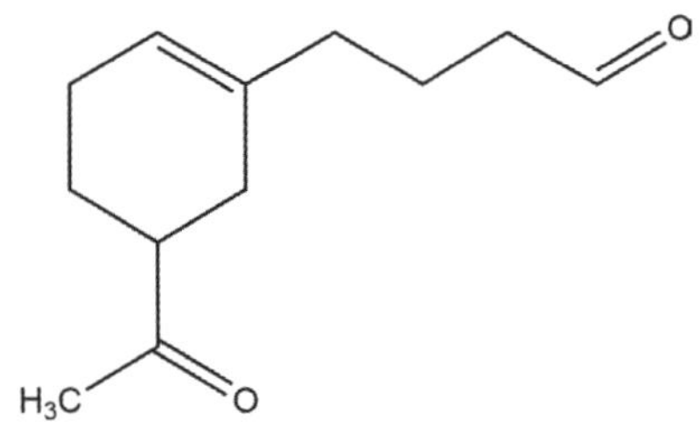

Une seule proposition n'est pas correcte, laquelle ?

- ❑ **A.** deux fonctions carbonyles
- ❑ **B.** une fonction aldéhyde et une fonction cétone
- ❑ **C.** trois fonctions chimiques
- ❑ **D.** 6 C liés chacun à deux atomes d'hydrogène
- ❑ **E.** 2 C liés chacun à un seul atome d'hydrogène

6 La structure chimique, ci-dessous, porte la fonction :

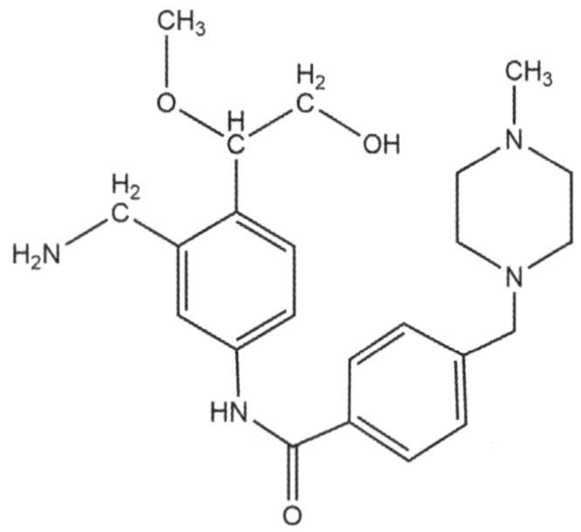

Une proposition n'est pas correcte, laquelle ?

- ❑ **A.** éther
- ❑ **B.** alcool primaire
- ❑ **C.** amine tertiaire
- ❑ **D.** amine secondaire
- ❑ **E.** amide

7 La masse moléculaire du composé suivant est :

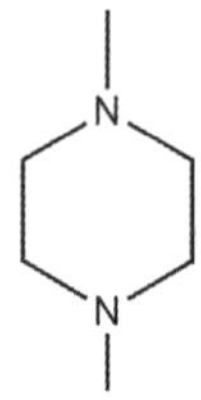

On suppose que les masses atomiques relatives de C = 12, de H = 1 et de N = 14.

- ❑ **A.** 114 g mol^{-1}
- ❑ **B.** 57 g mol^{-1}
- ❑ **C.** 228 g mol^{-1}
- ❑ **D.** 86 g mol^{-1}
- ❑ **E.** Aucune de ces quatre réponses n'est correcte.

Solutions

Chimie organique : les groupements fonctionnels

1 Réponses A, D et E.

C_5H_{12} fait partie des alcanes C_nH_{2n+2} où $n = 5$. Le composé ne peut être cyclique .

Les différentes structures possibles de C_5H_{12} sont :

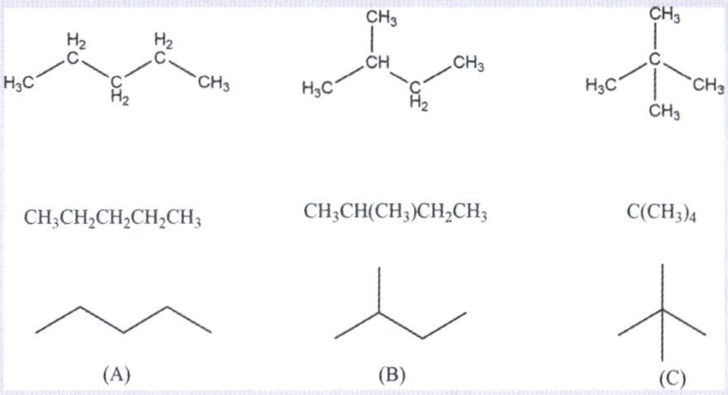

On doit constater que dans la structure (C), quatre atomes de C sont liés à trois hydrogènes. On dit que cette molécule contient quatre carbones primaires et un carbone quaternaire.

2 Réponses D, E et F.

A. Faux, car la molécule ne contient que 4 fonctions éther.

B. Faux, le composé comporte une fonction amide.

C. Faux, car il ne s'agit pas d'une fonction amine mais bien d'une fonction amide.

D. Vrai, car la molécule contient trois cycles

E. Vrai.

F. Vrai.

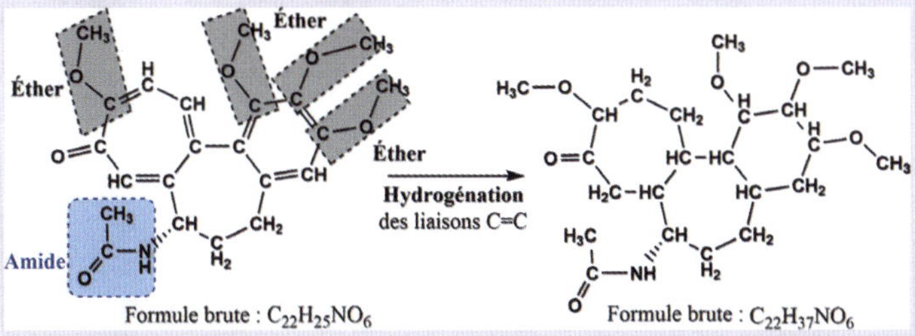

3 Réponse E.

A. Vrai. Le composé contient 2 fonctions alcools III et une fonction alcool II.

B. Vrai. Le composé contient que des fonctions alcool et une fonction cétone.

C. Vrai. Voir schéma.

D. Vrai. Voir schéma.

E. Faux. La molécule comporte une fonction cétone, deux fonctions alcools tertiaires et une seule fonction alcool secondaire.

F. Vrai. Si le groupement C=O est réduit en CH–OH, le composé comporte quatre fonctions alcools dont deux secondaires et deux tertiaires.

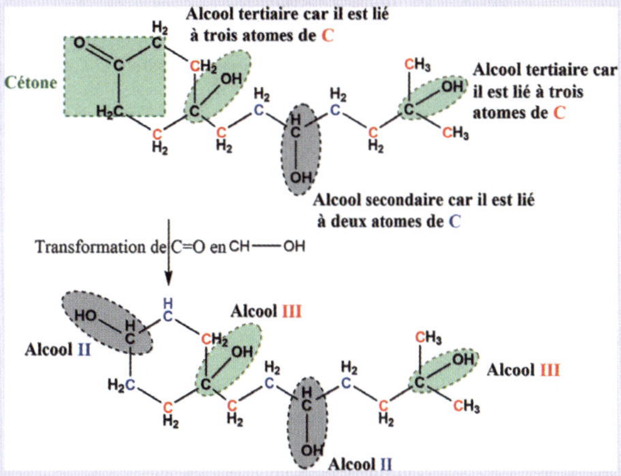

Chimie

4 Réponse D.

La molécule d'aspirine comporte :

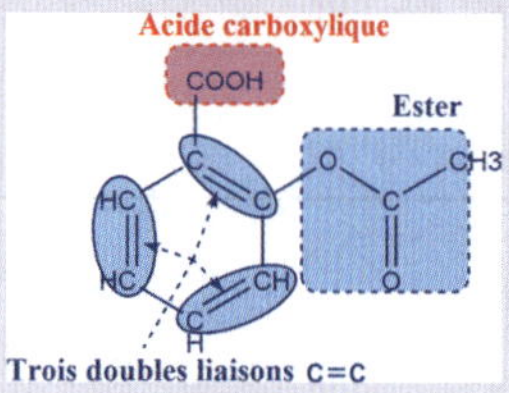

5 Réponse E.

A. Vrai. Une fonction aldéhyde est caractérisée par la présence d'une fonction carbonyle (C=O) liée d'un côté à un atome de C et de l'autre côté à un atome d'H.

B. Vrai. Voir le schéma ci-dessous.

C. Vrai. Les fonctions présentes sont alcène, cétone et aldéhyde.

D. Vrai. Les atomes de C liés chacun à deux atomes d'hydrogène sont numérotés de **1** à **6** (voir schéma).

E. Faux, car il y a **trois C** qui sont liés chacun à un atome de H (voir schéma).

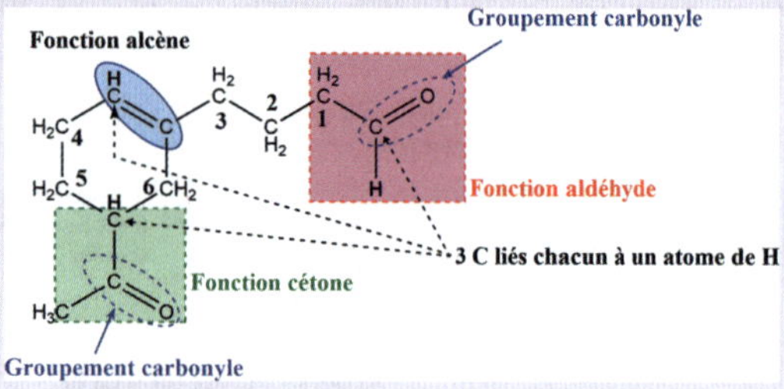

6 Réponse D.

La molécule porte bien deux amines tertiaires et une primaire.

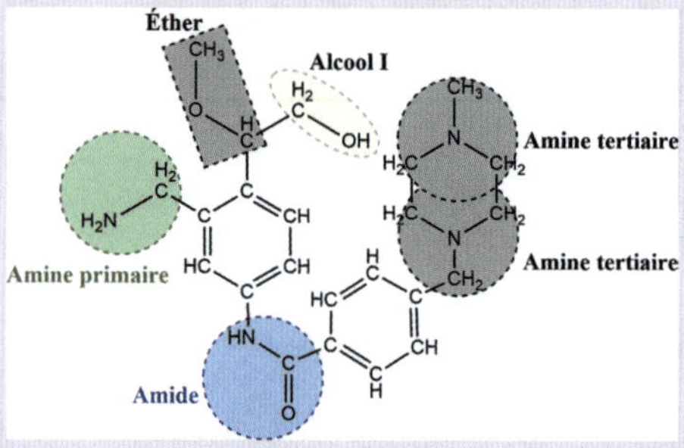

7 Réponse E.

La formule brute de la molécule est $C_6H_{14}N_2$.

La masse moléculaire est égale à

$$6 \times 12 + 14 \times 1 + 2 \times 14 = 114$$

Attention, la masse moléculaire ne porte pas d'unité, et c'est la raison pour laquelle la proposition A est fausse.

QCM

Testez-vous pour le jour J

1 Le nombre d'oxydation de l'atome d'azote dans la molécule chromate d'ammonium ($(NH_4)_2CrO_4$) est :

- ❑ **A.** 0
- ❑ **B.** + I
- ❑ **C.** + III
- ❑ **D.** – I
- ❑ **E.** – III

On admet que l'état d'oxydation du chrome dans cette molécule est +VI.

2 On considère un sel hydraté de formule brute $CaCl_2.\mathbf{n}H_2O$.
Sachant que dans 61,0 g de ce sel hydraté, on trouve 24,0 g d'eau, quelle est la valeur de **n** ?
Les masses atomiques relatives des atomes sont : Ca = 40, Cl = 35,5, O = 16 et H = 1.

- ❑ **A.** **n** = 1
- ❑ **B.** **n** = 2
- ❑ **C.** **n** = 3
- ❑ **D.** **n** = 4
- ❑ **E.** **n** = 5

3 Combien y a-t-il de moles d'ions ammoniums dans 2 moles du sel $(NH_4)_2SO_4$?

- ❑ **A.** $n(NH_4^+) = 1$ mol
- ❑ **B.** $n(NH_4^+) = 2$ mol
- ❑ **C.** $n(NH_4^+) = 3$ mol
- ❑ **D.** $n(NH_4^+) = 4$ mol
- ❑ **E.** Aucune de ces propositions n'est correcte.

4 En ce qui concerne la classification des éléments dans le tableau périodique, parmi les propositions ci-dessous, laquelle est correcte ?

- ❑ **A.** Les éléments sont disposés dans une colonne du tableau périodique en fonction de leur numéro atomique.
- ❑ **B.** Les éléments sont disposés dans une période du tableau périodique car ils possèdent tous la même configuration électronique de valence.
- ❑ **C.** Dans une période, les éléments sont classés de gauche à droite par ordre de numéro atomique décroissant.
- ❑ **D.** Les éléments alcalino-terreux s'ionisent facilement en se transformant en M^{2-} (M étant le symbole du métal en question).
- ❑ **E.** Aucune de ces propositions n'est correcte.

5 On considère la réaction suivante :

$$Fe\ (s) + H_2SO_4\ (aq) \rightarrow FeSO_4\ (aq) + H_2\ (g).$$

On dispose d'un litre d'une solution aqueuse à 20 % (masse/masse) de l'acide sulfurique (**solution1**), dont la masse volumique vaut 1,14 g/mL à 20 °C.
Pour produire 2,28 g d'hydrogène gazeux, quel volume minimal de H_2SO_4 (*aq*) doit-on prélever à partir de la **solution 1** ($T = 20$ °C) ?
Les masses atomiques relatives des atomes sont : H = 1, S = 32, O = 16 et Fe = 56.

- ❑ **A.** 49 mL
- ❑ **B.** 98 mL
- ❑ **C.** 114 mL
- ❑ **D.** 228 mL
- ❑ **E.** 490 mL

6 À $T = 37$ °C et $p = 1$ atm, une masse x d'un gaz parfait occupe un volume de 3 L. Quelle pression aurait ce gaz dans une enceinte de 2 L à $T = 347$ °C ?

- ❑ **A.** 1 atm
- ❑ **B.** 2 atm
- ❑ **C.** 3 atm
- ❑ **D.** 4 atm
- ❑ **E.** autre

7 On considère la combustion complète du méthane et on suppose que les produits formés sont uniquement CO_2 (*g*) et H_2O (*g*).
Sachant que tous les gaz sont parfaits et que $T = 546$ K (2×273 K) et $p = 1$ atm, quel volume total $V_{total} = V(H_2O) + V(CO_2)$ est obtenu lors de la combustion de 32 g de CH_4 ?
Les masses atomiques relatives des atomes sont : C = 12, O = 16 et H = 1.

- ❑ **A.** $V_{total} = 269$ L
- ❑ **B.** $V_{total} < 10{,}0$ L
- ❑ **C.** $V_{total} > 269$ L
- ❑ **D.** $V_{total} = 179$ L
- ❑ **E.** $V_{total} = 90$ L

8 Parmi les molécules suivantes, indiquez celle dont la covalence est polarisée :

- ❑ **A.** Cl_2 (*g*)
- ❑ **B.** N_2 (*g*)
- ❑ **C.** O_2 (*g*)
- ❑ **D.** HCl (*g*)
- ❑ **E.** Aucune de ces 4 propositions n'est correcte.

9 Parmi les molécules pures suivantes, indiquez la formule brute qui est constituée à la fois de liaisons covalentes et au moins d'une liaison ionique :

- ❑ **A.** H_2SO_4
- ❑ **B.** H_2SO_3
- ❑ **C.** $NaHCO_3$
- ❑ **D.** NaCl
- ❑ **E.** Aucune de ces réponses ne peut convenir.

10 On verse 40 g d'eau liquide préalablement chauffée à 100 °C dans un cristallisoir refroidi à 0 °C et on constate qu'une masse d'eau s'évapore. Sachant que la masse d'eau évaporée est égale à 10 g et que seule la chaleur dégagée lors de la chute de température des 30 g restants est responsable de la quantité d'eau évaporée et qu'aucun autre échange de chaleur n'a eu lieu, quelle est la température finale de la masse d'eau non évaporée ?

On admet que :

- 1 g de H_2O (*liquide*) à 100 °C consomme 540 cal (~ 2 260 J) pour se transformer en H_2O (*vapeur*) à 100 °C.
- 1 g de H_2O (*liquide*) consomme 1 cal (4,18 J) pour augmenter sa température de 1 °C (ou de 1 K, sans changement de phase).
- 1 g de H_2O (*solide*) à 0 °C consomme 80 cal (~ 335 J) pour se transformer en H_2O (*liquide*) à 0 °C.

- ❑ **A.** $T < 0$ °C
- ❑ **B.** $T = 0$ °C
- ❑ **C.** $T = 10$ °C
- ❑ **D.** $T = 15$ °C
- ❑ **E.** $T = 50$ °C

11 On considère les structures chimiques des molécules suivantes :

1) 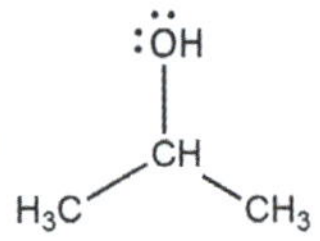

2) 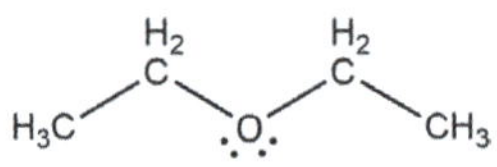

3) 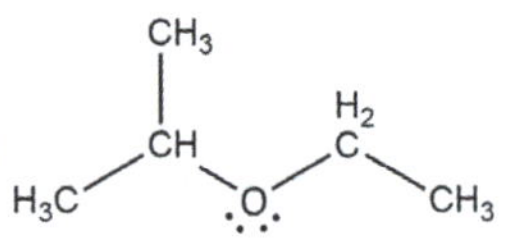

4) 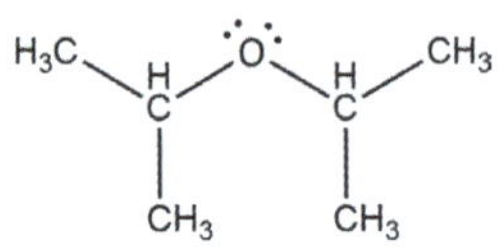

Laquelle de ces molécules (à l'état pur et $p = 1$ atm) possède la température d'ébullition la plus élevée ?

- ❑ **A.** 1)
- ❑ **B.** 2)
- ❑ **C.** 3)
- ❑ **D.** 4)

12 On considère la réaction de décomposition du carbonate de calcium suivante :

$$CaCO_3\ (s) \rightarrow CaO\ (s) + CO_2\ (g)$$

Sachant que le rendement de la réaction est de 100 %, quel est le rapport de masse $m(CO_2)/m(CaO)$ obtenu lors de la décomposition de 0,5 mol de carbonate de sodium ?

Les masses atomiques relatives des atomes sont : Ca = 40, C = 12, O = 16 et H = 1.

- ❑ **A.** 1
- ❑ **B.** 2
- ❑ **C.** $\frac{11}{14}$
- ❑ **D.** $\frac{14}{11}$

13 Soit une solution aqueuse de NaOH à 50 % (masse/masse) et de masse volumique égale à 1,5 g/mL. Parmi les propositions suivantes, indiquez celle qui est incorrecte. (Données : M(NaOH) = 40 g/mol et $T = 20$ °C.)

- ❑ **A.** 1 mL de cette solution pèse 1,5 g.
- ❑ **B.** Peu importe le volume de cette solution, on a toujours $m_{NaOH} = m_{H2O}$.
- ❑ **C.** Dans 1 mL de cette solution, on trouve 0,750 g de NaOH (pure) et 0,250 g d'eau pure.
- ❑ **D.** Dans 1 L de cette solution, on trouve 75/4 moles d'ions hydroxydes.

14 Soit la pile suivante, composée :

- d'une électrode de Pt plongée dans une solution contenant des ions Fe^{3+} (1,0 M) et Fe^{2+} (0,1 M) et
- d'une électrode de Pt plongée dans une solution d'ions Sn^{2+} (1,0 M) et Sn^{4+} (0,1 M).

Quelle est la bonne représentation de cette pile ($T = 25$ °C) ?

Les potentiels standard de réduction sont :
E^o_r (Sn^{4+}/Sn^{2+}) = +0,151 V, E^o_r (Fe^{3+}/Fe^{2+}) = +0,771 V et E^o_r (Fe^{2+}/Fe) = −0,44 V.

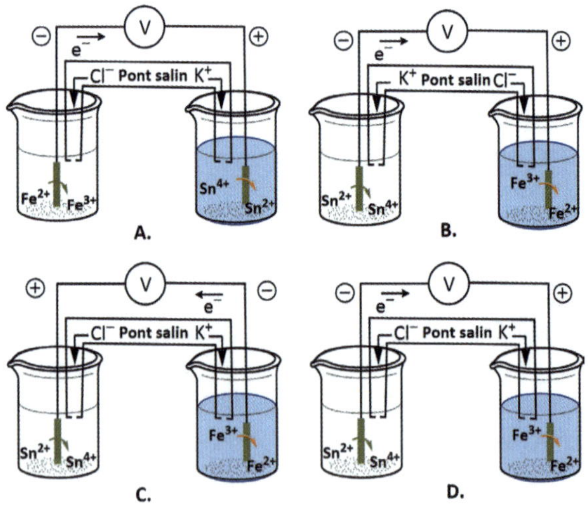

15 Parmi les propositions suivantes, laquelle est correcte ?

Dans une cellule électrochimique,

- ❑ **A.** l'oxydation s'effectue à l'anode.
- ❑ **B.** la réduction s'effectue à l'anode.
- ❑ **C.** l'anode est la source d'électrons et porte une charge positive.
- ❑ **D.** la cathode repousse les électrons et porte une charge positive.

16 Parmi les propositions suivantes, laquelle est incorrecte ?
Dans une cellule électrolytique,

- ❑ **A.** les électrons circulent de l'anode vers la cathode.
- ❑ **B.** les électrons sont expulsés par la cathode.
- ❑ **C.** la cathode est liée au pôle négatif du générateur.
- ❑ **D.** l'anode est liée au pôle positif du générateur, source de tension.

17 Parmi les propositions suivantes, laquelle est correcte ?
À l'état standard et à $T = 25$ °C, lorsqu'une pile électrochimique débite (dans le sens direct),

- ❑ **A.** la force électromotrice augmente.
- ❑ **B.** les électrons circulent de la demi-pile de potentiel de réduction le plus élevé vers celle de potentiel le plus faible.
- ❑ **C.** le courant circule du compartiment de potentiel de réduction le plus faible vers celui de potentiel le plus élevé.
- ❑ **D.** Les électrons circulent du compartiment de potentiel de réduction le plus faible vers celui de potentiel le plus élevé.

18 Soit la réaction A (*g*) + B (*g*) $\rightleftarrows$ C (*g*) + D (*g*) caractérisée par une constante d'équilibre $K = 4$ à $T = 500$ K. La réaction est réalisée dans une enceinte fermée de volume V constant.
On fait réagir, à température $T = 500$ K, 1,0 mol de A et 1,0 mol de B. Lorsque l'équilibre se rétablit, l'expression de l'inverse de la concentration de D ($\frac{1}{[\mathrm{D}]_{\rightleftarrows}}$) vaut :

- ❑ **A.** $\frac{1}{[\mathrm{D}]_{\rightleftarrows}} = \frac{3 \times V}{2}$
- ❑ **B.** $\frac{1}{[\mathrm{D}]_{\rightleftarrows}} = V$
- ❑ **C.** $\frac{1}{[\mathrm{D}]_{\rightleftarrows}} = 4 \times V$
- ❑ **D.** $\frac{1}{[\mathrm{D}]_{\rightleftarrows}} = \frac{V}{2}$

19 Soit la réaction A (*g*) + B (*g*) $\rightleftarrows$ C (*g*) + D (*g*) caractérisée par une constante d'équilibre $K = 4$ à une température $T = 500$ K. La réaction est réalisée dans une enceinte fermée de volume V constant.
On fait réagir, à $T = 500$ K, 1,0 mol de A avec 1,0 mol de B. Lorsque l'équilibre se rétablit, (Indiquez la proposition incorrecte.)

- ❑ **A.** les réactifs A et B se transforment en C et D et les produits C et D se transforment en réactifs A et B à la même vitesse.
- ❑ **B.** les concentrations A, B, C et D n'évoluent plus en fonction du temps.
- ❑ **C.** les concentrations des réactifs et des produits évoluent en fonction du temps.
- ❑ **D.** le rapport $\frac{[\mathrm{D}]_{\rightleftarrows}}{[\mathrm{A}]_{\rightleftarrows}} = 2$.

20 Dans un récipient fermé, la décomposition endothermique du carbonate de baryum est présentée selon la réaction suivante :

$BaCO_3$ (*s*) $\rightleftarrows$ BaO (*s*) + CO_2 (*g*)

Laquelle(lesquelles) des opérations suivantes diminue(nt) le rendement de la réaction ?

- ❑ **A.** en augmentant la température
- ❑ **B.** en ouvrant le récipient
- ❑ **C.** en ajoutant du carbonate de baryum
- ❑ **D.** en ajoutant du CO_2 dans le réacteur
- ❑ **E.** en diminuant la pression

21 On considère que le système « A (*g*) $\rightleftarrows$ B (*g*) + C (*g*) » en équilibre à 300 K est caractérisé par la constante d'équilibre égale à 0,1. Pour l'équation chimique 3 A (*g*) $\rightleftarrows$ 3 B (*g*) + 3 C (*g*), à la température 300 K, la valeur de la constante d'équilibre est

- ❑ **A.** égale à 0,1.
- ❑ **B.** inférieure à 0,1.
- ❑ **C.** supérieure à 0,1.
- ❑ **D.** En absence des concentrations des composés, toute prédiction est impossible.

22 On considère le composé phosphate de baryum insoluble dans l'eau et l'hydroxyde de baryum peu soluble dans l'eau.
Sachant que la dissociation de l'hydroxyde de baryum dans l'eau est exothermique, quel effet aura l'ajout du phosphate de sodium solide sur une solution saturée en $Ba(OH)_2$?

- ❑ **A.** L'hydroxyde de baryum se précipite.
- ❑ **B.** Aucune précipitation n'aura lieu dans le milieu.
- ❑ **C.** Le composé $Ba_3(PO_4)_2$ se forme dans le milieu et se précipite.
- ❑ **D.** Le milieu devient acide.

23 Quelle quantité d'hydroxyde de baryum pur (en mol) faut-il dissoudre dans l'eau pure pour obtenir 200 mL d'une solution offrant un pH = 12 à $T = 25$ °C ?

- ❑ **A.** $2{,}0 \times 10^{-3}$ mol
- ❑ **B.** $4{,}0 \times 10^{-6}$ mol
- ❑ **C.** $2{,}0 \times 10^{-4}$ mol
- ❑ **D.** $1{,}0 \times 10^{-3}$ mol

Chimie

Tests

24 On considère que l'élément zinc est constitué de cinq isotopes, ${}^{64}_{30}\mathrm{Zn}$ (49 %), ${}^{66}_{30}\mathrm{Zn}$ (28 %), ${}^{67}_{30}\mathrm{Zn}$ (4 %), ${}^{68}_{30}\mathrm{Zn}$ (18 %) et ${}^{70}_{30}\mathrm{Zn}$. Par rapport au zinc qui se trouve dans le tableau périodique,
(Indiquez la bonne réponse.)

- ❑ **A.** la masse atomique relative du zinc est égale à $64 \times 0{,}49 + 66 \times 0{,}28 + 67 \times 0{,}04 + 68 \times 0{,}18 + 70 \times 0{,}01$
- ❑ **B.** la masse atomique relative du zinc est égale à $64 \times 0{,}49 + 66 \times 0{,}28 + 67 \times 0{,}04 + 68 \times 0{,}18 + 70 \times 0{,}1$
- ❑ **C.** le rapport $Z\ /\ A$ pour ${}^{70}_{30}\mathrm{Zn}$ est supérieur à celui de l'isotope le plus abondant.
- ❑ **D.** la charge du noyau de l'isotope ${}^{64}_{30}\mathrm{Zn}$ est supérieure à celle de l'isotope ${}^{70}_{30}\mathrm{Zn}$.

25 La structure chimique de l'aspirine est :

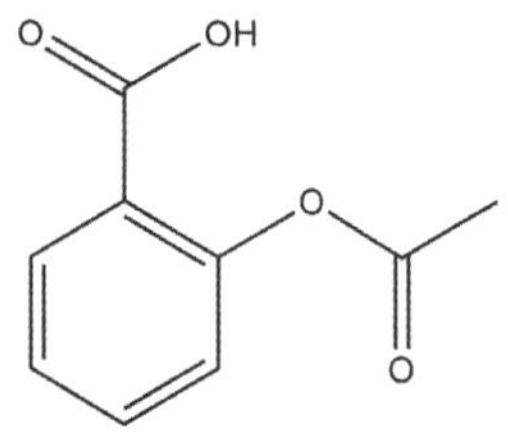

Les masses atomiques relatives sont : C = 12, H = 1 et O = 16.
Parmi les propositions suivantes, laquelle est incorrecte ?

- ❑ **A.** Par molécule, le pourcentage massique en atomes de carbone est de 60 %.
- ❑ **B.** La formule brute de l'aspirine est $C_9H_8O_4$.
- ❑ **C.** La masse moléculaire relative de l'aspirine est égale à 180 g/mol.
- ❑ **D.** La molécule comporte à la fois une fonction acide carboxylique et une fonction ester.

26 La structure chimique de l'ibuprofène est :

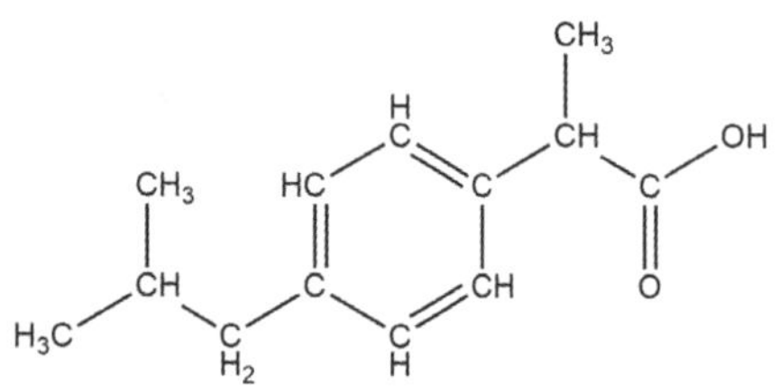

Données :

- Les masses atomiques et moléculaires relatives sont : *Ibuprofène* = 206, O = 16, H = 1 et C = 12.
- Le nombre d'Avogadro est : $N_A = 6{,}02 \times 10^{23}$.

Dans 206 mg d'ibuprofène, il y a : (Indiquez la bonne réponse.)

- ❑ **A.** 32 mg d'atomes d'oxygène.
- ❑ **B.** 0,001 mol d'atomes d'oxygène.
- ❑ **C.** $6{,}02 \times 10^{20}$ atomes de C.
- ❑ **D.** 12 mg d'atomes de carbone.

27 Pour préparer la **solution 1**, on dissout 4 g NaOH (*s*) pur dans 250 mL d'eau déminéralisée. On néglige ici la variation de volume qui pourrait affecter la phase liquide. Le volume de la **solution 1** vaut donc 250 mL. À cette **solution 1**, on ajoute 250 mL NaOH (*aq*) 0,4 M pour obtenir la **solution 2**. Sachant que le volume total de la **solution 2** est égal à 500 mL, quelle est la bonne affirmation à propos du pH de ces deux solutions ?
On suppose que la température reste constante et égale à 25 °C. (M(NaOH) = 40 g/mol)

- ❑ **A.** pH (Solution 1) > pH (solution 2)
- ❑ **B.** pH (Solution 1) < pH (solution 2)
- ❑ **C.** pH (Solution 1) = pH (solution 2)
- ❑ **D.** Le manque de données rend impossible l'évaluation de pH.

28 À quelle position (**a**, **b**, **c**, **d** ou **e**) trouve-t-on l'hydrogène le plus acide dans la molécule suivante ?

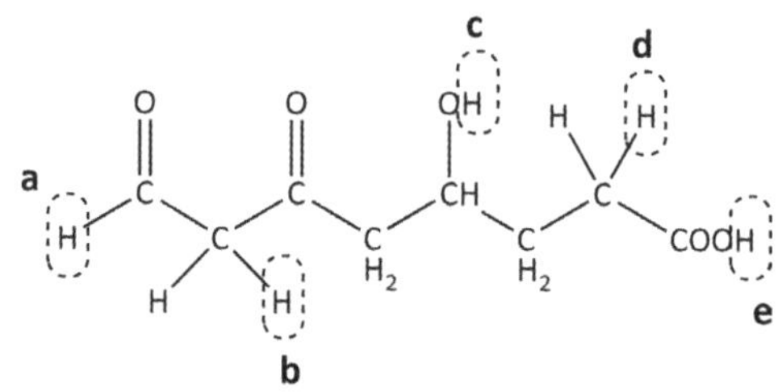

- ❑ **A.** a
- ❑ **B.** b
- ❑ **C.** c
- ❑ **D.** d
- ❑ **E.** e

29 La réaction de l'oxyde de chrome (III) avec l'aluminium métallique produit du chrome métallique et de l'Al_2O_3.
Sachant que le rendement de la réaction est de 100 % et que les quantités engagées en oxyde de chrome (III) et en Al sont respectivement 3 moles et 4 moles, quelle est la masse (en grammes) de chrome métallique produit ?
Les masses atomiques relatives sont : O = 16, Al = 27 et Cr = 52.

- ❑ **A.** 84 g
- ❑ **B.** 112 g
- ❑ **C.** 126 g
- ❑ **D.** 140 g
- ❑ **E.** 208 g

30 Une enceinte métallique scellée de 10 L maintenue à $T = 27$ °C contient 2 moles d'azote pur (N_2). Si la température est montée à 127 °C, la pression en Pa (pascal) à l'intérieur de l'enceinte sera égale à :
(On suppose que N_2 est un gaz parfait et que le volume de l'enceinte ne varie pas.)

- ❑ **A.** $2\,000 \times R$ (R est la constante du gaz parfait, $= 8{,}314$ J mol^{-1} K^{-1})
- ❑ **B.** $20\,000 \times R$
- ❑ **C.** $60\,000 \times R$
- ❑ **D.** $80\,000 \times R$
- ❑ **E.** Le manque de données rend impossible l'évaluation de la pression à 127 °C.

31 Le produit de solubilité à 25 °C de $CaCO_3$ vaut 4×10^{-9}. Quel est le volume d'eau pure nécessaire pour dissoudre 200 g de $CaCO_3$ à $T = 25$ °C ?
On donne : $M(CaCO_3) = 100$ g/mol.

- ❑ **A.** 1 L
- ❑ **B.** 10 L
- ❑ **C.** 100 L
- ❑ **D.** $10\,000 \times \sqrt{10}$ L
- ❑ **E.** 10 m^3.

32 On considère les structures chimiques des molécules suivantes :

1) 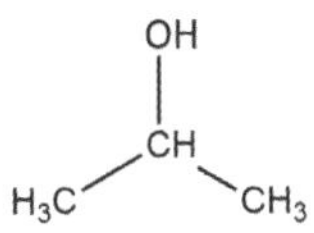

2) 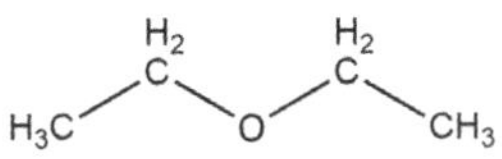

3) 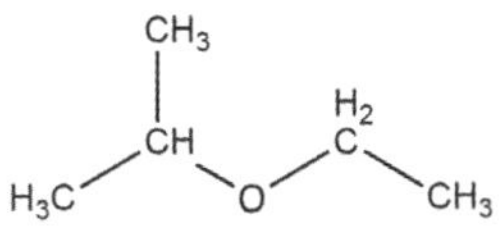

4) 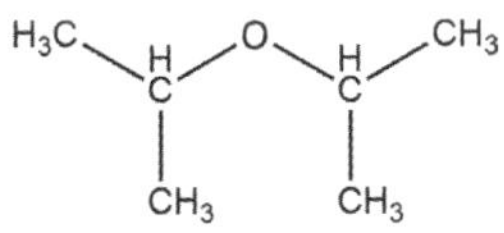

Laquelle de ces molécules est susceptible de former des ponts hydrogène (liaisons hydrogène) dans l'eau à température ambiante ?

- ❑ **A.** 1)
- ❑ **B.** 2)
- ❑ **C.** 3)
- ❑ **D.** 4)

33 Soit une solution aqueuse d'un monoacide noté AH (H est le proton acide) et de sa base conjuguée A^- à 25 °C.
Sachant que la constante d'acidité de cet acide est égale à 10^{-5} et que la concentration en ions oxoniums libres en solution à 25 °C est égale à 10^{-4} M, quelle est l'assertion correcte ?

- ❑ **A.** La concentration $[A^-]$ est 10 fois supérieure à celle de son acide conjugué [AH].
- ❑ **B.** La concentration $[A^-]$ est 10 fois inférieure à celle de son acide conjugué [AH].
- ❑ **C.** La concentration $[A^-]$ est égale à celle de son acide conjugué [AH].
- ❑ **D.** Aucune de ces assertions n'est correcte.

34 Pour étudier la pureté d'un oxyde métallique, on le traite souvent avec l'acide oxalique en présence de l'acide sulfurique. Ensuite, la quantité d'acide oxalique non réagi est titrée par une solution de $KMnO_4$ (*aq*) de titre connu.
Sachant que, lors d'une étude du taux de pureté d'un oxyde métallique, la quantité d'acide oxalique initiale engagée est 6×10^{-4} mol (30 mL, $[H_2C_2O_4] =$ 0,02 mol/L) et que l'excès de cet acide est titré par 10 mL d'une solution de $KMnO_4$ (*aq*) 0,01 M. Quelle est la masse de l'acide oxalique qui a réagi uniquement avec l'oxyde métallique ?
Dans ce milieu acide, on suppose que les impuretés ne réagissent ni avec l'acide oxalique ni avec $KMnO_4$ (*aq*).
La réaction redox (globale ionique) entre l'acide oxalique et MnO_4^- en présence des ions H^+ est :

$$2\,MnO_4^- + 5\,H_2C_2O_4 + 6\,H^+ \rightarrow 2\,Mn^{2+} + 10\,CO_2 + 8\,H_2O$$

Les masses atomiques relatives sont : O = 16, Mn = 55, C = 12 et H = 1.

- ❑ **A.** 9 mg
- ❑ **B.** 22,5 mg
- ❑ **C.** 0,225 g
- ❑ **D.** 31,5 mg
- ❑ **E.** 45 mg

35 Pour préparer la **solution 1**, on dissout 4,0 g de NaOH (*s*) pur dans 250 mL d'eau déminéralisée. On néglige ici la variation de volume qui pourrait affecter la phase liquide. Le volume de la solution 1 vaut donc 250 mL. À cette solution 1, on ajoute 250 mL NaOH (*aq*) 0,1 M (**solution 2**) pour obtenir la **solution 3**. Sachant que le volume total de la **solution 3** est égal à 500 mL, quelle(s) est(sont) la(les) bonne(s) assertion(s) ?
On admet que la température est constante et égale à 25 °C.
Données : $\log 4 = 0{,}6$ et M(NaOH) = 40 g/mol.

- ❑ **A.** pH (solution 2) = 13.
- ❑ **B.** pH (solution 1) < pH (solution 2).
- ❑ **C.** pH (solution 1) > pH (solution 2).
- ❑ **D.** pH (solution 3) = pH (solution 1) + pH (solution 2).
- ❑ **E.** pH (solution 3) = 13,4.

36 On considère le sel hydraté suivant : $CaCl_2.3H_2O$.
Combien de molécules d'eau trouve-t-on dans 330 g de ce sel ?

- ❑ **A.** $6 \times N_A$ molécules de H_2O.
- ❑ **B.** $3 \times N_A$ molécules de H_2O.
- ❑ **C.** $1 \times N_A$ molécules de H_2O.
- ❑ **D.** Aucune de ces réponses n'est correcte.

Données :

Masses atomiques relatives : Ca = 40, Cl = 35,5, H = 1 et O = 16.

N_A : Nombre d'Avogadro = $6{,}023 \times 10^{23}$ mol^{-1}.

37 On considère les atomes sous la forme anionique suivants :

$^{16}_{8}O^{2-}$ $^{35}_{17}Cl^{-}$ $^{32}_{16}S^{-}$ $^{80}_{34}Se^{2-}$

Classez-les par ordre décroissant d'électrons « gravitant » généralement autour de leurs noyaux.

- ❑ **A.** $^{16}_{8}O^{2-} > ^{35}_{17}Cl^{-} > ^{32}_{16}S^{-} > ^{80}_{34}Se^{2-}$
- ❑ **B.** $^{80}_{34}Se^{2-} > ^{16}_{8}O^{2-} > ^{35}_{17}Cl^{-} > ^{32}_{16}S^{-}$
- ❑ **C.** $^{80}_{34}Se^{2-} > ^{35}_{17}Cl^{-} > ^{32}_{16}S^{-} > ^{16}_{8}O^{2-}$
- ❑ **D.** $^{16}_{8}O^{2-} > ^{32}_{16}S^{-} > ^{35}_{17}Cl^{-} > ^{80}_{34}Se^{2-}$

38 On admet que A est le nombre de masse et $n(n^0)$ correspond au nombre de neutrons contenu dans le noyau d'un isotope à l'état fondamental. On note $A - n(n^0)$ la différence entre A et $n(n^0)$.

Voici deux propositions :

I. Tous les isotopes du même élément possèdent le même nombre $A - n(n^0)$.

II. Le nombre $A - n(n^0)$ est supérieur ou égal à 1 pour tous les isotopes du même élément à l'état fondamental.

Laquelle de ces réponses est correcte ?

- ❑ **A.** Les deux propositions sont correctes.
- ❑ **B.** Les deux propositions sont fausses.
- ❑ **C.** La proposition I est correcte et la proposition II est fausse.
- ❑ **D.** Seule la proposition II est correcte.

39 Lorsqu'on éjecte deux électrons d'un atome, son numéro atomique résultant est :

- ❑ **A.** diminué de 2.
- ❑ **B.** augmenté de 2.
- ❑ **C.** ne varie pas.
- ❑ **D.** Aucune de ces réponses n'est correcte.

40 On dispose d'un litre d'une solution aqueuse à 20 % (masse/masse) de NaOH et dont la masse volumique vaut 1,2 g mL^{-1}.

On porte 100 mL de cette solution à un volume total de 500 mL avec de l'eau distillée. La solution préparée est nommée solution **S**.

Sachant que la masse molaire de NaOH est égale à 40 g mol^{-1}, calculez la concentration molaire de la solution préparée **S**.

- ❑ **A.** 0,6 mol L^{-1} ❑ **B.** 1,2 mol L^{-1}
- ❑ **C.** 1,5 mol L^{-1} ❑ **D.** 6 mol L^{-1}

41 Quelle est la concentration molaire en ions lanthane d'une solution de 2 mmol de $La_2(CO_3)_3.2H_2O$ dans 250 mL d'eau à pH acide (T = 25 °C) ?

On suppose que la masse molaire de $La_2(CO_3)_3.2H_2O$ est de 494 g mol^{-1}.

- ❑ **A.** 0,017 mol L^{-1}. ❑ **B.** 0,008 mol L^{-1}.
- ❑ **C.** 0,024 mol L^{-1}. ❑ **D.** 0,016 mol L^{-1}.

42 On considère la préparation des quatre solutions aqueuses suivantes :

(1)

HCl (*aq*) +	NaOH (*aq*)
0,10 mol	0,10 mol

(2)

$Ba(OH)_2$ (*aq*) +	HCl (*aq*)
0,010 mol	0,12 mol

(3)

NaOH (*aq*)
10^{-4} mol

(4)

HCl (*aq*) +	KOH (*aq*)
0,02 mol	0,12 mol

La température est fixée à 25 °C et le volume de chacune de ces solutions est égal à 1 L.

Classez ces solutions par ordre décroissant de concentration en ions hydroxydes à 25 °C.

- ❑ **A.** (4) > (1) > (2) > (3).
- ❑ **B.** (4) > (1) > (3) > (2).
- ❑ **C.** (4) > (3) > (2) > (1).
- ❑ **D.** (4) > (3) > (1) > (2).

43 Dans un ballon d'un litre fermé, on place une masse de pentachlorure de phosphore pur. Après avoir augmenté la température à 250 °C, une partie de PCl_5 s'est décomposée en PCl_3 et Cl_2. La température est maintenue à 250 °C. L'équilibre est atteint lorsque la pression totale dans le milieu réactionnel vaut 14 atm.

Sachant que les 3 gaz sont parfaits, que vaut la constante d'équilibre (K_p) de la réaction de décomposition de PCl_5 à 250 °C si, à l'équilibre, la pression partielle de dichlore vaut 4 atm.

On admet que 1 atm = 1 bar = 100 000 Pa.

- ❑ **A.** 1,6 ❑ **B.** 10
- ❑ **C.** $\frac{8}{3}$ ❑ **D.** $\frac{1}{3}$

44 Soit la réaction exothermique suivante :

$$A\,(g) + B\,(g) \rightleftarrows C\,(g) + D\,(g)$$

En variant la température et/ou la concentration des réactifs, quatre expériences **(1)**, **(2)**, **(3)** et **(4)** ont été réalisées dans un récipient fermé de volume constant égal à 1 L :

(1)

	A (g)	+ B (g)	⇄ C (g)	+ D (g)
t_0 (mol)	0,10	0,10	0	0

T = 1 000 K
K = 2, à l'équilibre.

(2)

	A (g)	+ B (g)	⇄ C (g)	+ D (g)
t_0 (mol)	0,05	0,05	0	0

T = 1 200 K
K = ?, à l'équilibre.

(3)

	A (g)	+ B (g)	⇄ C (g)	+ D (g)
t_0 (mol)	0,10	0,10	0	0

T = 750 K
K = ?, à l'équilibre.

(4)

	A (g)	+ B (g)	⇄ C (g)	+ D (g)
t_0 (mol)	0,10	0,10	0	0

T = 1 200 K
K = ?, à l'équilibre.

Classez les 4 cas expérimentaux par ordre décroissant de K.

- ❑ **A.** (3) > (1) > (2) > (4)
- ❑ **B.** (3) > (1) > (2) = (4)
- ❑ **C.** (4) > (1) = (2) > (3)
- ❑ **D.** (3) = (1) > (2) > (4)

45 On considère les quatre solutions **(1)**, **(2)**, **(3)** et **(4)** suivantes :

(1)

HCl (*aq*)	+ NaOH (*aq*)
0,001 mol	0,001 mol
V = 1 L	T = 25 °C

(2)

CH$_3$COOH (*aq*)	
0,001 mol	
V = 1 L	T = 25 °C

(3)

CH$_3$COOH (*aq*)	+ NaOH (*aq*)
0,001 mol	0,001 mol
V = 1 L	T = 25 °C

(4)

HCl (*aq*)	
0,001 mol	
V = 1 L	T = 25 °C

Avec un pH-mètre, nous avons mesuré les pH de ces solutions à 25 °C. On admet que le pK_a de l'acide acétique vaut 5.
Classez les solutions **(1)**, **(2)**, **(3)** et **(4)** par ordre décroissant de pH.

- ❑ **A.** (1) > (2) > (3) > (4)
- ❑ **B.** (3) > (1) > (2) > (4)
- ❑ **C.** (3) > (4) > (2) > (1)
- ❑ **D.** (2) > (4) > (3) > (1)

46 Soit la réaction redox ionique non pondérée suivante :

$$a\,NO_3^-\,(aq) + b\,H^+\,(aq) + c\,Sn^{2+}\,(aq) \rightarrow d\,NO\,(g) + e\,H_2O + 3\,Sn^{4+}\,(aq)$$

Sachant que le coefficient stœchiométrique de l'oxydant formé Sn^{4+} vaut 3, laquelle des propositions suivantes est incorrecte.

- ❑ **A.** La somme des coefficients stœchiométriques des réactifs ($a + b + c$) est supérieure à celle des produits ($d + e + 3$).
- ❑ **B.** La somme des coefficients $a + b + c + d + e + 3$ vaut 22.
- ❑ **C.** L'ion nitrate joue le rôle de l'oxydant dans cette réaction en milieu acide.
- ❑ **D.** Si H$^+$ est remplacé par l'ion hydronium H$_3$O$^+$, le coefficient stœchiométrique e sera égal à 8.

47 On considère la réaction de combustion du cyclohexane suivante :

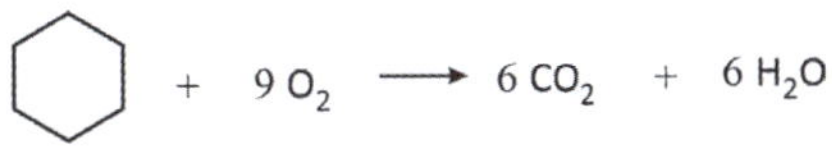

On admet que cette réaction est réalisée à température et pression constantes.
Sachant que la réaction est exothermique, quel est son diagramme enthalpique adéquat ?

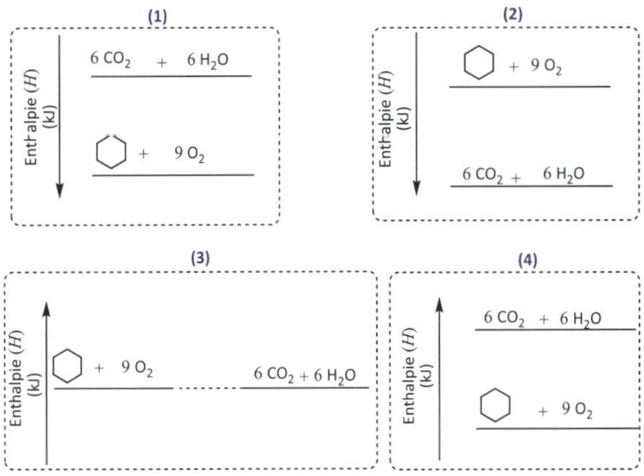

- ❑ **A.** (1)
- ❑ **B.** (2)
- ❑ **C.** (3)
- ❑ **D.** (4)

48 L'additif alimentaire E577 (gluconate de potassium) est de structure chimique :

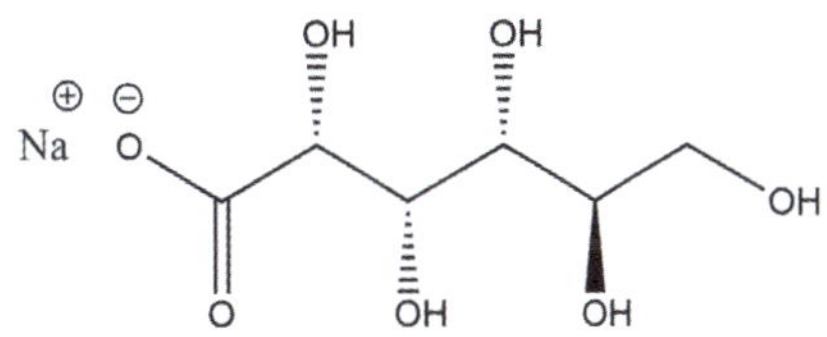

Cette molécule ne comporte pas (indiquez la bonne réponse) :

- ❑ **A.** une fonction acide carboxylique en milieu basique.
- ❑ **B.** une fonction alcool primaire.
- ❑ **C.** une fonction carboxylate.
- ❑ **D.** une liaison ionique.

Corrections

Testez-vous pour le jour J

1 Réponse E.

La molécule ($(NH_4)_2CrO_4$) possède une charge globale égale à 0. Les atomes H, Cr et O ont respectivement un nombre d'oxydation égal à +I, +VI et –II. Dès lors, on pose l'équation suivante où x représente le nombre d'oxydation de l'azote :

$$2\times\left(x+4\times\left(+1\right)\right)+6+4\times\left(-2\right)=0$$

En résolvant l'équation, on trouve $x =$ –III.

On peut aussi prendre en considération que la molécule d'ammonium NH_4^+ : $x+4\times\left(+1\right)=+1$, soit $x =$ –III.

2 Réponse D.

Une mole de $CaCl_2.\mathbf{n}H_2O$ donne **n** moles d'eau. D'où, $n(H_2O) = \mathbf{n} \times n(CaCl_2.\mathbf{n}H_2O)$

Dans 61,0 g de ce sel hydraté, on a

$$n(H_2O)\text{ (mol)} = \mathbf{n}\times\frac{61{,}0\text{ (g)}}{111+\mathbf{n}\times 18\text{ (g / mol)}}$$

Or, on sait que : $n(H_2O) = \dfrac{24{,}0}{18}$ (mol)

D'où, $\dfrac{24{,}0}{18}\text{ (mol)} = \dfrac{\mathbf{n}\times 61{,}0\text{ (g)}}{111+\mathbf{n}\times 18\text{ (g / mol)}}$

Après avoir isolé **n**, on obtient :

$$\mathbf{n}=\frac{24{,}0\times 111}{18\times\left(61{,}0-24{,}0\right)}=\frac{4\times 111}{3\times 37}=\frac{4\times 111}{111}=4$$

On en déduit donc que la formule de ce sel est $CaCl_2.\mathbf{4}H_2O$.

3 Réponse D.

On retrouve deux molécules de NH_4^+ dans une molécule de $(NH_4)_2SO_4$. Ainsi, dans une mole de $(NH_4)_2SO_4$, on trouve 2 moles de NH_4^+ et une mole de SO_4^{2-} : **1** $(NH_4)_2SO_4 \rightarrow$ **2** NH_4^+ + **1** SO_4^{2-}.

On en déduit donc que dans 2 moles de $(NH_4)_2SO_4$ il y a 4 moles d'ions NH_4^+.

4 Réponse E.

A. Faux, car c'est dans une période (ligne horizontale) que les éléments sont disposés en fonction de leur numéro atomique et non dans une colonne.

B. Faux, car c'est dans une colonne (groupe) que les éléments possèdent la même configuration électronique de valence.

C. Faux. Ce n'est pas par ordre décroissant de Z que les éléments sont classés de gauche à droite dans une période, mais bien par ordre croissant de numéro atomique.

D. Faux. Les éléments alcalino-terreux s'ionisent en M^{2+} (M étant le symbole du métal en question) car ils perdent facilement les deux électrons de valence lorsqu'ils sont en présence d'éléments accepteurs de leurs électrons. On dit que ces éléments s'oxydent.

5 Réponse E.

Soit l'équation de la réaction produisant H_2 gazeux : Fe (*s*) + H_2SO_4 (*aq*) → $FeSO_4$ (*aq*) + H_2 (*g*).

Pour produire une mole de H_2, il faut engager au moins une mole d'acide sulfurique aqueux.

Déterminons la concentration de la **solution 1** en H_2SO_4 :

D'après $\rho_{sol.1} = 1{,}14$ g/mL, $1\ 000$ mL de **solution 1** pèse 1 140 g, dont $1\,140\times\dfrac{20}{100}=228$ g de l'acide H_2SO_4 pur. Ainsi, la concentration en H_2SO_4 est égale à 228 g/1 L : (98 g/mol) = $\dfrac{114}{49}$ mol/L.

Pour produire 2,28 g de H_2 (soit 1,14 mol), il faut engager au minimum 1,14 mol de H_2SO_4 (pur).

On en déduit donc que le volume minimal à prélever de la **solution 1** est :

$$V(\textbf{solution 1}) = 1{,}14\text{ mol / }\left(\frac{114}{49}\text{ mol/L}\right)$$

$$=\frac{114\times 10^{-2}\times 49}{114}$$

$$= 0{,}490\text{ L} = 490\text{ mL (Réponse E).}$$

6 Réponse C.

La masse de gaz parfait est égale à x (en g).

Conditions initiales : $p_1V_1 = nRT_1$ (I), avec $p_1 = 1$ atm, $V_1 = 3$ L et $T_1 = 37 + 273 = 310$ K.

Conditions finales : $p_2V_2 = nRT_2$ (II), avec $\mathbf{p_2 = ?}$ **atm**, $V_2 = 2$ L et $T_2 = 347 + 273 = 620$ K.

Si on divise (II) par (I), on obtient :

$$\frac{p_2 \times V_2}{p_1 \times V_1} = \frac{n \times R \times T_2}{n \times R \times T_1}$$

Après simplification, on obtient :

$$p_2 = \frac{620}{310} \times \frac{3}{2} = 3 \text{ atm.}$$

7 Réponse A.

	CH_4 (g)	+	$2\,O_2$ (g)	→	CO_2 (g)	+	$2\,H_2O$ (g)
t_0 : (en mol)	2		excès				
t_f : (en mol)	0		excès		2		4

On constate qu'une mole de CH_4 produit 1 mole de CO_2 et 2 moles de H_2O. Dès lors, la combustion complète de 2 moles de CH_4 va produire $n_{\text{total}} = n(CO_2) + n(H_2O) = 6$ mol.

À $T = 546$ K (2×273 K) et $p = 1$ atm, le volume total qu'occupe les deux gaz formés est :

$$V_{\text{total}} = \frac{n_{\text{total}} \times R \times T}{p} = \frac{6 \times 0{,}082 \times 546}{1}$$
$$= \frac{6 \times 2 \times 0{,}082 \times 273}{1}$$
$$= 6 \times 2 \times 22{,}4 = 269 \text{ L}$$

8 Réponse D.

Si la différence d'électronégativité entre deux atomes, liés de manière covalente, est comprise entre 0 et 1,7, on dit que la covalence est polarisée. C'est le cas du composé HCl (g) : $\Delta\chi = \chi(\text{Cl}) - \chi(\text{H})$

$$= 3{,}0 - 2{,}1 = 0{,}9$$

Pour les autres molécules, qui sont toutes des corps simples, la covalence est pure : $\Delta\chi = 0$.

9 Réponse C.

Comme le montre le dessin ci-après, la structure de Lewis du composé $NaHCO_3$ indique bien la présence d'une liaison ionique et de plusieurs liaisons covalentes :

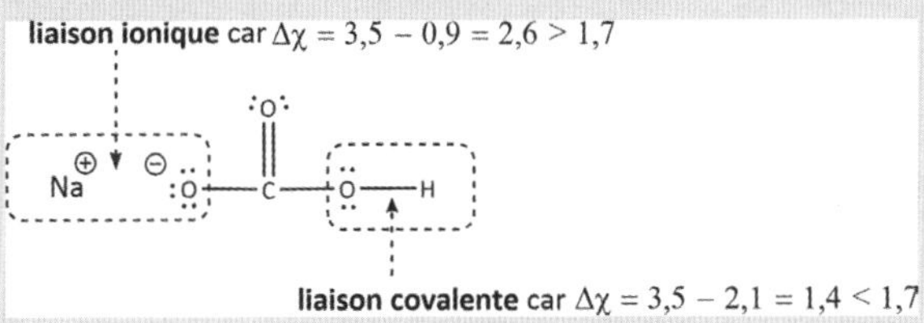

D. Faux.

Pour NaCl, le composé ne contient aucune liaison covalente. La liaison entre les deux atomes est ionique.

10 Réponse B.

Pour évaporer 10 g H_2O (*l*), (H_2O (*l*, 100 °C) → H_2O (*v*, 100 °C)), il faut 10 g × 540 cal/g = 5 400 cal.

Étant donné que cette chaleur vient uniquement de la chute de température des 30 g d'eau restant, on peut constater que :

Le refroidissement des 30 g H_2O (*l*) de 100 °C à 0 °C dégage 30 g × 1 cal/g K × 100 K = 3 000 cal. Et, la transformation complète de 30 g H_2O liquide à 0 °C en solide à 0 °C demande précisément 30 g × 80 cal/g = 2 400 cal.

Dès lors, si on fait la somme de ces deux chaleurs, on obtient exactement la quantité de chaleur nécessaire pour évaporer les 10 g de H_2O (*l*) à 100 °C.

On en déduit donc que la température finale des 30 g d'eau vaut 0 °C.

Cette expérience explique pourquoi l'eau chaude gèle plus vite. On peut retenir une diminution de la masse d'eau et de même que l'évaporation consomme beaucoup de chaleur.

11 Réponse A.

Les forces intermoléculaires sont plus fortes dans le cas de la molécule 1). Comme illustré dans le schéma ci-dessous, ces forces sont surtout dues aux ponts hydrogène existant entre l'atome d'hydrogène électropositif et un atome d'oxygène électronégatif d'une autre molécule.

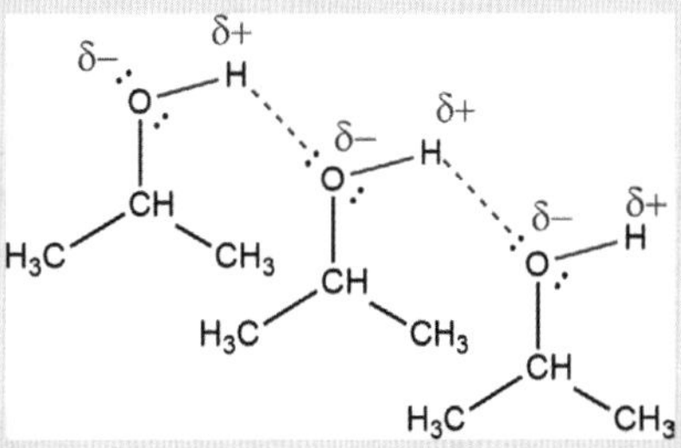

12 Réponse C.

Bilan :

	$CaCO_3$ (*s*)	→	CaO (*s*)	+	CO_2 (*g*)
t_0 : (en mol)	**0,5 mol**		0 mol		0 mol
t_f : (en mol)	0 mol		**0,5 mol**		**0,5 mol**

D'où les masses des deux produits obtenus sont :

$$m(CO_2) = 0{,}5 \text{ mol} \times 44 \text{ g/mol} = \frac{44}{2} \text{ g}$$

$$m(\text{CaO}) = 0{,}5 \text{ mol} \times 56 \text{ g/mol} = \frac{56}{2} \text{ g}$$

On en déduit donc que $m(CO_2)/m(\text{CaO}) = 44/56 = 11/14$. On peut remarquer que le rapport de masse $m(CO_2)/m(\text{CaO})$ reste toujours constant quelle que soit la quantité de $CaCO_3$ engagée.

13 Réponse C.

D'après la masse volumique, 1 L de cette solution aqueuse pèse 1 500 g ($m_{H2O} + m_{NaOH}$) à $T = 20$ °C.
Or le pourcentage massique de NaOH est de 50 %, d'où :

$$m_{NaOH} = 750 \text{ g et } n(\text{NaOH}) = \frac{750\ (\text{g})}{40\ (\frac{\text{g}}{\text{mol}})} = \frac{75}{4} \text{ mol.}$$

A. Vrai, car c'est la définition de la masse volumique.

B. Vrai, car il s'agit d'une solution à 50 % (m/m).

C. Faux. D'après le raisonnement ci-dessous, si dans un litre on trouve $m_{NaOH} = 750$ g, alors dans 1 mL de cette solution, on a $m_{NaOH} = 0{,}750 \text{ g} = m_{H2O}$. Donc, la masse de H_2O est toujours égale à celle de NaOH.

D. Vrai, car dans un litre de cette solution n(NaOH) $= \frac{750\ (\text{g})}{40\ (\frac{\text{g}}{\text{mol}})} = \frac{75}{4}$ mol.

14 Réponse D.

E^o_r (Fe^{3+}/Fe^{2+}) $>$ E^o_r(Sn^{4+}/Sn^{2+}) ce qui implique que l'ion Fe^{3+} est l'oxydant le plus fort. Il devrait se situer au niveau de la cathode où siège la réduction.
L'ion Sn^{2+} est le réducteur le plus fort. Il devrait se situer au niveau de l'anode où siège l'oxydation.
La demi-équation d'oxydation à l'anode est :

$$Sn^{2+} \rightleftarrows Sn^{4+} + 2\ e^-$$

et l'électrode porte une charge négative.
À la cathode, il y a une réduction et l'électrode porte une charge positive. La demi-équation de réduction est :

$$Fe^{3+} + 1\ e^- \rightleftarrows Fe^{2+}$$

L'équation redox de la pile est :

$$Sn^{2+} + 2\ Fe^{3+} \rightleftarrows Sn^{4+} + 2\ Fe^{2+}$$

Les deux électrodes (anode et cathode) sont représentées par le platine, annoté Pt.
La pile peut donc être représentée par le montage suivant :

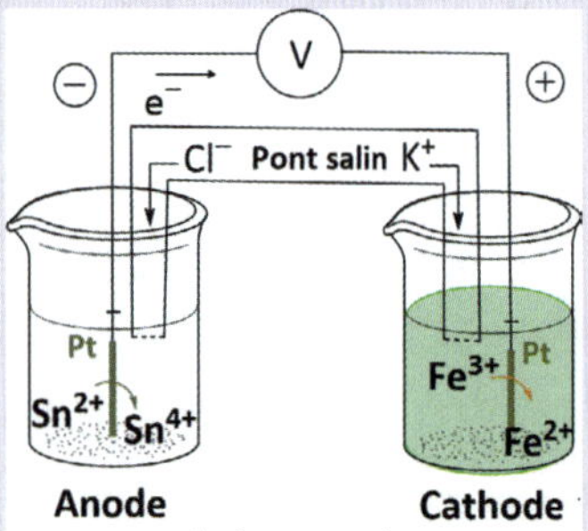

(Réponse D)

Les électrons se déplacent de l'anode vers la cathode et le courant électrique (I en A), par convention, va de la cathode à l'anode.
Le pont salin est représenté par le sel KCl, soit les ions K^+ et Cl^-.
Les ions K^+ vont vers la cathode pour remplacer la perte de charge positive due à la transformation de Fe^{3+} en Fe^{2+} (ou pour « neutraliser » une partie des contre-ions de Fe^{3+} qui sont réduits).
Les ions Cl^- migrent vers l'anode pour « neutraliser » l'excès des charges positives due à la transformation de Sn^{2+} en Sn^{4+}.

15 Réponses A.

A. Vrai.

B. Faux, car la réaction de réduction siège à la cathode pour une pile électrochimique :

$$\text{Ox}_{\text{cathode}} + \text{n e}^-_{\text{venant de l'anode}} \rightarrow \text{Réd}_{\text{cathode}}.$$

C. Faux. L'anode est bien la source des électrons pour la cathode. Cependant, elle est chargée négativement et non positivement comme indiqué dans la proposition.

D. Faux. Ce sont les électrons qui « retombent » sur la cathode et non l'inverse. La cathode d'une pile électrochimique porte une charge positive.

16 Réponse B.

A. Vrai.

B. Faux, car les électrons sont expulsés de l'anode et vont vers la cathode.
Comme illustré sur le schéma ci-dessous, dans une cellule d'électrolyse, la cathode est reliée au pôle négatif du générateur et l'anode au pôle positif. Sous la tension du générateur, les électrons sont expulsés par l'anode et attirés par la cathode.

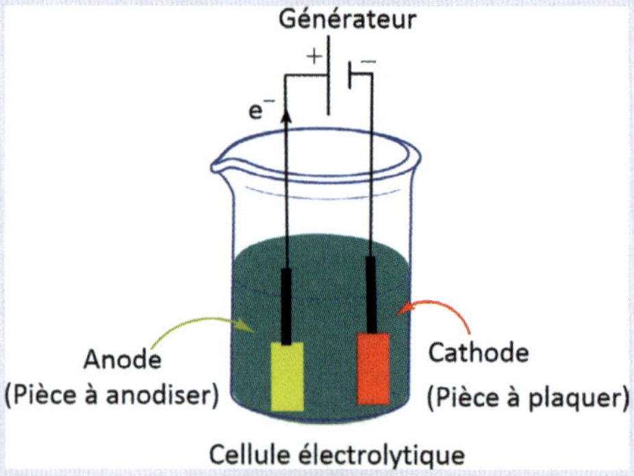

C. Vrai.

D. Vrai.

17 Réponse D.

A. Faux. La force électromotrice diminue lorsqu'une pile électrochimique débite.

B. Faux, car pour une pile électrochimique, les électrons circulent de l'anode (potentiel de réduction moins élevé) vers la cathode (potentiel de réduction plus élevé).

C. Faux, car par convention le courant circule du compartiment de potentiel de réduction le plus élevé (cathode) vers celui de potentiel le plus faible (anode).

D. Vrai, car plus le potentiel de réduction d'une électrode est négatif plus celle-ci possède davantage de charge négative. Lors d'une réaction spontanée, les électrons vont toujours de l'anode (de potentiel de réduction le moins élevé) vers la cathode (de potentiel de réduction le plus élevé).

Voici un schéma illustrant ce concept de transfert d'électrons à l'état standard (à 25 °C) entre le Zn et l'ion Ag^+ :

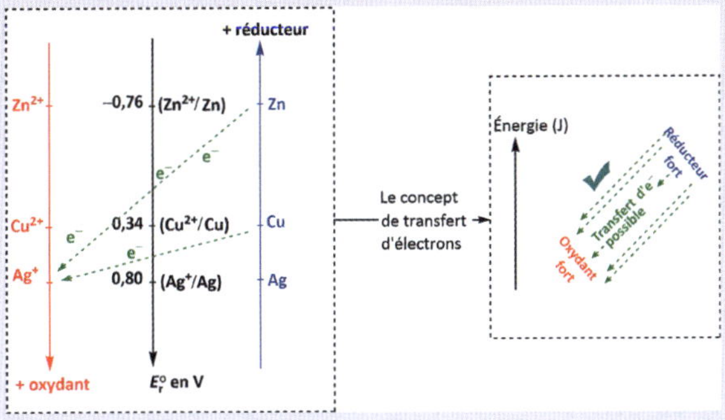

Dans ce cas, à l'état standard et $T = 25$ °C, les électrons circulent de l'électrode où la charge négative est la plus grande vers l'électrode de moindre charge négative (ou de charge positive très élevée).

18 Réponse A.

A (g)	+	B (g)	⇄	C (g)	+	D (g)
À $t = 0$, [ ] en M :						
$\frac{1}{V}$		$\frac{1}{V}$		0		0
À l'équilibre, [ ] en M :						
$\frac{1}{V} - [D]_{\rightleftharpoons}$		$\frac{1}{V} - [D]_{\rightleftharpoons}$		$[C]_{\rightleftharpoons}$		$[D]_{\rightleftharpoons}$

À l'équilibre, $[D]_{\rightleftharpoons} = [C]_{\rightleftharpoons} = x$ mol/L et $[A]_{\rightleftharpoons} = [B]_{\rightleftharpoons} = \left(\frac{1}{V} - x\right)$ mol/L.

À température T, la valeur de K est égale à :

$$K = \frac{[D]_{\rightleftharpoons}^2}{\left(\frac{1}{V} - [D]_{\rightleftharpoons}\right)^2} = 4$$

Après simplification, on obtient :

$$\frac{1}{V} - [D]_{\rightleftharpoons} = \frac{[D]_{\rightleftharpoons}}{2} \Leftrightarrow \frac{3 \times [D]_{\rightleftharpoons}}{2} = \frac{1}{V}$$

On en déduit donc que $\frac{1}{[D]_{\rightleftharpoons}} = \frac{3 \times V}{2}$ (Réponse A).

19 Réponse C.

Vu que la réaction est réalisée dans une enceinte fermée, l'équilibre est dynamique et les concentrations en réactifs et produits n'évoluent plus au cours du temps. La transformation des réactifs en produits et des produits en réactifs se fait à la même vitesse.

À l'équilibre, étant donné que les quantités initiales en A et B sont identiques et qu'une mole de A réagit avec une mole de B, on obtient :

$$[D]_{\rightleftharpoons} = [C]_{\rightleftharpoons} \text{ et } [A]_{\rightleftharpoons} = [B]_{\rightleftharpoons}$$

À température T, la valeur de K est égale à : $K = \frac{[D]_{\rightleftharpoons}^2}{[A]_{\rightleftharpoons}^2} = 4.$

On en déduit donc que le rapport $\frac{[D]_{\rightleftharpoons}}{[A]_{\rightleftharpoons}} = 2.$

20 Réponse D.

La réaction est endothermique (**sens 1 = sens direct**).

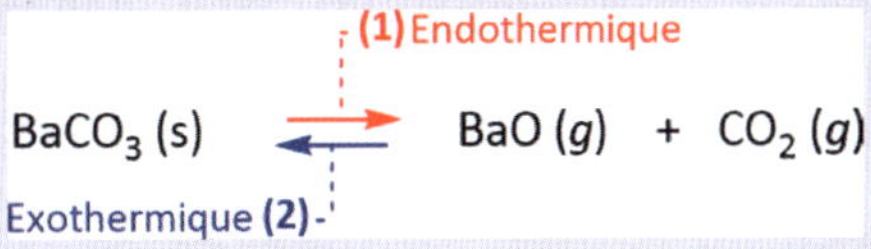

A. Faux. Si $T \nearrow$, on favorise le sens endothermique, ce qui augmente le rendement puisque l'équilibre se déplace vers la droite (vers les produits).

B. Faux. Si on ouvre le récipient, le CO_2 s'échappe et l'équilibre sera soumis à une contrainte. Le système va s'opposer aux modifications qu'on veut lui faire subir. Selon le principe de Le Chatelier, l'équation évoluera à droite afin de compenser la fuite de CO_2.

C. Faux. Pas d'effet, car le composé carbonate de baryum est à l'état solide.

D. Vrai. La réaction aura tendance à évoluer dans le sens correspondant à une consommation du CO_2 en surplus, c'est-à-dire vers la gauche (vers les réactifs). Le rendement de la réaction diminue.

E. Faux. Une diminution de pression déplace la réaction vers la droite, dans le sens où il y a plus de molécules à l'état gazeux (plus de désordre).

21 Réponse B.

À $T = 300$ K, A (*g*) ⇄ B (*g*) + C (*g*)

À l'équilibre, $K = \frac{[B] \times [C]}{[A]} = 0{,}1 = 10^{-1}.$

Pour l'équation 3 A (*g*) ⇄ 3 B (*g*) + 3 C (*g*), à $T = 300$ K,

$$K' = \frac{[B]^3 \times [C]^3}{[A]^3} = \left(\frac{[B] \times [C]}{[A]}\right)^3$$

$$= K^3 = 10^{-3} < 0{,}1 \text{ (Proposition B).}$$

Chimie

Tests

22 **Réponse C.**
Soit l'équilibre de l'hydroxyde de baryum avec ses ions formant la solution saturée :

$$Ba(OH)_2 \rightleftharpoons Ba^{2+} + 2\ OH^-$$

En présence de Na_3PO_4, les ions Ba^{2+} réagissent davantage avec les ions phosphates pour former $Ba_3(PO_4)_2$, insoluble dans l'eau :

$$3\ Ba^{2+}\ (aq) + 2\ PO_4^{3-}\ (aq) \rightarrow Ba_3(PO_4)_2\ (s).$$

Dès lors, les ions hydroxydes restants dans le milieu ainsi que les ions phosphates rendent le milieu basique.

23 **Réponse D.**
Soit $pH = 14 + \log[OH^-] = 12$ à $T = 25$ °C.
D'où $[OH^-] = 10^{-2}$ mol/L. Dans 200 mL, on a donc $n(OH^-) = 0{,}2\ L \times 10^{-2}\ mol/L = 2 \times 10^{-3}$ mol.
Or, vu que la dissolution d'une mole $Ba(OH)_2$ donne deux moles d'ions OH^- en solution ($Ba(OH)_2 \rightarrow Ba^{2+} + 2\ OH^-$), on peut en déduire que la quantité d'hydroxyde de baryum pur nécessaire pour obtenir un pH égal à 12 vaut 1×10^{-3} mol (Réponse D).

24 **Réponse A.**

A. Vrai et **B. Faux.** L'abondance relative naturelle de ${}^{70}_{30}Zn$ est de 1 %, soit 0,01 et pas 0,1.

C. Faux, car Z/A pour ${}^{70}_{30}Zn$, égal à 30/70, est inférieur à celui de ${}^{64}_{30}Zn$ (l'isotope le plus abondant), soit 30/64.

D. Faux. Vu que le nombre de protons est identique pour les isotopes, la charge du noyau de l'isotope ${}^{64}_{30}Zn$ est égale à celle de l'isotope ${}^{70}_{30}Zn$. Cette charge par noyau est égale à $30 \times 1{,}6 \times 10^{-19}$ C.

25 **Réponse C.**

A. Vrai, car % C $= 9 \times 12 / M(C_9H_8O_4) = 108/180 = 0{,}6$ (60 %). Le pourcentage massique en atomes de C par molécule ou par mole de molécules est identique.

B. Vrai.

C. Faux, car la masse moléculaire relative n'a pas d'unité.

D. Vrai.

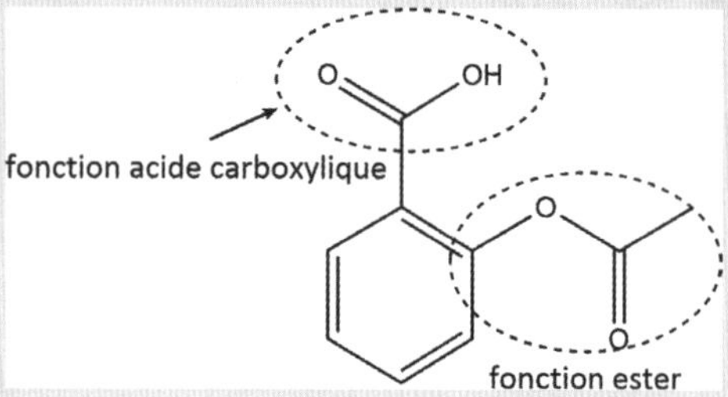

26 **Réponse A.**

A. Vrai.
$n(\text{ibuprofène}) = 0{,}206\ (g) / 206\ (\frac{g}{mol}) = 0{,}001$ mol.

Pour une mole d'ibuprofène, on a 2 moles d'atome d'oxygène. Donc, pour 0,001 mol, on a $n(O) = 0{,}002$ mol. On en déduit donc que $m(O) = 0{,}002 \times 16 = 0{,}032$ g, soit 32 mg.

B. Faux, car $n(O) = 0{,}002$ mol (voir la justification en A)

C. Faux, car le nombre d'atomes de C dans 0,001 mol d'ibuprofène est égal à $13 \times 0{,}001 \times 6{,}02 \times 10^{23} = 13 \times 6{,}02 \times 10^{20}$. Il y a 13 atomes de C par molécule d'ibuprofène.

D. Faux, car $m(C) = 13 \times 0{,}001\ (mol) \times 12\ (\frac{g}{mol})$

$$= 156 \times 10^{-3}\ g = 156\ mg.$$

27 **Réponse C.**
Avant le mélange, la concentration en NaOH dans ces deux solutions est la même. Donc, le pH après le mélange ne varie pas.
Solution 1 : $[\mathrm{NaOH}(aq)] = (4 / 40) / 0{,}250 = 0{,}4$ M.
Solution 2 : $[\mathrm{NaOH}(aq)] = 0{,}4$ M.

Le mélange de ces deux solutions n'altère pas la concentration des ions hydroxydes, car il s'agit d'un mélange de solutions qui sont exactement les mêmes.

28 **Réponse E.**
Il s'agit du H de l'acide carboxylique ($pK_a = 4{,}75$). Il est plus acide que celui issu d'un alcool dont la valeur de pK_a est strictement supérieure à 4,75.

29 **Réponse E.**
La réaction pondérée est : $Cr_2O_3 + 2\ Al \rightarrow Al_2O_3 + 2\ Cr$.
D'après les coefficients stœchiométriques et le rendement de la réaction qui est de 100 %, une mole d'Al transformée produit 1 mole de Cr (ou une mole de Cr_2O_3 consommée fournit 2 moles de Cr).
Le réactif limitant est l'Al ($4/2 < 3/1$) car il ne faut que 2 moles de Cr_2O_3 pour transformer complètement les 4 moles d'Al présent dans le milieu réactionnel. Ainsi, après la réaction, 4 moles d'Al transformé produisent 4 moles de Cr. On en déduit donc que la masse formée de Cr est égale à 208 g (4 mol × 52 g/mol).

30 **Réponse D.**

À $T = 27\ °C = 300\ K$,

$$p^{27\,°C} = \frac{n_{N_2} \times R \times (27 + 273)}{V} = \frac{2 \times R \times 300}{10 \times 10^{-3}} = 60\,000 \times R \text{ (Pa)}$$

À $T = 127\ °C = 400\ K$,

$$p^{127\,°C} = \frac{n_{N_2} \times R \times (127 + 273)}{V} = \frac{2 \times R \times 400}{10 \times 10^{-3}} = 80\,000 \times R \text{ (Pa)}$$

(Réponse D).

31 **Réponse D.**

Pour résoudre cet exercice, il suffit de calculer la solubilité du carbonate de calcium en gramme par litre et d'utiliser la règle de trois pour calculer le volume nécessaire afin de dissoudre les 200 g.

Calculons la solubilité du $CaCO_3$:

$CaCO_3\,(s)$	⇄	$Ca^{2+}\,(aq)$	+	$CO_3^{2-}\,(aq)$
"s"		s		s

$K_{ps} = 4{,}0 \times 10^{-9} = [Ca^{2+}] \times [CO_3^{2-}] = s^2$

$\Rightarrow\ s = \sqrt{K_{ps}} = 2{,}0 \times 10^{-3} \times \sqrt{10^{-3}}$ mol/L

Si on exprime cette solubilité en concentration massique, on aura donc :

$\underline{s} = 2{,}0 \times 10^{-3} \times \sqrt{10^{-3}}$ mol/L $\times M(CaCO_3)$

$= 2{,}0 \times 10^{-3} \times \sqrt{10^{-3}}$ mol/L $\times$ 100 g/mol

$= 0{,}20 \times \sqrt{10^{-3}}$ g L^{-1}.

Donc :

$0{,}200 \times \sqrt{10^{-3}}$ g	→	**1 L**
200 g	→	$V(L) = \frac{200\,(g) \times 1\,(L)}{0{,}200 \times \sqrt{10^{-3}}\,(g)} = 10\,000 \times \sqrt{10}$ L

(Réponse D)

32 **Réponse A.**

Cela est dû à la polarisation et à l'accessibilité de la liaison O–H contenue dans ce composé envers les molécules d'eau :

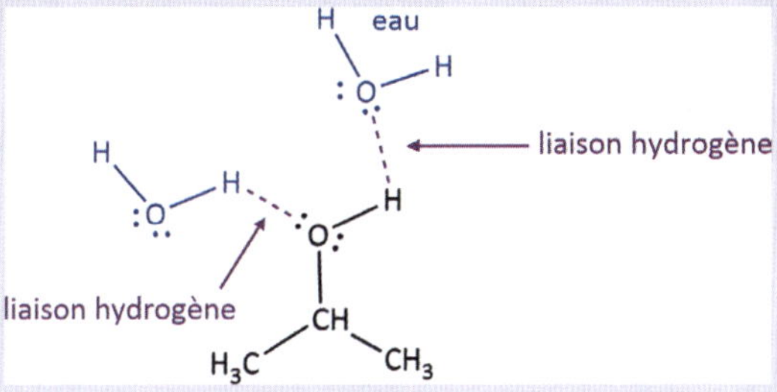

33 **Réponse B.**

L'équilibre définissant la constante d'acidité K_a de HA en solution aqueuse est :

$$HA + H_2O \rightleftarrows H_3O^+ + A^-$$

Cet équilibre est caractérisé par une constante d'équilibre qui correspond à la constante d'acidité de HA :

$$K_a(HA) = \frac{[A^-] \times [H_3O^+]}{[HA]}$$

À l'équilibre, on a :

$$\frac{[A^-]}{[HA]} = \frac{K_a(HA)}{[H_3O^+]} = \frac{10^{-5}}{10^{-4}} = 0{,}1 = \frac{1}{10}$$

Donc, $[A^-] = [AH] / 10$ (Réponse B).

34 **Réponse D.**

L'équation de la réaction du titrage redox est :

$$2\,MnO_4^- + 5\,H_2C_2O_4 + 6\,H^+ \rightarrow 2\,Mn^{2+} + 10\,CO_2 + 8\,H_2O$$

Au point d'équivalence, on a :

$n(H_2C_2O_4)/5 = n(MnO_4^-)/2$

La quantité de $KMnO_4$ ajoutée est :

$n(MnO_4^-) = 10 \times 10^{-3}$ (L) $\times$ 0,01 (mol/L) $= 1 \times 10^{-4}$ mol.

D'où,

$n(H_2C_2O_4)$ excès $= n(MnO_4^-) \times 5/2 = 2{,}5 \times 10^{-4}$ mol.

On obtient :

$m(H_2C_2O_4)$ excès $= 2{,}5 \times 10^{-4}$ mol $\times$ 90 g/mol $= 0{,}0225$ g $= 22{,}5$ mg

La masse d'acide oxalique initiale est :

$m(H_2C_2O_4)$initiale $= 6 \times 10^{-4}$ mol $\times$ 90 g/mol $= 54$ mg

On en déduit donc que :

$m(H_2C_2O_4)$ ayant réagi

$= m(H_2C_2O_4)$initiale $- m(H_2C_2O_4)$excès

$= 54$ mg $- 22{,}5$ mg $= 31{,}5$ mg (Réponse D).

On peut aussi calculer cette masse à partir de :

$n(H_2C_2O_4)$ ayant réagi

$= n(H_2C_2O_4)$initiale $- n(H_2C_2O_4)$excès

$= 6 \times 10^{-4}$ mol $- 2{,}5 \times 10^{-4}$ mol

$= 3{,}5 \times 10^{-4}$ mol,

soit donc une masse égale à :

$3{,}5 \times 10^{-4}$ mol $\times$ 90 g/mol $= 0{,}0315$ g $= 31{,}5$ mg (Réponse D).

35 **Réponse A, C et E.**

Solution 1 : $[NaOH\,(aq)] = (4{,}0 / 40) / 0{,}250 = 0{,}4$ M ; $n(NaOH\,(aq)) = 0{,}1$ mol ; $V = 250$ mL.

Solution 2 : $[NaOH\,(aq)] = 0{,}1$ M ; $n(NaOH\,(aq)) = 0{,}1$ mol/L $\times$ 0,250 L $= 0{,}0250$ mol ; $V = 250$ mL.

Solution 3 :

$$[\text{NaOH }(aq)] = \frac{n(\text{solution 1}) + n(\text{solution 2})}{V_{\text{total}}} = \frac{0{,}1\,\text{mol} + 0{,}0250\text{ mol}}{0{,}500\text{ L}} = 0{,}25\text{ M}\,;\,V = 500\text{ mL}.$$

On en déduit que :

$$\text{pH (Solution 1)} = 14 + \log 0{,}4 = 14 + (\log 4 - \log 10) = 13{,}6.$$
$$\text{pH (solution 2)} = 14 + \log 0{,}1 = 13.$$
$$\text{pH (solution 3)} = 14 + \log 0{,}25 = 14 + (\log 1 - \log 4) = 13{,}4.$$

36 Réponse A.

D'après l'énoncé on a : $M(CaCl_2.3H_2O) = 165$ g mol^{-1} et $m(CaCl_2.3H_2O) = 330$ g.

Si une mole du sel pèse 165 g, alors 330 g constituent 2 mol.

Or, on sait que dans une mole de composé X, on trouve $6{,}023 \times 10^{23} = N_A$ entités de ce composé.

Dans 330 g, il y a 2 N_A entités de $CaCl_2.3H_2O$ et donc 6 N_A molécules d'eau.

On précise que dans chaque entité de $CaCl_2.3H_2O$, il y a 3 molécules d'eau.

37 Réponse C.

Pour un atome non-chargé, le nombre d'électrons entourant généralement le noyau est égal au nombre de protons. L'anion ${}^{16}_{8}O^{2-}$ possède 2 électrons en plus par rapport à l'atome neutre ${}^{16}_{8}O$. Par contre, le nombre de protons ($Z = 8$) et celui de neutrons ($A - Z = 16 - 8 = 8$) restent identiques entre les deux éléments ${}^{16}_{8}O$ et ${}^{16}_{8}O^{2-}$.

Il en résulte donc :

	${}^{80}_{34}Se^{2-}$	${}^{35}_{17}Cl^{-}$	${}^{32}_{16}S^{-}$	${}^{16}_{8}O^{2-}$
$n(e^-)$	36	18	17	10
Z (nbre de protons)	34	17	16	8
$A - Z$ (nbre de neutrons)	46	18	16	8

On en déduit donc que la proposition C est correcte :
${}^{80}_{34}Se^{2-} > {}^{35}_{17}Cl^{-} > {}^{32}_{16}S^{-} > {}^{16}_{8}O^{2-}$

38 Réponse A.

Le nombre $A - n(n^0)$ correspond au nombre de protons.

Or, les isotopes du même élément possèdent tous le même nombre de protons et diffèrent en nombre de neutrons. Dès lors, la première proposition est correcte. Tous les isotopes du même élément possèdent le nombre $A - n(n^0)$ identique.

La proposition **II** est correcte car tous les isotopes à l'état fondamental possèdent au moins un proton.

39 Réponse C.

Le numéro atomique ne définit que le nombre de protons. L'élément perd deux de ses électrons lors de l'éjection, mais ses protons dans le noyau ne sont nullement concernés. Donc, le numéro atomique de l'atome avant et après l'éjection d'électrons ne doit pas varier. La bonne réponse est C.

40 Réponse B.

La masse volumique vaut 1,2 g mL^{-1}. Cela veut dire que 1 mL de la solution pèse 1,2 g.

La molarité est le nombre de moles de soluté dissous dans un litre de solution. Si nous partons d'un litre de solution ($NaOH + H_2O$), on a :

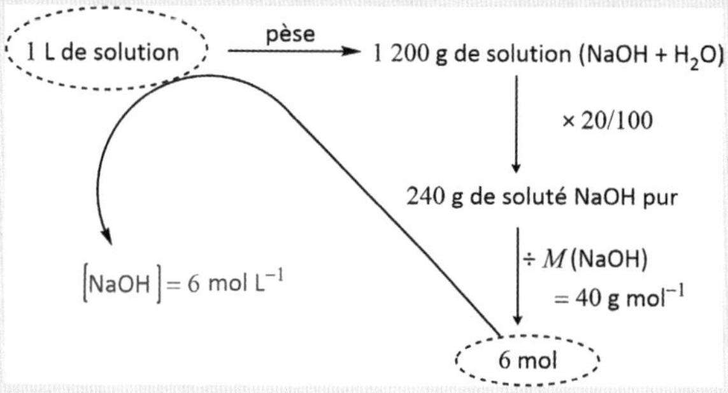

Alors, la solution mère est de concentration molaire 6 mol L^{-1}.

Le volume de 100 mL prélevé de cette solution contient une quantité de moles égale à :

$$n = 0{,}1\text{ L} \times 6\text{ mol L}^{-1} = 0{,}6\text{ mol}$$

Cette quantité de NaOH n'est pas altérée par l'ajout de l'eau distillée. Dès lors, la concentration molaire de la solution **S** est :

$$[\text{NaOH}(aq)] = \frac{0{,}6\text{ mol}}{0{,}5\text{ L}} = 1{,}2\text{ mol L}^{-1}$$

Remarque :

Vu qu'on a dilué 5 fois, on peut simplement trouver la même concentration (1,2 mol L^{-1}) en divisant la concentration de la solution mère 6 mol L^{-1} par 5.

41 Réponse D.

Dans 2 mmol du sel $La_2(CO_3)_3.2H_2O$ complètement dissous dans 250 mL d'eau, on a 4 mmol de La^{3+}.

Donc : $[La^{3+}(aq)] = \dfrac{0{,}004\text{ mol}}{0{,}25\text{ L}} = 0{,}016\text{ mol L}^{-1}$

(Réponse D).

42 Réponse D.

Pour la solution **(1)**, les ions hydroxydes sont neutralisés par les ions H_3O^+ venant de HCl (*aq*) :

	HCl (*aq*)	+ NaOH (*aq*)	⟶	H_2O	+	NaCl (*aq*)
t_0	0,10 mol	0,10 mol				
t_f	0	0		⇅		0,10 mol
				$H^+(aq)$ + OH^-		
				10^{-7} M 10^{-7} M à 25 °C		

À l'équilibre, dans le milieu, on ne trouve que les ions hydroxydes issus de l'autoprotolyse de l'eau dont la concentration vaut 10^{-7} M, à 25 °C.

Pour la solution **(2)**, les ions hydroxydes de $Ba(OH)_2$ sont tous neutralisés par les ions H_3O^+ venant de HCl (*aq*) et, il restera en solution 0,10 mol (0,10 mol L^{-1}) de H_3O^+.

	2 HCl (*aq*)	+ $Ba(OH)_2$ (*aq*)	⟶	2 H_2O	+	$BaCl_2$ (*aq*)
t_0	0,12 mol	0,01 mol				
t_f	0,10 mol	0		-		0,01 mol

On utilise le produit ionique K_w = [$OH^-(aq)$] × [H_3O^+ (*aq*)] de l'eau pour calculer la concentration des ions hydroxydes :

$$[OH^-(aq)] = \frac{10^{-14}}{0{,}10} = 10^{-13} \text{ mol L}^{-1}$$

Pour la solution **(3)**, on a : [$OH^-(aq)$] = 10^{-4} mol L^{-1}.

Pour la solution **(4)**, la concentration en ions hydroxydes à l'équilibre est : [$OH^-(aq)$] = 0,10 mol L^{-1}.

	HCl (*aq*)	+ NaOH (*aq*)	⟶	H_2O	+	NaCl (*aq*)
t_0	0,02 mol	0,12 mol				
t_f	0	0,10 mol		-		0,02 mol

Il en résulte donc que c'est la solution **(4)** qui est plus concentrée en ions hydroxydes. Le classement de ces solutions par ordre décroissant de concentration en ions hydroxydes est : **(4)** > **(3)** > **(1)** > **(2)**. La bonne réponse est D.

43 Réponse C.

Soit :

	PCl_5 (*g*)	⇄	PCl_3 (*g*)	+	Cl_2 (*g*)
t_0 (atm)	p_0		0		0
$t_⇄$ (atm)	$p_0 - 4$		4		4

$$K_p = \frac{p_{(Cl_2)} \times p_{(PCl_3)}}{p_{(PCl_5)}} = \frac{4 \times 4}{p_0 - 4} = \frac{16}{p_0 - 4}$$

Or, $\sum p_i = p_{\text{totale à l'équilibre}} \Leftrightarrow 14 = p_{(Cl_2)} + p_{(PCl_3)} + p_{(PCl_5)} = 8 + p_0 - 4 \Leftrightarrow p_0 = 10$ atm.

Donc, $K_p = \dfrac{16}{p_0 - 4} = \dfrac{16}{6} = \dfrac{8}{3}$ (Réponse C)

44 Réponse B.

Prenons comme référence le cas **(1)**, où $K_{(1)} = 2$.

La réaction est exothermique dans le sens direct (Réactif → Produit). Ainsi, si on augmente la température, la réaction évolue vers les réactifs (réaction inverse). Un nouvel équilibre se rétablit avec une constante d'équilibre inférieure à 2. Dès lors, $K_{(1)} > K_{(2)}$.

À la même température, la variation des concentrations des réactifs n'a aucun effet sur la constante d'équilibre. Donc, $K_{(2)} = K_{(4)}$. La constante d'équilibre ne dépend que de la température.

Si on diminue la température, la réaction évolue vers les produits et le nouvel équilibre va se rétablir avec une constante d'équilibre supérieure à 2. Dès lors, $K_{(3)} > K_{(1)}$.

On en déduit donc que $K_{(3)} > K_{(1)} > K_{(2)} = K_{(4)}$.

45 Réponse B.

Pour la solution **(1)**, la réaction est complète. Il s'agit d'une neutralisation d'un acide fort par une base forte. Donc, le pH à l'équilibre est égal à 7.

Pour la solution **(2)**, il s'agit d'un acide faible :

$$pH = 1/2\, pK_a - 1/2 \log [CH_3COOH]_0 = \frac{1}{2} \times 5 - \frac{1}{2}\log 10^{-3} = 4.$$

Pour la solution **(3)**, à la fin de la neutralisation de l'acide faible par la base forte, il restera dans le milieu 0,001 mol de la base faible (CH_3COO^-). Dès lors, le pH est basique, soit pH > 7.

Pour la solution **(4)**, il s'agit d'un acide fort :

$$pH = -\log [HCl]_0 = -\log 10^{-3} = 3$$

On en déduit donc que pH**(3)** > pH**(1)** > pH**(2)** > pH**(4)**. Expérimentalement, nous trouverons le même classement mais avec des valeurs légèrement différentes.

46 Réponse D.

En se basant sur la synthèse indiquée en fiche 11, les deux demi-équations et l'équation globale (redox) pondérées sont :

Demi-équation de réduction :

NO_3^- (*aq*) + 4 H^+ (*aq*) + 3 e^- → NO (*g*) + 2 H_2O

Demi-équation d'oxydation :

Sn^{2+} (*aq*) → Sn^{4+} (*aq*) + 2 e^-

Les deux réactions sont simultanées. Les électrons cédés par le réducteur Sn^{2+} (*aq*) sont consommés par l'oxydant NO_3^- (*aq*). Donc, les deux demi-équations doivent avoir le même nombre d'électrons. Pour cela, il faut multiplier la demi-équation de réduction par 2 et l'autre par 3 :

[NO_3^- (*aq*) + 4 H^+ (*aq*) + 3 e^- → NO (*g*) + 2 H_2O] × 2

[Sn^{2+} (*aq*) → Sn^{4+} (*aq*) + 2 e^-] × 3

L'équation globale (redox) ionique est :

2 NO_3^- + 8 H^+ + 3 Sn^{2+} → 2 NO + 4 H_2O + 3 Sn^{4+}

A. Vrai, car la somme $a + b + c = 13$ est supérieure à $d + e + 3 = 9$.

B. Vrai, car $a + b + c + d + e + 3 = 22$.

C. Vrai, dans les réactifs, l'oxydant est NO_3^- et le réducteur est Sn^{2+}.

D. Faux. Pour remplacer les 8 H^+ par 8 H_3O^+, il faut rajouter 8 H_2O de part et d'autre de la réaction.

$$2\,NO_3^- + (8\,H^+ + \mathbf{8\,H_2O}) + 3\,Sn^{2+} \rightarrow 2\,NO + (4\,H_2O + \mathbf{8\,H_2O}) + 3\,Sn^{4+}$$

On obtient :

$$2\,NO_3^- + 8\,H_3O^+ + 3\,Sn^{2+} \rightarrow 2\,NO + \mathbf{12}\,H_2O + 3\,Sn^{4+}$$

D'où : $e = 12$.

47 Réponse A.

Comme la réaction est exothermique, la valeur de la variation d'enthalpie entre les produits et les réactifs est négative. Seul le diagramme **(1)** présente $\Delta H < 0$. Dans ce diagramme, les produits sont moins énergétiques que les réactifs, ce qui explique que la réaction dégage une partie d'énergie dans son environnement.

Pour le diagramme **(2)** et **(4)**, on constate plus d'énergie dans les produits que dans les réactifs. Ces diagrammes ne peuvent pas correspondre à une réaction exothermique qui dégage de la chaleur.

Pour le diagramme **(3)**, on constate que les réactifs et les produits ont la même énergie (enthalpie). Lorsqu'une réaction présente $\Delta H = 0$ kJ/mol, on dit qu'elle est athermique.

48 Réponse A.

La fonction acide carboxylique n'est formée qu'en milieu acide.

En milieu basique, la fonction carboxylate reste toujours sous sa forme basique.

L'ion Na^+ est lié à la molécule par une liaison de type ionique.

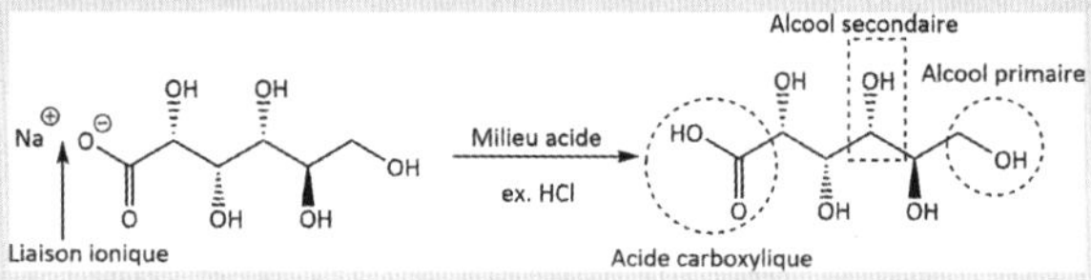

Mathématiques

Fiche 1

Rappel d'outils et concepts de base en algèbre

1 Rappel important

Soit $a, b \in \mathbb{R}_0$, $m \in \mathbb{Z}_0$, $n \in \mathbb{N}_0$ et c un nombre réel strictement positif.

- $a^0 = 1$; $-a^0 = -1$; $-(-2)^2 = -2^2$
- $-(-2)^{2n} = -2^{2n}$
- $-(-2)^{2n+1} = 2^{2n+1}$

$$a^n \times a^m = a^{n+m} \; ; \; a^n \times b^n = (a \times b)^n \; ; \; \left((b)^n\right)^m = b^{mn}$$

- $\sqrt[n]{c} = c^{\frac{1}{n}}$; $a^0 = 1$; $\dfrac{a^n}{a^m} = a^{n-m}$; $\dfrac{1}{a^n} = a^{-n}$
- $a^{-3} = \dfrac{1}{a^3}$
- $a^{-m} \times b^m = (ba^{-1})^m = \left(\dfrac{b}{a}\right)^m$
- $\sqrt[n]{\sqrt[n]{c^{2n^2}}} = \left(\left(c^{2n^2}\right)^{\frac{1}{n}}\right)^{\frac{1}{n}} = \left(c^{2n^2}\right)^{\frac{1}{n^2}} = (c)^{\frac{2n^2}{n^2}} = c^2$
- Si $a > 1$, la fonction $f: \; x \mapsto a^x$ est strictement croissante sur $\mathbb{R}$ (ex. $f(x) = 2^x$)

$$\text{Si } a^{x_1} > a^{x_2} \text{ et } a > 1, \text{ alors } x_1 > x_2$$

- Si $0 < a < 1$, la fonction $f: \; x \mapsto a^x$ est strictement décroissante sur $\mathbb{R}$ [ex. $f(x) = \left(\dfrac{1}{2}\right)^x$]

$$\text{Si } a^{x_1} > a^{x_2} \text{ et } a < 1, \text{ alors } x_1 < x_2$$

$$\text{Si } a^{x_1} = a^{x_2}, \text{ alors } x_1 = x_2$$

Ex. :

- $2^{2x+1} = 2^x \Leftrightarrow 2x + 1 = x \Leftrightarrow x = -1$, $S = \{-1\}$
- $2^{2x+1} = 2^{-x} \Leftrightarrow 2x + 1 = -x \Leftrightarrow x = -1/3$, $S = \left\{-\dfrac{1}{3}\right\}$
- $\left(\dfrac{2^{2x+1}}{2^x}\right)^3 = 1 \Leftrightarrow \dfrac{2^{6x+3}}{2^{3x}} = 1$ (ou $\left(\dfrac{2^{2x+1}}{2^x}\right) = 1$) $\Leftrightarrow 2^{6x+3} = 2^{3x} \Leftrightarrow 6x + 3 = 3x$, $S = \{-1\}$

Mathématiques

2 Les logarithmes

$\forall x, y \in \mathbb{R}_0^+$ et $\forall a \in \mathbb{R}_0^+ \setminus \{1\}$

$$\log_a(x \times y) = \log_a x + \log_a y \ ; \ \log_a \frac{x}{y} = \log_a x - \log_a y \ ;$$
$$\log_a x^n = n \log_a x \text{ et } n \in \mathbb{Z}_0$$
$$\log x \geq \log y \Leftrightarrow x \geq y \ ; \log_a x = y \Leftrightarrow x = a^y \ ; \log_a x = \frac{\log_n x}{\log_n a} = \frac{\log_{10} x}{\log_{10} a} \ ;$$
$$\log_a 1 = 0 \Leftrightarrow 1 = a^0 \ ; \log_a a = 1 \ ; \log_{a^n} x = \frac{\log x}{\log a^n} = \frac{1}{n} \times \log_a x$$

Ex. :

- $\log_a \sqrt[n]{x} = \frac{1}{n} \log_a x$ et $n \in \mathbb{N}_0$
- $\log_a \frac{1}{x} = -\log_a x$
- si $a = 10$, on note $\log x = \log_{10} x$ (logarithme décimal)
- si $a = e$, on note $\ln x = \log_e x$ (logarithme népérien)
- $\log_{10} x = \frac{\log x}{\log 10} = \frac{\ln x}{\ln 10}$; $\log_a 1 = 0$ et $\log_a a = 1$
- $\ln 10 = 2,30$
- $\ln 0,1 = \ln \frac{1}{10} = -\ln 10 = -2,30$
- $\log_{10} 10 = 1$
- $\log_{10} 10^{2a} = 2a$
- $\ln^n a \times \ln^m a^2 = \ln^n a \times (\ln a^2)^m = \ln^n a \times (2 \times \ln a)^m = 2^m \times \ln^n a \times \ln^m a$
  $= 2^m \times ln^{n+m} a$ ou $2^m \times (ln\, a)^{n+m}$, pour $n, m \in \mathbb{N}_0$
- $\ln 1 = 0$
- $\ln e = 1$
- $\ln e^2 = 2 \ln e = 2$
- $(\ln e^{2\ln 3}) = \ln e^{\ln 3^2} = \ln 3^2 = 2 \ln 3$
- $e^{2x} = 10 \Leftrightarrow \ln e^{2x} = \ln 10 \Leftrightarrow 2x \times \ln e = \ln 10 \Leftrightarrow 2x = \ln 10$, $S = \left\{\frac{\ln 10}{2}\right\}$
- $2 \times 10^{5x} = 5 \Leftrightarrow 10^{5x} = \frac{5}{2} \Leftrightarrow \log 10^{5x} = \log \frac{5}{2} \Leftrightarrow 5x = \log \frac{5}{2} \Leftrightarrow x = \frac{1}{5} \log \frac{5}{2}$,
  $S = \left\{\frac{1}{5}(\log 5 - \log 2)\right\}$
- $\ln(x-1) \geq \ln 2$, $D_f =]1, +\infty[$, $\forall x \in D_f$, $x - 1 \geq 2 \Leftrightarrow x \geq 3$; $S = [3, +\infty[$

3 Exemples de méthodes de factorisation et de résolution des équations

3.1 Mise en évidence

Ex. :

- $2x^2 - 3x = x(2x - 3)$
- $5 \times 2^{2x} - 3a \times 2^{2x+1} = 5 \times 2^{2x} - 3a \times 2^{2x} \times 2 = 2^{2x}(5 - 3a \times 2) = 2^{2x}(5 - 6a)$
- $(x-1) \times (2x+3) - (x-1)^2 = (x-1) \times (2x + 3 - x + 1) = (x-1) \times (x+4)$

3.2 Produits remarquables

$$A^2 - B^2 = (A - B) \times (A + B)$$

$$A^2 + 2AB + B^2 = (A + B)^2$$

$$A^2 - 2AB + B^2 = (A - B)^2$$

$$Ax^2 + Bx + C = A(x - x_1) \times (x - x_2),$$
avec $x_1 = \dfrac{-B + \sqrt{\Delta}}{2A} \neq x_2 = \dfrac{-B - \sqrt{\Delta}}{2A}$, et $\Delta = B^2 - 4AC > 0$

- $Ax^2 + Bx + C = A(x - x_1)^2$, si $\Delta = 0$ (car $x_1 = x_2 = \dfrac{-B}{2A}$)
- $5x^2 - 9 = (\sqrt{5}x)^2 - 3^2 = (\sqrt{5}x - 3) \times (\sqrt{5}x + 3)$
- $3x^2 - 2\sqrt{3}x + 1 = (\sqrt{3}x)^2 - 2 \times \sqrt{3} \times 1 \times x + 1^2 = (\sqrt{3}x - 1)^2$
- $x^2 + 6x + 9 = x^2 + 2 \times 1 \times 3 \times x + 3^2 = (x + 3)^2$
- $2x^3 + 12x^2 + 18x = 2x(x^2 + 2 \times 1 \times 3 \times x + 3^2) = 2x(x + 3)^2$
- $e^{2x} + 2e^x + 1 = (e^x)^2 + 2 \times 1 \times e^x + 1^2 = (e^x + 1)^2$
- $e^{4x} - 1 = (e^{2x})^2 - 1^2 = (e^{2x} - 1)(e^{2x} + 1) = (e^x - 1)(e^x + 1)(e^{2x} + 1)$
- $\ln^2 x^2 - 3 = (\ln x^2 - \sqrt{3}) \times (\ln x^2 + \sqrt{3}) = (2\ln x - \sqrt{3}) \times (2\ln x + \sqrt{3})$, pour $x > 0$

3.3 Factorisation d'un polynôme

Un polynôme $P(x)$ est divisible par $(x - a)$ si et seulement si $P(a) = 0$. On écrit $P(x) = (x - a) \times Q(x)$.

De plus, si le $Q(x)$ est divisible par $(x - b)$, on a de nouveau $Q(x) = (x - b) \times Q'(x)$

On en déduit $P(x) = (x - a) \times (x - b) \times Q'(x)$

La méthode d'**Horner** est très pratique pour calculer ces quotients :

Exemple : la factorisation de $P(x) = x^3 - x^2 + 2x - 2$.

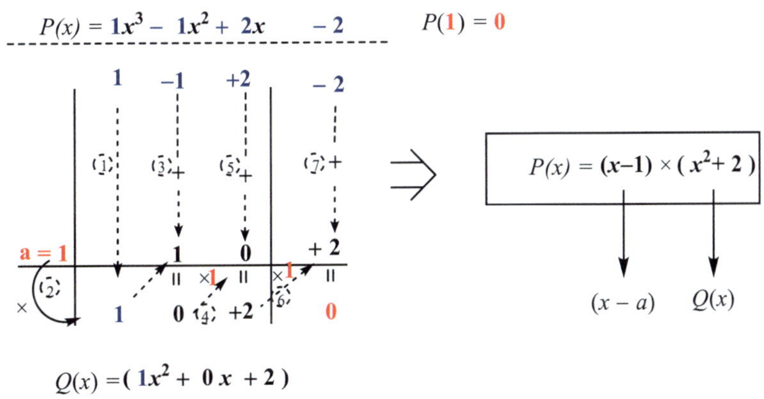

■ Que vaut x si $4x^3 - 8x^2 + 5x - 1 = 0$?

Soit $P(x) = 4x^3 - 8x^2 + 5x - 1$

$P(1) = 0 \Rightarrow$ D'après Horner, $P(x) = (x-1)(4x^2 - 4x + 1)$

Or $4x^2 - 4x + 1 = (2x-1)^2$

D'où $P(x) = (x-1)(2x-1)^2$

Il vient $P(x) = 0 \Leftrightarrow (x-1)(2x-1)^2 = 0$

D'où $x = 1$ ou $x = 1/2$, $S = \left\{\frac{1}{2}, 1\right\}$

■ Simplifier $\frac{4x^3 - 8x^2 + 5x - 1}{2x^2 - 3x + 1}$

La condition d'existence (C.E.) est $2x^2 - 3x + 1 \neq 0$:

$$\Delta = (-3)^2 - 4 \times (2) \times (1) = 1 \ ; \ x_1 = \frac{-(-3) + \sqrt{1}}{2 \times 2} = \frac{4}{4} = 1$$

$$\text{et } x_2 = \frac{-(-3) - \sqrt{1}}{2 \times 2} = \frac{2}{4} = \frac{1}{2}$$

D'où C.E. : $x \neq 1$ et $x \neq \frac{1}{2}$

- $2x^2 - 3x + 1 = 2\left(x - \frac{1}{2}\right)(x-1) = (2x-1)(x-1)$
- $4x^3 - 8x^2 + 5x - 1 = (x-1)(2x-1)^2$ (voir ci-dessus)

On obtient $\frac{4x^3 - 8x^2 + 5x - 1}{2x^2 - 3x + 1} = \frac{(x-1)(2x-1)^2}{(2x-1)(x-1)} = 2x - 1$, si $x \neq 1$ et $x \neq \frac{1}{2}$

■ Résoudre l'équation $\frac{4x^3 - 8x^2 + 5x - 1}{2x^2 + 1} = 0$

Il n'y a aucune C.E., car $2x^2 + 1$ est toujours différent de 0.

L'équation est nulle si et seulement si le numérateur est égal à 0 : $4x^3 - 8x^2 + 5x - 1 = 0$

Ensuite, la factorisation de $4x^3 - 8x^2 + 5x - 1$ s'impose :

Soit $P(x) = 4x^3 - 8x^2 + 5x - 1$

$P(1) = 0 \Rightarrow$ D'après Horner, $P(x) = (x-1)(4x^2 - 4x + 1)$

Or $4x^2 - 4x + 1 = (2x-1)^2$

D'où $4x^3 - 8x^2 + 5x - 1 = (x-1)(2x-1)^2$

$P(x) = 0 \Leftrightarrow (x-1)(2x-1)^2 = 0$

Si un produit de facteurs est nul, alors l'un au moins des facteurs est nul.

On en déduit donc : $x = 1$ ou $x = 1/2$, $S = \left\{\frac{1}{2}, 1\right\}$

■ Résoudre l'inéquation $\frac{(x-1)(2x-3)}{(x+1)} > 0$

C.E. : $x \neq -1$

Pour résoudre l'inéquation, on dresse un tableau de signes relatif à la condition d'existence :

Valeur de x	$-\infty$	-1		1		$3/2$	$+\infty$
Signe de $x-1$	$-$		$-$	0	$+$		$+$
Signe de $2x-3$	$-$		$-$		$-$	0	$+$
Signe de $x+1$	$-$	0	$+$		$+$		$+$
Signe de $\dfrac{(x-1)(2x-3)}{(x+1)}$	$-$	$\nexists$	$+$	0	$-$	0	$+$

On constate que $\dfrac{(x-1)(2x-3)}{(x+1)}$ est strictement positive pour tout x entre -1 et 1, et pour tout x supérieur à $3/2$.

$$S =]-1{,}1[\cup \left]\frac{3}{2}, +\infty\right[$$

4 Résolution des systèmes

4.1 Résolution de systèmes à deux inconnues

Résoudre le système suivant :

$$\begin{cases} x + 2y = 5 & \text{(I)} \\ 3x + y = 20 & \text{(II)} \end{cases}$$

Ce système peut être un exemple de données concernant les équations de deux droites sécantes pour calculer les coordonnées du point d'intersection.

Méthode de substitution :

1. On isole x dans l'équation (I) $\Rightarrow x = 5 - 2y$
2. On remplace x par $5 - 2y$ dans d'équation (II) $\Rightarrow 3(5-2y) + y = 20$
3. On résout l'équation pour calculer $y = \ldots \Rightarrow 15 - 6y + y = 20$, soit $y = -1$
4. On remplace y, et on calcule $x = \ldots \Rightarrow x = 5 - 2y = 5 - 2 \times (-1) = 7$

$$S = \{(7\,;-1)\}$$

Méthode de combinaison :

1. On multiple les deux membres de (I) par 3 et ceux de l'équation (II) par -1 pour que les coefficients de x (par ex.) soient opposés :

$$\begin{cases} (x+2y) \times 3 = 5 \times 3 & \text{(I)} \\ (3x+y) \times (-1) = 20 \times (-1) & \text{(II)} \end{cases} \Leftrightarrow \begin{cases} +3x + 6y = 15 & \text{(I)} \\ -3x - y = -20 & \text{(II)} \end{cases}$$

2. On effectue la somme (I) + (II) :

$$\text{(I)} + \text{(II)} \Leftrightarrow +6y - y = 15 + (-20)$$

3. On résout l'équation pour calculer $y = \ldots$

$$5y = -5\text{, soit } y = -1$$

4. On remplace y dans l'une des deux équations (I) ou (II) pour calculer $x = \ldots$:

$$x + 2 \times (-1) = 5\ (\text{I})\text{, soit } x = 5 + 2 = 7$$

$$S = \{(7\,,-1)\}$$

Mathématiques

4.2 Résolution de systèmes à trois inconnues

Soit le système

$$\begin{cases} x + 2y + z = 4 & \mathrm{L}_1 \\ 2x + y - z = 5 & \mathrm{L}_2 \\ 3x + y + 2z = 3 & \mathrm{L}_3 \end{cases}$$

Pour résoudre ce système, on utilise par exemple la méthode du **pivot de Gauss**.

La ligne 1 (L_1) n'est pas modifiée, elle sert de pivot pour éliminer x dans L_2 et L_3. Pour cela, L_2 est remplacée par $\mathrm{L}_2 - 2\mathrm{L}_1$, et L_3 est remplacée par $\mathrm{L}_3 - 3\mathrm{L}_1$:

$$\begin{cases} x + 2y + z = 4 & \mathrm{L}_1 \\ -3y - 3z = -3 & \mathrm{L}_2 \\ -5y - z = -9 & \mathrm{L}_3 \end{cases} \quad \begin{pmatrix} \mathrm{L}_1 \\ \mathrm{L}_2 - 2\mathrm{L}_1 \\ \mathrm{L}_3 - 3\mathrm{L}_1 \end{pmatrix}$$

Les lignes L_1 et L_2 ne sont pas modifiées. L_2 sert de pivot pour éliminer z dans L_3. Pour cela, L_3 est remplacée par $\mathrm{L}_2 - 3\mathrm{L}_3$:

$$\begin{cases} x + 2y + z = 4 & \mathrm{L}_1 \\ -3y - 3z = -3 & \mathrm{L}_2 \\ 12y = 24 & \mathrm{L}_3 \end{cases} \quad \begin{pmatrix} \mathrm{L}_1 \\ \mathrm{L}_2 \\ \mathrm{L}_2 - 3\mathrm{L}_3 \end{pmatrix}$$

On remplace le y trouvé dans la L_3 pour calculer z :

$$\begin{cases} x + 2y + z = 4 & \mathrm{L}_1 \\ z = -1 & \mathrm{L}_2 \\ y = 2 & \mathrm{L}_3 \end{cases}$$

Enfin, on calcule x après avoir remplacé y et z en L_1 :

$$\begin{cases} x = 1 & \mathrm{L}_1 \\ z = -1 & \mathrm{L}_2 \\ y = 2 & \mathrm{L}_3 \end{cases}$$

Le système admet une seule solution $S = \{(1\,;2\,;-1)\}$

QCM

Rappel d'outils et concepts de base en algèbre

Répondre sans l'aide de la calculatrice

1 Parmi les expressions suivantes, laquelle est égale à $\dfrac{\ln^2(2)}{8}$?

- ❑ **A.** $\dfrac{\ln 2}{2}$
- ❑ **B.** $\dfrac{\ln\sqrt{2}}{2}$
- ❑ **C.** $\dfrac{\ln^2\sqrt{2}}{2}$
- ❑ **D.** $\dfrac{\ln^2\sqrt{2}}{4}$
- ❑ **E.** Aucune de ces réponses n'est correcte.

2 Parmi les propositions suivantes, laquelle est correcte ?
On suppose que $n \in \mathbb{N}_0$ et $m \in \mathbb{Z}_0$.

- ❑ **A.** $a^{-n} = \dfrac{-1}{a^n}, \forall a \in \mathbb{R}_0^+$
- ❑ **B.** $a^{-m} \times b^m = \left(\dfrac{b}{a}\right)^{-m}$; $\forall a, b \in \mathbb{R}_0^+$
- ❑ **C.** $\sqrt[n]{\sqrt[n]{a^{2n^2}}} = a^2, \forall a \in \mathbb{R}_0^+$
- ❑ **D.** La fonction $\dfrac{2^x}{5}$ est strictement décroissante sur $\mathbb{R}$.

3 Soit a, b et c des nombres réels non nuls. Répondre par **Vrai** ou **Faux**.

A. Le produit de l'inverse du carré de a par le quotient de b par a est égal à un quotient dont le numérateur est b et le dénominateur est égal au cube de a..

❑ **V** ❑ **F**

B. Le produit de l'inverse du nombre $3^{\frac{1}{3}}$ par le quotient de $3^{\frac{2}{3}}$ par 3 est égal à un quotient dont le numérateur est 1 et le dénominateur est égal à la racine cubique de neuf.

❑ **V** ❑ **F**

C. Pour tout réel $a \in \mathbb{R}_0 \backslash \{-1\}$, l'expression simplifiée de

$$\left(1+\frac{1}{a}\right) \times \left(1+\frac{1}{a^2+1}\right) \times \left(\frac{1}{1+\frac{1}{a}}\right) \times \left(\frac{1}{1+\frac{1}{a^2+1}}\right)$$

vaut 1.

❑ **V** ❑ **F**

D. La valeur de l'expression $\dfrac{2^{\frac{1}{10}} \times \ln e^2}{\sqrt[5]{\sqrt{2}} \times \log_{10} 10}$ vaut $\log_{10} 100$.

❑ **V** ❑ **F**

4 Parmi les propositions suivantes, laquelle est correcte ?

- ❑ **A.** $2^{2x+1} = 2^x$ admet $x = 0$ comme unique solution dans $\mathbb{R}$
- ❑ **B.** $e^{2x+1} = e^{-x}$ n'admet pas de solution dans $\mathbb{R}$
- ❑ **C.** $x^2 + 1 = -2$ admet deux solutions dans $\mathbb{R}$
- ❑ **D.** $x = 3\ \ln 10 + 2\sqrt{3}$ est l'unique solution réelle de l'équation $e^{-\sqrt{3}x+6} = 10^{-3\sqrt{3}}$
- ❑ **E.** $x = 3 + 2\sqrt{3}$ est l'unique solution réelle de l'équation $e^{-\sqrt{3}x+6} = 10^{-3\sqrt{3}}$

5 Parmi les propositions suivantes, laquelle(lesquelles) est(sont) correcte(s) ?

- ❑ **A.** $\log_{10} x = \dfrac{\log_2 x}{\log_{10} 2}, \forall x \in \mathbb{R}_0^+$
- ❑ **B.** $3^{\frac{1}{2}\log_3 9} = 3$
- ❑ **C.** $\ln^n x \times \ln^m x^2 = 2^{-m} \times \ln^{n+m} x$, pour $n, m \in \mathbb{N}_0$ et $x > 0$
- ❑ **D.** $(\ln e^{2\ln 3}) = \ln e^{\ln 3^2} = \ln 3^2 = 2\ \ln 3$
- ❑ **E.** $\ln^3 e^3 = 27$

6 Soit $x \in \mathbb{Z}_0^+$. Répondre par **Vrai** ou **Faux**.

A. Si $\left(\dfrac{1}{2}\right)^x > \left(\dfrac{1}{2}\right)^3$, alors $x < 3$.

❑ **V** ❑ **F**

B. Si $(2)^{2x} > (2)^{-5}$, alors $-x > 5/2$.

❑ **V** ❑ **F**

Mathématiques

C. Si $\log_{10} x > \log_{10} 3$, alors $x > 3$.

❑ **V** ❑ **F**

D. Si $\log_{\frac{1}{2}} \frac{x}{3} > \log_{\frac{1}{2}} 3$, alors $x > 9$.

❑ **V** ❑ **F**

7 Soit a, b et c des nombres réels non nuls.
Parmi les affirmations suivantes, laquelle(lesquelles) est(sont) correcte(s) ?

❑ **A.** $(x-1+a)\times(2x+a)-(1-x-a)^2 = (x-1+a)\times(x+1)$

❑ **B.** Si $\left(\frac{b}{2}\right)^2 = ac$, alors $ax^2+bx+c = a\left(x-\frac{b}{2a}\right)^2$

❑ **C.** Si $\left(\frac{b}{2}\right)^2 = ac$, alors $ax^2+bx+c = \left(ax+\frac{b}{2}\right)^2$

❑ **D.** Si le produit a par c est strictement négatif, alors la fonction f définie par $f(x)=ax^2+bx+c$ admet toujours deux racines réelles distinctes.

8 Soit a, b et c des nombres réels non nuls.
Sachant que la fonction f définie par $f(x)=ax^2+bx+c$ admet deux racines réelles distinctes, parmi les affirmations suivantes, laquelle est incorrecte ?

❑ **A.** $\frac{b^2}{4a} < c$ si a est un nombre réel négatif

❑ **B.** $\frac{b^2}{4a} > c$ si a est un nombre réel positif

❑ **C.** $2b^2 > 8ac$

❑ **D.** $2b^2 < 8ac$

9 Répondre par **Vrai** ou **Faux**.

A. $5x^2-1$ est l'expression développée de $(5x-1)\times(5x+1)$

❑ **V** ❑ **F**

B. $\left(\sqrt{3}x-1\right)^2$ est l'expression développée de $3x^2-2\sqrt{3}x+1$

❑ **V** ❑ **F**

C. $e^{2x}-2e^x+1$ est l'expression développée de $\left(e^x+1\right)^2$

❑ **V** ❑ **F**

D. $\ln^2 x^2 - 81$ est l'expression développée de $(\ln x-3)(\ln x+3)\times(2\ln x+9), \forall\, x \in \mathbb{R}_0^+$

❑ **V** ❑ **F**

E. $1000001^2 - 999999^2 = 4\times 10^6$ (sans l'aide de la calculatrice !)

❑ **V** ❑ **F**

10 On considère l'inéquation suivante $\frac{(x-1)(2x-3)}{(x+1)} > -1$, avec x un nombre réel différent de -1. Cette inéquation peut s'écrire également comme suit (indiquez celle(s) qui est (sont) correcte(s)) :

❑ **A.** $\frac{(1-x)\times(2x-3)}{(x+1)} > 1$

❑ **B.** $\frac{(1-x)\times(2x-3)}{(x+1)} < 1$

❑ **C.** $\frac{29(x-1)(2x-3)}{(x+1)} > -1$

❑ **D.** Aucune de ces trois réponses n'est correcte.

11 On considère l'expression $\sqrt{x^2+6x+10}-x$ pour tout réel x. Parmi les égalités suivantes laquelle est incorrecte ?

❑ **A.** $\sqrt{x^2+6x+10}-x = |x+3|\times\sqrt{1+\frac{1}{(x+3)^2}}-x$, avec $x \neq -3$.

❑ **B.** $\sqrt{x^2+6x+10}-x = 3\times\sqrt{1+\frac{1}{(x+3)^2}}, \forall x > -3$.

❑ **C.** $\sqrt{x^2+6x+10}-x = (x+3)\times\sqrt{1+\frac{1}{(x+3)^2}}-x, \forall x > -3$.

❑ **D.** $\sqrt{x^2+6x+10}-x = -(x+3)\times\sqrt{1+\frac{1}{(x+3)^2}}-x, \forall x < -3$.

12 $\forall x \in \mathbb{R}$, le discriminant du polynôme $\left(3x-\frac{7}{2}\right)^2+2$ est :

(Ne pas développer l'équation pour répondre à la question)

❑ **A.** positif ❑ **B.** négatif

❑ **C.** nul ❑ **D.** je l'ignore

13 On considère P une fonction polynôme du troisième degré définie par $P(x) = ax^3 - 8x^2 + 5x - 1$ qui admet 1 comme une de ses racines.
La valeur du nombre réel a vaut : (Indiquer la bonne réponse)

- ❑ **A.** 0
- ❑ **B.** 1
- ❑ **C.** 2
- ❑ **D.** 3
- ❑ **E.** 4
- ❑ **F.** 5

14 On considère P une fonction polynôme du troisième degré définie par $P(x) = ax^3 - 8x^2 + 5x + b$ qui admet deux racines $\frac{1}{2}$ et 1.
Les valeurs des nombres réels a et b valent respectivement : (Cocher la bonne proposition)

- ❑ **A.** 4 et 1
- ❑ **B.** -1 et 1
- ❑ **C.** 4 et -1
- ❑ **D.** -1 et -1
- ❑ **E.** 1 et -1

15 Que vaut la forme factorisée de l'expression algébrique $4x^3 - 8x^2 + 5x - 1$?

- ❑ **A.** $(x-1)(2x-1)^2$
- ❑ **B.** $(x^2-1)\left(x-\frac{1}{2}\right)$
- ❑ **C.** $(x-1)\left(x-\frac{1}{2}\right)$
- ❑ **D.** $(x-1)(2x+1)^2$
- ❑ **E.** Aucune de ces quatre réponses ne convient.

16 On considère P la fonction polynôme définie par $P(x) = x^4 - 5x^2 + 4$, pour tout réel x.
Parmi les propositions suivantes, indiquer celle qui correspond à la forme factorisée du polynôme P.

- ❑ **A.** $P(x) = (x^2-1)(x-4)$
- ❑ **B.** $P(x) = (x^2-1)(x^2-4)$
- ❑ **C.** $P(x) = (x-1)^2(x^2-4)$
- ❑ **D.** $P(x) = (x-1)^2(x-4)^2$
- ❑ **E.** $P(x) = (x-1)^2(x-2)^2$

17 On considère l'inéquation $\frac{2x^2 - 5x + 3}{(x+1)} \leq 0$, pour tout $x \in \mathbb{R}\backslash\{-1\}$.
Dans $\mathbb{R}\backslash\{-1\}$, l'ensemble des solutions est : (Indiquer la bonne réponse)

- ❑ **A.** $S = \left]-1, 1\right[\cup \left]\frac{3}{2}, +\infty\right[$
- ❑ **B.** $S = \left]-\infty, -1\right[\cup \left[1, \frac{3}{2}\right]$
- ❑ **C.** $S = \left]-\infty, -1\right[\cup \left[\frac{3}{2}, +\infty\right[$
- ❑ **D.** $S = \left]-1, 1\right] \cup \left[\frac{3}{2}, +\infty\right[$

18 On considère x un nombre relatif non nul.
Sachant que le produit de l'inverse du carré de x par la somme des carrés de x et de $x+1$ vaut 1, quelle est la valeur de x ?

- ❑ **A.** $x = -3$
- ❑ **B.** $x = 1$
- ❑ **C.** $x = -1$
- ❑ **D.** $x = 2$
- ❑ **E.** $x = -2$
- ❑ **F.** Aucune de ces cinq réponses n'est correcte.

19 On considère un cercle tel que $R = 3$ et dont le centre est O. Étant donné un réel x compris entre 0,5 et 3, on place un triangle ABC sur le cercle tel que $\overline{AB} = 2R$ et $\overline{AC} = 2x$

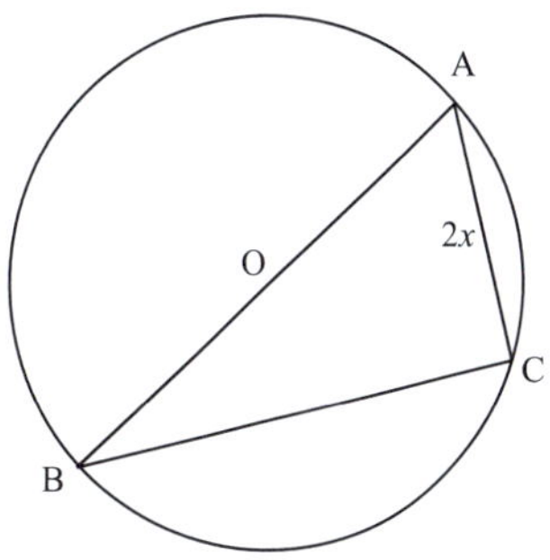

Quelle est la valeur de x pour que l'aire du triangle OAC soit égale à $\sqrt{5x}$?

- ❑ **A.** 1
- ❑ **B.** 2
- ❑ **C.** 2,5
- ❑ **D.** 3
- ❑ **E.** Aucune de ces quatre réponses n'est correcte.

20 **Vrai** ou **Faux** ?

A. L'expression algébrique $x + 2x \times y$ est la somme de x et du produit du double de x par y.
❑ **V** ❑ **F**

B. L'expression algébrique $x \times (x + 3y)$ est le produit de x par la somme de x et du triple de y.
❑ **V** ❑ **F**

C. L'expression algébrique $\left(x + \frac{y}{2}\right)^2 + 5$ est le carré de la somme de x et de la moitié de y augmenté de 5.
❑ **V** ❑ **F**

Mathématiques

D. L'expression algébrique $2x \times (3y)^2$ est le produit du carré du triple de y par le double de x.

❑ **V** ❑ **F**

E. L'expression algébrique $-\dfrac{1}{x^2 - y^2}$ est l'opposé de l'inverse de la différence des carrés de x et y.

❑ **V** ❑ **F**

21 Que vaut la valeur numérique de c si $a = \dfrac{1}{2}$, $b = 2$ et $\dfrac{\dfrac{1}{a} - \dfrac{1}{b^2}}{e^{-3c}} = \dfrac{7}{8}$?

❑ **A.** $c = 2$
❑ **B.** $c = \ln 2$
❑ **C.** $c = \ln 3$
❑ **D.** $c = -\ln 3$
❑ **E.** $c = \ln \dfrac{1}{\sqrt[3]{2}}$
❑ **F.** Autre

22 On considère un nombre relatif dont le tiers et le septième diffèrent entre eux de 100/21. Que vaut ce nombre ?

❑ **A.** 35 ❑ **B.** 45
❑ **C.** 21 ❑ **D.** 25
❑ **E.** Autre

23 On considère trois articles différents (1, 2 et 3) achetés dans une librairie.
Sachant que :

- le prix du premier plus le triple du second et du troisième vaut 54 €,
- le double du prix du premier plus le tiers du prix du second vaut le prix du troisième augmenté de 21 € et
- le prix du troisième plus le tiers du prix des deux autres articles vaut 16 €.

Quel est le prix de chaque article ?
Les prix (en €) des articles 1, 2, et 3 valent respectivement :

❑ **A.** 10, 3 et 15
❑ **B.** 9, 10 et 15
❑ **C.** 25, 9 et 10
❑ **D.** 10, 9 et 25
❑ **E.** 15, 3 et 10

24 On considère l'expression suivante : $\dfrac{\dfrac{1}{1+x}}{1+x} - \displaystyle\sum_{k=0}^{3} \sin^2 \dfrac{k\pi}{2}$ pour tout $x \in \mathbb{R}\setminus\{-1\}$. Parmi les expressions suivantes, laquelle est égale à celle-ci.

❑ **A.** $\dfrac{1}{(1+x)^2} - 3$
❑ **B.** $\left(\dfrac{1}{1+x}\right)^2$
❑ **C.** 1
❑ **D.** $\dfrac{1}{(1+x)^2} - 2$
❑ **E.** Aucune de ces réponses n'est correcte.

25 On considère l'égalité suivante : $\dfrac{2}{x^2 - x} = \dfrac{a}{x-1} + \dfrac{b}{x}$ pour tout $x \in \mathbb{R}\setminus\{0\,;1\}$ et $(a\,;b) \in \mathbb{R}^2$.
Quelles sont les valeurs de a et b ?

❑ **A.** $a = -2$ et $b = 2$.
❑ **B.** $a = 2$ et $b = -2$.
❑ **C.** $a = 1$ et $b = -1$.
❑ **D.** $a = -1$ et $b = +1$.
❑ **E.** $a = 0$ et $b = +2$.

Solutions

Rappel d'outils et concepts de base en algèbre

1 **Réponse C.**

$$\frac{\ln^2(2)}{8} = \frac{1}{2}\times\frac{1}{2}\times \ln 2\times\frac{1}{2}\times\ln 2$$
$$= \frac{1}{2}\times\ln 2^{1/2}\times \ln 2^{1/2}$$
$$= \frac{1}{2}\times \ln^2\sqrt{2}$$

2 **La bonne réponse est C.**

A. Faux, car $a^{-n} = \dfrac{1}{a^n}$

B. Faux, car

$$a^{-m}\times b^m = (ba^{-1})^m = \left(\frac{b}{a}\right)^m$$

C. Vrai, car

$$\sqrt[n]{\sqrt[n]{a^{2n^2}}} = \left(\left(a^{2n^2}\right)^{\frac{1}{n}}\right)^{\frac{1}{n}} = \left(a^{2n^2}\right)^{\frac{1}{n^2}} = \left(a\right)^{\frac{2n^2}{n^2}} = a^2$$

D. Faux. $\dfrac{2^x}{5} = \dfrac{1}{5}\times 2^x$ ($\dfrac{2^x}{5} \neq \left(\dfrac{2}{5}\right)^x$!!!!) et la fonction exponentielle 2^x est strictement croissante sur $\mathbb{R}$, car sa base (égale à 2) est supérieure à 1.

3

A. Vrai, car $\dfrac{1}{a^2}\times\dfrac{b}{a} = \dfrac{b}{a^3}$

B. Vrai, car

$$\frac{1}{3^{\frac{1}{3}}}\times\frac{3^{\frac{2}{3}}}{3} = 3^{-\frac{1}{3}}\times 3^{\frac{2}{3}}\times 3^{-1} = 3^{\frac{-1}{3}+\frac{2}{3}-1}$$
$$= 3^{\frac{-2}{3}} = \frac{1}{3^{\frac{2}{3}}} = \frac{1}{\sqrt[3]{3^2}} = \frac{1}{\sqrt[3]{9}}$$

C. Vrai, car

$$\left(1+\frac{1}{a}\right)\times\left(1+\frac{1}{a^2+1}\right)\times\left(\frac{1}{1+\frac{1}{a}}\right)\times\left(\frac{1}{1+\frac{1}{a^2+1}}\right) =$$
$$\left(1+\frac{1}{a}\right)\times\left(\frac{1}{1+\frac{1}{a}}\right)\times\left(1+\frac{1}{a^2+1}\right)\times\left(\frac{1}{1+\frac{1}{a^2+1}}\right) =$$
$$1\times 1 = 1$$

(Il s'agit des produits des nombres qui sont inverses les uns des autres. Un nombre non nul multiplié par son inverse vaut toujours 1.)

D. Vrai, car

$$\log_{10}100 = \log_{10}10^2 = 2$$

et

$$\frac{2^{\frac{1}{10}}\times\ln e^2}{\sqrt[5]{\sqrt{2}}\times\log_{10}10} = \frac{2^{\frac{1}{10}}\times 2}{2^{\frac{1}{10}}\times 1} = 2^{\frac{1}{10}+\frac{-1}{10}+1} = 2$$

4 **La réponse correcte est D.**

A. Faux. $2^{2x+1} = 2^x \Leftrightarrow 2x+1 = x \Leftrightarrow x = -1$, soit $S = \{-1\}$

B. Faux. $e^{2x+1} = e^{-x} \Leftrightarrow 2x+1 = -x$
$\Leftrightarrow x = -1/3$, $S = \left\{-\dfrac{1}{3}\right\}$

C. Faux. $x^2+1 = -2$ ($x^2 = -3$!!) n'admet pas de solution dans $\mathbb{R}$, car la fonction x^2 ne peut être négative.

D. Vrai.

$$\forall x\in\mathbb{R},\ e^{-\sqrt{3}x+6} = 10^{-3\sqrt{3}} \Leftrightarrow$$
$$\ln(e^{-\sqrt{3}x+6}) = \ln(10^{-3\sqrt{3}}) \Leftrightarrow$$
$$-\sqrt{3}x+6 = -3\sqrt{3}\times\ln 10 \Leftrightarrow$$
$$x = \frac{-3\sqrt{3}\times\ln 10-6}{-\sqrt{3}} = \frac{3\sqrt{3}\times\ln 10+6}{\sqrt{3}}$$
$$= 3\ln 10+\frac{6}{\sqrt{3}} = 3\ln 10+\frac{6\sqrt{3}}{\sqrt{3}\sqrt{3}}$$
$$= 3\ln 10+2\sqrt{3}$$

On en déduit que $x = 3\ln 10+2\sqrt{3}$ est l'unique solution réelle de l'équation $e^{-\sqrt{3}x+6} = 10^{-3\sqrt{3}}$.
D est vrai et E est faux.

5 **Les bonnes réponses sont B, D et E.**

A. Faux, car $\log_{10}x = \dfrac{\log_2 x}{\log_2 10}$ $\left(\neq \dfrac{\log_2 x}{\log_{10}2}\right)$, $\forall x\in\mathbb{R}_0^+$

B. Vrai, car $3^{\frac{1}{2}\log_3 9} = 3^{\frac{1}{2}\log_3 3^2} = 3^{\frac{2}{2}\log_3 3} = 3$

C. Faux, car
$\ln^n x \times \ln^m x^2$

$= \ln^n x \times \left(\ln x^2\right)^m$

$= \ln^n x \times \left(2 \ln x\right)^m$

$= 2^m \times \ln^{n+m} x \qquad (\neq 2^{-m} \times \ln^{n+m} x)$,

pour $n, m \in \mathbb{N}_0$ et $x > 0$

D. Vrai, car $(\ln e^{2\ln 3}) = \ln e^{\ln 3^2} = \ln 3^2 = 2 \ln 3$

E. Vrai, $\ln^3 e^3 = \left(\ln e^3\right)^3 = \left(3 \ln e\right)^3 = 3^3 = 27$

6

A. Vrai, car la fonction *f* définie par $f\left(x\right) = \left(\frac{1}{2}\right)^x$ est strictement décroissante.

B. Faux, car la fonction *f* définie par $f\left(x\right) = \left(2\right)^{2x}$ est strictement croissante. Il vient donc que : si $\left(2\right)^{2x} > \left(2\right)^{-5}$, alors $2x > -5$. On en déduit donc que $x > -\frac{5}{2}$.

C. Vrai, car la fonction logarithme décimal est strictement croissante.

D. Faux. Soit $\log_{\frac{1}{2}} \frac{x}{3} = \log_{2^{-1}} \frac{x}{3} = -\log_2 \frac{x}{3}$. $\log_{\frac{1}{2}} \frac{x}{3} > \log_{\frac{1}{2}} 3$ devient $-\log_2 \frac{x}{3} > -\log_2 3$. On obtient $\log_2 \frac{x}{3} < \log_2 3$. On en déduit que $\frac{x}{3} < 3$, soit $x < 9$.
Ou bien il suffit de constater que la fonction logarithme de base ½ ($\log_{\frac{1}{2}}$) est décroissante.

7 Les affirmations correctes sont A et D.

A. Vrai, car

$\left(x-1+a\right)\times\left(2x+a\right)-\left(1-x-a\right)^2 =$

$\left(x-1+a\right)\times\left(2x+a\right)-\left(-\left(a+x-1\right)\right)^2 =$

$\left(x-1+a\right)\times\left(2x+a\right)-\left(a+x-1\right)^2 =$

$\left(x-1+a\right)\times\left(2x+a-x+1-a\right) =$

$\left(x-1+a\right)\times\left(x+1\right)$

B. Faux.

$$\left(\frac{b}{2}\right)^2 = ac \Leftrightarrow b^2 = 4ac \Leftrightarrow b^2 - 4ac = 0$$

D'où, le discriminant est nul : $\Delta = 0$
Donc, l'équation admet une racine double $x_1 = x_2 = \frac{-b}{2a}$

On en déduit que

$$ax^2 + bx + c = a\left(x - \frac{-b}{2a}\right)^2 = a\left(x + \frac{b}{2a}\right)^2$$

$$\left(\neq a\left(x - \frac{b}{2a}\right)^2\right)$$

C. Faux, car si $\left(\frac{b}{2}\right)^2 = ac$, alors $\Delta = 0$

Donc

$$ax^2 + bx + c = a\left(x - \frac{-b}{2a}\right)^2$$
$$= a\left(x + \frac{b}{2a}\right)^2 \qquad \left(\neq \left(ax + \frac{b}{2}\right)^2\right)$$
$$= \left(ax + \frac{b}{2}\right)\left(x + \frac{b}{2a}\right)$$

D. Vrai, car si $a \times c < 0$, alors
$\Delta = b^2 - 4ac > 0 \Rightarrow ax^2 + bx + c$
admet deux racines réelles distinctes.

8 La proposition incorrecte est D.

La fonction *f* définie par $f\left(x\right) = ax^2 + bx + c$ admet deux racines réelles distinctes, ce qui implique que :

$$\Delta = b^2 - 4ac > 0$$

D'où $b^2 > 4ac$
Si a est un nombre réel négatif, alors $\frac{b^2}{4a} < c$ **(l'affirmation A est vraie)**

Si a est un nombre réel positif, alors $\frac{b^2}{4a} > c$ **(l'affirmation B est vraie)**

Comme $\Delta = b^2 - 4ac > 0$, on peut écrire également $b^2 > 4ac$ ou $2 \times b^2 > 2 \times 4ac$: **C est vrai et D est faux.**

9

A. Faux, car $5x^2 - 1$ est l'expression développée de $\left(\sqrt{5}x - 1\right)\times\left(\sqrt{5}x + 1\right) \neq \left[\left(5x-1\right)\times\left(5x+1\right) !\right]$

B. Faux, car $\left(\sqrt{3}x - 1\right)^2$ est l'expression factorisée (pas développée !) de $3x^2 - 2\sqrt{3}x + 1$

C. Faux, car $e^{2x} - 2e^x + 1$ est l'expression développée de $\left(e^x - 1\right)^2$ $\left(\neq \left(e^x + 1\right)^2\right)$

D. Faux, car $\forall\ x \in \mathbb{R}_0^+$,

$\ln^2 x^2 - 81 = \left(\ln x^2 - 9\right)\times\left(\ln x^2 + 9\right)$
$= \left(2\ln x - 9\right)\times\left(2\ln x + 9\right)$

Attention : $\ln x^2 - 9 \neq \left(\ln x - 3\right)\left(\ln x + 3\right)$, car

$$\ln x^2 = 2\ln x \neq \ln^2 x = \ln x \times \ln x$$

E. Vrai, car

$$\begin{aligned} &1\,000\,001^2 - 999\,999^2 \\ &= \left(1\,000\,001 - 999\,999\right)\times \\ &\quad\left(1\,000\,001 + 999\,999\right) \\ &= 2\times 2\,000\,000) \\ &= 4\times 10^6 \end{aligned}$$

10

A. Faux et **B. Vrai.**
Le sens de l'inégalité change lorsque nous multiplions les deux membres par un même nombre strictement négatif, soit -1. En effet,

$$\frac{(x-1)(2x-3)}{(x+1)} > -1 \Leftrightarrow$$

$$(-1)\times\frac{(x-1)(2x-3)}{(x+1)} < (-1)\times(-1)$$

D'où $\dfrac{(1-x)(2x-3)}{(x+1)} < 1$

C. Faux, car un seul membre, celui de gauche, a été changé. Pour que l'inéquation restent la même, le changement devrait être le même des deux côtés.

11 **Réponse B.**
La fonction f définie par $f(x) = \sqrt{x^2+6x+10}$ existe pour tous les réels x, car $x^2+6x+10>0$ $(\Delta = 36-40 = -4 < 0)$. Son domaine de définition est donc $\mathbb{R}$.
Pour tout $x \neq -3$, on a :

$$\begin{aligned} \sqrt{x^2+6x+10} - x &= \sqrt{(x+3)^2+1} - x \\ &= \sqrt{(x+3)^2\left(1+\frac{1}{(x+3)^2}\right)} - x \\ &= |x+3|\times\sqrt{1+\frac{1}{(x+3)^2}} - x \end{aligned}$$

Il vient

$$\begin{aligned} &|x+3|\times\sqrt{1+\frac{1}{(x+3)^2}} - x \\ &\quad= (x+3)\times\sqrt{1+\frac{1}{(x+3)^2}} - x \text{ si } x > -3 \end{aligned}$$

et

$$= -(x+3)\times\sqrt{1+\frac{1}{(x+3)^2}} - x \text{ si } x < -3$$

B. Faux, car

$$\begin{aligned} &(x+3)\times\sqrt{1+\frac{1}{(x+3)^2}} - x \\ &= x\times\sqrt{1+\frac{1}{(x+3)^2}} + 3\times\sqrt{1+\frac{1}{(x+3)^2}} - x \\ &\neq 3\times\sqrt{1+\frac{1}{(x+3)^2}} \end{aligned}$$

12 **La bonne affirmation est B.**

Comme l'expression $\left(3x-\dfrac{7}{2}\right)^2$ est toujours positive ou nulle quand $x = \dfrac{7}{6}$, alors $\left(3x-\dfrac{7}{2}\right)^2 + 2$ ne peut être que strictement positive. Par conséquent, $\forall x \in \mathbb{R}$, le polynôme n'admet aucune racine et son discriminant est strictement négatif.

13 **La bonne affirmation est E.**
Comme $x = 1$ est une racine de la fonction P, alors $P(1) = 0$; on résout :

$$P(1) = a - 8 + 5 - 1 = 0$$

On obtient $a = 4$ **(réponse E)**

14 **La bonne proposition est C.**
Comme $x = 1$ est une racine de la fonction P, alors $P(1) = 0$:

$$P(1) = a - 8 + 5 + b = 0$$

On obtient $a + b = 3$
La deuxième racine est $x = \dfrac{1}{2}$, ce qui implique que :

$$P\left(\frac{1}{2}\right) = a\left(\frac{1}{2}\right)^3 - 8\left(\frac{1}{2}\right)^2 + 5\left(\frac{1}{2}\right) + b = 0$$

Après simplification, on obtient $a + 8b = -4$
Pour obtenir les valeurs a et b, il suffit de résoudre le système suivant :

$$\begin{cases} a + b = 3 & \text{(I)} \\ a + 8b = -4 & \text{(II)} \end{cases}$$

On multiple les deux membres de (I) par -1 pour que les coefficients de a soient opposés :

$$\begin{cases} (a+b)\times -1 = 3\times -1 & \text{(I)} \\ a + 8b = -4 & \text{(II)} \end{cases}$$

$$\Leftrightarrow \begin{cases} -a - b = -3 & \text{(I)} \\ a + 8b = -4 & \text{(II)} \end{cases}$$

Si on effectue la somme (I) + (II), on obtient :

$7b = -7$, soit $b = -1$

Mathématiques

On remplace b dans l'une des deux équations (I) ou (II), et on calcule a :

$$a + (-1) = 3 \ (\mathrm{I}), \text{ soit } a = 3 + 1 = 4$$

On en déduit que $a = 4$ et $b = -1$ **(Réponse C)**

15 **La bonne réponse est A.**

Pour factoriser le polynôme, il suffit de trouver ses racines :

Soit $P(x) = 4x^3 - 8x^2 + 5x - 1$

$P(1) = 0 \Rightarrow$ D'après Horner,

$$P(x) = (x-1)(4x^2 - 4x + 1)$$

Or, on sait que : $4x^2 - 4x + 1 = (2x-1)^2$

D'où, $P(x) = (x-1)(2x-1)^2$ **(Réponse A)**

16 **La bonne réponse est B.**

Le polynôme est de degré 4, il peut avoir quatre racines dans $\mathbb{R}$.

On constate que :

$$P(-1) = P(+1) = P(-2) = P(+2) = 0$$

Par conséquent,

$$P(x) = (x-1) \times (x+1)(x-2) \times (x+2)$$
$$= (x^2 - 1)(x^2 - 4)$$

17 **La bonne réponse est B**

On détermine les racines de $2x^2 - 5x + 3$:

$\Delta = (-5)^2 - 4 \times (2) \times (3) = 1$; les racines sont :

$$x_1 = \frac{-(-5) + \sqrt{1}}{2 \times 2} = \frac{3}{2}$$

et

$$x_2 = \frac{-(-5) - \sqrt{1}}{2 \times 2} = \frac{4}{4} = 1$$

D'où

$$\frac{2x^2 - 5x + 3}{(x+1)} = \frac{(x-1)(2x-3)}{(x+1)}, \forall x \in \mathbb{R} \setminus \{-1\}$$

Enfin, on dresse un tableau de signes pour résoudre l'inéquation $\dfrac{(x-1)(2x-3)}{(x+1)} \leq 0$

Le tableau de signes relatif à la condition d'existence est :

Valeur de x	$-\infty$	-1		1		$3/2$	$+\infty$
Signe de $x - 1$	$-$		$-$	0	$+$		$+$
Signe de $2x - 3$	$-$		$-$		$-$	0	$+$
Signe de $x + 1$	$-$	0	$+$		$+$		$+$
Signe de $\dfrac{(x-1)(2x-3)}{(x+1)}$	$-$	$\nexists$	$+$	0	$-$	0	$+$

On en déduit que l'ensemble des solutions est $S = \left]-\infty, -1\right[\cup \left[1, \dfrac{3}{2}\right]$

18 **La bonne réponse est C**

On résout l'équation : $\dfrac{1}{x^2} \times \left(x^2 + (x+1)^2\right) = 1$

$$\frac{1}{x^2} \times \left(x^2 + (x+1)^2\right) = 1$$
$$x^2 + (x+1)^2 = x^2$$
$$(x+1)^2 = 0$$

ou, pour tout $x \neq 0$,

$$\frac{1}{x^2} \times \left(x^2 + x^2 + 2x + 1)\right) = 1$$
$$2 + \frac{2}{x} + \frac{1}{x^2} = 1$$
$$2x^2 + 2x + 1 = x^2$$
$$x^2 + 2x + 1 = 0$$
$$(x+1)^2 = 0$$

D'où $x = -1$

19 **La bonne réponse est B**

Le triangle est rectangle, car il est inscrit dans le cercle et a pour coté AB un diamètre de ce cercle.

Comme A et C sont deux points du cercle, on peut en déduire que le triangle OAC est isocèle et que son aire est le double de celle du triangle OMC [(OM) est la médiatrice]:

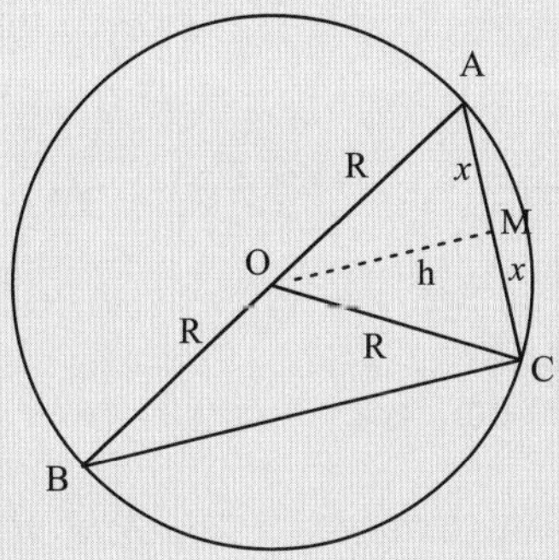

Le triangle OMC est rectangle en M , ce qui implique que $R^2 = h^2 + x^2$, soit $h = \sqrt{R^2 - x^2}$

Aire (OMC) $= \dfrac{x \times h}{2} = \dfrac{x \times \sqrt{R^2 - x^2}}{2}$

Aire (OAC) $= 2 \times$ Aire (OMC)

$$= 2 \times \frac{x \times \sqrt{R^2 - x^2}}{2} = x\sqrt{R^2 - x^2}$$

D'après l'énoncé, l'aire du triangle OAC est égale à $\sqrt{5}x$, alors $x\sqrt{R^2 - x^2} = \sqrt{5}x$; ce qui permet de résoudre :

$$x\sqrt{R^2 - x^2} = \sqrt{5}x \text{ avec } R = 3$$

Comme x est un réel compris entre 0,5 et 3, on peut simplifier l'équation et l'écrire :

$3^2 - x^2 = 5$, soit $x = 2$: **Réponse B.**

20 **Toutes les affirmations sont correctes.**

21 **La bonne réponse est E.**

$$\frac{\frac{1}{a} - \frac{1}{b^2}}{e^{-3c}} = \frac{7}{8}$$

Remplaçons $a = \dfrac{1}{2}$ et $b = 2 \Rightarrow$

$$\frac{\frac{1}{1/2} - \frac{1}{2^2}}{e^{-3c}} = \frac{\frac{2}{1} - \frac{1}{4}}{e^{-3c}} = \frac{\frac{7}{4}}{e^{-3c}} = \frac{7}{8}$$

Le produit des moyens est égal au produit des extrêmes

$\Rightarrow 7e^{-3c} = 8 \times \dfrac{7}{4}$

D'où $e^{-3c} = 2$

Donc $-3c = \ln 2$, et

$$c = -\frac{1}{3}\ln 2 = -\ln 2^{1/3} = \ln \frac{1}{\sqrt[3]{2}} \text{ (Réponse E)}$$

22 **La bonne réponse est D.**

$$\frac{x}{3} - \frac{x}{7} = \frac{100}{21} \Leftrightarrow \frac{7x - 3x}{21} = \frac{4x}{21} = \frac{100}{21}$$

D'où $x = 25$

23 **La bonne réponse est E.**

Nommons x, y et z, les prix respectifs du premier, du second et du troisième article.

Les trois équations à trois inconnues du problème à résoudre sont :

$$\begin{cases} x + 3y + 3z = 54 & L_1 \\ 2x + \dfrac{y}{3} = z + 21 & L_2 \\ z + \dfrac{x}{3} + \dfrac{y}{3} = 16 & L_3 \end{cases}$$

Avant résolution, on fait disparaître les fractions en L_2 et L_3, et on met en ordre les équations dans chacune des lignes :

$$\begin{cases} x + 3y + 3z = 54 & L_1 \\ \left(2x + \dfrac{y}{3} - z\right) \times 3 = 21 \times 3 & L_2 \\ \left(\dfrac{x}{3} + \dfrac{y}{3} + z\right) \times 3 = 16 \times 3 & L_3 \end{cases}$$

$$\Rightarrow \begin{cases} x + 3y + 3z = 54 & L_1 \\ 6x + y - 3z = 63 & L_2 \\ x + y + 3z = 48 & L_3 \end{cases}$$

Pour résoudre ce système, on utilise par exemple la méthode du pivot de Gauss.

La ligne 1 (L_1) n'est pas modifiée, elle sert de pivot pour éliminer x dans L_2 et L_3. Pour cela, L_2 est remplacée par $L_2 - 6L_1$, et L_3 est remplacée par $L_3 - L_1$:

$$\begin{cases} x + 3y + 3z = 54 & L_1 \\ -17y - 21z = -261 & L_2 \\ -2y = -6 & L_3 \end{cases} \begin{pmatrix} L_1 \\ L_2 - 6L_1 \\ L_3 - L_1 \end{pmatrix}$$

On calcule y : $y = 3$ €

On remplace y trouvé dans L_2 pour isoler z :

$$\begin{cases} x + 3y + 3z = 54 & L_1 \\ -17 \times 3 - 21z = -261 & L_2 \\ y = 3 & L_3 \end{cases}$$

Enfin, on calcule z, puis on le remplace dans L_1 pour calculer x : $\begin{cases} x = 15 & L_1 \\ z = 10 & L_2 \\ y = 3 & L_3 \end{cases}$

Le système admet une seule solution :

$$S = \{(15 ; 3 ; 10)\} \text{ (Réponse E)}$$

Mathématiques

24 **Réponse D.**

$$\frac{\frac{1}{1+x}}{1+x}-\sum_{k=0}^{3}\sin^2\frac{k\pi}{2}=\frac{\frac{1}{1+x}}{\frac{1+x}{1}}-\sum_{k=0}^{3}\sin^2\frac{k\pi}{2}$$

$$=\frac{1}{(1+x)}\times\frac{1}{(1+x)}-\left(\sin^2\frac{0\times\pi}{2}+\sin^2\frac{1\times\pi}{2}+\sin^2\frac{2\times\pi}{2}+\sin^2\frac{3\times\pi}{2}\right)$$

$$=\frac{1}{(1+x)^2}-\left(0+1+0+(-1)\times(-1)\right)$$

$$=\frac{1}{(1+x)^2}-2$$

25 **Réponse B.**

Il suffit de tout mettre sous le même dénominateur commun : x^2-x ou $x\times(x-1)$.

Soit :

$$\frac{2}{x^2-x}=\frac{2}{x\times(x-1)}$$

$$=\frac{a\times x}{(x-1)\times x}+\frac{b\times(x-1)}{x\times(x-1)}$$

Il vient $\frac{0\times x+2}{x\times(x-1)}=\frac{(a+b)\times x-b}{(x-1)\times x}$

Cette égalité exige que les numérateurs soit égaux, $a+b=0$ et $b=-2$.

On en déduit donc que $a=2$ et $b=-2$.

Remarque :

Deux polynômes sont égaux si et seulement si les coefficients des monômes de même degré sont identiques : ex. $ax^3+bx^2+cx+d=mx^3+nx^2+px+q$ *ssi* $a=m$, $b=n$, $c=p$ et $d=q$.

Fiche 2

Calcul vectoriel

1 Définitions et notations

Un vecteur $\vec{u}$ est un ensemble de segments portant chacun une origine et une extrémité et se caractérisant par la même direction, le même sens et la même norme.

Exemple :

$$\vec{u} = \overrightarrow{AB} = \overrightarrow{CD} = \overrightarrow{EF}$$

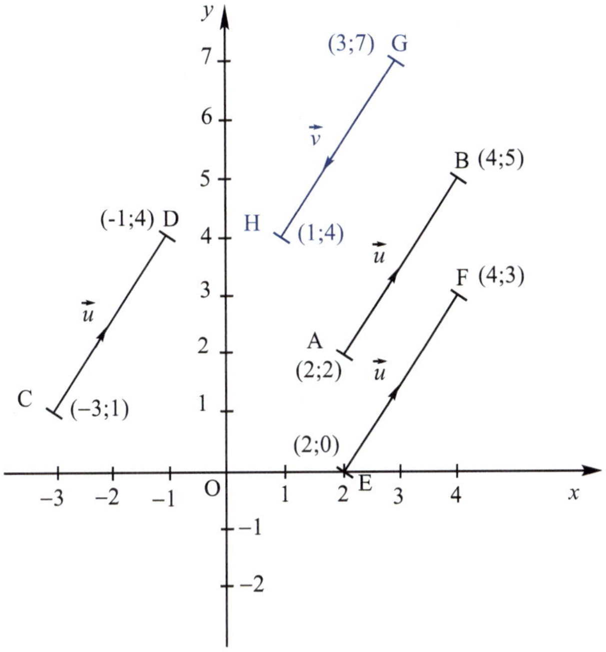

- Direction : celle de la droite (AB) (ou des droites (CD) et (EF))
- Sens : de A à B (ou de C à D ou de E à F)
- Norme : $\overline{AB} = \sqrt{(4-2)^2 + (5-2)^2} = \sqrt{13}$

On note la norme du vecteur $\vec{u} = \overrightarrow{AB}$ par $\overline{AB} = \|\vec{u}\| = \|\overrightarrow{AB}\|$

On doit constater que $\overline{AB} = \overline{CD} = \overline{EF}$ et que les droites (AB), (CD) et (EF) sont parallèles.

Important :

- Si B (extrémité) est égal au point A (origine), le vecteur $\vec{u}$ est nul : $\vec{u} = \overrightarrow{AA} = \vec{0}$

$$\overrightarrow{AA} = \vec{0}$$

- Les vecteurs $\vec{v}$ et $\vec{u}$ sont deux vecteurs opposés, car ils présentent la même direction, la même norme et des sens contraires. On note : $\overrightarrow{AB} = -\overrightarrow{GH}$ ou $\vec{u} = -\vec{v}$.

Conséquence immédiate :

$$\overrightarrow{AB} = -\overrightarrow{BA}$$

- Si les deux points A et B ont pour coordonnées $A(x_A;y_A)$ et $B(x_B;y_B)$, alors le vecteur $\overrightarrow{AB}$ a pour composantes $(x_B - x_A;y_B - y_A)$, et a comme norme $\sqrt{(x_B - x_A)^2 + (y_B - y_A)^2}$

$$\overrightarrow{AB}(x_B - x_A;y_B - y_A)$$
$$\|\overrightarrow{AB}\| = \sqrt{(x_B - x_A)^2 + (y_B - y_A)^2}$$

2 Base et repère : Définitions et notations

Soit $\left(O;\vec{i},\vec{j}\right)$, qui est un repère du plan d'origine O.

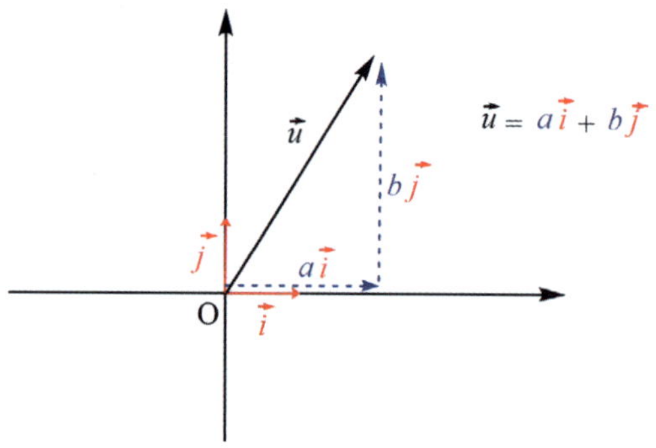

$\left(\vec{i},\vec{j}\right)$ est une base orthonormale si et seulement si $\vec{i}$ et $\vec{j}$ sont orthogonaux et ont pour longueur 1.

Pour tout vecteur $\vec{u}$ du plan, il existe un unique couple de réels $(a;b)$ tel que $\vec{u} = a\vec{i} + b\vec{j}$.

$\vec{u}$ a pour coordonnées $(a;b)$ dans la base $\left(\vec{i},\vec{j}\right)$. On note $\vec{u}(a;b)$ ou $\vec{u}\begin{pmatrix} a \\ b \end{pmatrix}$

$\vec{v}$ a pour coordonnées $(a';b')$ dans la base $\left(\vec{i},\vec{j}\right)$. On note $\vec{v}(a';b')$ ou $\vec{v}\begin{pmatrix} a' \\ b' \end{pmatrix}$

On en déduit que :

- $\vec{u} + \vec{v}$ a pour composantes $(a + a';b + b')$
- $\vec{u} - \vec{v}$ a pour composantes $(a - a';b - b')$
- $k\vec{u}$ a pour composantes $(ka;kb)$, avec k un nombre réel

Vecteur directeur d'une droite

Une droite d d'équation $ax + by + c = 0$, avec a et b étant deux nombres réels non nuls, admet comme vecteur directeur $\vec{u}(-b;a)$ et comme coefficient directeur (pente ou coefficient angulaire) $m = \frac{-a}{b}$

Comme expliqué dans la partie « Fonctions », dans un repère orthonormé :

- Si $d \parallel d'$, alors $m = m'$ (pente identique)
- Si $d \perp d'$, alors $m = -\frac{1}{m'}$ (le coefficient directeur de l'une est l'opposé de l'inverse de l'autre)

3 Opérations sur les vecteurs

3.1 Loi de Chasles

A et C étant deux points d'un plan, la translation de A vers C peut être réalisée en passant par un point B quelconque tels que :

$$\overrightarrow{AB} + \overrightarrow{BC} = \overrightarrow{AC} \quad \textbf{Loi de Chasles}$$

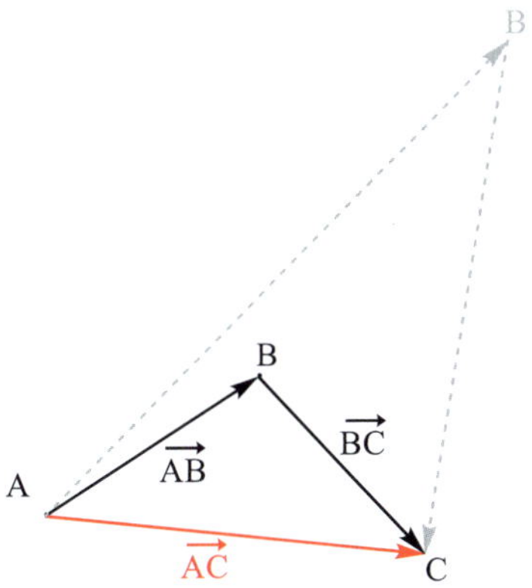

Cette loi n'est appliquée que si les deux vecteurs ont un point en commun qui correspond à l'extrémité de l'un et à l'origine de l'autre. Dans le cas **C** ci-dessous, on a dû réaliser une translation sur le vecteur $\vec{v}_2$ pour remplir les conditions de la *loi de Chasles* :

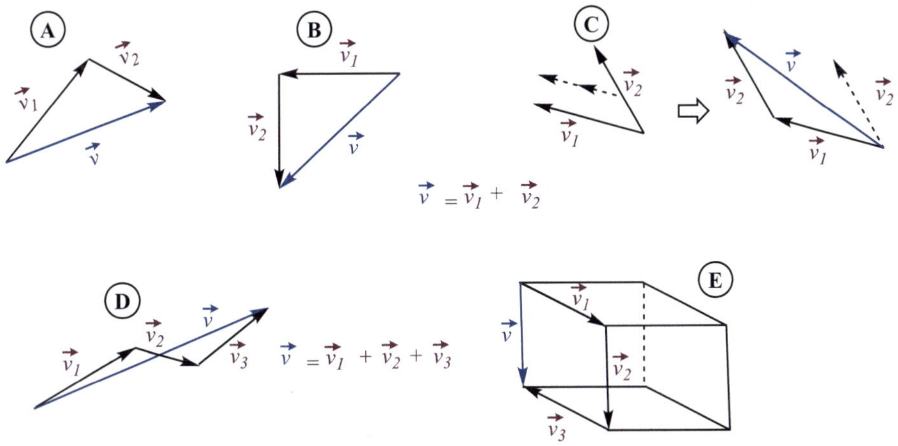

Le cas **A** peut être considéré comme un exemple concret représentant la vitesse d'un avion par rapport au sol : $\vec{v}_1$ est la vitesse de l'avion par rapport à l'air, $\vec{v}_2$ est la vitesse de l'air par rapport au sol et la résultante de ces deux vecteurs donne la vitesse de cet avion par rapport au sol, soit $\vec{v}$.

3.2 Règle du parallélogramme

Reprenons la figure du cas **C**, pour en déduire que :

Si $\overrightarrow{AB} + \overrightarrow{AD} = \overrightarrow{AC}$, alors ABCD est un parallélogramme.

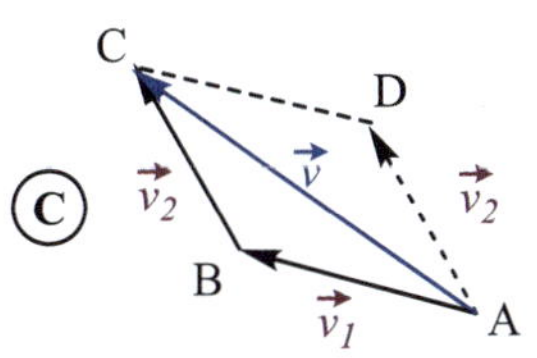

Mathématiques

3.3 Différence entre deux vecteurs

$$\vec{v}_1 - \vec{v}_2 = \vec{v}_1 + \left(-\vec{v}_2\right) = \vec{v}$$

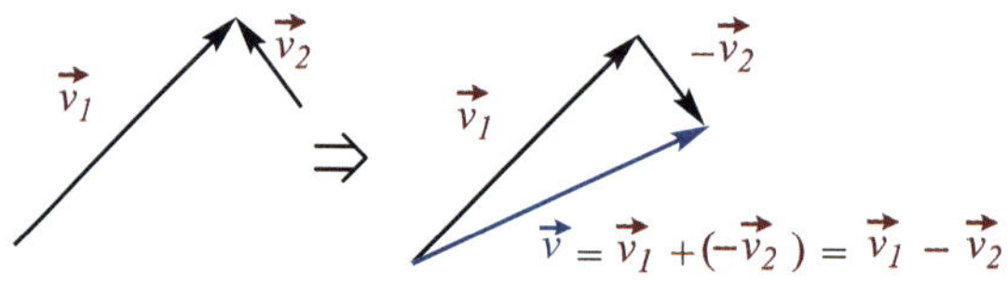

3.4 Produit d'un vecteur par un nombre réel

Le produit d'un vecteur par un nombre réel non nul est un vecteur, soit $\vec{u} = k\vec{v}$ et $k \in \mathbb{R}_0$. Les caractéristiques de $\vec{u}$ et $\vec{v}$ sont :

- Même direction
- Même sens si k est positif et sens contraire si k est négatif
- Norme : $\|\vec{u}\| = |k|\|\vec{v}\|$

3.5 Propriétés des vecteurs

- Les vecteurs $\vec{u}$ et $\vec{v}$ sont colinéaires si et seulement si $\vec{u} = k\vec{v}$ et k est un nombre réel non nul.
  - Si $\overrightarrow{AB} = k\overrightarrow{CD}$ et k est un nombre réel non nul, alors $\overrightarrow{AB}$ et $\overrightarrow{CD}$ sont parallèles.
  - Si $\overrightarrow{AB} = k\overrightarrow{AC}$ et k est un nombre réel non nul, alors les points A, B et C sont alignés.
- $\forall a \in \mathbb{R}, a \times \left(\vec{u} + \vec{v}\right) = a\vec{u} + a\vec{v}$
- $\forall a, b \in \mathbb{R}, a \times \left(b\vec{u}\right) = \left(ab\right) \times \vec{u}$
- $\forall a, b \in \mathbb{R}, a \times \left(-b\vec{u}\right) = -\left(ab\right) \times \vec{u}$
- $\overrightarrow{\boldsymbol{AB}} + \overrightarrow{\boldsymbol{BC}} + \overrightarrow{\boldsymbol{CD}} + \overrightarrow{\boldsymbol{DF}} = \overrightarrow{AF}$
- Si les deux points A et B ont pour coordonnées $A\left(x_A ; y_A\right)$ et $B\left(x_B ; y_B\right)$, alors le vecteur $\overrightarrow{AB}$ a pour composantes $\left(x_B - x_A ; y_B - y_A\right)$, et admet comme norme $\sqrt{\left(x_B - x_A\right)^2 + \left(y_B - y_A\right)^2}$

3.6 Produit scalaire de deux vecteurs

Soit $\vec{u}\left(x, y\right)$ et $\vec{v}\left(x', y'\right)$.

D'où $\vec{u} + \vec{v}\left(x + x', y + y'\right)$

Le produit scalaire de $\vec{u}$ par $\vec{v}$ est un nombre réel qu'on peut calculer de deux manières :

1. $\vec{u}.\vec{v} = xx' + yy'$ (méthode analytique)
2. $\vec{u}.\vec{v} = \|\vec{u}\| \times \|\vec{v}\| \times \cos\left(\vec{u}, \vec{v}\right)$

Pour $\vec{u}.\vec{v} = xx' + yy'$

Dans un repère orthonormé de base $\left(\vec{i}, \vec{j}\right)$, si on suppose que $\vec{u} = x\vec{i} + y\vec{j}$ et $\vec{v} = x'\vec{i} + y'\vec{j}$,

alors $\vec{u}.\vec{v} = \left(x\vec{i} + y\vec{j}\right) \times \left(x'\vec{i} + y'\vec{j}\right) = xx'\vec{i}.\vec{i} + xy'\vec{i}.\vec{j} + yx'\vec{j}.\vec{i} + yy'\vec{j}.\vec{j}$

Or $\vec{i}.\vec{i} = \vec{j}.\vec{j} = 1$ et $\vec{i}.\vec{j} = \vec{j}.\vec{i} = 0$

D'où $\vec{u}.\vec{v} = xx' + yy'$

Exemple :

Soit $\vec{u}(1,2)$ et $\vec{v}(4,0)$.

- $\vec{u}.\vec{v} = xx' + yy' = 1 \times 4 + 2 \times 0 = 4$

Soit $\|\vec{u}\| = \sqrt{(x)^2 + (y)^2} = \sqrt{(1)^2 + (2)^2} = \sqrt{5}$

$\|\vec{v}\| = \sqrt{(x')^2 + (y')^2} = \sqrt{(4)^2 + (0)^2} = 4$

- $\vec{u}.\vec{v} = \|\vec{u}\| \times \|\vec{v}\| \times \cos(\vec{u},\vec{v}) = \sqrt{5} \times 4 \times \cos(\vec{u},\vec{v})$

Important !

En égalisant les deux nombres, on en déduit l'angle formé entre les deux vecteurs :

$$\cos(\vec{u},\vec{v}) = \frac{\vec{u}.\vec{v}}{\|\vec{u}\| \times \|\vec{v}\|} = \frac{4}{\sqrt{5} \times 4} = \frac{\sqrt{5}}{5}$$

d'où l'angle est égal à $\arccos(\frac{\sqrt{5}}{5}) = 63,4°$

$\vec{u}.\vec{v} = \vec{v}.\vec{u}$, car la fonction cosinus est paire ($\cos(-\alpha) = \cos\alpha$)

$\vec{u}.\vec{u} = \|\vec{u}\|^2$, car $\|\vec{u}\| \times \|\vec{u}\| \times \cos(\vec{u},\vec{u}) = \|\vec{u}\|^2 \times \cos(0) = \|\vec{u}\|^2$

$\vec{u}$ et $\vec{v}$ sont orthogonaux ($\vec{u} \perp \vec{v}$) si et seulement si le produit scalaire $\vec{u}.\vec{v} = 0$

Le produit scalaire est linéaire :

$$(k \times \vec{u}).\vec{v} = k \times (\vec{u}.\vec{v})$$

$$(\vec{u} + \vec{w}).\vec{v} = (\vec{u}.\vec{v}) + (\vec{w}.\vec{v})$$

Application :

$(\vec{u} + \vec{v}).(\vec{u} + \vec{v}) = \|\vec{u} + \vec{v}\|^2 = \|\vec{u}\|^2 + \|\vec{v}\|^2 + 2 \times \vec{u}.\vec{v}$

On peut aussi procéder par linéarité :

$$\|\vec{u} + \vec{v}\|^2 = (\vec{u} + \vec{v}).(\vec{u} + \vec{v}) = (\vec{u}.\vec{u}) + (\vec{u}.\vec{v}) + (\vec{v}.\vec{u}) + (\vec{v}.\vec{v}) = \|\vec{u}\|^2 + \|\vec{v}\|^2 + 2 \times \vec{u}.\vec{v}$$

On peut aussi écrire que :

$\|\vec{u} - \vec{v}\|^2 = \|\vec{u}\|^2 + \|\vec{v}\|^2 - 2 \times \vec{u}.\vec{v}$, et $(\vec{u} + \vec{v}).(\vec{u} - \vec{v}) = \|\vec{u}\|^2 - \|\vec{v}\|^2$

Enfin, comme les composantes de $\vec{u} + \vec{v}$ sont $(x + x', y + y')$, $\|\vec{u} + \vec{v}\|^2$ vaut également :

$$\|\vec{u} + \vec{v}\|^2 = (x + x')^2 + (y + y')^2$$

QCM

Calcul vectoriel

1 On considère le dessin suivant :

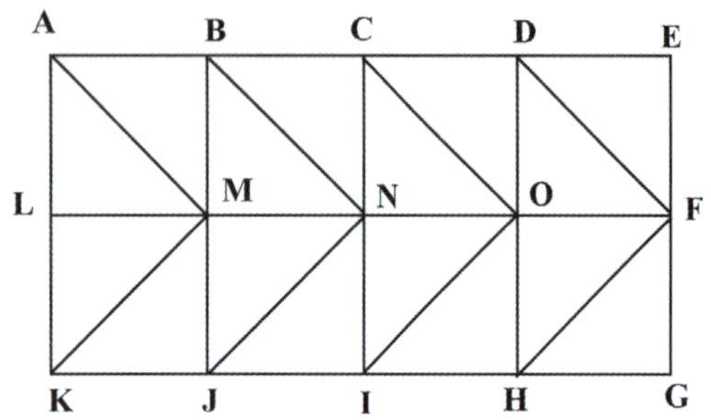

Le vecteur $\vec{v}$ qui est égal à $\overrightarrow{AE} - \overrightarrow{DE} + \overrightarrow{OL} + \overrightarrow{MJ} + 2\overrightarrow{KJ} + \overrightarrow{IN}$ est :

- ❑ **A.** $\overrightarrow{AL}$
- ❑ **B.** $\overrightarrow{IO}$
- ❑ **C.** $\overrightarrow{AE}$
- ❑ **D.** $\overrightarrow{LN}$

2 Soit $ABCD$OFGH un cube dont la face plane OFGH est fixée dans un repère orthonormé comme représenté ci-dessous :

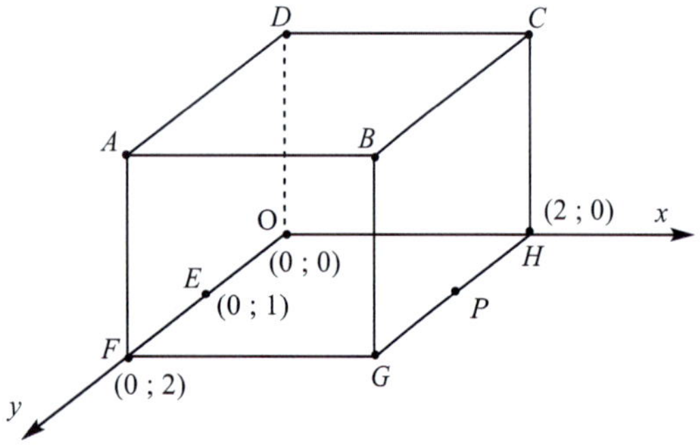

P est le milieu du segment $[GH]$.
Parmi les propositions suivantes, indiquer la(les) proposition(s) correctes(s).

- ❑ **A.** $\overrightarrow{GH} = \overrightarrow{OH} - \overrightarrow{FG} + \overrightarrow{FO}$
- ❑ **B.** $\overrightarrow{OG} = \overrightarrow{OH} - \overrightarrow{HG}$
- ❑ **C.** $\overrightarrow{GH} = -\overrightarrow{OF}$
- ❑ **D.** $\overrightarrow{HG} = 2\overrightarrow{OE}$
- ❑ **E.** $\overrightarrow{OF}.\left(3 \times \overrightarrow{OF}\right) = 12$
- ❑ **F.** La norme du vecteur $\sqrt{2}\,\overrightarrow{OG}$ est égale à $4\sqrt{2}$
- ❑ **G.** $\overrightarrow{OG} \cdot \overrightarrow{OH} = 0$
- ❑ **H.** $\overrightarrow{OE} \cdot \overrightarrow{OH} = 0$
- ❑ **I.** $\overrightarrow{GH}.\left(3 \times \overrightarrow{OH}\right) = 0$
- ❑ **J.** $\overrightarrow{EP} \cdot \overrightarrow{GH} = 0$
- ❑ **K.** La norme du vecteur $\overrightarrow{EP}$ est égale à celle du vecteur $2\overrightarrow{OE}$.
- ❑ **L.** EPGF est un parallélogramme.

3 Soit deux vecteurs $\vec{u}$ et $\vec{v}$.
On considère que $(1;1)$ et $(-2;4)$ sont les composantes respectives de $\vec{u}$ et $\vec{v}$. Que vaut $\|\vec{u} + \vec{v}\|$?

- ❑ **A.** $\sqrt{10}$
- ❑ **B.** 13
- ❑ **C.** $2\sqrt{6}$
- ❑ **D.** $\sqrt{26}$

4 Soit deux vecteurs $\vec{u}$ et $\vec{v}$.
Si on admet que $(0;2)$ et $(2;2\sqrt{3})$ sont les composantes respectives de $\vec{u}$ et $\vec{v}$, que vaut l'amplitude de l'angle formé entre ces deux vecteurs ?

- ❑ **A.** 0
- ❑ **B.** $30°$
- ❑ **C.** $45°$
- ❑ **D.** $60°$
- ❑ **E.** $90°$

5 Soit $(1;x)$ et $(1;\sqrt{3})$ les composantes respectives des vecteurs $\vec{u}$ et $\vec{v}$, avec x étant un nombre réel non nul.
Sachant que l'angle entre $\vec{u}$ et $\vec{v}$ est égal à $\frac{\pi}{6}$, que vaut x ?

- ❑ **A.** 1
- ❑ **B.** $\sqrt{2}$
- ❑ **C.** $-\sqrt{2}$
- ❑ **D.** $\sqrt{3}$
- ❑ **E.** Aucune de ces quatre réponses n'est correcte

6 Soit $(a;a)$ et $(a;a/3)$ les composantes respectives des vecteurs $\vec{u}$ et $\vec{v}$ telles que $a \in \mathbb{R}_0^+ \setminus \{1\}$.
On note α l'angle formé entre les deux vecteurs $\vec{u}$ et $\vec{v}$.
Répondre par **Vrai** ou **Faux**.

A. La norme du vecteur $\vec{u}$ est égale à $\sqrt{2}a$.

❑ **V** ❑ **F**

B. La norme du vecteur $\vec{v}$ est égale à $\frac{\sqrt{10}}{3}a$.

❑ **V** ❑ **F**

C. Le produit scalaire de $\vec{u}$ par $\vec{v}$ est un nombre réel, et égal à $\frac{4}{3}a$.

❑ **V** ❑ **F**

D. Le cosinus de l'angle formé entre les deux vecteurs est égal à $\frac{2\sqrt{5}}{5}a$.

❑ **V** ❑ **F**

E. Le produit scalaire $(\vec{u}+\vec{v}).(\vec{u}+\vec{v})$ est un nombre réel, et est égal à 52 si $a=3$.

❑ **V** ❑ **F**

F. Le produit scalaire $(\vec{u}+\vec{v}).(\vec{u}-\vec{v})$ est un nombre réel, et est égal à $\frac{4}{9}a^2$.

❑ **V** ❑ **F**

G. Le produit scalaire $(\vec{u}-\vec{v}).(\vec{u}-\vec{v})$ est un nombre réel, et est égal à $\frac{8}{9}a^2$.

❑ **V** ❑ **F**

H. La norme de $3\times(\vec{u}-\vec{v})$ est égale à $\frac{2}{3}a$.

❑ **V** ❑ **F**

I. Le vecteur $\vec{w}$ de composantes $(-1;3)$ est perpendiculaire au vecteur $\vec{v}$.

❑ **V** ❑ **F**

7 Dans un repère $(O;\vec{i},\vec{j})$ orthonormé, les coordonnées de $\vec{u}$ et $\vec{v}$ sont respectivement $\left(\sqrt{2}-1;-\sqrt{2}\right)$ et $\left(1;-\sqrt{2}-2\right)$.
Parmi les propositions suivantes, indiquer la(les) affirmation(s) correctes(s).

❑ **A.** $\vec{u}=\left(\sqrt{2}-1\right)\vec{i}-\sqrt{2}\vec{j}$

❑ **B.** La norme du vecteur $\vec{v}$ est égale à $\sqrt{7-4\sqrt{2}}$.

❑ **C.** $\vec{u}$ et $\vec{v}$ sont colinéaires.

❑ **D.** $\vec{u}$ et $\vec{v}$ sont orthogonaux.

❑ **E.** Aucune de ces quatre réponses n'est correcte.

8 Dans un repère $(O;\vec{i},\vec{j})$ orthonormé, On considère les points $A(0;3)$, $B(1;5)$, $C(-2;-1)$ et $D(2;2)$.
Parmi les affirmations suivantes, indiquer la(les) proposition(s) correctes(s).

❑ **A.** Les points A, B et C sont alignés.

❑ **B.** Le vecteur directeur de la droite (AB) est $\vec{u}(1;2)$.

❑ **C.** Le vecteur directeur de la droite (AD) est $\vec{v}(2;-1)$.

❑ **D.** Les coordonnées du vecteur $\vec{w}=2\overrightarrow{AB}$ sont $(2;4)$.

❑ **E.** Les droites (AB) et (AD) sont perpendiculaires.

❑ **F.** Les droites (AB) et (AD) sont parallèles.

9 Dans un plan muni d'un repère cartésien orthonormé, on considère $\left(2;\sqrt{5}\right)$ et $\left(-4;0\right)$ les composantes respectives des deux vecteurs $\vec{u}$ et $\vec{v}$.
Répondre par **Vrai** ou **Faux**.

A. La norme du vecteur $\vec{u}$ est égale à 3.

❑ **V** ❑ **F**

B. La norme du vecteur $\vec{v}$ est égale à 4.

❑ **V** ❑ **F**

C. Le produit scalaire de $\vec{u}\cdot\vec{v}$ est un nombre négatif.

❑ **V** ❑ **F**

D. Le carré de la norme $\vec{u}-\vec{v}$ vaut 41.

❑ **V** ❑ **F**

E. Le carré de la norme du vecteur $\vec{m}=\vec{u}+\vec{v}$ vaut le carré de la norme du vecteur dont les composantes sont $(-2;\sqrt{5})$.

❑ **V** ❑ **F**

Solutions

Calcul vectoriel

1 Réponse D.

En effet,

$$\overrightarrow{AE} - \overrightarrow{DE} + \overrightarrow{OL} + \overrightarrow{MJ} + 2\overrightarrow{KJ} + \overrightarrow{IN} =$$
$$\left(\overrightarrow{AE} + \overrightarrow{ED}\right) + \overrightarrow{DA} + \left(\overrightarrow{LK} + \overrightarrow{KJ}\right) + \overrightarrow{KJ} + \overrightarrow{IN}$$

Avec $-\overrightarrow{DE} = \overrightarrow{ED}$, $\overrightarrow{OL} = \overrightarrow{DA}$, $\overrightarrow{MJ} = \overrightarrow{LK}$ et $2\overrightarrow{KJ} = \overrightarrow{KJ} + \overrightarrow{KJ}$

On obtient :

$$\vec{v} = \overrightarrow{AD} + \overrightarrow{DA} + \overrightarrow{LJ} + \overrightarrow{KJ} + \overrightarrow{IN} \quad \text{(avec } \overrightarrow{KJ} = \overrightarrow{JI}\text{)}$$
$$= \overrightarrow{AA} + \overrightarrow{LJ} + \overrightarrow{JI} + \overrightarrow{IN}$$

On en déduit donc que $\vec{v} = \overrightarrow{LN}$.

2 Réponses A, C, D, E, H, I, J, K et L.

On considère les points situés uniquement dans le repère orthonormé O xy :

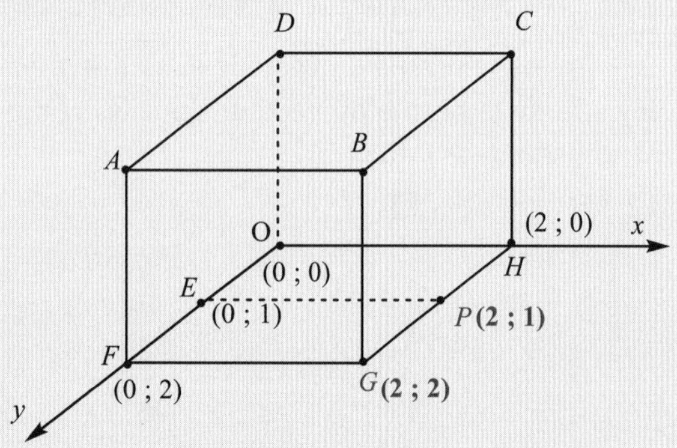

Les coordonnées de G, étant donné que OFGH est un carré, sont $(2;2)$.

Le point P est le milieu du segment $[GH]$, ses coordonnées dans le repère sont :

$$\left(\frac{x_H + x_G}{2};\frac{y_H + y_G}{2}\right) = \left(\frac{2+2}{2};\frac{0+2}{2}\right) = (2;1)$$

A. Vrai, car

$$\overrightarrow{GH} = \overrightarrow{OH} - \overrightarrow{FG} + \overrightarrow{FO}$$
$$= \overrightarrow{OH} + \overrightarrow{GF} + \overrightarrow{FO} \quad \textbf{(relation de Chasles)}$$
$$= \overrightarrow{GF} + \overrightarrow{FO} + \overrightarrow{OH}$$
$$= \overrightarrow{GH}$$

B. Faux, car

$$\overrightarrow{OG} \neq \overrightarrow{OH} - \overrightarrow{HG} = \overrightarrow{OH} + \overrightarrow{GH} \Leftrightarrow$$
$$(2;2) \neq (2;0) + (2-2;0-2) = (2;-2)$$

- $\overrightarrow{OG}$ a pour composantes $(2;2)$
- $\overrightarrow{OH}$ a pour composantes $(2;0)$
- $\overrightarrow{GH}$ a pour composantes $(2-2;0-2) = (0;-2)$

C. Vrai, car $\overrightarrow{GH} = -\overrightarrow{OF} = \overrightarrow{FO}$ (même direction, même sens et même norme)

On doit aussi constater que les composantes des deux vecteurs sont identiques :

- $\overrightarrow{GH}$ a pour composantes $(0;-2)$
- $\overrightarrow{FO}$ a pour composantes $(0-0;0-2) = (0;-2)$

D. Vrai.

Soit $\overrightarrow{OE} = \overrightarrow{EF}$

D'où :

$$2\overrightarrow{OE} = \overrightarrow{OE} + \overrightarrow{OE} = \overrightarrow{OE} + \overrightarrow{EF} = \overrightarrow{OF} = \overrightarrow{HG}$$

E. Vrai, car

$$\overrightarrow{OF} \cdot \left(3 \times \overrightarrow{OF}\right) = 3 \times \left(\overrightarrow{OF} \cdot \overrightarrow{OF}\right) = 3 \times \left\|\overrightarrow{OF}\right\|^2$$
$$= 3 \times \left(0^0 + 2^2\right) = 12$$

F. Faux, car

$$\sqrt{2}\left\|\overrightarrow{OG}\right\| = \sqrt{2} \times \sqrt{2^2 + 2^2} = \sqrt{16} = 4$$

G. Faux. $\overrightarrow{OG} \cdot \overrightarrow{OH} = 2 \times 2 + 2 \times 0 = 4 \neq 0$. Donc, les deux vecteurs ne sont pas orthogonaux.

H. Vrai, car les deux vecteurs sont perpendiculaires : $\overrightarrow{OE} \cdot \overrightarrow{OH} = 2 \times 0 + 0 \times 1 = 0$.

I. Vrai. $\overrightarrow{GH} \cdot \left(3 \times \overrightarrow{OH}\right) = 3\left(\overrightarrow{GH} \cdot \overrightarrow{OH}\right) = 0$, car les deux vecteurs sont perpendiculaires.

J. Vrai.

$\overrightarrow{EP}$ a pour composantes $(2-0;1-1) = (2;0)$

$\overrightarrow{GH}$ a pour composantes $(2-2;0-2) = (0;-2)$

$$\overrightarrow{EP} \cdot \overrightarrow{GH} = 2 \times 0 + (-2) \times 0 = 0$$

K. Vrai, car

$$\left\|\overrightarrow{EP}\right\| = \sqrt{2^2 + 0^2} = 2 \text{ et } \left\|\overrightarrow{OE}\right\| = \sqrt{0^2 + 1^2} = 1$$

L. Vrai, car $\overrightarrow{EG} = \overrightarrow{EP} + \overrightarrow{EF}$ ($\overrightarrow{EF} = \overrightarrow{PG}$) : propriété du parallélogramme.

3 La bonne réponse est D.

Soit les composantes de $\vec{u} + \vec{v}$:

$$(x + x';y + y') = (1-2;1+4) = (-1;5)$$

Comme $\|\vec{u}+\vec{v}\|^2 = (x+x')^2 + (y+y')^2$

Il vient $\|\vec{u}+\vec{v}\| = \sqrt{(x+x')^2 + (y+y')^2}$

Soit, numériquement :

$\|\vec{u}+\vec{v}\| = \sqrt{(-1)^2 + (5)^2} = \sqrt{26}$ **(Réponse D)**

4 La bonne réponse est B.

Soit $\vec{u}(0;2)$ et $\vec{v}(2;2\sqrt{3})$.

Le produit scalaire de $\vec{u}$ par $\vec{v}$ est un nombre réel qu'on peut calculer de deux manières :

- $\vec{u}.\vec{v} = xx' + yy' = 0 \times 2 + 2 \times 2\sqrt{3} = 4\sqrt{3}$
- $\vec{u}.\vec{v} = \|\vec{u}\| \times \|\vec{v}\| \times \cos(\vec{u},\vec{v}) = 4 \times 2 \times \cos(\vec{u},\vec{v})$
  $= 8 \times \cos(\vec{u},\vec{v})$

Avec

$\|\vec{u}\| = \sqrt{(x)^2 + (y)^2} = \sqrt{(0)^2 + (2)^2} = 2$

$\|\vec{v}\| = \sqrt{(x')^2 + (y')^2} = \sqrt{(2)^2 + (2\sqrt{3})^2} = 4$

Si on égalise les deux nombres, on obtient :

$$\cos(\vec{u},\vec{v}) = \frac{4\sqrt{3}}{8} = \frac{\sqrt{3}}{2}$$

d'où l'angle est égal $\frac{\pi}{6} = 30°$ **(Réponse B)**

5 La bonne réponse est E.

Soit $\vec{u}(1;x)$ et $\vec{v}(1;\sqrt{3})$.

Le produit scalaire de $\vec{u}$ par $\vec{v}$ est égal à :

- $\vec{u}.\vec{v} = 1 \times 1 + x \times \sqrt{3} = 1 + \sqrt{3}x$
- $\vec{u}.\vec{v} = \|\vec{u}\| \times \|\vec{v}\| \times \cos(\vec{u},\vec{v})$
  $= \sqrt{1+x^2} \times 2 \times \cos(\vec{u},\vec{v})$
  $= \sqrt{1+x^2} \times 2 \times \frac{\sqrt{3}}{2}$

Avec

$\|\vec{v}\| = \sqrt{(1)^2 + (\sqrt{3})^2} = \sqrt{1+3} = 2$

$\|\vec{u}\| = \sqrt{(1)^2 + (x)^2} = \sqrt{1+x^2}$

Si on égalise les deux nombres, on obtient, après résolution :

$$1 + \sqrt{3}x = \sqrt{1+x^2} \cdot \sqrt{3}$$

$$(1 + \sqrt{3}x)^2 = \left(\sqrt{1+x^2}\right)^2 \cdot 3$$

$$1 + 2\sqrt{3}x + 3x^2 = (1+x^2) \cdot 3$$

D'où $2\sqrt{3}x = 2$

Donc $x = \frac{1}{\sqrt{3}}$ **(Réponse E)**

6 Soit $\vec{u}(a;a)$, $\vec{v}(a;a/3)$ et $\vec{w}(-1;3)$

A. Vrai, car $\|\vec{u}\| = \sqrt{a^2 + a^2} = \sqrt{2a^2} = \sqrt{2}a$

B. Vrai, $\|\vec{v}\| = \sqrt{a^2 + \left(\frac{a}{3}\right)^2} = \frac{\sqrt{10}}{3}a$

C. Faux, car

$$\vec{u}.\vec{v} = \left(a \times a + a \times \frac{a}{3}\right) = \frac{4}{3}a^2 \ (\neq \frac{4}{3}a)$$

D. Faux.

$$\vec{u}.\vec{v} = \frac{4}{3}a^2 = \|\vec{u}\| \times \|\vec{v}\| \times \cos\alpha$$

Or $\|\vec{u}\| = \sqrt{2}a$ et $\|\vec{v}\| = \frac{\sqrt{10}}{3}a$

D'où $\cos\alpha = \frac{4}{\sqrt{20}} = \frac{2\sqrt{5}}{5}$ $(\neq \frac{2\sqrt{5}}{5}a)$

E. Vrai.

$(\vec{u}+\vec{v})$ a pour composantes $\left(a+a;a+\frac{a}{3}\right)$, soit $\left(2a;\frac{4a}{3}\right)$

D'où :

$$(\vec{u}+\vec{v}).(\vec{u}+\vec{v}) = 2a \times 2a + \frac{4a}{3} \times \frac{4a}{3} = \frac{52}{9}a^2$$

Si $a = 3$, $(\vec{u}+\vec{v}).(\vec{u}+\vec{v}) = \|\vec{u}+\vec{v}\|^2 = 52$

F. Faux.

Soit

- $\vec{u}+\vec{v}$ a pour composantes
  $$\left(a+a;a+\frac{a}{3}\right) = \left(2a;\frac{4a}{3}\right)$$
- $\vec{u}-\vec{v}$ a pour composantes
  $$\left(a-a;a-\frac{a}{3}\right) = \left(0;\frac{2a}{3}\right)$$

D'où :

$$(\vec{u}+\vec{v}).(\vec{u}-\vec{v}) = 2a \times 0 + \frac{4a}{3} \times \frac{2a}{3} = \frac{8}{9}a^2$$

Le produit scalaire $(\vec{u}+\vec{v}).(\vec{u}-\vec{v})$ est un nombre réel, et est égal à $\frac{8}{9}a^2$, soit $\neq \frac{4}{9}a^2$.

On note que $(\vec{u}+\vec{v}).(\vec{u}-\vec{v}) = \|\vec{u}\|^2 - \|\vec{v}\|^2$

G. Faux, car

$$(\vec{u}-\vec{v}).(\vec{u}-\vec{v}) = 0 \times 0 + \frac{2a}{3} \times \frac{2a}{3} = \frac{4a^2}{9}$$

$$(\neq \frac{8}{9}a^2).$$

On note que $(\vec{u}-\vec{v}).(\vec{u}-\vec{v}) = \|\vec{u}-\vec{v}\|^2$

H. Faux, car

$$\|3 \times (\vec{u}-\vec{v})\| = 3 \times \|(\vec{u}-\vec{v})\| = 3 \times \sqrt{\frac{4a^2}{9}} = 2a$$

$$(\neq \frac{2}{3}a).$$

Mathématiques

I. Vrai, car le produit scalaire $\vec{w}.\vec{v}$ est nul :

$$\vec{w}.\vec{v} = -1 \times a + 3 \times \frac{a}{3} = 0$$

7 Les affirmations correctes sont A et C.

A est vrai.

B est faux, car

$$\begin{aligned}\|\vec{v}\| &= \sqrt{1^2 + \left(-\sqrt{2}-2\right)^2} \\ &= \sqrt{1^2 + 2 + 4\sqrt{2} + 4} \\ &= \sqrt{7 + 4\sqrt{2}} \quad \left(\neq \sqrt{7 - 4\sqrt{2}}\right)\end{aligned}$$

Pour C, $\vec{u}$ et $\vec{v}$ sont colinéaires car $\vec{v} = k\vec{u}$, avec $k = \sqrt{2} + 1$:

$$\left(\sqrt{2}+1\right) \times \left(\sqrt{2}-1; -\sqrt{2}\right) = \left(1; -\sqrt{2}-2\right)$$

D est faux, car $\vec{u}.\vec{v} \neq 0$

$\left(\vec{u}.\vec{v} = \sqrt{2} - 1 + \left(-\sqrt{2}\right) \times \left(-\sqrt{2} - 2\right) = 3\sqrt{2} + 1\right)$

8 Toutes les réponses sont correctes sauf F.

A. Vrai, car $\overrightarrow{AB} = k\overrightarrow{AC}$, avec

$$k = -\frac{1}{2}\left[\left(1-0; 5-3\right) = -\frac{1}{2} \times \left(-2-0; -1-3\right)\right]$$

B. Vrai.

Si $\vec{u}\left(1;2\right) = \left(-b;a\right)$ est le vecteur directeur de la droite (AB), alors

$$ax + by + c = 0 \Leftrightarrow 2x - y + c = 0$$

Le nombre c calculé avec les coordonnées des points A et B doit être le même, si la proposition est correcte :

- avec $A\left(0;3\right)$, on a
$$c = -2x + y = -2 \times 0 + 3 = 3$$
- avec $B\left(1;5\right)$, on a
$$c = -2x + y = -2 \times 1 + 5 = 3$$

D'où le nombre c est le même.

Par conséquent, **l'affirmation B est correcte**. Le vecteur directeur de la droite (AB) est $\vec{u}\left(1;2\right)$

C. Vrai.

Si $\vec{v}\left(2;-1\right) = \left(-b;a\right)$ est le vecteur directeur de la droite (AD), alors

$$ax + by + c = 0 \Leftrightarrow -1x - 2y + c = 0$$

Le nombre c calculé avec les coordonnées de A et D doit être le même, sinon la proposition n'est pas correcte :

- avec $A\left(0;3\right)$, on obtient
$$c = x + 2y = 0 + 2 \times 3 = 6$$
- avec $D\left(2;2\right)$, on obtient
$$c = x + 2y = 2 + 2 \times 2 = 6$$

D'où le nombre c est le même.

On en conclut que le vecteur directeur de la droite (AD) est $\vec{v}\left(2;-1\right)$.

D. Vrai, car les coordonnées du vecteur $\vec{w} = 2\overrightarrow{AB}$ sont $2 \times \left(1;2\right) = \left(2;4\right)$

E. Vrai.

Soit $m\left(AB\right)$ et $m\left(AD\right)$ les pentes (les coefficients directeurs) respectives des droites (AB) et (AD).

Les droites (AB) et (AD) sont perpendiculaires si et seulement si $m\left(AB\right) = -\dfrac{1}{m\left(AD\right)}$:

$\vec{u}\left(1;2\right) = \left(-b;a\right)$ est le vecteur directeur de la droite (AB), $m\left(AB\right) = -\dfrac{a}{b} = \dfrac{2}{1} = 2$

$\vec{v}\left(2;-1\right) = \left(-b;a\right)$ est le vecteur directeur de la droite (AD), $m\left(AD\right) = -\dfrac{a}{b} = -\dfrac{1}{2}$

D'où $m\left(AB\right) = -\dfrac{1}{m\left(AD\right)}$

On en déduit donc que les droites (AB) et (AD) sont perpendiculaires.

On peut aussi justifier la réponse en calculant le produit scalaire $\overrightarrow{AB} \cdot \overrightarrow{AD} = 0$ (ou $\vec{u}.\vec{v} = 0$)

Soit $\overrightarrow{AB}\left(1;2\right)$ et $\overrightarrow{AD}\left(2;-1\right)$

D'où $\overrightarrow{AB} \cdot \overrightarrow{AD} = 1 \times 2 + 2 \times -1 = 0$

9

A. Vrai, car $\|\vec{u}\| = \sqrt{2^2 + \sqrt{5}^2} = \sqrt{9} = 3$

B. Vrai, car $\|\vec{v}\| = \sqrt{\left(-4\right)^2 + 0^2} = \sqrt{16} = 4$

C. Vrai, car $\vec{u} \cdot \vec{v} = 2 \times \left(-4\right) + \sqrt{5} \times 0 = -8$

D. Vrai, car $\|\vec{u} - \vec{v}\|^2 = 6^2 + \sqrt{5}^2 = 41$, $\left(2 - \left(-4\right); \sqrt{5} - 0\right) = \left(6; \sqrt{5}\right)$: les composantes du vecteur ($\vec{u} - \vec{v}$)). On peut également utiliser :

$$\begin{aligned}\|\vec{u} - \vec{v}\|^2 &= \|\vec{u}\|^2 + \|\vec{v}\|^2 - 2 \times \vec{u} \cdot \vec{v} \\ &= 9 + 16 - 2 \times \left(-8\right) = 41\end{aligned}$$

E. Vrai. Le carré de la norme du vecteur dont les composantes sont $\left(-2; \sqrt{5}\right)$ vaut $4 + 5 = 9$.

Le carré de la norme du vecteur $\vec{m}$ ($\vec{m} = \vec{u} + \vec{v}$) vaut aussi 9, car ses composantes sont aussi égales à $\left(-2; \sqrt{5}\right)$.

Trigonométrie

1 Cercle trigonométrique et définitions des nombres trigonométriques

Dans un repère orthonormé, le cercle trigonométrique est le cercle de centre O et de rayon égal à 1. Il est divisé en quatre quadrants et chaque point sur le cercle porte un angle orienté sur celui-ci.

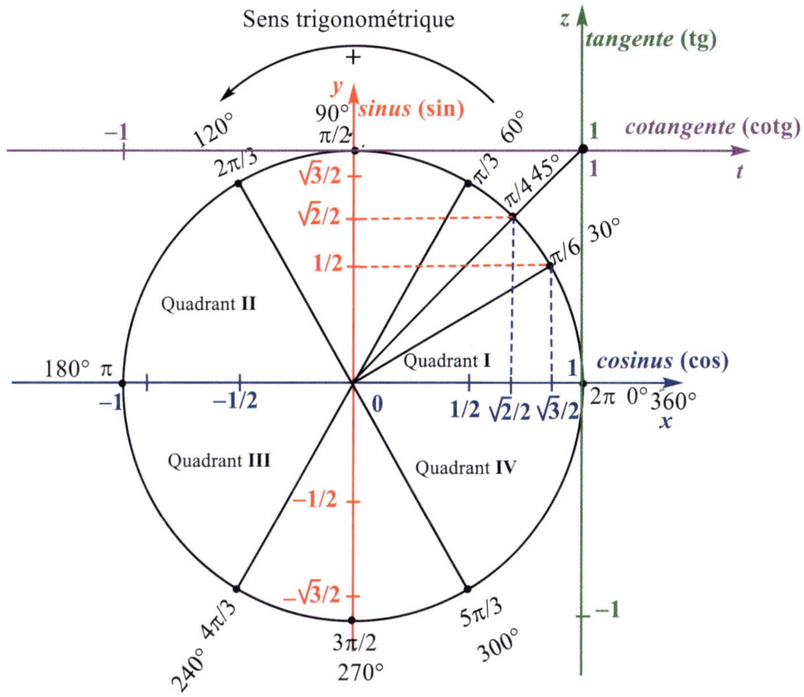

- Le quadrant **I** concerne les angles dont l'amplitude varie entre 0 et $\frac{\pi}{2}$, et le quadrant **II** concerne les angles dont l'amplitude varie entre $\frac{\pi}{2}$ et π, etc.
- Tout point sur l'axe des x détermine le cosinus de l'angle choisi. Pour les angles d'amplitudes remarquables, le nombre que porte leur cosinus est :

$$\cos 0 = 1,\ \cos\frac{\pi}{6} = \frac{\sqrt{3}}{2},\ \cos\frac{\pi}{4} = \frac{\sqrt{2}}{2},\ \cos\frac{\pi}{3} = +\frac{1}{2},$$

$$\cos\frac{\pi}{2} = 0,\ \cos\frac{2\pi}{3} = -\frac{1}{2},\ \cos\pi = -1 \text{ etc.}$$

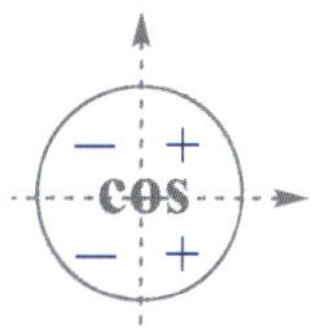

- Le cosinus des angles du premier et du quatrième quadrant est positif, mais celui des angles du deuxième et du troisième quadrant est négatif.
- Quelle que soit l'amplitude de l'angle α, le cosinus varie entre -1 et $+1$: $-1 \leq \cos\alpha \leq +1$.

- Tout point sur l'axe des y détermine le sinus de l'angle choisi. Pour les angles d'amplitudes remarquables, le nombre que porte leur sinus est :

$$\sin 0 = 0,\ \sin\frac{\pi}{6} = \frac{1}{2},\ \sin\frac{\pi}{4} = \frac{\sqrt{2}}{2},\ \sin\frac{\pi}{3} = \frac{\sqrt{3}}{2},$$
$$\sin\frac{\pi}{2} = 1,\ \sin\frac{2\pi}{3} = \frac{\sqrt{3}}{2},\ \sin\pi = 0,\ \text{etc.}$$

- Le sinus des angles du premier et du deuxième quadrant est positif, mais celui des angles du troisième et du quatrième quadrant est négatif.

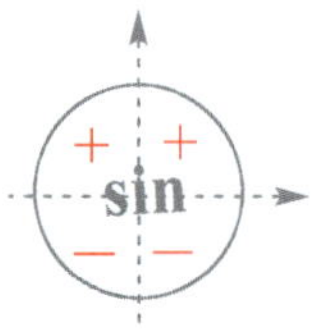

- Quelle que soit l'amplitude de l'angle α, le sinus varie entre -1 et $+1$: $-1 \leq \sin\alpha \leq +1$.
- On remarque que quelle que soit l'amplitude de l'angle α, $\cos^2\alpha + \sin^2\alpha = 1$
- Tout point sur l'axe des z détermine la tangente de l'angle choisi. Pour les angles d'amplitudes remarquables, on a :

$$\operatorname{tg} 0 = 0,\ \operatorname{tg}\frac{\pi}{6} = \frac{\sqrt{3}}{3},\ \operatorname{tg}\frac{\pi}{4} = 1,\ \operatorname{tg}\frac{\pi}{3} = \sqrt{3},$$
$$\operatorname{tg}\frac{\pi}{2}\ \nexists,\ \operatorname{tg}\frac{2\pi}{3} = -\sqrt{3},\ \operatorname{tg}\pi = 0,\ \text{etc.}$$

- La tangente des angles du premier et du troisième quadrant est positive, mais celle des angles du deuxième et du quatrième quadrant est négative. Contrairement aux cosinus et sinus, les valeurs de la tangente ne sont plus limitées entre -1 et 1, elles varient entre $-\infty$ et $+\infty$.

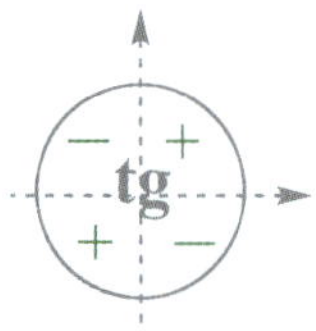

- Pour tout $\alpha \neq \frac{\pi}{2} + k\pi\,(k \in \mathbb{Z})$, la tangente est définie par $\operatorname{tg}\alpha = \frac{\sin\alpha}{\cos\alpha}$.
- Pour tout $\alpha \neq k\pi\,(k \in \mathbb{Z})$, la tangente est définie par $\operatorname{cotg}\alpha = \frac{1}{\operatorname{tg}\alpha} = \frac{\cos\alpha}{\sin\alpha}$.
- Tout point sur l'axe des t détermine la cotangente de l'angle choisi. Pour les angles d'amplitudes remarquables, on a :

$$\operatorname{cotg} 0\ \nexists,\ \operatorname{cotg}\frac{\pi}{6} = \sqrt{3},\ \operatorname{cotg}\frac{\pi}{4} = 1,\ \operatorname{cotg}\frac{\pi}{3} = \frac{\sqrt{3}}{3},$$
$$\operatorname{cotg}\frac{\pi}{2} = 0,\ \operatorname{cotg}\pi\ \nexists,\ \text{etc.}$$

- La cotangente des angles du premier et du troisième quadrant est positive, mais celle des angles du deuxième et du quatrième quadrant est négative. Comme dans le cas de la tangente, les nombres de la cotangente varient entre $-\infty$ et $+\infty$.

Pour bien mémoriser les nombres trigonométriques, il est vivement recommandé de maîtriser parfaitement l'utilisation du cercle trigonométrique.

2 Définitions et représentations des angles associés à un angle donné

2.1 Angles opposés : α et $-\alpha$ $[\alpha + (-\alpha) = 0\ !]$

$\sin(-\alpha) = -\sin\alpha$	$\cos(-\alpha) = \cos\alpha$	$\mathrm{tg}(-\alpha) = -\mathrm{tg}\,\alpha$	$\mathrm{cotg}(-\alpha) = -\mathrm{cotg}\,\alpha$

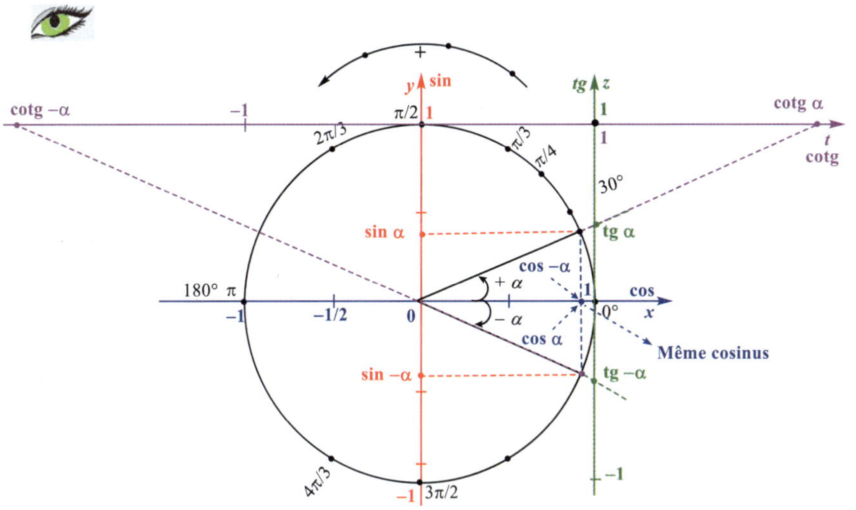

Exemples : $\sin(-5°) = -\sin(5°)$, $\cos(-10°) = \cos(10°)$, etc.

2.2 Angles complémentaires : α et $\frac{\pi}{2} - \alpha \left[\alpha + \left(\frac{\pi}{2} - \alpha\right) = \frac{\pi}{2}\ (\text{ou } 90°)\right]$

$\cos\alpha = \sin\left(\frac{\pi}{2} - \alpha\right)$	$\sin\alpha = \cos\left(\frac{\pi}{2} - \alpha\right)$	$\mathrm{tg}\,\alpha = \mathrm{cotg}\left(\frac{\pi}{2} - \alpha\right)$	$\mathrm{cotg}\,\alpha = \mathrm{tg}\left(\frac{\pi}{2} - \alpha\right)$

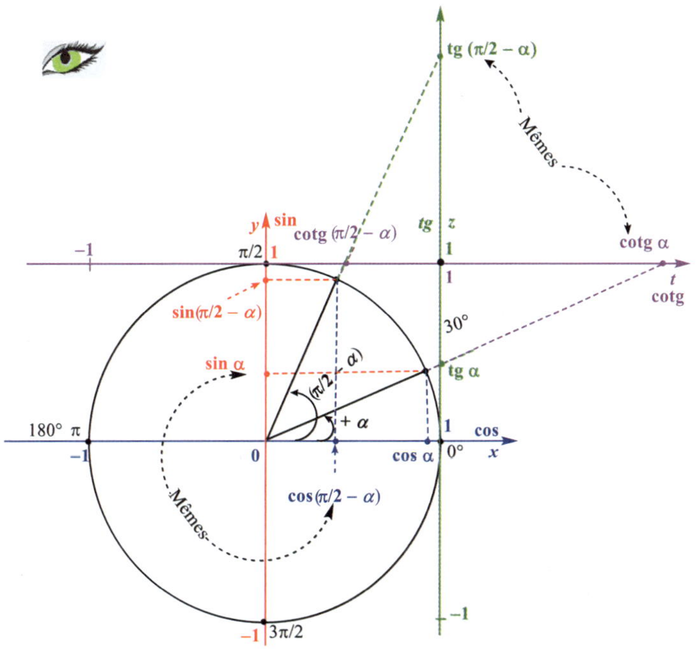

Exemples : $\sin(5°) = \cos(85°)$, $\cos(10°) = \sin(80°)$, $\mathrm{tg}(10°) = \mathrm{cotg}(80°)$, etc.

2.3 Angles anti-complémentaires : α et $\dfrac{\pi}{2}+\alpha\left[\left(\dfrac{\pi}{2}+\alpha\right)-\alpha=\dfrac{\pi}{2}\text{ (ou 90°!)}\right]$

$\cos\alpha = \sin\left(\dfrac{\pi}{2}+\alpha\right)$ $\sin\alpha = -\cos\left(\dfrac{\pi}{2}+\alpha\right)$ $\operatorname{tg}\alpha = -\operatorname{cotg}\left(\dfrac{\pi}{2}+\alpha\right)$ $\operatorname{cotg}\alpha = -\operatorname{tg}\left(\dfrac{\pi}{2}+\alpha\right)$

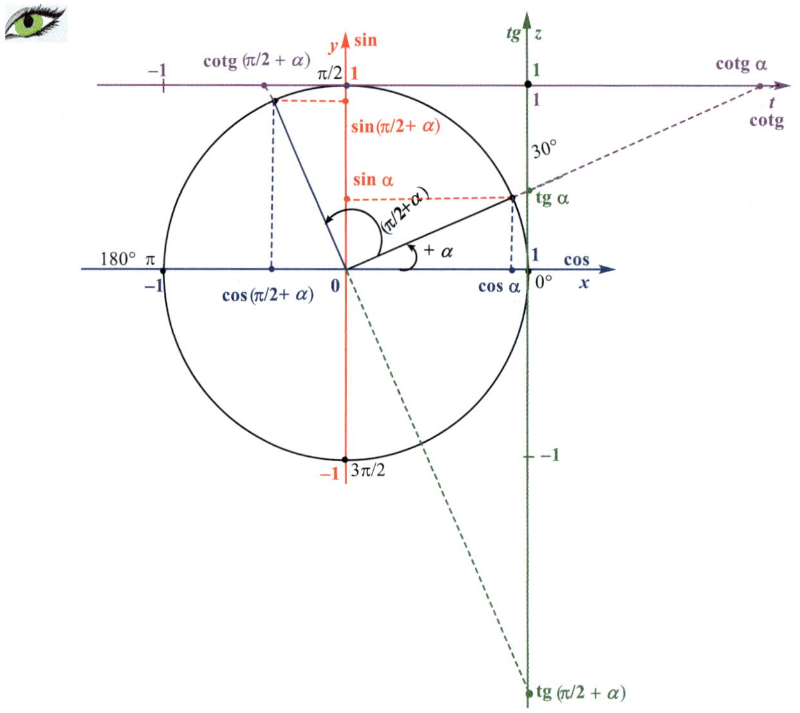

Exemples : $\sin(5°) = -\cos(95°)$, $\cos(10°) = \sin(100°)$, $\operatorname{tg}(10°) = -\operatorname{cotg}(100°)$, etc.

2.4 Angles supplémentaires : α et $\pi-\alpha\left[(\pi-\alpha)+\alpha=\pi\text{ (ou 180°)}\right]$

$\sin\alpha = \sin(\pi-\alpha)$ $\cos\alpha = -\cos(\pi-\alpha)$ $\operatorname{tg}\alpha = -\operatorname{tg}(\pi-\alpha)$ $\operatorname{cotg}\alpha = -\operatorname{cotg}(\pi-\alpha)$

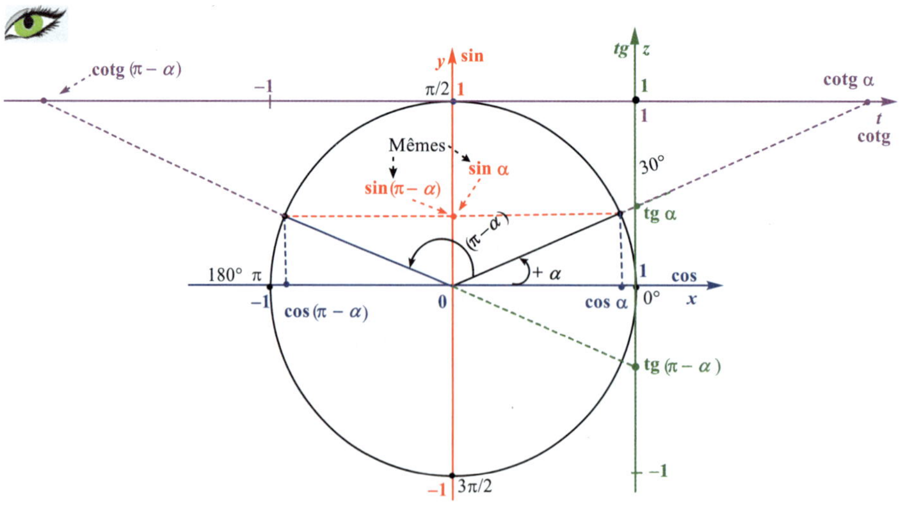

Exemples : $\sin(5°) = \sin(175°)$, $\cos(10°) = -\cos(170°)$, $\operatorname{tg}(10°) = -\operatorname{tg}(170°)$, etc.

2.5 Angles anti-supplémentaires : α et $\pi+\alpha\left[\left(\pi+\alpha\right)-\alpha=\pi \text{ (ou } 180°)\right]$

$\sin\alpha=-\sin\left(\pi+\alpha\right)$ $\cos\alpha=-\cos\left(\pi+\alpha\right)$ $\operatorname{tg}\alpha=\operatorname{tg}\left(\pi+\alpha\right)$ $\operatorname{cotg}\alpha=\operatorname{cotg}\left(\pi+\alpha\right)$

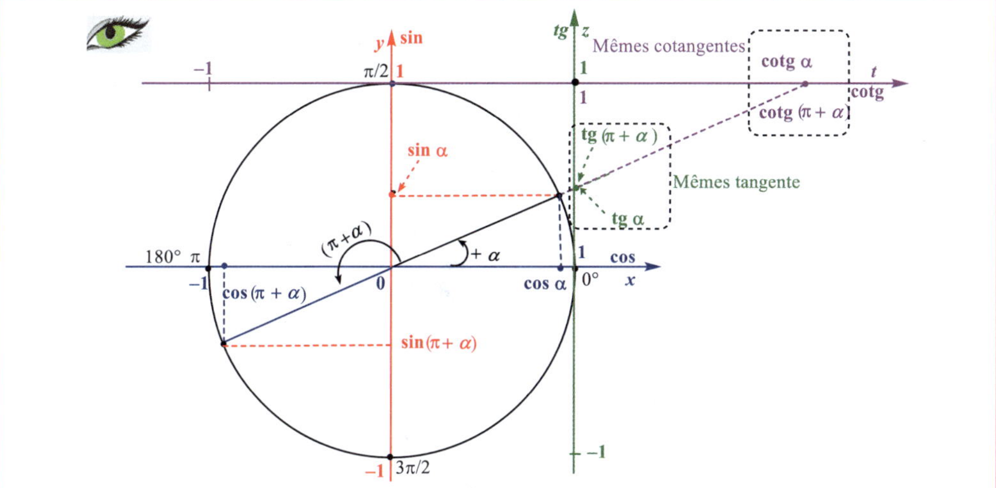

Exemples : $\sin\left(5°\right)=-\sin\left(185°\right)$, $\cos\left(10°\right)=-\cos\left(190°\right)$, $\operatorname{tg}\left(10°\right)=\operatorname{tg}\left(190°\right)$, etc.

3 Relation fondamentale de la trigonométrie

Partant du cercle trigonométrique, mais avec un rayon différent de 1 (R $\neq 1$), on se retrouve avec un triangle rectangle en B. Les formules donnant le sinus, le cosinus et la tangente de l'angle α sont :

$$\cos\alpha=\frac{\overline{OB}}{\overline{OA}},\ \sin\alpha=\frac{\overline{AB}}{\overline{OA}} \text{ et } \operatorname{tg}\alpha=\frac{\overline{AB}}{\overline{OB}}$$

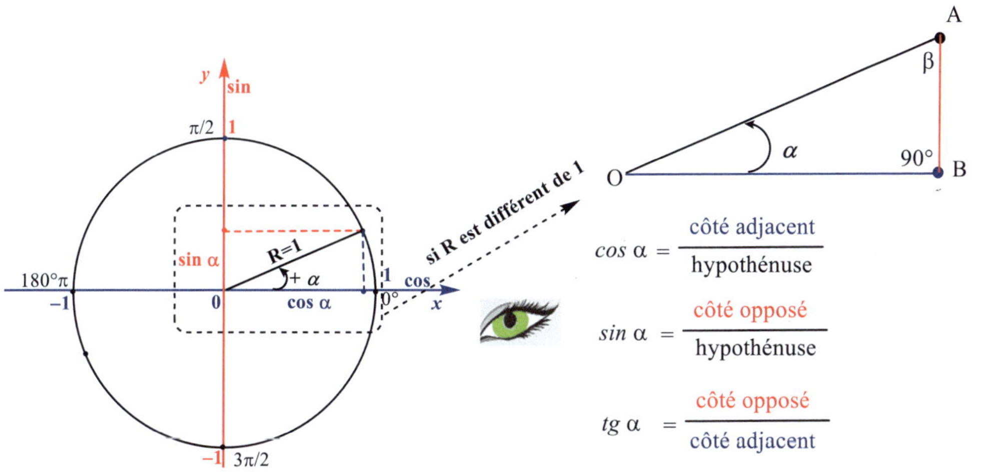

Or, $\overline{OA}^2=\overline{OB}^2+\overline{AB}^2$ (OAB est rectangle)

Comme $\cos\alpha=\frac{\overline{OB}}{\overline{OA}} \Leftrightarrow \overline{OB}=\overline{OA}\times\cos\alpha$ et $\sin\alpha=\frac{\overline{AB}}{\overline{OA}} \Leftrightarrow \overline{AB}=\overline{OA}\times\sin\alpha$,

Il vient que $\overline{OA}^2=\overline{OB}^2+\overline{AB}^2 \Leftrightarrow \overline{OA}^2=(\overline{OA}\times\cos\alpha)^2+(\overline{OA}\times\sin\alpha)^2$

D'où $\overline{OA}^2=\overline{OA}^2\left((\cos\alpha)^2+(\sin\alpha)^2\right)$

On déduit la relation fondamentale en trigonométrie : $\cos^2\alpha+\sin^2\alpha=1$

4 Formules d'addition

Calcul de $\cos(a - b)$

Soit $(\mathrm{a} - \mathrm{b})$ le nombre mesurant l'amplitude de l'angle entre les deux vecteurs $\overrightarrow{OA}$ et $\overrightarrow{OB}$.

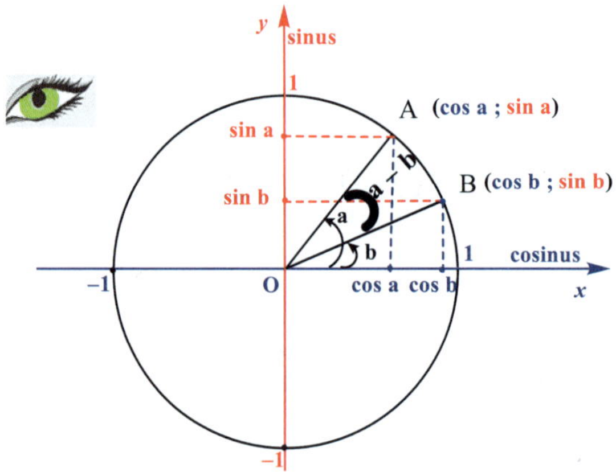

D'après le cercle trigonométrique, les coordonnées des vecteurs $\overrightarrow{OA}$ et $\overrightarrow{OB}$ sont :

$$\overrightarrow{OA}(\cos a ; \sin a) \text{ et } \overrightarrow{OB}(\cos b ; \sin b)$$

Exprimons le produit scalaire des deux vecteurs :

$$\overrightarrow{OA} \times \overrightarrow{OB} = \overline{OA} \times \overline{OB} \times \cos(a - b) = \cos a \times \cos b + \sin a \times \sin b$$

Or, $\overline{OA} = \overline{OB} = 1$, car le rayon est égal à 1

D'où :

$$\cos(a - b) = \cos a \times \cos b + \sin a \times \sin b \qquad \mathbf{I}$$

Calcul de $\cos(a + b)$

Remplaçons le nombre b par $(-b)$: $\cos(a - (-b)) = \cos a \times \cos(-b) + \sin a \times \sin(-b)$

Or, vu que $\cos(-b) = \cos b$ et $\sin(-b) = -\sin b$, on obtient :

D'où :

$$\cos(a + b) = \cos a \times \cos b - \sin a \times \sin b \qquad \mathbf{II}$$

Calcul de $\cos(2a)$

Si on remplace b par le nombre a, la formule précédente devient :

$$\cos(a + a) = \cos a \times \cos a - \sin a \times \sin a$$

D'où :

$$\cos(2a) = \cos^2 a - \sin^2 a$$

Calcul de $\sin(a + b)$

Soit $(\mathrm{a} + \mathrm{b})$ et $\frac{\pi}{2} - (\mathrm{a} + \mathrm{b})$ deux angles complémentaires.

$$\sin(a+b) = \cos\left(\frac{\pi}{2}-(a+b)\right) = \cos\left(\left(\frac{\pi}{2}-a\right)-b\right)$$
$$= \cos\left(\frac{\pi}{2}-a\right)\times\cos b + \sin\left(\frac{\pi}{2}-a\right)\times\sin b$$
$$= \sin a\times\cos b + \cos a\times\sin b$$

D'où :

$$\sin(a+b) = \sin a\times\cos b + \cos a\times\sin b \qquad \textbf{III}$$

Calcul de $\sin(2a)$

Si on remplace b par le nombre a, la formule précédente devient :

$$\sin(2a) = \sin a\times\cos a + \cos a\times\sin a$$

D'où :

$$\sin(2a) = 2\sin a\cos a$$

Calcul de $\sin(a-b)$

Soit $(a-b)$ et $\frac{\pi}{2}-(a-b)$ deux angles complémentaires.

$$\sin(a-b) = \cos\left(\frac{\pi}{2}-(a-b)\right) = \cos\left(\left(\frac{\pi}{2}-a\right)+b\right)$$
$$= \cos\left(\frac{\pi}{2}-a\right)\times\cos b - \sin\left(\frac{\pi}{2}-a\right)\times\sin b$$
$$= \sin a\times\cos b - \cos a\times\sin b$$

D'où :

$$\sin(a-b) = \sin a\times\cos b - \cos a\times\sin b \qquad \textbf{IV}$$

De plus, à partir de ces formules démontrées ci-dessus, on peut en déduire facilement les trois formules suivantes :

- $\sin^2 x = \frac{1-\cos 2x}{2}$ et $\cos^2 x = \frac{1+\cos 2x}{2}$
- $\operatorname{tg} 2x = \frac{2\operatorname{tg} x}{1-\operatorname{tg}^2 x}$

5 Résolution d'équations trigonométriques

Pour la fonction sinus :

$$\sin a = \sin b \Leftrightarrow \begin{cases} a = b + 2k\pi \text{ et } k\in\mathbb{Z} \\ a = \pi - b + 2k\pi \text{ et } k\in\mathbb{Z}\end{cases}$$

Exemple : Résoudre l'équation $\sin x = \frac{1}{2}$

Soit $\sin x = \frac{1}{2}$

Or $\frac{1}{2} = \sin\frac{\pi}{6}$

D'où $\sin x = \sin\frac{\pi}{6}$

Donc $\begin{cases} x = \dfrac{\pi}{6} + 2k\pi \text{ et } k \in \mathbb{Z} \\ \text{ou} \\ x = \pi - \dfrac{\pi}{6} + 2k\pi \text{ et } k \in \mathbb{Z} \end{cases}$, soit $\begin{cases} x = \dfrac{\pi}{6} + 2k\pi \text{ et } k \in \mathbb{Z} \\ \text{ou} \\ x = \dfrac{5\pi}{6} + 2k\pi \text{ et } k \in \mathbb{Z} \end{cases}$

L'ensemble des solutions est $S = \left\{\dfrac{\pi}{6} + 2k\pi ; \dfrac{5\pi}{6} + 2k\pi \left(k \in \mathbb{Z}\right)\right\}$

Pour la fonction cosinus :

$$\cos a = \cos b \Leftrightarrow \begin{cases} a = b + 2k\pi \text{ et } k \in \mathbb{Z} \\ a = -b + 2k\pi \text{ et } k \in \mathbb{Z} \end{cases}$$

Exemple : Résoudre l'équation $2\cos x = 1$

Soit $\cos x = \dfrac{1}{2}$

Or $\dfrac{1}{2} = \cos\dfrac{\pi}{3}$

D'où $\cos x = \cos\dfrac{\pi}{3}$

Donc $\begin{cases} x = \dfrac{\pi}{3} + 2k\pi \text{ et } k \in \mathbb{Z} \\ \text{ou} \\ x = -\dfrac{\pi}{3} + 2k\pi \text{ et } k \in \mathbb{Z} \end{cases}$, soit $\begin{cases} x = \dfrac{\pi}{3} + 2k\pi \text{ et } k \in \mathbb{Z} \\ \text{ou} \\ x = -\dfrac{\pi}{3} + 2k\pi \text{ et } k \in \mathbb{Z} \end{cases}$

L'ensemble des solutions est $S = \left\{\pm\dfrac{\pi}{3} + 2k\pi \left(k \in \mathbb{Z}\right)\right\}$

Pour la fonction tangente :

$$\operatorname{tg} a = \operatorname{tg} b \Leftrightarrow a = b + k\pi \text{ et } k \in \mathbb{Z}$$

Exemple : Résoudre l'équation $\operatorname{tg} x - 1 = 0$

Soit $\operatorname{tg} x = 1$

Or $1 = \operatorname{tg}\dfrac{\pi}{4}$

D'où $\operatorname{tg} x = \operatorname{tg}\dfrac{\pi}{4}$

Donc $x = \dfrac{\pi}{4} + k\pi$ et $k \in \mathbb{Z}$

L'ensemble des solutions est : $S = \left\{\dfrac{\pi}{4} + k\pi \left(k \in \mathbb{Z}\right)\right\}$

6 Relations trigonométriques dans un triangle quelconque

Aire d'un triangle quelconque

Calculons l'aire d'un triangle ABC quelconque :

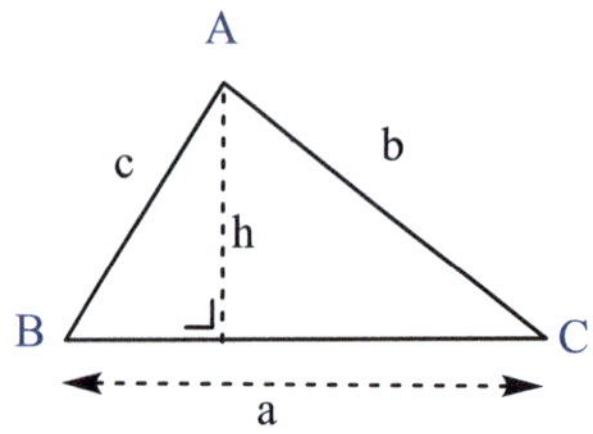

Soit $A = \dfrac{a \times h}{2}$

Or $\sin \hat{B} = \dfrac{h}{c}$

D'où $A = \dfrac{ac \sin \hat{B}}{2}$

Si on procède avec $\sin \hat{C} = \dfrac{h}{b}$, on obtient $A = \dfrac{ab \sin \hat{C}}{2}$

En prenant la hauteur passant par C, on obtient $A = \dfrac{bc \sin \hat{A}}{2}$

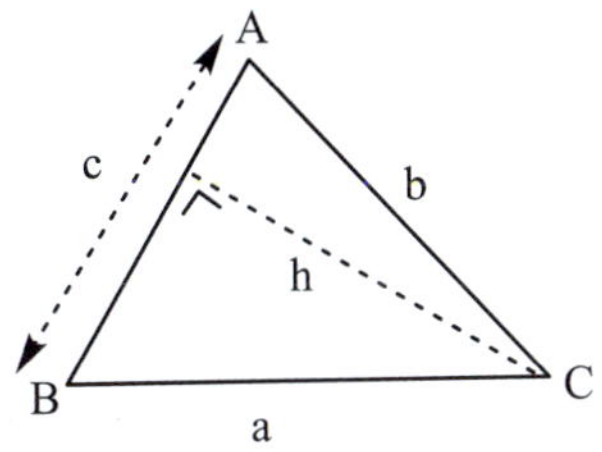

Soit $A = \dfrac{c \times h}{2}$

Or $\sin \hat{A} = \dfrac{h}{b}$

D'où $A = \dfrac{bc \sin \hat{A}}{2}$

On en conclut que

$$A = \frac{ab \sin \hat{C}}{2} = \frac{bc \sin \hat{A}}{2} = \frac{ac \sin \hat{B}}{2}$$

Loi des sinus

Si on reprend la relation précédente et si on divise chacune des formules par le produit **abc**, l'égalité subsiste, et on obtient :

$$\frac{A}{abc} = \frac{ab \sin \hat{C}}{2abc} = \frac{bc \sin \hat{A}}{2abc} = \frac{ac \sin \hat{B}}{2abc}$$

Après simplification, on en déduit la loi des sinus :

$$\frac{\sin \hat{C}}{c} = \frac{\sin \hat{A}}{a} = \frac{\sin \hat{B}}{b}$$

Loi des cosinus

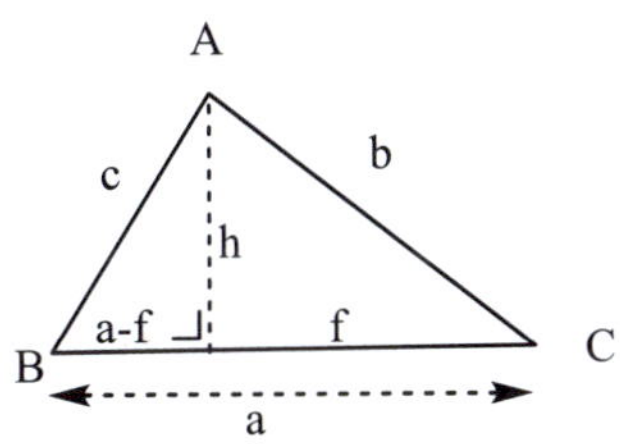

Soit $\sin \hat{C} = \dfrac{h}{b}$, et soit $\cos \hat{C} = \dfrac{f}{b}$

D'où, $h = b \times \sin \hat{C}$, et $f = b \times \cos \hat{C}$

Appliquons Pythagore au triangle rectangle gauche :

$$c^2 = (a - f)^2 + h^2$$

Avec $h = b \times \sin \hat{C}$ et $f = b \times \cos \hat{C}$

On obtient :

$$\begin{aligned} c^2 &= (a - b\cos\hat{C})^2 + \left(b \sin \hat{C}\right)^2 \\ &= a^2 - 2ab\cos\hat{C} + b^2\cos^2\hat{C} + b^2\sin^2\hat{C} \\ &= a^2 - 2ab\cos\hat{C} + b^2\left(\cos^2\hat{C} + \sin^2\hat{C}\right) \end{aligned}$$

Comme $\cos^2\hat{C} + \sin^2\hat{C} = 1$, on en déduit que $c^2 = a^2 - 2ab\cos\hat{C} + b^2$

Si on applique le même procédé aux autres triangles rectangles, on obtient les deux autres relations de cosinus.

On en conclut :

$$\begin{aligned} c^2 &= a^2 + b^2 - 2ab\cos\hat{C} \\ a^2 &= b^2 + c^2 - 2bc\cos\hat{A} \\ b^2 &= a^2 + c^2 - 2ac\cos\hat{B} \end{aligned}$$

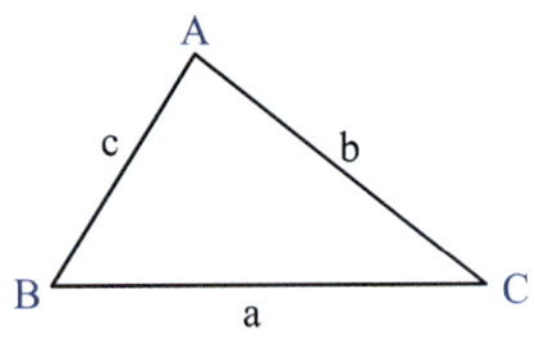

QCM

Trigonométrie

1 On considère α, à savoir un angle du premier quadrant dont l'amplitude égale à 5°. En utilisant le cercle trigonométrique et les propriétés des angles associés, que vaut $\sin\left(5^\circ\right)$? Indiquer la ou les bonne(s) réponse(s), sans l'aide d'une calculatrice.
Le nombre trigonométrique $\sin\left(5^\circ\right)$ vaut :

- ❑ **A.** $\sin\left(175^\circ\right)$
- ❑ **B.** $\sin\left(85^\circ\right)$
- ❑ **C.** $-\cos\left(95^\circ\right)$
- ❑ **D.** $\sin\left(-5^\circ\right)$
- ❑ **E.** $-\sin\left(185^\circ\right)$
- ❑ **F.** $\cos\left(-85^\circ\right)$

2 Répondre par **Vrai** ou **Faux**.

A. $\alpha = 5^\circ$ et $\beta = 175^\circ$ sont deux angles anti-supplémentaires.
❑ **V** ❑ **F**

B. $\alpha = 5^\circ$ et $\beta = 85^\circ$ sont deux angles complémentaires.
❑ **V** ❑ **F**

C. $\alpha = 5^\circ$ et $\beta = 95^\circ$ sont deux angles anti-complémentaires.
❑ **V** ❑ **F**

D. $\alpha = 5^\circ$ et $\beta = -5^\circ$ sont deux angles opposés.
❑ **V** ❑ **F**

E. $\alpha = 5^\circ$ et $\beta = 185^\circ$ sont deux angles supplémentaires.
❑ **V** ❑ **F**

F. $\alpha = 85^\circ$ et $\beta = -85^\circ$ sont deux angles opposés.
❑ **V** ❑ **F**

3 On considère α, un angle du premier quadrant, dont l'amplitude égale à 10°. En utilisant le cercle trigonométrique et les propriétés des angles associés, que vaut $\operatorname{tg}\left(10^\circ\right)$? Indiquer la ou les bonne(s) réponse(s), sans l'aide d'une calculatrice.
Le nombre trigonométrique $\operatorname{tg}\left(10^\circ\right)$ vaut :

- ❑ **A.** $\operatorname{tg}\left(190^\circ\right)$
- ❑ **B.** $\operatorname{cotg}\left(80^\circ\right)$
- ❑ **C.** $\operatorname{cotg}\left(260^\circ\right)$
- ❑ **D.** $\operatorname{tg}\left(170^\circ\right)$
- ❑ **E.** $-\operatorname{tg}\left(-10^\circ\right)$

4 En utilisant uniquement le cercle trigonométrique et les propriétés des angles associés, que vaut $\sin\left(240^\circ\right)$? Indiquer la ou les bonne(s) réponse(s), sans l'aide d'une calculatrice.
Le nombre trigonométrique $\sin\left(240^\circ\right)$ vaut :

- ❑ **A.** $\frac{1}{2}$
- ❑ **B.** $\frac{\sqrt{2}}{2}$
- ❑ **C.** $\frac{\sqrt{3}}{2}$
- ❑ **D.** $-\frac{1}{2}$
- ❑ **E.** $-\frac{\sqrt{2}}{2}$
- ❑ **F.** $-\frac{\sqrt{3}}{2}$

5 En utilisant uniquement le cercle trigonométrique et les propriétés des angles associés, que vaut le nombre trigonométrique $\cos\left(-\frac{3\pi}{4}+\pi\right)$?
Le nombre trigonométrique $\cos\left(-\frac{3\pi}{4}+\pi\right)$ vaut :

- ❑ **A.** $\frac{1}{2}$
- ❑ **B.** $\frac{\sqrt{2}}{2}$
- ❑ **C.** $\frac{\sqrt{3}}{2}$
- ❑ **D.** $-\frac{1}{2}$
- ❑ **E.** $-\frac{\sqrt{2}}{2}$
- ❑ **F.** $-\frac{\sqrt{3}}{2}$

6 Soit ABC un triangle quelconque.

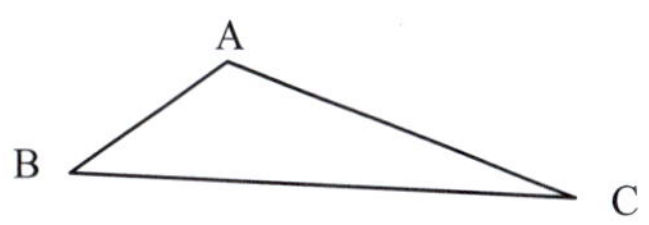

Le nombre trigonométrique $\sin\hat{B}$ vaut :

- ❑ **A.** $\sin\hat{C}$
- ❑ **B.** $\sin\left(\hat{C}+\hat{A}\right)$
- ❑ **C.** $\cos\left(\hat{C}+\hat{A}\right)$
- ❑ **D.** $\cos\hat{A}$
- ❑ **E.** $\sin\hat{A}$

7 Sachant que α est un angle du quatrième quadrant et que le nombre trigonométrique $\sin\alpha$ vaut $-0{,}2$, combien vaut $\operatorname{tg}\alpha$?

- ❑ **A.** $\sqrt{6}$
- ❑ **B.** $-\sqrt{6}/2$
- ❑ **C.** $-\sqrt{6}/12$
- ❑ **D.** $-\sqrt{6}$
- ❑ **E.** $+\sqrt{6}/12$

8 Sachant que α est un angle du premier quadrant et que le nombre trigonométrique $\sin\alpha$ vaut $+0,2$, combien vaut $\sin 2\alpha$? (Sans l'aide de la calculatrice)

- ❑ **A.** $+\sqrt{6}/6$
- ❑ **B.** $4\sqrt{6}/25$
- ❑ **C.** $-\sqrt{6}/24$
- ❑ **D.** $-\sqrt{6}$
- ❑ **E.** $+\sqrt{6}/25$

9 Sachant que α est un angle du premier quadrant dont l'amplitude varie entre 19° et 20° et que le nombre trigonométrique $\sin\alpha$ vaut $+1/3$, combien vaut $\sin(2\alpha - \frac{\pi}{3})$? (Sans l'aide de la calculatrice)

- ❑ **A.** $\dfrac{-2\sqrt{2}+\sqrt{3}}{6}$
- ❑ **B.** $-\dfrac{2\sqrt{2}+\sqrt{3}}{18}$
- ❑ **C.** $\dfrac{2\sqrt{2}}{9}$
- ❑ **D.** $\dfrac{4\sqrt{2}+7\sqrt{3}}{18}$
- ❑ **E.** $\dfrac{4\sqrt{2}-7\sqrt{3}}{18}$

10 On considère α, un angle du deuxième quadrant pour lequel $\operatorname{tg}\alpha$ vaut $-3/2$, que vaut $\cos\alpha$? (Sans l'aide de la calculatrice).

- ❑ **A.** $-2\sqrt{\dfrac{1}{13}}$
- ❑ **B.** $-\sqrt{\dfrac{1}{13}}$
- ❑ **C.** $\sqrt{\dfrac{2}{13}}$
- ❑ **D.** $4\sqrt{13}$
- ❑ **E.** $-2\sqrt{\dfrac{2}{13}}$

11 Soit x un angle du deuxième quadrant.
Sachant que $2\sin x - \sqrt{3} = 0$, quelle est l'amplitude de x en radians ?

- ❑ **A.** $\dfrac{\pi}{3}$
- ❑ **B.** $\dfrac{\pi}{6}$
- ❑ **C.** $\dfrac{2\pi}{3}$
- ❑ **D.** $\dfrac{3\pi}{4}$
- ❑ **E.** $\dfrac{4\pi}{3}$

12 Soit x un angle du premier quadrant.
Sachant que $2\sin(2x) - 1 = 0$, que vaut x en radians ?

- ❑ **A.** $\dfrac{13\pi}{12}$
- ❑ **B.** $\dfrac{5\pi}{6}$
- ❑ **C.** $\dfrac{\pi}{12}$
- ❑ **D.** $\dfrac{5\pi}{12}$
- ❑ **E.** $\dfrac{4\pi}{3}$

13 Soit x un angle du deuxième quadrant.
Sachant que $2\cos(x) + 1 = 0$, que vaut le nombre x en radians ?

- ❑ **A.** $\dfrac{2\pi}{3}$
- ❑ **B.** $\dfrac{5\pi}{6}$
- ❑ **C.** $\dfrac{\pi}{3}$
- ❑ **D.** $\dfrac{5\pi}{12}$
- ❑ **E.** $\dfrac{4\pi}{3}$

14 Soit x un angle du deuxième quadrant.

Sachant que $\cos(2x) + \sin\left(x + \dfrac{\pi}{3}\right) = 0$, que vaut x en radians ?

- ❑ **A.** $\dfrac{-5\pi}{18}$
- ❑ **B.** $\dfrac{\pi}{6}$
- ❑ **C.** $\dfrac{\pi}{3}$
- ❑ **D.** $\dfrac{5\pi}{12}$
- ❑ **E.** $\dfrac{5\pi}{6}$

15 Soit $x \in \left[0, \dfrac{\pi}{2}\right] \cup [\pi, 2\pi]$, et soit $\cos(2x) + \sin\left(x + \dfrac{\pi}{3}\right) = 0$.

Que vaut x en radians ? (Attention, il est possible d'avoir plus qu'une bonne réponse)

- ❑ **A.** $\dfrac{-\pi}{18}$
- ❑ **B.** $\dfrac{-5\pi}{18}$
- ❑ **C.** $\dfrac{7\pi}{18}$
- ❑ **D.** $\dfrac{5\pi}{6}$
- ❑ **E.** $\dfrac{19\pi}{18}$

16 Soit $x \in [0, 2\pi]$, et soit $\operatorname{tg}(2x) - 1 = 0$.
Que vaut le nombre x en radians ?
Attention, il est possible d'avoir plus d'une bonne réponse.

- ❑ **A.** $\dfrac{\pi}{8}$
- ❑ **B.** $\dfrac{-\pi}{8}$
- ❑ **C.** $\dfrac{5\pi}{8}$
- ❑ **D.** $\dfrac{9\pi}{8}$
- ❑ **E.** $\dfrac{13\pi}{8}$

17 Soit $x \in [0, 2\pi]$, et soit $\sin x - \sqrt{3}\cos x = 0$. Que vaut x ?
Attention, il est possible d'avoir plus d'une bonne réponse.

- ❑ **A.** $\frac{\pi}{8}$
- ❑ **B.** $\frac{-\pi}{8}$
- ❑ **C.** $\frac{3\pi}{8}$
- ❑ **D.** $\frac{\pi}{4}$
- ❑ **E.** $\frac{4\pi}{3}$

18 Soit le triangle ABC rectangle en A.
En se basant sur les indications présentées dans la figure ci-dessous et sur la loi des sinus, que vaut l'aire du triangle ABC ?

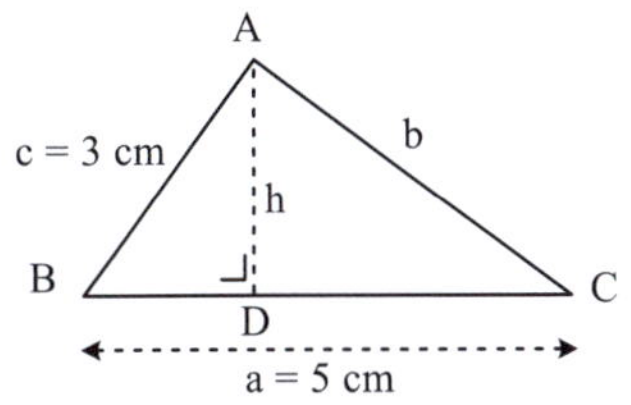

L'aire du triangle ABC est égale à :

- ❑ **A.** 10 cm^2
- ❑ **B.** 12 cm^2
- ❑ **C.** 16 cm^2
- ❑ **D.** 25 cm^2
- ❑ **E.** Autre

19 Soit le triangle ABC rectangle et isocèle en A.
Répondre par **Vrai** ou **Faux**.

A. Si le périmètre du triangle est égal à 6 cm, la hauteur du triangle est à égale à $3(2-\sqrt{2})$ cm.
❑ **V** ❑ **F**

B. Si l'aire du triangle est égale à $4(2+\sqrt{2})^2$ cm^2, la hauteur du triangle est égale à 4 cm.
❑ **V** ❑ **F**

C. Si l'aire du triangle est égale à $\frac{81}{2}$ cm^2, la hauteur du triangle est égale à 9 cm.
❑ **V** ❑ **F**

D. Si l'aire du triangle est égale à $\frac{81}{2}$ cm^2, l'hypoténuse du triangle est égale à 18 cm.
❑ **V** ❑ **F**

E. Le triangle ABC comporte deux angles identiques d'amplitude égale à 45°.
❑ **V** ❑ **F**

20 Soit le triangle ABC dont l'amplitude de l'angle $\hat{C} = 60°$ et la longueur BC égale à 10 cm ($\text{a} = 10$ cm).
Sachant que l'aire du triangle ABC vaut $\frac{25\sqrt{3}}{2}$, quelle est la longueur $\overline{AB}$?
On considère que $c = \overline{AB}$, $a = \overline{BC}$ et $b = \overline{AC}$

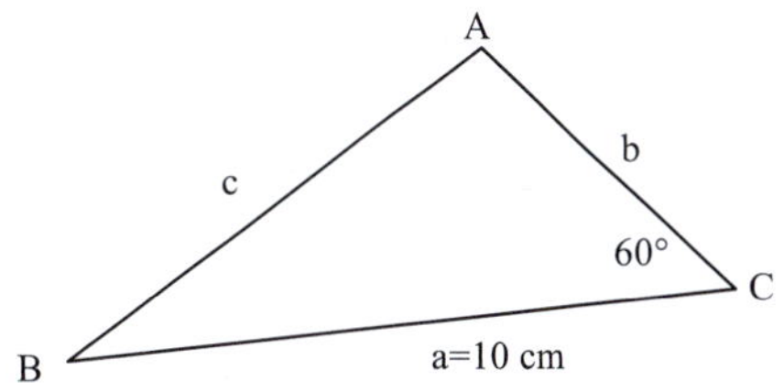

La longueur c vaut :

- ❑ **A.** 10 cm
- ❑ **B.** $25\sqrt{3}$ cm
- ❑ **C.** $5\sqrt{3}$ cm
- ❑ **D.** $5\sqrt{5}$ cm
- ❑ **E.** Autre

21 Admettant que l'aire d'un carré de diagonale $\frac{x}{2}$ est égale à l'aire d'un rectangle de longueur $(x+5)$ et de largeur $(x-5)$, quelle est la valeur de x ?

- ❑ **A.** 10 cm
- ❑ **B.** $10\sqrt{7}$ cm
- ❑ **C.** $5\sqrt{7}$ cm
- ❑ **D.** $\frac{10}{7}\sqrt{14}$ cm
- ❑ **E.** 5 cm

22 Soit ABC un triangle rectangle en A.
Sachant que $\overline{AB}$ vaut $\sqrt{3}x$ et $\overline{AC}$ vaut $x(x \neq 0)$; quelle est l'amplitude de l'angle $\hat{B}$? Que vaut $\overline{BC}$?

- ❑ **A.** $\hat{B} = 30°$ et $\overline{BC} = x$
- ❑ **B.** $\hat{B} = 60°$ et $\overline{BC} = x$
- ❑ **C.** $\hat{B} = 30°$ et $\overline{BC} = 2x$
- ❑ **D.** $\hat{B} = 45°$ et $\overline{BC} = 2x$
- ❑ **E.** $\hat{B} = 60°$ et $\overline{BC} = 2x$

23 Que vaut la mesure du côté AB du parallélogramme suivant pour que son aire soit égale à 60 cm^2 ?

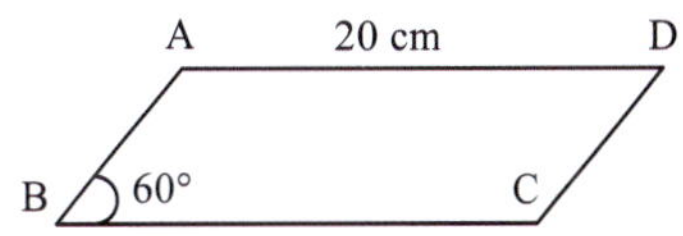

- ❑ **A.** $\overline{AB} = 3$ cm
- ❑ **B.** $\overline{AB} = 6$ cm
- ❑ **C.** $\overline{AB} = 3\sqrt{2}$ cm
- ❑ **D.** $\overline{AB} = 2\sqrt{3}$ cm
- ❑ **E.** $3/2$ cm

Mathématiques

24 Soit ABC un triangle tel que

$$c^2 = a^2 + b^2 - ab$$

Que vaut l'amplitude de l'angle $\hat{C}$?

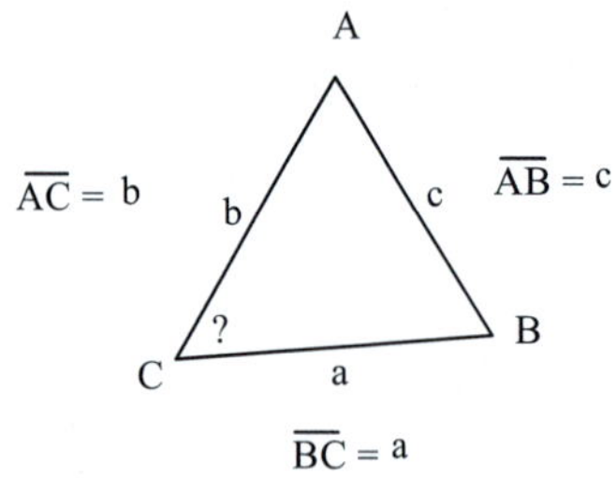

- ❑ **A.** 30°
- ❑ **B.** 45°
- ❑ **C.** 60°
- ❑ **D.** 90°
- ❑ **E.** 120°

Solutions

Trigonométrie

1 **Toutes les réponses sont correctes sauf B et D.**

- $\sin(-5°) = -\sin(5°)$, donc différent de $\sin(5°)$: **D. n'est pas correcte.**
- $\sin(85°) \neq \sin(5°)$

$85°$ et $5°$ sont deux angles complémentaires, le sinus de l'un est égal au cosinus de l'autre, soit $\sin(5°) = \cos(85°)$
Donc, **B. n'est pas correcte.**
Remarque : En cas de difficulté, je vous recommande vivement de retravailler la fiche avant de continuer dans la suite des QCM.

2

A. Faux. $\alpha = 5°$ et $\beta = 175°$ sont deux angles supplémentaires, car la somme de leur amplitude est égale à 180° (ou π)

B. Vrai. $\alpha = 5°$ et $\beta = 85°$ sont deux angles complémentaires, car la somme de leur amplitude est égale à 90° (ou $\frac{\pi}{2}$)

C. Vrai. $\alpha = 5°$ et $\beta = 95°$ sont deux angles anti-complémentaires, car la différence de leur amplitude est égale à 90° (ou $\frac{\pi}{2}$)

D. Vrai. $\alpha = 5°$ et $\beta = -5°$ sont deux angles opposés, car la somme de leur amplitude est égale à 0°.

E. Faux. $\alpha = 5°$ et $\beta = 185°$ sont deux angles anti-supplémentaires, car la différence de leur amplitude est égale à 180° (ou π)

F. Vrai. $\alpha = 85°$ et $\beta = -85°$ sont deux angles opposés car la somme de leur amplitude est égale à 0°.

3 **Toutes les réponses sont correctes sauf D.**

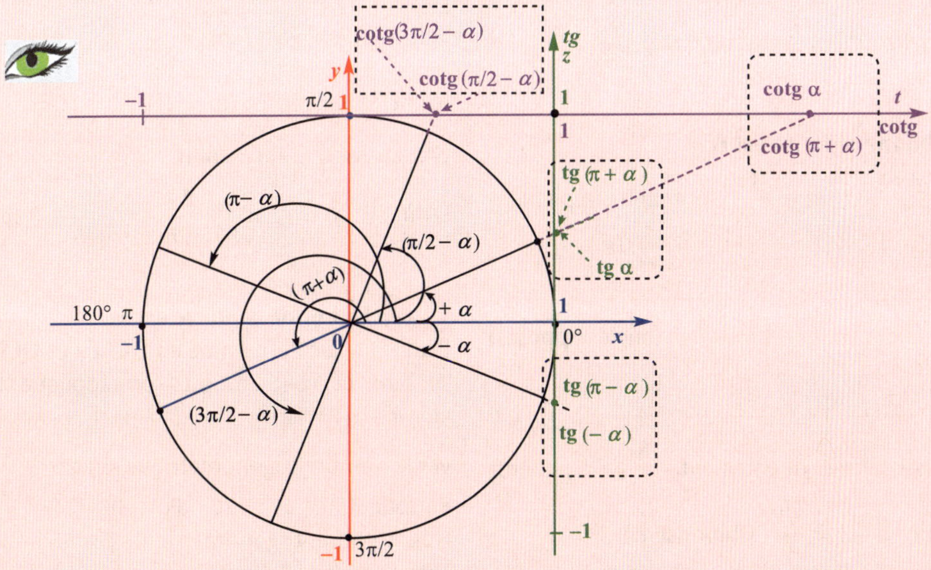

$\text{tg}(170°) = \text{tg}(180° - 10°) = -\text{tg}(10°)$, donc différent de $\text{tg}(10°)$: **D. n'est pas correcte.**

A. Vrai.
$\text{tg}(10°) = \text{tg}(190°)$, car les deux angles sont anti-supplémentaires : $\text{tg}\,\alpha = \text{tg}(\pi + \alpha)$.

B. Vrai.
$\text{tg}\left(10°\right) = \text{cotg}\left(80°\right)$, car les deux angles sont complémentaires : $\text{tg}\,\alpha = \text{cotg}\left(\frac{\pi}{2} - \alpha\right)$.

C. Vrai.
$\text{tg}\left(10°\right) = \text{cotg}\left(80°\right)$ (d'après **B**) $= \text{cotg}\left(260°\right)$, car les angles $80°$ et $260°$ sont anti-supplémentaires : $\text{cotg}\,\alpha = \text{cotg}\left(\pi + \alpha\right)$.

D. Faux. 170° et 10° sont deux angles supplémentaires, donc la tangente de l'un est l'opposé de la tangente de l'autre : $\text{tg}\,\alpha = -\text{tg}\left(\pi - \alpha\right)$.

E. Vrai. La tangente est une fonction impaire, donc $-\text{tg}\left(-10°\right) = -\left(-\text{tg}\left(10°\right)\right) = \text{tg}\left(10°\right)$.

4 **La bonne réponse est F.**

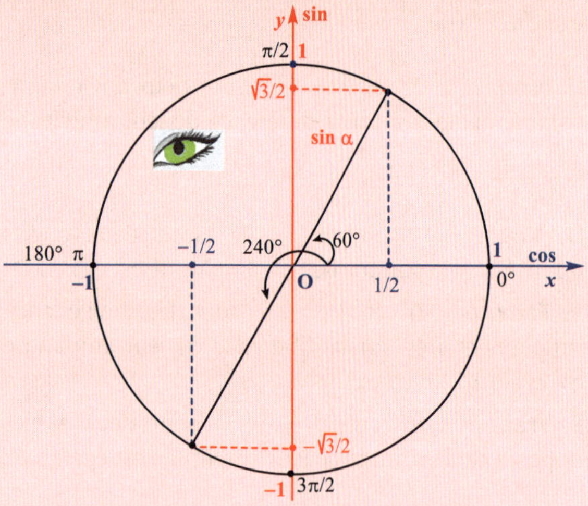

240° et 60° sont deux angles anti-supplémentaires, donc le sinus de l'un est l'opposé de l'autre :

$$\sin\left(240°\right) = -\sin\left(60°\right) = -\frac{\sqrt{3}}{2}$$

5 **La bonne réponse est B.**

Comme $-\frac{3\pi}{4} + \pi$ et $-\frac{3\pi}{4}$ sont anti-supplémentaires, alors $\cos\left(-\frac{3\pi}{4} + \pi\right) = -\cos\left(-\frac{3\pi}{4}\right)$.

Or $\cos\left(-\frac{3\pi}{4}\right) = \cos\left(\frac{3\pi}{4}\right) = -\frac{\sqrt{2}}{2}$ (angles opposés)

D'où $\cos\left(-\frac{3\pi}{4} + \pi\right) = +\frac{\sqrt{2}}{2}$

On peut aussi calculer directement $-\frac{3\pi}{4} + \pi$, qui est égal à $\frac{\pi}{4}$, et $\cos\left(\frac{\pi}{4}\right) = \frac{\sqrt{2}}{2}$ **(Réponse B)**

6 **La bonne réponse est B.**

Soit $\hat{A} + \hat{B} + \hat{C} = 180°$
D'où $\hat{B} = 180° - \left(\hat{A} + \hat{C}\right)$, $\hat{B}$ et $\left(\hat{A} + \hat{C}\right)$ sont supplémentaires.
Donc $\sin\hat{B} = \sin\left(\hat{A} + \hat{C}\right)$

7 **La bonne réponse est C.**

Pour tout $\alpha \in \left[\frac{3\pi}{2}, 0\right]$, le nombre trigonométrique $\cos\alpha$ est positif.
Pour exprimer $\cos\alpha$, on applique la loi fondamentale de la trigonométrie :

$$\cos^2\alpha + \sin^2\alpha = 1$$

Soit $\cos\alpha = \sqrt{1 - \sin^2\alpha}$

Numériquement, $\cos\alpha = \sqrt{1 - \left(-\frac{1}{5}\right)^2} = \frac{2\sqrt{6}}{5}$

Ainsi, $\text{tg}\,\alpha = \frac{\sin\alpha}{\cos\alpha} = \frac{-\frac{1}{5}}{\frac{2\sqrt{6}}{5}} = \frac{-1}{2\sqrt{6}} = \frac{-\sqrt{6}}{12}$

(Réponse C)

8 **La bonne réponse est B.**

Pour tout $\alpha \in \left[0, \frac{\pi}{2}\right]$ (quadrant I), le nombre trigonométrique $\cos\alpha$ est positif.
Pour exprimer $\cos\alpha$, on applique la loi fondamentale de la trigonométrie :

$$\cos^2\alpha + \sin^2\alpha = 1$$

Soit $\cos\alpha = \sqrt{1 - \sin^2\alpha}$

Numériquement, $\cos\alpha = \sqrt{1 - \left(\frac{1}{5}\right)^2} = \frac{2\sqrt{6}}{5}$

Or, $\sin 2\alpha = 2\sin\alpha\cos\alpha$

D'où, $\sin 2\alpha = 2 \times \frac{1}{5} \times \frac{2\sqrt{6}}{5} = \frac{4\sqrt{6}}{25}$ **(Réponse B)**

9 **La bonne réponse est E.**

Plan : On calcule, comme en **QCM 2** et **QCM 3** : $\cos\alpha$, $\sin 2\alpha$ et $\cos 2\alpha$, puis on applique la formule $\sin\left(a - b\right) = \sin a \times \cos b - \cos a \times \sin b$ pour trouver le nombre trigonométrique $\sin(2\alpha - \frac{\pi}{3})$.
Puisque $19° \leq \alpha \leq 20°$, alors $38° \leq 2\alpha \leq 40°$, et les trois nombres trigonométriques $\cos\alpha$, $\sin 2\alpha$ et $\cos 2\alpha$ sont positifs.
Calculons $\cos\alpha$:

$$\cos\alpha = \sqrt{1 - \sin^2\alpha} = \sqrt{1 - \left(\frac{1}{3}\right)^2} = \frac{2\sqrt{2}}{3}$$

Calculons le nombre $\sin 2\alpha$:

$$\sin 2\alpha = 2\sin\alpha\cos\alpha = 2\times\frac{1}{3}\times\frac{2\sqrt{2}}{3} = \frac{4\sqrt{2}}{9}$$

Calculons le nombre $\cos 2\alpha$:

$$\cos 2\alpha = \sqrt{1-\sin^2 2\alpha} = \sqrt{1-\left(\frac{4\sqrt{2}}{9}\right)^2} = \frac{7}{9}$$

Or, $\sin\left(2\alpha-\frac{\pi}{3}\right) = \sin 2\alpha\times\cos\frac{\pi}{3} - \cos 2\alpha\times\sin\frac{\pi}{3}$

Soit, *numériquement* :

$$\sin\left(2\alpha-\frac{\pi}{3}\right) = \frac{4\sqrt{2}}{9}\times\frac{1}{2}-\frac{7}{9}\times\frac{\sqrt{3}}{2} = \frac{4\sqrt{2}-7\sqrt{3}}{18}$$

(Réponse E)

10 **La bonne réponse est A.**

Pour tout $\alpha\in\left[\frac{\pi}{2},\pi\right]$, $\cos\alpha$ est négatif et $\sin\alpha$ est positif.

$$\operatorname{tg}\alpha = \frac{\sin\alpha}{\cos\alpha} = \frac{-3}{2}$$

D'où $\sin\alpha = \frac{-3}{2}\times\cos\alpha$

Si on remplace $\sin\alpha$ par $\frac{-3}{2}\times\cos\alpha$ dans la loi fondamentale de la trigonométrie, on obtient :

$$\cos^2\alpha+\sin^2\alpha = 1,$$

$$\cos^2\alpha+\left(\frac{-3}{2}\times\cos\alpha\right)^2 = 1,$$

$$\cos^2\alpha\left(1+\frac{9}{4}\right) = 1,$$

$$\cos\alpha = \pm\sqrt{\frac{4}{13}}$$

Or, le nombre $\cos\alpha$ est négatif

Donc, $\cos\alpha = -2\sqrt{\frac{1}{13}} = -\frac{2\sqrt{13}}{13}$ **(Réponse A)**

11 **La bonne réponse est C.**

Soit $2\sin x-\sqrt{3}=0$, ce qui implique que

$\sin x = \frac{\sqrt{3}}{2}$

Or $\frac{\sqrt{3}}{2} = \sin\frac{\pi}{3}$

D'où $\sin x = \sin\frac{\pi}{3}$

Donc $\begin{cases} x = \frac{\pi}{3}+2k\pi \text{ et } k\in\mathbb{Z} \\ \text{ou} \\ x = \pi-\frac{\pi}{3}+2k\pi \text{ et } k\in\mathbb{Z}\end{cases}$, soit

$$\begin{cases} x = \frac{\pi}{3}+2k\pi \text{ et } k\in\mathbb{Z} & \text{(I)} \\ \text{ou} \\ x = \frac{2\pi}{3}+2k\pi \text{ et } k\in\mathbb{Z} & \text{(II)}\end{cases}$$

Seule la deuxième solution (II) convient, car l'angle x appartient au deuxième quadrant.

L'ensemble des solutions est

$$S = \left\{\frac{2\pi}{3}+2k\pi\left(k\in\mathbb{Z}\right)\right\}$$

Si $k=0$, on obtient **la réponse C.**

12 **Réponses C et D.**

Soit $2\sin 2x-1=0$, ce qui implique que $\sin 2x = \frac{1}{2}$

Or $\frac{1}{2} = \sin\frac{\pi}{6}$

D'où $\sin 2x = \sin\frac{\pi}{6}$

Donc $\begin{cases} 2x = \frac{\pi}{6}+2k\pi \text{ et } k\in\mathbb{Z} \\ \text{ou} \\ 2x = \pi-\frac{\pi}{6}+2k\pi \text{ et } k\in\mathbb{Z}\end{cases}$, soit

$$\begin{cases} x = \frac{\pi}{12}+k\pi \text{ et } k\in\mathbb{Z} & \text{(I)} \\ \text{ou} \\ x = \frac{5\pi}{12}+k\pi \text{ et } k\in\mathbb{Z} & \text{(II)}\end{cases}$$

Si $k=0$, on obtient $x=\frac{\pi}{12}$ et $x=\frac{5\pi}{12}$, deux angles appartenant au premier quadrant.

Pour le reste des solutions, il faut que k soit un multiple de 2 : $k=2k'$ avec $k'\in\mathbb{Z}$.

L'ensemble des solutions est

$$S = \left\{\frac{\pi}{12}+2k'\pi;\frac{5\pi}{12}+2k'\pi\left(k'\in\mathbb{Z}\right)\right\}$$

Si $k'=0$, on obtient **les réponses C et D.**

13 **La bonne réponse est A.**

Soit $\cos x = -\frac{1}{2}$

Or $\frac{1}{2} = \cos\frac{\pi}{3}$, et $\cos(\pi-\frac{\pi}{3}) = -\cos\frac{\pi}{3}$ (angles supplémentaires)

D'où $\cos x = -\cos\frac{\pi}{3} = \cos(\pi-\frac{\pi}{3})$

Donc $\begin{cases} x = \pi-\frac{\pi}{3}+2k\pi \text{ et } k\in\mathbb{Z} \\ \text{ou} \\ x = -\left(\pi-\frac{\pi}{3}\right)+2k\pi \text{ et } k\in\mathbb{Z}\end{cases}$, soit

$$\begin{cases} x = \frac{2\pi}{3}+2k\pi \text{ et } k\in\mathbb{Z} & \text{(I)} \\ \text{ou} \\ x = -\frac{2\pi}{3}+2k\pi \text{ et } k\in\mathbb{Z} & \text{(II)}\end{cases}$$

Mathématiques

Seule la première solution (I) convient, car l'angle x appartient au deuxième quadrant.
L'ensemble des solutions est

$$S = \left\{\frac{2\pi}{3} + 2k\pi\left(k \in \mathbb{Z}\right)\right\}$$

Si $k = 0$, on obtient **la réponse A.**

14 La bonne réponse est E.

Soit $\cos 2x = -\sin\left(x + \frac{\pi}{3}\right)$

Or $\sin\left(x + \frac{\pi}{3}\right) = -\cos(\frac{\pi}{2} + (x + \frac{\pi}{3}))$ (angles anti-complémentaires)

D'où

$$\cos 2x = -\left[-\cos(\frac{\pi}{2} + (x + \frac{\pi}{3}))\right] = \cos\left(x + \frac{5\pi}{6}\right)$$

$$\text{Donc} \begin{cases} 2x = x + \dfrac{5\pi}{6} + 2k\pi \text{ et } k \in \mathbb{Z} \\ \text{ou} \\ 2x = -\left(x + \dfrac{5\pi}{6}\right) + 2k\pi \text{ et } k \in \mathbb{Z} \end{cases}, \text{ soit}$$

$$\begin{cases} x = \dfrac{5\pi}{6} + 2k\pi \text{ et } k \in \mathbb{Z} \quad \text{(I)} \\ \text{ou} \\ x = -\dfrac{5\pi}{18} + \dfrac{2k\pi}{3} \text{ et } k \in \mathbb{Z} \quad \text{(II)} \end{cases}$$

Seule la première solution (I) convient, car l'angle x doit exister au sein du deuxième quadrant.
L'ensemble des solutions est

$$S = \left\{\frac{5\pi}{6} + 2k\pi\left(k \in \mathbb{Z}\right)\right\}$$

Si $k = 0$, on obtient **la réponse E.**

15 Les bonnes réponses sont B, C et E.

Soit $\cos 2x = -\sin\left(x + \frac{\pi}{3}\right)$

Or $\sin\left(x + \frac{\pi}{3}\right) = -\cos\,(\frac{\pi}{2} + (x + \frac{\pi}{3}))$ (angles anti-complémentaires)

D'où

$$\cos 2x = -\left[-\cos\,(\frac{\pi}{2} + (x + \frac{\pi}{3})\right] = \cos\left(x + \frac{5\pi}{6}\right)$$

$$\text{Donc} \begin{cases} 2x = x + \dfrac{5\pi}{6} + 2k\pi \text{ et } k \in \mathbb{Z} \\ \text{ou} \\ 2x = -\left(x + \dfrac{5\pi}{6}\right) + 2k\pi \text{ et } k \in \mathbb{Z} \end{cases}, \text{ soit}$$

$$\begin{cases} x = \dfrac{5\pi}{6} + 2k\pi \text{ et } k \in \mathbb{Z} \quad \text{(I)} \\ \text{ou} \\ x = -\dfrac{5\pi}{18} + k\dfrac{2\pi}{3} \text{ et } k \in \mathbb{Z} \quad \text{(II)} \end{cases}$$

Seule la solution (II) convient, car l'angle x ne fait pas partie du deuxième quadrant.
L'ensemble des solutions est

$$S = \left\{-\frac{5\pi}{18} + k\frac{2\pi}{3}\left(k \in \mathbb{Z}\right)\right\}$$

Si $k = 0$, on obtient **la réponse B.**
Si $k = 1$, on obtient **la réponse C.**
Si $k = 2$, on obtient **la réponse E.**

16 Toutes les réponses sont exactes sauf B.

Soit $\operatorname{tg} 2x = 1$

Or $1 = \operatorname{tg}\frac{\pi}{4}$

D'où $\operatorname{tg} 2x = \operatorname{tg}\frac{\pi}{4}$

Donc $2x = \frac{\pi}{4} + k\pi$ et $k \in \mathbb{Z}$, ce qui implique que $x = \frac{\pi}{8} + k\frac{\pi}{2}$

L'ensemble des solutions est

$$S = \left\{\frac{\pi}{8} + k\frac{\pi}{2}\left(k \in \mathbb{Z}\right)\right\}$$

Si $k = 0$, on obtient $x = \frac{\pi}{8} + 0 \times \frac{\pi}{2} = \frac{\pi}{8}$: **la réponse A.**
Si $k = 1$, on obtient $x = \frac{\pi}{8} + 1 \times \frac{\pi}{2} = \frac{5\pi}{8}$: **la réponse C.**
Si $k = 2$, on obtient $x = \frac{\pi}{8} + 2 \times \frac{\pi}{2} = \frac{9\pi}{8}$: **la réponse D.**
Si $k = 3$, on obtient $x = \frac{\pi}{8} + 3 \times \frac{\pi}{2} = \frac{13\pi}{8}$: **la réponse E.**

17 La seule réponse qui convient est E.

Soit $\sin x - \sqrt{3}\cos x = 0$
D'où $\sin x = \sqrt{3}\cos x$ (I)

$\forall x \neq \frac{\pi}{2} + k\pi$, l'équation (I) devient : $\frac{\sin x}{\cos x} = \sqrt{3}$

Or $\sqrt{3} = \operatorname{tg}\frac{\pi}{3}$

D'où $\operatorname{tg} x = \operatorname{tg}\frac{\pi}{3}$

Donc $x = \frac{\pi}{3} + k\pi$ et $k \in \mathbb{Z}$

L'ensemble des solutions est $S = \left\{\frac{\pi}{3} + k\pi\left(k \in \mathbb{Z}\right)\right\}$

Si $k = 0$, on obtient $x = \frac{\pi}{3} + 0 \times \pi = \frac{\pi}{3}$

Si $k = 1$, on obtient $x = \frac{\pi}{3} + 1 \times \pi = \frac{4\pi}{3}$ **(Réponse E)**

18 à 24

Solutions des exercices 18 à 24 disponibles sur www.lienmini.fr/31907-math3

Fiche 4

Les fonctions

1 Notion de fonction

Une fonction de variable x est un procédé mathématique qui associe à chaque nombre x *un unique* correspondant appelé image. On dit que l'image de x par la fonction f est $f(x)$, et x est l'antécédent de $f(x)$ par la fonction f.

Sauf indication contraire, les fonctions sont toujours représentées graphiquement dans un repère orthonormé.

Exemple :

Soit la fonction f définie par $f(x) = 2x + 1$.

L'image de $x = 1$ est $f(1) = 3$, et l'antécédent de 3 est 1.

2 Domaine de définition d'une fonction

Le domaine de définition D_f d'une fonction f est l'ensemble des nombres réels où cette fonction existe.

Pour les D_f, il est vivement recommandé de bien retenir les trois cas suivants :

On ne peut jamais diviser par 0

(par ex. : l'image de $x = 0$ par $f(x) = \frac{1}{x}$, soit $\frac{1}{0}$, $\nexists$!)

- $f : x \mapsto \frac{1}{x}$

Conditions d'existence de f: $x \neq 0$

$D_f = \mathbb{R} \setminus \{0\}$ ou $\mathbb{R}_0$

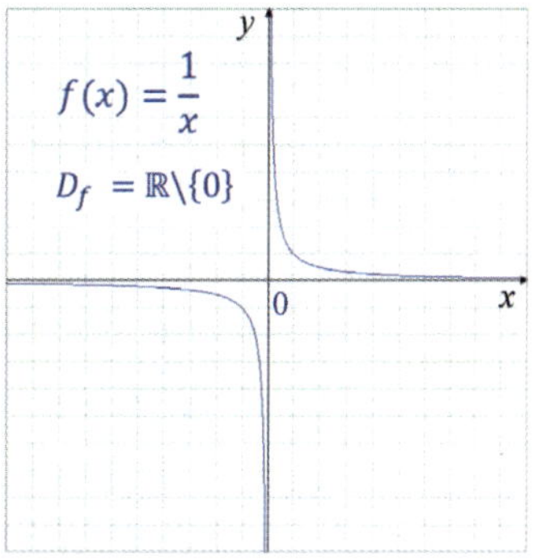

- $f : x \mapsto \tan x = \frac{\sin x}{\cos x}$

Conditions d'existence de f:

$\cos x \neq 0 \Leftrightarrow x \neq \frac{\pi}{2} + k\pi$, $k \in \mathbb{Z}$.

$D_f = \mathbb{R} \setminus \left\{\frac{\pi}{2} + k\pi, k \in \mathbb{Z}\right\}$

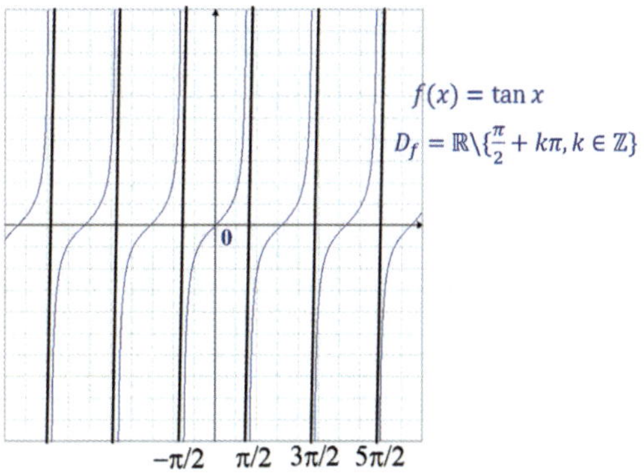

Mathématiques

Remarque :

Pour f définie par $f(x) = \text{cotg}\, x = \dfrac{\cos x}{\sin x}$, $D_f = \mathbb{R}\backslash\{k\pi, k \in \mathbb{Z}\}$.

Une racine carrée d'un nombre réel négatif n'existe pas

(par ex. : l'image de $x = -3$ par $f(x) = \sqrt{x}$, soit $\sqrt{-3}$, $\nexists$)

■ $f : x \mapsto \sqrt{x}$

Conditions d'existence de f: $x \geq 0$

$D_f = [0, +\infty[$

Remarque :

Pour f définie par $f(x) = \dfrac{1}{\sqrt{x}}$, $D_f =]0, +\infty[$ (ou $\mathbb{R}_0^+$).

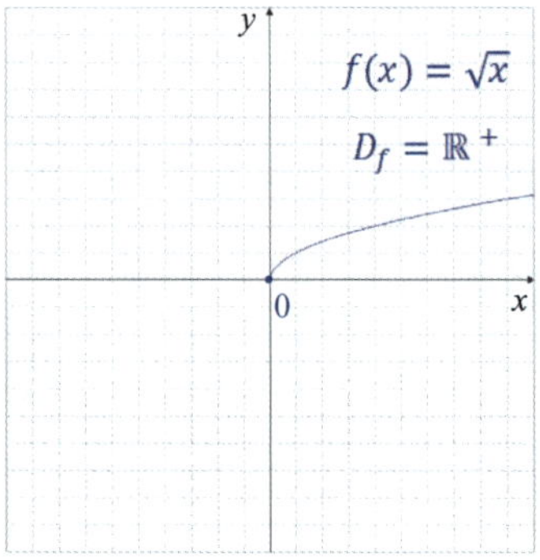

Le logarithme d'un nombre réel négatif ou nul n'existe pas

(par ex. : l'image de $x = -3$ par $f(x) = \log x$, soit $\log -3$, $\nexists$)

■ $f : x \mapsto \ln x$

Conditions d'existence de f: $x > 0$

$D_f =]0, +\infty[$

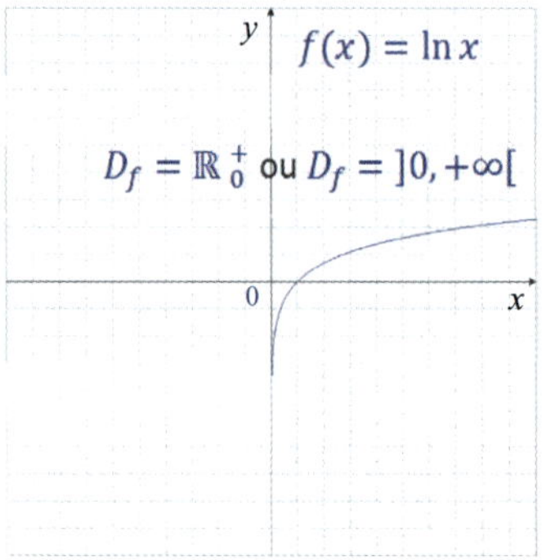

Si l'image par f de tout réel x existe, l'ensemble de définition est $D_f = \mathbb{R}$. Ci-après, quelques exemples de fonctions usuelles dont $D_f = \mathbb{R}$:

- fonction du premier degré définie par $f(x) = ax + b$, avec $a \neq 0$ et $b \in \mathbb{R}$ (équation d'une droite)
- fonction du second degré définie par $f(x) = ax^2 + bx + c$, avec $a, b, c \in \mathbb{R}$ et a est non nul (équation d'une parabole)
- fonction du troisième degré. Exemple : $x \mapsto x^3$
- fonction « valeur absolue » linéaire définie par $f(x) = |ax + b|$
- fonction exponentielle. Exemples : $x \mapsto e^x$, $x \mapsto 2e^{3x}$,...
- fonction trigonométrique. Exemples : $x \mapsto \sin x$, $x \mapsto \cos x$,...
- fonction rationnelle dont le dénominateur est toujours non nul. Exemple : $x \mapsto \dfrac{2x+1}{x^2+1}$
- fonction logarithmique $\ln X$ dont $X > 0$. Exemple : $x \mapsto \ln(x^2 + 3)$
- fonction racine carré définie par $f(x) = \sqrt{X}$ dont $X > 0$. Exemples : $x \mapsto \sqrt{x^2 + 1}$, $x \mapsto \sqrt{\sin^2 x + 1}$,...

3 Caractéristiques et formules importantes d'une fonction

3.1 Axe de symétrie

Une fonction f admet un axe de symétrie $x = a$ si et seulement si $f(a - x) = f(a + x)$, $\forall x \in D_f$.

Exemple :

L'axe de symétrie de la courbe d'équation $f(x) = x^2 - 2x + 1 = (x - 1)^2$ est $x = 1$, car $f(1 - x) = f(1 + x)$

L'axe de symétrie de la courbe d'équation $f(x) = x^2 - x + 3$ est $x = \frac{1}{2}$, car $f\left(\frac{1}{2} - x\right) = f\left(\frac{1}{2} + x\right)$

En général, pour une fonction parabolique $x \mapsto ax^2 + bx + c$, l'axe de symétrie a comme équation $x = \frac{-b}{2a}$.

3.2 Centre de symétrie

Une fonction f admet un centre de symétrie de coordonnées $(a;b)$ si et seulement si $f(a - x) + f(a + x) = 2b$, $\forall x \in D_f$

Exemple :

$(0;0)$ est le centre de symétrie de f définie par $f(x) = x^3$.

3.3 Parité d'une fonction

Une fonction f est paire si et seulement si $f(-x) = f(x)$, $\forall x \in D_f$

Une fonction paire admet l'axe des $y(x = 0)$ comme axe de symétrie.

Exemples :

- f définie par $f(x) = x^2 + 1$, car $f(-x) = (-x)^2 + 1 = x^2 + 1 = f(x)$
- f définie par $f(x) = \cos x$, car $f(-x) = \cos(-x) = \cos x = f(x)$

3.4 Imparité d'une fonction

Une fonction f est impaire si et seulement si $f(-x) = -f(x)$, $\forall x \in D_f$

Une fonction impaire admet l'origine du repère (0, 0) comme centre de symétrie.

Exemples :

- f définie par $f(x) = x^3$, car $f(-x) = (-x)^3 = -x^3 = -f(x)$
- f définie par $f(x) = \sin x$, car $f(-x) = \sin(-x) = -\sin x = -f(x)$

3.5 Périodicité d'une fonction

Une fonction f est périodique de période T si et seulement si $f(x + T) = f(x)$, $\forall x \in D_f$. Il s'agit d'une constante T que l'on ajoute à x sans modifier l'expression de son image $f(x)$.

Exemple :

$f : x \mapsto \sin x$ a comme période $T = 2\pi$.

En effet, $f(x + 2\pi) = \sin(x + 2\pi) = \sin x = f(x)$

3.6 Croissance et décroissance d'une fonction

- Une fonction f est croissante sur un intervalle $[a,b]$ si et seulement si : $\forall x_1,x_2 \in [a,b]$ si $x_1 > x_2$, alors $f(x_1) > f(x_2)$.

Exemples :

$f : x \mapsto 2x+1$ est croissante sur $\mathbb{R}$

$f : x \mapsto e^x$ est croissante sur $\mathbb{R}$

$f : x \mapsto \ln x$ est croissante sur $\mathbb{R}_0^+$

$f : x \mapsto \sqrt{x}$ est croissante sur $\mathbb{R}^+$

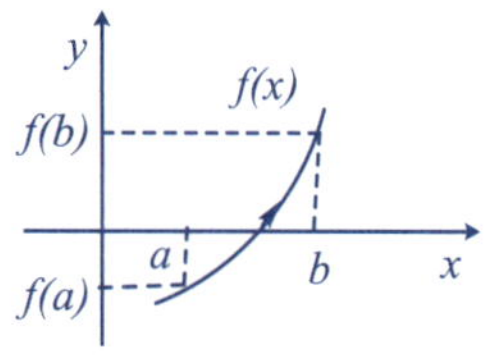

	a		b
$f(x)$	$f(a)$	↗	$f(b)$

- Une fonction f est décroissante sur un intervalle $[a,b]$ si et seulement si : $\forall x_1,x_2 \in [a,b]$ si $x_1 > x_2$, alors $f(x_1) < f(x_2)$.

Exemples :

f définie par $f(x) = -2x+1$ est une fonction décroissante sur $\mathbb{R}$

f définie par $f(x) = 3x^2$ est une fonction décroissante sur $\mathbb{R}_0^-$

f définie par $f(x) = -\ln x = \ln\frac{1}{x}$ est une fonction décroissante sur $\mathbb{R}_0^+$

f définie par $f(x) = -\sqrt{x}$ est une fonction décroissante sur $\mathbb{R}^+$

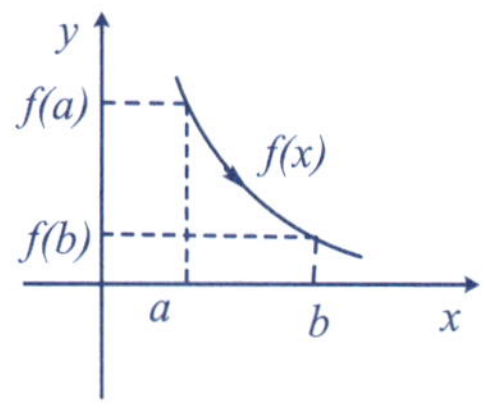

	a		b
$f(x)$	$f(a)$	↘	$f(b)$

3.7 Racines d'une fonction réelle

Les racines d'une fonction f sont les points de rencontre de la courbe de celle-ci avec l'axe des abscisses. Il s'agit des valeurs de x telles que $f(x) = 0$.

Exemples :

- Pour $f : x \mapsto ax^2 + bx + c$, ses racines, lorsqu'elles existent, sont :

$$x_1 = \frac{-b+\sqrt{\Delta}}{2a} \text{ et } x_2 = \frac{-b-\sqrt{\Delta}}{2a} \text{ avec } \Delta = b^2 - 4ac$$

  Attention, les deux racines différentes x_1 et x_2 **existent seulement si le discriminant est** $\Delta > 0$. Si $\Delta < 0$, la fonction n'admet pas de racine. Dans ce cas, la fonction est strictement positive si $a > 0$ et strictement négative si $a < 0$.

  Lorsque $\Delta = 0$, il y a un seul point de rencontre de la courbe f avec l'axe des x, soit au point d'abscisse $x_1 = x_2 = \frac{-b}{2a}$ (racine double).

- Pour la fonction $x \mapsto ax + b$, la racine est $x = \frac{-b}{a}$ si $a \neq 0$.
- Pour la fonction $x \mapsto \ln x$, la racine est $x = 1$, car $\ln 1 = 0$.

3.8 Point de rencontre avec l'axe des ordonnées

Le point de rencontre d'une fonction f avec l'axe des ordonnées correspond à l'ordonnée y_0 où $x = 0$, soit $\left(0;y_0\right)$

Exemples :

- Pour la fonction $x \mapsto ax^2 + bx + c \Rightarrow \left(0;c\right)$
- Pour la fonction $x \mapsto e^x \Rightarrow \left(0;1\right)$
- Pour la fonction $x \mapsto \cos x \Rightarrow \left(0;1\right)$
- Pour la fonction $x \mapsto \sin x \Rightarrow \left(0;0\right)$

3.9 Extremums d'une fonction

Voir fiche, partie dérivation, point 2.

Dans cet ouvrage, nous n'étudions pas le comportement de f au voisinage des points remarquables tels que les points de discontinuité, les points à tangente verticale, etc.

Sur un intervalle $\left[a,b\right]$, f admet un maximum M ($f\left(\alpha\right) = M, \alpha \in \left[a,b\right]$) si et seulement si $\forall x \in \left[a,b\right]$, $f\left(x\right) \leq M$.

Sur un intervalle $\left[a,b\right]$, f admet un minimum m ($f\left(\alpha\right) = m, \alpha \in \left[a,b\right]$) si et seulement si $\forall x \in \left[a,b\right]$, $f\left(x\right) \geq m$.

Exemples :

■ $f: \ x \mapsto x^2 - 4x + 3$

$D_f = \mathbb{R}$

$f'\left(x\right) = 2x - 4$

Il vient :

$f'\left(x\right) = 0 \Leftrightarrow 2x - 4 = 0 \Leftrightarrow x = 2$

> Pour trouver les extremums :
> 1. Déterminer f'
> 2. Résoudre l'équation $f'\left(x\right) = 0$ pour trouver les racines
> 3. Dresser le tableau de variation de f

Pour davantage de clarté, on dresse un tableau de variation de f:

	$-\infty$	2	$+\infty$
$f'\left(x\right)$	$-$	0	$+$
$f\left(x\right)$	↘	$f\left(2\right)$	↗

$\Longrightarrow$

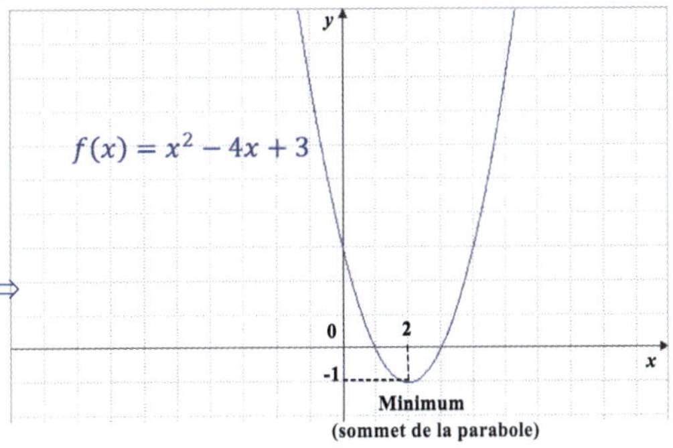

D'où, la fonction f présente un minimum, car f' passe du signe négatif au signe positif.

On constate aussi qu'au point $\left(2;f\left(2\right)\right)$, la courbe cesse de décroître et commence à croître. Ce point qui est le minimum de la fonction f, et est appelé le sommet de la parabole.

En effet :

Soit f définie par $f\left(x\right) = x^2 - 4x + 3$

Avec $a = 1,\ b = -4,\ c = 3 \Rightarrow \Delta = b^2 - 4ac$

Le sommet de la parabole est un point de la courbe dont les coordonnées sont : $\left(-\frac{b}{2a};-\frac{\Delta}{4a}\right)$.

Si on remplace a, b et Δ par leurs valeurs, on obtient $\left(-\frac{-4}{2};-\frac{4}{4}\right)$, soit $\left(2;-1\right)$, ce qui correspond exactement au point $\left(2;f\left(2\right)\right)$.

■ $f:\ x \mapsto x^3 - x^2 - x + 1$

$D_f = \mathbb{R}\ \ f'\left(x\right) = 3x^2 - 2x - 1$

Pour trouver les types d'extrema, il faut résoudre l'équation : $f'\left(x\right) = 0$

$$3x^2 - 2x - 1 = 0$$

$a = 3,\ b = -2,\ c = -1 \Rightarrow \Delta = b^2 - 4ac = 4 + 12 = 16 > 0 \Rightarrow$ 2 racines

D'où, $x_1 = \frac{-b+\sqrt{\Delta}}{2a} = 1$ et $x_2 = \frac{-b-\sqrt{\Delta}}{2a} = -\frac{1}{3}$

Donc, le trinôme $3x^2 - 2x - 1$ est négatif (signe contraire de a) entre les racines et positif (signe de a) à l'extérieur des racines.

Dressons un tableau des signes de f :

	$-\infty$		$-1/3$		1		$+\infty$
$f'\left(x\right)$		+	0	−	0	+	
$f\left(x\right)$		↗	$f\left(-\frac{1}{3}\right)$	↘	$f\left(1\right)$	↗	

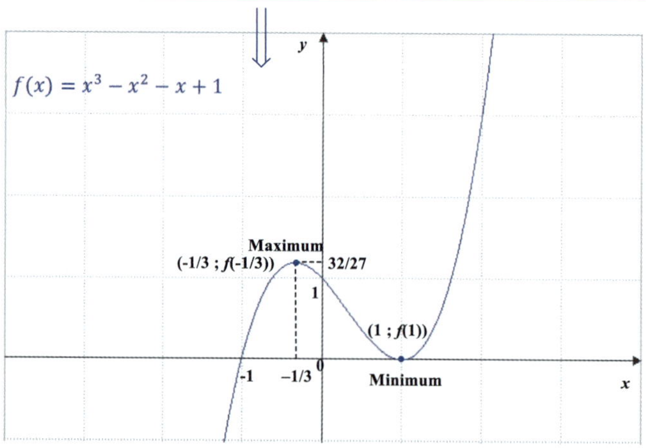

On peut en conclure que la fonction f admet sur l'intervalle $\left]-\frac{1}{2},\frac{3}{2}\right[$, un minimum en $x = 1$ et un maximum en $x = -1/3$.

4 Les caractéristiques des fonctions usuelles

4.1 Fonction du premier degré

- Fonction affine d'équation : $f\left(x\right) = ax + b$ (équation d'une droite), a est appelé pente de la droite ou coefficient angulaire et b est le point de rencontre de la droite avec l'axe des ordonnées.
- $D_f = \mathbb{R}$
- Racine de la fonction ou le point d'intersection avec l'axe des x :

$$ax + b = 0 \Leftrightarrow x = -b/a$$

- Intersection avec l'axe des ordonnées : $(0;b)$
- La fonction est impaire si $b = 0$, car $f(-x) = a(-x) = -f(x)$
- La fonction n'est pas périodique
- La fonction n'admet pas d'extremums sur son domaine de définition
- Tableau de variation de f:

  Exemple : la fonction f définie par $f(x) = 2x - 3$

  $f'(x) = 2 > 0$

	$-\infty$			$+\infty$
$f'(x)$	$+$	$+$	$+$	$+$
$f(x)$	↗			

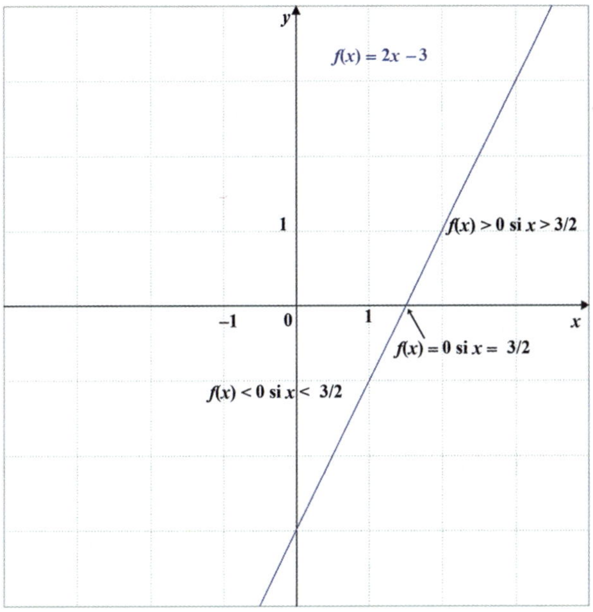

Si la pente de la droite est négative, la fonction est décroissante ($f'(x) < 0$).

Par contre, la courbe de la fonction valeur absolue de f ($y = |f(x)| = |2x - 3|$) est toujours positive et elle présente un minimum en point de coordonnées $\left(\frac{3}{2};0\right)$.

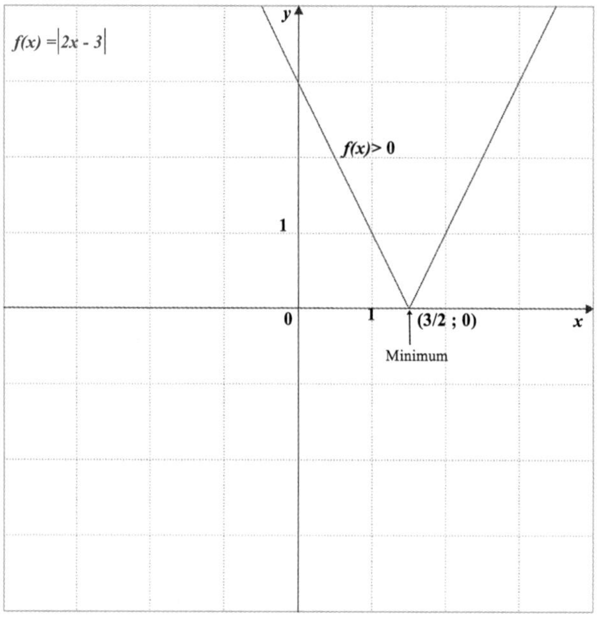

- Dans un repère orthonormé, si A $\left(x_A\,;y_A\right)$ et B $\left(x_B\,;y_B\right)$ sont deux points de la droite d d'équation $y = ax + b$, alors :

$$a\left(pente\right) = \frac{y_B - y_A}{x_B - x_A}$$

Dès lors, pour calculer b, il suffit de placer les coordonnées d'un des deux points dans l'équation $y = ax + b$.

Soit $b = y_B - ax_B$ ou $b = y_A - ax_A$

Exemple :

Soit A $\left(1;2\right)$ et B $\left(-1;3\right)$ deux points de la droite d d'équation $y = ax + b$.

$$a\left(pente\right) = \frac{y_B - y_A}{x_B - x_A} = \frac{3-2}{-1-1} = \frac{-1}{2}$$

Et, $b = y_B - ax_B = 3 - \left(\frac{-1}{2}\right) \times \left(-1\right) = \frac{5}{2}$

- Deux droites sont parallèles si et seulement si elles ont le même coefficient angulaire (ou la même pente ou le même coefficient directeur)

Exemple : $d \equiv y = 2x + 5$ et $d' \equiv y = 2x - 3$

- Deux droites sont perpendiculaires si et seulement si le coefficient angulaire de l'une vaut l'opposé de l'inverse de l'autre.

Exemple : $d \equiv y = 3x + 5$ et $d' \equiv y = \frac{-1}{3}x - 3$

- Dans un repère orthonormé, la distance entre deux points A $\left(x_A\,;y_A\right)$ et B $\left(x_B\,;y_B\right)$ est donnée par la formule $\overline{AB} = \sqrt{\left(y_B - y_A\right)^2 + \left(x_B - x_A\right)^2}$

- Dans un repère orthonormé, les coordonnées du point M milieu du segment AB sont données par la formule $\left(\frac{x_A + x_B}{2}; \frac{y_A + y_B}{2}\right)$

- Dans un repère orthonormé, la distance d'un point A $\left(x_A\,;y_A\right)$ à la droite d d'équation $ax + by + c = 0$ (forme canonique !) est égale à $\frac{\left|ax_A + by_A + c\right|}{\sqrt{a^2 + b^2}}$.

– Pour déterminer les coordonnées du point d'intersection de deux droites $d(y = ax + b)$ et $d'(y = a'x + b')$ sécantes, il suffit de résoudre le système d'équations du premier degré correspondant à ces deux droites :

$$\begin{cases} y = ax + b \\ y = a'x + b' \end{cases}$$

Pour la résolution, il existe deux méthodes : par substitution ou par addition (Voir fiche 1 « Algèbre »).

4.2 Fonction du second degré

– Fonction quadratique définie par : $f(x) = ax^2 + bx + c$ (équation d'une parabole)

– $D_f = \mathbb{R}$

– Racines de la fonction ou points d'intersection avec l'axe des x :

$$ax^2 + bx + c = 0$$

$x_1 = \dfrac{-b + \sqrt{\Delta}}{2a}$ et $x_2 = \dfrac{-b - \sqrt{\Delta}}{2a}$ avec $\Delta = b^2 - 4ac$.

Attention, les deux racines différentes x_1 et x_2 existent seulement si $\Delta > 0$. Dans ce cas, l'équation est factorisée en :

$$f(x) = ax^2 + bx + c = a(x - x_1)(x - x_2)$$

Si $\Delta = 0$, $x_1 = x_2 = \dfrac{-b}{2a}$ (racine double) et $f(x) = ax^2 + bx + c = a(x - x_1)^2$

Si $\Delta < 0$, il n'y a aucune racine dans $\mathbb{R}$ et l'équation ne peut être factorisée. Dans ce cas, la parabole :

– est positive si $a > 0$ (ouverte vers le haut), ou

– est négative lorsque $a < 0$ (ouverte vers le bas).

– Le sommet de la parabole est $\left(-\dfrac{b}{2a}; -\dfrac{\Delta}{4a}\right)$.

– L'axe de symétrie a pour équation $x = -\dfrac{b}{2a}$.

– Intersection avec l'axe des ordonnées : point de coordonnées $(0;c)$.

– La fonction est paire si $b = 0$, car $f(-x) = a(-x)^2 + c = a(x)^2 + c = f(x)$.

– La fonction admet son sommet comme minimum si $a > 0$ et comme maximum si $a < 0$.

– Tableau de variation de f :

$f'(x) = 2ax + b$ s'annule au point $\dfrac{-b}{2a}$

Si on suppose que a est positif, le tableau de variation de f est :

	$-\infty$		$\dfrac{-b}{2a}$		$+\infty$
$f'(x)$		$-$	0	$+$	
$f(x)$		↘	$-\dfrac{\Delta}{4a}$	↗	

La fonction est décroissante sur l'intervalle $\left]-\infty, \frac{-b}{2a}\right[$, et est croissante après sur le reste de son domaine de définition, soit $\left]\frac{-b}{2a}, +\infty\right[$.

Exemple :

- Soit f définie par $f(x) = x^2 - 4x + 3$, $a = 1$, $b = -4$ et $c = 3$
- $D_f = \mathbb{R}$
- Les coordonnées du sommet sont $\left(-\frac{b}{2a}; -\frac{\Delta}{4a}\right)$, soit $(2;-1)$ (avec $\Delta = b^2 - 4ac = 4$).
- Axe de symétrie : $x = -\frac{b}{2a}$, soit $x = 2$.
- Intersection avec Ox : $(x_1;0)$ et $(x_2;0)$

  Avec $x_1 = \frac{-b - \sqrt{\Delta}}{2a} = 1$ et $x_2 = \frac{-b + \sqrt{\Delta}}{2a} = 3$
- Intersection avec Oy : $(0;c)$, où $c = 3$.
- Orientation de la parabole : vers le haut car $a = 1 > 0$.

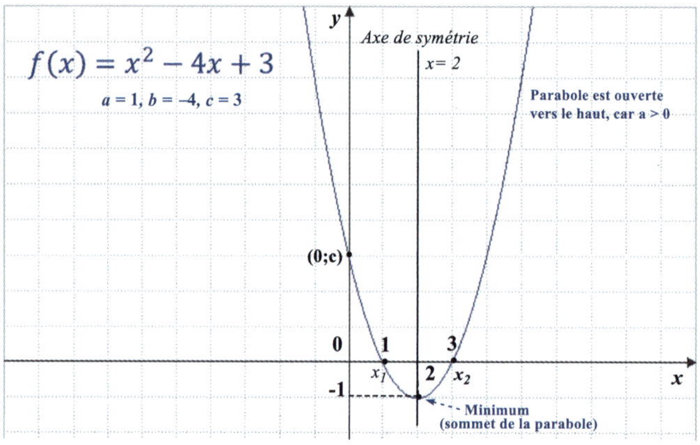

- Tableau de variation et graphique :

  $f'(x) = 2x - 4$,

  $f'(x) = 0 \Leftrightarrow 2x - 4 = 0 \Leftrightarrow x = 2$

	$-\infty$		2		$+\infty$
$f'(x)$		$-$	0	$+$	
$f(x)$		$\searrow$	$f(2)$	$\nearrow$	
			$f(x) = (x-3)(x-1)$		

Ci-après, les graphiques de deux fonctions quadratiques dont $\Delta < 0$ et une troisième comportant une racine double ($\Delta = 0$) :

- f définie par $f(x) = x^2 - 2x + 1$, $a = 1$, $b = -2$ et $c = 1 \Rightarrow \Delta = b^2 - 4ac = 0$ (racine double)
- f définie par $f(x) = x^2 - x + 4$, $a = 1$, $b = -1$ et $c = 4 \Rightarrow \Delta = b^2 - 4ac = -15 < 0$ ($f(x) > 0$)
- f définie par $f(x) = -x^2 + x - 2$, $a = -1$, $b = 1$ et $c = -2 \Rightarrow \Delta = b^2 - 4ac = -7 < 0$ ($f(x) < 0$)

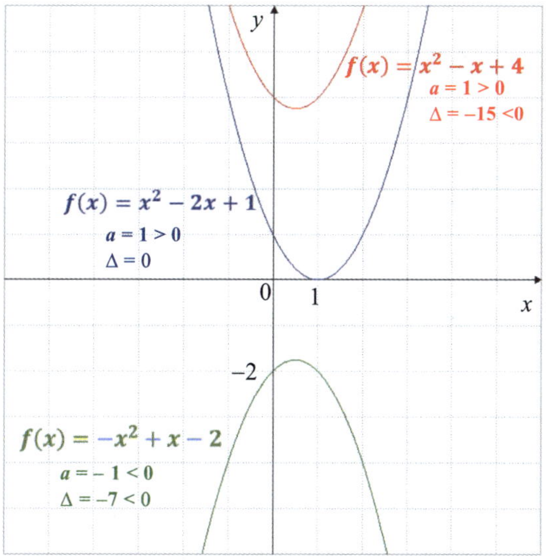

4.3 Fonctions trigonométriques et trigonométriques réciproques

4.3.1 *Fonction sinus*

- La fonction *sinus* est définie par $f(x) = \sin x$.
- $D_f = \mathbb{R}$
- Racines de la fonction ou points d'intersection avec l'axe des x:

$$\sin x = 0 \Leftrightarrow x = k\pi \text{, avec } k \in \mathbb{Z}.$$

- La fonction est périodique de période $T = 2\pi$, car $\sin(x + 2\pi) = \sin x$.
- Intersection avec l'axe des ordonnées : point de coordonnées $(0;0)$.
- La fonction est impaire, car $f(-x) = \sin(-x) = -\sin x = -f(x)$.
- La fonction admet son minimum aux points $\frac{3\pi}{2} + 2k\pi$, et son maximum en $x = \frac{\pi}{2} + 2k\pi$, $k \in \mathbb{Z}$. La fonction $\sin x$ est bornée par $\sin\left(\frac{3\pi}{2} + 2k\pi\right) = -1$ et $\sin\left(\frac{\pi}{2} + 2k\pi\right) = +1$.
- Tableau de variation de f:

  $f'(x) = \cos x$ s'annule au point $x = \frac{\pi}{2} + k\pi$, et $k \in \mathbb{Z}$
  Si on dresse un tableau de variation de f sur l'intervalle $[0, 2\pi]$ ($k = 0$ et 1), on a :

	0		$\frac{\pi}{2}$		$\frac{3\pi}{2}$		2π
$f'(x)$		$+$	0	$-$	0	$+$	
$f(x) = \sin x$	0	↗	1	↘	-1	↗	0

La fonction $x \mapsto \sin x$ est croissante sur l'intervalle $\left]0, \frac{\pi}{2}\right[\cup \left]\frac{3\pi}{2}, 2\pi\right[$ et décroissante sur l'intervalle $\left]\frac{\pi}{2}, \frac{3\pi}{2}\right[$.

– Graphique :

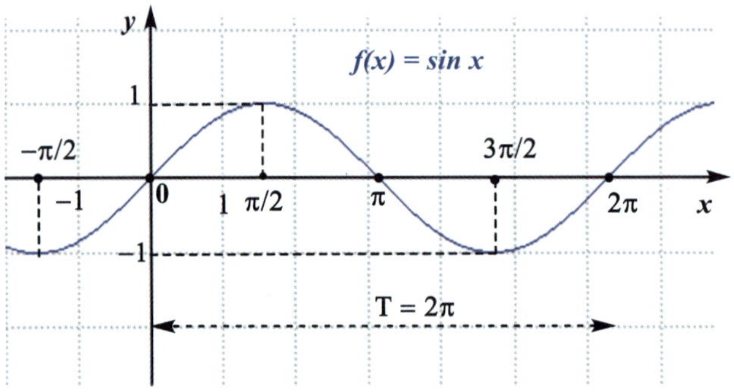

4.3.2 *Fonction arcsinus*

La fonction *arcsinus*, notée arcsin, est la fonction réciproque de la fonction sinus :

$$y = \arcsin x \text{ si et seulement si } x = \sin y \text{ et } y \in \left[-\frac{\pi}{2}, \frac{\pi}{2}\right].$$

Dans un repère orthonormé, le graphique de la fonction $x \mapsto \arcsin x$ est l'image par la symétrie orthogonale d'axe d'équation $y = x$ du graphique de la restriction de la fonction $x \mapsto \sin x$ à l'intervalle $\left[-\frac{\pi}{2}, \frac{\pi}{2}\right]$.

Dérivée :

Soit $y = \arcsin x \Leftrightarrow x = \sin y$ et $y \in \left[-\frac{\pi}{2}, \frac{\pi}{2}\right]$, $y' = (\arcsin x)'$ et $(\sin y)' = (x)' = 1$

Or, $(\sin y)' = y' \cos y$

D'où $y' = (\arcsin x)' = \dfrac{1}{\cos y} = \dfrac{1}{\sqrt{1 - \sin^2 y}}$

On en déduit que $y' = (\arcsin x)' = \dfrac{1}{\sqrt{1 - x^2}}$

4.3.3 *Fonction cosinus*

- La fonction *cosinus* est définie par : $f(x) = \cos x$
- $D_f = \mathbb{R}$
- Racines de la fonction ou points d'intersection avec l'axe des x :

$$\cos x = 0 \Leftrightarrow x = \frac{\pi}{2} + k\pi \text{ et } k \in \mathbb{Z}.$$

- La fonction est périodique de période $T = 2\pi$, car $\cos(x + 2\pi) = \cos x$.
- Intersection avec l'axe des ordonnées : point de coordonnées $(0;1)$.
- La fonction est paire, car $f(-x) = \cos(-x) = \cos x = f(x)$.
- La fonction admet son minimum aux points $\pi + 2k\pi$, et son maximum en $x = 0 + 2k\pi$, $k \in \mathbb{Z}$. La fonction $\cos x$ est bornée par $\cos(\pi + 2k\pi) = -1$ et $\cos(0 + 2k\pi) = +1$.
- Tableau de variation de f :

  $f'(x) = -\sin x$ s'annule au point $x = k\pi$, et $k \in \mathbb{Z}$

  Si on dresse un tableau de variation de f sur l'intervalle $[0, 2\pi]$ $(k = 1)$:

	0		π		2π
$f'(x) = -\sin x$	0	$-$	0	$+$	0
$f(x) = \cos x$	1	↘	-1	↗	1

La fonction $x \mapsto \cos x$ est décroissante sur l'intervalle $\left]0,\pi\right[$ et croissante sur l'intervalle $\left]\pi,2\pi\right[$.

– Graphique :

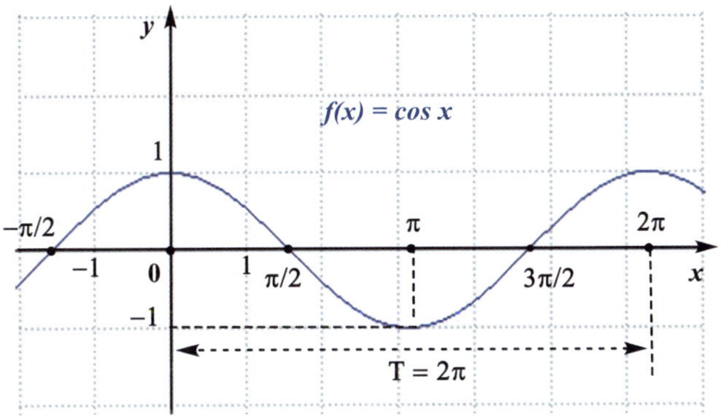

4.3.4 *Fonction arccosinus*

La fonction *arccosinus* est notée $\arccos$, et est la fonction réciproque de la fonction $\cos$inus :

$$y = \arccos x \text{ si et seulement si } x = \cos y \text{ et } y \in \left[0,\pi\right]$$

Dans un repère orthonormé, le graphique de la fonction $x \mapsto \arccos x$ est l'image par la symétrie orthogonale d'axe d'équation $y = x$ du graphique de la restriction de la fonction $x \mapsto \cos x$ à l'intervalle $\left[0,\pi\right]$.

Dérivée :

Soit $y = \arccos x \Leftrightarrow x = \cos y$ et $y \in \left[0,\pi\right]$, $y' = \left(\arccos x\right)'$ et $\left(\cos y\right)' = \left(x\right)' = 1$

Or, $\left(\cos y\right)' = -y' \sin y$

D'où $y' = \left(\arccos x\right)' = -\dfrac{1}{\sin y} = -\dfrac{1}{\sqrt{1-\cos^2 y}}$

On en déduit que $y' = \left(\arccos x\right)' = \dfrac{-1}{\sqrt{1-x^2}}$

4.3.5 *Fonction tangente*

- La fonction *tangente* est définie par : $f\left(x\right) = \mathrm{tg}\, x$ ($\mathrm{tg}\, x = \dfrac{\sin x}{\cos x}$).
- Conditions d'existence : $\cos x \neq 0 \Leftrightarrow x \neq \dfrac{\pi}{2} + k\pi \text{ et } k \in \mathbb{Z}$
- $D_f = \mathbb{R} \backslash \left\{\dfrac{\pi}{2} + k\pi \text{ et } k \in \mathbb{Z}\right\}$
- Racines de la fonction ou points d'intersection avec l'axe des x :

$$\mathrm{tg}\, x = 0 \Leftrightarrow x = k\pi \text{ et } k \in \mathbb{Z}$$

- La fonction est périodique de période $T = \pi$, car $\mathrm{tg}\left(x+\pi\right) = \mathrm{tg}\, x$.
- Intersection avec l'axe des ordonnées : point de coordonnées $(0;0)$.
- La fonction est impaire, car

$$f\left(-x\right) = \mathrm{tg}\left(-x\right) = \frac{\sin\left(-x\right)}{\cos\left(-x\right)} = -\frac{\sin\left(x\right)}{\cos\left(x\right)} = -\mathrm{tg}\left(x\right) = -f\left(x\right).$$

- Tableau de variation de f :

$f'\left(x\right) = \dfrac{1}{\cos^2 x} > 0, \forall x \in D_f$ et elle n'est pas définie au point $\dfrac{\pi}{2} + k\pi$.

Si on dresse un tableau de variation de f sur l'intervalle $\left[0, \frac{\pi}{2}\right]$:

	0		$\frac{\pi}{2}$
$f'(x) = \frac{1}{\cos^2 x}$	1	+	$\nexists$
$f(x) = \operatorname{tg} x$	0	↗	

– Graphique :

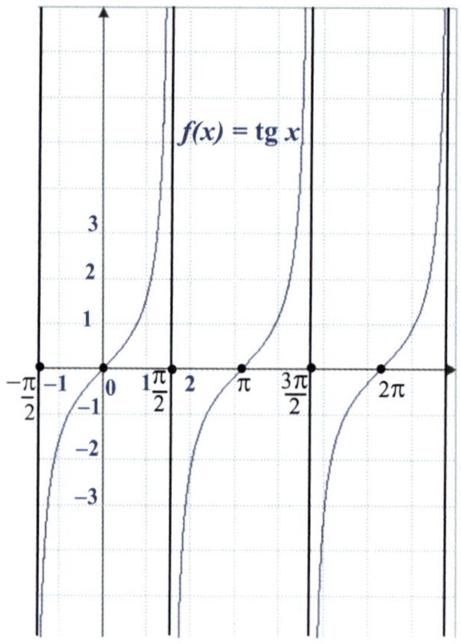

4.3.6 *Fonction arctangente*

La fonction *arctangente* est notée arctg, et est la fonction réciproque de la fonction $x \mapsto \operatorname{tg} x$:

$$y = \operatorname{arctg} x \text{ si et seulement si } x = \operatorname{tg} y \text{ et } y \in \left]-\frac{\pi}{2}, \frac{\pi}{2}\right[$$

Dans un repère orthonormé, le graphique de la fonction $x \mapsto \operatorname{arctg} x$ est l'image par la symétrie orthogonale d'axe $y = x$ du graphique de la restriction de la fonction $x \mapsto \operatorname{tg} x$ à l'intervalle $\left]-\frac{\pi}{2}, \frac{\pi}{2}\right[$.

Dérivée :

Soit $y = \operatorname{arctg} x \Leftrightarrow x = \operatorname{tg} y$ et $y \in \left]-\frac{\pi}{2}, \frac{\pi}{2}\right[$, $y' = (\operatorname{arctg} x)'$ et $(\operatorname{tg} y)' = (x)' = 1$

Or, $(\operatorname{tg} y)' = \frac{y'}{\cos^2 y}$

D'où $y' = (\operatorname{arctg} x)' = \cos^2 y$

Comme $\cos^2 y = \frac{1}{1 + \operatorname{tg}^2 y}$

On en déduit que $y' = (\operatorname{arctg} x)' = \frac{1}{1 + x^2}$

Remarque

Voici quelques formules usuelles liant les fonctions trigonométriques :

- $\cos^2 x + \sin^2 x = 1$
- $\cos(x+y) = \cos x \cos y - \sin x \sin y$
- $\sin(x+y) = \sin x \cos y + \cos x \sin y$
- $\sin^2 x = \dfrac{1-\cos 2x}{2}$ et $\cos^2 x = \dfrac{1+\cos 2x}{2}$
- $\sin 2x = 2 \sin x \cos x$
- $\operatorname{tg} 2x = \dfrac{2 \operatorname{tg} x}{1-\operatorname{tg}^2 x}$

4.4 Fonctions exponentielles de base *a* et logarithmiques

- La fonction est définie par : $f(x) = a^x$, avec $\forall a \in \mathbb{R}_0^+ \setminus \{1\}$
- $D_f = \mathbb{R}$
- La courbe d'équation $f(x) = a^x$ est toujours positive
- Si $a > 1$, la fonction $x \mapsto a^x$ est strictement croissante (ex. f définie par $f(x) = e^x$, e =2,718281..) : si $a^{x_1} > a^{x_2}$, alors $x_1 > x_2$
- Si $0 < a < 1$, la fonction $x \mapsto a^x$ est strictement décroissante (ex. $f(x) = \left(\dfrac{1}{e}\right)^x$, $f(x) = \left(\dfrac{1}{2}\right)^x$) : si $a^{x_1} > a^{x_2}$, alors $x_1 < x_2$
- La fonction réciproque de la fonction exponentielle est appelée fonction logarithmique :

$$a^x = y \Leftrightarrow x = \log_a y$$

On en déduit : $\log_a 1 = 0$ et $\log_a a = 1$

Comme $a^x = y$ est strictement positive, D_f de la fonction $y \mapsto \log_a y$ est $\mathbb{R}_0^+$

- Dans un repère orthonormé, le graphique de la fonction $x \mapsto \log_a x$ est l'image par la symétrie orthogonale d'axe $y = x$ du graphique d'équation $f(x) = a^x$.

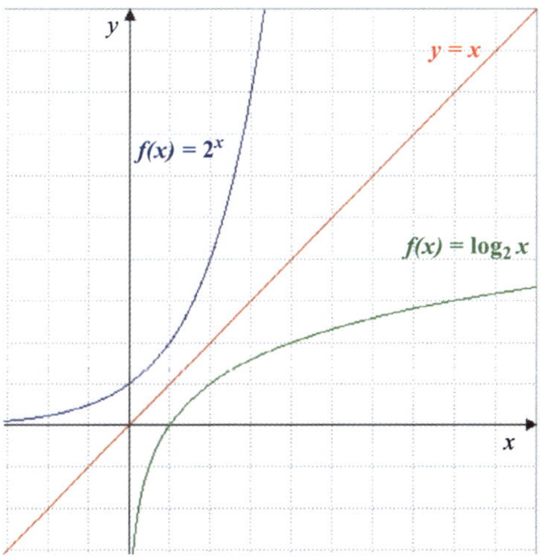

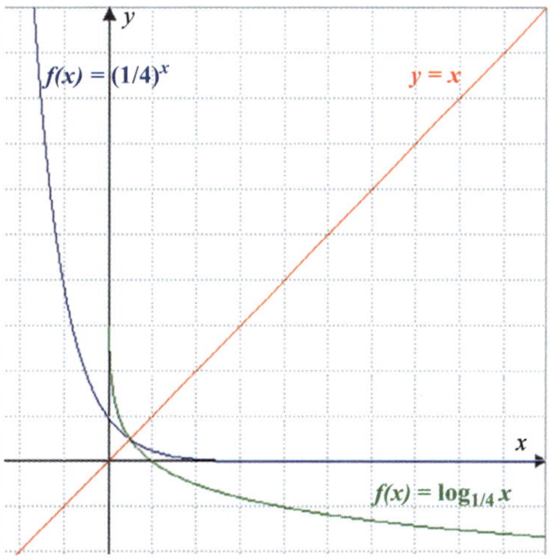

- Si $a > 1$, la fonction $x \mapsto \log_a x$ est croissante : si $\log_a x_1 > \log_a x_2$, alors $x_1 > x_2$.
- Si $0 < a < 1$, la fonction $x \mapsto \log_a x$ est décroissante : si $\log_a x_1 > \log_a x_2$, alors $x_1 < x_2$.
- Si $\log_a x_1 = \log_a x_2$, alors $x_1 = x_2$.

- Propriétés des logarithmes

  $\log_a(x \times y) = \log_a x + \log_a y$

  $\log_a \frac{x}{y} = \log_a x - \log_a y$

  $\log_a x^n = n \log_a x$ et $n \in \mathbb{Z}$

  $\log_a \sqrt[n]{x} = \frac{1}{n} \log_a x$ et $n \in \mathbb{Z}_0$

  si $a = 10$, le logarithme est appelé logarithme décimal, c'est bien celui qui se trouve sur votre calculatrice : $\log x = \log_{10} x$

Remarque

Toute fonction exponentielle de base a ($a \in \mathbb{R}_0^+ \setminus \{1\}$) peut être exprimée sous la forme d'une fonction exponentielle de base e car $a^x = e^{x \ln a}$.

si $a = e$, le système de logarithme est appelé logarithme népérien, lequel se trouve aussi sur votre calculatrice : $\ln x = \log_e x$

- Changement de base : $\log_a x = \frac{\log x}{\log a} = \frac{\ln x}{\ln a} = \frac{\log_n x}{\log_n a}$

  Exemple : $\log_{10} x = \frac{\log x}{\log 10} = \frac{\ln x}{\ln 10}$, d'où $\ln x = \ln 10 \times \log x = 2{,}30259 \times \log x$
- **Dérivée** : voir la fiche « Dérivation ».

  Pour la fonction $x \mapsto \ln x$ définie sur $\mathbb{R}_0^+$, $f'(x) = (\ln x)' = \frac{1}{x}$

  D'où, $f'(x) > 0$, $\forall x \in D_f$

  Dès lors, la fonction $x \mapsto \ln x$ est croissante
- Le tableau de variation et le graphique de f sur $\mathbb{R}_0^+$ sont :

	0		$+\infty$
$f'(x) = \frac{1}{x}$	$\nexists$	$+$	
$f(x) = \ln x$	$\nexists$ $-\infty$	↗	$+\infty$

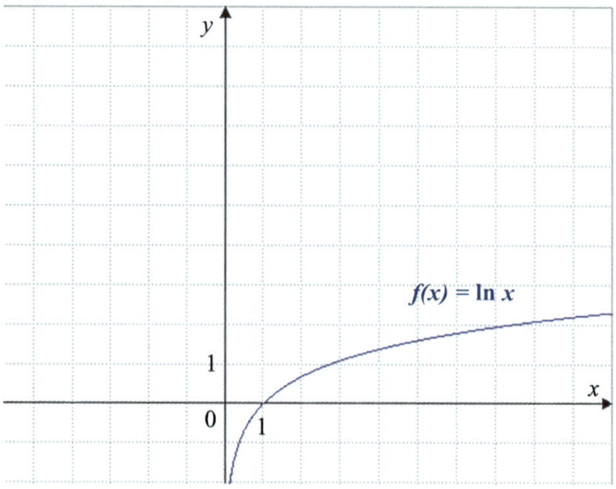

Les fonctions

1 Soit f, g et h trois fonctions définies par :
$f(x) = |2x - 1|$, $g(x) = |x + 2|$ et
$h(x) = f(x) + g(x)$
Parmi les propositions suivantes, laquelle est incorrecte ?

- ❑ **A.** La fonction f est définie sur $\mathbb{R}$.
- ❑ **B.** La fonction g est définie sur $\mathbb{R}$.
- ❑ **C.** La fonction représentée par $f + g$ est définie sur $\mathbb{R}$.
- ❑ **D.** Les fonctions f et g ne sont ni paires ni impaires.
- ❑ **E.** La courbe de f est symétrique par rapport à l'axe des y.
- ❑ **F.** L'image de -1 par h est égale à 4.
- ❑ **G.** L'image de -3 par g est égale à 1.

2 Soit f, g et h trois fonctions définies par :
$f(x) = \sqrt{\dfrac{2x+1}{x+2}}$, $g(x) = \dfrac{\sqrt{x+2}}{\sqrt{2x+1}}$ et
$h(x) = \sqrt{|x+2|}$
Parmi les propositions suivantes, laquelle est incorrecte ?

- ❑ **A.** Le domaine de définition de la fonction f est $\left]-\infty, -2\right[\cup \left[-\dfrac{1}{2}, +\infty\right[$.
- ❑ **B.** Le domaine de définition de la fonction h est $\mathbb{R}$.
- ❑ **C.** Le domaine de définition de la fonction g est $\left]-\dfrac{1}{2}, +\infty\right[$.
- ❑ **D.** La fonction h est croissante sur tout son domaine de définition.
- ❑ **E.** L'antécédent de 1 par h est -1.

3 Soit f et g deux fonctions définies par $f(x) = \sin 2x$ et $g(x) = \sin x$
Parmi les propositions suivantes, laquelle est incorrecte ?

- ❑ **A.** $D_f = \mathbb{R}$ et $D_g = \mathbb{R}$.
- ❑ **B.** f est une fonction impaire.
- ❑ **C.** f admet un centre de symétrie.
- ❑ **D.** f est périodique de période π.
- ❑ **E.** Lorsque x est un angle du premier quadrant, si $g(x)$ vaut $\dfrac{3}{4}$, alors $f(x) = \dfrac{3\sqrt{7}}{8}$.
- ❑ **F.** $x = \dfrac{3\pi}{2}$ est une des racines de f.
- ❑ **G.** La fonction f admet son minimum aux points $\dfrac{3\pi}{2} + 2k\pi$, et son maximum en $x = \dfrac{\pi}{2} + 2k\pi$, $k \in \mathbb{Z}$.
- ❑ **H.** La fonction $\sin 2x$ est croissante sur l'intervalle $\left]0, \dfrac{\pi}{4}\right[\cup \left]\dfrac{3\pi}{4}, \pi\right[$ et décroissante sur l'intervalle $\left]\dfrac{\pi}{4}, \dfrac{3\pi}{4}\right[$.
- ❑ **I.** Pour tracer la courbe de f à partir de celle de g, il suffit de diviser toute abscisse de la courbe g par 2.

4 Parmi les propositions suivantes, laquelle est incorrecte ?

- ❑ **A.** Si l'image par f de tout réel x existe, l'ensemble de définition est $D_f = \mathbb{R}$.
- ❑ **B.** Si f est définie par $f(x) = \dfrac{2}{3}x - 5$, le $D_f = \mathbb{R}$.
- ❑ **C.** Si f est définie par $f(x) = (x^2 - 3)\left(1 - \dfrac{1}{x}\right)$, le $D_f = \mathbb{R}_0$.
- ❑ **D.** Si f est définie par $f(x) = \sqrt[3]{3x+5}$, le $D_f = \left[-\dfrac{5}{3}, +\infty\right[$.
- ❑ **E.** Si f est définie par $f(x) = \dfrac{1+x}{e^x}$, le $D_f = \mathbb{R}$.
- ❑ **F.** Si f est définie par $f(x) = \dfrac{\ln x}{x^2+1}$, le $D_f = \mathbb{R}_0^+$.
- ❑ **G.** Si f est définie par $f(x) = \ln \dfrac{3}{x}$, le $D_f = \mathbb{R}_0^+$.
- ❑ **H.** La fonction $f : x \mapsto \sqrt[3]{x}$ est définie sur $\mathbb{R}$, et est dérivable sur $\mathbb{R}_0$.

5 Soit f, g et h trois fonctions définies par
$f(x) = \sqrt{\dfrac{\sin x}{2 - \cos x}}$, $g(x) = \sin(2x+1)$ et
$h(x) = \text{Arcsin}(x-1)$.

Mathématiques

Parmi les propositions suivantes, laquelle est incorrecte ?

- ❑ **A.** Le domaine de définition de la fonction f est $[0,\pi]$.
- ❑ **B.** Le domaine de définition de la fonction g est $\mathbb{R}$.
- ❑ **C.** Le domaine de définition de la fonction h est $[0,2]$.
- ❑ **D.** Aucune de ces trois propositions n'est correcte.

6 Laquelle des affirmations suivantes est incorrecte ?

- ❑ **A.** La fonction f définie par $f(x) = 2x + 1$ est croissante sur $\mathbb{R}$.
- ❑ **B.** La fonction f définie par $f(x) = e^x$ est croissante sur $\mathbb{R}$.
- ❑ **C.** La fonction f définie par $f(x) = \ln x$ est croissante sur $\mathbb{R}_0^+$.
- ❑ **D.** La fonction f définie par $f(x) = \sqrt{x}$ est croissante sur $\mathbb{R}$.

7 Soit le graphique de la fonction f définie par $f(x) = ax^2 + bx + c$ sur $\mathbb{R}$.

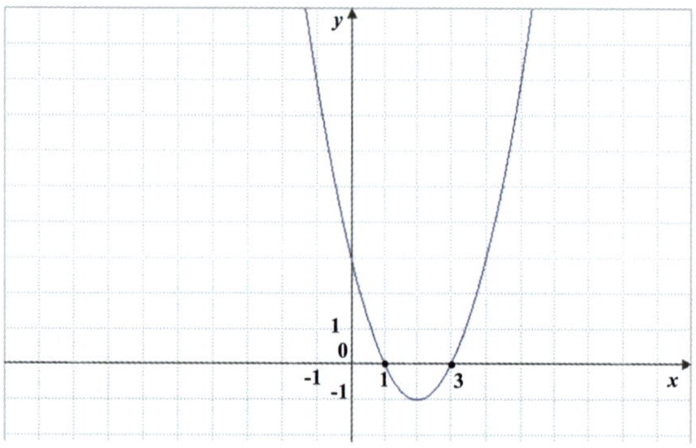

Parmi les affirmations suivantes, laquelle(lesquelles) est(sont) correcte(s) ?

- ❑ **A.** $4a + 2b + c + 1 = 0$
- ❑ **B.** Le sommet de la parabole est $(2;-1)$.
- ❑ **C.** $b^2 - 4ac > 0$
- ❑ **D.** L'image de 6 par f est 15.
- ❑ **E.** L'axe de symétrie de la parabole est $y = 2$.
- ❑ **F.** L'équation de la droite tangente à la courbe au point d'abscisse 3 est $y = 2x - 6$.

8 On considère la fonction f définie sur $\mathbb{R}$ par $f(x) = x^3 - x^2 - x + 1$

Parmi les propositions suivantes, laquelle(lesquelles) est(sont) correcte(s) ?

- ❑ **A.** f est dérivable sur $\mathbb{R}$.
- ❑ **B.** f est impaire.
- ❑ **C.** $x = 1$ est une des racines de f.
- ❑ **D.** $g(1) = 16$, si g est définie par $g(x) = f(2x+1)$.
- ❑ **E.** $h(1) = 8$, si h est définie par $h(x) = f(2x) + 5$.
- ❑ **F.** f admet 0 comme minimum sur l'intervalle $\left[-\frac{1}{2},\frac{3}{2}\right]$.
- ❑ **G.** f admet $-\frac{1}{3}$ comme minimum sur l'intervalle $\left[-\frac{1}{2},\frac{3}{2}\right]$.

9 On considère la fonction f définie sur $\mathbb{R}$ et son graphe est représenté ci-dessous :

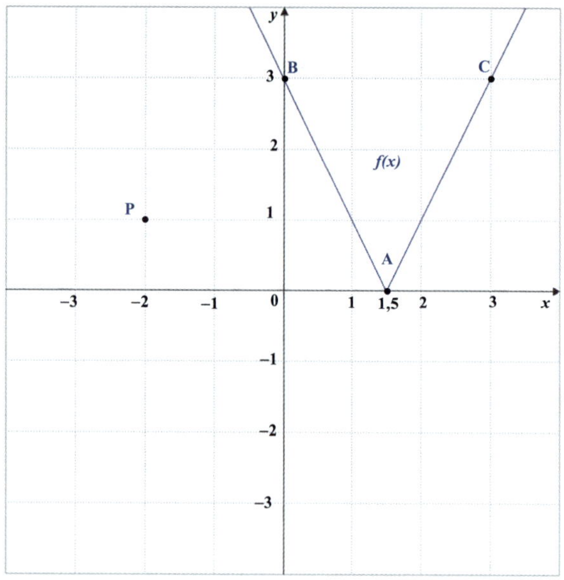

Répondre par **Vrai** ou **Faux**.

A. f admet 0 comme minimum sur $\mathbb{R}$.
❑ **V** ❑ **F**

B. f est une fonction du premier degré.
❑ **V** ❑ **F**

C. La pente de f est négative sur l'intervalle $\left[\frac{3}{2},+\infty\right[$.
❑ **V** ❑ **F**

D. La fonction f est décroissante sur $\left]-\infty,\frac{3}{2}\right]$.
❑ **V** ❑ **F**

E. f est positive sur $\mathbb{R}$.
❑ **V** ❑ **F**

F. f est définie sur $\mathbb{R}$ par $f(x) = 2x - 3$.
❑ **V** ❑ **F**

G. f est définie sur $\mathbb{R}$ par $f(x) = -2x + 3$.
❑ **V** ❑ **F**

H. Le triangle ABC est isocèle.
❑ **V** ❑ **F**

I. La droite d parallèle à la droite (AC) passant par le point $(0;0)$ coupe la droite (AB) au point $\left(\frac{3}{4};\frac{3}{2}\right)$.
❑ **V** ❑ **F**

J. La droite d' perpendiculaire à la droite (AB) passant par le point $\left(\frac{3}{2};0\right)$ est définie par l'équation $y = -\frac{1}{2}x + \frac{3}{4}$.

❑ **V** ❑ **F**

K. les coordonnées du point M (milieu du segment AB) sont $(\frac{3}{4};\frac{3}{2})$.

❑ **V** ❑ **F**

L. la distance du point P à la droite (AB) est égale $\frac{6}{\sqrt{5}}$.

❑ **V** ❑ **F**

10 En se basant sur la fonction usuelle du second degré $x \mapsto x^2$, associer chacune des fonctions paraboliques suivantes (f, g, h et i) à sa représentation graphique (A, B, C ou D) tracée dans la figure suivante :

$$f(x) = (x+1)^2 + 1,\ g(x) = (2x)^2 - 3,$$
$$h(x) = -x^2 + 1 \text{ et } i(x) = -x^2 + x - 3$$

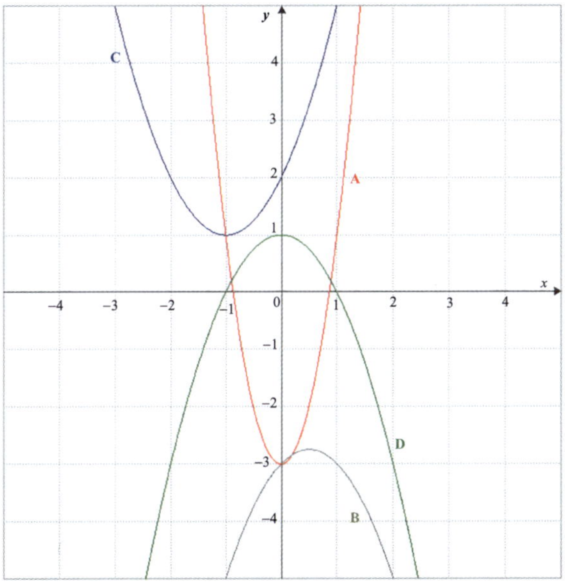

❑ **A.** f = A, g = B, h = C, i = D
❑ **B.** f = A, g = C, h = D, i = B
❑ **C.** f = B, g = A, h = C, i = D
❑ **D.** f = C, g = D, h = A, i = B
❑ **E.** f = C, g = A, h = D, i = B

11 On considère la fonction f définie sur $x \in \mathbb{R} \setminus \{-1\}$ par $\frac{(x-1)(2x-3)}{(x+1)}$.

Le graphe de cette fonction se trouve : (Indiquer les bonnes réponses)

❑ **A.** au-dessus de l'axe des abscisses pour tout $x \in \left]-1;1\right]$.
❑ **B.** au-dessus de l'axe des abscisses pour tout $x \in \left[\frac{3}{2};+\infty\right[$.
❑ **C.** en dessous de l'axe des abscisses pour tout $x \in \left]-1;1\right]$.
❑ **D.** en dessous de l'axe des abscisses pour tout $x \in \left[\frac{3}{2};+\infty\right[$.

12 On considère la fonction f définie sur $\mathbb{R}$ par $f(x) = a^x$, et a un nombre réel strictement positif et différent de 1.

Parmi les propositions suivantes, laquelle(lesquelles) est(sont) correcte(s) ?

❑ **A.** f est dérivable sur $\mathbb{R}$.
❑ **B.** f est impaire.
❑ **C.** $x = 0$ est une des racines de f.
❑ **D.** $\forall a \in \mathbb{R}_0^+ \setminus \{1\}, f(x) = a^x$ est toujours positive.
❑ **E.** Si $a = 2$, la fonction $x \mapsto a^x$ est strictement croissante.
❑ **F.** Dans un repère orthonormé, le graphique de la fonction définie par $g(x) = \log_2 x$ est l'image par la symétrie orthogonale d'axe $y = x$ du graphique d'équation $f(x) = 2^x$.
❑ **G.** La racine de la fonction $x \mapsto \log_2 x$ n'est pas identique à celle de $x \mapsto \log_5 x$.

13 On considère la fonction f définie sur $\mathbb{R}$ par $f(x) = ae^{bx}$, a et b étant deux nombres réels.

En tenant compte des indications données dans le graphique représentatif de f ci-dessous, que valent les paramètres a et b ?

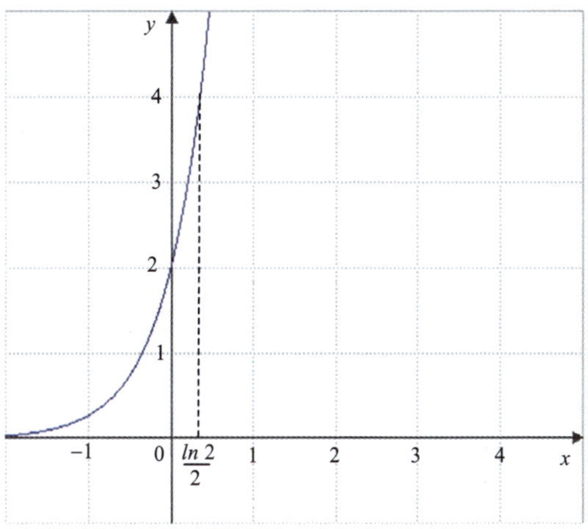

❑ **A.** $a = 1$ et $b = 1$
❑ **B.** $a = 2$ et $b = 1$
❑ **C.** $a = 2$ et $b = 2$
❑ **D.** $a = 1$ et $b = 2$

Mathématiques

14 On considère la fonction f définie sur $\mathbb{R}_0^+$ par $f(x) = \ln x^a + b$, $a > 0$ et $b \in \mathbb{R}$
En tenant compte des indications données dans le graphique représentatif de f ci-dessous, que valent les paramètres a et b ?

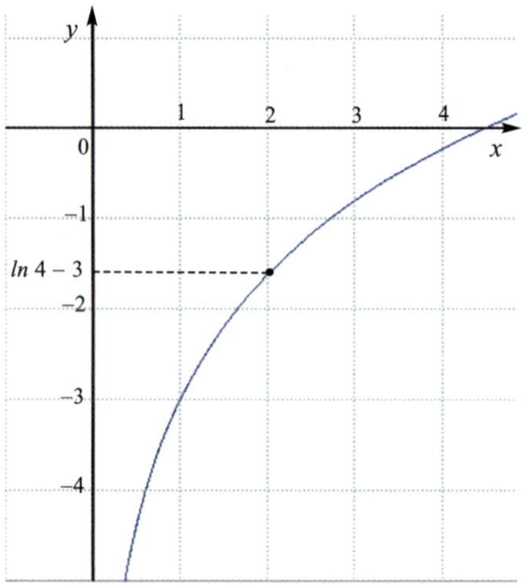

- ❑ **A.** $a = 1$ et $b = -3$
- ❑ **B.** $a = 2$ et $b = 3$
- ❑ **C.** $a = 3$ et $b = -3$
- ❑ **D.** $a = 2$ et $b = -3$
- ❑ **E.** $a = 1$ et $b = 2$

Les fonctions

1 **La proposition incorrecte est E.**

L'axe de symétrie de f a pour équation $x=\frac{1}{2}$, il passe par le minima de la courbe situé au point de coordonnées $\left(\frac{1}{2};0\right)$:

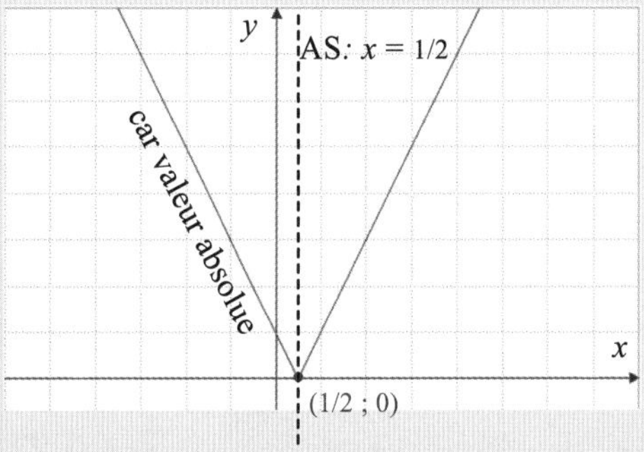

Pour F :
Soit $h(x)=f(x)+g(x)=|2x-1|+|x+2|$

Or $f(x)=|2x-1|\begin{cases}2x-1 & \text{si } x>1/2\\ 0 & \text{si } x=1/2\\ -2x+1 & \text{si } x<1/2\end{cases}$

et $g(x)=|x+2|\begin{cases}x+2 & \text{si } x>-2\\ 0 & \text{si } x=-2\\ -x-2 & \text{si } x<-2\end{cases}$

Donc,

Si $x\geq+\frac{1}{2}$, $h(x)=3x+1$

Si $-2\leq x\leq\frac{1}{2}$, $h(x)=-(2x-1)+x+2$
$=-x+3$

Si $x\leq-2$, $h(x)=-(2x-1)-x-2=-3x-1$

On en conclut que $h(-1)=4$ car $-1\in\left[-2,\frac{1}{2}\right]$ et $h(-3)=8$ car $-3\in\left[-\infty,-2\right]$

2 **La proposition incorrecte est D.**

Le D_h est $\mathbb{R}$, car $|x+2|\geq0$: **B est Vrai**.

La fonction h est positive par définition de la fonction racine carrée. Sur son D_h, la courbe est :

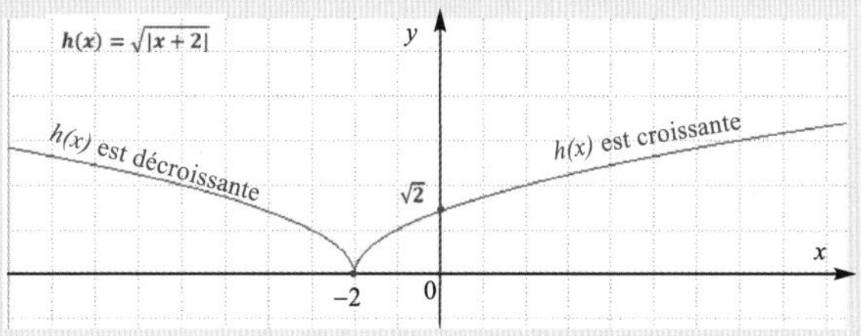

$$h(x)=\sqrt{|x+2|}=\begin{cases}\sqrt{x+2} & \text{si}\, x>-2\\ 0 & \text{si}\, x=-2\\ \sqrt{-x-2} & \text{si}\, x<-2\end{cases}$$

On constate donc que h est décroissante sur $\left]-\infty,-2\right[$ et croissante sur l'intervalle $\left]-2,+\infty\right[$: **la proposition D n'est pas correcte.**

L'image de -1 est $h(-1)=\sqrt{-1+2}=1$, ce qui veut dire aussi que l'antécédent de 1 par h est égal à -1 : **E est Vrai**.

Pour les domaines de définition des fonctions f et g :

- Conditions d'existence de f : $\frac{2x+1}{x+2}\geq0$ et $x+2\neq0$
- Conditions d'existence de g : $x+2\geq0$ et $2x+1>0$

Pour davantage de clarté, on dresse le tableau de signe :

	$-\infty$	-2		$-\frac{1}{2}$		$+\infty$
$2x+1$	$-$		$-$	0	$+$	
$x+2$	$-$	0	$+$		$+$	
$\frac{2x+1}{x+2}$	$+$	$\nexists$	$-$	0	$+$	

D_g : $+$ / $+$ (colonne $\left]-\frac{1}{2},+\infty\right[$)

D_f : $+$ (colonne $\left]-\infty,-2\right[$) et $+$ (colonne $\left]-\frac{1}{2},+\infty\right[$)

On en déduit que :

$$D_f = \left]-\infty, -2\right[\cup \left[-\frac{1}{2}, +\infty\right[\text{ et } D_g = \left]-\frac{1}{2}, +\infty\right[.$$

3 La proposition incorrecte est G.

A. Vrai.

B. Vrai, car

$$f(-x) = \sin(-2x) = -\sin 2x = -f(x)$$

C. Vrai. Une fonction f admet un centre de symétrie de coordonnées $(a;b)$ si et seulement si $f(a-x)+f(a+x)=2b$, $\forall x \in D_f$.
Si on vérifie cette relation avec l'origine du repère (0 ; 0), on a :

$$f(0-x)+f(0+x) = \sin(-2x)+\sin(2x) = 0$$

Donc, l'origine du repère est un centre de symétrie de la courbe de f.

D. Vrai, car

$$\begin{aligned} f(x+\pi) &= \sin(2(x+\pi)) \\ &= \sin(2x+2\pi) \\ &= \sin 2x = f(x) \end{aligned}$$

E. Vrai. Lorsque x est un angle du premier quadrant, $\cos x$ est forcément positif, et est égal à :

$$\cos x = \sqrt{1-\sin^2 x} = \sqrt{1-\left(\frac{3}{4}\right)^2} = \frac{\sqrt{7}}{4}$$

Or $\sin 2x = 2\sin x \cos x$.

Donc, $\sin 2x = 2 \times \frac{3}{4} \times \frac{\sqrt{7}}{4} = \frac{3\sqrt{7}}{8}$

F. Vrai. Les racines de la fonction sont les points d'intersection avec l'axe des x où la fonction f est nulle :

$$\sin 2x = 0 \Leftrightarrow 2x = k\pi, \text{ avec } k \in \mathbb{Z}$$

D'où, $x = k\frac{\pi}{2}$ et $k \in \mathbb{Z}$

Si $k = 3$, $x = \frac{3\pi}{2}$ **(la réponse F est correcte)**

G. Faux.

Aux extremums locaux, la dérivée de f est nulle
Soit $f'(x) = 2\cos 2x$
D'où, $f'(x)$ s'annule aux points $2x = \frac{\pi}{2} + k\pi$, et $k \in \mathbb{Z}$, soit $x = \frac{\pi}{4} + k\frac{\pi}{2}$
f admet son minimum local aux points d'abscisse $\frac{3\pi}{4} + k\pi$ et son maximum local en $x = \frac{\pi}{4} + k\pi$, $k \in \mathbb{Z}$

H. Vrai.

Pour répondre à cette question, on dresse le tableau de variation de f sur l'intervalle $[0,\pi]$.
$f'(x) = 2\cos 2x$ s'annule au point $x = \frac{\pi}{4} + k\frac{\pi}{2}$, et $k \in \mathbb{Z}$
D'après le tableau, la fonction $x \mapsto \sin 2x$ est croissante sur l'intervalle $\left]0, \frac{\pi}{4}\right[\cup \left]\frac{3\pi}{4}, \pi\right[$ et décroissante sur l'intervalle $\left]\frac{\pi}{4}, \frac{3\pi}{4}\right[$.

	0		$\frac{\pi}{4}$		$\frac{3\pi}{4}$		π
$f'(x)$		$+$	0	$-$	0	$+$	
$f(x) = \sin 2x$	0	↗	1	↘	-1	↗	0

• Graphique

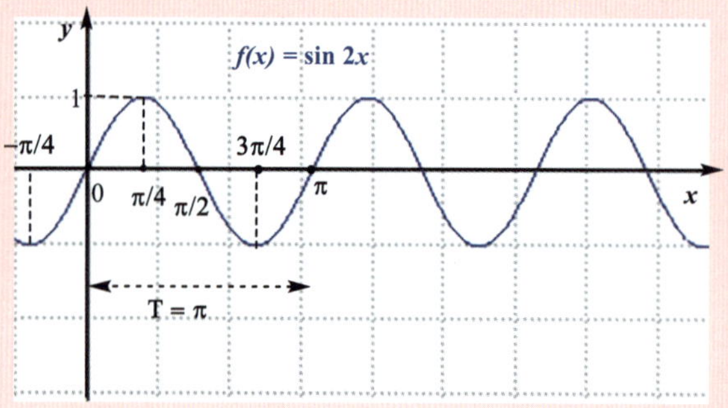

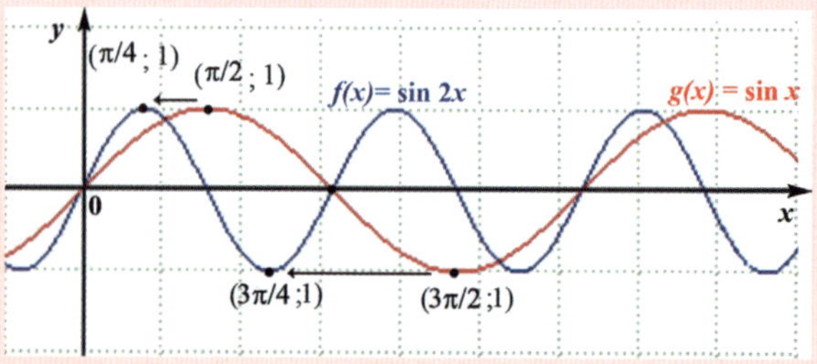

I. Vrai. Pour tracer la courbe de f à partir de celle de g, il suffit de diviser toute abscisse par 2. Par exemple, le couple $(x;y)$ de la courbe de g devient $\left(\frac{x}{2};y\right)$ sur la courbe f:

Remarque :

En général, à partir de la courbe de $x \mapsto f(x)$,

- si on multiplie toute ordonnée par k on obtient le graphe de la fonction $x \mapsto kf(x)$

- si toute ordonnée est augmentée par k on obtient le graphe de la fonction $x \mapsto f(x)+k$
- si on divise toute abscisse par k on obtient le graphe de la fonction $x \mapsto f(kx)$, $k \in \mathbb{R}_0^+$
- si toute abscisse est diminuée de k on obtient le graphe de la fonction $x \mapsto f(x+k)$

4 **La réponse non correcte est D.**

$f : x \mapsto= \sqrt[3]{3x+5}$ est une fonction racine cubique, elle existe pour tous les réels x. Son domaine de définition est donc $\mathbb{R}$, et non pas $\left[-\frac{5}{3}, +\infty\right[$!

Pour la proposition H : $f : x \mapsto \sqrt[3]{x} \Rightarrow D_f = \mathbb{R}$

$f' : x \mapsto \frac{1}{3\sqrt[3]{x^2}} \Rightarrow D_f = \mathbb{R}_0$, une seule C.E. qui est $x \neq 0$.

5 **Réponse D.**

A. Vrai, car $\sin x \geq 0$ pour tout $x \in [0,\pi]$, et $(2-\cos x)$ est également strictement positive puisque $\cos x$ varie entre -1 et 1.

B. Vrai, car la fonction g ne possède aucune condition d'existence. Peu importe la valeur de réel x, la fonction g existe.

C. Vrai.

Le domaine de définition d'une fonction i : $x \mapsto \arcsin x$ est $[-1,1]$.

Pour que $h(x) = \text{Arcsin}(x-1)$ existe il faut donc que : $-1 \leq x-1 \leq 1$.

On obtient :

$$-1 \leq x-1, \text{ soit } 0 \leq x$$

et

$$x-1 \leq 1, \text{ soit } x \leq 2$$

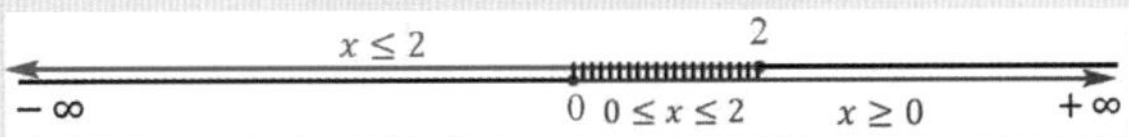

Le domaine de définition est donc $[0,2]$.

6 **Réponse D.**

Toutes ces fonctions sont croissantes :

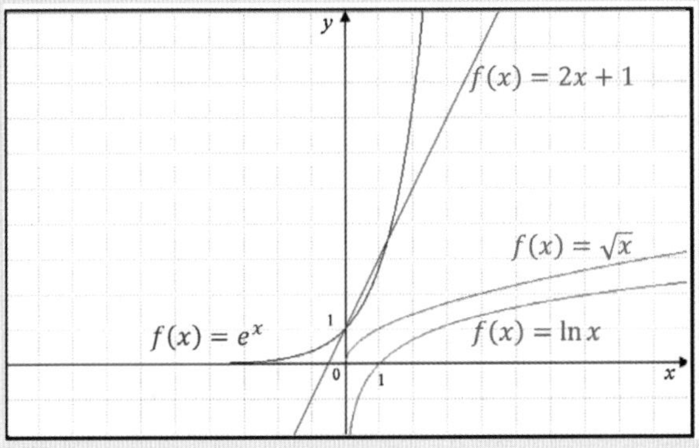

A. Vrai.

B. Vrai.

C. Vrai.

D. Faux, car la fonction racine carrée n'est pas définie pour les réels x négatifs.

7 **Toutes les affirmations sont correctes sauf E.**

A. Vrai, car d'après le graphe de f, $f(2) = -1$

En remplaçant x par 2 et y par -1 dans l'équation $f(x) = ax^2 + bx + c$, on obtient :

$4a + 2b + c = -1$, d'où $4a + 2b + c + 1 = 0$

B. Vrai. Le sommet de la parabole est $(2;-1)$.

C. Vrai, car d'après le graphique, f possède deux racines, donc son discriminant $\Delta = b^2 - 4ac$ est strictement positif.

D. Vrai.

Les racines de f sont 1 et 3.

$$\Rightarrow f(x) = a(x-1)(x-3)$$

Or, $f(2) = -1 \Leftrightarrow a(2-1)(2-3) = -1$

D'où $a = 1$ et

$$f(x) = (x-1)(x-3) = x^2 - 4x + 3$$

$(a = 1,\ b = -4$ et $c = 3)$

On en déduit $f(6) = (6-1)(6-3) = 15$

E. Faux. L'axe de symétrie de la parabole est $x = -\frac{b}{2a} = 2$, et non pas $y = 2$!

F. Vrai. L'équation de la droite tangente à la courbe au point d'abscisse 3 est :

$$y = (x-3)f'(3) + f(3)$$

Or $f'(x) = 2x - 4 \Rightarrow f'(3) = 2$, 3 est une racine de $f \Rightarrow f(3) = 0$

D'où $y = (x-3)2 + 0 = 2x - 6$

8

A. Vrai, car $f' : x \mapsto 3x^2 - 2x - 1$ est définie sur $\mathbb{R}$ par définition d'une fonction trinôme du second degré.

B. Faux, car $f(-x) \neq -f(x)$.

C. Vrai, car $f(1) = 0$.

D. Vrai.

$g(x) = f(2x+1)$ et $f(x) = x^3 - x^2 - x + 1$

Pour déterminer $g(x)$, il suffit de remplacer x par $2x+1$:

$$g(x) = (2x+1)^3 - (2x+1)^2 - (2x+1) + 1$$

D'où, $g(1) = (3)^3 - (3)^2 - (3) + 1 = 16$

E. Vrai. $h(1) = 8$, car

$$h(x) = (2x)^3 - (2x)^2 - (2x) + 6$$

F. Vrai. et **G. Faux.**

Justification

Soit $f(x) = x^3 - x^2 - x + 1$

$f'(x) = 3x^2 - 2x - 1$

Aux points extremums, $f'(x) = 0$

Soit $3x^2 - 2x - 1 = 0$

Comme $a = 3, b = -2, c = -1 \Rightarrow$

$\Delta = b^2 - 4ac = 4 + 12 = 16 > 0 \Rightarrow$ 2 racines

D'où, $x_1 = \dfrac{-b+\sqrt{\Delta}}{2a} = 1$ et $x_2 = \dfrac{-b-\sqrt{\Delta}}{2a} = -\dfrac{1}{3}$

Comme $a = 3 > 0$, $3x^2 - 2x - 1$ est négative (signe contraire de a) entre les racines et positive (signe de a) à l'extérieur des racines.

Dressons le tableau de variation de f:

	$-\infty$		$-\dfrac{1}{3}$		1		$+\infty$
$f'(x)$		$+$	0	$-$	0	$+$	
$f(x)$		↗	$f\left(-\dfrac{1}{3}\right)$	↘	$f(1)$	↗	

On peut en conclure que, sur l'intervalle $\left[-\dfrac{1}{2}, \dfrac{3}{2}\right]$, la fonction f admet 0 ($f(1) = 0$) comme minimum et $\dfrac{32}{27}$ $\left(f\left(-\dfrac{1}{3}\right)\right)$ comme maximum.

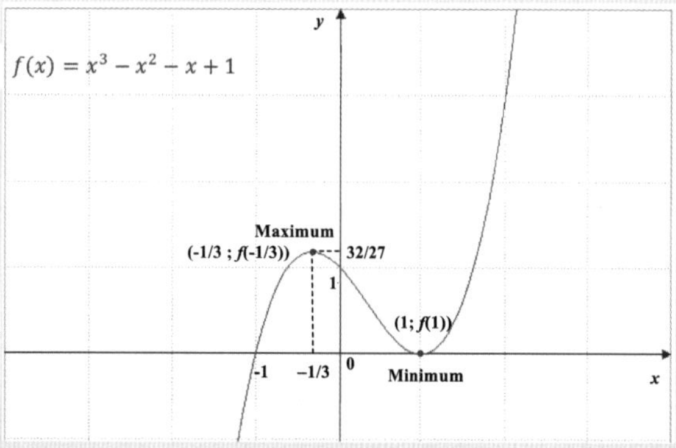

9

A. Vrai, il s'agit du point de coordonnées $\left(\dfrac{3}{2}; 0\right)$.

B. Vrai, car c'est une fonction affine.

C. Faux, car la pente de f est positive sur l'intervalle $\left[\dfrac{3}{2}, +\infty\right[$, et est égale à $\dfrac{y_C - y_A}{x_C - x_A} = \dfrac{3-0}{3-\dfrac{3}{2}} = 2$. Dès lors, la fonction f est croissante sur cet intervalle.

D. Vrai, car sa pente est négative, soit à $\dfrac{y_B - y_A}{x_B - x_A} = -2$. La fonction f est donc décroissante sur $\left]-\infty, \dfrac{3}{2}\right]$

E. Vrai, car $\forall x \in \mathbb{R}, f(x) \geq 0$.

F. Faux et **G. Faux**

- D'après D, sur l'intervalle $\left]-\infty, \dfrac{3}{2}\right]$, $y = -2x + b$

  Comme B (0;3) est un point de cette droite, il vient $y = -2x + b \Leftrightarrow 3 = -2 \times 0 + b$

  D'où, $b = 3$ et f est définie par $f(x) = -2x + 3$ sur $\left]-\infty, \dfrac{3}{2}\right]$
- D'après C, sur l'intervalle $\left[\dfrac{3}{2}, +\infty\right[$, $y = 2x + b$

  Puisque C (3;3) est un point de cette droite, il vient $y = 2x + b \Leftrightarrow 3 = 2 \times 3 + b$

  D'où, $b = -3$ et f est définie par $f(x) = 2x - 3$ sur $\left[\dfrac{3}{2}, +\infty\right[$

On en conclut que la fonction f est définie par $f(x) = |2x - 3|$ sur $\mathbb{R}$.

H. Vrai. Le triangle ABC est isocèle car $\overline{AB} = \overline{AC}$:

$$\overline{AB} = \sqrt{(y_B - y_A)^2 + (x_B - x_A)^2}$$
$$= \sqrt{(3-0)^2 + \left(0 - \frac{3}{2}\right)^2} = \sqrt{\frac{45}{4}} = \frac{3\sqrt{5}}{2}$$

$$\overline{AC} = \sqrt{(y_C - y_A)^2 + (x_C - x_A)^2}$$
$$= \sqrt{(3-0)^2 + \left(3 - \frac{3}{2}\right)^2} = \sqrt{\frac{45}{4}} = \frac{3\sqrt{5}}{2}$$

D'où, $\overline{AB} = \overline{AC}$

I. Vrai.

Soit l'équation de la droite $d \equiv y = ax + b$

Comme expliqué en **F** et **G**, l'équation de la droite (AC) est $y = 2x - 3$

Si d et (AC) sont parallèles, alors $a = 2$: les pentes des deux droites sont identiques.

Le point $(0;0)$ est un point de d, d'où

$$y = 2x + b \Leftrightarrow 0 = 2 \times 0 + b$$

On en déduit que $b = 0$, et d a pour équation $y = 2x$

Pour chercher le point de rencontre de la droite d avec la droite (AB), il suffit de résoudre le système de deux équations à deux inconnues suivant :

$$\begin{cases} y = 2x & (I) \\ y = -2x + 3 & (II) \end{cases} \Leftrightarrow \begin{cases} 2y = 3 \leftarrow (I) + (II) \\ y = -2x + 3 \leftarrow (II) \end{cases}$$

$$\Leftrightarrow \begin{cases} y = \dfrac{3}{2} \\ x = \dfrac{\frac{3}{2} - 3}{-2} \end{cases} \Leftrightarrow \begin{cases} y = \dfrac{3}{2} \\ x = \dfrac{3}{4} \end{cases}$$

On en conclut que la droite d parallèle à la droite (AC) passant par le point $(0;0)$ coupe la droite (AB) au point $\left(\frac{3}{4};\frac{3}{2}\right)$.

J. Faux.

Soit l'équation de la droite $d' : y = ax + b$

l'équation de la droite (AB) : $y = -2x + 3$

Si $d' \perp (AB)$, alors $a = -\frac{1}{-2} = \frac{1}{2}$: le coefficient angulaire de d' est l'opposé de l'inverse de celui de (AB).

Pour la valeur de b, étant donné que d' passe par le point $\left(\frac{3}{2};0\right)$, $y = \frac{1}{2}x + b \Leftrightarrow 0 = \frac{1}{2} \times \frac{3}{2} + b$,

On obtient $b = -\frac{3}{4}$, et $d' \equiv y = \frac{1}{2}x - \frac{3}{4}$

Conclusion : la droite d' perpendiculaire à la droite (AB) passant par le point $\left(\frac{3}{2};0\right)$ a comme équation $y = \frac{1}{2}x - \frac{3}{4}$ $(\neq y = -\frac{1}{2}x + \frac{3}{4})$.

K. Vrai, car les coordonnées du point M milieu du segment AB sont $\left(\frac{x_A + x_B}{2};\frac{y_A + y_B}{2}\right)$, soit $\left(\frac{3}{4};\frac{3}{2}\right)$.

L. Vrai.

Dans un repère orthonormé, la distance du point P (x_P, y_P) à la droite d d'équation $ax + by + c = 0$ est égale à $\frac{|ax_P + by_P + c|}{\sqrt{a^2 + b^2}}$.

Le point P a pour coordonnées $(-2;1)$

L'équation canonique de (AB) est $-2x - y + 3 = 0$

D'où, la distance du point P à la droite (AB) est égale à

$$\frac{|ax_P + by_P + c|}{\sqrt{a^2 + b^2}} = \frac{|-2 \times (-2) + (-1) \times 1 + 3|}{\sqrt{(-2)^2 + (-1)^2}}$$

$$= \frac{6}{\sqrt{5}}$$

10 La bonne réponse est E.

La courbe représentative de la fonction f définie par $f(x) = (x+1)^2 + 1$ est C, car par rapport à la fonction $x \mapsto x^2$, on voit clairement que les abscisses sont retranchées (déplacement horizontal à gauche) de 1, suivie d'une augmentation de +1 selon l'axe des ordonnées (déplacement vertical vers le haut).

La courbe représentative de la fonction g définie par $g(x) = (2x)^2 - 3$ est A, car par rapport à la fonction $x \mapsto x^2$, les abscisses sont divisées par 2, suivie d'une diminution de 3 selon l'axe des ordonnées.

La courbe représentative de la fonction h définie par $h(x) = -x^2 + 1$ est D, car par rapport à la fonction $x \mapsto x^2$, la parabole a été renversée car $a = 1$ suivie d'un déplacement de toutes les ordonnées vers le haut de +1.

Enfin, pour l'équation de la fonction i : $i(x) = -x^2 + x - 3$, son discriminant ($\Delta = b^2 - 4ac = -11$) est négatif, ce qui implique que la fonction n'admet pas de racine. Comme a $(= -1)$ est négatif, la parabole est orientée vers le bas, ce qui justifie que la courbe B peut être représentative de la fonction i. En plus, si on calcule les images de 0 et -1, on retrouve, *graphiquement* et *algébriquement* ($i(0) = -3$ et $i(-1) = -5$), les mêmes résultats.

11 Réponse A et B.

Pour répondre à cette question, nous dressons le tableau de signe :

	$-\infty$	-1		1		$3/2$	$+\infty$
$(x-1)$	$-$		$-$	0	$+$		$+$
$(2x-3)$	$-$		$-$		$-$	0	$+$
$(x+1)$	$-$	0	$+$		$+$		$+$
$\frac{(x-1)(2x-3)}{(x+1)}$	$-$	$\nexists$	$+$	**0**	$-$	**0**	$+$

On en déduit que la fonction f est positive, c'est-à-dire que son graphe se situe au-dessus de l'axe des abscisses pour tout $x \in]-1;1]$ et $x \in \left[\frac{3}{2};+\infty\right[$.

12 **Toutes les réponses sont correctes sauf B, C et G.**

A. Vrai, car $f'(x_0) = a^{x_0} \ln a$ existe et est finie $\forall a \in \mathbb{R}_0^+ \setminus \{1\}$.

B. Faux, car $f(-x) \neq -f(x) \Leftrightarrow a^{-x} = \dfrac{1}{a^x} \neq a^x$

C. Faux, car f ne s'annule jamais.

D. Vrai.

E. Vrai, car $a = 2$ est supérieur à 1. Par contre si $0 < a < 1$, la fonction $x \mapsto a^x$ est strictement décroissante.

F. Vrai, car f et g sont réciproques l'une de l'autre, ce qui implique que leurs graphes sont symétriques par rapport à la première bissectrice d'équation $y = x$.

G. Faux, car la racine est la même :
$\log_2 1 = \log_5 1 = \log_a 1 = 0$ ($\forall a \in \mathbb{R}_0^+ \setminus \{1\}$)

13 **La bonne réponse est C.**

Soit f définie par $f(x) = ae^{bx}$

D'après le graphe, $f(0) = 2$.

Or, $f(0) = ae^{b\times 0} = a = 2$

D'où $a = 2$

Pour la valeur du paramètre b, d'après le graphe on a :

$f\left(\dfrac{\ln 2}{2}\right) = 4$

En appliquant la formule : $f(x) = 2e^{bx}$, il vient $4 = 2e^{b\times\frac{\ln 2}{2}}$

On obtient

$$2 = e^{b\frac{\ln 2}{2}} \Rightarrow \ln 2 = b \times \frac{\ln 2}{2} \Rightarrow 2\ln 2 = b\ln 2$$

D'où, $b = 2$.

On en conclut que la fonction f est définie sur $\mathbb{R}$ par $f(x) = 2e^{2x}$ **(Réponse C)**

14 **La bonne réponse est D.**

Soit f définie par $f(x) = \ln x^a + b = a \times \ln x + b$, $a > 0$ et $b \in \mathbb{R}$

D'après le graphe, $f(1) = -3$.

Or, $f(1) = a \times \ln 1 + b = 0 + b = -3$

D'où $b = -3$

Pour le paramètre a, d'après le graphe on a $f(2) = \ln 4 - 3$

En appliquant l'équation $f(x) = a \times \ln x + b$, il vient $\ln 4 - 3 = a \times \ln 2 - 3$

D'où $a = 2$

On en conclut que la fonction f définie sur $\mathbb{R}_0^+$ par $f(x) = \ln x^2 - 3$.

Fiche 5

Dérivation

1 Les formules de dérivation

On suppose que la fonction f est continue en point $x = x_0$.

La fonction f est dérivable au point $x = x_0$, si le taux d'accroissement de f au point x_0 ($\frac{f(x_0+h)-f(x_0))}{h}$) admet une limite réelle lorsque h tend vers zéro :

$$\lim_{h \to 0} \frac{f(x_0+h)-f(x_0)}{h} = f'(x_0)$$

Exemple :

Nous envisageons ci-après la trajectoire d'un mobile en MRUA : $y = f(x) = \frac{1}{2}x^2$ (avec $a = 1$ m/s², $x =$ temps en s et $v_0 = 0$ m/s). La dérivée de la fonction f en $x = x_0$ est $f'(x_0)$ telle que :

$$\begin{aligned} f'(x_0) &= \lim_{h \to 0} \frac{f(x_0+h)-f(x_0)}{h} = \lim_{h \to 0} \frac{1/2(x_0+h)^2 - 1/2(x_0)^2}{h} \\ &= \lim_{h \to 0} \frac{1/2(2x_0h+h^2)}{h} = \lim_{h \to 0} \frac{(2x_0+h)}{2} = x_0 \end{aligned}$$

D'où, $f'(x_0) = x_0$

Pour $x_0 = 3 \Rightarrow f'(x_0) = 3$, il s'agit de la vitesse instantanée au point $x_0 = 3$

Pour $x_0 = 4 \Rightarrow f'(x_0) = 4$, il s'agit de la vitesse instantanée au point $x_0 = 4$

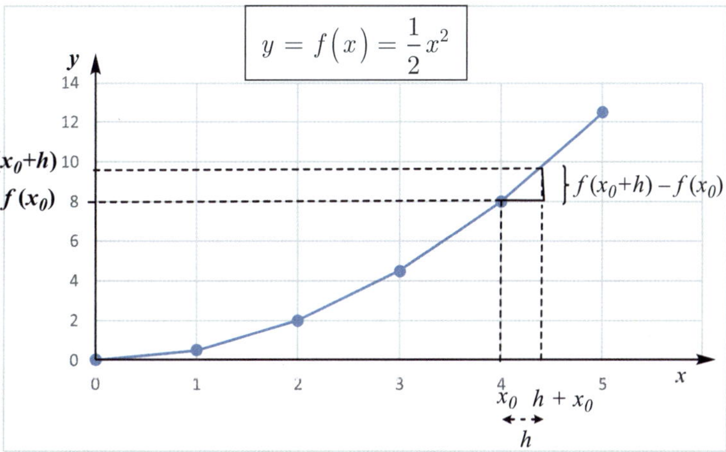

Il est à noter qu'avec ces deux vitesses instantanées, on peut calculer et donc confirmer l'accélération $a = 1$ m/s² $= \frac{\Delta v}{\Delta t} = \frac{4-3}{1}$.

On constate que pour $f(x) = \frac{1}{2}x^2$, $f'(x) = x$.

Pour les autres types de fonctions, si l'on applique la formule générale de la dérivée $\lim_{h \to 0} \frac{f(x_0 + h) - f(x_0)}{h}$ on trouve, ci-après, à gauche les formules de dérivation et à droite des exemples d'application.

Soit a une constante non nulle positive, U et V des fonctions et x la variable indépendante. La dérivée de $U(V)$ est notée $U'(V')$.

	Formules de dérivation	Applications
1.	$C' = 0$, C est une constante	$y = 3 \Rightarrow y' = 0$
2.	$x' = 1$	$y = 2x \Rightarrow y' = 2$
3.	$\left(U^n\right)' = n \times U^{n-1} \times U'$	$y = x^4 \Rightarrow y' = 4 \times x^3 \times x' = 4x^3 \times 1 = 4x^3$ $y = \sqrt[3]{x^2} = x^{\frac{2}{3}}$ $\Rightarrow y' = \frac{2}{3} \times x^{\frac{2}{3}-1} \times x' = \frac{2}{3} \times x^{\frac{-1}{3}}$ $= \frac{2}{3} \times \frac{1}{\sqrt[3]{x}}$ $y = \sqrt{x} = x^{\frac{1}{2}} \Rightarrow y' = \frac{1}{2} x^{\frac{1}{2}-1} x' = \frac{1}{2} x^{-\frac{1}{2}} = \frac{1}{2\sqrt{x}}$ $y = \sqrt[n]{x^p} = x^{\frac{p}{n}} \Rightarrow y' = \frac{p}{n} x^{\frac{p}{n}-1} = \ldots$
4.	$\left(U + V\right)' = U' + V'$	$y = \left(x^2 + \sqrt[3]{x}\right) \Rightarrow y' = \left(x^2 + \sqrt[3]{x}\right)'$ $y' = (x^2)' + \left(\sqrt[3]{x}\right)' = 2x + \frac{1}{3} \times \frac{1}{\sqrt[3]{x^2}} \quad (n \in \mathbb{N}_0)$
5.	$\left(U \times V\right)' = U' \times V + U \times V'$	$y = \left(x \times \sqrt{x+1}\right)$ $\Rightarrow y' = \left(x\right)' \times \left(\sqrt{x+1}\right) + x \times \left(\sqrt{x+1}\right)'$ $y' = 1 \times \left(\sqrt{x+1}\right) + x \times \frac{1}{2\sqrt{x+1}}$
6.	$\left(\frac{U}{V}\right)' = \frac{U' \times V - U \times V'}{V^2}$	$y = \frac{x^2}{1 + x^4}$ $\Rightarrow y' = \frac{\left(x^2\right)' \times \left(1 + x^4\right) - x^2 \times \left(1 + x^4\right)'}{\left(1 + x^4\right)^2}$ $y' = \frac{2x \times \left(1 + x^4\right) - x^2 \times \left(4x^3\right)}{\left(1 + x^4\right)^2}$
7.	$\left(\sin U\right)' = U' \times \cos U$	$y = \left(\sin x^2\right) \Rightarrow y' = \left(\sin x^2\right)' = \left(x^2\right)' \times \cos x^2$ $= 2x \cos x^2$
8.	$\left(\cos U\right)' = U' \times \left(-\sin U\right)$	$y = \left(\cos \frac{x}{2}\right) \Rightarrow y' = \left(\cos \frac{x}{2}\right)' = \left(\frac{x}{2}\right)' \times \left(-\sin \frac{x}{2}\right)$ $= -\frac{1}{2} \sin \frac{x}{2}$

	Formules de dérivation	Applications
9.	$\left(\operatorname{tg} U\right)' = U' \times \left(\dfrac{1}{\cos^2 U}\right)$	$y = \left(\operatorname{tg} 2x\right) \Rightarrow y' = \left(\operatorname{tg} 2x\right)' = \left(2x\right)' \times \left(\dfrac{1}{\cos^2\left(2x\right)}\right)$ $= \dfrac{2}{\cos^2\left(2x\right)}$
10.	$\left(\operatorname{cotg} U\right)' = -U' \times \left(\dfrac{1}{\sin^2 U}\right)$	$y = \left(\operatorname{cotg} x\right) \Rightarrow y' = \left(\operatorname{cotg} x\right)' = -\left(x\right)' \times \left(\dfrac{1}{\sin^2 x}\right)$ $= \dfrac{-1}{\sin^2 x}$
11.	$\left(\arcsin U\right)' = \dfrac{U'}{\sqrt{1-U^2}}$	$y = \left(\arcsin x\right) \Rightarrow y' = \left(\arcsin x\right)' = \left(\dfrac{\left(x\right)'}{\sqrt{1-x^2}}\right)$ $= \dfrac{1}{\sqrt{1-x^2}}$
12.	$\left(\arccos U\right)' = \dfrac{-U'}{\sqrt{1-U^2}}$	$y = \left(\arccos x^2\right)$ $\Rightarrow y' = \left(\arccos x^2\right)' = \left(\dfrac{-\left(x^2\right)'}{\sqrt{1-\left(x^2\right)^2}}\right)$ $= \dfrac{-2x}{\sqrt{1-x^4}}$
13.	$\left(\operatorname{arctg} U\right)' = \dfrac{U'}{1+U^2}$	$y = \operatorname{arctg} 2x \Rightarrow y' = \left(\operatorname{arctg} 2x\right)' = \dfrac{\left(2x\right)'}{1+\left(2x\right)^2}$ $= \dfrac{2}{1+4x^2}$
14.	$\left(\operatorname{arccotg} U\right)' = \dfrac{-U'}{1+U^2}$	$y = \operatorname{arccotg} x \Rightarrow y' = \left(\operatorname{arccotg} x\right)' = \dfrac{-\left(x\right)'}{1+\left(x\right)^2}$ $= \dfrac{-1}{1+x^2}$
15.	$\left(\log_a U\right)' = \dfrac{U'}{U \ln a}$	$y = \left(\log_3 x\right) \Rightarrow y' = \left(\log_3 x\right)' = \dfrac{\left(x\right)'}{x \ln 3} = \dfrac{1}{x \ln 3}$ $y = \left(\log_{10} x\right) \Rightarrow y' = \left(\log_{10} x\right)' = \dfrac{\left(x\right)'}{x \ln 10} = \dfrac{1}{x \ln 10}$
16.	$\left(\ln U\right)' = \dfrac{U'}{U \times \ln e} = \dfrac{U'}{U}$	$y = \left(\ln x\right) \Rightarrow y' = \left(\ln x\right)' = \dfrac{\left(x\right)'}{x} = \dfrac{1}{x}$
17.	$\left(a^U\right)' = U' \times a^U \times \ln a$	$y = \left(3^x\right) \Rightarrow y' = \left(3^x\right)' = \left(x\right)' \times 3^x \times \ln 3$ $= 3^x \times \ln 3$

Mathématiques

REMARQUE
Dans ce tableau récapitulatif, les ensembles de définition des fonctions ne sont pas précisés.

2 Propriétés des dérivées

2.1 Propriétés de la dérivée première

Soit une fonction f définie et dérivable sur $\mathbb{R}$.

Le signe de la fonction dérivée f' nous informe sur la croissance, la décroissance et l'existence des extremums locaux (maximum et minimum) de la fonction f.

- si $f'(x) > 0 \Rightarrow$ la fonction f est croissante
- si $f'(x) < 0 \Rightarrow$ la fonction f est décroissante
- si $f'(x) = 0$ en changeant de signe $\Rightarrow$ la fonction f présente un extremum local, c'est-à-dire :
  - un maximum local lorsque f' passe du signe positif au signe négatif
  - un minimum local quand f' passe du signe négatif au signe positif

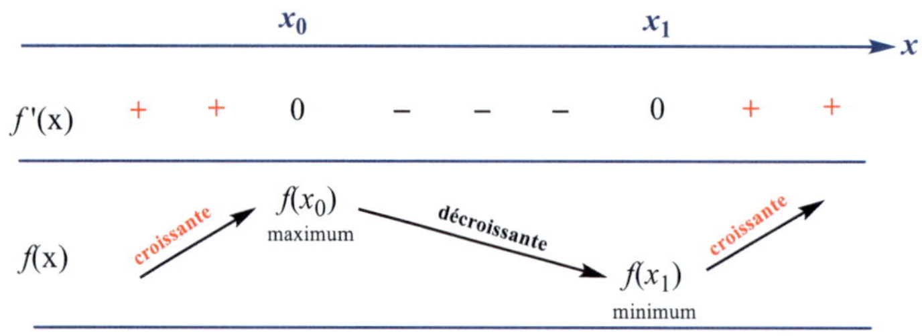

On note que la fonction f a un maximum local en $x = x_0$ et un minimum local en $x = x_1$.

REMARQUE
Soit une fonction f définie et dérivable sur $]a;b[$. Si f s'annule en x_0 ($x_0 \in]a;b[$) et change de signe alors f admet un extremum local.
On note que l'on peut également avoir un maximum/minimum sans dérivée nulle !

2.2 Propriétés de la dérivée seconde

Soit la fonction f' définie et dérivable sur $\mathbb{R}$.

C'est la dérivée seconde f'' qui nous informe sur la concavité de la courbe et sur le point d'inflexion.

- si $f''(x) > 0 \Rightarrow$ la concavité est orientée vers les y positifs (vers le haut)
- si $f''(x) < 0 \Rightarrow$ la concavité est orientée vers les y négatifs (vers le bas)
- le point A (x_0, y_0) est un point d'inflexion de f si et seulement si :
  - $f''(x_0)$ s'annule en changeant de signe et
  - $f'(x_0)$ existe.

2.3 Équation de la tangente

Soit une fonction f une fonction dérivable en x_0. Dans un repère orthonormé, la droite passant par P_0 et de pente $f(x_0)$ est la tangente à la courbe d'équation $y = f(x)$ au point $P_0(x_0\,;f(x_0))$.

L'équation de la tangente de f en un point d'abscisse $x = x_0$ est :

$$y = (x - x_0)f'(x_0) + f(x_0)$$

La tangente de f en P_0 est la limite de $\dfrac{f(x) - f(x_0)}{x - x_0}$ quand x tend vers x_0.

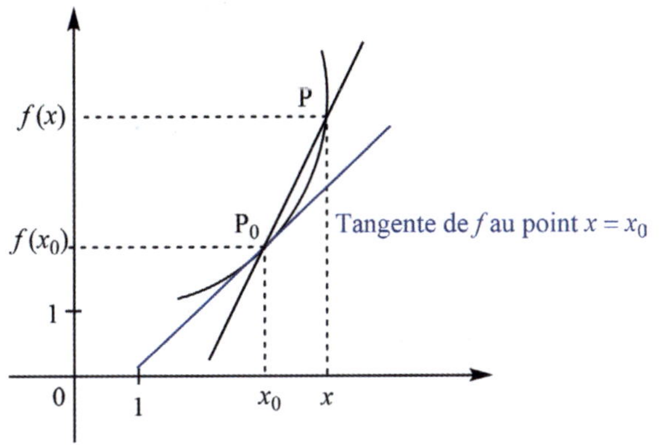

Mathématiques

Synthèse

Dérivation

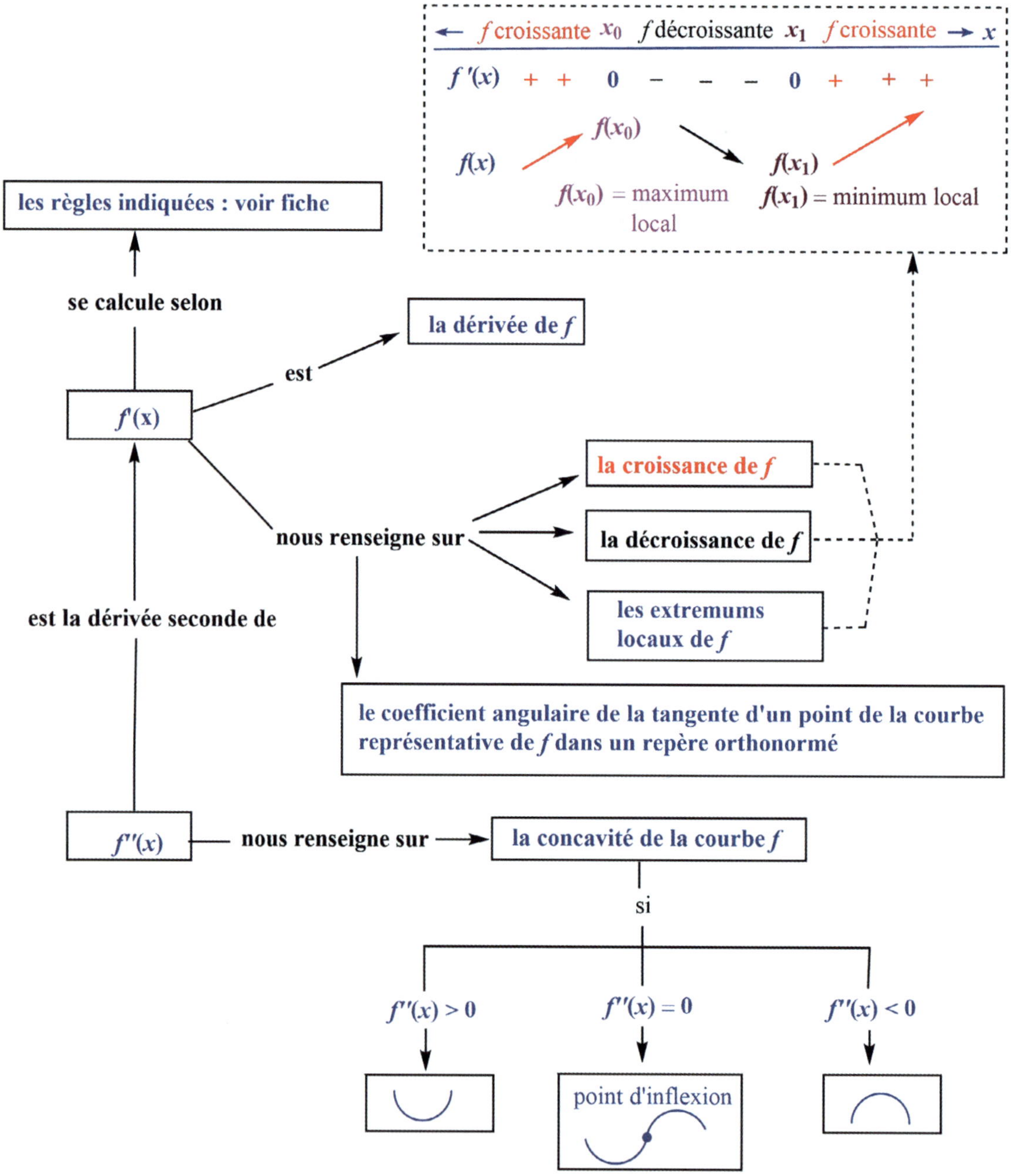

Remarque

- Nous discutons dans cette synthèse que les types des fonctions où les dérivées à gauche et à droite des points choisis existent et sont égales.
- Nous pouvons également avoir un maximum/minimum sans dérivée nulle.
- Un extremum local peut être un extremum global.

QCM

Dérivation

1 On considère la fonction f définie sur $\mathbb{R}$ par $f(x) = 3x^3 - 3x^2 + x + 1$.

I. Le tableau décrivant le sens de variation de f sur $\mathbb{R}$ est (indiquer la bonne réponse) :

❑ **A.**

	$-\infty$		$1/3$		1		$+\infty$
$f'(x)$		$+$	0	$-$	0	$+$	
$f(x)$		↗	$f\left(\frac{1}{3}\right)$	↘	$f(1) = 2$	↗	

❑ **B.**

	$-\infty$		$1/3$		$+\infty$
$f'(x)$		$-$	0	$+$	
$f(x)$		↗	$f\left(\frac{1}{3}\right)$	↗	

❑ **C.**

	$-\infty$		$1/3$		$+\infty$
$f'(x)$		$+$	0	$+$	
$f(x)$		↗	$f\left(\frac{1}{3}\right)$	↗	

II. Le nombre d'extremum local de f est (indiquer la bonne réponse) :

❑ **A.** Aucun
❑ **B.** 1
❑ **C.** 2
❑ **D.** 3

2 On considère une fonction f définie et dérivable sur un intervalle $[a, b]$ et c un point intérieur à cet intervalle tel que $a < c < b$.

Voici deux propositions :

I. la fonction f admet un extremum local au point c.

II. le nombre dérivé de f au point c est nul.

Indiquer la bonne réponse :

❑ **A.** **II** implique toujours **I**.
❑ **B.** Si **I** implique **II**, alors **II** implique **I**.
❑ **C.** Si **I** implique **II**, la proposition **II** n'implique pas toujours **I**.
❑ **D.** Aucune de ces réponses n'est correcte.

3 On considère la fonction f définie sur $\mathbb{R}$ par $f(x) = \frac{x^5}{5} - 16x$.

Le nombre d'extremums locaux que possède cette fonction est :

❑ **A.** 1
❑ **B.** 2
❑ **C.** 3
❑ **D.** Plus que 3 extremums locaux

4 On considère la fonction f définie sur $\mathbb{R}$ dont le graphique est représenté dans le repère cartésien orthonormé suivant :

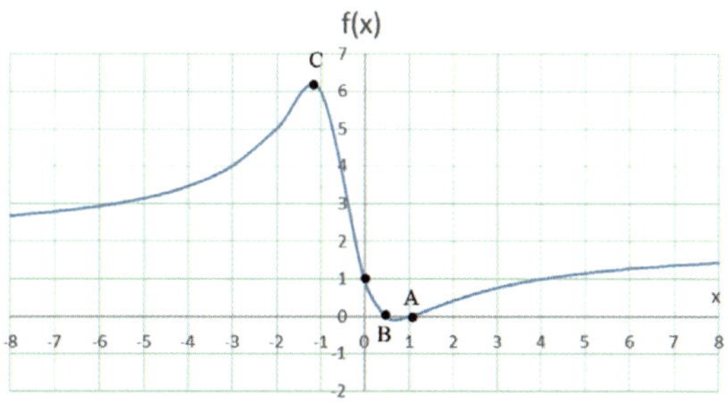

Parmi les propositions suivantes, indiquer celle(s) qui est(sont) exacte(s) :

❑ **A.** f est croissante sur l'intervalle $[1, 8]$.
❑ **B.** f' est strictement positive sur l'intervalle $[-8, -2]$.
❑ **C.** Au point A, la dérivée de f est nulle.
❑ **D.** La fonction f a un maximum et un minimum dans l'intervalle $[-8, 8]$.
❑ **E.** La tangente au point C est une droite horizontale.
❑ **F.** La tangente au point A est une droite dont le coefficient angulaire est positif.
❑ **G.** $f'(1) < f'(6)$.

- ❑ **H.** $f'(-4) < f'(0)$.
- ❑ **I.** Aucune de ces propositions n'est correcte.

5 On considère la fonction f définie sur $\mathbb{R}\setminus\{-2\}$ dont le graphique est représenté ci-dessous :

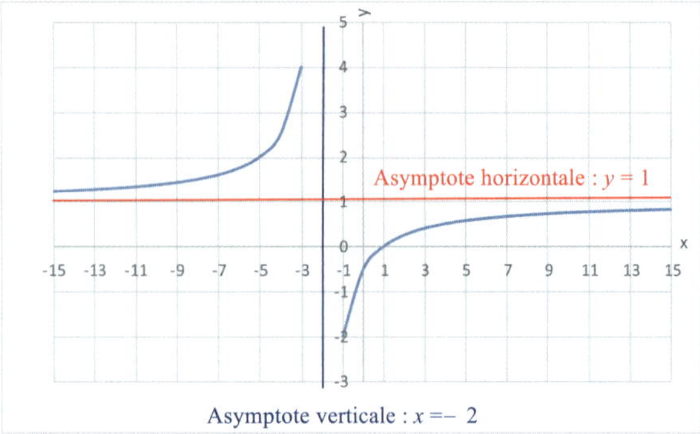

Parmi les propositions suivantes, indiquer celle(s) qui est(sont) exacte(s) :

- ❑ **A.** La dérivée f' définie sur $\mathbb{R}\setminus\{-2\}$ est strictement positive.
- ❑ **B.** La dérivée f' définie sur $\mathbb{R}\setminus\{-2\}$ est strictement négative.
- ❑ **C.** La dérivée f' est nulle en deux points sur le graphique.
- ❑ **D.** La dérivée seconde f'' est strictement positive sur l'intervalle $[1\ ,10]$.
- ❑ **E.** La dérivée f' est strictement positive sur l'intervalle $[-1\ ,5]$.
- ❑ **F.** Aucune de ces cinq réponses n'est correcte.

6 Dans un repère orthonormé, on considère la fonction f définie sur $\mathbb{R}\setminus\{-2\}$ par :

$$f(x) = x - 3\ln|x+2|$$

Parmi les propositions suivantes, indiquer celle(s) qui est(sont) exacte(s) :

- ❑ **A.** L'équation de la tangente au point d'abscisse $x = 1$ est celle d'une droite horizontale.
- ❑ **B.** Le coefficient angulaire de la tangente au point d'abscisse $x = 4$ est égal à $\frac{1}{2}$.
- ❑ **C.** Le point de rencontre de la courbe de f' avec l'axe des ordonnées est $\left(-\frac{1}{2};0\right)$.
- ❑ **D.** La tangente au point d'abscisse $x = 0$ est perpendiculaire à la droite d'équation $y = 2x + 1$.
- ❑ **E.** La fonction f est strictement croissante sur l'intervalle $[1\ ,4]$.
- ❑ **F.** La concavité de f est toujours orientée vers le haut (les y positifs).
- ❑ **G.** Pour tout $x \in \mathbb{R}\setminus\{-2\}$, la fonction f n'admet pas de point d'inflexion.

- ❑ **H.** La courbe f'' coupe l'axe des ordonnées au point $y = 0{,}75$.
- ❑ **I.** Aucune de ces propositions n'est correcte.

7 Soit f la fonction définie sur $[1,+\infty[$ par $f(x) = \sin^2(\sqrt{x}+1)$.
Quelle est l'expression correcte définissant la dérivée f' de f ?

- ❑ **A.** $f'(x) = \dfrac{\sin(\sqrt{x}+1)}{\sqrt{x}}$
- ❑ **B.** $f'(x) = \dfrac{\cos(\sqrt{x}+1)}{\sqrt{x}}$
- ❑ **C.** $f'(x) = \dfrac{\cos(\sqrt{x}+1)}{2\sqrt{x}}$
- ❑ **D.** $f'(x) = \dfrac{\sin(2(\sqrt{x}+1))}{\sqrt{x}}$
- ❑ **E.** Aucune de ces quatre réponses n'est correcte.

8 Soit f la fonction définie sur $\mathbb{R}$ par $f(x) = \sqrt{\ln(\cos x + 2)}$. Quelle est l'expression correcte définissant la dérivée f' de f ?

- ❑ **A.** $f'(x) = \dfrac{-\sin x}{2(\cos x + 2) \times \sqrt{\ln(\cos x + 2)}}$
- ❑ **B.** $f'(x) = \dfrac{-\sin x}{2\sqrt{\ln(\cos x + 2)}}$
- ❑ **C.** $f'(x) = \dfrac{\sin x}{2\sqrt{\ln(\cos x + 2)}}$
- ❑ **D.** $f'(x) = \dfrac{1}{2(-\sin x) \times \sqrt{\ln(\cos x + 2)}}$
- ❑ **E.** Aucune de ces quatre réponses n'est correcte.

9 Soit f la fonction définie sur $\mathbb{R}$ par $f(x) = \dfrac{2}{5} + \log\left(\dfrac{2}{x^2+1}\right)$. Indiquer l'expression correcte définissant la fonction dérivée de f ($\log$ = logarithme de base 10) ?

- ❑ **A.** $f'(x) = \dfrac{2}{x^2+1}$
- ❑ **B.** $f'(x) = \dfrac{2}{5} + \dfrac{2}{x^2+1}$
- ❑ **C.** $f'(x) = \dfrac{-4x}{x^2+1}$
- ❑ **D.** $f'(x) = -2x$

❑ **E.** $f'(x) = \dfrac{-2x}{x^2+1}$

❑ **F.** Aucune de ces quatre réponses n'est correcte

10 Soit f la fonction définie et dérivable sur $\mathbb{R}$. Sachant que g une fonction définie par $g(x) = f^2(x)$ et x la variable indépendante, quelle est l'expression correcte définissant la dérivée g' de g ?

❑ **A.** $g'(x) = 2 \times f(x)$

❑ **B.** $g'(x) = 2 \times f(x) \times f'(x)$

❑ **C.** $g'(x) = 2 \times f'(x)$

❑ **D.** Aucune de ces réponses n'est correcte.

11 Soit f la fonction définie et dérivable sur un intervalle I. Sachant que g la fonction définie par $g(x) = 3\ln|f(x)|$ et x la variable indépendante, quelle est l'expression correcte définissant la dérivée g' de g ?
On suppose que f ne s'annule pas sur I.

❑ **A.** $g'(x) = 3 \times \dfrac{f'(x)}{f(x)}$

❑ **B.** $g'(x) = 3 \times (\ln f(x)) \times f'(x)$

❑ **C.** $g'(x) = 3 \times \ln f'(x)$

❑ **D.** $g'(x) = -3 \times \dfrac{f'(x)}{f(x)}$

12 Soit u la fonction définie et dérivable sur $]-1,+\infty[$. Sachant que v la fonction définie par $v(x) = u(\ln(x+1))$ et x la variable indépendante, quelle est l'expression correcte définissant la dérivée v' de v ?

❑ **A.** $v'(x) = \ln x \times u'(x+1)$

❑ **B.** $v'(x) = \ln(x+1) \times u'(x+1)$

❑ **C.** $v'(x) = \dfrac{u'(x+1)}{x+1}$

❑ **D.** $v'(x) = (x+1) \times u'(x+1)$

❑ **E.** $v'(x) = \dfrac{u'(\ln(x+1))}{x+1}$

13 Soit u la fonction définie sur $\mathbb{R}$ par $u(x) = x^2$. Sachant que v une fonction définie par $v(x) = u(3x)$ et x la variable indépendante, quelle est l'expression correcte définissant la dérivée v' de v ?

❑ **A.** $v'(x) = 6x^2$

❑ **B.** $v'(x) = 6x$

❑ **C.** $v'(x) = 9x$

❑ **D.** $v'(x) = 18x$

14 Soit le tableau de signes suivant :

	$-\infty$			$\frac{2}{3}$			$+\infty$
$f'(x)$	+	+	+	$\nexists$	+	+	+

Parmi les expressions des fonctions suivantes, laquelle correspond parfaitement aux signes présentés dans le tableau ci-dessus ?

❑ **A.** $f(x) = \dfrac{x^2-1}{2-3x}$

❑ **B.** $f(x) = \dfrac{x-1}{2-3x}$

❑ **C.** $f(x) = \dfrac{-3x^2+4x}{2-3x}$

❑ **D.** $f(x) = \dfrac{-3}{2-3x}$

❑ **E.** Aucune de ces quatre réponses n'est correcte

15 Dans un repère orthonormé, on considère la fonction f définie sur $\mathbb{R}$ par $f(x) = mx^2 + nx + p$ où m, n et p et sont des nombres réels.
Quelles sont les valeurs des paramètres m, n et p si on suppose que :

- la courbe de f coupe l'axe des ordonnées au point $y = 1$
- la courbe de f' passe par le point (1 ; 3)
- l'axe de symétrie de la courbe f est la droite d'équation $x = 5/8$

❑ **A.** $m = 1$, $n = 4$ et $p = 3$

❑ **B.** $m = -5$, $n = 4$ et $p = 0$

❑ **C.** $m = -5$, $n = 4$ et $p = 1$

❑ **D.** $m = 4$, $n = -3$ et $p = 1$

❑ **E.** $m = 4$, $n = -5$ et $p = 1$

16 Soit une fonction f continue et dérivable sur $\mathbb{R}$. On note f' la fonction dérivée de f. La courbe représentative de f dans un repère cartésien orthonormé est :

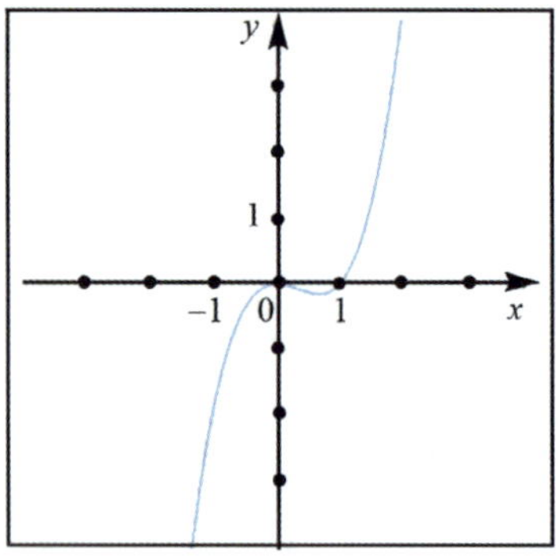

Sachant que la droite tangente à la courbe représentative de la fonction f au point d'abscisse 1 passe également par le point de coordonnées $(3;2)$, quel est le nombre dérivé $f'(1)$?

- ❑ **A.** 1
- ❑ **B.** 2
- ❑ **C.** 3
- ❑ **D.** 4
- ❑ **E.** Aucune de ces quatre réponses n'est correcte.

17 Soit une fonction f continue et dérivable sur $\mathbb{R}$. La représentation graphique de cette fonction sur une partie de son domaine dans un repère cartésien orthonormé est :

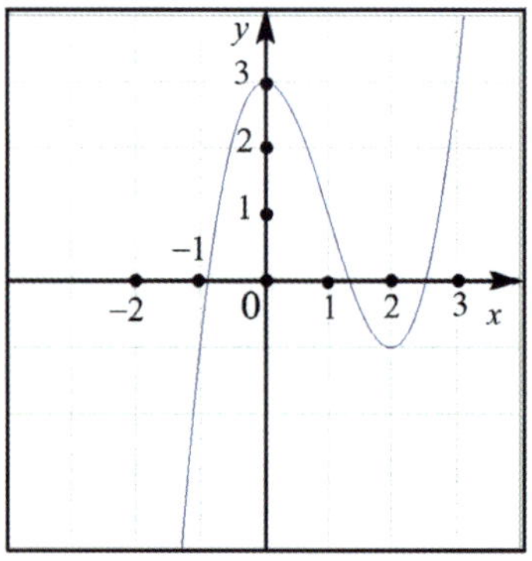

Parmi les quatre courbes ci-dessous, laquelle est susceptible de représenter la courbe de la fonction dérivée de f ?

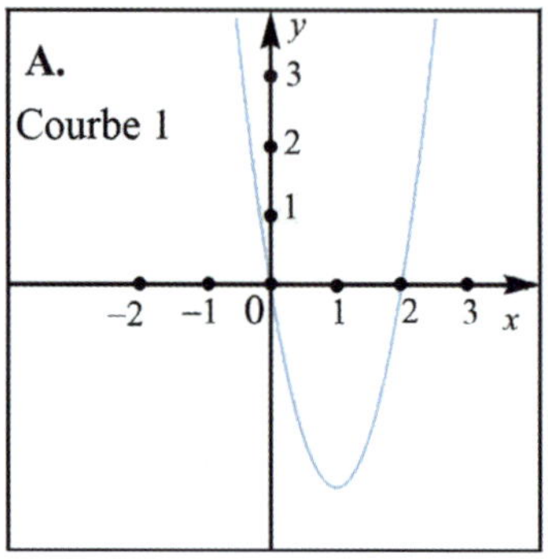

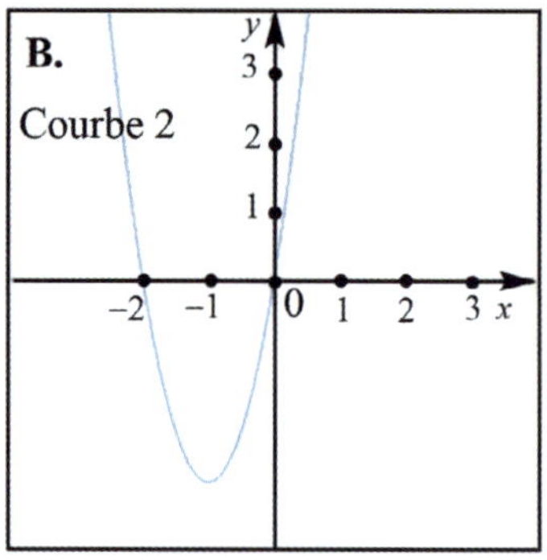

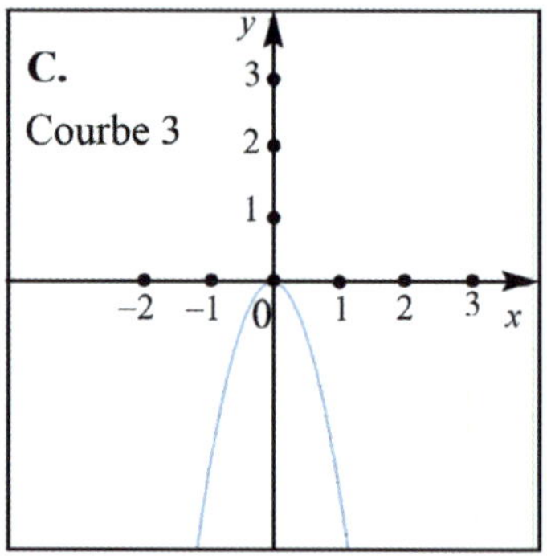

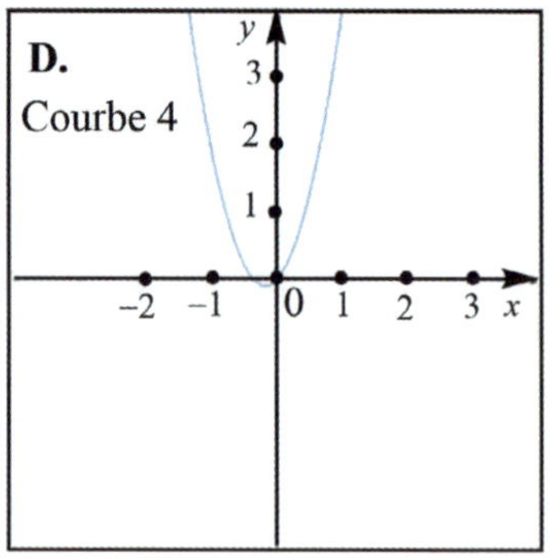

Dérivation

1 Réponses : I = C et II = A

I.C. : f est dérivable sur $\mathbb{R}$ et $f'(x) = 9x^2 - 6x + 1 = (3x-1)^2$ s'annule au point $x = 1/3$. Or, $(3x-1)^2 \geq 0$, d'où la fonction $x \mapsto 3x^3 - 3x^2 + x + 1$ est croissante.

II.A. : f' est nulle au point $x = 1/3$ mais ne change pas de signe (car $f'(x) \geq 0$).

La courbe représentative de la fonction f dans un repère cartésien orthonormé est :

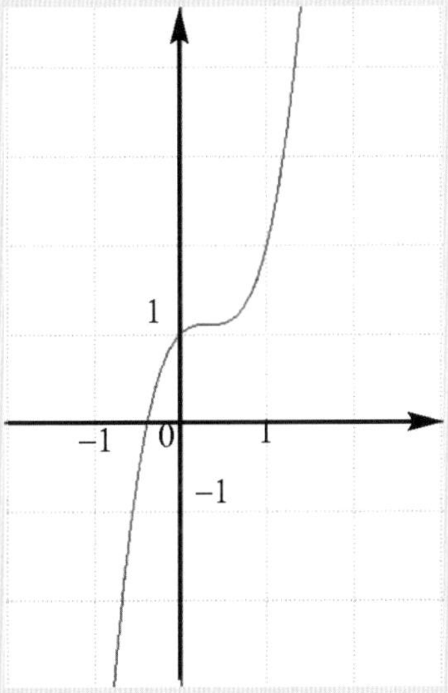

Pour tout intervalle $[-a, a]$, avec $a > 0$, on a toujours $f(-a) < f(0) < f(a)$.

2 Réponse C.

C. Vrai. On sait que si la fonction f admet un extremum local au point d'abscisse c, alors le nombre dérivé de f en point c est nul. Par ailleurs, la proposition **II** n'implique pas toujours **I**. En effet, il suffit de prendre, par exemple, $f(x) = 3x^3$ pour constater que même si le nombre dérivé de f en point 0 est nul ($f'(0) = 0$), la fonction f n'admet pas un extremum local au point d'abscisse 0.

Pour plus de détails, voir l'exercice précédent.

3 Réponse B.

f est dérivable sur $\mathbb{R}$ et $f'(x) = x^4 - 16$.

Dressons le tableau de variation f sur $\mathbb{R}$:

$$f'(x) = x^4 - 16 = (x^2-4)(x^2+4)$$
$$= (x-2)(x+2)(x^2+4)$$

$f'(x) = 0 \Leftrightarrow x = 2$ ou $x = -2$ et $x^2 + 4 > 0$

	$-\infty$		-2		2		$+\infty$
$x+2$		$-$	0	$+$		$+$	
$x-2$		$-$		$-$	0	$+$	
x^2+4		$+$		$+$		$+$	
$f'(x)$		$+$	0	$-$	0	$+$	
$f(x)$		↗	$f(-2)$	↘	$f(2)$	↗	

On en déduit donc que f possède un maximum local au point d'abscisse -2 ($f(-2)$) et un minimum local au point d'abscisse 2 ($f(2)$).

Le graphique de f est représenté ci-dessous :

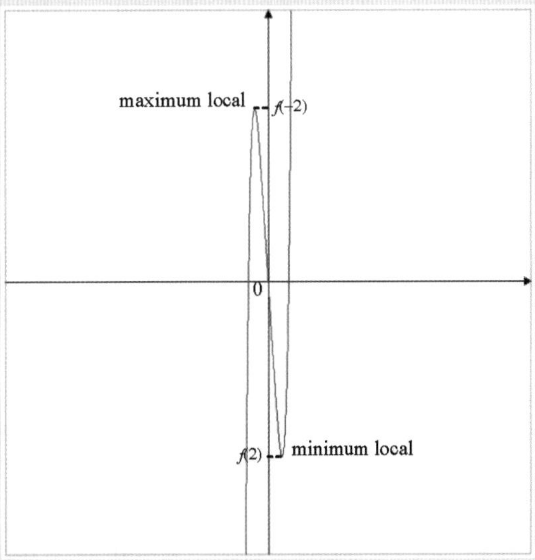

4 Réponses A, B, D, E et F.

A. Vrai, car d'après la courbe de f, $\forall x_1, x_2 \in [1, 8]$, si $x_1 < x_2$, alors $f(x_1) < f(x_2)$

B. Vrai, car f est strictement croissante sur l'intervalle $[-8, -2]$.

C. Faux, car le point A ne présente pas un extremum local de la fonction *f*. Sur le graphe, on peut remarquer que la tangente au point A n'est pas une droite horizontale. Il s'agit d'une droite oblique de pente positive, ce qui prouve que $f'(1) > 0$.

D. Vrai. Sur l'intervalle $[-8,8]$, la fonction admet un maximum local au point C et un minimum local négatif qui correspond à l'image du point le plus bas de la courbe situé entre A et B.

Rappel :
Si $f'(x) = 0$ en changeant de signe $\Rightarrow$ la fonction f présente un extremum local, c'est-à-dire :

- *un maximum lorsque f' passe du signe positif au signe négatif*
- *un minimum quand f' passe du signe négatif au signe positif*

E. Vrai, car la fonction *f* admet un maximum local au point C.

F. Vrai. Aux points de la courbe proches de A, la fonction est croissante. D'où, $f'(x) > 0$.
L'équation de la tangente de *f* au point $x = 1$ est :
$y = (x-1)\, f'(1) + f(1)$ (avec $f(1) = 0$).

Or $f'(x) > 0$, ce qui implique que $f'(1) > 0$
Donc $y = (x-1)f'(1) = f'(1) \times x - f'(1)$ est une droite de pente positive

G. Faux. La pente de la tangente, d'après l'allure de la courbe, au point d'abscisse 1 est supérieure à celle au point d'abscisse 6, donc $f'(1) > f'(6)$.

H. Faux,
Comme f' est strictement positive sur l'intervalle $[-8,-2]$, alors $f'(-4) > 0$
Or $f'(0) < 0$, car la fonction est décroissante sur l'intervalle $[-1,1/4]$
D'où $f'(0) < f'(-4)$.

5 Réponses A et E.

A. Vrai, car la fonction *f* est strictement croissante sur $\mathbb{R}\setminus\{-2\}$: $\forall x_1, x_2 \in \mathbb{R}\setminus\{-2\}$, si $x_1 < x_2$, alors $f(x_1) < f(x_2)$.

B. Faux, car la fonction *f* est strictement croissante sur $\mathbb{R}\setminus\{-2\}$.

C. Faux.

D. Faux. Sur l'intervalle $[1,10]$, la concavité de la courbe de *f* est orientée vers le bas (vers les y négatifs). Par conséquent, la dérivée seconde f'' est strictement négative sur cet intervalle.

E. Vrai, car la fonction *f* est strictement croissante sur l'intervalle $[-1,5]$.

6 Toutes les propositions sont correctes sauf C.

A. Vrai.
Soit

$$f(x) = x - 3\ln|x+2| \Rightarrow \begin{cases} f(x) = x - 3\ln(x+2) & \forall x \in\,]-2,+\infty[\\ f(x) = x - 3\ln(-x-2) & \forall x \in\,]-\infty,-2[\end{cases}$$

L'équation de la tangente au point d'abscisse $x = 1$ est :

$$y = (x-1)f'(1) + f(1)$$

La dérivée de *f* est définie par :

$$f'(x) = (x - 3\ln|x+2|)' \Rightarrow \begin{cases} f'(x) = 1 - \dfrac{3}{x+2} & \text{pour } x \in\,]-2,+\infty[\\ f'(x) = 1 - \dfrac{3}{x+2} & \text{pour } x \in\,]-\infty,-2[\end{cases}$$

Il vient que $f'(x) = 1 - \dfrac{3}{x+2}, \forall x \in \mathbb{R}\setminus\{-2\}$

D'où

$$f'(1) = 1 - 3 \times \frac{1}{2+1} = 0 \text{ et}$$

$$y = (x-1)f'(1) + f(1) = f(1) = 1 - 3\ln 3$$

On en déduit que l'équation de la tangente au point d'abscisse $x = 1$ est une droite horizontale d'équation $y = 1 - 3\ln 3$. **La proposition A est correcte.**

B. Vrai.
Le coefficient angulaire de la tangente au point d'abscisse $x = 4$ est :

$$f'(4) = 1 - \frac{3}{4+2} = 1 - \frac{3}{6} = 1 - \frac{1}{2} = \frac{1}{2}$$

B est vrai.

C. Faux.
Le point de rencontre de la courbe de f' avec l'axe des ordonnées est $(0; f'(0))$.
Calculons $f'(0)$:

$$f'(0) = 1 - \frac{3}{0+2} = 1 - \frac{3}{2} = -\frac{1}{2}$$

On en déduit que les coordonnées du point de rencontre de la courbe de f' avec l'axe des ordonnées sont $(0;-1/2)$. **La proposition C n'est pas correcte.**

D. Vrai.
Déterminons l'équation de la tangente au point d'abscisse $x = 0$:

$$y = (x-0)f'(0) + f(0)$$

Or $f'(0) = -\dfrac{1}{2}$ et $f(0) = -3\ln 2$

On obtient $y = -\dfrac{1}{2}x - 3\ln 2$, une équation de droite de pente égale à $-\dfrac{1}{2}$.

Comme la pente de la droite d'équation $y = 2x + 1$ est l'opposé de l'inverse de celle de la tangente au point $x = 0$ $(y = -\frac{1}{2}x - 3\ln 2)$, on peut en déduire qu'elles sont perpendiculaires.
La proposition D est correcte.

E. Vrai.
Sur l'intervalle $[1,4]$, *f* est définie par

$$f(x) = x - 3\ln(x+2)$$

et f' par

$$f'(x) = 1 - \frac{3}{x+2}.$$

Rappel :
Le signe de la fonction dérivée f' nous informe sur la croissance, la décroissance et l'existence des extrema (maximum et minimum) de la fonction *f*.
1. si $f'(x) > 0$, alors la fonction *f* est croissante
2. si $f'(x) < 0$, alors la fonction *f* est décroissante
3. si $f'(x) = 0$ en changeant de signe $\Rightarrow$ la fonction *f* présente un extremum, c'est-à-dire :
   - un maximum lorsque f' passe du signe positif au signe négatif
   - un minimum quand f' passe du signe négatif au signe positif

Pour tout $x \neq -2$, $f'(x) = 1 - \frac{3}{x+2} = \frac{x-1}{x+2}$

f' s'annule au point $x = 1$, car

$$f'(x) = 0 \Rightarrow x - 1 = 0$$

Afin d'en déduire la variation de *f*, on dresse le tableau de signes de f' en y reportant sa racine $x = 1$.

On en conclut que la fonction *f* est strictement croissante sur l'intervalle $[1,4]$. **La proposition E est correcte.**

Valeur de x	-2		1	4 $+\infty$
Signe de $x-1$		$-$	0	$+$
Signe de $x+2$	0	$+$		$+$
Signe de $f'(x) = \frac{x-1}{x+2}$	$\nexists$	$-$	0	$+$
Variation de $f(x) = x - 3\ln(x+2)$	$\nexists$	↘ **décroissante**	$f(1)$	↗ **croissante**

F. Vrai.
Pour tout $x \in \mathbb{R}\setminus\{-2\}$,
- la dérivée de *f* est définie par : $f'(x) = 1 - \frac{3}{x+2}$
- la dérivée seconde de *f* est définie par :

$$f''(x) = \left(1 - \frac{3}{x+2}\right)' = \frac{3}{(x+2)^2}$$

Comme le facteur $(x+2)^2$ est strictement positif, alors f'' est strictement positive sur $\mathbb{R}\setminus\{-2\}$. Par conséquent, la concavité de *f* est toujours orientée vers le haut (vers les y positifs). **La proposition F est exacte.**

G. Vrai, car pour tout $x \in \mathbb{R}\setminus\{-2\}$, la fonction f'' définie par $f''(x) = \frac{3}{(x+2)^2}$ est strictement positive.

H. Vrai.
Le point de rencontre de la courbe de f'' avec l'axe des ordonnées est $(0; f''(0))$.

Calculons $f''(0)$:

$$f''(0) = \frac{3}{(0+2)^2} = \frac{3}{4} = 0,75$$

On en déduit que les coordonnées du point de rencontre de f'' avec l'axe des ordonnées sont $\left(0; \frac{3}{4}\right)$. **La proposition H est correcte.**
Dans le repère orthonormé, la représentation graphique de la fonction d'équation $f(x) = x - 3ln|x+2|$ définie sur son Df est :

Mathématiques

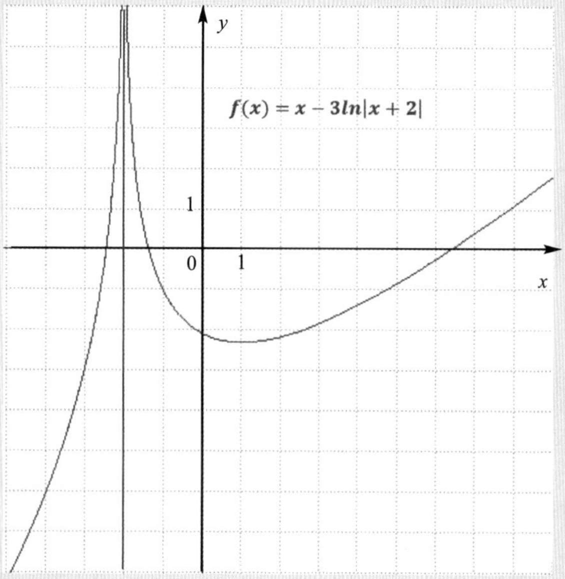

Les deux formules de dérivation à appliquer sont :

$$\left(u^n\right)' = n \times u^{n-1} \times u'$$

$$\left(\ln u\right)' = \frac{u'}{u \times \ln e} = \frac{u'}{u}$$

On obtient :

$$\forall x \in \mathbb{R},\ f'\left(x\right) = \frac{1}{2} \times \left(\ln(\cos x + 2)\right)^{\frac{1}{2}-1} \times \left(\ln(\cos x + 2)\right)'$$

Or $\left(\ln(\cos x + 2)\right)' = \dfrac{-\sin x}{\cos x + 2}$

Donc

$$f'\left(x\right) = \frac{1}{2} \times \frac{1}{\sqrt{\ln(\cos x + 2)}} \times \frac{-\sin x}{(\cos x + 2)}$$

(Réponse A)

7 La réponse est E.

$\forall x \in \left[1, +\infty\right[, f : x \mapsto f\left(x\right) = \sin^2(\sqrt{x} + 1)$

On applique les deux formules de dérivation suivantes :

$$\left(u^n\right)' = n \times u^{n-1} \times u'$$

$$\left(\sin u\right)' = u' \times \cos u$$

On obtient :

$$f'\left(x\right) = \left(\sin^2\left(\sqrt{x} + 1\right)\right)'$$

$$= 2 \times \sin^{2-1}\left(\sqrt{x} + 1\right) \times \left(\sin\left(\sqrt{x} + 1\right)\right)'$$

Or

$$\left(\sin\left(\sqrt{x} + 1\right)\right)' = \left(\sqrt{x} + 1\right)' \times \cos\left(\sqrt{x} + 1\right) = \left(\frac{1}{2\sqrt{x}} + 0\right) \times \cos\left(\sqrt{x} + 1\right)$$

D'où

$$f'\left(x\right) = 2 \times \sin\left(\sqrt{x} + 1\right) \times \left(\frac{1}{2\sqrt{x}}\right) \times \cos\left(\sqrt{x} + 1\right)$$

Comme

$$2 \times \sin\left(\sqrt{x} + 1\right)\cos\left(\sqrt{x} + 1\right) = \sin\left(2\left(\sqrt{x} + 1\right)\right)$$

on peut en déduire que :

$$f'\left(x\right) = \frac{1}{2\sqrt{x}}\sin\left(2\left(\sqrt{x} + 1\right)\right)$$

pour tout $x \in \left[1, +\infty\right[$

8 La bonne réponse est A.

Soit la fonction définie sur $\mathbb{R}$ par :

$$f\left(x\right) = \sqrt{\ln(\cos x + 2)} = \left(\ln(\cos x + 2)\right)^{1/2}$$

9 La bonne réponse est F.

Soit la fonction définie sur $\mathbb{R}$ par :

$$f\left(x\right) = \frac{2}{5} + \log\left(\frac{2}{x^2 + 1}\right)$$

Pour la dérivée de cette fonction, on applique les deux formules de dérivation suivantes :

$$\left(\log_a u\right)' = \frac{u'}{u \ln a}$$

$$\left(\frac{u}{v}\right)' = \frac{u' \times v - u \times v'}{v^2}$$

Pour tout réel x, $f'\left(x\right) = 0 + \dfrac{\left(\dfrac{2}{x^2 + 1}\right)'}{\left(\dfrac{2}{x^2 + 1}\right) \times \ln 10}$ (la dérivée d'une constante est nulle : $\left(\dfrac{2}{5}\right)' = 0$)

Avec

$$\left(\frac{2}{x^2 + 1}\right)' = \frac{0 \times \left(x^2 + 1\right) - 2 \times (x^2 + 1)'}{(x^2 + 1)^2} = \frac{-4x}{(x^2 + 1)^2}$$

On a

$$f'\left(x\right) = \frac{\dfrac{-4x}{(x^2 + 1)^2}}{\left(\dfrac{2}{x^2 + 1}\right) \times \ln 10} = \frac{-4x}{(x^2 + 1)^2} \times \frac{x^2 + 1}{2 \times \ln 10}$$

Après simplification : $f'\left(x\right) = \dfrac{-2x}{x^2 + 1} \times \dfrac{1}{\ln 10}$

10 **Réponse B.**
Pour la justification, il suffit d'écrire $g(x) = f(x) \times f(x)$ (produit de deux fonctions).

Donc,

$$\begin{aligned} g'(x) &= (f(x) \times f(x))' \\ &= f'(x) \times f(x) + f(x) \times f'(x) \\ &= 2 \times f'(x) \times f(x) \end{aligned}$$

11 **Réponse A.**

A. Vrai. Soit f est continue sur I.
Si $f(x) > 0$, alors $\forall x \in \text{I}$, $g(x) = 3\ln f(x)$ et $g'(x) = 3 \times \dfrac{f'(x)}{f(x)}$

Si $f(x) < 0$, alors $\forall x \in \text{I}$, $g(x) = 3\ln(-f(x))$ et $g'(x) = 3 \times \dfrac{-f'(x)}{-f(x)} = 3 \times \dfrac{f'(x)}{f(x)}$

12 **Réponse E.**

E. Vrai, car

$$v'(x) = (\ln(x+1))' \times u'(\ln(x+1)) = \frac{u'(\ln(x+1))}{x+1}$$

13 **Réponse D.**

D. Vrai, car

$$v'(x) = (3x)' \times u'(3x) = 3 \times 6x = 18x$$

avec $u(x) = x^2 \Rightarrow u'(x) = 2x \Rightarrow u'(3x) = 6x$.

Ou bien :
$v(x) = u(3x) = 9x^2 \Rightarrow v'(x) = (9x^2)' = 18x$.

14 **La bonne réponse est C.**

D'après le tableau de signes, on constate que f' est strictement positive et qu'elle n'est pas définie au point $x = \dfrac{2}{3}$.
Procéder à la dérivée des fonctions proposées est indispensable pour faire le bon choix.
Les fonctions mentionnées en **A**, **B**, **C** et **D** sont toutes de types u/v, donc :

$$\left(\frac{u}{v}\right)' = \frac{u' \times v - u \times v'}{v^2}$$

Si on dérive la fonction proposée en **C**, on obtient :

$$f'(x) = \frac{(-6x+4)(2-3x) - (-3x^2+4x)(-3)}{(2-3x)^2}$$

Soit

$$\begin{aligned} f'(x) &= \frac{(-12x + 18x^2 + 8 - 12x - 9x^2 + 12x)}{(2-3x)^2} \\ &= \frac{9x^2 - 12x + 8}{(2-3x)^2} \end{aligned}$$

Or $9x^2 - 12x + 8 > 0$, car

$$\Delta = (-12)^2 - 4 \times 9 \times 8 = -144 < 0$$

et $a = 9$ est positif.

Rappel : la fonction f définie par $f(x) = ax^2 + bx + c$ prend le signe de a si son $\Delta = b^2 - 4ac < 0$

Comme $(2-3x)^2$ est positif, alors

$$\frac{9x^2 - 12x + 8}{(2-3x)^2} > 0 \text{ pour tout } x \in \mathbb{R} \backslash \left\{\frac{2}{3}\right\}$$

On en conclut que les deux conditions du tableau de signe se confirment avec l'expression $f(x)$ mentionnée en proposition **C. C est vrai**.

Calculons la dérivée des trois autres fonctions :

Pour A. :

Soit $f:\ x \mapsto f(x) = \dfrac{x^2 - 1}{2 - 3x}, \forall x \in \mathbb{R} \backslash \left\{\dfrac{2}{3}\right\}$.

$$\begin{aligned} f'(x) &= \frac{2x \times (2-3x) - (x^2-1) \times (-3)}{(2-3x)^2} \\ &= \frac{4x - 6x^2 + 3x^2 - 3}{(2-3x)^2} = \frac{-3x^2 + 4x - 3}{(2-3x)^2} \end{aligned}$$

Or, la fonction $x \mapsto -3x^2 + 4x - 3$ est strictement négative, car son discriminant est négatif ($\Delta = 16 - 4 \times (-3) \times (-3) = -20$) et le coefficient de x^2 est négatif ($a = -3$).
Donc, f' est négative sur tout son domaine de définition. **La proposition A ne convient pas.**

Pour B. :

Soit $f:\ x \mapsto f(x) = \dfrac{x - 1}{2 - 3x}, \forall x \in \mathbb{R} \backslash \left\{\dfrac{2}{3}\right\}$.

$$\begin{aligned} f'(x) &= \frac{1 \times (2-3x) - (x-1) \times (-3)}{(2-3x)^2} \\ &= \frac{2 - 3x + 3x - 3}{(2-3x)^2} = \frac{-1}{(2-3x)^2} \end{aligned}$$

D'où, $\forall x \in \mathbb{R} \backslash \left\{\dfrac{2}{3}\right\}$, $f'(x) < 0$. **La proposition B ne convient pas.**

Mathématiques

Pour D. :

Soit f : $x \mapsto f(x) = \dfrac{-3}{2-3x}, \forall x \in \mathbb{R}\setminus\left\{\dfrac{2}{3}\right\}$.

$$f'(x) = \frac{0 \times (2-3x) - (-3)\times(-3)}{(2-3x)^2} = \frac{-9}{(2-3x)^2}$$

D'où, $\forall x \in \mathbb{R}\setminus\left\{\dfrac{2}{3}\right\}$, $f'(x) < 0$. **La proposition D ne convient donc pas.**

15 **La bonne réponse est E.**

On considère la fonction f définie sur $\mathbb{R}$ par $f(x) = mx^2 + nx + p$ où m, n et p sont des nombres réels.

- Si la courbe de f coupe l'axe des ordonnées au point $y = 1$, alors $f(0) = 1$.
  $$f(0) = m \times 0^2 + n \times 0 + p = p$$
  D'où, le paramètre $p = 1$
- Si la courbe de f' passe par le point (1 ; 3), alors $f'(1) = 3$
  La dérivée de f définie par $f(x) = mx^2 + nx + p$ est f' définie par $f'(x) = 2mx + n$
  Il vient $f'(1) = 2m \times 1 + n = 3$
  On obtient une équation à deux inconnues :
  $$2m + n = 3$$
- Si l'axe de symétrie de la courbe f est $x = 5/8$, alors $\dfrac{-n}{2m} = \dfrac{5}{8}$.

  Et, $\dfrac{-n}{2m} = \dfrac{5}{8} \Leftrightarrow 8n + 10m = 0$

Pour déterminer les paramètres m et n, il suffit de résoudre le système suivant :

$$\begin{cases} 2m + n = 3 & \text{(I)} \\ 10m + 8n = 0 & \text{(II)} \end{cases}$$

On multiplie les deux membres de (I) par -5 pour que les coefficients de m soient opposés :

$$\begin{cases} (2m + n) \times -5 = 3 \times -5 & \text{(I)} \\ 10m + 8n = 0 & \text{(II)} \end{cases}$$

$$\Leftrightarrow \begin{cases} -10m - 5n = -15 & \text{(I)} \\ 10m + 8n = 0 & \text{(II)} \end{cases}$$

Si on effectue la somme (I) + (II), on obtient $3n = -15$, soit $n = -5$.

Pour calculer m, on remplace n dans l'une des deux équations (I) ou (II) :

$$2m + (-5) = 3 \text{ (I)}, \text{soit } m = 4$$

Donc, on en déduit que $m = 4$, $n = -5$ et $p = 1$. **(Réponse E)**

16 **Réponse A.**

Le nombre dérivé $f'(1)$ vaut le coefficient angulaire de la droite tangente à la courbe représentative de f au point d'abscisse 1.

L'équation de la droite tangente de f au point d'abscisse 1 est : $y = (x-1)f'(1) + f(1)$.

Comme cette droite passe par le point de coordonnées $(3, 2)$, on obtient : $2 = (3-1)f'(1) + f(1)$, avec $f(1) = 0$, d'après le graphe.

On en déduit donc que $f'(1) = \dfrac{2-0}{3-1} = 1$

17 **Réponse A.**

Il suffit de constater que la fonction f admet un minimum local au point d'abscisse 2 ($f(2)$) et un maximum local au point d'abscisse 0 ($f(0)$). La courbe A est susceptible de représenter la courbe de la fonction dérivée de f, car les dérivées en ces points d'abscisses 0 et 2 sont nulles.

Fiche 6

Les limites

1 Vocabulaires propriétés et notations

Soit f une fonction, x_o et ℓ deux nombres réels et D_f son domaine de définition.

1.1 Limite finie en un point

Lorsque f admet une limite ℓ en x_o, on note $\lim\limits_{x \to x_o} f(x) = \ell$, et on dit que $f(x)$ tend vers ℓ quand x tend vers x_o.

Exemple : $\lim\limits_{x \to 0} \dfrac{x+2}{3} = \dfrac{2}{3}$

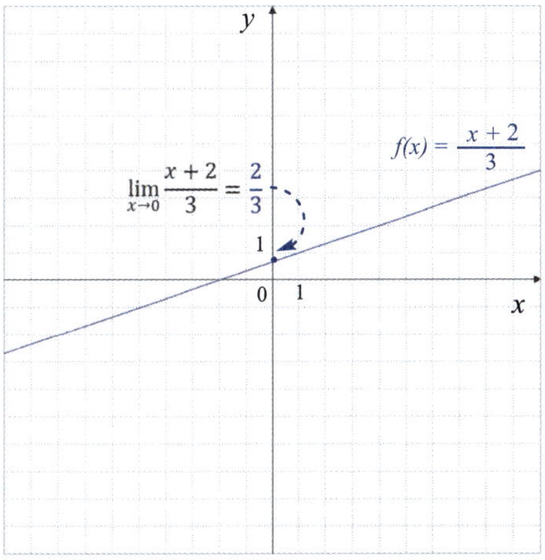

Propriétés des limites finies

Si $\lim\limits_{x \to x_o} f(x) = \ell$ et $\lim\limits_{x \to x_o} g(x) = \ell' \neq 0$ et si k est un nombre réel, alors :

- $\lim\limits_{x \to x_o} [f(x) + g(x)] = \ell + \ell'$ et $\lim\limits_{x \to x_o} f(x) - g(x) = \ell - \ell'$
- $\lim\limits_{x \to x_o} [f(x) \times g(x)] = \ell \times \ell'$
- $\lim\limits_{x \to x_o} \dfrac{f(x)}{g(x)} = \dfrac{\ell}{\ell'}$

1.2 Limite finie à l'infini

$\lim\limits_{x \to +\infty} f(x) = \ell$: $f(x)$ tend vers ℓ lorsque x tend vers $+\infty$.

$\lim\limits_{x \to -\infty} f(x) = \ell$: $f(x)$ tend vers ℓ lorsque x tend vers $-\infty$.

Mathématiques

Exemple : $\lim\limits_{x\to+\infty} \dfrac{2}{x} = 0$; $\lim\limits_{x\to-\infty} \dfrac{2}{x} = 0$

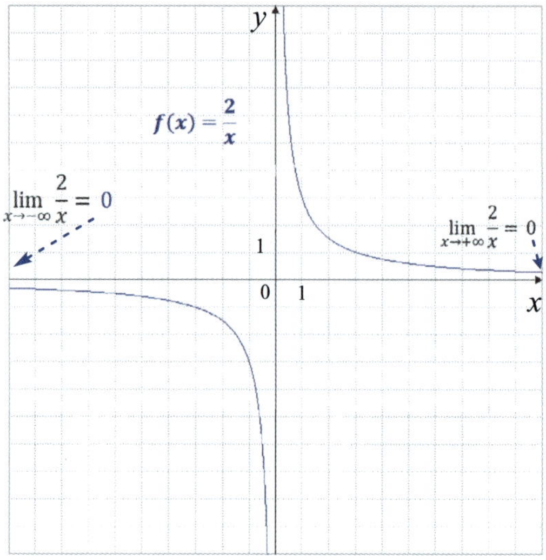

1.3 Limite à droite et limite à gauche

La limite à droite de x_o : $\lim\limits_{x\to x_o^+} f(x) = \ell$ (ou $\lim\limits_{\substack{x\to x_o \\ x>x_o}} f(x) = \ell$). On dit que $f(x)$ tend vers ℓ lorsque x tend vers à droite en x_o (ou par valeurs supérieures et proches de x_o).

La limite à gauche de x_o : $\lim\limits_{x\to x_o^-} f(x) = \ell$ (ou $\lim\limits_{\substack{x\to x_o \\ x<x_o}} f(x) = \ell$). On dit que $f(x)$ tend vers ℓ lorsque x tend vers à gauche en x_o (ou par valeurs inférieures et proches de x_o).

La limite à gauche de x_o : $\lim\limits_{x\to x_o^-} f(x) = +\infty$ (ou $\lim\limits_{\substack{x\to x_o \\ x<x_o}} f(x) = +\infty$). On dit que $f(x)$ tend vers $+\infty$ lorsque x tend vers à gauche en x_o (ou par valeurs inférieures et proches de x_o).

Exemple :

- $\lim\limits_{x\to 0^+} \dfrac{2}{x} = +\infty$
- $\lim\limits_{x\to 0^-} \dfrac{2}{x} = -\infty$

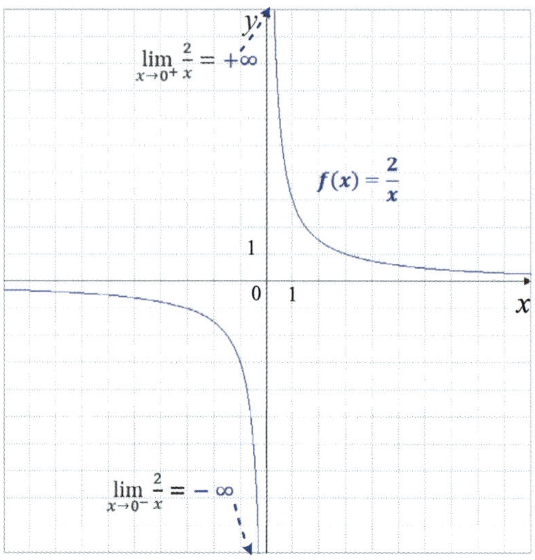

REMARQUE

On doit retenir que :

- $\frac{a}{0^+}$ tend vers $+\infty$ si $a > 0$, et vers $-\infty$ si $a < 0$.
- $\frac{a}{0^-}$ tend vers $+\infty$ si $a < 0$, et vers $-\infty$ si $a > 0$.

1.4 Lien entre limite et continuité d'une fonction en un point

1. Pour un point x_o, tel que $x_o \notin D_f$, si la limite à gauche est égale à la limite à droite, on dit que la fonction f possède une limite en x_o :

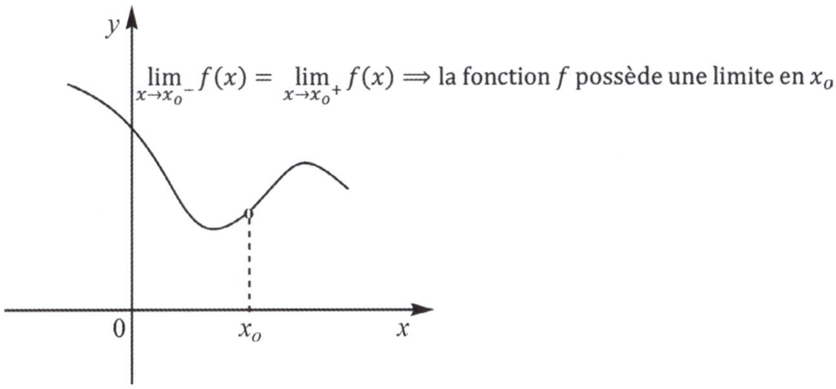

2. Pour un point x_o, tel que $x_o \in D_f$, si la limite à gauche est égale à la limite à droite en x_o, et est égale à $f(x_o)$, on dit que f est continue en x_o :

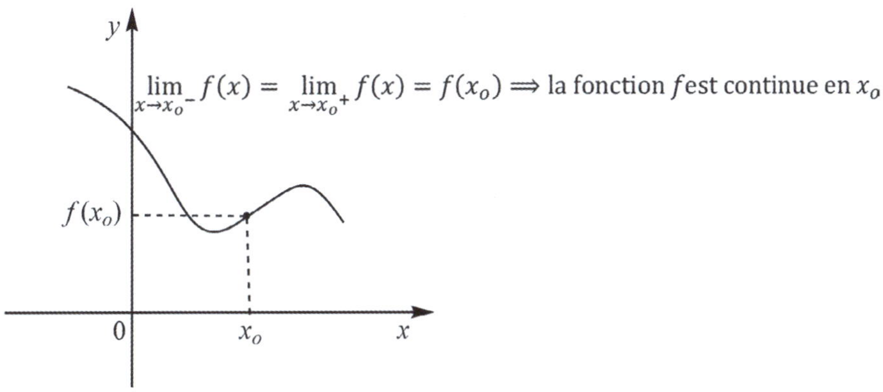

3. Pour un point x_o, tel que $x_o \in D_f$, si la limite à droite en x_o est égale à $f(x_o)$, on dit que f est continue à droite de x_o :

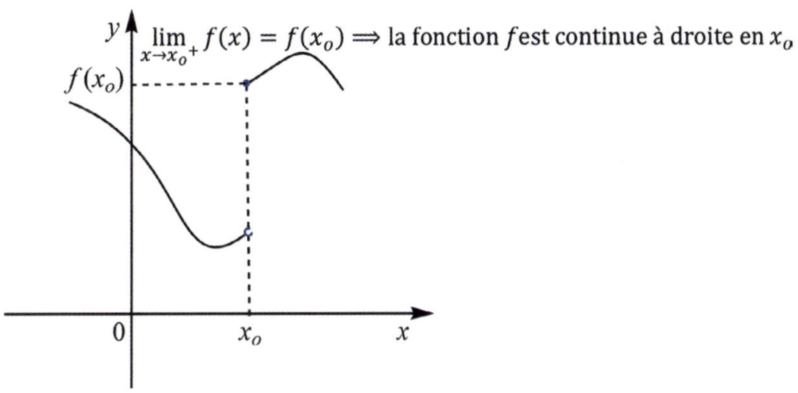

1.5 Limite infinie à l'infini

La notation $\lim\limits_{x \to +\infty} f(x) = +\infty$ veut dire que $f(x)$ tend vers plus l'infini quand x tend vers plus l'infini.

Si la $\lim\limits_{x \to -\infty} f(x) = +\infty$, alors $\lim\limits_{x \to -\infty} -f(x) = -\infty$, veut dire que l'opposé de $f(x)$ tend vers moins l'infini quand x tend vers moins l'infini.

Exemples :

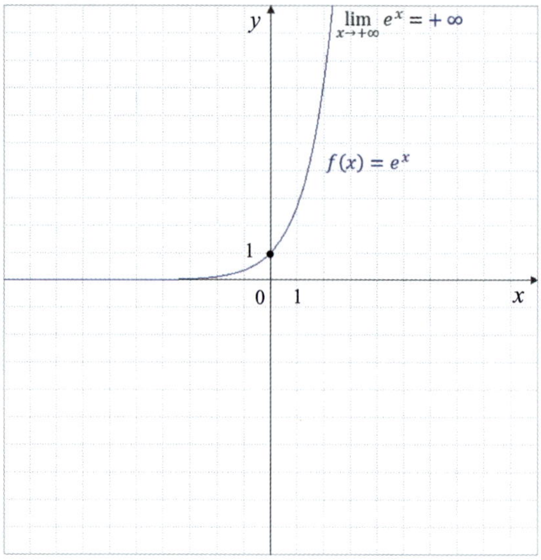

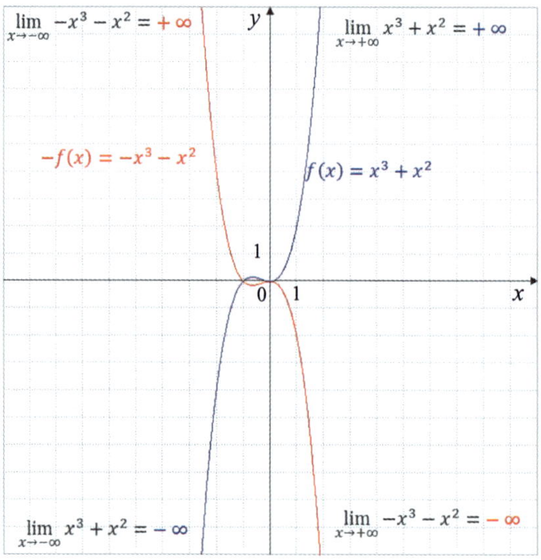

Propriétés des limites infinies

Si $\lim\limits_{x \to +\infty} f(x) = +\infty$, $\lim\limits_{x \to +\infty} g(x) = +\infty$ et n un nombre entier naturel non nul.

- $\lim\limits_{x \to +\infty} \left(f(x)\right)^n = +\infty$
- $\lim\limits_{x \to +\infty} \left(-f(x)\right)^{2n} = +\infty$; $\lim\limits_{x \to +\infty} \left(-f(x)\right)^{2n+1} = -\infty$
- $\lim\limits_{x \to +\infty} f(x) + g(x) = +\infty$ et $\lim\limits_{x \to +\infty} -f(x) - g(x) = -\infty$
- $\lim\limits_{x \to +\infty} f(x) - g(x) = +\infty - \infty \Rightarrow$ forme indéterminée (FI)
- $\lim\limits_{x \to +\infty} \dfrac{f(x)}{g(x)} = \dfrac{+\infty}{+\infty} \Rightarrow$ forme indéterminée (FI)

2 Les formes indéterminées

La forme indéterminée d'une limite d'une fonction indique qu'aucun théorème général ne permet de conclure directement à l'existence d'une limite. Dans ce cas, il faut lever la forme indéterminée. Les diverses techniques usuelles sont expliquées dans le **point 3**, ci-après.

Les formes indéterminées sont :

Soit a un nombre réel, ou $+\infty$ ou $-\infty$

En ***addition*** : $\lim\limits_{x \to a} f(x) + g(x) = +\infty + (-\infty)$ ou $-\infty + (+\infty)$

En ***multiplication*** : $\lim\limits_{x \to a} f(x) \times g(x) = 0 \times (-\infty)$ ou $0 \times +\infty$

En ***division*** : $\lim\limits_{x \to a} \dfrac{f(x)}{g(x)} = \dfrac{\mp\infty}{\mp\infty}, \dfrac{0}{0}, \dfrac{0}{\mp\infty}$ ou $\dfrac{\mp\infty}{0}$

3 Calcul des limites

Ci-après, à gauche, des techniques à utiliser pour déterminer des limites de diverses fonctions et, à droite, pour chacune de ces techniques, différents exemples clés pour s'exercer.

Techniques	Applications
1. Fonctions polynômes : La limite est celle du terme de plus haut degré **Exemple :** $\lim\limits_{x \to +\infty} x^4 + 3x^3 - 2x + 5$ $f(x) = x^4 + 3x^3 - 2x + 5$ Pour $x \neq 0$, $f(x) = x^4\left(1 + \dfrac{3}{x} - \dfrac{2}{x^3} + \dfrac{5}{x^4}\right)$ Le facteur $\left(1 + \dfrac{3}{x} - \dfrac{2}{x^3} + \dfrac{5}{x^4}\right)$ tend vers 1 si x tend vers l'infini, car $\dfrac{3}{x}$, $-\dfrac{2}{x^3}$ et $+\dfrac{5}{x^4}$ tendent vers 0. D'où $\lim\limits_{x \to +\infty} x^4 + 3x^3 - 2x + 5 = \lim\limits_{x \to +\infty} x^4$ $= +\infty$ **Attention :** $\lim\limits_{x \to -\infty} x^4 = +\infty$, car l'exposant est paire (voir point 1.5)	■ $\lim\limits_{x \to +\infty} -x^4 + 3x^3 - 2x + 5$? $\lim\limits_{x \to +\infty} -x^4 + 3x^3 - 2x + 5$ $= \lim\limits_{x \to +\infty} -x^4$ $= -(+\infty)$ $= -\infty$ ■ $\lim\limits_{x \to -\infty} -\dfrac{1}{3}x^5 - 3x + 2$? $\lim\limits_{x \to -\infty} -\dfrac{1}{3}x^5 - 3x + 2 = \lim\limits_{x \to -\infty} -\dfrac{1}{3}x^5$ $= -(-\infty)$ $= +\infty$

Mathématiques

2. Fonctions rationnelles (quotient de deux fonctions polynômes $\left(f(x)/g(x)\right)$:

Limite du rapport des termes de plus haut degré.

Exemple type 1 : étude d'une limite à l'infini,

soit $\lim_{x \to +\infty} \frac{x^4 + 3x^3 - 2x + 5}{3x^4 + 1}$.

$$\lim_{x \to +\infty} \frac{x^4 + 3x^3 - 2x + 5}{3x^4 + 1} = \lim_{x \to +\infty} \frac{x^4\left(1 + \frac{3}{x} - \frac{2}{x^2} + \frac{5}{x^4}\right)}{3x^4\left(1 + \frac{1}{3x^4}\right)}$$

Pour $x \neq 0$, $\frac{x^4}{3x^4} = \frac{1}{3}$ et les facteurs $\left(1 + \frac{3}{x} - \frac{2}{x^2} + \frac{5}{x^4}\right)$ et $\left(1 + \frac{1}{3x^4}\right)$ tendent vers 1 si x tend vers l'infini.

Par conséquent,

$$\lim_{x \to +\infty} \frac{x^4 + 3x^3 - 2x + 5}{3x^4 + 1} = \lim_{x \to +\infty} \frac{x^4}{3x^4} = \frac{1}{3}$$

Le résultat de la limite de cette fonction rationnelle est le même que quand x tend vers $-\infty$.

Exemple type 2 : étude d'une limite en un x_o tel que $x_o \notin D_f$, soit $\lim_{x \to 1} \frac{-2x + 5}{1 - x}$.

En 1, la fonction $-2x + 5$ est continue et admet la limite 3.

En 1, $1 - x$ est nulle, mais elle est négative sur $]1, +\infty[$, et est positive sur $]-\infty, 1[$:

	$-\infty$	1	$+\infty$
$1 - x$	+ + + +	$\nexists$	− − − −

si $x \to 1^+$, alors $1 - x \to 0^-$

si $x \to 1^-$, $1 - x \to 0^+$

On en déduit : $\lim_{x \to 1^+} \frac{-2x + 5}{1 - x} = \frac{3}{0^-} = -\infty$

Et $\lim_{x \to 1^-} \frac{-2x + 5}{1 - x} = \frac{3}{0^+} = +\infty$

La fonction $\frac{-2x + 5}{1 - x}$ n'a pas de limite au point $x = 1$.

- $\lim_{x \to +\infty} \frac{x^4 + 3x^3 - 2x + 5}{-3x^2 + 1}$?

$$\lim_{x \to +\infty} \frac{x^4 + 3x^3 - 2x + 5}{-3x^2 + 1} = \lim_{x \to +\infty} \frac{x^4}{-3x^2} = \lim_{x \to +\infty} \frac{x^2}{-3} = (-) \times +\infty = -\infty$$

- $\lim_{x \to -\infty} \frac{x^4 + 3x^3 - 2x + 5}{-3x^5 + 1}$?

$$\lim_{x \to -\infty} \frac{x^4 + 3x^3 - 2x + 5}{-3x^5 + 1} = \lim_{x \to -\infty} \frac{x^4}{-3x^5} = \lim_{x \to -\infty} \frac{1}{-3x} = 0$$

Même raisonnement et même résultat quand x tend vers plus l'infini.

- $\lim_{x \to -\infty} \frac{x^6 + 3x^3 - 2x + 5}{3x^5 + 1}$?

$$\lim_{x \to -\infty} \frac{x^6 + 3x^3 - 2x + 5}{3x^5 + 1} = \lim_{x \to -\infty} \frac{x^6}{3x^5} = \lim_{x \to -\infty} \frac{x}{3} = -\infty$$

- $\lim_{x \to -1} \frac{-2x + 5}{1 + x}$?

$D_f = \mathbb{R} \setminus \{-1\}$

	$-\infty$	-1	$+\infty$
$1 + x$	− − − − −	$\nexists$	+ + + + +

$$\lim_{x \to -1^+} \frac{-2x + 5}{1 + x} = \frac{7}{0^+} = +\infty$$

$$\lim_{x \to -1^-} \frac{-2x + 5}{1 + x} = \frac{7}{0^-} = -\infty$$

3. Fonctions comportant des radicaux

La méthode utilisée au point 2 (mise en facteur du terme dominant) pour les polynômes reste toujours d'application.

Exemple type 1 :

$\lim_{x\to+\infty}\sqrt{x^4+3x^3-2x+5}$? $D_f=\mathbb{R}$

Si on applique le même raisonnement que ci-dessus, on obtient :

$$\begin{aligned}\lim_{x\to+\infty}\sqrt{x^4+3x^3-2x+5}&=\lim_{x\to+\infty}\sqrt{x^4\left(1+\frac{3}{x}-\frac{2}{x^3}+\frac{5}{x^4}\right)}\\&=\lim_{x\to+\infty}x^2\sqrt{\left(1+\frac{3}{x}-\frac{2}{x^3}+\frac{5}{x^4}\right)}\\&=\lim_{x\to+\infty}x^2=+\infty\end{aligned}$$

Remarque :

- $\lim_{x\to+\infty}\sqrt{x}=+\infty$
- $\lim_{x\to\infty}\sqrt{x^2+1}=\lim_{x\to\infty}|x|(\sqrt{1+1/x^2})=\lim_{x\to\infty}|x|=+\infty$

Exemples type 2 : l'utilisation de technique des « binômes conjugués » lorsque la limite directe donne une forme indéterminée.

■ $\lim_{x\to+\infty}\sqrt{x+2}-\sqrt{x-2}$?

$f(x)=\sqrt{x+2}-\sqrt{x-2}$ est définie sur $[2,+\infty[$.

$$\begin{aligned}&\lim_{x\to+\infty}\sqrt{x+2}-\sqrt{x-2}\\&=\lim_{x\to+\infty}\frac{\left(\sqrt{x+2}-\sqrt{x-2}\right)\left(\sqrt{x+2}+\sqrt{x-2}\right)}{\left(\sqrt{x+2}+\sqrt{x-2}\right)}\\&=\lim_{x\to+\infty}\frac{x+2-(x-2)}{\left(\sqrt{x+2}+\sqrt{x-2}\right)}\\&=\lim_{x\to+\infty}\frac{4}{\left(\sqrt{x+2}+\sqrt{x-2}\right)}\\&=\frac{4}{+\infty}\\&=0\end{aligned}$$

■ $\lim_{x\to\infty}\sqrt{x^2-2x+5}$?

$f(x)=\sqrt{x^2-2x+5}$ est définie sur $\mathbb{R}$, car pour tout réel $x^2-2x+5>0$.

$$\begin{aligned}\lim_{x\to\infty}\sqrt{x^2-2x+5}&=\lim_{x\to\infty}|x|\sqrt{1-\frac{2}{x}+\frac{5}{x^2}}\\&=\lim_{x\to\infty}|x|\end{aligned}$$

Si $x>0$, $|x|=x$, et si $x<0$, $|x|=-x$

Donc,

$$\lim_{x\to+\infty}|x|\sqrt{1-\frac{2}{x}+\frac{5}{x^2}}=\lim_{x\to+\infty}x=+\infty$$

Et,

$$\lim_{x\to-\infty}|x|\sqrt{1-\frac{2}{x}+\frac{5}{x^2}}=\lim_{x\to-\infty}-x=+\infty$$

■ $\lim_{x\to+\infty}\sqrt{x^2-2x+5}-3x$

Soit $D_f=\mathbb{R}$.

$$\begin{aligned}&\lim_{x\to+\infty}\sqrt{x^2-2x+5}-3x\\&=\lim_{x\to+\infty}x\sqrt{1-\frac{2}{x}+\frac{5}{x^2}}-3x\\&=\lim_{x\to+\infty}x\left(\sqrt{1-\frac{2}{x}+\frac{5}{x^2}}-3\right)\\&=\lim_{x\to+\infty}x(1-3)=-\infty\end{aligned}$$

On en déduit que :

$$\begin{aligned}&\lim_{x\to-\infty}\sqrt{x^2-2x+5}-3x\\&=\lim_{x\to-\infty}-x(1+3)\\&=+\infty\end{aligned}$$

■ $\lim_{x\to+\infty}\sqrt{x^2-2x+5}-x$

$$\begin{aligned}\lim_{x\to+\infty}\sqrt{x^2-2x+5}-x&=+\infty-+\infty\\&=\text{FI}\end{aligned}$$

Pour lever l'indétermination, il faut multiplier le numérateur et le dénominateur par le binôme conjugué :

Pour tout réel x, on a :

$$\begin{aligned}&\sqrt{x^2-2x+5}-x\\&=\frac{\left(\sqrt{x^2-2x+5}-x\right)\left(\sqrt{x^2-2x+5}+x\right)}{\left(\sqrt{x^2-2x+5}+x\right)}\\&=\frac{x^2-2x+5-x^2}{\sqrt{x^2-2x+5}+x}=\frac{-2x+5}{\sqrt{x^2-2x+5}+x}\\&=\frac{-2x+5}{|x|\sqrt{1-\frac{2}{x}+\frac{5}{x^2}}+x}\end{aligned}$$

Mathématiques

■ $\lim\limits_{x \to +1} \dfrac{\sqrt{x+1} - \sqrt{2}}{x-1}$?

$f(x) = \dfrac{\sqrt{x+1} - \sqrt{2}}{x-1}$ est définie sur $[-1,1[\cup]1,+\infty[$.

$$\lim\limits_{x \to +1} \frac{\sqrt{x+1} - \sqrt{2}}{x-1}$$
$$= \lim\limits_{x \to +1} \frac{\left(\sqrt{x+1} - \sqrt{2}\right)\left(\sqrt{x+1} + \sqrt{2}\right)}{(x-1)\left(\sqrt{x+1} + \sqrt{2}\right)}$$
$$= \lim\limits_{x \to +1} \frac{x+1-2}{(x-1)\left(\sqrt{x+1} + \sqrt{2}\right)}$$
$$= \lim\limits_{x \to +1} \frac{1}{\left(\sqrt{x+1} + \sqrt{2}\right)} = \frac{\sqrt{2}}{4}$$

Donc,

$$\lim\limits_{x \to +\infty} \sqrt{x^2 - 2x + 5} - x$$
$$= \lim\limits_{x \to +\infty} \frac{-2x+5}{|x|\sqrt{1 - \frac{2}{x} + \frac{5}{x^2}} + x}$$
$$= \lim\limits_{x \to +\infty} \frac{-2x+5}{x\left(\sqrt{1 - \frac{2}{x} + \frac{5}{x^2}} + 1\right)}$$
$$= \lim\limits_{x \to +\infty} \frac{-2x+5}{x(1+1)}$$
$$= -1$$

■ $\lim\limits_{x \to +2} \dfrac{\sqrt{x+2} - 2}{\sqrt{3-x} - 1} = \dfrac{0}{0}$ FI ?

Conditions d'existence de

$f(x) = \dfrac{\sqrt{x+2} - 2}{\sqrt{3-x} - 1}$ sont : $x + 2 \geq 0$,

$3 - x \geq 0$ et $\sqrt{3-x} \neq 1 (x \neq 2)$

Donc, f est définie sur $[-2,3] \setminus \{2\} (D_f)$.

Dans ce cas, pour lever l'indétermination, il faut multiplier le numérateur et le dénominateur par les deux binômes conjugués :

$$\forall x \in D_f, f(x) = \frac{\sqrt{x+2} - 2}{\sqrt{3-x} - 1}$$
$$= \frac{\left(\sqrt{x+2} - 2\right)\left(\sqrt{3-x} + 1\right)\left(\sqrt{x+2} + 2\right)}{\left(\sqrt{3-x} - 1\right)\left(\sqrt{3-x} + 1\right)\left(\sqrt{x+2} + 2\right)}$$
$$= \frac{(x+2-4)\left(\sqrt{3-x} + 1\right)}{(3-x-1)\left(\sqrt{x+2} + 2\right)}$$
$$= -\frac{\left(\sqrt{3-x} + 1\right)}{\left(\sqrt{x+2} + 2\right)}$$

On obtient :

$$\lim\limits_{x \to +2} \frac{\sqrt{x+2} - 2}{\sqrt{3-x} - 1} = \lim\limits_{x \to +2} -\frac{\left(\sqrt{3-x} + 1\right)}{\left(\sqrt{x+2} + 2\right)}$$
$$= -\frac{1}{2}$$

4. Règle de l'Hospital

Dans le cas d'indétermination $\frac{0}{0}$ ou $\frac{\infty}{\infty}$,

$$\lim_{x\to a}\frac{f(x)}{g(x)}=\lim_{x\to a}\frac{f'(x)}{g'(x)}$$

Avec f et g supposées définies et dérivables et que le quotient $\frac{f}{g}$ soit défini. a étant réel ou infini.

Exemples :

– $\lim_{x\to 0}\frac{\sin x}{x}=\lim_{x\to 0}\frac{(\sin x)'}{(x)'}$

$=\lim_{x\to 0}\frac{\cos x}{1}=\frac{\cos 0}{1}=1$

– $\lim_{x\to 1}\frac{\ln x}{x-1}=\lim_{x\to 1}\frac{(\ln x)'}{(x-1)'}=\lim_{x\to 1}\frac{1/x}{1}=1$

On remarque que $\lim_{x\to 1}\frac{\ln x}{x-1}$ représente la dérivée de la fonction f définie par $f(x)=\ln x$ en point $x=1$:

$$f'(1)=\lim_{x\to 1}\frac{\ln x-\ln 1}{x-1}=1$$

car $f'(x)=1/x$

Remarque : s'il faut, cette règle peut être appliquée plusieurs fois.

■ $\lim_{x\to\frac{\pi}{2}}\frac{\cos x}{x-\frac{\pi}{2}}$?

$$\lim_{x\to\frac{\pi}{2}}\frac{\cos x}{x-\frac{\pi}{2}}=\frac{0}{0}\text{ FI}$$

En appliquant la règle de l'Hospital on obtient :

$$\lim_{x\to\frac{\pi}{2}}\frac{\cos x}{x-\frac{\pi}{2}}=\lim_{x\to\frac{\pi}{2}}\frac{-\sin x}{1}=-1$$

Ou, tout simplement, la dérivée de la fonction f définie par $f(x)=\cos x$ en $\frac{\pi}{2}$, soit

$$f'\left(\frac{\pi}{2}\right)=-\sin\frac{\pi}{2}$$

$$=-1\left(f'\left(\frac{\pi}{2}\right)=\lim_{x\to\frac{\pi}{2}}\frac{\cos x-\cos\frac{\pi}{2}}{x-\frac{\pi}{2}}\right)$$

■ $\lim_{x\to 0}x\ln x$?

$$\lim_{x\to 0}x\ln x=\lim_{x\to 0}\frac{\ln x}{1/x}=\lim_{x\to 0}\frac{1/x}{-1/x^2}$$

$$=\lim_{x\to 0}-x$$

$$=0$$

■ $\lim_{x\to 0}\frac{e^x-1}{x}$

$$\lim_{x\to 0}\frac{e^x-1}{x}=\lim_{x\to 0}\frac{e^x}{1}=1$$

■ $\lim_{x\to+\infty}\frac{e^x-1}{x}$?

$$\lim_{x\to+\infty}\frac{e^x-1}{x}=\frac{e^x}{1}=+\infty$$

■ $\lim_{x\to+\infty}\frac{x^2+1}{e^{2x}+1}$

$$\lim_{x\to+\infty}\frac{x^2+1}{e^{2x}+1}=\lim_{x\to+\infty}\frac{2x}{2e^{2x}}$$

$$=\lim_{x\to+\infty}\frac{(x)'}{(e^{2x})'}$$

$$=\lim_{x\to+\infty}\frac{1}{2e^{2x}}$$

$$=0$$

Mathématiques

QCM

Les limites

1 Soit f, g, h et i quatre fonctions définies par $f(x)=\dfrac{x-3}{x^3-3x^2}$, $g(x)=\dfrac{\sqrt{x-2}}{x^2-4}$, $h(x)=\dfrac{x^2-9}{x^3-27}$ et $i(x)=\dfrac{\sqrt{7+3x}+2x}{x^2+3x+2}$.

Parmi les affirmations suivantes, laquelle est incorrecte ?

- ❑ **A.** $\lim\limits_{x\to 3}\dfrac{x-3}{x^3-3x^2}=\dfrac{1}{9}$
- ❑ **B.** $\lim\limits_{x\to 2^+} g(x)=+\infty$
- ❑ **C.** $\lim\limits_{x\to 3} h(x)=\dfrac{1}{9}$
- ❑ **D.** $\lim\limits_{x\to -1}\dfrac{\sqrt{7+3x}+2x}{x^2+3x+2}=\dfrac{11}{4}$

2 Que vaut $\lim\limits_{x\to 0}\dfrac{\sin 2x}{3x}$?

- ❑ **A.** 0
- ❑ **B.** 2/3
- ❑ **C.** 1/3
- ❑ **D.** $+\infty$

3 Que vaut $\lim\limits_{x\to 0}\dfrac{\sin 2x}{\tan x}$?

- ❑ **A.** 2
- ❑ **B.** 1
- ❑ **C.** 0
- ❑ **D.** $+\infty$

4 Que vaut $\lim\limits_{x\to -\infty}\dfrac{\sqrt{x^2+1}}{2}$?

- ❑ **A.** 0
- ❑ **B.** $+\infty$
- ❑ **C.** $-\infty$
- ❑ **D.** Aucune de ces réponses n'est correcte.

5 Que vaut $\lim\limits_{x\to -\infty}\dfrac{2x+3x^3-5x^2}{5+2x+9x^3}$?

- ❑ **A.** 0
- ❑ **B.** 1
- ❑ **C.** $-\dfrac{5}{9}$
- ❑ **D.** $\dfrac{3}{2}$
- ❑ **E.** Aucune de ces réponses n'est correcte.

6 Soit f, g, h, i et j cinq fonctions définies par $f(x)=\dfrac{x-3x^3+1}{(x+2)^3}$, $g(x)=\dfrac{x^3-1}{(x^2+1)^2}$, $h(x)=2x-1+\dfrac{1}{2x-1}$, $i(x)=\dfrac{|2x-1|}{x-1}$ et $j(x)=\sqrt{x^2+6x+10}-x$

Parmi les affirmations suivantes, laquelle est incorrecte ?

- ❑ **A.** $\lim\limits_{x\to +\infty} f(x)=-3$
- ❑ **B.** $\lim\limits_{x\to -\infty} g(x)=0$
- ❑ **C.** $\lim\limits_{x\to -\infty} h(x)=-\infty$
- ❑ **D.** $\lim\limits_{x\to -\infty} i(x)=-2$
- ❑ **E.** $\lim\limits_{x\to +\infty} j(x)=0$

7 Soit f et g deux fonctions définies par $f(x)=\dfrac{-1}{2-x}$ et $g(x)=\sin(x-2)$.

Indiquer la ou les propositions non correctes.

- ❑ **A.** $D_f=\mathbb{R}\setminus\{2\}$ et $D_g=\mathbb{R}$
- ❑ **B.** $\lim\limits_{x\to +\infty} f(x)=0$
- ❑ **C.** $\lim\limits_{x\to -\infty} f(x)=0$
- ❑ **D.** $\lim\limits_{x\to 2} g(x)=0$
- ❑ **E.** $\lim\limits_{x\to\left(2-\frac{\pi}{6}\right)} g(x)=\dfrac{1}{2}$
- ❑ **F.** $\lim\limits_{x\to 2^+} f(x)=-\infty$
- ❑ **G.** $\lim\limits_{x\to -2^-} f(x)=-\infty$
- ❑ **H.** $\lim\limits_{x\to 2} f(x)\times g(x)=-1$
- ❑ **I.** $\lim\limits_{x\to +\infty}\sqrt{\dfrac{1}{f(x)}}=0$
- ❑ **J.** La fonction g est continue au point $x=2$

8 On considère f définie sur $\mathbb{R}\backslash\{1\}$ et $\lim\limits_{x\to 1^+} f(x) = +\infty$.

Indiquer la ou les affirmations correctes.

- ❑ **A.** f peut être une fonction rationnelle définie par $f(x) = \dfrac{p(x)}{q(x)}$.
- ❑ **B.** La limite de f à gauche de 1 peut aussi être égale à $+\infty$.
- ❑ **C.** $1/f$ tend vers 0 quand x tend vers 1 par valeurs supérieures très proches à 1.
- ❑ **D.** f peut être une fonction rationnelle définie par $f(x) = \dfrac{p(x)}{q(x)}$ dont $q(x)$ est un polynôme de degré 3.
- ❑ **E.** Aucune de ces propositions n'est correcte.

9 Soit f et g deux fonctions définies par $f(x) = \dfrac{x}{2x-1}$ et $g(x) = \dfrac{x+2}{2x+1}$.

Parmi les affirmations suivantes, laquelle est incorrecte ?

- ❑ **A.** $D_f = \mathbb{R}\backslash\{1/2\}$ et $D_g = \mathbb{R}\backslash\{-1/2\}$
- ❑ **B.** $\lim\limits_{x\to+\infty} f(x) = 1/2$
- ❑ **C.** $\lim\limits_{x\to-\infty} g(x) = 1/2$
- ❑ **D.** $\lim\limits_{x\to+\infty} f(x) + g(x) = 1$
- ❑ **E.** $\lim\limits_{x\to+\infty} f(x) - g(x) = -\dfrac{1}{2}$
- ❑ **F.** $\lim\limits_{x\to+\infty} f(x) \times g(x) = \dfrac{1}{4}$

10 Dans les calculs des limites ci-après, trois erreurs ont été commises. Quelles sont ces trois réponses non correctes ?

- ❑ **A.** $\lim\limits_{x\to+\infty} \dfrac{4x^2 + x^3 - 2}{x^2 - 1} = +\infty$
- ❑ **B.** $\lim\limits_{x\to 0} \dfrac{4x^3 + x^2 - 2}{x^2 - 1} = 2$
- ❑ **C.** $\lim\limits_{x\to 0} \dfrac{4x^5 + x^4 + 2}{x^2} = +\infty$
- ❑ **D.** $\lim\limits_{x\to 1^+} \dfrac{x^3 - 2}{x^2 - 1} = -\infty$
- ❑ **E.** $\lim\limits_{x\to -1^+} \dfrac{1}{x^2 - 1} = -\infty$
- ❑ **F.** $\lim\limits_{x\to -1^-} \dfrac{1}{x^2 - 1} = +\infty$
- ❑ **G.** $\lim\limits_{x\to -\infty} \dfrac{1}{x^2 - 1} = 0$
- ❑ **H.** $\lim\limits_{x\to \pi} \dfrac{1}{\cos^2 x} = -1$
- ❑ **I.** $\lim\limits_{x\to \frac{\pi}{2}} \dfrac{\cos x}{\sin 2x} = \dfrac{1}{2}$
- ❑ **J.** $\lim\limits_{x\to -\infty} \sqrt{x^2 - 2x + 3} = +\infty$
- ❑ **K.** $\lim\limits_{x\to -\infty} \sqrt{x^2 - x + 2} - x = +\infty$
- ❑ **L.** $\lim\limits_{x\to +\infty} \sqrt{x^2 - x + 2} - x = -\dfrac{1}{2}$
- ❑ **M.** $\lim\limits_{x\to 0} \dfrac{4x^5 + x^4 + 2}{x^2} = +\infty$
- ❑ **N.** $\lim\limits_{x\to 0} \dfrac{\sqrt{x+1} - \sqrt{1-x}}{3x} = \dfrac{1}{3}$
- ❑ **O.** $\lim\limits_{x\to 0} \dfrac{\sqrt{x+1} - 1}{\sqrt{x}} = 0$
- ❑ **P.** $\lim\limits_{x\to 0} \dfrac{\sin 2x}{\sin 3x} = \dfrac{3}{2}$
- ❑ **Q.** $\lim\limits_{x\to \frac{\pi}{2}} \sqrt{\dfrac{\sin x + 2}{1 - \sin x}} = +\infty$
- ❑ **R.** $\lim\limits_{x\to 0} \dfrac{(x^2 - 1)^3}{(4x^3 - x + 2)^2} = \dfrac{1}{4}$
- ❑ **S.** $\lim\limits_{x\to +1} e^x - \ln x = e$
- ❑ **T.** $\lim\limits_{x\to +\infty} \ln \dfrac{1}{x} = -\infty$

11 Sur chacun des graphiques suivants, est présentée la courbe d'une fonction ainsi qu'une proposition de calcul d'une de leurs limites.

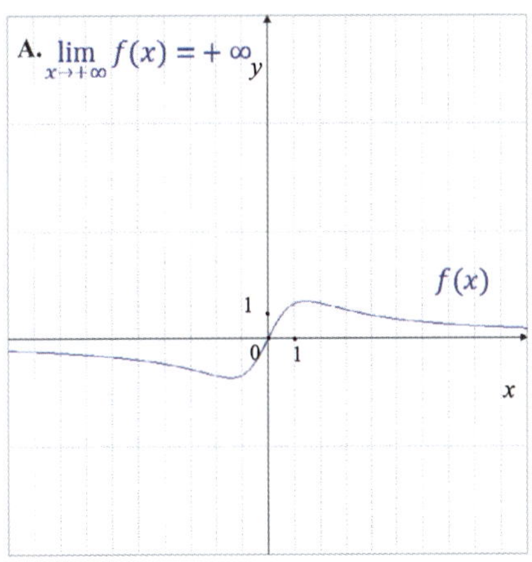

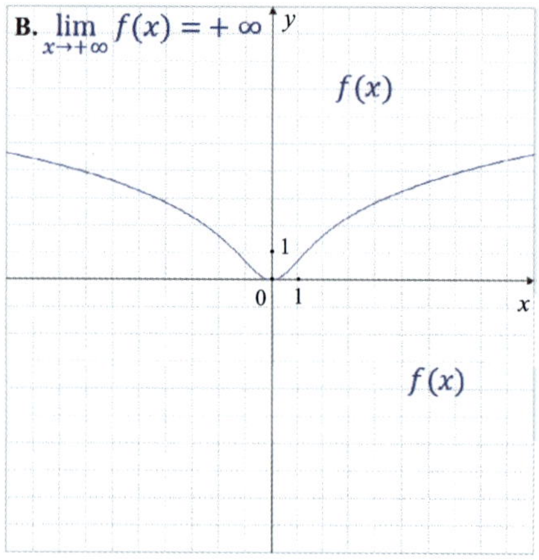

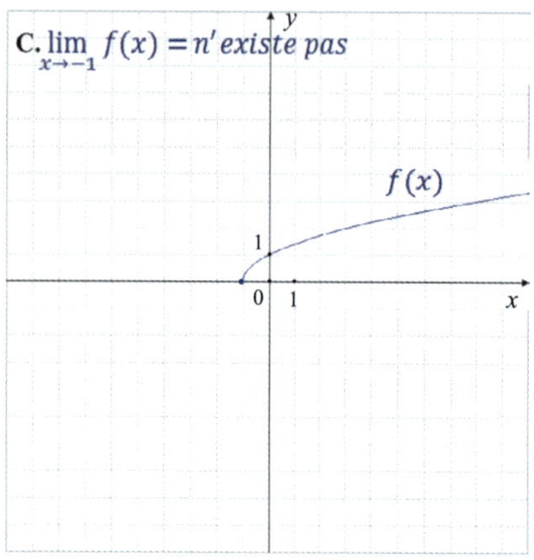

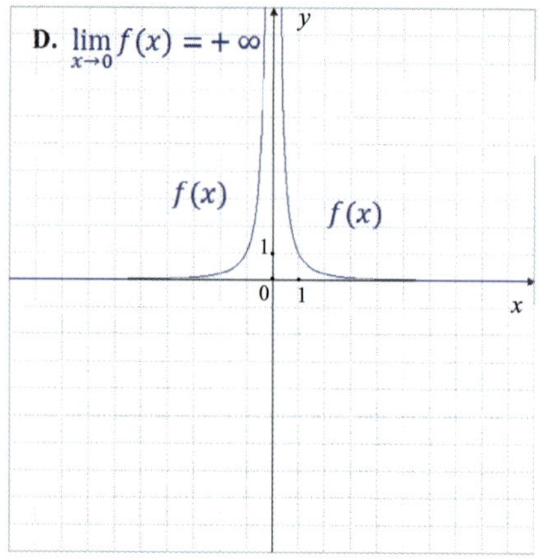

Deux de ces limites ne sont pas correctes, lesquelles ?

❑ **A.**
❑ **B.**
❑ **C.**
❑ **D.**

Solutions

Les limites

1 Réponse C.

Les domaines de définition de chacune de ces fonctions sont :

$D_f = \mathbb{R}\backslash\{0,3\}$; $D_g =]2,+\infty[$; $D_h = \mathbb{R}\backslash\{3\}$;

$D_i = [-7/3,+\infty[\backslash\{-2,-1\}$

A. Vrai, car

$$\lim_{x\to 3}\frac{x-3}{x^3-3x^2} = \lim_{x\to 3}\frac{x-3}{x^2(x-3)} = \lim_{x\to 3}\frac{1}{x^2} = \frac{1}{9}$$

B. Vrai, car

$$\lim_{x\to 2^+}\frac{\sqrt{x-2}}{x^2-4} = \lim_{x\to 2^+}\frac{\sqrt{x-2}\times\sqrt{x-2}}{(x-2)\times(x+2)\times\sqrt{x-2}}$$
$$= \lim_{x\to 2^+}\frac{(x-2)}{(x-2)\times(x+2)\times\sqrt{x-2}}$$
$$= \frac{1}{4\times 0^+} = +\infty$$

C. Faux, car

$$\lim_{x\to 3}\frac{x^2-9}{x^3-27} = \lim_{x\to 3}\frac{(x-3)\times(x+3)}{(x-3)\times(x^2+3x+9)}$$
$$= \lim_{x\to 3}\frac{(x+3)}{(x^2+3x+9)}$$
$$= \frac{6}{27} = \frac{2}{9}$$

D. Vrai, car

$$\lim_{x\to -1}\frac{\sqrt{7+3x}+2x}{x^2+3x+2}$$
$$= \lim_{x\to -1}\frac{(\sqrt{7+3x}+2x)\times(\sqrt{7+3x}-2x)}{(x^2+3x+2)\times(\sqrt{7+3x}-2x)}$$
$$= \lim_{x\to -1}\frac{7+3x-4x^2}{(x^2+3x+2)\times(\sqrt{7+3x}-2x)}$$

Avec $x^2+3x+2 = (x+1)\times(x+2)$ car $\Delta = 9-4\times(1)\times(2) = 1$, $x_1 = \frac{-3-1}{2} = -2$, $x_2 = \frac{-3+1}{2} = -1$

Et

$$-4x^2+3x+7 = -4(x+1)\times\left(x-\frac{7}{4}\right)$$
$$= (x+1)(7-4x)\text{, car}$$

$\Delta = 121, x_1 = \frac{-3+11}{-8} = -1, x_2 = \frac{-3-11}{-8} = \frac{7}{4}.$

On obtient,

$$\lim_{x\to -1}\frac{7+3x-4x^2}{(x^2+3x+2)\times(\sqrt{7+3x}-2x)}$$
$$= \lim_{x\to -1}\frac{(x+1)\times(7-4x)}{(x+1)\times(x+2)\times(\sqrt{7+3x}-2x)}$$
$$= \frac{11}{4}$$

2 Réponse B.

B. Vrai, car

$$\lim_{x\to 0}\frac{\sin 2x}{3x} = \lim_{x\to 0}\frac{(\sin 2x)'}{(3x)'}\left(\text{Règle de l'Hospital}\right)$$
$$= \lim_{x\to 0}\frac{2\times\cos 2x}{3} = \frac{2\times 1}{3} = \frac{2}{3}$$

3 Réponse A.

A. Vrai, car

$$\lim_{x\to 0}\frac{\sin 2x}{\tan x} = \lim_{x\to 0}\frac{2\times\sin x\times\cos x}{\frac{\sin x}{\cos x}}$$
$$= \lim_{x\to 0}\frac{2\times\sin x\times\cos^2 x}{\sin x}$$
$$= \lim_{x\to 0}\frac{2\times\cos^2 x}{1} = 2$$

4 Réponse B.

B. Vrai, car

$$\lim_{x\to -\infty}\frac{\sqrt{x^2+1}}{2} = \lim_{x\to -\infty}\frac{\sqrt{x^2\left(1+\frac{1}{x^2}\right)}}{2}$$
$$= \lim_{x\to -\infty}\frac{|x|\sqrt{1+\frac{1}{x^2}}}{2}$$
$$= \lim_{x\to -\infty}\frac{-x\times\left(\sqrt{1+\frac{1}{x^2}}\right)}{2}$$
$$= \frac{-(-\infty)\times 1}{2} = +\infty$$

5 Réponse E.

La bonne réponse est 1/3, car

$$\lim_{x\to-\infty}\frac{2x+3x^3-5x^2}{5+2x+9x^3}=\lim_{x\to-\infty}\frac{3x^3-5x^2+2x}{9x^3+2x+5}$$
$$=\lim_{x\to-\infty}\frac{3x^3\times\left(1-\frac{5x^2}{3x^3}+\frac{2x}{3x^3}\right)}{9x^3\times\left(1+\frac{2x}{9x^3}+\frac{5}{9x^3}\right)}$$
$$=\lim_{x\to-\infty}\frac{3\times\left(1-\frac{5}{3x}+\frac{2}{3x^2}\right)}{9\times\left(1+\frac{2}{9x^2}+\frac{5}{9x^3}\right)}$$
$$=\frac{1}{3}$$

6 Réponse E.

E. Faux, car

$$\lim_{x\to+\infty}\sqrt{x^2+6x+10}-x$$
$$=\lim_{x\to+\infty}\sqrt{(x+3)^2+1}-x$$
$$=\lim_{x\to+\infty}|x+3|\times\sqrt{1+\frac{1}{(x+3)^2}}-x$$
$$=\lim_{x\to+\infty}(x+3)\times\sqrt{1+\frac{1}{(x+3)^2}}-x$$
$$=\lim_{x\to+\infty}(x+3)-x=+3$$

Remarque :

$$\lim_{x\to\mp\infty}\sqrt{x^2+bx+c}=\lim_{x\to\mp\infty}\left|x+\frac{b}{2}\right|$$

7 Les propositions non correctes sont E, F, G, H et I.

E. Faux, car

$$\lim_{x\to\left(2-\frac{\pi}{6}\right)}g(x)=\lim_{x\to\left(2-\frac{\pi}{6}\right)}\sin(x-2)$$
$$=\lim_{x\to\left(2-\frac{\pi}{6}\right)}\sin\left(2-\frac{\pi}{6}-2\right)$$
$$=\lim_{x\to\left(2-\frac{\pi}{6}\right)}\sin\left(-\frac{\pi}{6}\right)=-\frac{1}{2}\ \left(\neq\frac{1}{2}\ !\right)$$

F. Faux, car

$$\lim_{x\to2^+}f(x)=\lim_{x\to2^+}\frac{-1}{2-x}$$
$$=\lim_{x\to2^+}\frac{1}{x-2}$$
$$=\frac{1}{0^+}=+\infty\quad(\neq-\infty\ !)$$

G. Faux, car

$$\lim_{x\to-2^-}f(x)=\lim_{x\to-2^-}\frac{1}{x-2}=\frac{-1}{4}\ (\neq-\infty\ !)$$

H. Faux.

Soit $\lim_{x\to2}f(x)\times g(x)=\lim_{x\to2}\frac{\sin(x-2)}{x-2}=\frac{0}{0}$ FI.

Pour enlever l'indétermination, on utilise la règle de l'Hospital :

$$\lim_{x\to2}\frac{\sin(x-2)}{x-2}=\lim_{x\to2}\frac{(\sin(x-2))'}{(x-2)'}$$
$$=\lim_{x\to2}\frac{\cos(x-2)}{1}$$
$$=1\qquad(\neq-1\ !)$$

I. Faux, car

$$\lim_{x\to+\infty}\sqrt{\frac{1}{f(x)}}=\lim_{x\to+\infty}\sqrt{x-2}$$
$$=+\infty\qquad(\neq0\ !)$$

La proposition J est correcte, car

$$\lim_{x\to2}g(x)=\lim_{x\to2}\sin(x-2)=0=g(2)$$

8 Toutes les affirmations sont correctes.

Pour A, il suffit de donner un exemple, soit f définie par $f(x)=\frac{x^4+3x^3-2x+5}{(x-1)^2}$.

Vérification : D_f est $\mathbb{R}\setminus\{1\}$ et

$$\lim_{x\to1^+}f(x)=\lim_{x\to1^+}\frac{x^4+3x^3-2x+5}{(x-1)^2}$$
$$=\frac{7}{0^+}=+\infty$$

B. Vrai, car si, par exemple, $f(x)=\frac{1}{(x-1)^2}$, alors

$$\lim_{x\to1^+}f(x)=\lim_{x\to1^-}f(x)=\frac{1}{0^+}=+\infty$$

C. Vrai, car si $\lim_{x\to1^+}f(x)=+\infty$, alors

$$\lim_{x\to1^+}\frac{1}{f(x)}=\frac{1}{+\infty}=0$$

Pour D, il suffit de penser à un dénominateur de forme $q(x)=(x-1)^3$, soit $f(x)=\frac{x^4+3x^3-2x+5}{(x-1)^3}$.

9 **La proposition E n'est pas correcte.**

Justification :

$\forall x \in \mathbb{R} \backslash \left\{-\frac{1}{2}, \frac{1}{2}\right\}$,

$$\begin{aligned} f(x) - g(x) &= \frac{x}{2x-1} - \frac{x+2}{2x+1} \\ &= \frac{x(2x+1) - (x+2)(2x-1)}{(2x-1)(2x+1)} \\ &= \frac{2x^2 + x - 2x^2 + x - 4x + 2}{4x^2 - 1} \\ &= \frac{-2x+2}{4x^2-1} \end{aligned}$$

D'où

$$\begin{aligned} \lim_{x \to +\infty} f(x) - g(x) &= \lim_{x \to +\infty} \frac{-2x+2}{4x^2-1} \\ &= \lim_{x \to +\infty} \frac{-2x}{4x^2} \\ &= \lim_{x \to +\infty} \frac{-2}{4x} = 0 \end{aligned}$$

D. Vrai :

Soit

$$\begin{aligned} f(x) + g(x) &= \frac{x}{2x-1} + \frac{x+2}{2x+1} \\ &= \frac{x(2x+1) + (x+2)(2x-1)}{(2x-1)(2x+1)} \\ &= \frac{2x^2 + x + 2x^2 - x + 4x - 2}{4x^2 - 1} \\ &= \frac{4x^2 + 4x - 2}{4x^2 - 1} \end{aligned}$$

D'où

$$\begin{aligned} \lim_{x \to +\infty} f(x) + g(x) &= \lim_{x \to +\infty} \frac{4x^2 + 4x - 2}{4x^2 - 1} \\ &= \lim_{x \to +\infty} \frac{4x^2\left(1 + \frac{4}{x} - \frac{2}{4x^2}\right)}{4x^2\left(1 - \frac{1}{4x^2}\right)} \\ &= \lim_{x \to +\infty} \frac{\left(1 + \frac{4}{x} - \frac{2}{4x^2}\right)}{\left(1 - \frac{1}{4x^2}\right)} \\ &= 1 \end{aligned}$$

F. Vrai :

Soit

$$\begin{aligned} f(x) \times g(x) &= \frac{x}{2x-1} \times \frac{x+2}{2x+1} \\ &= \frac{x(x+2)}{(2x-1)(2x+1)} \\ &= \frac{x^2 + 2x}{4x^2 - 1} \end{aligned}$$

Or, comme expliqué dans la fiche :

$$\lim_{x \to +\infty} f(x) \times g(x) = \lim_{x \to +\infty} \frac{x^2}{4x^2}$$

D'où $\lim\limits_{x \to +\infty} f(x) \times g(x) = \frac{1}{4}$

10 **Les réponses qui ne sont pas correctes sont H, P et R.**

En appliquant les règles et les techniques présentées dans la fiche, en bref, les justifications des réponses aux limites sont :

A. $$\begin{aligned} \lim_{x \to +\infty} \frac{4x^2 + x^3 - 2}{x^2 - 1} &= \lim_{x \to +\infty} \frac{x^3}{x^2} \\ &= \lim_{x \to +\infty} x = +\infty \end{aligned}$$

La réponse est la limite du rapport des termes de plus haut degré.

B. $$\lim_{x \to 0} \frac{4x^3 + x^2 - 2}{x^2 - 1} = \frac{-2}{-1} = 2$$

La fonction *f* définie par $f(x) = \dfrac{4x^3 + x^2 - 2}{x^2 - 1}$ est continue au point 0, car $\lim\limits_{x \to 0} f(x) = f(0)$.

C. $$\lim_{x \to 0} \frac{4x^5 + x^4 + 2}{x^2} = \frac{2}{0} \text{ FI.}$$

$$\begin{aligned} \lim_{x \to 0^+} \frac{4x^5 + x^4 + 2}{x^2} &= \lim_{x \to 0^-} \frac{4x^5 + x^4 + 2}{x^2} \\ &= \frac{2}{0^+} = +\infty \end{aligned}$$

car $(0^+)^2 = (0^-)^2 = 0^+$.

D. $$\begin{aligned} \lim_{x \to 1^+} \frac{x^3 - 2}{x^2 - 1} &= \lim_{x \to 1^+} \frac{x^3 - 2}{(x-1)(x+1)} \\ &= \frac{-1}{0^+ \times 2} = -\infty \end{aligned}$$

	$-\infty$	1	$+\infty$
$x - 1$	$-\ -\ -$	$\nexists$	$+\ +\ +$

- si $x \to 1^+$, alors $x - 1 \to 0^+$
- si $x \to 1^-$, alors $x - 1 \to 0^-$

E. $$\begin{aligned} \lim_{x \to -1^+} \frac{1}{x^2 - 1} &= \lim_{x \to -1^+} \frac{1}{(x-1)(x+1)} \\ &= \frac{-1}{2 \times 0^+} = -\infty \end{aligned}$$

	$-\infty$	-1	$+\infty$
$x + 1$	$-\ -\ -$	$\nexists$	$+\ +\ +$

- si $x \to -1^+$, alors $x + 1 \to 0^+$

Mathématiques

- si $x \to -1^-$, alors $x+1 \to 0^-$

F. $\lim\limits_{x\to -1^-} \dfrac{1}{x^2-1} = \lim\limits_{x\to -1^-} \dfrac{1}{(x-1)(x+1)}$

$= \dfrac{-1}{2\times 0^-} = +\infty$

G. $\lim\limits_{x\to -\infty} \dfrac{1}{x^2-1} = \lim\limits_{x\to -\infty} \dfrac{1}{x^2} = \dfrac{1}{+\infty} = 0$

car $(-\infty)\times(-\infty) = +\infty$

H. $\lim\limits_{x\to \pi} \dfrac{1}{\cos^2 x} = \dfrac{1}{\cos^2 \pi} = 1,$

car $\cos^2\pi = \cos\pi \times \cos\pi = -1\times -1 = 1,$ soit $\neq -1$. **Par conséquent, la proposition H n'est pas correcte.**

I. $\lim\limits_{x\to \frac{\pi}{2}} \dfrac{\cos x}{\sin 2x} = \dfrac{0}{0}$, FI. Pour lever l'indétermination,

on utilise la règle de l'Hospital :

$$\lim_{x\to \frac{\pi}{2}} \frac{\cos x}{\sin 2x} = \lim_{x\to \frac{\pi}{2}} \frac{(\cos x)'}{(\sin 2x)'} = \lim_{x\to \frac{\pi}{2}} \frac{-\sin x}{2\cos 2x}$$
$$= \frac{-1}{2\times(-1)} = \frac{1}{2}$$

J. $\lim\limits_{x\to -\infty} \sqrt{x^2-2x+3} = +\infty$

La fonction $x \mapsto f(x) = \sqrt{x^2-2x+3}$ est définie sur $\mathbb{R}$, car pour tout réel $x^2-2x+3>0$.

$$\lim_{x\to \infty} \sqrt{x^2-2x+3} = \lim_{x\to\infty} |x|\sqrt{1-\frac{2}{x}+\frac{3}{x^2}}$$
$$= \lim_{x\to\infty} |x|$$

Or, si $x<0$, $|x| = -x$, et $1-\dfrac{2}{x}+\dfrac{3}{x^2}$ tend vers 1 quand x tend vers l'infini

D'où

$$\lim_{x\to -\infty} \sqrt{x^2-2x+3} = \lim_{x\to-\infty} |x|\sqrt{1-\frac{2}{x}+\frac{3}{x^2}}$$
$$= \lim_{x\to-\infty} -x = +\infty$$

K. $\lim\limits_{x\to -\infty} \sqrt{x^2-x+2} - x$

$$= \lim_{x\to-\infty} -x\sqrt{1-\frac{2}{x}+\frac{3}{x^2}} - x$$
$$= \lim_{x\to-\infty} -x\left(\sqrt{1-\frac{2}{x}+\frac{3}{x^2}}+1\right)$$
$$= \lim_{x\to-\infty} -x\times(1+1)$$
$$= +\infty$$

L. $\lim\limits_{x\to +\infty} \sqrt{x^2-x+2} - x = +\infty - \infty =$ FI

Pour lever l'indétermination, il faut multiplier le numérateur et le dénominateur par le binôme conjugué de $\sqrt{x^2-x+2} - x$.

Pour tout réel x, on a :

$\sqrt{x^2-x+2} - x$

$$= \frac{\left(\sqrt{x^2-x+2}-x\right)\left(\sqrt{x^2-x+2}+x\right)}{\left(\sqrt{x^2-x+2}+x\right)}$$
$$= \frac{x^2-x+2-x^2}{\sqrt{x^2-x+2}+x}$$
$$= \frac{2-x}{\sqrt{x^2-x+2}+x}$$
$$= \frac{2-x}{|x|\sqrt{1-\frac{1}{x}+\frac{2}{x^2}}+x}$$

Donc,

$$\lim_{x\to+\infty} \sqrt{x^2-x+2} - x$$
$$= \lim_{x\to+\infty} \frac{2-x}{|x|\sqrt{1-\frac{1}{x}+\frac{2}{x^2}}+x}$$
$$= \lim_{x\to+\infty} \frac{2-x}{x\left(\sqrt{1-\frac{1}{x}+\frac{2}{x^2}}+1\right)}$$
$$= \lim_{x\to+\infty} \frac{2-x}{x(1+1)}$$
$$= \lim_{x\to+\infty} \frac{-x}{2x} = -\frac{1}{2}$$

M. $\lim\limits_{x\to 0} \dfrac{4x^5+x^4+2}{x^2} = \dfrac{0+0+2}{0^+} = +\infty$

N. $\lim\limits_{x\to 0} \dfrac{\sqrt{x+1}-\sqrt{1-x}}{3x} = \dfrac{0}{0} \Rightarrow$ FI

Dans ce cas, pour lever l'indétermination, il faut multiplier le numérateur et le dénominateur par le binôme conjugué :

$\forall x \in D_f$,

$$f(x) = \frac{\sqrt{x+1}-\sqrt{1-x}}{3x}$$
$$= \frac{\left(\sqrt{x+1}+\sqrt{1-x}\right)\times\left(\sqrt{x+1}-\sqrt{1-x}\right)}{3x\times\left(\sqrt{x+1}+\sqrt{1-x}\right)}$$
$$= \frac{2x}{3x\times\left(\sqrt{x+1}+\sqrt{1-x}\right)}$$
$$= \frac{2}{3\left(\sqrt{x+1}+\sqrt{1-x}\right)}$$

On obtient :

$$\lim_{x\to 0}\frac{\sqrt{x+1}-\sqrt{1-x}}{3x}=\lim_{x\to 0}\frac{2}{3\left(\sqrt{x+1}+\sqrt{1-x}\right)}$$
$$=\frac{1}{3}$$

O. $\lim\limits_{x\to 0}\frac{\sqrt{x+1}-1}{\sqrt{x}}=\frac{0}{0}\Rightarrow$ FI

$$\lim_{x\to 0}\frac{\sqrt{x+1}-1}{\sqrt{x}}$$
$$=\lim_{x\to 0}\frac{\left(\sqrt{x+1}-1\right)\left(\sqrt{x+1}+1\right)}{\left(\sqrt{x}\right)\left(\sqrt{x}\right)}\times\frac{\sqrt{x}}{\left(\sqrt{x+1}+1\right)}$$
$$=\lim_{x\to 0}\frac{\sqrt{x}}{\left(\sqrt{x+1}+1\right)}=\frac{0}{2}=0$$

P. $\lim\limits_{x\to 0}\frac{\sin 2x}{\sin 3x}=\frac{0}{0}$ FI

$$\lim_{x\to 0}\frac{\sin 2x}{\sin 3x}=\lim_{x\to 0}\frac{\left(\sin 2x\right)'}{\left(\sin 3x\right)'}=\lim_{x\to 0}\frac{2\cos 2x}{3\cos 3x}=\frac{2}{3},$$

soit $\neq\frac{3}{2}$.

Donc, **la réponse P proposée est incorrecte.**

Q. $\lim\limits_{x\to\frac{\pi}{2}}\sqrt{\frac{\sin x+2}{1-\sin x}}=\sqrt{\frac{3}{0^+}}=+\infty$, car $1-\sin x$ est positif à droite et à gauche de $\frac{\pi}{2}$.

R. $\lim\limits_{x\to 0}\frac{\left(x^2-1\right)^3}{\left(4x^3-x+2\right)^2}=\frac{-1}{4}$

La fonction $x\mapsto\frac{\left(x^2-1\right)^3}{\left(4x^3-x+2\right)^2}$ est continue au point 0, soit $\lim\limits_{x\to 0}f\left(x\right)=f\left(0\right)$. **La réponse R proposée n'est pas correcte.**

S. $\lim\limits_{x\to +1}e^x-\ln x=e$

T. $\lim\limits_{x\to +\infty}\ln\frac{1}{x}=\lim\limits_{x\to +\infty}-\ln x=-\infty$

11 Réponses A et C.

A. est **Faux**, car lorsque x tend vers plus l'infini, la fonction tend vers $y=0\Rightarrow\lim\limits_{x\to +\infty}f\left(x\right)=0$.

B. est **Vrai**. $\lim\limits_{x\to +\infty}f\left(x\right)=\lim\limits_{x\to -\infty}f\left(x\right)=+\infty$. On peut constater qu'il s'agit d'une fonction logarithmique paire $\Rightarrow x\mapsto f\left(x\right)=\log\left(x^2+1\right)$.

C. est **Faux**, car f est définie au point $x=-1$, soit $f\left(-1\right)=\lim\limits_{x\to -1}f\left(x\right)=0$. D'après la courbe, il s'agit d'une fonction racine carrée $\Rightarrow x\mapsto f\left(x\right)=\sqrt{x+1}$.

D. est **Vrai**, car à gauche et à droite de $x_0=0$, la fonction tend vers plus l'infini.

Fiche 7

Intégrale d'une fonction continue

1 Primitive d'une fonction

Définition :

Soit I un intervalle de $\mathbb{R}$ et f une fonction définie sur $\mathbb{R}$. On appelle primitive de f sur I, toute fonction F définie sur $\mathbb{R}$ et dérivable sur I, de dérivée f.

On note : $F'(x) = f(x)$ et $\int f(x)dx = F(x)$ pour tout x dans I.

$\int f(x)dx = F(x)$ se lit intégrale indéfinie de $f(x)dx$, et dx indique que x est la variable.

Propriétés :

1. Toute fonction admet une infinité de primitives car $(F(x)+\mathrm{C})' = f(x)$, ce qui permet d'écrire : $\int f(x)dx = F(x)+\mathrm{C}$
2. Si a est une constante, $\int a \times f(x)dx = a \times \int f(x)dx$ (f est une fonction continue)
3. $\int [f(x)+g(x)]dx = \int f(x)dx + \int g(x)dx$ (f et g sont des fonctions continues)

2 Calcul des primitives

Soit a une constante, U une fonction et x la variable indépendante. Toutes les primitives de U s'obtiennent par addition à la primitive d'une constante C.

Il est vivement recommandé de revoir la fiche dérivée avant d'entamer le calcul des primitives. On trouve, ci-après, à gauche, les formules directes à utiliser pour le calcul des primitives classiques et, à droite, des exemples d'applications :

	Primitives	Applications
1.	$\int a \times dU = a \times U + \mathrm{C}$ $a \in \mathbb{R}$ et $\mathrm{C} \in \mathbb{R}$	$\int 7dx = 7x + \mathrm{C}$ Car $U = x \Rightarrow dU = U' \times dx = dx$
2.	$\int U^n dU = \dfrac{U^{n+1}}{n+1} + \mathrm{C}$ U est une fonction de x (variable) : $U' = \dfrac{dU}{dx} \Leftrightarrow dU = U'dx$	▪ $\int x^n dx = \dfrac{x^{n+1}}{n+1} + \mathrm{C}\quad n \in \mathbb{R}$ ▪ $\int x^{2018}dx = \dfrac{x^{2019}}{2019} + \mathrm{C}$ ▪ $\int (x+3)^3\, dx = \dfrac{(x+3)^4}{4} + \mathrm{C}$ Avec $U = (x+3)$ $\Rightarrow dU = U' \times dx = 1 \times dx$ ▪ $\int (5x^2+3)^3\, 10x\,dx = \dfrac{(5x^2+3)^4}{4} + \mathrm{C}$

Mathématiques

	Primitives	Applications
3.	$\int \frac{dU}{U} = \ln\lvert U\rvert + C$	■ $\int \frac{dx}{x} = ln\lvert x\rvert + C$ ■ $\int \frac{dx}{(x+3)} = ln\lvert x+3\rvert + C$ Avec $U = (x+3) \Rightarrow dU = U' \times dx = 1 \times dx$ ■ $\int \frac{2x\,dx}{(x^2+3)} = \ln(x^2+3) + C$ Avec $U = (x^2+3) \Rightarrow dU = U' \times dx = 2x \times dx$ ■ $\int \frac{\sin x\,dx}{(3-\cos x)} = \ln(3-\cos x) + C$ Car $U = 3 - \cos x \Rightarrow dU = U'dx = \sin x\,dx$
4.	$\int \sin U\,dU = -\cos U + C$ $\int \cos U\,dU = \sin U + C$	■ $\int \sin x\,dx = -\cos x + C$ ■ $\int \cos 2x \times 2dx = \sin 2x + C$ ■ $\int \cos(2x+1) \times 2dx = \sin(2x+1) + C$ Avec $U = 2x+1 \Rightarrow dU = U' \times dx = 2dx$
5.	$\int \frac{dU}{\cos^2 U} = \operatorname{tg} U + C$	■ $\int \frac{dx}{\cos^2 x} = \operatorname{tg} x + C$ ■ $\int \frac{3dx}{\cos^2 3x} = \operatorname{tg} 3x + C$ ■ $\int \frac{2x\,dx}{\cos^2(x^2+1)} = \tan(x^2+1) + C$ Avec $U = x^2+1 \Rightarrow dU = U'dx = 2x\,dx$
6.	$\int \frac{dU}{\sin^2 U} = -\operatorname{cotg} U + C$	■ $\int \frac{dx}{\sin^2 x} = -\operatorname{cotg} x + C$ ■ $\int \frac{3dx}{\sin^2 3x} = -\operatorname{cotg} 3x + C$ ■ $\int \frac{2x\,dx}{\sin^2(x^2+1)} = -\operatorname{cotg}(x^2+1) + C$ Avec $U = x^2+1 \Rightarrow dU = U'dx = 2x\,dx$

<table>
<tr><th></th><th>Primitives</th><th>Applications</th></tr>
<tr><td>7.</td><td>$\int \frac{dU}{\sqrt{1-U^2}} = \arcsin U + C$

Remarque :
$\int \frac{dU}{\sqrt{a-U^2}} = \arcsin \frac{U}{\sqrt{a}} + C$
Avec $a - U^2 > 0$</td><td>■ $\int \frac{dx}{\sqrt{1-x^2}} = \arcsin x + C$
■ $\int \frac{3\,dx}{\sqrt{1-(3x)^2}} = \arcsin 3x + C$
Avec $U = 3x \Rightarrow dU = 3dx$
■ $\int \frac{1/3\,dx}{\sqrt{1-\left(\frac{x}{3}\right)^2}} = \arcsin \frac{1}{3}x + C$
Avec $U = \frac{x}{3} \Rightarrow dU = \frac{1}{3}dx$
Remarque :
$\int \frac{dx}{\sqrt{1-\left(\frac{x}{3}\right)^2}} = 3 \times \arcsin \frac{1}{3}x + C$
L'intégration est une opération linéaire. On peut donc procéder comme suit :
■ $\int \frac{1\,dx}{\sqrt{1-\left(\frac{x}{3}\right)^2}} = \int \frac{\frac{3}{3}dx}{\sqrt{1-\left(\frac{x}{3}\right)^2}}$
$= 3 \times \left[\int \frac{\frac{1}{3}dx}{\sqrt{1-\left(\frac{x}{3}\right)^2}}\right]$
$= 3 \times \left[\arcsin \frac{1}{3}x + C\right]$
Remarque : cette technique peut être utilisée dans toutes les opérations de calculs des primitives.</td></tr>
</table>

Remarque

Dans ce tableau chaque fonction f est une application de I dans $\mathbb{R}$ et F une primitive de f sur I. L'intervalle I n'est pas précisé.

	Primitives	Applications
8.	$\int \frac{dU}{1+U^2} = \text{arctg}\, U + C$	■ $\int \frac{dx}{1+x^2} = \text{arctg}\, x + C$ ■ $\int \frac{dx}{1+(3x)^2} = \frac{1}{3} \times \int \frac{3\,dx}{1+(3x)^2}$ $= \frac{1}{3} \times \text{arctg}\, 3x + C$ ■ $\int \frac{x^2\,dx}{1+(x)^6} = \int \frac{x^2 dx}{1+(x^3)^2}$ $= \frac{1}{3} \times \int \frac{3x^2\,dx}{1+(x^3)^2}$ $= \frac{1}{3} \times \text{arctg}\, x^3 + C$ ■ $\int \frac{dx}{3+x^2} = \int \frac{dx}{3\left(1+\frac{x^2}{3}\right)}$ $= \frac{1}{3} \int \frac{dx}{1+\left(\frac{x}{\sqrt{3}}\right)^2}$ $= \frac{1}{3} \times \sqrt{3} \int \frac{\frac{1}{\sqrt{3}}dx}{1+\left(\frac{x}{\sqrt{3}}\right)^2}$ $= \frac{1}{3} \times \sqrt{3}\, \text{arctg}\left(\frac{x}{\sqrt{3}}\right) + C$
9.	$\int a^U dU = \frac{a^U}{\ln a} + C$	■ $\int e^x dx = \frac{e^x}{\ln e} + C = e^x + C$ (car $\ln e = 1$) ■ $\int e^{2x} dx = \frac{1}{2} \int e^{2x}\, 2\,dx = \frac{1}{2} e^{2x} + C$ ■ $\int 10^{3x} dx = \frac{1}{3} \int 10^{3x}\, 3\,dx = \frac{1}{3} \frac{10^{3x}}{\ln 10} + C$ ■ $\int 2^{3x} dx = \frac{1}{3} \int 2^{3x}\, 3\,dx = \frac{1}{3} \frac{2^{3x}}{\ln 2} + C$

	Primitives	Applications
10.	**Intégration par parties :** Soit $(UV)' = U'V + UV'$ $\frac{d(UV)}{dx} = U'V + UV'$ $d(UV) = U'Vdx + UV'dx$ $\int d(UV) = \int VU'dx + \int UV'dx$ Or $\int d(UV) = UV, U'dx = dU,$ $V'dx = dV$ D'où $UV = \int VdU + \int UdV$ On en déduit : $\int UdV = UV - \int VdU$ **Remarque importante** On pose en priorité : $V' =$ fonctions trigonométriques ($\sin x$,...) $V' =$ fonction exponentielle (e^x,...) $U =$ fonction logarithmique ($\ln x$, ...)	■ $\int xe^x\,dx = ?$ On pose : $U = x \Rightarrow U' = 1$ $V' = e^x \Rightarrow V = e^x$ $\int xe^x\,dx = UV - \int VdU = xe^x - \int e^x dx$ $= xe^x - e^x + C$ ■ $\int x\cos x\,dx = ?$ On pose : $U = x \Rightarrow U' = 1$ $V' = \cos x \Rightarrow V = \sin x$ $\int x\cos x\,dx = x\sin x - \int \sin x\,dx$ $= x\sin x + \cos x + C$ ■ $\int \ln x\,dx = ?$ On pose : $U = \ln x \Rightarrow U' = \frac{1}{x}$ $V' = 1 \Rightarrow V = x$ $\int 1 \times \ln x\,dx = x\ln x - \int 1dx = x\ln x - x + C$ ■ $\int \frac{x}{\cos^2 x}dx = ?$ On pose : $U = x \Rightarrow U' = 1$ $V' = \frac{1}{\cos^2 x} \Rightarrow V = \text{tg}\,x$ $\int \frac{x}{\cos^2 x}dx = x\,\text{tg}\,x - \int \text{tg}\,x\,dx$ $= x\,\text{tg}\,x - \int \frac{\sin x\,dx}{\cos x}$ $= x\,\text{tg}\,x + \ln\lvert\cos x\rvert + C$

Mathématiques

	Primitives	Applications
11.	**Intégration par décomposition en fraction simple :** **Exemple :** $$\int \frac{2}{(x-1)(x+3)}dx$$ Soit $$\frac{2}{(x-1)(x+3)} = \frac{A}{x-1} + \frac{B}{x+3}$$ $$\frac{x \times 0 + 2}{(x-1)(x+3)} = \frac{x(A+B)+3A-B}{(x-1)(x+3)}$$ D'où $2 = 3A - B$; $A + B = 0$ $$A = \frac{1}{2} \text{ et } B = -\frac{1}{2}$$ Donc $$\int \frac{2}{(x-1)\times(x+3)}dx = \frac{1}{2}\int \frac{1}{x-1}dx - \frac{1}{2}\int \frac{1}{x+3}dx$$ $$= \frac{1}{2}(\ln\|x-1\| - \ln\|x+3\|) + C)$$	

3 Propriétés des intégrales définies

3.1 Définition géométrique

Soit f une fonction continue dans l'intervalle $[a,b]$.

La signification géométrique de l'intégrale définie $\int_a^b f(x)dx$ est l'aire de la surface délimitée par la courbe représentative de f, l'axe des x et les droites verticales d'équations $x = a$ et $x = b$.

Exemple :

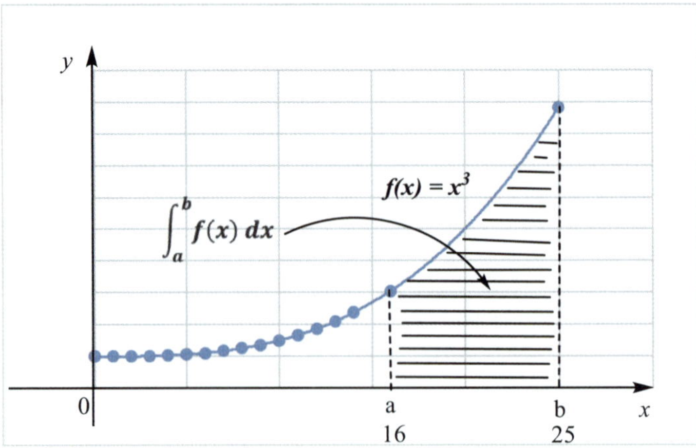

3.2 Lien entre l'intégrale définie et la primitive

Soit F la primitive de f telle que f est une fonction continue sur l'intervalle $[a,b]$.

$$\int_a^b f(x)dx = (F(b)+C)-(F(a)+C) = F(b)-F(a)$$

$$\int_a^b f(x)dx = F(b)-F(a) \text{ (Formule de } \textit{Newton-Leibniz})$$

Pour la commodité des calculs, on note $\int_a^b f(x)dx = [F(x)]_a^b = F(b)-F(a)$

Voici un exemple d'application pour calculer l'aire de la partie du plan délimitée par la courbe de f d'équation $f(x)=x^3$, l'axe des abscisses ($y=0$) et les droites d'équations $x=16$ et $x=25$.

$$\int_{16}^{25} x^3\,dx = \left[\frac{x^4}{4}\right]_{16}^{25} = \frac{25^4}{4}-\frac{16^4}{4} = \frac{325\ 089}{4} \text{ unités de surface}$$

3.3 Propriétés

Soit f une fonction continue sur l'intervalle $[a,b]$.

1. $\int_a^b f(x)dx = -\int_b^a f(x)dx$
2. $\int_a^a f(x)dx = 0$
3. $\int_a^b f(x)dx + \int_b^c f(x)dx = \int_a^c f(x)dx$ avec $a<b<c$
4. $\forall x \in [a,b]$, si $f(x)\le g(x)$ alors $\int_a^b f(x)dx \le \int_a^b g(x)dx$
5. Si $f(x)\ge 0$ sur l'intervalle $[a,b]$, $\int_a^b f(x)dx \ge 0$
6. Si $a<b$ et $f(x)\le g(x)$, alors $\int_a^b f(x)dx \le \int_a^b g(x)dx$
7. $\int_a^b f(x)+g(x)dx = \int_a^b f(x)dx + \int_a^b g(x)dx$
8. $\int_a^b kf(x)dx = k\int_a^b f(x)dx, k\in\mathbb{R}$

Remarque :

- Si $\int_a^b f(x)dx \le 0$, l'aire de cette partie du plan vaut $\left|\int_a^b f(x)dx\right|$
- Dans le cas où la fonction f est à la fois positive et négative sur le segment $[a,c]$, comme le montre le graphique suivant :

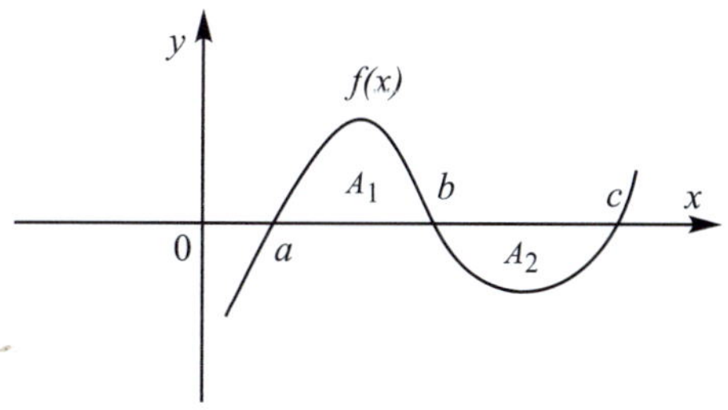

On détermine les points a, b et c, les racines de la fonction f ($f(a)=f(b)=f(c)=0$), puis on calcule les deux aires séparément.

L'aire de $A_1 + A_2 = \int_a^b f(x)dx + \left|\int_b^c f(x)dx\right|$.

– Dans le cas du calcul d'une aire délimitée par deux courbes continues, comme le schéma suivant le montre :

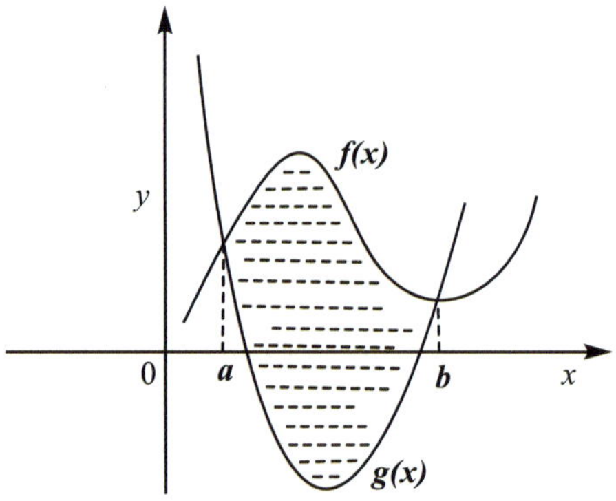

On détermine les points d'intersections entre les deux courbes en résolvant l'égalité $f(x) = g(x)$.

L'aire de la partie hachurée est $\int_a^b f(x) - g(x)dx$. Celle-ci est positive car $f(x) - g(x) \geq 0$ sur $[a,b]$.

Remarques générales :

– Pour le calcul d'une intégrale $\int_a^b f(x)dx$, on procède de la manière suivante :

1. Reconnaitre la primitive directe de f à intégrer en utilisant le tableau des formules (voir fiche)

Sinon,

2. Songer à utiliser l'intégration par parties avec le bon choix de U et V' (voir fiche)

– Les opérations élémentaires sur les nombres sont fort mises en exergue dans cette partie de calculs des intégrales. Il est donc important de ne pas les négliger.

Intégrale d'une fonction continue

1 Que vaut l'intégrale $\int_{-2}^{-1} \frac{2}{(x+3)^3} dx$?

- ❑ **A.** 0,50
- ❑ **B.** 0,75
- ❑ **C.** 1,5
- ❑ **D.** 1,75

2 Que vaut l'intégrale $\int_0^{\frac{\pi}{6}} \sin 2x dx$?

- ❑ **A.** 0,25
- ❑ **B.** 0,50
- ❑ **C.** 0,75
- ❑ **D.** Aucune de ces réponses n'est correcte.

3 Que vaut l'intégrale $\int_0^{\pi} \sin 2x \cos x dx$?

- ❑ **A.** 1/3
- ❑ **B.** 2/3
- ❑ **C.** 1
- ❑ **D.** 4/3

4 Que vaut l'intégrale $\int_0^1 \frac{\ln(1+x)}{1+x} dx$?

- ❑ **A.** $\ln 2$
- ❑ **B.** $\frac{\ln 2}{2}$
- ❑ **C.** $\frac{\ln^2 2}{2}$
- ❑ **D.** Aucune de ces réponses n'est correcte.

5 Que vaut l'intégrale $\int_0^1 \frac{\ln^2(1+x)}{1+x} dx$?

- ❑ **A.** $\frac{\ln^3 2}{2}$
- ❑ **B.** $\frac{\ln 2}{2}$
- ❑ **C.** $\frac{\ln^2 2}{2}$
- ❑ **D.** Aucune de ces réponses n'est correcte.

6 Que vaut l'intégrale $\int_0^{\frac{\pi}{4}} \frac{2}{\cos^2 x} dx$?

- ❑ **A.** 1
- ❑ **B.** 1/2
- ❑ **C.** 2
- ❑ **D.** Aucune de ces réponses n'est correcte.

7 Que vaut l'intégrale $\int_0^{\frac{\sqrt{\pi}}{2}} \frac{x}{\cos^2 x^2} dx$?

- ❑ **A.** 1
- ❑ **B.** 1/2
- ❑ **C.** 2
- ❑ **D.** Aucune de ces réponses n'est correcte.

8 Que vaut l'intégrale $\int_1^e \ln x dx$?

- ❑ **A.** 1
- ❑ **B.** 1/2
- ❑ **C.** 2
- ❑ **D.** Aucune de ces réponses n'est correcte.

9 Que vaut l'intégrale $\int_0^1 x \times e^{x^2+1} dx$?

- ❑ **A.** $e-1$
- ❑ **B.** $\frac{1}{2}(e-1)$
- ❑ **C.** 0
- ❑ **D.** $\frac{e}{2}(e-1)$

10 Que vaut l'intégrale $\int_0^{\ln 2} (x \times e^x - 1) dx$?

- ❑ **A.** $\ln 2 - 1$
- ❑ **B.** $\frac{1}{2}\ln 2$
- ❑ **C.** $\frac{3}{2}\ln 2$
- ❑ **D.** $2\ln 2$

11 Que vaut l'intégrale $\int_1^2 \frac{1+\sqrt{x}}{x^2} dx$?

- ❑ **A.** 2
- ❑ **B.** $\frac{1}{2\sqrt{2}}$
- ❑ **C.** $\frac{5-2\sqrt{2}}{2}$
- ❑ **D.** $\frac{5\sqrt{2}+4}{2}$
- ❑ **E.** Aucune de ces quatre réponses

12 Que vaut $\int \frac{1+\sqrt{x}}{\sqrt[3]{x}} dx \ \left(\forall x \in \mathbb{R}_0^+\right)$?

- ❑ **A.** $\frac{3}{2}\sqrt[3]{x^2} - \frac{2}{3}\frac{1}{\sqrt{x^3}} + C$
- ❑ **B.** $\frac{3}{2}\sqrt[3]{x^2} - \frac{2}{3}\frac{1}{\sqrt[3]{x^2}} + C$

Mathématiques

❑ **C.** $\frac{3}{2}\sqrt[3]{x^2}+\frac{7}{6}\sqrt[6]{x^7}+C$

❑ **D.** Aucune de ces quatre réponses

13 On considère les intégrales suivantes **F** et **G** telles que :

$$\mathbf{F}=\int_0^{\frac{\pi}{2}}\sin\frac{x}{2}\,dx \qquad \mathbf{G}=\int_0^{\frac{\pi}{2}}\sin 2x\,dx$$

Parmi les affirmations ci-dessous, laquelle est fausse ?

❑ **A.** **F** est un nombre réel.
❑ **B.** **G** existe car la fonction $\sin 2x$ est définie sur $\mathbb{R}$, dérivable, donc continue.
❑ **C.** **F** est supérieur à **G**.
❑ **D.** **G** porte une valeur supérieure ou égale à 1.
❑ **E.** Le rapport $\frac{\mathbf{G}}{\mathbf{F}}$ vaut $1+\sin\frac{\pi}{4}$.

14 Soit a un nombre constant réel et $\mathrm{F}=\int_0^1\frac{(x+1)^2}{a^2+1}dx$.

Parmi les assertions ci-dessous, laquelle est fausse ?

❑ **A.** F ne peut être un nombre réel négatif.

❑ **B.** $\int_2^3 \mathrm{F}\,dx=\mathrm{F}$

❑ **C.** $\int_0^1 x^2\,dx+\int_0^1 2x\,dx+\int_0^1 dx=\left[\frac{(x+1)^3}{3}\right]_0^1$

❑ **D.** $\mathrm{F}=-\int_1^0\frac{(x+1)^2}{a^2+1}dx$

❑ **E.** $\mathrm{F}=\frac{7}{4}$ si $a=0$

15 Que vaut $\int_0^{\frac{\pi}{2}}\cos x\sin^4 x\,dx$?

❑ **A.** 1/25
❑ **B.** 1/5
❑ **C.** 1/10
❑ **D.** 0
❑ **E.** Autre

16 Que vaut l'intégrale $\int_0^{\frac{\pi}{4}}\frac{\cos x}{(3-\sin x)}dx$?

❑ **A.** $\ln 3-\ln\left(3-\frac{\sqrt{2}}{2}\right)$

❑ **B.** $\ln\left(3-\frac{\sqrt{2}}{2}\right)$

❑ **C.** $\ln\left(1+\frac{\sqrt{2}}{6}\right)$

❑ **D.** $-\ln\left(1-\frac{\sqrt{2}}{6}\right)$

17 Que vaut la valeur absolue de l'intégrale $\int_0^1 xe^{x^2+1}\,dx$?

❑ **A.** $\frac{e-1}{2}$
❑ **B.** $\frac{e}{2}(e-1)$
❑ **C.** e^2-e
❑ **D.** $\frac{e-e^2}{2}$
❑ **E.** Aucune de ces quatre réponses

18 Que vaut l'intégrale $\int_e^{e^2}\frac{2}{x\ln x}dx$?

❑ **A.** 0
❑ **B.** $2(e^2-e)$
❑ **C.** $\ln 2$
❑ **D.** $2\ln 2$

19 En utilisant la méthode d'intégration par parties, que vaut l'intégrale $\int_0^1 (x+1)e^x\,dx$?

❑ **A.** 0
❑ **B.** 1
❑ **C.** e
❑ **D.** $e-1$
❑ **E.** Aucune de ces quatre réponses

20 Que vaut l'*opposé* de l'intégrale $\int_2^3\frac{2x}{(x+1)(x+3)}dx$?

❑ **A.** $\ln\frac{108}{125}$
❑ **B.** $\ln 3-\ln 2$
❑ **C.** $\ln 15$
❑ **D.** $\ln\frac{125}{162}$
❑ **E.** $\ln\frac{3}{5}$

21 Que vaut I si $I=\int\frac{(2x-1)}{(x+2)(x-3)}dx$?

❑ **A.** $I=\ln|x+2|+\ln|x-3|+C$

❑ **B.** $I=\ln|x+2|-\ln|x-3|+C$

❑ **C.** $I=7\ln|x+2|-5\ln|x-3|+C$

❑ **D.** $I=7\ln|x+2|+5\ln|x-3|+C$

❑ **E.** $I=2\ln|x+2|+\ln|x-3|+C$

22 Soit $f: x \mapsto x^2 - 4$ et $g: x \mapsto -x^2$.
Quelle est l'aire de la partie du plan délimitée par les courbes représentatives de f et g ?

- ❑ **A.** $8\sqrt{2}$
- ❑ **B.** $\frac{8}{3}\sqrt{2}$
- ❑ **C.** $\frac{16}{3}\sqrt{2}$
- ❑ **D.** $\frac{\sqrt{2}}{3}$
- ❑ **E.** Aucune de ces quatre réponses n'est correcte.

23 Quelle est l'aire de la surface délimitée par la courbe représentative de $f: x \mapsto \ln x$, l'axe des abscisses et les droites d'équations $x = 1$ et $x = e$?

- ❑ **A.** 1
- ❑ **B.** e
- ❑ **C.** $e - 1$
- ❑ **D.** $e + 1$
- ❑ **E.** $2e$

24 Que vaut l'aire de la surface délimitée par la courbe représentative de $f: x \mapsto x^2 + 4x + 5$ et la droite d'équation $y = 5$?

- ❑ **A.** 13
- ❑ **B.** $64/3$
- ❑ **C.** 32
- ❑ **D.** $32/3$
- ❑ **E.** 8

25 Quelle est l'aire de la surface délimitée par la courbe représentative de $f: x \mapsto x^2 + 4x + 5$ et la droite d'équation $y = 4x + 6$?

- ❑ **A.** $1/3$
- ❑ **B.** $2/3$
- ❑ **C.** $4/3$
- ❑ **D.** $-2/3$
- ❑ **E.** 2
- ❑ **F.** 32
- ❑ **G.** $32/3$

26 Dans un repère cartésien orthonormé la courbe représentative de la fonction f définie sur $\mathbb{R}$ par $f(x) = -x^2 + 3$ est :

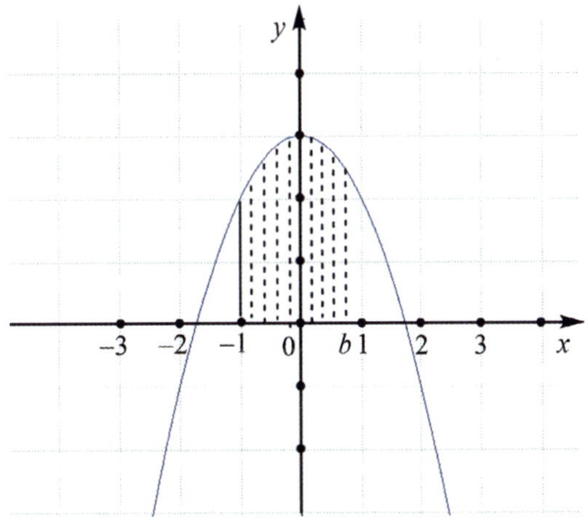

Comme le schéma le montre, on considère $F(b)$ l'aire de la surface délimitée par la courbe représentative de $f: \mapsto f(x) = -x^2 + 3$, l'axe des abscisses et les droites $x = -1$ et $x = b$ (avec $0 \leq b < 3/2$)

I. Que vaut $F(b)$?

- ❑ **A.** $\frac{-b^3}{3} + 3b$
- ❑ **B.** $\frac{-b^3}{3} + 3b - \frac{8}{3}$
- ❑ **C.** $\frac{-b^3}{3} + 3b + \frac{8}{3}$
- ❑ **D.** $\frac{-b^3}{3} + 3b + \frac{10}{3}$

II. Que vaut $F'(1)$?

- ❑ **A.** 10/3
- ❑ **B.** 4
- ❑ **C.** 13/3
- ❑ **D.** 2

Mathématiques

Solutions

Intégrale d'une fonction continue

1 **Réponse B.**

B. Vrai, car

$$\int_{-2}^{-1}\frac{2}{(x+3)^3}dx = 2\int_{-2}^{-1}\frac{(x+3)^{-3}}{1}dx$$
$$= 2\left[\frac{(x+3)^{-2}}{-2}\right]_{-2}^{-1}$$
$$= -1\left[\frac{1}{(x+3)^2}\right]_{-2}^{-1}$$
$$= -1\left(\frac{1}{4}-\frac{1}{1}\right) = \frac{3}{4} = 0{,}75$$

2 **Réponse A.**

A. Vrai, car

$$\int_0^{\frac{\pi}{6}}\sin 2x dx = \frac{1}{2}\int_0^{\frac{\pi}{6}}2\,\sin 2x dx$$
$$= \frac{1}{2}\left[-\cos 2x\right]_0^{\frac{\pi}{6}}$$
$$= -\frac{1}{2}(\cos\frac{\pi}{3} - \cos 0)$$
$$= -\frac{1}{2}\left(\frac{1}{2}-1\right) = \frac{1}{4}$$

3 **Réponse D.**

D. Vrai, car

$$\int_0^{\pi}\sin 2x\cos x dx = \int_0^{\pi}2\sin x\cos x\cos x dx$$
$$= -2\int_0^{\pi}(-\sin x)\cos^2 x dx$$
$$= -2\left[\frac{\cos^3 x}{3}\right]_0^{\pi}$$
$$= -\frac{2}{3}(\cos^3\pi - \cos^3 0)$$
$$= -\frac{2}{3}(-1-1) = \frac{4}{3}$$

4 **Réponse C.**

C. Vrai, car

$$\int_0^1\frac{\ln(1+x)}{1+x}dx = \int_0^1\left(\frac{1}{1+x}\right)\times\ln(1+x)dx$$
$$= \left[\frac{\ln^2(1+x)}{2}\right]_0^1 = \left(\frac{\ln^2(2)}{2}\right)$$

5 **Réponse D.**

$$\int_0^1\frac{\ln^2(1+x)}{1+x}dx = \int_0^1\left(\frac{1}{1+x}\right)\times\left(\ln(1+x)\right)^2 dx$$
$$= \left[\frac{\ln^3(1+x)}{3}\right]_0^1 = \left(\frac{\ln^3(2)}{3}\right)$$

6 **Réponse C.**

$$\int_0^{\frac{\pi}{4}}\frac{2}{\cos^2 x}dx = 2\int_0^{\frac{\pi}{4}}\frac{1}{\cos^2 x}dx = 2\left[\tan x\right]_0^{\frac{\pi}{4}}$$
$$= 2\left(\tan\frac{\pi}{4} - \tan 0\right)$$
$$= 2(1-0) = 2$$

7 **Réponse B.**

$$\int_0^{\frac{\sqrt{\pi}}{2}}\frac{x}{\cos^2 x^2}dx = \frac{1}{2}\int_0^{\frac{\sqrt{\pi}}{2}}\frac{2x}{\cos^2 x^2}dx = \frac{1}{2}\left[\tan x^2\right]_0^{\frac{\sqrt{\pi}}{2}}$$
$$= \frac{1}{2}\left(\tan\frac{\pi}{4} - \tan 0\right) = 1/2$$

8 **Réponse A.**

Intégration par parties :

On pose $U = \ln x \Rightarrow U' = \frac{1}{x}$, et $V' = 1 \Rightarrow V = x$

$$\int_1^e 1\times\ln x dx = \left[x\ln x\right]_1^e - \int_1^e 1\times dx$$
$$= \left[x\ln x - x\right]_1^e$$
$$= (e\times\ln e - e) - (1\times 0 - 1)$$
$$= 1$$

9 **Réponse D.**

$$\frac{1}{2}\int_0^1 2x\times e^{x^2+1}dx=\frac{1}{2}\left[e^{x^2+1}\right]_0^1=\frac{1}{2}\left(e^2-e\right)$$
$$=\frac{e}{2}\left(e-1\right)$$

10 **Réponse A.**

$$\int_0^{\ln 2}(x\times e^x-1)dx=\int_0^{\ln 2}x\times e^x dx-\int_0^{\ln 2}1dx$$
$$=\int_0^{\ln 2}x\times e^x dx-\left[x\right]_0^{\ln 2}$$

Pour $\int_0^{\ln 2}x\times e^x dx$, il faut appliquer la technique d'intégration par parties.

On pose $U=x\Rightarrow U'=1$ et $V'=e^x\Rightarrow V=e^x$

$$\int_0^{\ln 2}x\times e^x dx=\left[xe^x\right]_0^{\ln 2}-\int_0^{\ln 2}1\times e^x dx$$
$$=\left[xe^x-e^x\right]_0^{\ln 2}$$
$$=\left(2\ln 2-2\right)-\left(0-1\right)$$
$$=2\ln 2-1$$

Donc,

$$\int_0^{\ln 2}(x\times e^x-1)dx=2\ln 2-1-\ln 2$$
$$=\ln 2-1$$

11 **La bonne réponse est C.**

$$\int_1^2\frac{1+\sqrt{x}}{x^2}dx=\int_1^2 x^{-2}(1+\sqrt{x})dx$$
$$=\int_1^2 x^{-2}(1+x^{\frac{1}{2}})dx$$
$$=\int_1^2 x^{-2}+x^{-\frac{3}{2}}dx$$
$$=\int_1^2 x^{-2}dx+\int_1^2 x^{-3/2}dx$$

En appliquant $\int_a^b U^n dU=\left[\frac{U^{n+1}}{n+1}\right]_a^b$, on obtient

$$\int_1^2 x^{-2}dx+\int_1^2 x^{-\frac{3}{2}}dx=\left[\frac{x^{-1}}{-1}\right]_1^2+\left[\frac{x^{-\frac{1}{2}}}{-\frac{1}{2}}\right]_1^2$$
$$=\left(\frac{2^{-1}}{-1}-\frac{1^{-1}}{-1}\right)+\left(\frac{2^{-\frac{1}{2}}}{-\frac{1}{2}}-\frac{1^{-\frac{1}{2}}}{-\frac{1}{2}}\right)$$
$$=\frac{1}{2}+\frac{-2+2\sqrt{2}}{\sqrt{2}}=\frac{5\sqrt{2}-4}{2\sqrt{2}}$$
$$=\frac{\left(5\sqrt{2}-4\right)\times\sqrt{2}}{2\sqrt{2}\times\sqrt{2}}=\frac{10-4\sqrt{2}}{4}$$
$$=\frac{5-2\sqrt{2}}{2}$$

(Réponse C)

12 **La bonne réponse est D.**

$$\int\frac{1+\sqrt{x}}{\sqrt[3]{x}}dx=\int x^{-1/3}\left(1+\sqrt{x}\right)dx$$
$$=\int\left(x^{-1/3}+x^{\frac{1}{6}}\right)dx$$

Comme $\int U^n\,dU=\frac{U^{n+1}}{n+1}+\mathrm{C}$, on obtient

$$\int\left(x^{-1/3}+x^{\frac{1}{6}}\right)dx=\frac{3}{2}x^{2/3}+\frac{6}{7}x^{\frac{7}{6}}+\mathrm{C}$$
$$=\frac{3}{2}\sqrt[3]{x^2}+\frac{6}{7}\sqrt[6]{x^7}+\mathrm{C}$$

13 **L'affirmation fausse est C.**

A. **Vrai**, car $\int_a^b f\left(x\right)dx=F\left(b\right)-F\left(a\right)$ (F est la primitive de $f\left(x\right)=\sin\frac{x}{2}$)

B. **Vrai.**

C. **Faux.**

$$\mathbf{F}=\int_0^{\frac{\pi}{2}}\sin\frac{x}{2}dx=2\int_0^{\frac{\pi}{2}}\sin\frac{x}{2}\times\frac{1}{2}dx=2\left[-\cos\frac{x}{2}\right]_0^{\frac{\pi}{2}}$$

(car $\int\sin U\,dU=-\cos U+\mathrm{C}$)

D'où $\mathbf{F}=-2\left(\cos\frac{\pi}{4}-\cos 0\right)=2-\sqrt{2}$

$$\mathbf{G}=\int_0^{\frac{\pi}{2}}\sin 2x\,dx=\frac{1}{2}\int_0^{\frac{\pi}{2}}\sin 2x\times 2dx$$
$$=\frac{1}{2}\left[-\cos 2x\right]_0^{\frac{\pi}{2}}$$

(car $\int\sin U\,dU=-\cos U+\mathrm{C}$)

D'où $\mathbf{G}=-\frac{1}{2}\left(\cos\pi-\cos 0\right)=1$

On en déduit que **F** $<$ **G** **(la réponse C ne convient pas)**

D. **Vrai**, car **G** $=1$.

E. **Vrai.**

$$\frac{\mathbf{G}}{\mathbf{F}}=\frac{1}{2-\sqrt{2}}=\frac{(2+\sqrt{2})}{\left(2-\sqrt{2}\right)\times(2+\sqrt{2})}$$
$$=\frac{2+\sqrt{2}}{4-2}=1+\frac{\sqrt{2}}{2}=1+\sin\frac{\pi}{4}$$

Mathématiques

14 **L'assertion incorrecte est E.**

F existe car $f\,:\; x \mapsto \dfrac{(x+1)^2}{a^2+1}$ est définie et continue (car dérivable) sur $\mathbb{R}$.

Il vient, comme $\int U^n\,dU = \dfrac{U^{n+1}}{n+1} + \mathrm{C}$,

$$\mathbf{F} = \int_0^1 \frac{(x+1)^2}{a^2+1}dx = \frac{1}{a^2+1}\int_0^1 (x+1)^2\,dx$$
$$= \frac{1}{a^2+1}\left[\frac{(x+1)^3}{3}\right]_0^1 = \frac{1}{a^2+1}\left(\frac{8}{3}-\frac{1}{3}\right)$$
$$= \frac{1}{a^2+1}\times\frac{7}{3}$$

Quelle que soit la valeur de a, $a^2+1>0$, donc **F** est un nombre réel strictement positif (**A est vrai**)

Si $a=0$, $\mathbf{F} = \dfrac{1}{a^2+1}\times\dfrac{7}{3} = \dfrac{7}{3} \neq \dfrac{7}{4}$, donc la **proposition E n'est pas correcte**.

On peut également calculer cette intégrale après avoir distribué $(x+1)^2$ en x^2+2x+1 :

$$\mathbf{F} = \int_0^1 \frac{(x+1)^2}{a^2+1}dx$$
$$= \frac{1}{a^2+1}\times\left[\int_0^1 x^2\,dx + \int_0^1 2x\,dx + \int_0^1 dx\right]$$

D'où

$$\frac{1}{a^2+1}\left[\frac{(x+1)^3}{3}\right]_0^1 = \frac{1}{a^2+1}\times\left[\int_0^1 x^2\,dx + \int_0^1 2x\,dx + \int_0^1 dx\right]$$

On en déduit que

$$\left[\frac{(x+1)^3}{3}\right]_0^1 = \int_0^1 x^2\,dx + \int_0^1 2x\,dx + \int_0^1 dx$$

(**La proposition C est vraie**)

B est vrai, car

$$\int_2^3 \mathbf{F}\,dx = \int_2^3 \frac{1}{a^2+1}\times\frac{7}{3}dx$$
$$= \frac{1}{a^2+1}\times\frac{7}{3}\int_2^3 1\,dx = \frac{1}{a^2+1}\times\frac{7}{3}[x]_2^3$$
$$= \frac{1}{a^2+1}\times\frac{7}{3}(3-2) = \mathbf{F}$$

D est vrai, car $\mathbf{F} = \int_a^b f(x)dx = -\int_b^a f(x)dx$

15 **Réponse B.**

Soit $\int U^n\,dU = \dfrac{U^{n+1}}{n+1} + \mathrm{C}$

D'où $\int_0^{\frac{\pi}{2}} \sin^4 x(\cos x\,dx) = \left[\dfrac{\sin^5 x}{5}\right]_0^{\frac{\pi}{2}} = \dfrac{1}{5}$ (**B est la bonne réponse**)

16 **Les bonnes réponses sont A et D.**

Soit $I = \int_0^{\frac{\pi}{4}} \dfrac{\cos x\,dx}{(3-\sin x)} = -\int_0^{\frac{\pi}{4}} \dfrac{-\cos x\,dx}{(3-\sin x)}$

Comme l'intégrale $\int_0^{\frac{\pi}{4}} \dfrac{-\cos x\,dx}{(3-\sin x)}$ est de la forme $\int \dfrac{dU}{U}$ (primitive $= \ln|U| + \mathrm{C}$),

Il vient $-\int_0^{\frac{\pi}{4}} \dfrac{-\cos x\,dx}{(3-\sin x)} = -[\ln(3-\sin x)]_0^{\frac{\pi}{4}}$

d'où,

$$I = -\left(\ln\left(3-\frac{\sqrt{2}}{2}\right) - \ln 3\right)$$
$$= \ln 3 - \ln\left(3-\frac{\sqrt{2}}{2}\right) \qquad \textbf{(Réponse A)}$$

$$I = -\left(\ln\left(3-\frac{\sqrt{2}}{2}\right) - \ln 3\right)$$
$$= -\ln\frac{3-\frac{\sqrt{2}}{2}}{3}$$
$$= -\ln\left(1-\frac{\sqrt{2}}{6}\right) \qquad \textbf{(Réponse D)}$$

17 **La bonne réponse est B.**

Soit $I = \int_0^1 x e^{x^2+1}\,dx = \dfrac{1}{2}\int_0^1 e^{x^2+1}\,2x\,dx$

Comme l'intégrale $\int_0^1 e^{x^2+1}\,2x\,dx$ est de la forme $\int a^U dU$ (primitive $= \dfrac{a^n}{\ln a} + \mathrm{C}$)

Il vient $\dfrac{1}{2}\int_0^1 e^{x^2+1}\,2x\,dx = \dfrac{1}{2}\left[\dfrac{e^{x^2+1}}{\ln e}\right]_0^1 = \dfrac{1}{2}(e^2-e)$

$$= \frac{e}{2}(e-1)$$

Puisque $e^2-e>0$, alors $\left|\dfrac{e}{2}(e-1)\right| = \dfrac{e}{2}(e-1)$ (**Réponse B**)

18 **La bonne réponse est D.**

Soit $\int_e^{e^2}\frac{2}{x\ln x}dx = 2\int_e^{e^2}\frac{1}{x\ln x}dx = 2\int_e^{e^2}\frac{\frac{1}{x}}{\ln x}dx$

Or $\int_e^{e^2}\frac{\frac{1}{x}dx}{\ln x}$ est de la forme $\int\frac{dU}{U}$ (primitive $= \ln\left|U\right| + \mathrm{C}$)

D'où
$$\begin{aligned}2\int_e^{e^2}\frac{\frac{1}{x}}{\ln x}dx &= 2\left[\ln\left(\ln x\right)\right]_e^{e^2}\\ &= 2\left(\ln\left(\ln e^2\right) - \ln\left(\ln e\right)\right)\\ &= 2\left(\ln\left(2\ln e\right) - 0\right)\\ &= 2\ln 2\end{aligned}$$

19 **La bonne réponse est C**

On pose :

$U = x + 1 \Rightarrow U' = 1\ (dU = dx)$

$V' = e^x \Rightarrow V = e^x$

$$\begin{aligned}\int_0^1(x+1)e^x\,dx &= \left[UV\right]_0^1 - \int_0^1 VdU\\ &= \left[(x+1)e^x\right]_0^1 - \int_0^1 e^x\,dx\\ &= \left[(x+1)e^x\right]_0^1 - \left[e^x\right]_0^1\\ &= \left[xe^x\right]_0^1 = e\end{aligned}$$

20 **La bonne réponse est D.**

Dans ce cas, la décomposition de $\frac{2x}{(x+1)(x+3)}$ en fraction simple est vivement conseillée, pour calculer cette intégrale.

Soit

$$\frac{2x}{(x+1)(x+3)} = \frac{A}{x+1} + \frac{B}{x+3}$$

$$\frac{x\times 2 + 0}{(x+1)(x+3)} = \frac{x(A+B) + 3A + B}{(x+1)(x+3)}$$

D'où $0 = 3A + B$; $A + B = 2$

$A = -1$ et $B = 3$

Donc

$$\begin{aligned}&\int_2^3\frac{2x}{(x+1)(x+3)}dx\\ &= \int_2^3\frac{-1}{(x+1)}dx + \int_2^3\frac{3}{(x+3)}dx\\ &= \left[-\ln(x+1) + 3\ln(x+3)\right]_2^3\end{aligned}$$

On obtient

$$\begin{aligned}&\left(-\ln 4 + 3\ln 6\right) - \left(-\ln 3 + 3\ln 5\right)\\ &= \ln\frac{6^3}{4} + \ln\frac{3}{5^3}\\ &= \ln\frac{162}{125}\end{aligned}$$

dont l'opposé $= \ln\frac{125}{162}$ **(Réponse D)**

21 **La bonne réponse est A**. En cas de difficulté, voir les explications données dans l'exercice précédent.

Pour la décomposition :

Soit

$$\frac{2x-1}{(x+2)(x-3)} = \frac{A}{x+2} + \frac{B}{x-3}$$

$$\frac{x\times 2 - 1}{(x+2)(x-3)} = \frac{x(A+B) - 3A + B}{(x+2)(x-3)}$$

D'où $-1 = -3A + 2B$, $A + B = 2$

$$\begin{cases} A + B = 2\\ -3A + 2B = -1\end{cases} \Leftrightarrow \begin{cases}(A+B=2)\times 3\\ -3A + 2B = -1\end{cases} \Leftrightarrow$$

$$\begin{cases} 3A + 3B = 6 & \mathrm{I}\\ -3A + 2B = -1 & \mathrm{II}\end{cases} \Leftrightarrow \begin{cases} 5B = 5 & \mathrm{I} + \mathrm{II}\\ -3A + 2B = -1 & \mathrm{II}\end{cases} \Leftrightarrow$$

$$\begin{cases} B = 1\\ -3A + 2\times 1 = -1\end{cases}$$

On obtient $A = 1$ et $B = 1$

On en déduit que

$$\frac{2x-1}{(x+2)(x-3)} = \frac{1}{x+2} + \frac{1}{x-3}$$

22 **La bonne réponse est C.**

Sur la figure suivante, sont représentées les deux paraboles d'équations respectives $f(x) = x^2 - 4$ et $g(x) - -x^2$:

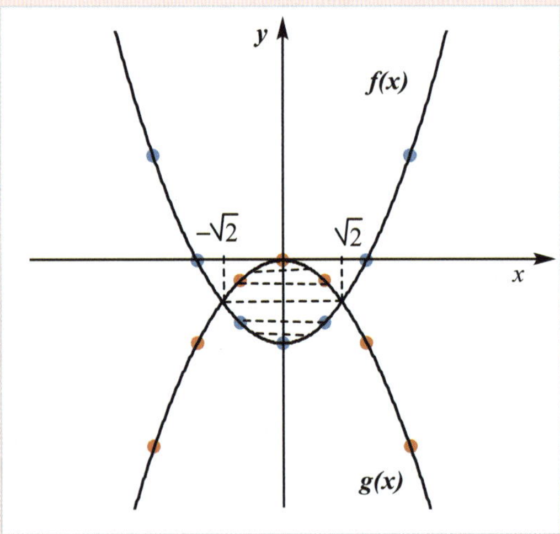

Les deux paraboles se coupent aux points $\left(\sqrt{2};-2\right)$ et $\left(-\sqrt{2};-2\right)$. En effet :

$$f\left(x\right)=g\left(x\right)\Leftrightarrow x^2-4=-x^2\Leftrightarrow x=\pm\sqrt{2}$$

L'aire de la surface délimitée par les deux courbes est donnée par l'intégrale suivante :

$$A=\int_{-\sqrt{2}}^{\sqrt{2}}g\left(x\right)-f\left(x\right)dx=\int_{-\sqrt{2}}^{\sqrt{2}}\left(-2x^2+4\right)dx$$
$$=\left[-\frac{2x^3}{3}+4x\right]_{-\sqrt{2}}^{\sqrt{2}}$$
$$=\left(-\frac{2\left(\sqrt{2}\right)^3}{3}+4\sqrt{2}\right)-\left(-\frac{2\left(-\sqrt{2}\right)^3}{3}-4\sqrt{2}\right)$$
$$=-\frac{4\sqrt{2}}{3}+4\sqrt{2}-\frac{4\sqrt{2}}{3}+4\sqrt{2}$$

Après calcul, on obtient : $A=\frac{16}{3}\sqrt{2}$ unités de surface **(Réponse C)**

23 La bonne réponse est A.

Sur la figure suivante, est représentée la courbe de la fonction $f:\ x\mapsto\ln x$:

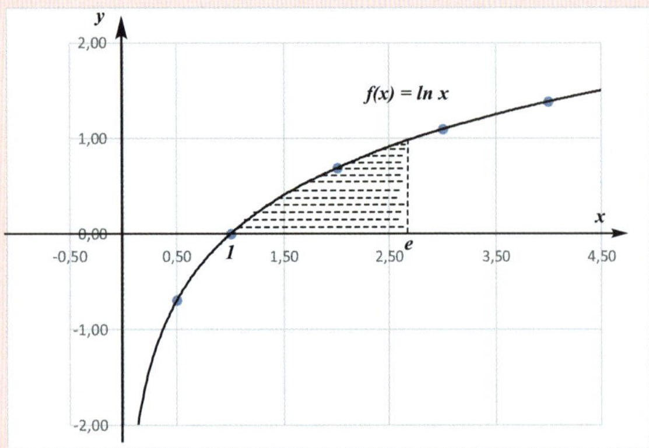

L'aire de la surface délimitée par la courbe *f*, l'axe des abscisses et les droites d'équations $x=1$ et $x=e$, est représentée par l'intégrale :

$$A=\int_1^e f\left(x\right)-0dx=\int_1^e \ln x\,dx$$

Comme on ne connaît pas la primitive directe de f définie par $f\left(x\right)=\ln x$, la méthode d'intégration par parties s'impose.

Il convient de faire ensuite le bon choix de U et V' :

$$U=\ln x\Rightarrow U'=\frac{1}{x}$$
$$V'=1\Rightarrow V=x$$
$$\int_1^e 1\times\ln x\,dx=\left[x\ln x\right]_1^e-\int_1^e 1\times dx$$
$$=\left[x\ln x-x\right]_1^e$$
$$=1\text{ unité d'aire}$$

24 La bonne réponse est D.

Sur la figure suivante, sont représentées la courbe de f définie par $f\left(x\right)=x^2+4x+5$ et la droite d'équation $y=5$:

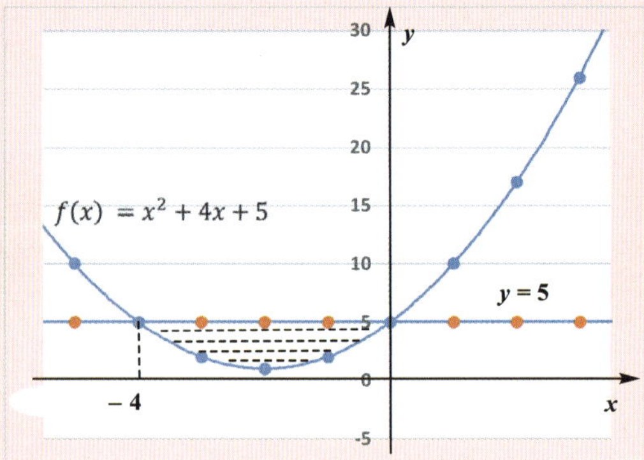

Les deux courbes se coupent aux points $\left(0;5\right)$ et $\left(-4;5\right)$. En effet :

$$f\left(x\right)=y=5\Leftrightarrow x^2+4x+5=5$$
$$\Leftrightarrow x\left(x+4\right)=0$$
$$\Leftrightarrow x=0\text{ et }x=-4$$

L'aire de la surface délimitée par les deux courbes est :

$$A=\int_{-4}^{0}5-f\left(x\right)dx=\int_{-4}^{0}\left(-x^2-4x\right)dx$$
$$=\left[\frac{-x^3}{3}-\frac{4x^2}{2}\right]_{-4}^{0}=\frac{32}{3}\text{ unités d'aire}$$

(Réponse D)

25 et 26

Solutions des exercices 25 et 26 disponibles sur www.lienmini.fr/31907-math7

Fiche 8

Statistiques descriptives

1 Synthèse

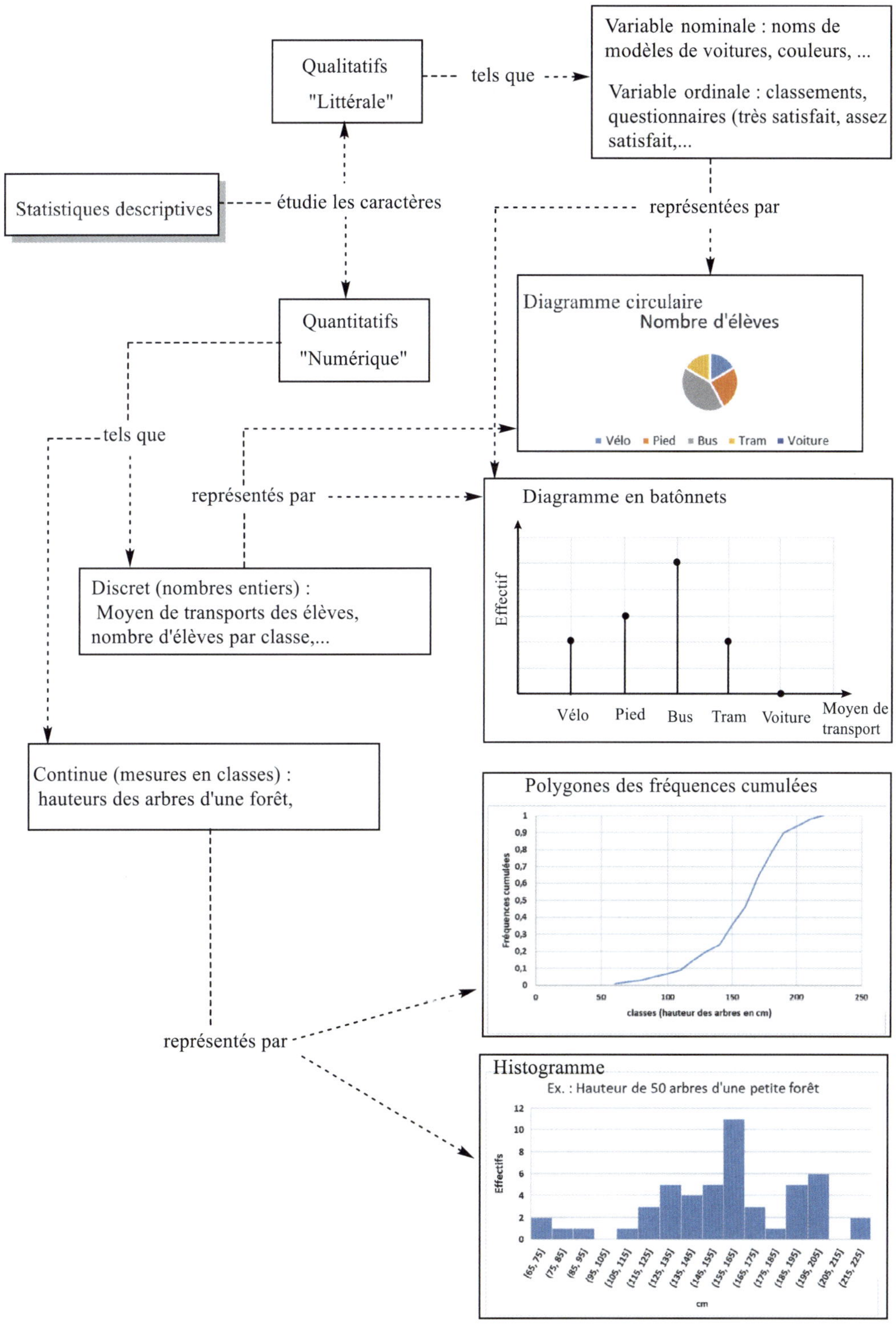

2 Indicateurs statistiques

Notations

x_i = la variable (discrète ou le centre de la classe), n_i = effectif, n_c = effectif cumulé, N = effectif total, f_i = fréquence, f_c = fréquence cumulée, M = mode (ou valeur dominante), m = moyenne arithmétique, Me = médiane, V = variance, σ_m = écart moyen et σ = écart type.

Définitions et formules d'application

Pour mieux maîtriser le calcul et la compréhension des indicateurs statistiques ci-dessus, nous présentons les résultats d'une étude statistique concernant la taille (en mm) de 65 poissons élevés dans un aquarium.

Ligne i	Classes (mm)	Valeur centrale x_i	Effectifs n_i	Fréquence f_i	Fréquence cumulée f_c
1	[55,65[	60	4	0,06	0,06
2	[65,75[	70	2	0,03	0,09
3	[75,85[	80	6	0,09	0,18
4	[85,95[	90	18	0,28	0,46
5	[95,105[	100	14	0,22	0,68
6	[105,115[	110	10	0,15	0,83
7	[115,125[	120	6	0,09	0,92
8	[125,135[	130	5	0,08	1,00

- x_i est le centre de la i-ème classe : par ex. en ligne 1, $x_{i=1} = \dfrac{55+65}{2} = 60$
- n_i est l'**effectif** de la i-ème classe : par ex. en ligne 3, $n_{i=3} = 6$
- N est l'**effectif total** : $N = \sum_{i=1}^{i=8} n_i = 4+2+6+18+14+10+6+5 = 65$
- $f_i = \dfrac{n_i}{N}$ est la **fréquence** de la i-ème classe , elle permet d'avoir le pourcentage correspondant à chacune des classes : par ex. en ligne 2, $f_{i=2} = \dfrac{2}{65} = 0{,}03$ (ou $3\ \%$)
- f_c est la **fréquence cumulée.** Celle calculée en ligne 4 permet d'avoir le pourcentage correspondant aux quatre premières classes, soit $f_c = f_1 + f_2 + f_3 + f_4$.
- **M**, le **mode**, est la classe (ou la valeur du caractère ou la modalité) dont l'effectif est le plus grand. Dans le cas ci-dessus, il s'agit de la classe à la ligne 4, soit [85,95[.

Dans le cas d'un caractère statistique discret, la colonne des classes disparaît et celle des valeurs centrales est remplacée par les nombres entiers x_i. Les formules pour les calculs restent les mêmes.

- m est la **moyenne** arithmétique, elle est égale à :

$$\begin{aligned} m &= \frac{1}{N}\sum_{i=1}^{i=8} n_i x_i \\ &= \frac{4\times 60 + 2\times 70 + 6\times 80 + 18\times 90 + 14\times 100 + 10\times 110 + 6\times 120 + 5\times 130}{65} \\ &= 97{,}69\ (\mathrm{mm}) \end{aligned}$$

– Me, médiane, est la valeur du caractère (x_i) qui divise l'effectif en deux parties égales. Elle peut être déterminée :
  – Soit directement à partir du graphe des fréquences cumulées : la taille qui correspond à $f_c = 50\ \%$

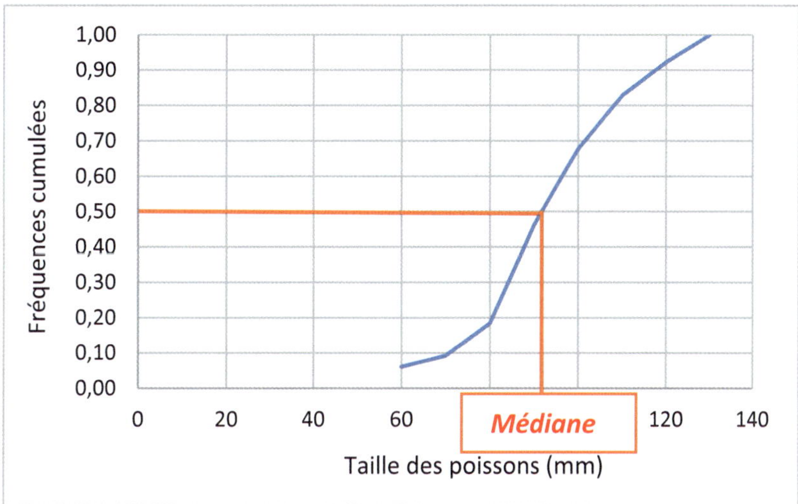

  – Soit par méthode « interpolation linéaire ».

  Soit la série statistique ci-dessous concernant la taille (en mm) de 66 poissons dans un aquarium :

Classes (mm)	Valeur centrale x_i	Effectifs n_i	Effectifs cumulés n_c
[55,65[	60	4	4
[65,75[	70	2	6
[75,85[	80	6	12
[85,95[	90	18	30
[95,105[	100	14	44
[105,115[	110	10	54
[115,125[	120	6	60
[125,135[	130	6	66

La médiane correspond à la moyenne générale qui partage la série statistique en deux effectifs égaux, soit $66/2 = 33$. On peut dire aussi, qu'elle correspond à l'effectif cumulé 33.

Constatons donc que le 33e poisson se trouve dans la classe [95,105[et y occupe le 3e rang ($33 - 30$).

Le calcul de la médiane décrit par la formule d'interpolation linéaire (ou similitude des triangles) est :

$$\frac{\text{Médiane} - \text{borne inférieure de la classe } [a,b[}{\text{rang du } \left(\frac{N}{2}\right)^{\text{e}} \text{ dans la classe } [a,b[} = \frac{b-a}{\text{effectif de la classe } [a,b[}$$

La classe $[a, b[$ est la classe où se trouve le $\left(\frac{N}{2}\right)^{\text{e}}$ effectif.

Dans notre cas $[a, b[= [95, 105[$ et $\frac{N}{2} = \frac{66}{2} = 33.$

On obtient :

$$\frac{\text{Médiane} - \text{la borne inférieure de la classe } [95,105[}{\text{rang du } \left(\frac{66}{2}\right)^{e} \text{ dans la classe } [95,105[} = \frac{105-95}{14}$$

$$\Leftrightarrow \frac{\text{Médiane} - 95}{33-30} = \frac{105-95}{14}$$

D'où : Médiane $= 3 \times \frac{10}{14} + 95 = 97{,}14\ (\sim 97)$.

On en déduit donc que 50 % des poissons ont une taille inférieure ou égale à 97 mm et 50 % ont une taille supérieure ou égale à 97 mm.

- **Écart** : c'est la valeur absolue de la différence entre la valeur centrale et la moyenne.

Les valeurs des écarts sont calculées dans la colonne bleue :

Classes (mm)	Valeur centrale x_i	Effectifs n_i	Fréquence f_i	Fré. cumulée f_c	Écart $\lvert m - x_i \rvert$	$\lvert m - x_i \rvert \times n_i$
[55,65[	60	4	0,06	0,06	37,69	150,76
[65,75[	70	2	0,03	0,09	27,69	55,38
[75,85[	80	6	0,09	0,18	17,69	106,14
[85,95[	90	18	0,28	0,46	7,69	138,42
[95,105[	100	14	0,22	0,68	2,31	32,34
[105,115[	110	10	0,15	0,83	12,31	123,1
[115,125[	120	6	0,09	0,92	22,31	133,86
[125,135[	130	5	0,08	1,00	32,31	161,55
		$N = 65$				
					Écart moyen	13,87

Si on calcule la moyenne de ces différents écarts, on obtient la valeur de **l'écart moyen** (σ_m) :

$$\sigma_m = \frac{1}{N}\sum_{i=1}^{i=8}\left(\lvert m - x_i \rvert \times n_i\right)$$

$$= \frac{4\times 37{,}69 + 2\times 27{,}69 + 6\times 17{,}69 + 18\times 7{,}69 + 14\times 2{,}31 + 10\times 12{,}31 + 6\times 22{,}31 + 5\times 32{,}31}{65}$$

$$= 13,87$$

On conclut, EN MOYENNE, que la taille d'un poisson s'écarte de part et d'autre de la moyenne ($m = 97{,}69$) de 13,87 mm.

Pour avoir une meilleure mesure de dispersion, le carré des écarts est pris en compte dans les calculs. Pour cela, on calcule, la variance et l'écart type.

– **Variance** V : c'est une mesure caractérisant le degré de dispersion, est égale à la moyenne des carrés des écarts par rapport à la moyenne :

Classes (mm)	Valeur centrale x_i	Effectifs n_i	Fréquence f_i	Fré. cumulée f_c	$\lvert m - x_i\rvert^2$	$\lvert m - x_i\rvert^2 \times n_i$
[55, 65[	60	4	0,06	0,06	1 420,54	5 682,14
[65, 75[	70	2	0,03	0,09	766,74	1 533,47
[75, 85 [	80	6	0,09	0,18	312,94	1 877,62
[85, 95[	90	18	0,28	0,46	59,14	1 064,45
[95, 105[	100	14	0,22	0,68	5,34	74,71
[105, 115]	110	10	0,15	0,83	151,54	1 515,36
[115, 125[	120	6	0,09	0,92	497,74	2 986,42
[125, 135[	130	5	0,08	1,00	1 043,94	5 219,68
		$N = 65$				19 953,85
					Variance	306,98

$$V = \frac{1}{N}\sum_{i=1}^{i=8}\left(\lvert m - x_i\rvert^2 \times n_i\right) = \frac{19\,953{,}85}{65} = 306{,}98$$

– **L'écart type** (σ) est égal à la racine carrée de la variance :

$$\sigma = \sqrt{V}$$

Soit, numériquement : $\sigma = 17{,}5$

On conclut donc que la taille d'un poisson s'écarte de part et d'autre de la moyenne ($m = 97{,}69$) de 17,5 mm.

QCM

Statistiques descriptives

1 Voici les notes sur vingt qu'un élève a eu en mathématiques :

$$\frac{10}{20} \quad \frac{12}{20} \quad \frac{6}{20} \quad \frac{8}{20} \quad \frac{x}{20} \quad \frac{y}{20}$$

La moyenne de l'élève est 7,5/15.

Sachant que $\frac{y}{3}$ vaut le double de $\frac{x}{10}$, que valent les notes x et y ?

- ❑ **A.** $x = \frac{8}{20}$ et $y = \frac{16}{20}$
- ❑ **B.** $x = \frac{7}{20}$ et $y = \frac{17}{20}$
- ❑ **C.** $x = \frac{13}{20}$ et $y = \frac{11}{20}$
- ❑ **D.** $x = \frac{10}{20}$ et $y = \frac{12}{20}$
- ❑ **E.** Aucune de ces quatre réponses

2 Après avoir corrigé un test de mathématiques, le professeur a réparti les notes (/20) obtenues par ses élèves en cinq classes, comme le présente le tableau suivant :

Ligne i	Classes	Valeur centrale x_i	Effectifs n_i	Fréquence f_i	Fréquence cumulée f_c
1	[0, 4[	2	4	0,10	?
2	[4, 8[	6	8	0,20	0,30
3	[8, 12[	10	10	0,25	0,55
4	[12, 16[	14	12	0,30	0,85
5	[16, 20[	18	6	0,15	?

Parmi les affirmations suivantes, indiquer celles qui sont correctes.

- ❑ **A.** À la cinquième ligne, $f_c = 100\ \%$.
- ❑ **B.** La fréquence cumulée de la première ligne vaut 0,10.
- ❑ **C.** Le caractère étudié est la note obtenue au test.
- ❑ **D.** Le nombre de copies corrigées par le professeur est égal à 40.
- ❑ **E.** Le mode est égal à 10.
- ❑ **F.** La moyenne est égale à 12/20.
- ❑ **G.** La médiane est comprise entre 8/20 et 10/20.
- ❑ **H.** Le premier quartile (Q_1) est la plus petite note de la série pour laquelle 25 % des notes lui sont inférieures ou égales. Il est égal à 6.
- ❑ **I.** L'écart type est supérieur à 5 /20.

3 Soit la série statistique à caractère quantitatif suivante :

Note/10	Nombre d'élèves
2	15
5	10
8	5

Pour avoir une moyenne égale à 5,00/10, il faut :

- ❑ **A.** augmenter chaque valeur de deux points
- ❑ **B.** augmenter chaque valeur de 10 %
- ❑ **C.** augmenter chaque valeur de 20 %
- ❑ **D.** augmenter chaque valeur d'un point
- ❑ **E.** aucune de ces quatre réponses

4 Le graphe suivant représente les fréquences cumulées d'une série statistique à caractère quantitatif :

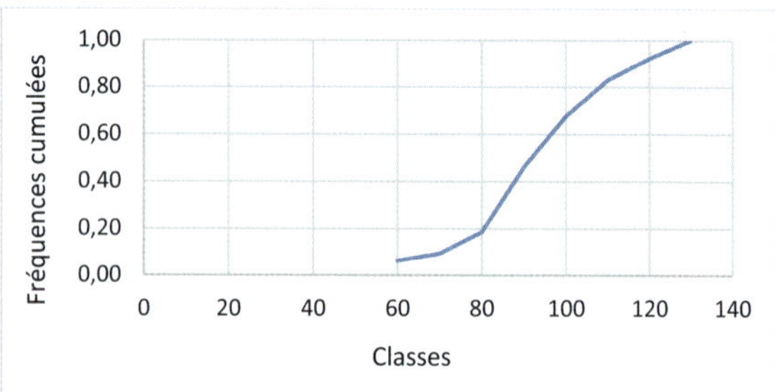

La médiane est située entre :

- ❑ **A.** les valeurs 60 et 80
- ❑ **B.** les valeurs 80 et 100
- ❑ **C.** les valeurs 100 et 120
- ❑ **D.** les valeurs 100 et 140

5 On considère la série statistique suivante :

Note/10	Nombre d'élèves
2	15
5	10
8	5

Le mode de cette série est :

- ❑ **A.** 2
- ❑ **B.** 5
- ❑ **C.** 8
- ❑ **D.** 10
- ❑ **E.** 15

6 On considère la série statistique suivante : 1, 4, 2, 16, 8, 10, 5, 20, 3
Que vaut la médiane ?

- ❑ **A.** 1
- ❑ **B.** 4
- ❑ **C.** 2
- ❑ **D.** 8
- ❑ **E.** 5

7 On considère la série des données suivantes : 1, 4, 2, 17, 7, 10, 5, 20, 3, 6.
Que vaut la médiane ?

- ❑ **A.** 1
- ❑ **B.** 2
- ❑ **C.** 4
- ❑ **D.** 5,5
- ❑ **E.** 6

8 On considère une croissance stable d'une souche de bactéries qui se multiplie de façon exponentielle, de sorte qu'après 2 minutes, le nombre double : une bactérie se divise en deux, les deux bactéries filles grandissent à leur tour et se divisent en quatre et ainsi de suite.
En plaçant une seule bactérie de cette souche dans un cylindre gradué à 10h00 de matin, on constate qu'une heure plus tard, à 11h00, le cylindre est rempli de moitié.
On suppose que peu importe le nombre de bactéries, le taux de croissement est régulier et le temps de doublement est constant, toujours égal à 2 minutes.
Cochez l'heure à laquelle le cylindre gradué sera supposément plein.

- ❑ **A.** 11h02
- ❑ **B.** 11h30
- ❑ **C.** 12h00
- ❑ **D.** 12h02
- ❑ **E.** Aucune de ces quatre réponses n'est correcte.

Mathématiques

Solutions

Statistiques descriptives

1 **La bonne réponse est E.**

Notons m la moyenne sur vingt des 6 points que l'élève a obtenus en mathématiques :

$$m = \frac{10+12+6+8+x+y}{6} = \frac{36+x+y}{6}$$

Exprimons la moyenne $m = 7{,}5/15$ sur vingt : $m = \frac{20 \times 7{,}5}{15} = 10$

$$7{,}5 \rightarrow 15$$
$$m \rightarrow 20$$

D'où

$$m = \frac{36+x+y}{6} = 10 \Leftrightarrow x+y = 24$$

Si $\frac{y}{3}$ vaut le double de $\frac{x}{10}$, alors $\frac{y}{3} = \frac{2x}{10} = \frac{x}{5}$, ce qui implique que $5y = 3x$

On détermine x et y en résolvant le système suivant :

$$\begin{cases} 5y = 3x \\ x+y = 24 \quad \text{(II)} \end{cases} \Leftrightarrow \begin{cases} 3x - 5y = 0 \quad \text{(I)} \\ x+y = 24 \quad \text{(II)} \end{cases}$$

On multiplie les deux membres de l'équation (II) par (-3), et on additionne les deux équations membre à membre :

$$\begin{cases} 3x - 5y = 0 \quad \text{(I)} \\ -3x - 3y = -72 \quad \text{(II)} \end{cases}$$
$$\Leftrightarrow \begin{cases} -8y = -72 \quad \text{(I)+(II)} \\ x+y = 24 \quad \text{(II)} \end{cases}$$
$$\Leftrightarrow \begin{cases} y = 9 \\ x+y = 24 \quad \text{(II)} \end{cases}$$

On obtient $y = 9$ et $x = \frac{5y}{3} = \frac{45}{3} = 15$

2 **Les bonnes affirmations sont A, B, C et D.**

Le tableau complété est :

Ligne i	Classes	Valeur centrale x_i	Effectifs n_i	Fréquence f_i	Fré. cumulée f_c	$\lvert m - x_i \rvert^2 \times n_i$
1	[0, 4[	2	4	0,10	0,10	309,76
2	[4, 8[	6	8	0,20	0,30	184,32
3	[8, 12[	10	10	0,25	0,55	6,4
4	[12, 16[	14	12	0,30	0,85	122,88
5	[16, 20[	18	6	0,15	1,00	311,04
			$N = 40$			934,4
				$m = 10{,}80$		$V = 23{,}36$

A. Vrai. À la cinquième ligne, $f_c = 1 = 100\ \%$ $(\sum_{i=1}^{i=5} f_i = 1)$

B. Vrai.

C. Vrai.

D. Vrai, car $N = \sum_{i=1}^{i=5} n_i = 40$

E. Faux. Le mode est la classe dont l'effectif est le plus grand, soit $x_i = 14$ (ou la classe en ligne 4).

F. Faux. La moyenne est égale à 10,8/20 :

$$m = \frac{1}{N}\sum_{i=1}^{i=5} n_i x_i$$
$$= \frac{4 \times 2 + 8 \times 6 + 10 \times 10 + 12 \times 14 + 6 \times 18}{40}$$
$$= 10{,}8$$

G. Faux.

La médiane correspond à la moyenne générale qui partage la série statistique en deux effectifs égaux, soit 40/2 = 20. On peut dire aussi, qu'elle correspond à l'effectif cumulé 20 :

Ligne i	Classes	Effectifs n_i	Effectifs cumulés n_c
1	[0, 4[	4	4
2	[4, 8[	8	12
3	[8, 12[	10	22
4	[12, 16[	12	34
5	[16, 20[	6	40
		$N = 40$	

Constatons donc que le 20e élève se trouve dans la classe [8, 12[et y occupe le 8e rang (20 – 12).
Le calcul de la médiane décrit par la formule d'interpolation linéaire est :

$$\frac{\text{Médiane} - \text{borne inférieure de la classe } [a,b[}{\text{rang du } \left(\frac{N}{2}\right)^{\text{e}} \text{ dans la classe } [a,b[} = \frac{b-a}{\text{effectif de la classe } [a,b[}$$

La classe [a, b[est la classe où se trouve le $\left(\frac{N}{2}\right)^{\text{e}}$ effectif : [8, 12[.
On obtient :

$$\frac{\text{Médiane} - \text{la borne inférieure de la classe } [8,12[}{\text{rang du } \left(\frac{40}{2}\right)^{\text{e}} \text{ dans la classe } [8,12[} = \frac{12-8}{10}$$

$$\Leftrightarrow \frac{\text{Médiane} - 8}{20-12} = \frac{4}{10}$$

D'où : Médiane $= 8 \times \frac{4}{10} + 8 = 11{,}2$.

On en déduit donc que 50 % d'élèves ont eu une note inférieure ou égale à 11,2 et 50 % ont obtenu une note supérieure ou égale à 11,2.

H. Faux.
Le premier quartile (Q_1) est la plus petite note de la série pour laquelle 25 % des données lui sont inférieures ou égales. Il est calculé de la même façon que la médiane :

Ligne i	Classes	Effectifs n_i	Effectifs cumulés n_c
1	[0, 4[	4	4
2	[4, 8[	8	12
3	[8, 12[	10	22
4	[12, 16[	12	34
5	[16, 20[	6	40
		$N = 40$	

$$\frac{Q_1 - \text{la borne inférieure de la classe } [4,8[}{\text{rang du } \left(\frac{40}{4}\right)^{\text{e}} \text{ dans la classe } [4,8[} = \frac{8-4}{8}$$

$$\frac{Q_1 - 4}{10-4} = \frac{4}{8} \Leftrightarrow Q_1 = 7$$

I. Faux.
D'après les résultats du tableau ci-dessus :

$$V = \frac{1}{N}\sum_{i=1}^{i=5}\left(|m - x_i|^2 \times n_i\right) = \frac{934}{40} = 23,35$$

On en déduit l'écart type : $\sigma = \sqrt{V} = 4,83$
On conclut que les notes des élèves s'écartent de part et d'autre de la moyenne ($m = 10{,}8$) de 4,83 points sur vingt.

3 **La bonne réponse est D**

A. Faux, car

$$m = \frac{4 \times 15 + 7 \times 10 + 10 \times 5}{30} = 6$$

B. Faux, car

$$m = \frac{2 \times 15 + 5 \times 10 + 8 \times 5}{30} \times 1{,}10 = 4{,}4$$

C. Faux, car

$$m = \frac{2 \times 15 + 5 \times 10 + 8 \times 5}{30} \times 1{,}20 = 4{,}8$$

D. Vrai, car $m = \frac{3 \times 15 + 6 \times 10 + 9 \times 5}{30} = 5$

4 **La bonne réponse est B**, car c'est la valeur qui correspond à $f_c = 50\ \%$.

5 **La bonne réponse est A**, car le mode correspond à la modalité de la variable ayant le nombre d'effectif le plus grand.

6 **La bonne proposition est E.**
On classe les valeurs par ordre croissant : 1, 2, 3, 4, 5, 8, 10, 16, 20.
Le nombre de valeurs est impair ($n = 9$), donc la médiane est la valeur qui se trouve à la $\frac{n+1}{2}$ ème place, soit 5.

7 **La bonne proposition est D.**
On classe les valeurs par ordre croissant : 1, 2, 3, 4, 5, 6, 7, 10, 17, 20
Comme le nombre de valeurs est pair ($n = 10$), la médiane est la moyenne arithmétique de la $\frac{n}{2}$ ème ($5^{\text{ème}}$) et de la $\frac{n+2}{2}$ ème ($6^{\text{ème}}$) valeur, soit $\frac{5+6}{2} = 5{,}5$.

Mathématiques

8 Réponse A.

A. Vrai, étant donné que le nombre de bactéries double toutes les 2 minutes. À 11h00 le cylindre était rempli de moitié, 2 min plus tard il sera donc entièrement rempli. À 11h04, le volume total occupé par les bactéries équivaudra au volume de deux cylindres et ainsi de suite.

QCM

Testez-vous pour le jour J

1 En physique, la portée est la distance horizontale parcourue par un projectile par rapport à son point de lancement. En absence de frottement, si le projectile est lancé avec une vitesse horizontale constante v_0 faisant un angle θ avec l'horizontale, l'expression de sa portée est $x_{\mathrm{p}} = \frac{v_0^2}{g}\sin 2\theta$, avec $g = 9{,}81$ m/s^2.
Indiquez l'affirmation qui n'est pas correcte.

- ❑ **A.** Que le projectile soit expédié dans l'air par rapport à l'horizontale à un angle de $20°$ ou $70°$, la portée reste la même.
- ❑ **B.** La portée du projectile lancé dans l'air à $\theta = 40°$ n'est pas la même que celle à $\theta = 50°$ (par rapport à l'horizontale).
- ❑ **C.** Que le projectile soit lancé dans l'air par rapport à l'horizontale à un angle de $10°$ ou $80°$, la portée reste la même.
- ❑ **D.** La portée de l'objet est maximale lorsque celui-ci est expédié dans l'air à un angle $\theta = 45°$ par rapport à l'horizontale.

2 L'intensité de la force électrique qu'une charge q exerce sur une autre charge q' est proportionnelle à ces deux charges et inversement proportionnelle au carré de la distance qui les sépare.
Qu'advient-il de cette intensité de la force si les deux charges et la distance qui les sépare sont triplées ?

- ❑ **A.** L'intensité de la force est doublée.
- ❑ **B.** L'intensité de la force est divisée par 3.
- ❑ **C.** L'intensité de la force est divisée par 9.
- ❑ **D.** L'intensité de la force ne varie pas.

3 Un médecin prescrit à son patient 250 mg par jour d'un principe actif contenu dans un médicament, en deux prises pendant 8 jours. Sachant que la boite du médicament prescrit contient 30 comprimés à 250 mg et que le taux du principe actif est de 50 % (masse par masse (m/m)) par comprimé, quel est le nombre de comprimés à prendre par le patient en 8 jours ?

- ❑ **A.** 16 comprimés
- ❑ **B.** 20 comprimés
- ❑ **C.** 25 comprimés
- ❑ **D.** 30 comprimés
- ❑ **E.** Aucune de ces réponses n'est correcte.

4 On considère une solution d'un principe actif complètement dissous dans l'eau pure. Ce principe actif est dosé à 20 % (masse/volume). Quelle est la masse en gramme du principe actif que peut contenir un volume de 150 mL ?

- ❑ **A.** 20 g
- ❑ **B.** 30 g
- ❑ **C.** 40 g
- ❑ **D.** 50 g

5 On considère les dimensions (en cm) de la boite suivante :

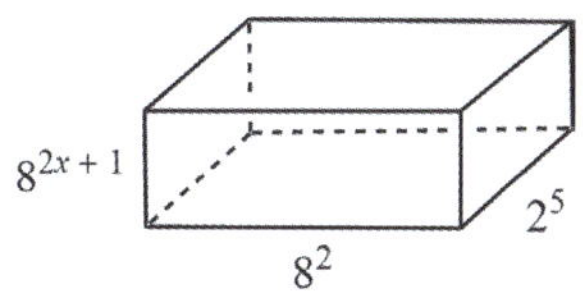

Sachant que le volume de la boite vaut 2^{14} cm^3, quelle est la valeur de x ?

- ❑ **A.** $x = \frac{7}{2}$ cm
- ❑ **B.** $x = \frac{2}{3}$ cm
- ❑ **C.** $x = \frac{1}{3}$ cm
- ❑ **D.** Aucune de ces réponses n'est correcte.

6 Le triple de 9^{13-a} (où a est un nombre relatif différent de 13) est :

- ❑ **A.** 3^{16-3a}
- ❑ **B.** 3^{27-2a}
- ❑ **C.** 3^{26-3a}
- ❑ **D.** 3^{78-a}

7 On considère la fonction f définie sur $\mathbb{R}$ par $f(x) = x^2 - 4x + 3$.
Parmi les affirmations suivantes, laquelle(lesquelles) est(sont) correcte(s) ?

- ❑ **A.** La fonction f présente un minimum local et est croissante après cet extremum.
- ❑ **B.** La fonction f présente un maximum local et est décroissante avant cet extremum.
- ❑ **C.** La fonction f présente un minimum local et est décroissante avant cet extremum.
- ❑ **D.** La fonction f présente un maximum local et est croissante après cet extremum.

8 On considère les fonctions f et g définies sur $\mathbb{R}$ par : $f(x) = mx^2 + nx + p$ et $g(x) = ax + b$.
Dans un repère orthonormé, la courbe représentative de f coupe l'axe des ordonnées au point $y = -1/2$, passe par le point $(1, -5/2)$ et admet un axe de symétrie $x = -1/2$.
Dans le même repère, la courbe représentative de g passe par le point $(1/2, -1)$ et coupe l'axe des ordonnées en $y = -1/2$.
Sachant que a, b, m, n et p sont des nombres réels non nuls, quelle est la bonne affirmation ?

- ❑ **A.** Les deux courbes représentatives des fonctions f et g se coupent en un seul point de coordonnées $(0, -1/2)$.
- ❑ **B.** Les deux courbes représentatives des fonctions f et g se coupent en deux points distincts.
- ❑ **C.** Dans ce repère, les deux courbes ne se coupent jamais.
- ❑ **D.** La courbe représentative de f admet son sommet comme minimum.
- ❑ **E.** La courbe de g ne peut être la droite tangente à la courbe f au point d'abscisse $x_0 = 0$.

9 Dans chacun des repères orthonormés suivants, la courbe représentative de f_i (avec $i = 1, 2$ et 3) est en bleu et celle de sa dérivée est en rouge. Dans l'un des trois cas, il se peut qu'on y ait glissé une courbe représentative d'une fonction f_i' fausse. Si oui, laquelle et pourquoi ?

- ❑ **A.** Cas 1.
- ❑ **B.** Cas 2.
- ❑ **C.** Cas 3.
- ❑ **D.** Toutes les courbes représentatives de fonctions f_1', f_2' et f_3' sont correctes.

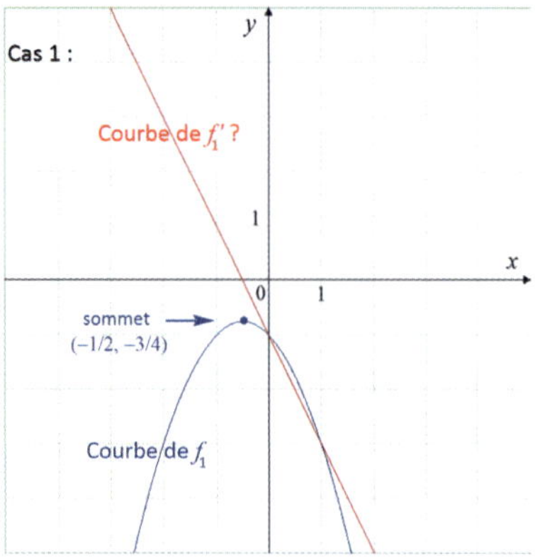

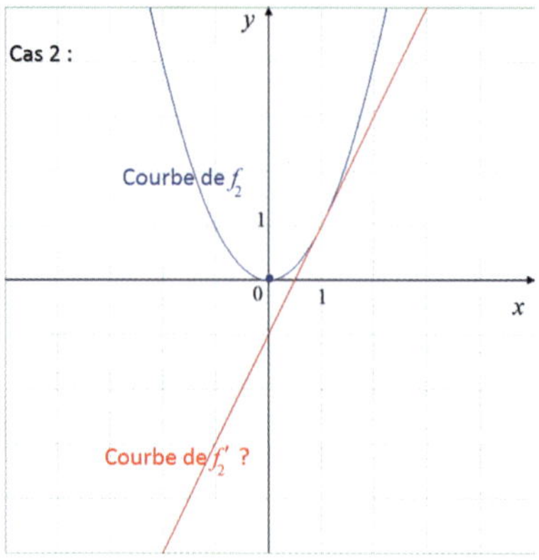

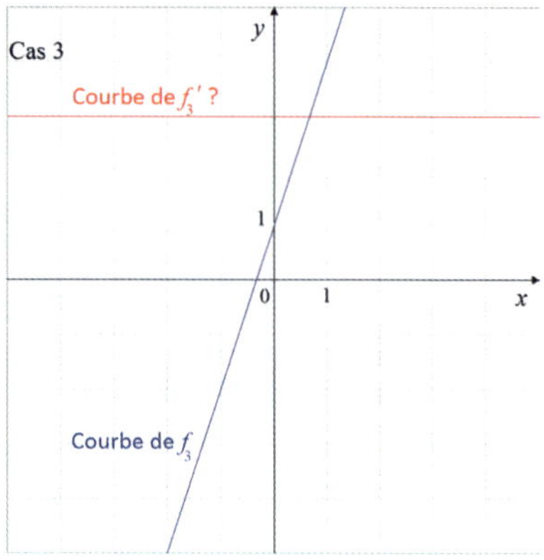

10 Parmi les trois courbes 1, 2 et 3 ci-dessous, laquelle est susceptible de représenter toutes les caractéristiques de la fonction continue f énoncées ci-dessous :

- $x = 2$, $x = -3$ sont des racines de la fonction f.
- $f(3) > 5$.
- La droite tangente à la courbe représentative de la fonction f au point $x = 1$ coupe à la fois l'axe des abscisses en un point positif et l'axe des ordonnées en un point négatif.
- La fonction f est strictement négative sur l'intervalle $\mathrm{I} = [-2, 0[$.

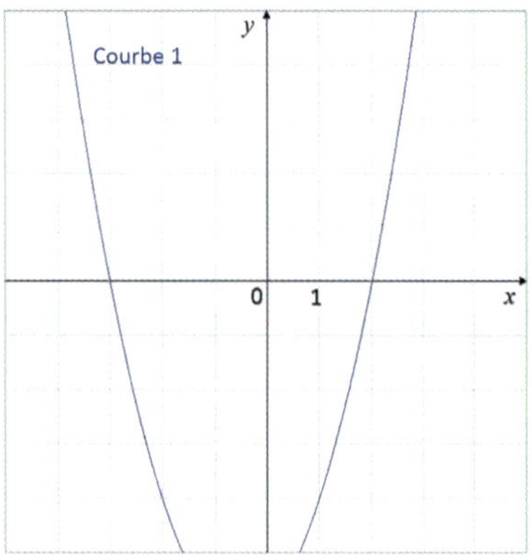

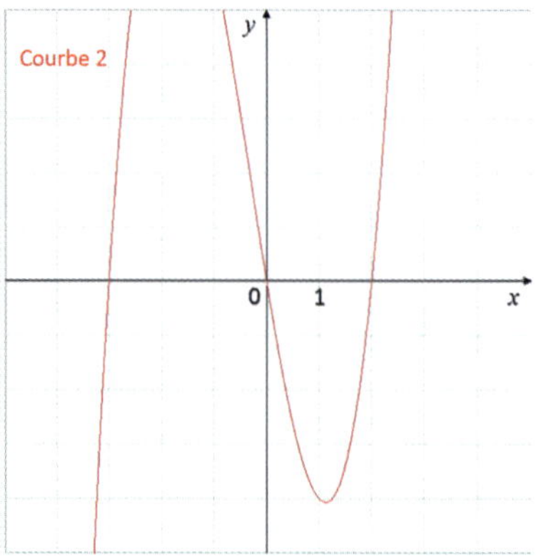

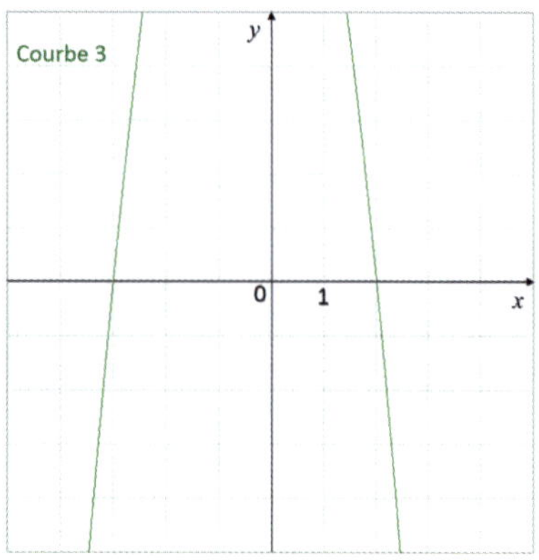

La bonne réponse est :

- ❑ **A.** Courbe 1.
- ❑ **B.** Courbe 2.
- ❑ **C.** Courbe 3.
- ❑ **D.** Aucune des trois courbes ne représente l'ensemble des caractéristiques.

11 Soit la fonction f définie sur $\mathbb{R}$ par : $f(x) = \dfrac{\sin ax}{1-a}$ (a étant un nombre réel différent de 1).
Sachant que le nombre dérivé de f en 0 vaut 5, quelle est la valeur de a ?

❑ **A.** $a = 0$ ❑ **B.** $a = 4/5$
❑ **C.** $a = 5/4$ ❑ **D.** $a = 5/6$
❑ **E.** Aucune de ces réponses n'est correcte.

12 Soit la fonction f définie par $f(x) = \dfrac{x+3}{x^2-m}$ sur son domaine de définition (m étant un nombre réel strictement positif).
Sachant que la courbe représentative de f admet deux asymptotes :
- une droite horizontale d'équation $y = 0$,
- une droite verticale d'équation $x = 3$,

quelle est la valeur de m ?

❑ **A.** $m = 3$ ❑ **B.** $m = 4$
❑ **C.** $m = 9$ ❑ **D.** $m = 16$
❑ **E.** Aucune de ces réponses n'est correcte.

13 On considère la fonction f définie sur $[-1,1[$ par $f(x) = 3 + \sqrt{\dfrac{1+x}{1-x}}$.
L'expression correcte définissant sa dérivée f' sur $]-1,1[$ est :

❑ **A.** $f'(x) = \dfrac{1}{2} \times \sqrt{\dfrac{1+x}{1-x}}$

❑ **B.** $f'(x) = \dfrac{1}{\dfrac{1}{2} \times \sqrt{\dfrac{1+x}{1-x}}}$

❑ **C.** $f'(x) = \dfrac{1}{(1-x^2)} \times \sqrt{\dfrac{1+x}{1-x}}$

❑ **D.** $f'(x) = \dfrac{(1-x^2)}{\dfrac{1}{2} \times \sqrt{\dfrac{1+x}{1-x}}}$

❑ **E.** $f'(x) = \dfrac{2}{(1-x)^2 \times \sqrt{\dfrac{1+x}{1-x}}}$

14 Que vaut $\lim\limits_{x \to 3} \dfrac{\sqrt{x+6}-3}{\sqrt{x}-\sqrt{3}}$?

❑ **A.** 0
❑ **B.** $\dfrac{\sqrt{3}}{3}$
❑ **C.** $\sqrt{3}$
❑ **D.** $1/6$

15 Sans l'aide de calculatrice, parmi les expressions suivantes, laquelle est strictement négative ?

❑ **A.** $9 - 4\sqrt{5}$
❑ **B.** $e^{\ln \frac{1}{\sqrt{2}}}$
❑ **C.** $\log_2 \dfrac{3}{4}$
❑ **D.** 10^{-8}

16 On considère les quatre carrés ABMH, BCDM, MDEF et MFGH suivants :

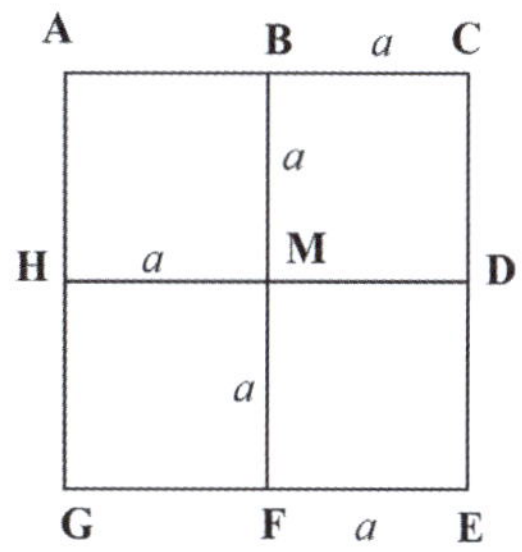

On suppose que la longueur du côté de chaque carré est égal à a.
Parmi les propositions suivantes, laquelle est fausse ?

❑ **A.** Les vecteurs $\overrightarrow{AM}$ et $\overrightarrow{FH}$ sont identiques.
❑ **B.** La norme du vecteur $\vec{u} = 2\overrightarrow{AM} - \overrightarrow{CE}$ vaut $2a$.
❑ **C.** Les vecteurs $\overrightarrow{HG}$ et $\overrightarrow{BF}$ ont le même sens et la même direction.
❑ **D.** La norme du vecteur $\overrightarrow{AE}$ vaut $2\sqrt{2}a$.
❑ **E.** Le produit scalaire $\overrightarrow{AM}$ par $\overrightarrow{AG}$ est égal à $2a^2$.

17 Dans un repère orthonormé, on admet que A $(1,2)$, B $(-2,1)$ et C $(3,4)$.
La norme du vecteur $\vec{u} = 2\overrightarrow{AB} - \overrightarrow{AC}$ vaut :

❑ **A.** $\sqrt{5}$ ❑ **B.** $2\sqrt{3}$
❑ **C.** $4\sqrt{5}$ ❑ **D.** $2\sqrt{5}$

18 On considère la fonction f définie par $f(x) = \dfrac{3\cos^2 x - 2}{\cos^2 x}$ sur son domaine de définition.
La primitive F de la fonction f sur $I = \left]\dfrac{-\pi}{2}, \dfrac{\pi}{2}\right[$ est :

❑ **A.** $2\,\mathrm{tg}\,x + C$ (C étant une constante réelle arbitraire)
❑ **B.** $3 + 2\,\mathrm{tg}\,x + C$
❑ **C.** $\dfrac{3x \times \cos x - 2\sin x}{\sin x} + C$
❑ **D.** $\dfrac{3x \times \cos x - 2\sin x}{\cos x} + C$

19 On considère la fonction f définie par $f(x) = \frac{1}{\cos^2 x} - \frac{1}{\sin^2 x}$ sur son domaine de définition.
Déterminez la primitive F de la fonction f sur $\mathrm{I} = \left]0, \frac{\pi}{2}\right[$ qui prend la valeur 3 en $\frac{\pi}{4}$.

- ❑ **A.** $F(x) = 2\ \mathrm{tg}\,x + 2$
- ❑ **B.** $F(x) = \mathrm{tg}\,x + \mathrm{cotg}\,x + 1$
- ❑ **C.** $F(x) = 2\ \mathrm{tg}\,x + 1$
- ❑ **D.** $F(x) = \mathrm{cotg}\,x + 2$

20 On considère la fonction f définie par $f(x) = \cos x - x \sin x$ sur l'ensemble des réels.
Déterminez la primitive F de la fonction f sur $\mathbb{R}$ qui prend la valeur 1 en 0.

- ❑ **A.** $F(x) = \sin x + \frac{x^2 \times \sin x}{2} + 1$
- ❑ **B.** $F(x) = \mathrm{tg}\,x + 1$
- ❑ **C.** $F(x) = \cos x + 2$
- ❑ **D.** $F(x) = x \cos x + 1$

21 Que vaut l'intégrale suivante ?
$\int_0^{\frac{\pi}{2}} \cos x \times \sin^a x\, dx$, a étant un entier naturel non nul.

- ❑ **A.** $1 + a$
- ❑ **B.** $\frac{1}{1+a}$
- ❑ **C.** $a + 2$
- ❑ **D.** $\frac{2}{1+a}$

22 Que vaut l'intégrale suivante ?

$$\int_0^{\frac{\pi}{8}} \mathrm{tg}^2\, 2x\, dx$$

Piste : calculer la dérivée de $\mathrm{tg}\, 2x$.

- ❑ **A.** $\frac{4-\pi}{8}$
- ❑ **B.** $\frac{1}{2} + \frac{\pi}{8}$
- ❑ **C.** $\frac{1}{2} - \frac{\pi}{16}$
- ❑ **D.** $\frac{4-\pi}{2}$

23 Que vaut l'intégrale suivante ?

$$\int_0^1 \sqrt{1-x^2}\, dx$$

Piste : remplacer x par $\sin t$.

- ❑ **A.** $\frac{\pi}{8}$
- ❑ **B.** $\frac{1}{2}$
- ❑ **C.** $\frac{\pi}{4}$
- ❑ **D.** $\frac{\pi}{2}$

24 Que vaut l'intégrale suivante ?

$$\int_0^{\frac{\pi}{2}} x \sin x\, dx$$

Piste : intégration par parties.

- ❑ **A.** $\frac{\pi}{2} + 1$
- ❑ **B.** 1
- ❑ **C.** $-\frac{\pi}{2} + 1$
- ❑ **D.** 2

25 Que vaut l'intégrale suivante ?

$$\int_1^{\mathrm{e}} \ln^2 x\, dx$$

Piste : intégration par parties.

- ❑ **A.** $1 + \mathrm{e}$
- ❑ **B.** $\mathrm{e} - 1$
- ❑ **C.** $\mathrm{e} + 2$
- ❑ **D.** $\mathrm{e} - 2$

26 Que vaut l'intégrale suivante ?

$$\int_{\mathrm{e}}^{\mathrm{e}^3} \frac{1/x}{\ln x}\, dx$$

Piste : $\int \frac{U'}{U} dx = \ln|U| + C$

- ❑ **A.** 1
- ❑ **B.** $\ln 3$
- ❑ **C.** $\mathrm{e}^3 - 1$
- ❑ **D.** 2

27 Que vaut l'intégrale suivante ?

$$\int \frac{1/x}{1 + \ln x}\, dx$$

Piste : voir question 26.

- ❑ **A.** $\ln|\ln x| + C$ (C étant une constante réelle arbitraire)
- ❑ **B.** $\ln|\ln x| - 1/x^2 + C$
- ❑ **C.** $\ln|1 + \ln x| + C$
- ❑ **D.** $x + \ln|\ln x| + C$

28 Soit f la fonction définie sur $\mathbb{R}$ par $f(x) = x^4 \times \mathrm{e}^{-\omega x^2}$, avec ω un nombre réel non nul.
L'expression correcte définissant la dérivée f' de f est :

- ❑ **A.** $f'(x) = 2x^3 \times \mathrm{e}^{-\omega x^2} \times (2 - \omega x^2)$
- ❑ **B.** $f'(x) = 4x^3 \times \mathrm{e}^{-\omega x^2} - 2x^4\omega \times \mathrm{e}^{-\omega x^2}$
- ❑ **C.** $f'(x) = 2x^3 \times \mathrm{e}^{-\omega x^2} \times (2 - \omega x)$
- ❑ **D.** $f'(x) = 4x^3 \times \mathrm{e}^{-\omega x^2} - x^4\omega \times \mathrm{e}^{-\omega x^2}$

29 On considère la fonction f définie par $f(x) = \ln\left|\operatorname{tg}\frac{x}{2}\right|$.

Le domaine de définition de f est :

- ❑ **A.** $D_f = \mathbb{R}_0$
- ❑ **B.** $D_f = \mathbb{R} \setminus \left\{k\frac{\pi}{2} ; k \in \mathbb{Z}\right\}$
- ❑ **C.** $D_f = \mathbb{R} \setminus \{k\pi ; k \in \mathbb{Z}\}$
- ❑ **D.** $D_f = \mathbb{R}_0^+$

30 On considère la fonction f définie par $f(x) = \ln(1 + \cos x)$.

Le domaine de définition de f est :

- ❑ **A.** $D_f = \mathbb{R} \setminus \{2k\pi ; k \in \mathbb{Z}\}$
- ❑ **B.** $D_f = \mathbb{R} \setminus \left\{k\frac{\pi}{2} ; k \in \mathbb{Z}\right\}$
- ❑ **C.** $D_f = \mathbb{R}_0^+$
- ❑ **D.** $D_f = \mathbb{R} \setminus \{\pi + 2k\pi ; k \in \mathbb{Z}\}$

31 On considère la fonction f définie par $f(x) = \frac{x}{2} - \sqrt{9 - x^2}$.

Le domaine de définition de f est :

- ❑ **A.** $D_f = [-3{,}3]$
- ❑ **B.** $D_f = \mathbb{R} \setminus \{-3 ; 3\}$
- ❑ **C.** $D_f = \mathbb{R} \setminus [-3{,}3]$
- ❑ **D.** $D_f = \mathbb{R}$

32 Parmi les propositions suivantes, une seule représente la bonne expression de $\log \sqrt[3]{\sqrt[3]{a^2 b^6}}$ (a et b étant deux nombres réels strictement positifs). Laquelle ?

- ❑ **A.** $\frac{2}{9}(\log a + \log b)$
- ❑ **B.** $\frac{1}{9}(\log a + 3\log b)$
- ❑ **C.** $\frac{2}{9}\log a + \frac{2}{3}\log b$
- ❑ **D.** $\frac{2}{3}(\log a + \log b)$

33 Dans un plan muni d'un repère orthonormé, on considère les points A et B respectivement de coordonnées $(-3{,}2)$ et $(-4{,}4)$.
L'équation de la droite médiatrice du segment $[\mathrm{AB}]$ est :

- ❑ **A.** $y = -2x - 4$
- ❑ **B.** $y = \frac{1}{2}x - 4$
- ❑ **C.** $y = \frac{1}{2}x - 1$
- ❑ **D.** $y = \frac{1}{2}x + \frac{19}{4}$

34 Dans un plan muni d'un repère orthonormé, on considère la courbe représentative de la fonction f définie sur $\mathbb{R}$ par $f(x) = e^{2x} - 3e^x + 2$.
La courbe représentative de la fonction f coupe l'axe des abscisses en :

- ❑ **A.** $x = 1$ et $x = \log_e 2$.
- ❑ **B.** $x = 0$ et $x = \ln 2$.
- ❑ **C.** $x = 0$ et $x = -\ln 2$.
- ❑ **D.** $x = 1$ et $x = \log_{10} 2$.

35 Dans un plan muni d'un repère orthonormé, on considère la courbe représentative de la fonction f définie sur $\mathbb{R}$ par $f(x) = e^{2x} - 3e^x + 2$.

L'équation de la droite tangente à la courbe représentative de la fonction f au point d'abscisse $x_0 = 0$ est :

- ❑ **A.** $y = -x$
- ❑ **B.** $y = x$
- ❑ **C.** $y = x - 1$
- ❑ **D.** $y = -x + 1$

36 On considère la fonction composée $f \circ g$ définie sur $\mathbb{R}$ par $(f \circ g)(x) = x^2 + 5x - 2$.
Sachant que $f(x - 2) = x - 3$, que vaut l'image de -2 par la fonction g ?

- ❑ **A.** $g(-2) = -3$
- ❑ **B.** $g(-2) = -1$
- ❑ **C.** $g(-2) = -7$
- ❑ **D.** $g(-2) = -5$

37 Soit la fonction polynomiale $f : x \mapsto f(x)$ de degré 4 définie sur $\mathbb{R}$ et $\mathscr{C}_f$ sa courbe représentative dans un repère orthonormé.
Sachant que la courbe $\mathscr{C}_f$ admet deux racines doubles 1 et 3, que vaut le nombre dérivé de f en 2 ?

- ❑ **A.** -1
- ❑ **B.** 0
- ❑ **C.** 1
- ❑ **D.** Le manque de données rend impossible le calcul de $f'(2)$.

38 Dans un plan muni d'un repère orthonormé, on considère les fonctions f, g et h définies respectivement par $f(x) = \frac{1}{2}x - 2$, $g(x) = \frac{3}{2}x + 4$ et $h(x) = ax + b$ (a et b étant des nombres réels non nuls).
Sachant que l'ordonnée à l'origine de la courbe $\mathscr{C}_h$ représentative de la fonction h est $y = 7$ et que les trois courbes $\mathscr{C}_f$, $\mathscr{C}_g$ et $\mathscr{C}_h$ se coupent en un seul point, que valent les paramètres a et b de l'équation correspondant à la courbe $\mathscr{C}_h$?

Maths
Tests

La fonction h est définie par :

- ❑ **A.** $h(x) = -\frac{1}{2}x + 7$
- ❑ **B.** $h(x) = 2x + 7$
- ❑ **C.** $h(x) = 3x - 7$
- ❑ **D.** $h(x) = -3x + 7$

39 On considère une fonction parabolique f définie sur $\mathbb{R}$ par $f(x) = (\sqrt{2} + \sqrt{3})(x - \sqrt{5})^2 + 4$.
On admet que $\mathscr{C}_f$ est la courbe représentative de f dans un repère orthonormé.
Voici deux affirmations :
I. 4 est le minimum de l'ensemble des images de f.
II. La courbe $\mathscr{C}_f$ est symétrique par rapport à la droite d'équation $x = \sqrt{5}$.
Indiquez la bonne réponse :

- ❑ **A.** Les deux affirmations sont correctes.
- ❑ **B.** Les deux affirmations sont fausses.
- ❑ **C.** L'affirmation **I** est vraie et l'affirmation **II** est fausse.
- ❑ **D.** L'affirmation **I** est fausse et l'affirmation **II** est correcte.

40 Que vaut l'intégrale $\int_{\ln 2}^{\ln 4} e^2\, dx$?

- ❑ **A.** 2
- ❑ **B.** 4
- ❑ **C.** 12
- ❑ **D.** $e^2 \times \ln 2$
- ❑ **E.** $e^2 \times \frac{\ln 2}{2}$

41 L'intensité de la force gravitationnelle qu'une étoile de masse M exerce sur un objet indestructible de masse m, placé sur sa surface, est proportionnelle à ces deux masses et inversement proportionnelle au carré de la distance qui sépare leurs centres de gravité. On admet que l'étoile et l'objet sont de formes sphériques et de rayons respectifs R et $r = \frac{R}{5}$.
Qu'advient-il de cette intensité de la force si l'étoile se contractait au dixième de son rayon ? On admet que M, m et r ne varient pas au cours de cette contraction.

- ❑ **A.** L'intensité de la force est multipliée par 16.
- ❑ **B.** L'intensité de la force est multipliée par 36.
- ❑ **C.** L'intensité de la force est multipliée par 100.
- ❑ **D.** L'intensité de la force ne varie pas.

42 Au dernier bulletin de l'année, les notes sur vingt obtenues par un élève en biologie sont :

10,5	8,75	4,1	12,4	9,25	15

À la suite de son excellent exposé réalisé en classe, le professeur décide d'augmenter de 15 % tous ses points. Quelle est sa nouvelle moyenne sur vingt ?
Attention : La résolution de cet exercice ne doit pas vous prendre plus que deux minutes.

- ❑ **A.** 11
- ❑ **B.** 11,5
- ❑ **C.** 12
- ❑ **D.** 12,5

Corrections

Testez-vous pour le jour J

1 **Réponse B.**

A. Vrai, car $\sin\left(2 \times 20°\right) = \sin\left(2 \times 70°\right)$. Les angles $40°$ et $140°$ sont supplémentaires, leurs sinus sont les mêmes.

B. Faux, car la portée est la même. Les angles $80°$ et $100°$ sont supplémentaires.

C. Vrai : voir les explications en A.

D. Vrai. La portée est maximale si $\sin 2\theta = 1$, ce qui signifie que $\theta = 45°$.

2 **Réponse D.**

D. Vrai.

L'intensité de la force électrique qu'une charge positive q exerce sur une autre charge positive q' est proportionnelle à ces deux charges et inversement proportionnelle au carré de la distance qui les sépare. Ainsi,

$$F = k\frac{q \times q'}{r^2}$$

Si on triple à la fois les deux charges et la distance qui les sépare, on obtient :

$$F' = k\frac{3q \times 3q'}{(3r)^2} = k\frac{q \times q'}{r^2}$$

On en déduit donc que $F = F'$ (Réponse D).

3 **Réponse A.**

Ce médicament contient 50 % (en masse) du principe actif qui est généralement responsable des effets dans l'organisme et 50 % (en masse) des excipients qui sont normalement inactifs.

Par jour, la dose prise est égale à 0,250 g du principe actif. Pour les 8 jours, la dose prise est de 2 g.

Sachant que dans un comprimé on trouve 0,125 g de substance active, le patient doit alors prendre 2 comprimés par jour, ce qui équivaut à 16 comprimés :

$$16 \text{ comprimés} \times \frac{0{,}250 \text{ g du médicament}}{\text{comprimé}} \times \frac{50 \text{ g du principe actif}}{100 \text{ g du médicament}} = 2 \text{ g du principe actif}$$

4 **Réponse B.**

Une solution dosée à 20 % (masse/volume) contient 20 g du principe actif pour 100 mL de solution.

Donc, pour 150 mL (100 mL + 50 mL) de solution, la masse du principe actif vaut 30 g (20 g + 10 g).

5 **Réponse D.**

Pour résoudre une équation comportant des exponentielles de base a, il faut se diriger vers une égalité de type $a^x = a^y$.

Avec $a = 8$, on a :

$$8^2 \times 8^{2x+1} \times 2^5 = 2^{14} \Leftrightarrow 8^{2x+3} \times 2^5 = 2^{14}$$

Or, on sait que : $2^{14} = \left(2^3\right)^{\frac{14}{3}} = \left(8\right)^{\frac{14}{3}}$ et $2^5 = \left(2^3\right)^{\frac{5}{3}} = \left(8\right)^{\frac{5}{3}}$

D'où, $8^{2x+3+\frac{5}{3}} = 8^{\frac{14}{3}} \Leftrightarrow 2x + \frac{14}{3} = \frac{14}{3}$, et on obtient : $x = 0$ (Réponse D).

Avec $a = 2$, on a :

$$8^2 \times 8^{2x+1} \times 2^5 = 2^{14} \Leftrightarrow 2^{6+6x+3+5} = 2^{14}$$

D'où, $6 + 6x + 3 + 5 = 14$, soit $x = 0$.

6 **Réponse B.**

$3 \times 9^{13-a} = 3 \times (3^2)^{13-a} = 3^{26-2a+1} = 3^{27-2a}$

7 **Réponses A et C.**

f' s'annule au point $x = 2$ et passe du signe négatif au signe positif.

$$f'\left(x\right) = 2x - 4 = 0 \Leftrightarrow x = 2.$$

	$-\infty$	2	$+\infty$
$f'\left(x\right)$	$-$	0	$+$
$f\left(x\right)$	↘	$f\left(2\right)$	↗
		Avec $f\left(2\right) = -1$	

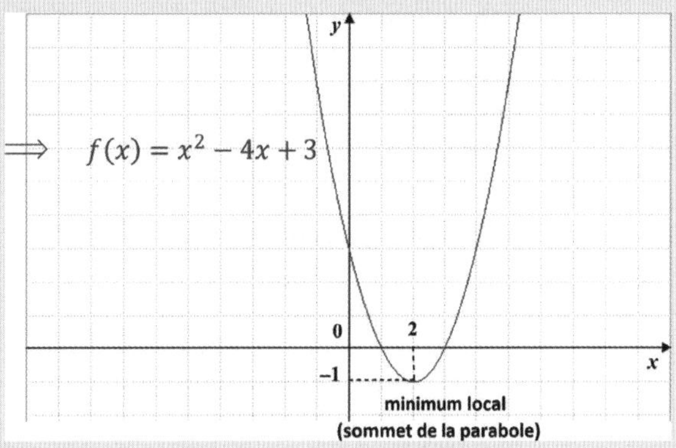

D'après le tableau de variation de f, on constate que la fonction est décroissante sur l'intervalle $]-\infty,2[$ (car la fonction dérivée f' est strictement négative avant l'extremum) et elle est croissante sur $]2,+\infty[$ (c'est-à-dire après l'extremum).
Au point $(2,f(2))$, la courbe cesse de décroître et commence à croître. Ce point qui est le minimum local de la fonction f est également appelé le sommet de la parabole. Les affirmations A et C sont vraies.
Rappel :
Soit $f(x) = x^2 - 4x + 3$

Avec $a = 1, b = -4, c = 3 \Rightarrow \Delta = b^2 - 4ac$

Le sommet de la parabole est un point de la courbe dont les coordonnées sont : $\left(-\dfrac{b}{2a}, -\dfrac{\Delta}{4a}\right)$.

Si on remplace a, b et Δ par leurs valeurs, on obtient :

$$(-\frac{-4}{2}, -\frac{4}{4}), \text{ soit } (2,-1),$$

ce qui correspond exactement au point $(2, f(2))$.

8 Réponse A.

A. Vrai, B. Faux et **C. Faux.**
Vu que la courbe représentative de f coupe l'axe des ordonnées au point $y = -1/2$, alors $p = -1/2$.
La courbe représentative de f passe par le point $(1,-5/2)$, alors $-5/2 = m + n - 1/2$, soit $m + n = -2$.
L'axe de symétrie a pour équation $x = -\dfrac{n}{2m} = -\dfrac{1}{2}$.
D'où, $m = n$.
On obtient : $m = n = -1$.
La courbe représentative de g passe par le point $\left(\dfrac{1}{2},-1\right)$, alors $-1 = a \times \left(\dfrac{1}{2}\right) - 1/2$. On en déduit que $a = -1$.
On en conclut que $f(x) = -x^2 - x - \dfrac{1}{2}$ et $g(x) = -x - \dfrac{1}{2}$.

Cherchons le point d'intersection de deux courbes représentatives des fonctions f et g :

$$f(x) = g(x) \Leftrightarrow -x^2 - x - 1/2 = -x - \frac{1}{2}$$

On obtient : $-x^2 = 0$, soit $x = 0$ et $y = -1/2$. Les deux courbes se coupent en un seul point de coordonnées $(0,-1/2)$.

D. Faux, car $m = -1$ est strictement négatif. Il s'agit donc d'un maximum, et non d'un minimum.

E. Faux.
L'équation de la droite tangente de f au point d'abscisse $x_0 = 0$ est : $y = (x-0) \times f'(0) + f(0)$.

Or $f'(x) = -2x - 1$, soit $f'(0) = -1$. Et, $f(0) = -1/2$.

On en déduit donc que $y = (x-0) \times -1 - 1/2 = g(x)$. La courbe de g représente bel et bien la droite tangente à la courbe f au point d'abscisse $x_0 = 0$.

Le graphique ci-dessous illustre les courbes représentatives de ces deux fonctions :

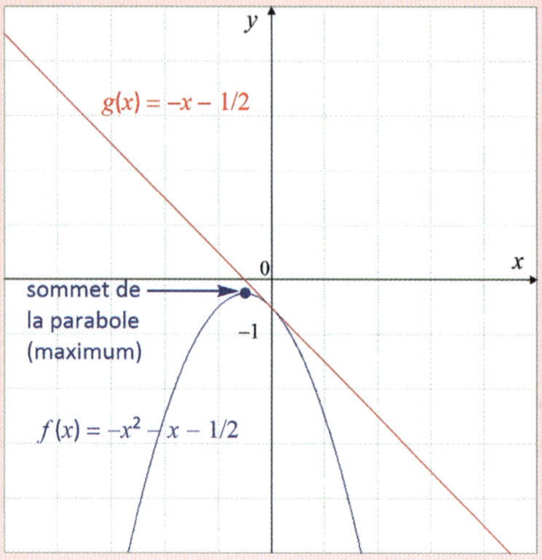

9 Réponse B.

Pour le cas 1, f est une fonction du second degré définie par $f(x) = ax^2 + bx + c$.
D'après le graphique, on détermine facilement a, b et c :

- Intersection avec l'axe des ordonnées en $(0,c)$, d'où $c = -1$.
- Orientation de la parabole vers le bas, alors $a < 0$.
- Axe de symétrie en $x = -b/2a$, d'où $-b/2a = -1/2$ (l'abscisse du sommet), soit $b = a$.
- $(1,-3)$ est un point de la courbe de f, d'où $-3 = a + b - 1$. Comme $a = b$, on obtient donc : $a = b = -1$.

On en conclut que $f(x) = -x^2 - x - 1$ et $f'(x) = -2x - 1$.
La droite en rouge représente bel et bien la fonction f' définie par $f'(x) = -2x - 1$.

Pour le cas 2, f est une fonction du second degré définie par $f(x) = ax^2 + bx + c$.
D'après le graphique, on constate clairement que $a = 1$ et $b = 0$ et $c = 0$: $f(x) = x^2$.
On en déduit donc que $f'(x) = 2x$. La courbe en rouge représentative de f' doit passer par l'origine $(0,0)$, ce qui n'est pas le cas sur le graphique. La proposition B est donc incorrecte.

On peut aussi déterminer l'équation de la droite $y = ax + b$ à partir du graphique.
On sait que $(0,-1)$ et $(1,1)$ représentent les coordonnées de deux points de la droite.

D'où, $a = \dfrac{1-(-1)}{1-0} = 2$

Pour calculer b, il suffit de placer les coordonnées d'un des points de cette droite dans l'équation $y = 2x + b$. Pour le point $(0,-1)$, on a : $-1 = 2 \times 0 + b$. D'où, $b = -1$.

On en déduit donc que $f'(x) = 2x - 1$ est différente de $f'(x) = 2x$ attendue.

Remarque importante :

Le nombre dérivé au point d'abscisse 0 (sommet de la parabole/extremum local) doit être nul, or ce n'est pas le cas sur le graphique.

Pour le cas 3, les deux courbes sont correctes car $f(x) = 3x + 1$ et $f'(x) = 3$.

10 **Réponse A.**

Seule la courbe 1 représente l'ensemble des caractéristiques :

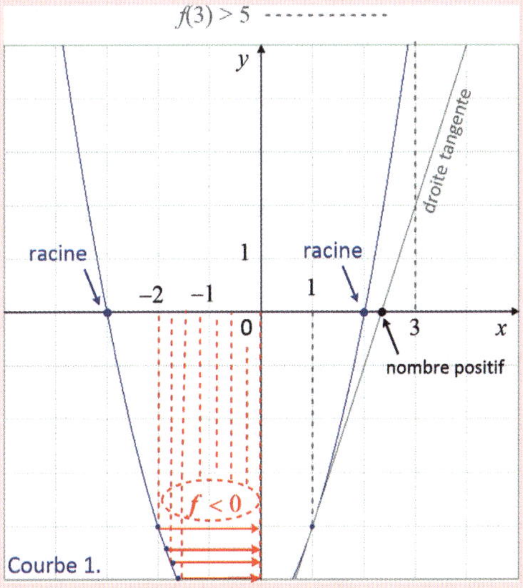

La courbe 2 n'est pas correcte car les deux dernières conditions ne sont pas respectées :

- la droite tangente à la courbe représentative de la fonction f au point $x = 1$ coupe l'axe des abscisses **en un point négatif**.
- la fonction f est strictement **positive** sur l'intervalle $I = [-2{,}0[$.

La courbe 3 n'est pas correcte car trois des quatre conditions ne sont pas respectées à savoir :

- $f(3) < 0$.
- la droite tangente à la courbe représentative de la fonction f au point $x = 1$ coupe l'axe des ordonnées **en un point positif**.
- la fonction f est strictement **positive** sur $I = [-2{,}0[$.

11 **Réponse D.**

Soit $f'(x) = \dfrac{a \times \cos ax}{1-a}$.

Or $f'(0) = 5$, $f'(0) = \dfrac{a \times \cos(0 \times a)}{1-a} = 5$.

On obtient : $a = 5 - 5a$, soit $a = 5/6$ (Réponse D).

12 **Réponse C.**

Rappel :

- Si $\lim\limits_{x \to \infty} f(x) = b$ où b est un nombre réel, alors la droite d'équation $y = b$ est une asymptote horizontale (AH) à la courbe représentative de la fonction f en l'infini.
- Si $\lim\limits_{x \to a} f(x) = \infty$, alors la droite d'équation $x = a$ est une asymptote verticale (AV) à la courbe représentative de la fonction f en a (il se peut que l'AV à la courbe de f soit seulement à droite ou à gauche de $x = a$)

Pour l'asymptote verticale :

$$\text{Soit } \lim_{x \to 3} \frac{x+3}{x^2-9} = \lim_{x \to 3} \frac{(x+3)}{(x+3)\times(x-3)} = \lim_{x \to 3} \frac{1}{(x-3)} = \frac{1}{0} = \text{FI}.$$

Étudions la limite à gauche et à droite en 3 :

- $\lim\limits_{x \to 3^-} \dfrac{1}{(x-3)} = \dfrac{1}{0^-} = -\infty$
- $\lim\limits_{x \to 3^+} \dfrac{1}{(x-3)} = \dfrac{1}{0^+} = +\infty$

On en déduit donc que la droite d'équation $x = 3$ est une asymptote verticale à la courbe représentative de f en 3.

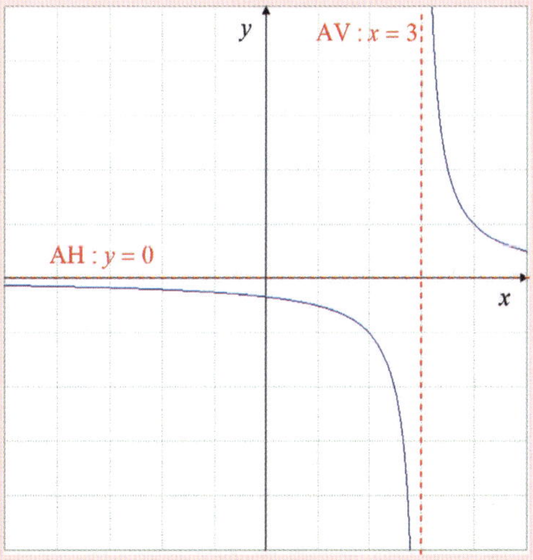

Pour l'asymptote horizontale, peu importe le nombre réel m, la courbe f dans son domaine de définition présente toujours une asymptote horizontale d'équation $y = 0$:

$$\lim_{x\to\mp\infty} \frac{x+3}{x^2-m} = \lim_{x\to\mp\infty} \frac{1}{x} = \frac{1}{\mp\infty} = 0$$

13 Réponse C.

$$f'(x) = 0 + \frac{\left(\frac{1+x}{1-x}\right)'}{2\times\sqrt{\frac{1+x}{1-x}}}$$

$$= \frac{\frac{1\times(1-x)-(-1)\times(1+x)}{(1-x)^2}}{2\times\sqrt{\frac{1+x}{1-x}}}$$

$$= \frac{\frac{2}{(1-x)^2}}{2\times\sqrt{\frac{1+x}{1-x}}} = \frac{1}{(1-x)^2\times\sqrt{\frac{1+x}{1-x}}}$$

$\forall x\in\left]-1{,}1\right[$, si on multiple le numérateur et le dénominateur par $\sqrt{\frac{1+x}{1-x}}$, on obtient :

$$\frac{1}{(1-x)^2\times\sqrt{\frac{1+x}{1-x}}} = \frac{1\times\sqrt{\frac{1+x}{1-x}}}{(1-x)^2\times\sqrt{\frac{1+x}{1-x}}\times\sqrt{\frac{1+x}{1-x}}}$$

$$= \frac{\sqrt{\frac{1+x}{1-x}}}{(1-x)^2\times\frac{1+x}{1-x}}$$

$$= \frac{\sqrt{\frac{1+x}{1-x}}}{(1-x)\times(1+x)}$$

On en déduit donc que $f'(x) = \frac{1}{(1-x^2)}\times\sqrt{\frac{1+x}{1-x}}$ (Réponse C).

14 Réponse B.

$$\lim_{x\to 3}\frac{\sqrt{x+6}-3}{\sqrt{x}-\sqrt{3}} = \frac{0}{0} = \text{FI}$$

Pour lever l'indétermination, il faut multiplier le numérateur et le dénominateur par les binômes conjugués. Pour tout $x\in\left]0,+\infty\right[\setminus\{3\}$:

$$\frac{\sqrt{x+6}-3}{\sqrt{x}-\sqrt{3}} = \frac{(\sqrt{x+6}-3)}{(\sqrt{x}-\sqrt{3})}\times\frac{(\sqrt{x+6}+3)\times(\sqrt{x}+\sqrt{3})}{(\sqrt{x}+\sqrt{3})\times(\sqrt{x+6}+3)}$$

$$= \frac{(x+6-9)\times(\sqrt{x}+\sqrt{3})}{(x-3)\times(\sqrt{x+6}+3)} = \frac{(\sqrt{x}+\sqrt{3})}{(\sqrt{x+6}+3)}$$

On en déduit donc que

$$\lim_{x\to 3}\frac{\sqrt{x+6}-3}{\sqrt{x}-\sqrt{3}} = \lim_{x\to 3}\frac{\sqrt{x}+\sqrt{3}}{\sqrt{x+6}+3} = \frac{2\sqrt{3}}{6} = \frac{\sqrt{3}}{3}$$

(Réponse B).

15 Réponse C.

A. Faux, car $9-4\sqrt{5} > 0$. En effet,

$$9-4\sqrt{5} = 4-4\sqrt{5}+5$$
$$= 2^2 - 2\times 2\times\sqrt{5}+\left(\sqrt{5}\right)^2$$
$$= \left(2-\sqrt{5}\right)^2 = \left(\sqrt{5}-2\right)^2 > 0.$$

B. Faux, car $e^{\ln\frac{1}{\sqrt{2}}} > 0$. En effet, $e^{\ln\frac{1}{\sqrt{2}}} = \frac{1}{\sqrt{2}} > 0$ (La fonction logarithme népérien et la fonction exponentielle sont des fonctions réciproques l'une de l'autre).

C. Vrai, car $\log_2\frac{3}{4} = \frac{\ln\frac{3}{4}}{\ln 2} < 0$ ($\ln\frac{3}{4} < 0$ (car $\frac{3}{4} < 1$) et $\ln 2 > 0$).

D. Faux, car $10^{-8} = 0{,}00000001 > 0$.

16 Réponse A.

A. Faux, car les deux vecteurs ont la même norme ($=\sqrt{2}a$) et la même direction mais ils n'ont pas le même sens. Pour rappel : deux vecteurs non nuls sont identiques si et seulement s'ils présentent le même sens, la même direction et la même norme.

B. Vrai, car $\vec{u} = 2\overrightarrow{AM}-\overrightarrow{CE} = \overrightarrow{AE}+\overrightarrow{EC} = \overrightarrow{AC}$ et $\|\overrightarrow{AC}\| = 2a$.

C. Vrai. Les vecteurs $\overrightarrow{HG}$ et $\overrightarrow{BF}$ ont le même sens et la même direction mais ils n'ont pas la même norme : $\|\overrightarrow{HG}\| = a$ et $\|\overrightarrow{BF}\| = 2a$.

D. Vrai, car $\|\overrightarrow{AE}\|^2 = (2a)^2+(2a)^2 = 8a^2$, soit $\|\overrightarrow{AE}\| = \sqrt{8a^2} = 2\sqrt{2}\times a$ ($= 2\times\|\overrightarrow{AM}\|$).

E. Vrai, car $\overrightarrow{AM}.\overrightarrow{AG} = \|\overrightarrow{AM}\|\times\|\overrightarrow{AG}\|\times\cos\frac{\pi}{4}$

$$= \sqrt{2}\times a\times 2\times a\times\frac{\sqrt{2}}{2}$$
$$= 2\times a^2.$$

17 Réponse C.

Le vecteur $\overrightarrow{AB}$ a pour composantes $(-3,-1)$.

$\overrightarrow{CA}$ a pour composantes $(-2,-2)$.

$\vec{u} = 2\overrightarrow{AB}-\overrightarrow{AC} = 2\overrightarrow{AB}+\overrightarrow{CA}$ a pour composantes $(-6,-2)+(-2,-2)=(-8,-4)$.

On en déduit donc que

$$\|\vec{u}\| = \sqrt{(-8)^2+(-4)^2} = \sqrt{80} = 4\sqrt{5}$$

(Réponse C).

18 Réponse D.

Nous décomposons $f(x)$ en somme :

$$f(x) = \frac{3\cos^2 x - 2}{\cos^2 x} = \frac{3\cos^2 x}{\cos^2 x} - \frac{2}{\cos^2 x}$$
$$= 3 - \frac{2}{\cos^2 x}$$

La primitive F de f sur I est définie par $F(x) = 3x - 2\,\mathrm{tg}\, x + C$, soit $\frac{3x\cos x - 2\sin x}{\cos x} + C$ (C étant une constante réelle arbitraire).

Pour confirmer cela, il suffit de vérifier que $F'(x) = f(x)$ pour tout $x \in \mathrm{I}$.

19 Réponse B.

Pour rappel : $(\mathrm{tg}\, x)' = \left(\frac{\sin x}{\cos x}\right)' = \frac{1}{\cos^2 x}$ et $(\mathrm{cotg}\, x)' = \left(\frac{\cos x}{\sin x}\right)' = -\frac{1}{\sin^2 x}$

Donc, $F(x) = \mathrm{tg}\, x + \mathrm{cotg}\, x + C$

(car $F'(x) = f(x)$)

Comme $F\left(\frac{\pi}{4}\right) = \mathrm{tg}\frac{\pi}{4} + \mathrm{cotg}\frac{\pi}{4} + C = 3$, alors $C = 1$ (Réponse B).

20 Réponse D.

Il suffit de constater que $\cos x - x\sin x$ est la dérivée du produit x par $\cos x$: $(x \times \cos x)' = \cos x - x\sin x$.

Donc, $F(x) = x \times \cos x + C$ $(F'(x) = f(x))$

Comme $F(0) = 0 \times \cos 0 + C = 1$, alors $C = 1$ (Réponse D).

21 Réponse B.

$$\int_0^{\frac{\pi}{2}} \cos x \times \sin^a x\, dx = \int_0^{\frac{\pi}{2}} (\sin x)' \times (\sin x)^a\, dx$$
$$= \left[\frac{(\sin x)^{a+1}}{a+1}\right]_0^{\frac{\pi}{2}}$$

(car $\int U^n dU = \left[\frac{U^{n+1}}{n+1}\right]$, avec $n \in \mathbb{Z} \setminus \{-1\}$).

Donc :

$$\left[\frac{(\sin x)^{a+1}}{a+1}\right]_0^{\frac{\pi}{2}} = \frac{1}{a+1}\left((\sin\frac{\pi}{2})^{a+1} - (\sin 0)^{a+1}\right)$$
$$= \frac{1}{a+1} \text{ (Réponse B).}$$

22 Réponse A.

$$(\mathrm{tg}\, 2x)' = \left(\frac{\sin 2x}{\cos 2x}\right)' = \frac{2\cos 2x \times \cos 2x + 2\sin 2x \times \sin 2x}{(\cos 2x)^2}$$
$$= \frac{2\cos^2 x + 2\sin^2 2x}{\cos^2 2x} = 2\left(1 + \mathrm{tg}^2\, 2x\right)$$

On peut écrire

$$\int_0^{\frac{\pi}{8}} \mathrm{tg}^2\, 2x\, dx = \frac{1}{2}\int_0^{\frac{\pi}{8}} 2 \times (1 + \mathrm{tg}^2\, 2x - 1)\, dx$$
$$= \frac{1}{2}\int_0^{\frac{\pi}{8}} 2 \times (1 + \mathrm{tg}^2\, 2x) dx - \int_0^{\frac{\pi}{8}} dx$$
$$= \frac{1}{2}[\mathrm{tg}\, 2x]_0^{\frac{\pi}{8}} - [x]_0^{\frac{\pi}{8}} = \left[\frac{1}{2}\mathrm{tg}\, 2x - x\right]_0^{\frac{\pi}{8}}$$
$$= \frac{1}{2}\mathrm{tg}\left(2 \times \frac{\pi}{8}\right) - \frac{\pi}{8} = \frac{1}{2}\mathrm{tg}\left(\frac{\pi}{4}\right) - \frac{\pi}{8}$$
$$= \frac{1}{2} \times 1 - \frac{\pi}{8} = \frac{4-\pi}{8} \text{ (Réponse A).}$$

23 Réponse C.

On pose $x = \sin t \Rightarrow dx = \cos t\, dt$

Si $x = 0$, alors $t = \arcsin 0 = 0$

Si $x = 1$, alors $t = \arcsin 1 = \frac{\pi}{2}$

Pour $t \in \left[0, \frac{\pi}{2}\right]$, $\cos t \geq 0 \Rightarrow \sqrt{\cos^2 t} = \cos t$

$$\text{D'où, } \int_0^1 \sqrt{1-x^2}\, dx = \int_0^{\frac{\pi}{2}} \sqrt{1-\sin^2 t}\cos t\, dt.$$
$$= \int_0^{\frac{\pi}{2}} \sqrt{\cos^2 t}\cos t\, dt$$
$$= \int_0^{\frac{\pi}{2}} \cos^2 t\, dt$$

Or, on sait que : $\cos^2 t = \frac{1+\cos 2t}{2}$.

$$\text{D'où, } \int_0^{\frac{\pi}{2}} \cos^2 t\, dt = \int_0^{\frac{\pi}{2}} \frac{1+\cos 2t}{2} dt$$
$$= \frac{1}{2}\int_0^{\frac{\pi}{2}} 1 + \cos 2t\, dt$$
$$= \frac{1}{2}\left[t + \frac{\sin 2t}{2}\right]_0^{\frac{\pi}{2}}$$
$$= \frac{1}{2}\left(\frac{\pi}{2} + \frac{\sin \pi}{2} - 0\right)$$
$$= \frac{\pi}{4} \text{ (Réponse C).}$$

24 **Réponse B.**

On pose : $\begin{cases} u = x \\ v' = \sin x \end{cases}$; d'où : $\begin{cases} u' = 1 \\ v = -\cos x \end{cases}$

On a donc :

$$\int_0^{\frac{\pi}{2}} x \sin x \, dx = \left[x \times \left(-\cos x\right)\right]_0^{\frac{\pi}{2}} - \int_0^{\frac{\pi}{2}} -\cos x \, dx$$
$$= \left[x \times \left(-\cos x\right) + \sin x\right]_0^{\frac{\pi}{2}} = 1$$

(Réponse B)

25 **Réponse D.**

On pose : $\begin{cases} u = \ln x \\ v' = \ln x \end{cases}$; d'où : $\begin{cases} u' = \dfrac{1}{x} \\ v = x \ln x - x \end{cases}$

(car $\int \ln x \, dx = x \ln x - x + C$; intégration par parties)

On a donc :

$$\int_1^{e} \ln^2 x \, dx = \left[\ln x \times (x \ln x - x)\right]_1^{e} - \int_1^{e} (\ln x - 1)\, dx$$
$$= \left[\ln x \times \left(x \ln x - x\right)\right) - (x \ln x - x) + x\big]_1^{e}$$
$$= \left[\ln x \times \left(x \ln x - x\right) - x \ln x + 2x\right]_1^{e}$$

On obtient :

$$\int_1^{e} \ln^2 x \, dx = \ln e \times \left(e \ln e - e\right) - e \ln e + 2e - \left(+2\right)$$
$$= -e + 2e - 2 = e - 2$$

(Réponse D)

26 **Réponse B.**

$$\int_e^{e^3} \frac{1/x}{\ln x} dx \Leftrightarrow \int_e^{e^3} \frac{(\ln x)'}{\ln x} dx = \left[\ln\left|\ln x\right|\right]_e^{e^3}$$
$$= \ln \ln e^3 - \ln \ln e$$
$$= \ln 3 - \ln 1 = \ln 3$$

(Réponse B)

27 **Réponse C.**

$$\int \frac{1/x}{1 + \ln x} dx \Leftrightarrow \int \frac{(1 + \ln x)'}{1 + \ln x} dx = \ln\left|\ln x + 1\right| + C$$

(Réponse C)

28 **Réponse A.**

$$f'(x) = \left(x^4\right)' \times \left(e^{-\omega x^2}\right) + \left(x^4\right) \times \left(e^{-\omega x^2}\right)'$$
$$= \left(4x^3\right) \times \left(e^{-\omega x^2}\right) + \left(x^4\right) \times \left(-2\omega x \times e^{-\omega x^2}\right)$$
$$= 2x^3 \times e^{-\omega x^2} \times \left(2 - \omega x^2\right)$$

(Réponse A)

29 **Réponse C.**

Les conditions d'existence de f sont : $\begin{cases} \dfrac{x}{2} \neq \dfrac{\pi}{2} + k\pi \\ \text{et} \\ \text{tg}\,\dfrac{x}{2} \neq 0 \end{cases}$;

ce qui implique que $\begin{cases} x \neq \pi + 2k\pi \\ \text{et} \\ \dfrac{x}{2} \neq k\pi, \text{ soit } x \neq 2k\pi \end{cases}$

On en déduit donc que la fonction f existe seulement si $x \neq k\pi$: $D_f = \mathbb{R} \setminus \left\{k\pi \,; k \in \mathbb{Z}\right\}$ (Réponse C).

30 **Réponse D.**

La condition d'existence de f est : $1 + \cos x > 0$.

Or, on sait que : $\forall x \in \mathbb{R}, 1 + \cos x \geq 0$.

Et, pour assurer que $1 + \cos x \neq 0$, il faut que $x \neq \pi + 2k\pi$ ($\cos x \neq -1$!).

On en déduit donc que f existe si $x \neq \pi + 2k\pi$: $D_f = \mathbb{R} \setminus \left\{\pi + 2k\pi \,; k \in \mathbb{Z}\right\}$ (Réponse D).

31 **Réponse A.**

La condition d'existence de f est : $9 - x^2 \geq 0$.

Dressons le tableau de signe :

	$-\infty$	-3		$+3$	$+\infty$
$3 - x$	$+$		$+$	0	$-$
$3 + x$	$-$	0	$+$		$+$
$9 - x^2$	$-$	0	$+$	0	$-$

Donc, $\forall x \in \left[-3,3\right]$, $9 - x^2 \geq 0$

On en déduit donc que le domaine de définition de la fonction f est $D_f = \left[-3,3\right]$ (Réponse A).

32 **Réponse C.**

$$\log \sqrt[3]{\sqrt[3]{a^2 b^6}} = \log\left((a^2 b^6)^{\frac{1}{3}}\right)^{1/3} = \frac{1}{9} \log\left(ab^3\right)^2$$
$$= \frac{2}{9} \log\left(ab^3\right) = \frac{2}{9}(\log a + 3 \log b)$$
$$= \frac{2}{9} \log a + \frac{2}{3} \log b$$

(Réponse C)

33 **Réponse D.**

Soit $A\left(-3,2\right)$ et $B\left(-4,4\right)$, deux points de la droite (AB) d'équation $y = ax + b$.

Si a est la pente de la droite (AB), alors $a = \dfrac{4 - 2}{-4 - \left(-3\right)} = -2$

Le milieu du segment $[AB]$ a pour coordonnées $\left(-\frac{7}{2},3\right)$. On représente ce point par M.

La droite médiatrice est perpendiculaire à (AB) et passe par le point M. Dès lors, le coefficient angulaire de l'une est l'opposé de l'inverse de l'autre.
On admet que l'équation de cette médiatrice est : $y = mx + p$.
Comme m est la pente de la médiatrice, on obtient : $m = -\left(-\frac{1}{2}\right) = 1/2$ (l'opposé de l'inverse de la pente de la droite (AB) $a = -2$).
Pour calculer p, il suffit de placer dans l'équation de la droite les coordonnées du point M :

$$3 = 1/2 \times -7/2 + p$$

On obtient : $p = 3 + 7/4 = 19/4$.

On en déduit donc que l'équation de la droite médiatrice du segment $[AB]$ est : $y = \frac{1}{2}x + \frac{19}{4}$ (Réponse D).

34 Réponse B.

Les points d'intersection de la courbe représentative de f avec l'axe des abscisses sont tout simplement ses racines, les solutions de l'équation $f(x) = 0$.

$$f(x) = 0 \Leftrightarrow e^{2x} - 3e^{x} + 2 = 0$$

On pose $e^x = X$, soit $x = \ln X$, avec X est un réel strictement positif.
Si on remplace e^x par X, on obtient une équation du second degré :
$(e^x)^2 - 3(e^x) + 2 = 0 \Leftrightarrow (X)^2 - 3(X) + 2 = 0$

$\Rightarrow X_1 = \frac{3-\sqrt{1}}{2} = 1$ et $X_2 = \frac{3+\sqrt{1}}{2} = 2$. Les deux solutions sont positives. Donc, $x_1 = \ln 1 = 0$ et $x_2 = \ln 2$ (Réponse B).

35 Réponse A.

L'équation de la droite tangente à la courbe représentative de la fonction f au point d'abscisse $x_0 = 0$ est : $y = (x - 0) \times f'(0) + f(0)$.

$$f(x) = e^{2x} - 3e^{x} + 2 \Rightarrow f(0) = e^0 - 3e^0 + 2 = 1 - 3 + 2 = 0$$

$$f'(x) = 2e^{2x} - 3e^{x} \Rightarrow f'(0) = 2e^{2\times 0} - 3e^0 = 2 - 3 = -1$$

On obtient : $y = (x-0)\times(-1) + 0 = -x$ (Réponse A).

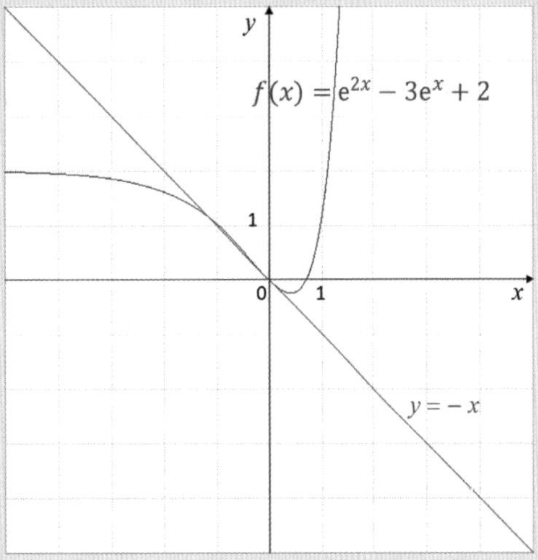

36 Réponse C.

Constatons que :

$$f(\boldsymbol{x-2}) = x - 3 = x - 2 - 1 = (\boldsymbol{x-2}) - 1.$$

D'où : $f(x) = x - 1$.
Or, on sait que :

$$(f \circ g)(x) = f[g(x)] = x^2 + 5x - 2.$$

Comme $f(x) = x - 1$, alors $f[g(x)] = g(x) - 1$.
Dès lors :

$$f[g(x)] = g(x) - 1 = x^2 + 5x - 2$$
$$\Leftrightarrow g(x) = x^2 + 5x - 1$$

On en déduit donc que $g(-2) = (-2)^2 + 5(-2) - 1 = -7$ (Réponse C).

37 Réponse B.

Si la fonction polynôme f admet deux racines doubles 1 et 3, alors on peut la définir par $f(x) = a(x-1)^2(x-3)^2$ (a étant un nombre réel non nul).
La fonction dérivée de f est définie par :

$$f'(x) = 2a(x-1)(x-3)^2 + 2a(x-1)^2(x-3)$$
$$\Leftrightarrow$$
$$f'(x) = 2a(x-1)(x-3)\times[(x-3)+(x-1)]$$
$$= 2a(x-1)(x-3)(2x-4)$$
$$= 4a(x-1)(x-3)(x-2)$$

Constatons que 2 est une des racines de la fonction dérivée f'.
On en déduit donc que $f'(2) = 0$ (Réponse B).

38 **Réponse B.**

Pour déterminer le point commun aux trois courbes, il suffit de déterminer le point commun aux courbes $\mathscr{C}_f$ et $\mathscr{C}_g$. Cela revient à résoudre le système
$$\begin{cases} f(x) = \frac{1}{2}x - 2 & \text{(I)} \\ g(x) = \frac{3}{2}x + 4 & \text{(II)} \end{cases}$$

Les coordonnées du point d'intersection A (x', y') de ces trois droites sont les mêmes dans les deux équations. D'où :
$$\frac{1}{2}x' - 2 = \frac{3}{2}x' + 4 \Leftrightarrow x' = -6$$

Calculons y' en remplaçant x' par -6 dans l'une des deux équations (I) ou (II) :
$$g(x' = -6) = f(x' = -6) = y'$$
$$= \frac{1}{2} \times (-6) - 2 = -5$$

Le couple des coordonnées de A est $(-6, -5)$.

Il en résulte que la courbe $\mathscr{C}_h$ d'équation $h(x) = ax + b$ passe par les points $(-6, -5)$ et $(0, 7)$.

D'où : $a = \frac{\Delta y}{\Delta x} = \frac{7-(-5)}{0-(-6)} = \frac{12}{6} = 2$ et $b = 7$ (ordonnée à l'origine)

On en déduit donc que $h(x) = 2x + 7$ (Réponse B).

39 **Réponse A.**

Constatons que la fonction $f : x \mapsto f(x) = (\sqrt{2} + \sqrt{3})(x - \sqrt{5})^2 + 4$ est donnée sous la forme canonique : $f(x) = a(x - \alpha)^2 + \beta$, avec $a = (\sqrt{2} + \sqrt{3})$, $\alpha = \sqrt{5}$ et $\beta = 4$.

> *Pour rappel :*
> Si $f(x)$ est donnée sous la forme canonique : $f(x) = a(x - \alpha)^2 + \beta$, alors les coordonnées du sommet de la parabole sont :
> $$\left(x_S = -\frac{b}{2a},\ y_S = -\frac{b^2 - 4ac}{4a}\right) = (\alpha, \beta)$$

Donc, le sommet de cette parabole a pour couple de coordonnées $(\alpha, \beta) = (\sqrt{5}, 4)$.

Étant donné que le signe de a est positif (car $\sqrt{2} + \sqrt{3} > 0$), la concavité de la parabole est orientée vers le haut (vers les y positifs). Le sommet est donc le point minimum de la courbe $\mathscr{C}_f$. L'ordonnée 4 est donc bien le minimum de l'ensemble des images de f.

On sait que l'axe de symétrie de la parabole $\mathscr{C}_f$ (droite verticale) passe par l'abscisse de son sommet $\sqrt{5}$. Donc, cet axe de symétrie a pour équation $x = \sqrt{5}$.

Pour le minimum de la parabole, on peut également le déterminer en cherchant la racine de la dérivée de f :

Soit : $f(x) = (\sqrt{2} + \sqrt{3})(x - \sqrt{5})^2 + 4$

La dérivée de f est définie par : $f'(x) = 2(\sqrt{2} + \sqrt{3})(x - \sqrt{5})$

Cherchons la racine de la dérivée f' : $f'(x) = 2(\sqrt{2} + \sqrt{3})(x - \sqrt{5}) = 0 \Leftrightarrow x = \sqrt{5}$.

Dressons le tableau de variation de f sur son domaine de définition :

	$-\infty$	$\sqrt{5}$	$+\infty$
$f'(x) = 2(\sqrt{2} + \sqrt{3})(x - \sqrt{5})$	$-$	0	$+$
$f(x) = (\sqrt{2} + \sqrt{3})(x - \sqrt{5})^2 + 4$	↘	4	↗

Le signe de la fonction f' nous informe que la fonction f présente un minimum local au point d'abscisse $x = \sqrt{5}$. La fonction f est décroissante avant l'extrémum et croissante après l'extrémum.

La bonne réponse est A.

40 Réponse D.

Constatons que $\int_{\ln 2}^{\ln 4} e^2\,dx = e^2 \int_{\ln 2}^{\ln 4} 1\,dx$, car e^2 est une constante réelle.

D'où :

$e^2 \int_{\ln 2}^{\ln 4} dx$	$=$	$e^2 \times [x]_{\ln 2}^{\ln 4}$
	$\int_a^b 1\,dU = [U]_a^b$	

On obtient :

$$\begin{aligned} e^2 \int_{\ln 2}^{\ln 4} dx &= e^2 \times [x]_{\ln 2}^{\ln 4} = e^2 \times (\ln 4 - \ln 2) \\ &= e^2 \times (2\ln 2 - \ln 2) \\ &= e^2 \times \ln 2 \end{aligned}$$

(Réponse D).

41 Réponse A.

Si l'intensité de la force gravitationnelle (F) qu'une étoile sphérique de masse M et de rayon R exerce sur un objet sphérique indestructible de masse m et de rayon $\frac{R}{5}$ est proportionnelle à ces deux masses et inversement proportionnelle au carré de la distance qui les sépare, alors :

$$F = k \times \frac{M \times m}{d^2}$$

Les deux masses sont en contact, donc la distance séparant leurs centres de gravité est :

$$d = R + \frac{R}{5} = \frac{6R}{5}.$$

D'où :

$$F = k \times \frac{M \times m}{\left(\frac{6R}{5}\right)^2} = \frac{25}{36} \times k \times \frac{M \times m}{R^2},$$

où k est la constante de proportionnalité.

Si l'étoile se contractait au dixième de son rayon et l'objet de masse m restait indestructible, alors la distance séparant les deux masses serait : $\frac{R}{10} + \frac{R}{5} = \frac{3R}{10}$.

Dès lors, la nouvelle intensité est :

$$F' = k \times \frac{M \times m}{\left(\frac{3R}{10}\right)^2} = \frac{100}{9} \times k \frac{M \times m}{R^2}$$

On en déduit donc que :

$$\frac{F'}{F} = \frac{100}{9} \times \frac{k \times M \times m}{R^2} \times \frac{36}{25} \times \frac{R^2}{k \times M \times m} = 16$$
$$\Leftrightarrow F' = 16F$$

(Réponse A).

42 Réponse B.

Sans le bonus, la moyenne est :

$$\begin{aligned} m &= \frac{10{,}5 + 12{,}4 + 4{,}1 + 8{,}75 + 9{,}25 + 15}{6} \\ &= \frac{60}{6} = 10 \end{aligned}$$

Si l'on multiple toutes les notes par un nombre x, alors la moyenne générale sera également multipliée par x. Avec une augmentation de 15 % à toutes les notes, la nouvelle moyenne sera dès lors augmentée de 15 % :

$$m_{\text{avec bonus}} = 10 + (10 \times 0{,}15) = 10 \times 1{,}15 = 11{,}5$$

La bonne réponse est B.

Biologie

Fiche 1

La cellule : l'unité fonctionnelle du monde vivant

1 Matière vivante et non vivante

On distingue sur Terre la **matière vivante**, qui est représentée par les êtres vivants et la **matière inerte ou matière non vivante** qu'on retrouve notamment dans l'atmosphère, la lithosphère et dans l'hydrosphère.

La matière vivante et la matière inerte sont composées d'atomes comparables mais dans des proportions variables.

La **matière inerte** est composée **uniquement de matière minérale**. Elle est constituée de **petites molécules** comme l'eau (H_2O), le dioxyde de carbone (CO_2), le dioxygène (O_2), de **minéraux des roches (silicates SiO_2)** et **de rares atomes isolés** (fer, calcium).

À la différence de la matière inerte, la **matière vivante** est composée de **matière minérale et de matière organique**.

- Les **molécules minérales** présentes chez les êtres vivants sont principalement des molécules d'eau. Ensuite, on retrouve également des macroéléments, notamment le calcium et le phosphore, constitutifs des os de notre squelette.
- Les **molécules organiques** sont de « grosses molécules » essentiellement constituées de carbone, d'oxygène, d'hydrogène et d'azote. On distingue quatre grandes familles de molécules organiques :
  - Les glucides (sucre, amidon)
  - Les protides (protéines)
  - Les lipides (graisses)
  - Les acides nucléiques (ADN).

2 Niveaux d'organisation d'un individu

Atomes (= éléments chimiques)
Exemples : C, O, H
10^{-10} m

↓

Molécules (= assemblage d'atomes)
Exemples : Glucose
10^{-9} m = 1 nm

↓

Cellules
- Procaryotes : bactérie
  10^{-6} m = 1 µm
- Eucaryotes : cellule animale (20 à 50 µm) ou végétale (60 à 100 µm)

↓

Tissus (= association de cellules)
Exemple : paroi de l'estomac humain
10^{-3} m = 1 mm

↓

Organes (= ensemble de tissus capable de remplir une (ou plusieurs) fonction(s) déterminée(s))
Exemple : estomac humain
10^{-2} à 10^{-1} m

↓

Appareils (= ensemble d'organes concourant à une même fonction biologique et physiologique)
Exemple : système digestif humain
10^{-1} à 1 m

↓

Individu (= ensemble d'appareils à fonction coordonnée)
1 à plusieurs m

3 La cellule, unité structurale et fonctionnelle

Tous les êtres vivants sont composés de cellules. Un être vivant peut être soit une cellule isolée, ou **organisme unicellulaire**, soit une association de plusieurs cellules, c'est-à-dire un **organisme pluricellulaire**. La cellule est une structure organisée délimitée par une membrane cytoplasmique, à l'intérieur de laquelle se trouve le cytoplasme qui contient le matériel génétique ou ADN.

Le monde vivant est constitué de deux principaux types de cellules : les **cellules eucaryotes** (protistes, champignons, animaux et plantes) et les **cellules procaryotes** (eubactéries et archaebactéries).

- Les **cellules eucaryotes** possèdent un noyau délimité par une membrane nucléaire et des compartiments intracellulaires dénommés « organites » dans son cytoplasme.
  - La **cellule animale** mesure 20 à 50 µm de diamètre. Elle est délimitée par une fine membrane cytoplasmique. Elle possède un noyau qui contient le matériel génétique et des organites spécialisés dans une fonction. Elle ne possède pas de paroi externe.
  - La **cellule végétale** est une grosse cellule dont la taille varie entre 60 à 100 µm de longueur. À la différence des cellules animales, elle possède une **paroi rigide pecto-cellulosique** qui recouvre la membrane cytoplasmique, une **vacuole centrale** et des **chloroplastes**, organites de photosynthèse contenant de la chlorophylle, pigment responsable de la couleur verte des plantes.

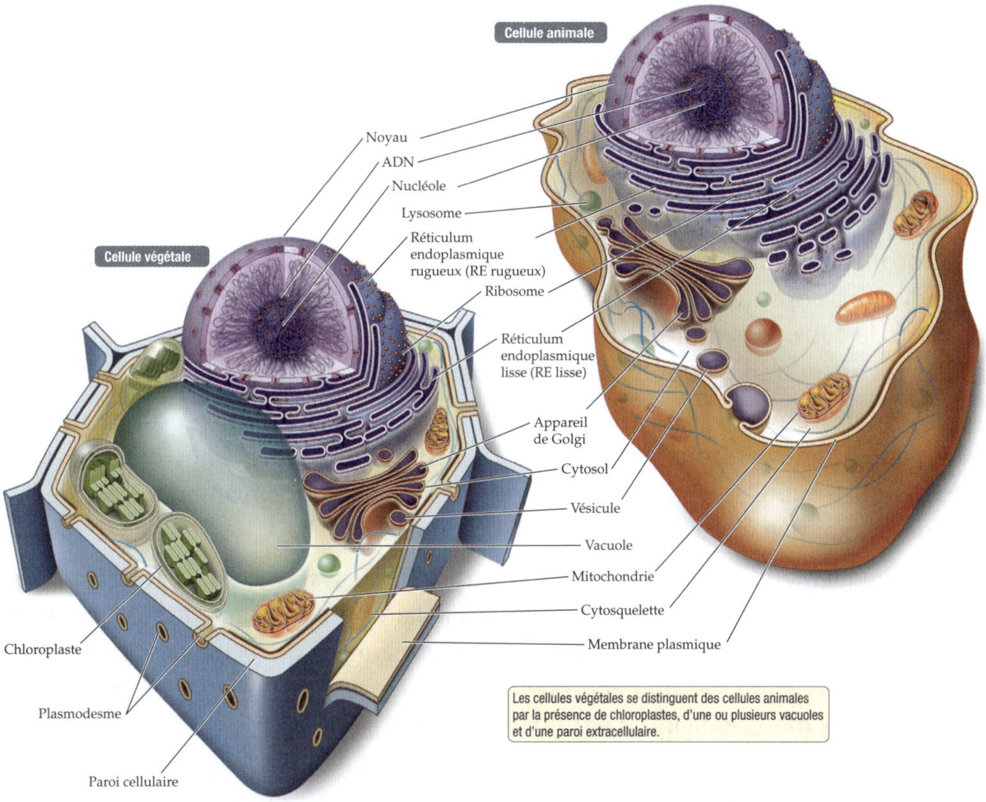

FIGURE 1 *Comparaison d'une cellule animale (à droite) et d'une cellule végétale (à gauche)*

[Cundy, A.S., Shin G., Découvrir la biologie, 2e édition, page 69 figure 3.8 (b)]

Biologie

- Les **cellules procaryotes** n'ont pas de compartiments cellulaires, donc pas de noyau. Leur matériel génétique, libre dans le cytoplasme, rend ainsi leur fonctionnement primitif. La **bactérie** est un exemple de cellule procaryote. Elle mesure 1 µm de longueur et est délimitée par une paroi épaisse (à l'exception de quelques archaebactéries) à l'intérieur de laquelle se trouve la membrane cytoplasmique puis le cytoplasme qui contient l'ADN bactérien circulaire.

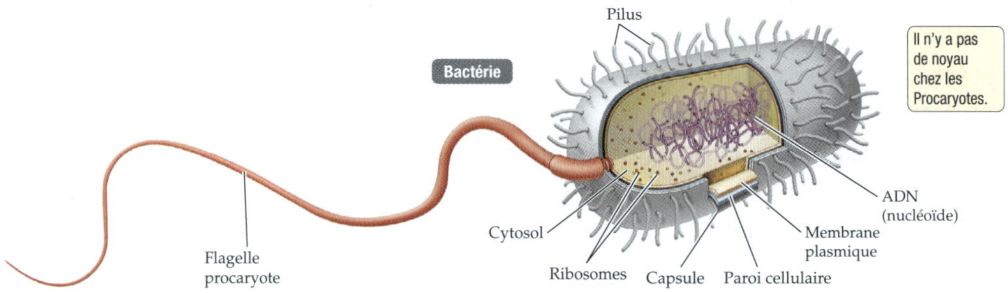

FIGURE 2 *Structure d'une bactérie*

[Cundy, A.S., Shin G., Découvrir la biologie, *2e édition, page 69 figure 3.8 (a)]*

3.1 Structure cellulaire

La **membrane plasmique** est formée d'une double couche de phospholipides dans laquelle sont enchâssées des protéines ou des glycoprotéines. Le cholestérol est présent uniquement dans les membranes des cellules animales.

Le **noyau** contient le support de l'information génétique, l'ADN. Elément caractéristique des cellules eucaryotes, il assure la protection du génome. Le noyau représente environ 10 % du volume cellulaire et son diamètre moyen est de 5 µm. Il est ainsi le plus gros organite intracellulaire. La transcription des ARN ribosomiques s'effectue dans une région spécialisée du noyau, le nucléole. Le nucléole est composé d'ADN, d'ARN et de 85 % de protéines. Le noyau est limité par une membrane double, dénommée enveloppe nucléaire. L'enveloppe nucléaire possède des pores nucléaires, lieux de transports nucléo-cytoplasmiques.

Les **ribosomes** sont des organites qui ont pour principale fonction la synthèse de protéines. Ils sont constitués d'ARN ribosomique et de protéines. Chaque ribosome est constitué de deux sous-unités. Les ribosomes peuvent être soit libres dans le cytosol, soit liés aux membranes du réticulum endoplasmique rugueux.

Le **cytosquelette** est un réseau moléculaire qui structure la cellule et joue un rôle fondamental dans son fonctionnement. Il se compose de protéines organisées en fibres : les microtubules, les filaments intermédiaires et les microfilaments. Il assure des fonctions de soutien et de mobilité cellulaires.

Présent uniquement dans les cellules eucaryotes, le **système endomembranaire** désigne l'ensemble des compartiments intracellulaires limités par une membrane et qui communiquent entre eux et avec le milieu extérieur par des échanges de vésicules. Les compartiments du système endomembranaire se distinguent entre eux par leurs caractéristiques morphologiques et fonctionnelles singulières :

- Le **réticulum endoplasmique rugueux**, tapissé de ribosomes sur sa face cytoplasmique, présente un aspect granuleux au microscope électronique. De localisation périnucléaire, il se présente sous la forme d'un réseau membraneux de tubules et de sacs aplatis appelés citernes. Il est responsable de la synthèse des protéines membranaires et des protéines de sécrétion.

- Le **réticulum endoplasmique lisse**, dépourvu de ribosomes, se présente sous la forme d'un réseau membraneux de tubules en continuité avec le réticulum endoplasmique rugueux. Il intervient dans la synthèse des lipides, le métabolisme des glucides et la détoxication des médicaments et drogues.
- L'**appareil de Golgi**, de localisation proche du noyau, est constitué d'un ensemble de saccules membraneux aplatis. Ses fonctions sont multiples : transfert protéique réticulo-golgien, modification des chaines oligosaccharidiques portées par les protéines, synthèse lipidique, tri, adressage et exportation des protéines.
- Les **lysosomes** sont des structures endomembranaires, composées d'enzymes hydrolytiques, dont la fonction est de digérer les constituants cellulaires. L'efficacité des enzymes lysosomiales est maximale dans le milieu acide, à un pH 5 environ.
- Les **peroxysomes** sont de petits organites intracellulaires de diamètre inférieur à 1 µm, de forme sphérique et délimités par une membrane unitaire. Ils contiennent de nombreux enzymes parmi lesquels des enzymes d'oxydation des chaînes aliphatiques, des oxydases produisant de l'eau oxygénée et des catalases-peroxydases. Ils jouent un rôle majeur dans la détoxification de la cellule.

Les **mitochondries** sont des organites bi-membranaires mesurant entre 1 et 10 µm de long environ. La membrane externe est lisse tandis que la membrane interne présente de nombreux replis dénommés crêtes mitochondriales. La morphologie des crêtes varie selon l'activité et le type cellulaire. Un espace intermembranaire sépare les deux membranes. La matrice mitochondriale, située dans l'espace délimité par la membrane interne, contient l'ADN et les ribosomes mitochondriaux. La mitochondrie, lieu de la phosphorylation oxydative de l'adénosine diphosphate (ADP) en adénosine triphosphate (ATP) est responsable du métabolisme énergétique de la cellule.

Les **chloroplastes** sont constitués de deux membranes séparées par un espace intermembranaire très mince. À l'intérieur, se trouve un liquide, le stroma, qui contient de l'ADN, des ribosomes, de nombreuses enzymes ainsi que des thylakoïdes granaires et intergranaires. Les piles de thylakoïdes forment des grana. Les molécules de chlorophylle se situent dans la membrane du thylakoïde. Le chloroplaste est le siège de la photosynthèse.

3.2 Les échanges transmembranaires

1. Les **transports membranaires actifs** (consommateurs d'énergie) s'effectuent contre le gradient de concentration chimique ou électrochimique. Ils nécessitent une source d'énergie pour fonctionner. Cette énergie provient soit de l'ATP, soit d'un gradient ionique existant de part et d'autre de la membrane.

2. Les **transports membranaires passifs** se réalisent par diffusion ou osmose, sans dépense d'énergie.
   - **Diffusion :** les molécules diffusent dans le sens du gradient de concentration (du plus concentré vers le moins concentré) jusqu'à égalisation des concentrations de part et d'autre de la membrane.
     - **Diffusion simple :** la substance traverse la bicouche phospholipidique d'une membrane sans l'intervention d'une protéine. La diffusion simple concerne les petites molécules et les molécules hydrophobes (liposolubles).
     - **Diffusion facilitée :** le passage de la substance s'effectue grâce à une protéine (perméases, canaux protéiques). La diffusion facilitée concerne les molécules de grosses tailles et les composés non liposolubles (ions).
   - **Osmose :** diffusion de l'eau à travers la membrane de la solution dont la concentration du soluté est la plus faible vers la solution dont la concentration est la plus élevée jusqu'à égalisation des concentrations de part et d'autre de la membrane.
3. **Endocytose – Exocytose**

   Les macromolécules, les bactéries, virus et débris cellulaires ne peuvent pas être pris en charge par des transporteurs membranaires. Le transport s'effectue donc par la voie des vésicules et nécessite un apport d'énergie, fournie par l'ATP. Le transport vers le cytoplasme est nommé endocytose tandis que le transport vers le milieu extracellulaire est appelé exocytose.

3.3 Le métabolisme cellulaire

Le métabolisme cellulaire est l'ensemble des réactions chimiques qui se produisent dans le cytoplasme ou dans les organites des cellules dans le cas des cellules eucaryotes. Il est constitué de deux mécanismes contraires :

- Le **catabolisme**, ensemble des réactions de dégradation des molécules énergétiques permettant ainsi une libération d'énergie.
- L'**anabolisme**, ensemble des réactions utilisant de l'énergie et permettant la synthèse des constituants nécessaires à la structure et au bon fonctionnement des cellules.

Les cellules doivent produire de la matière organique pour se développer, se multiplier, se diviser. Des échanges permanents avec le milieu extracellulaire sont indispensables.

3.3.1 *La respiration cellulaire*

Elle requiert de la matière organique et du dioxygène prélevés à l'extérieur de la cellule. Elle produit du dioxyde de carbone en déchet. La réaction-bilan est :

$$C_6H_{12}O_6 + 6\ O_2 \rightarrow 6\ CO_2 + 6\ H_2O + \text{énergie}$$

La **respiration cellulaire** se décompose en plusieurs étapes :

- 1re étape : la **glycolyse**. Elle se déroule dans le cytosol des cellules. Elle permet la dégradation d'une molécule de glucose en 2 pyruvates, avec formation de 2 ATP.

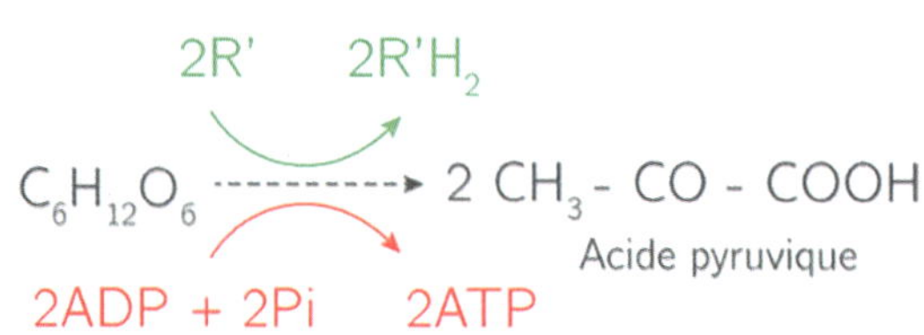

- 2e étape : le **cycle de Krebs**. Il s'effectue dans la matrice des mitochondries. C'est un ensemble de réactions biochimiques conduisant à la dégradation totale de l'acide pyruvique.

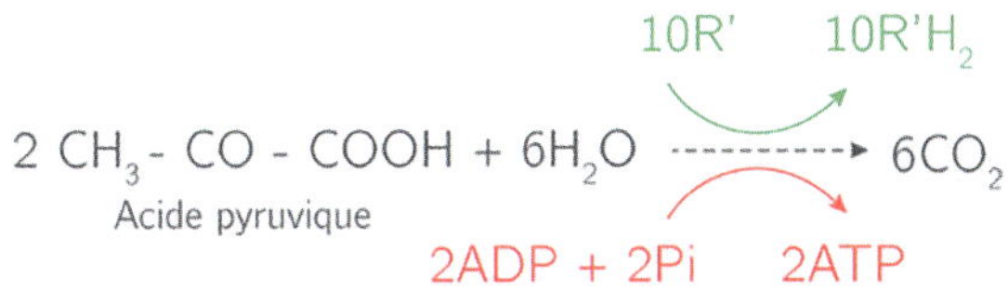

- 3e étape : la **chaîne respiratoire**. Elle est localisée dans la membrane interne mitochondriale et permet la formation de 32 ATP à partir des composés $R'H_2$ produits par la glycolyse et le cycle de Krebs.

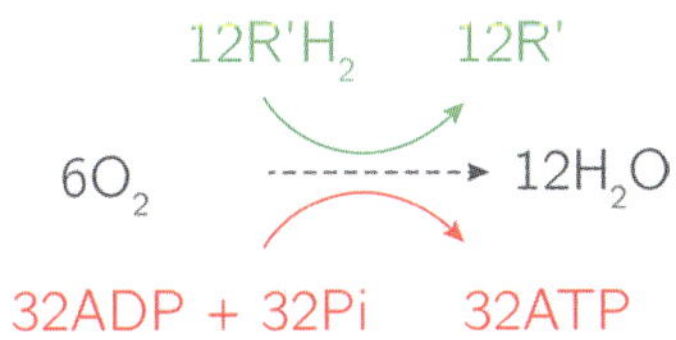

Chez les eucaryotes, la respiration cellulaire permet de produire 36 ATP à partir d'une molécule de glucose (2 ATP formés lors de la glycolyse, 2 ATP lors du cycle de Krebs et 32 ATP lors de la chaîne respiratoire).

3.3.2 *La fermentation*

En l'absence de dioxygène, certaines bactéries et levures, ainsi que les cellules musculaires réalisent la fermentation pour produire de l'ATP par phosphorylation au niveau du substrat.

Fermentation alcoolique

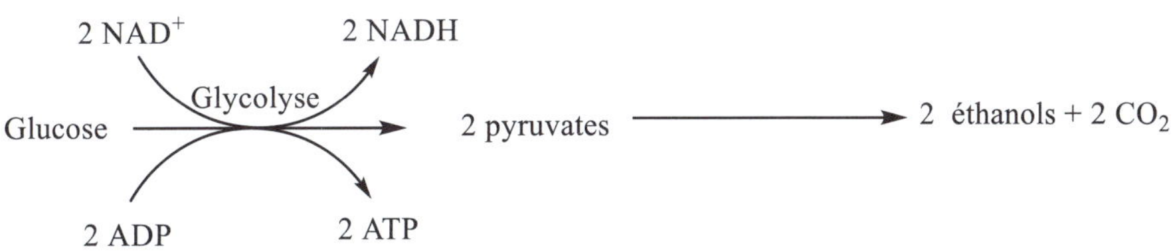

Fermentation lactique

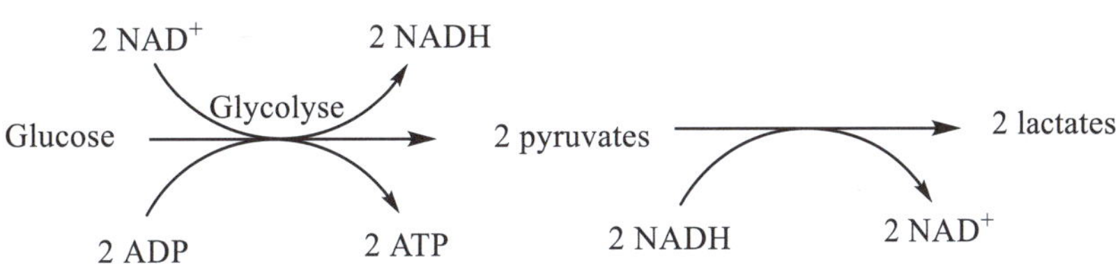

3.3.3 *La photosynthèse*

La photosynthèse est un processus biologique qui se déroule au niveau des parties photosynthétiques de la plante et qui permet la synthèse de matière organique. De manière plus précise, elle se réalise au niveau des chloroplastes qui sont des organites cellulaires spécialisés, et permet une consommation de dioxyde de carbone et d'eau afin de produire du dioxygène et des molécules organiques telles que le glucose selon l'équation suivante :

$$6\,CO_2 + 6\,H_2O \xrightarrow{\text{lumière}} C_6H_{12}O_6 + 6\,O_2$$

Biologie

La **photosynthèse** comprend **deux phases successives** :

- La **phase claire**, également appelée phase photochimique. Elle permet directement la transformation de l'énergie lumineuse (photons) en énergie chimique.

$$12\ H_2O + 18\ ADP + 18\ Pi^* \xrightarrow{\text{lumière}} 6\ O_2 + 24\ H^+ + 18\ ATP$$

  Pi* : phosphate inorganique, PO_4^{3-}

- La **phase sombre**, indépendante de la lumière, correspond au cycle de Calvin. Elle permet la production de glucides à partir du dioxyde de carbone et d'eau.

$$6\ CO_2 + 24\ H^+ + 18\ ATP \rightarrow C_6H_{12}O_6 + 6\ H_2O + 18\ ADP + 18\ Pi$$

Les cyanobactéries sont les seuls procaryotes à effectuer la photosynthèse oxygénique.

3.4 Le cycle cellulaire

3.4.1 *La mitose*

La mitose ou division cellulaire est un processus qui permet de multiplier le nombre de cellules tout en conservant la qualité et la quantité des informations contenues dans les chromosomes.

La mitose est qualifiée de division équationnelle. En effet, à partir d'une cellule mère, la mitose produit deux cellules-filles ayant exactement le même nombre de chromosomes. Elle se divise en quatre étapes :

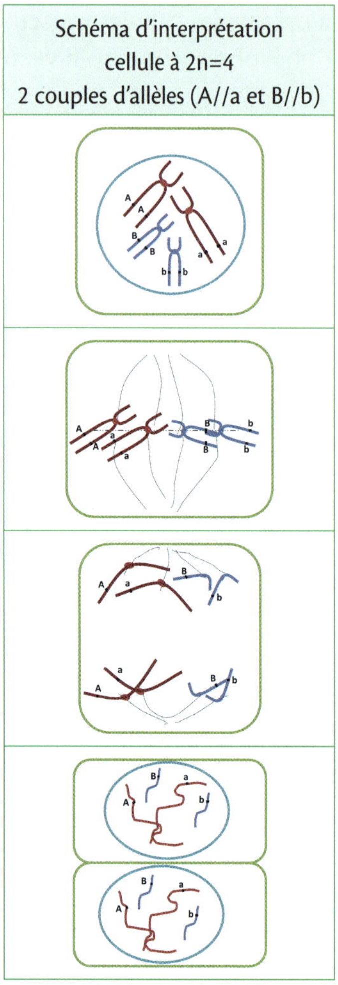

- **Prophase :** les chromosomes à deux chromatides s'individualisent par condensation de la chromatine contenue dans le noyau.
- **Métaphase :** les chromosomes à deux chromatides se disposent sur le plan équatorial.
- **Anaphase :** chaque chromosome se clive au niveau du centromère en deux chromatides qui migrent chacune vers un pôle opposé de la cellule.
- **Télophase :** les cellules se cloisonnent, les chromosomes se décompactent pour redevenir de la chromatine. La membrane nucléaire se reforme.

FIGURE 3 *Les étapes de la mitose*

[Banque de schémas – SVT – Académie de Dijon, Fabrice Morales]

3.4.2 *La réplication du matériel génétique*

Au cours du cycle cellulaire, l'interphase précède la mitose. L'interphase est elle-même décomposée en 3 phases distinctes : G1, S et G2.

- **Phase G1 :** phase de synthèse cytoplasmique comprise entre la fin de la mitose et le début de la synthèse d'ADN. À l'issue cette phase, la cellule peut soit entrer en phase G0 (phase de quiescence), soit entrer en phase S.
- **Phase S :** phase de réplication de l'ADN. Les deux brins de la molécule d'ADN mère se séparent et servent de matrice pour la synthèse de deux nouveaux brins : l'ADN polymérase relie par complémentarité les nucléotides libres du noyau aux nucléotides de chaque brin. La réplication est dite semi-conservative car les deux molécules d'ADN fille comportent un brin de la molécule initiale et un brin néoformé.
- **Phase G2 :** la cellule prépare activement la mitose suivante (phase d'activité métabolique intense).

QCM

La cellule : l'unité fonctionnelle du monde vivant

1 Répondre par Vrai ou Faux aux assertions suivantes. La bactérie :

A. Est une cellule eucaryote.
❑ V ❑ F

B. Est une cellule procaryote.
❑ V ❑ F

C. Est très compartimentée.
❑ V ❑ F

D. Est un organisme pluricellulaire.
❑ V ❑ F

E. Présente un ADN circulaire.
☒ V ❑ F

2 Concernant la cellule procaryote, quelles sont les affirmations exactes ?

❑ **A.** Est animale ou végétale.
❑ **B.** Est apparue avant la cellule eucaryote.
❑ **C.** Présente une enveloppe nucléaire.
❑ **D.** N'est pas compartimentée.
❑ **E.** Possède une paroi.

3 Concernant la cellule procaryote, quelles sont les propositions inexactes ?

❑ **A.** Possède des ribosomes.
❑ **B.** Possède un réticulum endoplasmique.
❑ **C.** Possède un cytosquelette.
❑ **D.** Possède un appareil de Golgi.
❑ **E.** Synthétise des protéines.

4 Répondre par Vrai ou Faux aux assertions suivantes. La cellule animale possède :

A. Un noyau.
❑ V ❑ F

B. Une membrane cytoplasmique.
❑ V ❑ F

C. Une paroi pecto-cellulosique.
❑ V ❑ F

D. Des chloroplastes.
❑ V ❑ F

E. Des ribosomes.
❑ V ❑ F

5 Parmi les propositions suivantes concernant les virus, laquelle est exacte ?

❑ **A.** Ce sont des parasites extracellulaires obligatoires.
❑ **B.** Ce sont des parasites extracellulaires facultatifs.
❑ **C.** Ce sont des parasites intracellulaires obligatoires.
❑ **D.** Ce sont des parasites intracellulaires facultatifs.

6 Répondre par Vrai ou Faux aux assertions suivantes. Les virus :

A. Sont visibles à l'œil nu.
❑ V ❑ F

B. Sont capables de se reproduire en dehors d'une cellule vivante.
❑ V ❑ F

C. Sont appelés bactériophages lorsqu'ils parasitent une cellule eucaryote.
❑ V ❑ F

D. Parasitent uniquement les cellules eucaryotes.
❑ V ❑ F

E. Parasitent uniquement les cellules procaryotes.
❑ V ❑ F

7 La mitose est constituée de quatre étapes successives : (Indiquer la bonne réponse)

❑ **A.** Prophase – Métaphase – Anaphase – Télophase
❑ **B.** Prophase – Anaphase – Métaphase – Télophase
❑ **C.** Prophase – Métaphase – Télophase – Anaphase
❑ **D.** Prophase – Télophase – Métaphase – Anaphase

8 Répondre par Vrai ou Faux aux assertions suivantes. La matière inerte :

A. N'est composée que de molécules organiques.
❑ V ❑ F

B. N'est composée que de matière minérale.
❑ V ❑ F

C. Contient majoritairement des atomes de carbone et d'hydrogène.
❑ **V** ❑ **F**

D. Contient majoritairement des atomes de silices.
❑ **V** ❑ **F**

E. Ne contient pas de fer.
❑ **V** ❑ **F**

9 Classer les éléments suivants par ordre croissant de taille : (Indiquer la bonne réponse)

1. Cellule
2. Atome
3. Organe
4. Organisme
5. Appareil
6. Molécule
7. Tissu

❑ **A.** 2 < 6 < 1 < 7 < 3 < 5 < 4
❑ **B.** 6 < 2 < 1 < 7 < 3 < 5 < 4
❑ **C.** 6 < 2 < 1 < 7 < 3 < 4 < 5
❑ **D.** 2 < 6 < 1 < 7 < 3 < 4 < 5
❑ **E.** Aucune des réponses précédentes n'est exacte.

10 Parmi les affirmations suivantes sur l'ARN, lesquelles sont inexactes ?

❑ **A.** L'ARN est l'acide désoxyribonucléique.
❑ **B.** L'ARN est bicaténaire.
❑ **C.** Son sucre est le ribose et ses bases l'adénine, la guanine, la cytosine et la thymine.
❑ **D.** Son sucre est le désoxyribose et ses bases l'adénine, la guanine, la cytosine et l'uracile.
❑ **E.** Toutes les propositions précédentes sont exactes.

11 Parmi les éléments suivants, lesquels sont communs aux cellules eucaryotes et procaryotes ? (Indiquer la (les) bonne(s) réponse(s))

❑ **A.** Appareil de Golgi.
❑ **B.** Mitochondries.
❑ **C.** Ribosomes.
❑ **D.** L'ADN.
❑ **E.** Noyau.

12 Parmi les organites suivants, lesquels possèdent une double membrane ? (Indiquer la (les) bonne(s) réponse(s))

❑ **A.** Réticulum endoplasmique.
❑ **B.** Chloroplaste.
❑ **C.** Mitochondrie.
❑ **D.** Appareil de Golgi.
❑ **E.** Noyau.
❑ **F.** Lysosome.

13 Concernant les cellules végétales, indiquer les propositions exactes :

❑ **A.** Synthétisent des composés organiques à partir d'eau et de dioxyde de carbone en utilisant l'énergie lumineuse.
❑ **B.** Ne possèdent pas de mitochondries.
❑ **C.** Contiennent une ou plusieurs vacuoles centrales.
❑ **D.** Contiennent des chloroplastes délimités par une simple membrane.
❑ **E.** Sont des cellules procaryotes.

14 Parmi les affirmations suivantes sur la diffusion simple, lesquelles sont exactes ?

❑ **A.** Est un phénomène passif.
❑ **B.** Ne concerne pas les molécules polaires chargées.
❑ **C.** S'effectue dans le sens du gradient de concentration.
❑ **D.** S'effectue du compartiment le moins concentré vers le plus concentré jusqu'à équilibre des concentrations de part et d'autre de la membrane.
❑ **E.** Nécessite une consommation d'énergie sous forme d'ATP.

15 Parmi les molécules suivantes, lesquelles concernent le phénomène de diffusion simple ? (Indiquer la (les) bonne(s) réponse(s))

❑ **A.** Les hormones stéroïdes.
❑ **B.** Les ions calcium.
❑ **C.** Les acides aminés.
❑ **D.** L'oxygène.
❑ **E.** L'éthanol.

16 Concernant la cellule procaryote, quelle est la proposition exacte :

❑ **A.** La cellule procaryote contient de l'ADN libre dans le cytoplasme et des ribosomes.
❑ **B.** La cellule procaryote contient de l'ADN libre dans le cytoplasme et des lysosomes.
❑ **C.** La cellule procaryote contient de l'ADN libre dans le cytoplasme et des mitochondries.
❑ **D.** La cellule procaryote contient de l'ADN libre dans le cytoplasme et un appareil de Golgi.
❑ **E.** La cellule procaryote contient de l'ADN libre dans le cytoplasme et des chloroplastes.

17 Les cellules végétales contiennent : (Indiquer la (les) bonne(s) réponse(s))

- ❑ **A.** Des ribosomes.
- ❑ **B.** Des chloroplastes.
- ❑ **C.** Des mitochondries.
- ❑ **D.** Des lysosomes.
- ❑ **E.** Des peroxysomes.

18 Concernant l'ordre chronologique du cycle cellulaire, quelle est la proposition exacte ?

- ❑ **A.** Phase G1 – Phase S – Phase G2 – Mitose
- ❑ **B.** Phase G1 – Phase S – Mitose – Phase G2
- ❑ **C.** Phase G1 – Mitose – Phase S – Phase G2
- ❑ **D.** Phase G2 – Phase S – Phase G1 – Mitose

19 Parmi les propositions suivantes sur les protéines, lesquelles sont exactes ?

- ❑ **A.** Ce sont des molécules organiques.
- ❑ **B.** La structure tridimensionnelle leur confère leurs propriétés biologiques.
- ❑ **C.** L'unité de base est l'acide aminé.
- ❑ **D.** Peuvent servir de catalyseurs à la plupart des réactions biochimiques.
- ❑ **E.** Peuvent avoir un rôle structural.

20 Répondre par Vrai ou Faux. Les lysosomes :

A. Appartiennent au système endomembranaire.
❑ **V** ❑ **F**

B. Sont des organites délimités par une double membrane.
❑ **V** ❑ **F**

C. Contiennent des enzymes lysosomales actives à pH basique.
❑ **V** ❑ **F**

D. Assurent la digestion cellulaire.
❑ **V** ❑ **F**

E. Sont directement issus de l'appareil de Golgi.
❑ **V** ❑ **F**

21 Répondre par Vrai ou Faux. La réplication de l'ADN :

A. A lieu lors de la phase S de l'interphase.
❑ **V** ❑ **F**

B. A lieu lors de la phase G2 de l'interphase.
❑ **V** ❑ **F**

C. A lieu lors de la mitose.
❑ **V** ❑ **F**

D. Fait intervenir une enzyme, l'ARN polymérase.
❑ **V** ❑ **F**

E. Est conservative.
❑ **V** ❑ **F**

22 Au cours de la prophase : (Indiquer la (les) bonne(s) réponse(s))

- ❑ **A.** Les chromosomes s'individualisent.
- ❑ **B.** Les chromosomes sont à 2 chromatides.
- ❑ **C.** Les chromosomes sont à 1 chromatide.
- ❑ **D.** Deux cellules filles se forment.
- ❑ **E.** Aucune des réponses précédentes n'est exacte.

23 Au cours de l'anaphase : (Indiquer la (les) bonne(s) réponse(s))

- ❑ **A.** Les chromosomes se disposent dans le plan équatorial.
- ❑ **B.** Les chromosomes s'individualisent.
- ❑ **C.** Les chromosomes se clivent en deux chromatides qui migrent chacune à un pôle opposé de la cellule.
- ❑ **D.** Le partage du cytoplasme aboutit à la formation de deux cellules filles.

24 Répondre par Vrai ou Faux. La mitose :

A. Est qualifiée de division réductionnelle.
❑ **V** ❑ **F**

B. Est précédée d'une réplication semi-conservative de l'ADN.
❑ **V** ❑ **F**

C. A lieu dans les cellules où les chromosomes sont doubles (c'est-à-dire à 2 chromatides) et condensés.
❑ **V** ❑ **F**

D. Répartit équitablement les deux lots de chromosomes entre chaque cellule fille.
❑ **V** ❑ **F**

25 Parmi les affirmations suivantes concernant la mitose, laquelle est inexacte ?

- ❑ **A.** La condensation des chromosomes est maximale à la métaphase.
- ❑ **B.** Le fuseau mitotique participe à la séparation des chromatides durant la division cellulaire.
- ❑ **C.** Au cours de la télophase, le cytoplasme est divisé en deux.
- ❑ **D.** Les deux lots de chromosomes fils migrent aux pôles de la cellule au cours de la métaphase.

26 Quels sont les éléments chimiques constitutifs de la matière vivante ? (Indiquer la (les) bonne(s) réponse(s))

- ❑ **A.** Hydrogène.
- ❑ **B.** Carbone.
- ❑ **C.** Oxygène.
- ❑ **D.** Azote.
- ❑ **E.** Fer.

27 Quelles sont les propositions exactes concernant le réticulum endoplasmique (RE) ?

❑ **A.** Est un organite.
❑ **B.** Le réticulum endoplasmique lisse est en continuité avec le réticulum endoplasmique rugueux.
❑ **C.** Le RE rugueux s'occupe de la synthèse des lipides.
❑ **D.** Le RE rugueux est le site principal de la production des protéines.
❑ **E.** Le RE lisse n'a pas de ribosomes associés.

28 Répondre par Vrai ou Faux. La mitochondrie :

A. Assure la respiration cellulaire.
❑ **V** ❑ **F**
B. N'est pas un organite.
❑ **V** ❑ **F**
C. Est présente chez les procaryotes.
❑ **V** ❑ **F**
D. Est absente chez les bactéries.
❑ **V** ❑ **F**
E. Est délimitée par une double membrane.
❑ **V** ❑ **F**
F. Renferme de l'ADN et des ribosomes.
❑ **V** ❑ **F**

29 Répondre par Vrai ou Faux. Les bactéries :

A. Ne sont pas des organismes unicellulaires.
❑ **V** ❑ **F**
B. Ne possède pas d'enveloppe nucléaire.
❑ **V** ❑ **F**
C. Ne possèdent pas de réticulum endoplasmique.
❑ **V** ❑ **F**
D. Se reproduisent de façon asexuée.
❑ **V** ❑ **F**
E. Ne possèdent pas de paroi.
❑ **V** ❑ **F**
F. Se divisent par scissiparité.
❑ **V** ❑ **F**

30 Répondre par Vrai ou Faux. La diffusion facilitée :

A. Est un phénomène actif.
❑ **V** ❑ **F**
B. S'effectue dans le sens inverse du gradient de concentration.
❑ **V** ❑ **F**
C. Nécessite de l'énergie.
❑ **V** ❑ **F**
D. Requiert l'intervention de structures protéiques membranaires.
❑ **V** ❑ **F**
E. Est utilisable pour des substances polaires.
❑ **V** ❑ **F**

31 Répondre par Vrai ou Faux. Le transport actif :

A. S'effectue contre le gradient de concentration.
❑ **V** ❑ **F**
B. Peut concerner les ions.
❑ **V** ❑ **F**
C. Peut concerner les acides aminés.
❑ **V** ❑ **F**
D. Nécessite de l'énergie fournie exclusivement par l'hydrolyse de l'ATP.
❑ **V** ❑ **F**

Solutions

La cellule : l'unité fonctionnelle du monde vivant

1 Les bonnes réponses sont B et E.

A. Faux.

B. Vrai.

C. Faux. La bactérie possède un **unique compartiment** contenant le cytoplasme et délimité par la membrane plasmique.

D. Faux. La bactérie est un **organisme unicellulaire**.

E. Vrai.

2 Les bonnes réponses sont B, D et E.

A. Faux. La cellule eucaryote est animale ou végétale.

B. Vrai.

C. Faux. La cellule procaryote ne possède pas d'enveloppe nucléaire et donc pas de noyau. L'ADN est libre dans le cytoplasme.

D. Vrai.

E. Vrai.

3 Les propositions inexactes sont B et D.

A. Vrai.

B. Faux. La cellule procaryote est dépourvue d'organites intracellulaires limités par une membrane.

C. Vrai.

D. Faux. La cellule procaryote est dépourvue d'organites intracellulaires limités par une membrane.

E. Vrai.

4 Les bonnes réponses sont A, B et E.

A. Vrai.

B. Vrai.

C. Faux. C'est la cellule végétale qui possède une paroi pecto-cellulosique.

D. Faux. C'est la cellule végétale qui possède des chloroplastes.

E. Vrai.

5 La bonne réponse est C.

6 Il n'y a aucune bonne réponse.

A. Faux. Les virus sont visibles uniquement aux forts grossissements du microscope électronique.

B. Faux. Les virus sont incapables de se reproduire en dehors d'une cellule vivante.

C. Faux. Les virus sont appelés bactériophages lorsqu'ils parasitent des cellules procaryotes (bactéries).

D. Faux. Les virus parasitent les cellules eucaryotes et procaryotes.

E. Faux.

7 La bonne réponse est A.

8 Les bonnes réponses sont B et D

A. Faux. La matière inerte n'est composée que de matière minérale.

B. Vrai.

C. Faux. La matière vivante contient majoritairement des atomes de carbone et d'hydrogène que la matière inerte ne possède pas.

D. Vrai.

E. Faux. Le fer constitue un élément chimique abondant de la matière inerte.

9 La bonne réponse est A.

10 Les propositions inexactes sont A, B, C, D et E.

A. Faux. L'ARN est l'acide ribonucléique.

B. Faux. L'ARN est monocaténaire, c'est-à-dire constitué par une seule chaîne de nucléotides.

C. Faux. Son sucre est le ribose et ses bases l'adénine, la guanine, la cytosine et l'**uracile**.

D. Faux. Son sucre est le ribose.

E. Faux.

11 Les bonnes réponses sont C et D.

A. Faux. La cellule procaryote ne possède pas d'appareil de Golgi.

B. Faux. La cellule procaryote ne possède pas de mitochondrie. Elle produit sa propre énergie.

C. Vrai.

D. Vrai.

E. Faux. La cellule procaryote ne possède pas d'enveloppe nucléaire et donc pas de noyau. L'ADN est libre dans le cytoplasme.

12 Les bonnes réponses sont B, C et E.

13 Les bonnes réponses sont A et C.

A. Vrai. C'est la définition de la photosynthèse.

B. Faux. Les cellules végétales possèdent des mitochondries.

C. Vrai.

D. Faux. Les chloroplastes sont limités par une double membrane.

E. Faux. Les cellules végétales sont des cellules eucaryotes.

14 Les bonnes réponses sont A, B et C.

A. Vrai.

B. Vrai.

C. Vrai.

D. Faux. La diffusion simple s'effectue dans le sens du gradient de concentration, c'est-à-dire du compartiment le plus concentré vers le moins concentré jusqu'à équilibre des concentrations de part et d'autre de la membrane.

E. Faux.

15 Les bonnes réponses sont A, D et E.

A. Vrai. Les hormones stéroïdes sont de petites molécules hydrophobes capables de traverser la membrane par diffusion simple.

B. Faux. Les ions calcium nécessitent une protéine de transport (protéine canal).

C. Faux. Les acides aminés nécessitent une protéine de transport (transporteurs).

D. Vrai.

E. Vrai.

16 La bonne réponse est A.

17 Les bonnes réponses sont A, B, C, D et E.

18 La bonne réponse est A.

19 Les bonnes réponses sont A, B, C, D et E.

20 Les bonnes réponses sont A, D et E.

A. Vrai.

B. Faux. Les lysosomes sont délimités par une membrane unique.

C. Faux. Les enzymes lysosomales sont actives à pH acide.

D. Vrai.

E. Vrai.

21 La bonne réponse est A.

A. Vrai.

B. Faux.

C. Faux.

D. Faux. La réplication de l'ADN fait intervenir une enzyme, l'ADN polymérase.

E. Faux. La réplication de l'ADN est semi-conservative.

22 Les bonnes réponses sont A et B.

A. Vrai.

B. Vrai.

C. Faux.

D. Faux. Au cours de la télophase, le partage du cytoplasme aboutit à la formation de deux cellules filles.

E. Faux.

23 La bonne réponse est C.

A. Faux. Au cours de la métaphase, les chromosomes se disposent sur le plan équatorial.

B. Faux. Au cours de la prophase, les chromosomes s'individualisent.

C. Vrai.

D. Faux. Au cours de la télophase, le partage du cytoplasme aboutit à la formation de deux cellules filles.

24 Les bonnes réponses sont B, C et D.

A. Faux. La mitose est qualifiée de division équationnelle.

B. Vrai.

C. Vrai.

D. Vrai.

25 La proposition inexacte est D.

Les deux lots de chromosomes fils migrent aux pôles de la cellule au cours de l'anaphase.

26 Les bonnes réponses sont A, B, C et D.

A. Vrai.

B. Vrai.

C. Vrai.

D. Vrai.

E. Faux. Le fer est un élément chimique constitutif de la matière inerte.

27 Les bonnes réponses sont A, B, D et E.

C. Faux. Le réticulum endoplasmique lisse s'occupe de la synthèse de lipides.

28 Les bonnes réponses sont A, D, E et F.

A. Vrai.

B. Faux. La mitochondrie est un organite.

C. Faux. La mitochondrie est absente chez les procaryotes.

D. Vrai.

E. Vrai.

F. Vrai.

29 Les bonnes réponses sont B, C, D et F.

A. Faux. Les bactéries sont des organismes unicellulaires.

B. Vrai.

C. Vrai.

D. Vrai.

E. Faux. Les bactéries possèdent une paroi.

F. Vrai.

30 Les bonnes réponses sont D et E.

A. Faux. La diffusion facilitée est un phénomène passif.

B. Faux. La diffusion facilitée s'effectue dans le sens du gradient de concentration.

C. Faux. La diffusion facilitée ne nécessite pas d'énergie.

D. Vrai.

E. Vrai.

31 Les bonnes réponses sont A, B et C.

D. Faux. L'énergie peut être d'origine lumineuse. Le transport actif peut également être secondaire (utilisation de la différence de potentiel électrochimique).

Fiche 2

La génétique - l'hérédité

1 L'ADN, support de l'information génétique

1.1 ADN, ARN et chromosomes

L'**ADN** ou **acide désoxyribonucléique** est constitué de deux chaînes de nucléotides complémentaires formant une double hélice. L'ADN est constitué de deux brins. Il est dit **bicaténaire**. Ses bases azotées sont l'adénine, la guanine, la cytosine et la thymine. Son sucre est un pentose, le désoxyribose.

L'**ARN** ou **acide ribonucléique** est constitué par une seule chaîne de nucléotides. On dit qu'il est monocaténaire ou simple brin. Ses bases azotées sont l'adénine, la guanine, la cytosine et l'uracile. Son sucre est le ribose.

L'adénine et la guanine constituent les bases puriques. Les bases pyrimidiques sont représentées par la thymine, la cytosine et l'uracile.

Les bases azotées sont reliées entre elles, deux à deux, par des ponts hydrogènes. Il existe deux liaisons hydrogène entre l'adénine (purine) et la thymine ou l'uracile (pyrimidines) et trois liaisons hydrogène entre la guanine (purine) et la cytosine (pyrimidine).

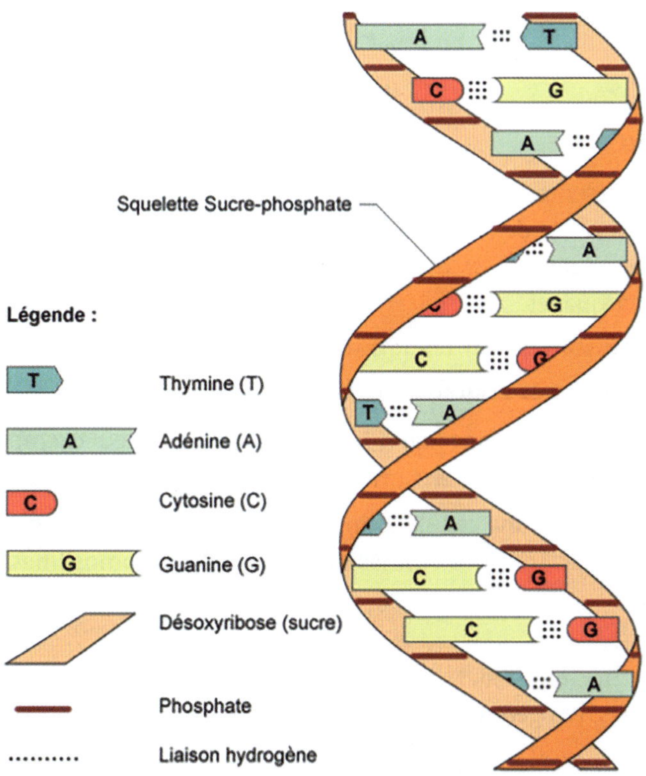

FIGURE 1 *Schéma de la molécule d'ADN*
[Site de Biologie du réseau Collégial du Québec]

Biologie

Un **chromosome** est une structure cellulaire microscopique constituée d'une (ou deux) molécule(s) d'ADN associée à des protéines, les histones et les protéines non histones.

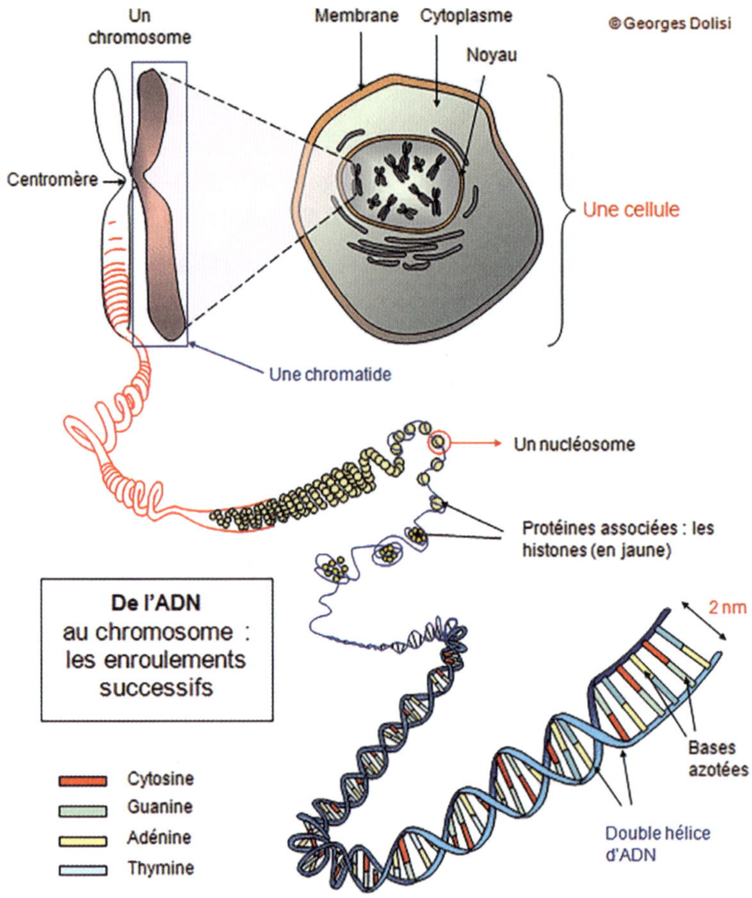

FIGURE 2 *De l'ADN au chromosome*

[Georges Dolisi°]

1.2 Caryotype

Le **caryotype** représente la classification des chromosomes d'une cellule observée au microscope optique lors de la mitose (en métaphase). Les chromosomes sont classés en fonction de leur taille, leur morphologie, de la position des centromères et des techniques de marquages.

- Les **chromosomes non sexuels** sont appelés **autosomes**.
- Les **chromosomes sexuels** sont dénommés **gonosomes**.

Une **cellule haploïde** est une cellule ne comportant qu'un seul exemplaire de chaque chromosome. Les gamètes sont des cellules haploïdes, à n chromosomes.

Une **cellule diploïde** est une cellule ayant deux exemplaires de chaque chromosome. Les cellules somatiques sont des cellules diploïdes, à 2n chromosomes.

1.3 Gène

Un **gène** est une portion d'ADN et plus précisément, une séquence de quelques milliers de nucléotides. Les gènes codent la synthèse des protéines.

À un gène donné, correspondent des informations distinctes pour un caractère : ce sont des **allèles**. Par exemple, le gène qui code pour la couleur des yeux peut avoir différents allèles : marron, vert, bleu.

Un **allèle** désigne ainsi **chacune des différentes versions possibles d'un même gène**.

2 L'expression des gènes en protéines

2.1 Transcription

La transcription de l'ADN s'effectue grâce à une enzyme : l'**ARN-polymérase** qui se fixe sur l'ADN au niveau d'une séquence particulière, appelée **séquence d'initiation ou « promoteur »**. Elle sépare les deux brins d'ADN. **L'ARN-polymérase synthétise l'ARNm dans le sens 5' vers 3'** et lit le brin-matrice de l'ADN dans le sens 3' vers 5'.

Le **brin de l'ADN qui sert de matrice** est le **brin transcrit** et le **brin complémentaire** est le **brin non transcrit**.

La séquence de l'ARNm est donc identique au brin non transcrit de l'ADN avec des uraciles à la place des thymines.

2.2 Traduction

De petits organites cytoplasmiques, les ribosomes fixent les anticodons des ARN de transfert aux codons de l'ARN messager. Les ribosomes, se déplacent sur l'ARN messager et catalysent la traduction de l'ARNm en protéines. Ils sont constitués de 2 sous-unités (petite et grande) constituées d'ARN ribosomial et de protéines.

Le ribosome se positionne sur le codon d'initiation AUG ou codon initiateur. Les ARN de transfert ou ARNt qui portent l'acide aminé spécifique se lient par leur anticodon au codon correspondant de l'ARNm. Le ribosome se déplace sur l'ARNm dans le sens 5'→3'. Il lie les acides aminés correspondant au fur et à mesure pour former la protéine. Lorsque le ribosome atteint un codon de terminaison ou codon stop, il se décroche. Il y a arrêt de la traduction. La chaine polypeptidique se replie sur elle-même pour former une protéine de structure tridimensionnelle.

3 Code génétique

Le **code génétique** est un système constitué de triplets de nucléotides permettant la traduction du message génétique constitué de nucléotides en une chaine polypeptidique formée d'acides aminés. Une séquence nucléotidique comportant 4 bases différentes est convertie en séquence protéique à 20 acides aminés.

Le **code génétique** est :

- **Dégénéré :** plusieurs codons peuvent déterminer le même acide aminé. On parle également de redondance du code génétique.
- **Non-ambigu :** à un codon ne correspond qu'un seul et unique acide aminé.
- **Universel** (sauf quelques exceptions) **:** la signification des codons est identique chez tous les êtres vivants.

4 Les mutations, source de variabilité génétique

Les **mutations ponctuelles** correspondent à la modification d'**une seule paire de bases azotées dans la molécule d'ADN**. Elles comprennent :

- Les **substitutions** : remplacement d'un nucléotide par un autre ;
- Les **insertions** : ajout d'un nucléotide supplémentaire ;
- Les **délétions** : perte d'un nucléotide.

Les **mutations géniques** peuvent avoir des **conséquences sur la synthèse des protéines**. On distingue :

- Les **mutations silencieuses.** Ce sont des mutations qui ne modifient pas la séquence d'une protéine, à cause de la redondance du code génétique (un acide aminé peut correspondre à plusieurs codons différents).
- Les **mutations efficaces** :
  - Remplacement d'un acide aminé par un autre (*mutation faux sens*).
  - Remplacement d'un codon spécifiant un acide aminé par un codon « stop » (*mutation non-sens*).
- Les **mutations décalantes** par insertion ou délétion de nucléotides. Elles sont responsables d'un changement du cadre de lecture du code génétique. Fréquemment, le décalage de lecture engendre l'apparition d'un codon stop.

Les mutations ou remaniements chromosomiques :

- Anomalie du nombre des chromosomes (ou mutations génomiques) :
  - **Aneuploïdie** : présence d'un chromosome en plus (trisomie) ou en moins (monosomie).
  - **Polyploïdie** : lot additionnel entier de chromosomes (triploïdie, tétraploïdie).
- Anomalie de la structure des chromosomes (ou mutations chromosomiques) :
  - **Délétion :** perte de matériel génétique sur un chromosome.
  - **Duplication :** multiplication de matériel génétique sur un chromosome.
  - **Translocation :** échange réciproque de matériel chromosomique entre des chromosomes non homologues.

Les conséquences d'une mutation sont différentes selon le type cellulaire affecté. Une mutation qui apparaît dans une **cellule germinale** est dite héréditaire (car transmise par les gamètes). Une mutation qui survient dans une **cellule somatique** peut dans certains cas déclencher l'apparition d'une tumeur cancéreuse. La mutation somatique n'est pas transmise à la descendance.

5 Transmission de l'information génétique

Les étapes de la méiose

- **Méiose I** (ou **division réductionnelle**) permet la **réduction du nombre de chromosomes**.

  = **Séparation des chromosomes homologues**
  - Prophase I : appariement des chromosomes homologues (formation de tétrade).
  - Métaphase I : les paires de chromosomes homologues s'alignent sur la plaque équatoriale.
  - Anaphase I : migration polaire de chaque chromosome constitué de deux chromatides.
  - Télophase I : individualisation des deux cellules filles haploïdes contenant chacune n chromosomes doubles (à deux chromatides).

- **Méiose II** (ou **division équationnelle**) : mitose classique.

  = **Séparation des chromatides sœurs**

  Elle aboutit à la formation de quatre cellules à n chromosomes simples (à une seule chromatide).

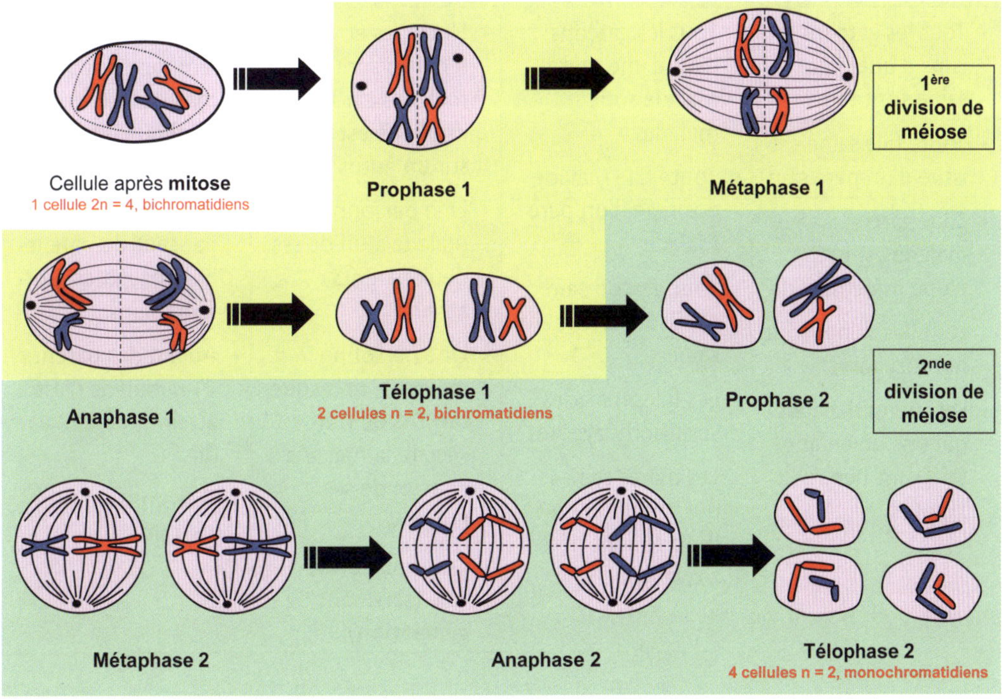

FIGURE 3 *Les transformations cytologiques de la méiose*

[Banque de schémas – SVT – Académie de Dijon, Sébastien Debiève]

Le brassage génétique lors de la méiose

Le **crossing-over est responsable d'un brassage intrachromosomique entre les allèles des paires homologues. Le crossing-over se produit en prophase de la première division de méiose.** Les chromosomes homologues échangent des portions de chromatides en formant des **chiasmas** : obtention de chromosomes recombinés.

Le **brassage interchromosomique** est un mécanisme aléatoire qui se déroule **en anaphase de la première division de méiose**. Lors de la disjonction des chromosomes, les deux chromosomes homologues de chaque paire se séparent et chaque chromosome migre de manière aléatoire vers l'un ou l'autre pôle de la cellule.

6 Phénotype et génotype

Le **phénotype** est l'ensemble des caractères directement ou indirectement observables sur un individu.

Le **génotype** représente l'ensemble des allèles portés par un individu.

7 Déterminer le mode de transmission d'un caractère à partir d'un arbre généalogique

Mode lié à l'X		Mode autosomique	
Dominant	**Récessif**	**Dominant**	**Récessif**
• Tous les garçons issus d'une mère saine sont sains • Toute fille saine est issue d'un père sain • Tout garçon malade est issu d'une mère malade • Les filles saines sont homozygotes • Les mères malades qui ont un enfant sain sont hétérozygotes	• Tous les garçons issus d'une mère malade sont malades • Toute fille malade est issue d'un père malade • Tout garçon sain est issu d'une mère saine • Les filles malades sont homozygotes • Les mères saines qui ont un enfant malade sont hétérozygotes	• Hommes et femmes sont malades car le gène impliqué est situé sur un autosome • Une personne malade a un de ses deux parents atteint. • Une personne malade a un risque de 50% de transmettre la maladie à chacun de ses enfants. • Transmission verticale (sans saut de génération)	• Hommes et femmes sont malades car le gène impliqué est situé sur un autosome • Les sujets atteints naissent de parents hétérozygotes, porteurs sains. • Aucun des parents d'un malade n'est atteint par la maladie • Transmission horizontale

QCM

Prophase I = 2n
Prophase II = n

La génétique - l'hérédité

1 Répondre par Vrai ou Faux aux assertions suivantes :

A. Le génotype est l'ensemble des caractères visibles ou non d'un individu.
❑ **V** ❑ **F**

B. Le génotype est l'ensemble des allèles portés par un individu.
❑ **V** ❑ **F**

C. Le phénotype est l'ensemble des caractères visibles ou non d'un individu.
❑ **V** ❑ **F**

D. Le phénotype est l'ensemble des allèles portés par un individu.
❑ **V** ❑ **F**

2 Parmi les affirmations suivantes concernant la méiose, lesquelles sont exactes ?

❑ **A.** Comprend une division équationnelle puis une division réductionnelle.
❑ **B.** Produit des cellules haploïdes, à 2n chromosomes simples.
❑ **C.** S'effectue chez les mammifères dans les organes sexuels : les ovaires et les testicules.
❑ **D.** Permet le passage de la diploïdie à l'haploïdie.
❑ **E.** Aucune des réponses précédentes n'est exacte.

3 Concernant les cellules haploïdes et diploïdes, quelles sont les propositions exactes ?

❑ **A.** Les gamètes sont des cellules diploïdes, à n chromosomes.
❑ **B.** Les cellules somatiques sont des cellules haploïdes, à 2n chromosomes.
❑ **C.** Une cellule haploïde est une cellule ne comportant qu'un seul exemplaire de chaque chromosome.
❑ **D.** Une cellule diploïde est une cellule ayant deux exemplaires de chaque chromosome.

4 Dans une cellule humaine en prophase II de méiose, le nombre de chromosome est de : (Indiquer la bonne réponse)

❑ **A.** 23 ❑ **B.** 26
❑ **C.** 46 ❑ **D.** 92
❑ **E.** 96

5 Répondre par Vrai ou Faux aux assertions suivantes :

A. Le brassage inter-chromosomique a lieu en anaphase I de méiose.
❑ **V** ❑ **F**

B. Le brassage intra-chromosomique a lieu en métaphase I de méiose.
❑ **V** ❑ **F**

C. Le brassage inter-chromosomique a lieu en prophase I de méiose.
❑ **V** ❑ **F**

D. Le brassage intra-chromosomique a lieu en prophase I de méiose.
❑ **V** ❑ **F**

6 À propos de la première division de méiose : (Indiquer la (les) bonne(s) réponse(s))

❑ **A.** Elle est également appelée division équationnelle.
❑ **B.** L'enveloppe nucléaire se fragmente et disparaît en métaphase I.
❑ **C.** En télophase I, les deux cellules haploïdes contiennent chacune n chromosomes à 2 chromatides.
❑ **D.** La séparation des chromosomes homologues a lieu en anaphase I.
❑ **E.** Aucune des réponses précédentes n'est exacte.

7 À propos de la deuxième division de méiose : (Indiquer la (les) bonne(s) réponse(s))

❑ **A.** Elle produit quatre cellules à n chromosomes à une chromatide à partir de deux cellules à n chromosomes à deux chromatides.
❑ **B.** Elle est également appelée division équationnelle.
❑ **C.** Elle permet de séparer les chromosomes homologues de chaque paire.
❑ **D.** Elle permet de séparer les chromatides sœurs de chacun des chromosomes.
❑ **E.** Aucune des propositions précédentes n'est exacte.

8 Répondre par Vrai ou Faux aux assertions suivantes. Un gène :

A. Désigne chacune des versions possibles d'un même allèle.
❑ **V** ❑ **F**
B. Est un fragment d'ADN.
❑ **V** ❑ **F**
C. Ne peut pas être transféré d'une espèce à l'autre.
❑ **V** ❑ **F**
D. Existe en deux exemplaires dans une cellule somatique.
❑ **V** ❑ **F**
E. Intervient dans la synthèse des protéines.
❑ **V** ❑ **F**

9 À quel stade de la mitose est réalisé le caryotype standard : (Indiquer la bonne réponse)

❑ **A.** Prophase. ❑ **B.** Métaphase.
❑ **C.** Anaphase. ❑ **D.** Télophase.
❑ **E.** Interphase.

10 Une femme de groupe B se marie avec un homme de groupe AB. La mère de cette femme appartient au groupe O. Quelle est la probabilité que leurs enfants soient du groupe AB ? (Indiquer la bonne réponse)

❑ **A.** 0% ❑ **B.** 25%
❑ **C.** 50% ❑ **D.** 75%
❑ **E.** 100%

11 Un couple a deux fils de groupe sanguin A, une fille de groupe B et un fils de groupe AB. Indiquer la ou les proposition(s) possible(s) concernant les génotypes possibles des parents.

❑ **A.** AB et AB ❑ **B.** OO et AB
❑ **C.** AO et BO ❑ **D.** AO et AB
❑ **E.** AB et BO

12 Parmi les caryotypes suivants, lesquels correspondent à des aneuploïdies chromosomiques ? (Indiquer la (les) bonne(s) réponse(s))

❑ **A.** 47, XXX ❑ **B.** 69, XXX
❑ **C.** 45, X ❑ **D.** 47, XX + 21
❑ **E.** 47, XY + 18

13 Une maladie est transmise sur le mode autosomique dominant si le gène en question : (Indiquer la (les) bonne(s) réponse(s))

❑ **A.** Est porté par un chromosome sexuel.
❑ **B.** Ne s'exprime qu'à l'état homozygote.
❑ **C.** Est porté par un chromosome non sexuel et est dominant.
❑ **D.** Est responsable d'une maladie génétique.
❑ **E.** Toutes les réponses précédentes sont inexactes.

14 Concernant le caryotype ci-dessous, quelles sont les propositions exactes ?

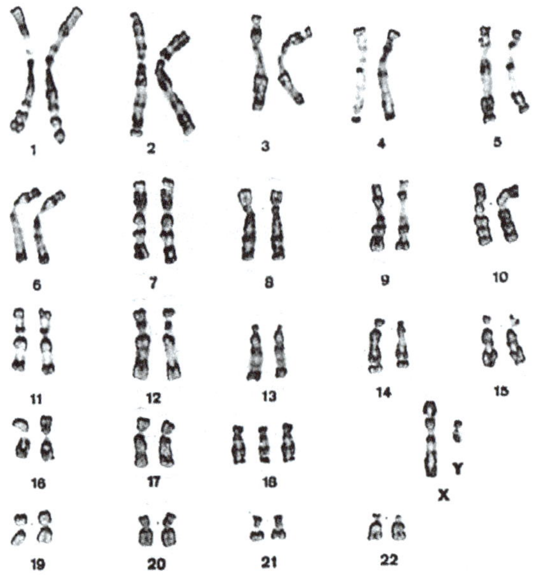

❑ **A.** Est celui d'une femme.
☑ **B.** Est celui d'un homme.
❑ **C.** Présente une monosomie 21.
☑ **D.** Présente une trisomie 18.
❑ **E.** Est normal.

15 Répondre par Vrai ou Faux aux assertions suivantes :

A. Une mutation faux-sens entraîne le remplacement d'un codon spécifiant un acide aminé par un codon stop.
❑ **V** ❑ **F**
B. Une mutation faux-sens entraîne le remplacement d'un acide aminé par un autre.
❑ **V** ❑ **F**

C. La translocation correspond à une anomalie du nombre de chromosomes.
❑ **V** ❑ **F**

D. Les mutations peuvent n'avoir aucun effet pathologique.
❑ **V** ❑ **F**

E. Une mutation ponctuelle affecte plusieurs paires de nucléotides.
❑ **V** ❑ **F**

16 Concernant la transcription dans les cellules eucaryotes, quelles sont les propositions exactes ?

- ❑ **A.** Elle se déroule après la traduction.
- ❑ **B.** Elle fait intervenir une enzyme, l'ADN polymérase.
- ❑ **C.** L'ARNm est synthétisée dans le sens 5' vers 3'.
- ❑ **D.** Le brin non transcrit correspond au brin d'ADN matrice.
- ❑ **E.** Elle se déroule dans le cytoplasme.
- ❑ **F.** Elle débute au codon d'initiation de la traduction.

17 Concernant la traduction, quelles sont les propositions exactes ? :

- ❑ **A.** Elle a lieu dans le cytoplasme.
- ❑ **B.** Chaque ARNm peut être traduit par plusieurs ribosomes simultanément.
- ❑ **C.** Fait intervenir des ARN de transfert qui s'apparient à l'ARN messager par reconnaissance « codon/anticodon ».
- ❑ **D.** La protéine est produite dans le sens carboxy-terminal (COO^-) vers amino-terminal (NH_3^+).
- ❑ **E.** Est spécifique des cellules eucaryotes.

18 Concernant le code génétique, quelles sont les propositions exactes ?

- ❑ **A.** Est dégénéré.
- ❑ **B.** N'est pas universel.
- ❑ **C.** Est ambigu.
- ❑ **D.** Permet la conversion d'une séquence nucléotidique en séquence d'acides aminés.
- ❑ **E.** Diffère d'un individu à l'autre.
- ❑ **F.** Un codon est une suite de deux nucléotides.
- ❑ **G.** Diffère entre procaryotes et eucaryotes.

19 Le MODY (*Maturity Onset Diabetes of the Young*) est une forme de diabète juvénile. Cette maladie se manifeste dès l'enfance. Elle est caractérisée par un excès permanent de glucose dans le sang. La généalogie d'une famille est représentée ci-dessous :

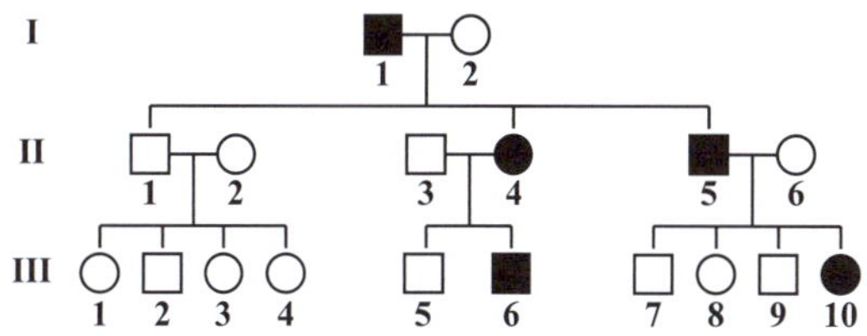

Cet arbre permet de conclure que le mode de transmission le plus probable de cette maladie est : (Indiquer la bonne réponse)

- ❑ **A.** Autosomique dominant.
- ❑ **B.** Autosomique récessif.
- ❑ **C.** Dominant lié à l'X.
- ❑ **D.** Récessif lié à l'X.

20 L'hémophilie est une anomalie constitutionnelle de la coagulation sanguine en rapport avec un déficit d'un des facteurs de la coagulation.
La généalogie d'une famille est représentée ci-dessous :

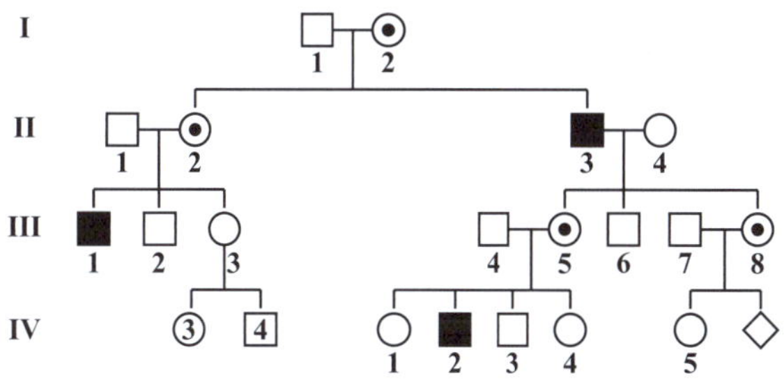

Cet arbre permet de conclure que le mode de transmission le plus probable de cette maladie est : (Indiquer la bonne réponse)

- ❑ **A.** Autosomique dominant.
- ❑ **B.** Autosomique récessif.
- ❑ **C.** Dominant lié à l'X.
- ❑ **D.** Récessif lié à l'X.

21 Quelle est la base qui n'existe pas dans une molécule d'ADN ? (Indiquer la bonne réponse)

- ❑ **A.** Adénine.
- ❑ **B.** Cytosine.
- ❑ **C.** Uracile.
- ❑ **D.** Thymine.
- ❑ **E.** Guanine.

22 Répondre par Vrai ou Faux aux assertions suivantes :

A. Un sujet de groupe A a des anticorps naturels anti-A.
❑ **V** ❑ **F**

B. Un sujet de groupe B a des anticorps naturels anti-B.
❑ **V** ❑ **F**

C. Un sujet de groupe B a l'antigène B.
❑ V ❑ F

D. Un sujet de groupe AB n'a aucun anticorps naturel régulier.
❑ V ❑ F

E. Un sujet de groupe O n'a aucun antigène.
❑ V ❑ F

23 La base azotée complémentaire de la cytosine est : (Indiquer la bonne réponse)

❑ **A.** L'adénine.
❑ **B.** La guanine.
❑ **C.** La cytosine.
❑ **D.** La thymine.

24 Indiquer les molécules qui entrent dans la constitution d'un nucléotide de l'ADN : (Indiquer la (les) bonne(s) réponse(s))

❑ **A.** Un triglycéride.
❑ **B.** Un pentose, le désoxyribose.
❑ **C.** Un groupement phosphate.
❑ **D.** Une base azotée.

25 Répondre par Vrai ou Faux aux assertions suivantes. Une cellule somatique humaine :

A. Contient 23 paires de chromosomes homologues.
❑ V ❑ F

B. Contient 46 chromosomes.
❑ V ❑ F

C. Contient 23 chromosomes.
❑ V ❑ F

D. Est une cellule diploïde.
❑ V ❑ F

E. Est une cellule haploïde.
❑ V ❑ F

26 La transmission du caractère « Yeux bleus » a été étudiée dans une famille. La généalogie de cette famille a été représentée ci-dessous.

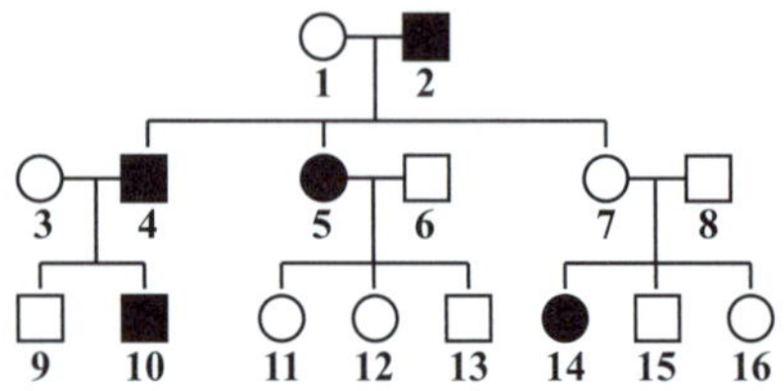

Cet arbre permet de conclure que l'allèle responsable du caractère « Yeux bleus » est : (Indiquer la (les) bonne(s) réponse(s))

❑ **A.** Dominant.
❑ **B.** Récessif.
❑ **C.** Localisé sur le chromosome X.
❑ **D.** Localisé sur un autosome.

27 La maladie de Huntington, parfois dénommée chorée de Huntington, est une affection neurodégénérative héréditaire responsable d'une altération majeure des capacités physiques et intellectuelles. La généalogie d'une famille est représentée ci-dessous :

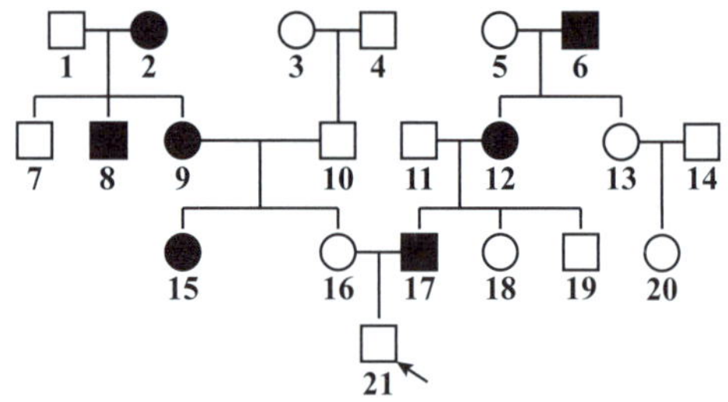

Cet arbre permet de conclure que le mode de transmission le plus probable de cette maladie est : (Indiquer la bonne réponse)

❑ **A.** Autosomique dominant.
❑ **B.** Autosomique récessif.
❑ **C.** Dominant lié à l'X.
❑ **D.** Récessif lié à l'X.

Solutions

La génétique - l'hérédité

1 Les bonnes réponses sont B et C.

2 Les bonnes réponses sont C et D.

A. Faux. La méiose comprend une division réductionnelle puis une division équationnelle.

B. Faux. La méiose produit des cellules haploïdes, à n chromosomes simples.

C. Vrai.

D. Vrai.

E. Faux.

3 Les bonnes réponses sont C et D.

A. Faux. Les gamètes sont des cellules haploïdes, à n chromosomes.

B. Faux. Les cellules somatiques sont des cellules diploïdes, à 2n chromosomes.

C. Vrai.

D. Vrai.

4 La bonne réponse est A.

La division réductionnelle sépare les chromosomes homologues. En prophase II, il y a donc 23 chromosomes.

5 Les bonnes réponses sont A et D.

6 Les bonnes réponses sont C et D.

A. Faux. La première division de méiose est également appelée division réductionnelle.

B. Faux. L'enveloppe nucléaire se fragmente et disparaît en prophase I.

C. Vrai.

D. Vrai.

E. Faux.

7 Les bonnes réponses sont A, B et D.

A. Vrai.

B. Vrai.

C. Faux. C'est la méiose I qui permet de séparer les chromosomes homologues de chaque paire.

D. Vrai.

E. Faux.

8 Les bonnes réponses sont B, D et E.

A. Faux. Un allèle désigne chacune des versions possibles d'un même gène.

B. Vrai.

C. Faux. La **transgenèse** est une technique qui permet d'introduire un gène étranger, ou **transgène**, dans le génome d'une cellule.

D. Vrai.

E. Vrai.

9 La bonne réponse est B.

10 La bonne réponse est B.

La mère de la femme appartient au groupe O. Sa fille est de groupe B. Elle a reçu l'allèle dominant B de son père et l'allèle récessif O de sa mère. Son génotype est donc BO.

Femme	**Homme**
BO	**AB**

AB
BB
AO
BO

La probabilité que leurs enfants soient du groupe AB est de 25 %.

11 Les bonnes réponses sont A, C, D et E.

Les deux fils sont de groupe sanguin A. Ils peuvent avoir le génotype AA ou AO.

La fille est de groupe sanguin B. Elle peut être de génotype BB ou BO.

Le troisième fils est de groupe AB.

A. Vrai.

Parents	AB	AB
Enfants	AA AB AB BB	

B. Faux.

Parents	OO	AB
Enfants	AO BO AO BO	

Absence de génotype AB chez l'un des enfants.

C. Vrai.

Parents	AO	BO
Enfants	AB AO BO OO	

D. Vrai.

Parents	AO	AB
Enfants	AA AB AO BO	

E. Vrai.

Parents	AB	BO
Enfants	AB AO BB BO	

12 Les bonnes réponses sont A, C, D et E.

A. Vrai. Il s'agit de la trisomie X ou syndrome triple X.

B. Faux. Il s'agit d'une polyploïdie et plus précisément d'une triploïdie caractérisée par la présence de trois lots haploïdes de chromosomes : 69, XXX.

C. Vrai. La monosomie X ou syndrome de Turner est une aneuploïdie.

D. Vrai. La trisomie 21 est une aneuploïdie. Elle est caractérisée par la présence d'un chromosome surnuméraire sur la 21e paire de chromosomes.

E. Vrai. La trisomie 18 est une aneuploïdie. Elle est caractérisée par la présence d'un chromosome surnuméraire sur la 18e paire de chromosomes.

13 Les bonnes réponses sont C et D.

A. Faux. Une maladie est transmise sur le mode autosomique dominant si le gène en question est porté par un autosome ou chromosome non sexuel.

B. Faux. Une maladie transmise sur le mode autosomique dominant peut également s'exprimer à l'état hétérozygote. Un individu hétérozygote possède une paire d'allèles différents pour un caractère donné. Par définition, un individu hétérozygote a le phénotype de l'allèle dominant.

C. Vrai.

D. Vrai.

E. Faux.

14 Les bonnes réponses sont B et D.

A. Faux. La 23e paire est composée de chromosomes sexuels ou gonosomes. Les hommes présentent un chromosome X et un chromosome Y (XY). Les femmes présentent deux chromosomes X.

B. Vrai.

C. Faux.

D. Vrai. La trisomie 18 est une aneuploïdie. Elle est caractérisée par la présence d'un chromosome surnuméraire sur la 18e paire de chromosomes.

E. Faux.

15 Les bonnes réponses sont B et D.

A. Faux. La **mutation non-sens** entraîne le remplacement d'un codon spécifiant un acide aminé par un codon stop.

B. Vrai.

C. Faux. La translocation correspond à une **anomalie de la structure des chromosomes**.

D. Vrai.

E. Faux. Une mutation ponctuelle affecte une seule paire de nucléotides.

16 La bonne réponse est C.

A. Faux. La transcription se déroule avant la traduction.

B. Faux. La transcription fait intervenir une enzyme, l'ARN polymérase.

C. Vrai.

D. Faux. C'est le brin transcrit qui correspond au brin d'ADN matrice.

E. Faux. Elle se déroule dans le noyau.

F. Faux. C'est la traduction qui débute au codon d'initiation de la traduction.

17 **Les bonnes réponses sont A, B et C.**

A. Vrai.

B. Vrai.

C. Vrai.

D. Faux. La protéine est produite dans le amino-terminal (NH_3^+) vers carboxy-terminal (COO^-).

E. Faux. La **traduction** a également lieu chez les **procaryotes**.

18 **Les bonnes réponses A et D.**

A. Vrai.

B. Faux. Le code génétique est **universel**.

C. Faux. Le code génétique est **non ambigu**.

D. Vrai.

E. Faux. Le code génétique est universel : il est le même chez tous les êtres vivants.

F. Faux. Un codon est une suite de **trois nucléotides**.

G. Faux. Le code génétique est universel : il est le même chez tous les êtres vivants.

19 **La bonne réponse est A.**

Le mode de transmission le plus probable de cette maladie est autosomique dominant car :

- Un des deux parents d'un individu malade est atteint.
- La transmission est verticale (le caractère apparaît à chaque génération).
  En cas de *transmission autosomique récessive, le caractère n'apparaît pas à chaque génération.* En effet, la plupart du temps, les sujets atteints naissent de parents hétérozygotes, porteurs sains.
- Il y a autant de filles que de garçons atteints car le gène responsable est localisé sur un **autosome**. *On élimine une maladie liée à l'X.*
- La transmission est identique quel que soit le sexe du parent atteint.
- Une personne saine ne peut pas « transmettre » la maladie.

20 **La bonne réponse est D.**

Le mode de transmission le plus probable de cette maladie est récessif lié à l'X.

- Dans cette famille, **seuls les hommes sont atteints.** Ce qui permet d'*éliminer une maladie autosomique.*
- Il n'y a **aucune transmission père-fils.**
- **Toutes les filles d'un homme malade sont conductrices saines.**
- Environ la moitié des fils d'une femme conductrice sont malades. Toutes les filles d'une femme conductrice ne sont pas conductrices.

→ La transmission de **l'hémophilie est donc récessive** et **liée** au sexe.

21 **La bonne réponse est C.**

Les bases azotées de l'ADN sont l'adénine, la guanine, la cytosine et la thymine.

22 **Les bonnes réponses sont C, D et E.**

A. Faux. Un sujet de groupe A a des anticorps naturels anti-B.

B. Faux. Un sujet de groupe B a des anticorps naturels anti-A.

C. Vrai.

D. Vrai.

E. Vrai.

23 **La bonne réponse est B.**

24 **Les bonnes réponses sont B, C et D.**

25 **Les bonnes réponses sont A, B et D.**

Les **chromosomes homologues** sont les **chromosomes d'une même paire**. Chacun des parents transmet un chromosome de chaque paire. Les chromosomes homologues portent les gènes qui déterminent les mêmes caractères héréditaires.

26 **Les bonnes réponses sont B et D.**

A. Faux. L'allèle responsable du caractère « Yeux bleus » est récessif. En effet, aucun des deux parents (n°7 et 8) de la fille n°14 ne présentent les yeux bleus. Si l'allèle avait été dominant, alors au moins un des deux parents (n°7 et 8) de la fille n°14 aurait eu les yeux bleus. Cet allèle est donc récessif.

B. Vrai.

C. Faux. L'allèle responsable des « yeux bleus » est récessif ; l'allèle est donc indépendant du chromosome X car la femme n°5 a un fils qui n'a pas les yeux bleus. Comme cet allèle est indépendant de X, il doit être localisé sur un autosome.

D. Vrai. Cet allèle est situé sur un autosome. Ce caractère est présent aussi bien chez les hommes que chez les femmes.

27 **La bonne réponse est A.**

A. Vrai. Le mode de transmission de cette maladie est autosomique dominant car :

- Tous les enfants malades ont au moins un de leur parent malade.
- Les personnes indemnes ne transmettent pas la maladie.
- La maladie atteint autant les hommes que les femmes.
- Toutes les générations sont atteintes.

→ En effet, si l'allèle est dominant, il est indépendant du chromosome X car le père n°6 atteint de la maladie a une fille saine. Si l'allèle est dominant, il est donc porté par un autosome. Si l'allèle est récessif, il est indépendant de X car la mère n°2 qui présente la maladie a un fils sain. Le mode de transmission de cette maladie est donc autosomique dominant.

B. Faux.

C. Faux.

D. Faux.

Fiche 3

La diversité - l'évolution - l'adaptabilité

1 Classification du vivant

Domaines	Règnes
Bactéries	Bactéries
Archées ou Archéobactéries	Archées
Eucaryotes	Protistes Eumycètes Végétaux Animaux

2 Classification sommaire des végétaux

- **Plantes assurant une protection à leurs embryons**
  - **Plantes non vasculaires** — *Bryophytes*
  - **Plantes vasculaires**
    - **Sans graines** — *Fougère arborescente*
    - **Avec graines**
      - **Nues** — **Gymnospermes** — *Pin sylvestre*
      - **Enfermées dans un fruit** — **Angiospermes** — *Cornouiller*

3 Classification sommaire des animaux

Vertébrés
Poissons
Amphibiens
Reptiles
Oiseaux
Mammifères

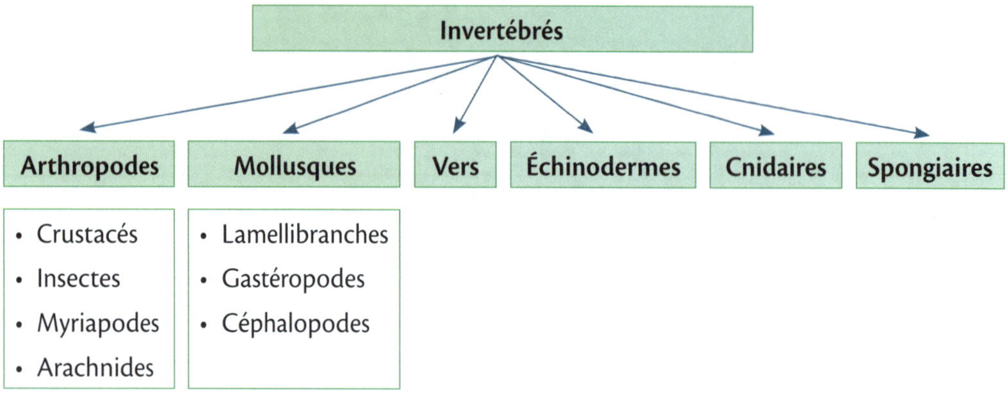

4 Origine de la vie sur Terre

La **Terre s'est formée** il y a environ **4,6 milliards d'années (Ga)** et **la vie est apparue dans les océans**, il y a environ **3,8 Ga**. La **Terre primitive** avait une **atmosphère réductrice**, **sans oxygène** et **sans couche d'ozone** mais riche en gaz (H_2S, CO_2...).

Les **cyanobactéries** ont joué un rôle majeur dans l'évolution de la vie en produisant du **dioxygène** qui, par la suite, a diffusé dans l'atmosphère et formé la couche d'ozone. Ce sont les **premiers organismes procaryotes photosynthétiques**.

Les **cellules eucaryotes** sont apparues **après les cellules procaryotes**, il y 2 Ga.

Les **végétaux sont les premiers à avoir colonisé la terre ferme**. Ils sont à l'origine des premiers écosystèmes terrestres.

Le **règne animal est apparu dans les océans**, il y a environ 700 Ma. Les **premiers animaux à avoir conquis la terre ferme** sont **les arthropodes** vers 450 Ma et **les amphibiens sont les premiers vertébrés à avoir colonisé les continents**, il y a 355 Ma.

La biodiversité a évolué au cours des ères géologiques. Elle est marquée par à la fois l'**apparition** et l'**extinction** d'espèces. **Cinq extinctions de masse se sont produites au cours des temps géologiques.**

5 Les mécanismes de l'évolution

- En 1809, **Lamarck** présente sa théorie pour expliquer l'évolution des espèces. Selon lui, l'évolution des espèces repose sur deux grands principes :
  - **L'usage et le non usage.**

    Le développement des organes d'un être vivant est lié à leur utilisation. Plus les organes sont sollicités, plus ils vont se développer et se renforcer. À l'inverse, ils s'atrophient.
  - **L'hérédité des caractères acquis.**

    Selon Lamarck, les ancêtres de la girafe avaient des cous courts et les étiraient pour atteindre les feuilles placées en hauteur dans les arbres, ce qui était à l'origine d'un allongement de leur nuque. Les parents transmettaient ainsi ce changement à leur descendance qui présentait donc une nuque allongée. Des scientifiques ont par la suite prouvé que la théorie de Lamarck était fondée sur une hypothèse erronée : les caractères acquis ne se transmettent pas.

- La théorie évolutionniste développée par Darwin en 1859 repose sur deux grands fondements :
  - **Les espèces d'organismes peuplant la Terre proviennent d'espèces ancestrales.**
  - **L'évolution s'effectue par sélection naturelle et adaptation.**
- La **sélection naturelle** représente également un mécanisme pilier de l'évolution. Elle permet, comme la dérive génétique, l'**apparition de nouvelles espèces** à partir d'une population d'individu. La sélection naturelle retient certains génotypes dans un environnement donné. Elle se distingue de la dérive génétique par son **caractère non aléatoire**.
- La **dérive génétique** constitue l'un des mécanismes majeurs de l'évolution qui permet l'apparition de nouvelles espèces à partir d'une **population aléatoire**. Il s'agit d'une **modification aléatoire (sous l'effet du hasard) de la fréquence allélique**. **Les effets de la dérive génétique sont d'autant plus marqués que la population est réduite.**
- La **microévolution** est la modification de la fréquence allélique d'une population à l'origine de son évolution.
- La **macroévolution** est la formation de nouvelles espèces à la suite de remaniements chromosomiques ou de mutations dans des gènes du développement à l'origine de changements phénotypiques majeurs.

6 Étapes de l'évolution des espèces

Les liens de parentés entre les organismes reposent sur la comparaison de **caractères homologues** embryonnaires, moléculaires, anatomiques et morphologiques. C'est le partage des caractères homologues à l'**état dérivé** qui est pris en compte pour établir le lien de parenté.

L'homme est un **eucaryote** (cellules possédant un noyau limité par une membrane nucléaire), un **vertébré**, un **tétrapode** (vertébrés possédant deux paires de membres), un **amniote** (existence d'un amnios délimitant une cavité amniotique lors du développement embryonnaire), un **mammifère**, un **primate** (ordre des mammifères dont les individus possèdent des mains avec 5 doigts dont le pouce est opposable aux autres et dont les doigts sont pourvus d'ongles plats).

L'homme actuel, *Homo sapiens*, est **le seul représentant de la lignée humaine**. Les genres *Homo* et *Australopithecus* sont des espèces fossiles.

Les critères d'appartenance à la lignée humaine sont :

- La **bipédie** (bassin large et court, double courbure de la colonne vertébrale, membre supérieur plus court que le membre inférieur, position avancée du trou occipital).
- **Développement du volume crânien.**
- **Régression de la face.**
- **Capacité à se servir d'outils divers et variés.**
- **Comportements sociaux.**

QCM

La diversité - l'évolution - l'adaptabilité

1 Répondre par Vrai ou Faux aux assertions suivantes. Le domaine des eucaryotes regroupe :

A. Le règne des Bactéries.
❑ V ❑ F

B. Le règne des Archées.
❑ V ❑ F

C. Le règne des Protistes.
❑ V ❑ F

D. Le Règne des Végétaux.
❑ V ❑ F

E. Le règne des Animaux.
❑ V ❑ F

2 Répondre par Vrai ou Faux aux assertions suivantes. La dérive génétique :

A. Est un phénomène non aléatoire.
❑ V ❑ F

B. Est d'autant plus marquée que le nombre d'individus pionniers est faible.
❑ V ❑ F

C. Fait varier la fréquence des allèles.
❑ V ❑ F

D. Peut conduire à l'apparition de nouvelles espèces.
❑ V ❑ F

E. Toutes les réponses précédentes sont inexactes.
❑ V ❑ F

3 Parmi les affirmations suivantes sur la sélection naturelle, lesquelles sont exactes ?

❑ **A.** Est le seul mécanisme de l'évolution des espèces.

❑ **B.** Permet la survie des individus les moins adaptés.

❑ **C.** Peut conduire à l'apparition de nouvelles espèces.

❑ **D.** Est une modification aléatoire de la fréquence des allèles.

❑ **E.** Correspond à la pression qu'exerce le milieu sur les individus.

4 Répondre par Vrai ou Faux aux assertions suivantes :

A. Un individu descendant de parents appartenant à la même espèce est appelé hybride.
❑ V ❑ F

B. La biodiversité se manifeste à l'échelle de l'écosystème uniquement.
❑ V ❑ F

C. La taxonomie classe les êtres vivants en niveaux hiérarchisés.
❑ V ❑ F

D. Les êtres vivants sont classés en trois domaines : les bactéries, les eumycètes et les eucaryotes.
❑ V ❑ F

5 Répondre par Vrai ou Faux aux assertions suivantes :

A. Les animaux sont des organismes multicellulaires autotrophes.
❑ V ❑ F

B. Les animaux synthétisent leur propre matière organique à partir d'éléments minéraux.
❑ V ❑ F

C. Le règne animal est apparu il y a 700 Ma dans les océans.
❑ V ❑ F

D. Les mollusques sont les premiers animaux à avoir colonisé la terre il y a 450 Ma.
❑ V ❑ F

E. Les amphibiens sont les premiers vertébrés terrestres.
❑ V ❑ F

6 Répondre par Vrai ou Faux aux assertions suivantes. Le groupe des arthropodes regroupe :

A. Les gastéropodes.
❑ V ❑ F

B. Les céphalopodes.
❑ V ❑ F

C. Les crustacés.
❑ V ❑ F

D. Les insectes.
❑ V ❑ F

E. Les arachnides.
❑ V ❑ F

7 Répondre par Vrai ou Faux aux assertions suivantes :

A. Quatre extinctions de masse ont marqué les temps géologiques.
❑ **V** ❑ **F**

B. Les végétaux fabriquent des molécules minérales à partir d'éléments organiques et d'énergie lumineuse.
❑ **V** ❑ **F**

C. Les animaux ont été les premiers organismes à coloniser la terre ferme, il y a environ 470 Ma.
❑ **V** ❑ **F**

D. Les gymnospermes présentent leurs graines enfermées dans un fruit.
❑ **V** ❑ **F**

E. Les trois domaines du vivant (bactéries, archébactéries et eucaryotes) sont issus d'un même ancêtre dénommé LUCA (*last universal common ancestor*).
❑ **V** ❑ **F**

8 Répondre par Vrai ou Faux aux assertions suivantes :

A. Le Pin sylvestre est un angiosperme ou plante vasculaire à graines nues.
❑ **V** ❑ **F**

B. Le Cornouiller est un gymnosperme ou plante avasculaire à fleurs et graines enfermées dans un fruit.
❑ **V** ❑ **F**

C. La Fougère arborescente, le Pin sylvestre et le Cornouiller sont des plantes vasculaires.
❑ **V** ❑ **F**

D. La Fougère arborescente, le Pin sylvestre et le Cornouiller sont des organismes hétérotrophes.
❑ **V** ❑ **F**

9 Répondre par Vrai ou Faux aux assertions suivantes. Les vertébrés comprennent :

A. Les poissons.
❑ **V** ❑ **F**

B. Les reptiles.
❑ **V** ❑ **F**

C. Les oiseaux.
❑ **V** ❑ **F**

D. Les arthropodes.
❑ **V** ❑ **F**

E. Les mammifères.
❑ **V** ❑ **F**

10 Répondre par Vrai ou Faux aux assertions suivantes :

A. La microévolution engendre de nouvelles espèces.
❑ **V** ❑ **F**

B. La microévolution concerne les changements au sein d'une même espèce.
❑ **V** ❑ **F**

C. La spéciation est un processus rapide.
❑ **V** ❑ **F**

D. La spéciation allopatrique s'exerce sans isolement géographique.
❑ **V** ❑ **F**

E. La spéciation a lieu quand les individus peuvent s'hybrider entre eux.
❑ **V** ❑ **F**

11 Concernant la sélection naturelle, quelles sont les propositions exactes ?

❑ **A.** Est une théorie présentée par Lamarck.
❑ **B.** Dépend des conditions environnementales données.
❑ **C.** La sélection stabilisante favorise les phénotypes moyens ou intermédiaires dans la population.
❑ **D.** La sélection diversifiante favorise les phénotypes extrêmes dans la population.
❑ **E.** Aucune des réponses précédentes n'est exacte.

12 Répondre par Vrai ou Faux aux assertions suivantes :

A. L'Homme est un primate et il appartient à la famille des *Hominidae*.
❑ **V** ❑ **F**

B. *Homo sapiens* et *Homo neanderthalensis* ont cohabité en Europe pendant environ 10 000 ans.
❑ **V** ❑ **F**

C. Le genre le plus proche de l'Homme est celui des chimpanzés.
❑ **V** ❑ **F**

D. Le critère principal d'appartenance à la lignée humaine est le développement du volume crânien et du cerveau.
❑ **V** ❑ **F**

E. La lignée humaine est représentée actuellement par deux espèces, *Homo sapiens* et *Homo habilis*.
❑ **V** ❑ **F**

F. L'*Homo neandertalensis* est l'ancêtre de l'*Homo sapiens*.
❑ **V** ❑ **F**

13 Répondre par Vrai ou Faux aux assertions suivantes :

A. Homme et chimpanzé ont des génomes très similaires.
❑ V ❑ F

B. Les premiers Homininés sont apparus en Europe au miocène, il y a environ 8 à 10 Ma.
❑ V ❑ F

C. L'acquisition de la bipédie par les premiers homininés est la dernière étape importante de l'hominisation.
❑ V ❑ F

D. Les australopithèques ont un ancêtre commun avec l'Homme.
❑ V ❑ F

E. Au pliocène, la lignée humaine ne regroupe qu'un seul genre : *Australopithecus*.
❑ V ❑ F

F. Plus le nombre de caractères à l'état dérivé partagés est grand, plus la parenté est faible.
❑ V ❑ F

14 Répondre par Vrai ou Faux aux assertions suivantes :

A. La Terre s'est formée il y a environ 4,6 milliards d'années.
❑ V ❑ F

B. Les cellules eucaryotes sont apparues après les cellules procaryotes, il y a plus de 2 Ga.
❑ V ❑ F

C. Les cyanobactéries sont les premiers organismes eucaryotes photosynthétiques.
❑ V ❑ F

D. La biogénèse est une théorie selon laquelle tout être vivant est issu d'un autre être vivant.
❑ V ❑ F

E. Les premiers êtres vivants sont apparus dans les océans entre 3,8 et 3,5 Ga.
❑ V ❑ F

15 Répondre par Vrai ou Faux aux assertions suivantes :

A. Les gènes paralogues sont issus d'une duplication du gène ancestral.
❑ V ❑ F

B. Les gènes orthologues correspondent aux gènes originels, présents dans l'ancêtre commun.
❑ V ❑ F

C. Les fossiles possèdent des caractères communs avec les espèces actuelles.
❑ V ❑ F

D. La synténie est l'absence de conservation de l'ordre des gènes sur des segments de chromosomes.
❑ V ❑ F

E. La phylogénie étudie les relations de parenté entre les espèces en fonction de leur évolution dans le temps.
❑ V ❑ F

16 Répondre par Vrai ou Faux aux assertions suivantes :

A. Les angiospermes et les gymnospermes sont des plantes à graines.
❑ V ❑ F

B. Les angiospermes et les gymnospermes sont des plantes avasculaires.
❑ V ❑ F

C. La fougère est une plante à graines.
❑ V ❑ F

D. Le bryophyte est une plante non vasculaire.
❑ V ❑ F

E. Toutes les propositions précédentes sont inexactes.
❑ V ❑ F

Solutions

La diversité - l'évolution - l'adaptabilité

1 **Les bonnes réponses sont C, D et E.**

2 **Les bonnes réponses sont B, C et D.**

A. Faux. La **dérive génétique** est un **phénomène aléatoire**.

B. Vrai.

C. Vrai.

D. Vrai.

E. Faux.

3 **Les bonnes réponses sont C et E.**

A. Faux. La dérive génétique est un autre mécanisme de l'évolution des espèces.

B. Faux. La sélection naturelle permet la survie des individus les mieux adaptés.

C. Vrai.

D. Faux. La sélection naturelle est une modification non aléatoire de la fréquence des allèles.

E. Vrai.

4 **La bonne réponse est C.**

A. Faux. Un individu descendant de parents n'appartenant pas à la même espèce est appelé hybride.

B. Faux. La biodiversité se manifeste à l'échelle des **écosystèmes**, à l'échelle des **espèces** et enfin, à l'échelle des **individus** (**variabilité génétique des individus**).

C. Vrai.

D. Faux. Les êtres vivants sont classés en trois domaines : les bactéries, les archées ou archéobactéries et les eucaryotes.

5 **Les bonnes réponses sont C et E.**

A. Faux. Les animaux sont des organismes multicellulaires **hétérotrophes**.

B. Faux. Ce sont les végétaux qui synthétisent leur propre matière organique à partir d'éléments minéraux. Les végétaux sont des organismes autotrophes. Les animaux sont des organismes hétérotrophes, ils se nourrissent de matières organiques.

C. Vrai.

D. Faux. Les arthropodes sont les premiers animaux à avoir colonisé la Terre il y a 450 Ma.

E. Vrai.

6 **Les bonnes réponses sont C, D et E.**

Les gastéropodes et les céphalopodes font partie du groupe des mollusques.

7 **La bonne réponse est E.**

A. Faux. Cinq extinctions de masse ont marqué les temps géologiques.

B. Faux. Les végétaux fabriquent des molécules organiques à partir d'éléments minéraux et d'énergie lumineuse.

C. Faux. Les végétaux ont été les premiers organismes à coloniser la terre ferme, il y a environ 470 Ma.

D. Faux. Ce sont les **angiospermes** qui présentent **leurs graines enfermées dans un fruit**.

E. Vrai.

8 **La bonne réponse est C.**

A. Faux. Le Pin sylvestre est un gymnosperme ou plante à graine nue.

B. Faux. Le cornouiller est un angiosperme ou plante vasculaire à fleurs et graines enfermées dans un fruit.

C. Vrai.

D. Faux. La fougère arborescente, le Pin sylvestre et le cornouiller sont des organismes autotrophes.

9 **Les bonnes réponses sont A, B, C et E.**

D. Faux. Les arthropodes font partie du groupe des invertébrés.

10 **La bonne réponse est B.**

A. Faux. La macroévolution engendre de nouvelles espèces.

B. Vrai.

C. Faux. La spéciation est un processus lent.

D. Faux. La spéciation allopatrique s'exerce après isolement géographique.

E. Faux. La spéciation a lieu quand les individus ne peuvent plus s'hybrider entre eux.

11 Les bonnes réponses sont B, C et D.

A. Faux. La sélection naturelle est une théorie présentée par Darwin.

B. Vrai.

C. Vrai.

D. Vrai.

E. Faux.

12 Les bonnes réponses sont A, B et C.

A. Vrai.

B. Vrai.

C. Vrai.

D. Faux. Le **critère principal d'appartenance à la lignée humaine** est la **bipédie permanente**.

E. Faux. La **lignée humaine** est actuellement représentée par **une seule espèce**, l'*Homo sapiens*.

F. Faux. L'*Homo neandertalensis* et l'*Homo sapiens* sont deux espèces bien distinctes.

13 Les bonnes réponses sont A et D.

A. Vrai.

B. Faux. Les premiers homininés sont apparus en **Afrique** au miocène, il y a environ 8 à 10 Ma.

C. Faux. L'acquisition de la bipédie par les premiers homininés est la **première étape importante** de l'hominisation.

D. Vrai.

E. Faux. Au pliocène, la lignée humaine regroupe de **nombeux genres** : *Australopithecus*, *Paranthropus* et *Kenyanthropus*.

F. Faux. Plus le nombre de caractères à l'état dérivé partagés est grand, plus la parenté est étroite.

14 Les bonnes réponses sont A, B, D et E.

A. Vrai.

B. Vrai.

C. Faux. Les **cynaobactéries** sont les **premiers organismes procaryotes photosynthétiques**.

D. Vrai.

E. Vrai.

15 Les bonnes réponses sont A, B, C et E.

A. Vrai.

B. Vrai.

C. Vrai.

D. Faux. La **synténie** est la **conservation de l'ordre des gènes sur des segments de chromosomes**.

E. Vrai.

16 Les bonnes réponses sont A et D.

A. Vrai.

B. Faux. Les angiospermes et les gymnospermes sont des plantes vasculaires.

C. Faux. La fougère est une plante asperme (dépourvue de graines).

D. Vrai.

E. Faux.

Fiche 4

L'écologie

1 Les interactions entre organismes

Les relations ou interactions qui s'établissent **entre des individus appartenant à une seule et même espèce** sont dites **intraspécifiques**.

Les relations qui s'établissent **entre des individus appartenant à des espèces différentes** sont dites **interspécifiques**. Elles comprennent les interactions suivantes :

- **Commensalisme :** interaction qui bénéficie à l'une des deux espèces et est sans effet sur l'autre.
- **Mutualisme :** interaction qui bénéficie aux deux espèces.
- **Parasitisme :** interaction qui bénéficie à l'une des espèces et nuit à l'autre. Une espèce, le parasite, se nourrit aux dépends d'une autre espèce, l'hôte, à qui il porte atteinte.
- **Compétition :** interaction qui nuit aux deux espèces. Plusieurs espèces se disputent une ressource commune.
- **Prédation :** interaction qui bénéficie à l'une des espèces et nuit à l'autre. Une espèce, le prédateur, tue et consomme une autre espèce, la proie.

2 Niche écologique

La **niche écologique** est la capacité d'une espèce à s'adapter à un milieu donné et à ses modifications. Elle représente l'emploi général qu'une espèce fait des ressources biotiques et abiotiques de son milieu.

3 Les cycles de matière

3.1 Le cycle du carbone

Le transfert du carbone entre les **quatre réservoirs de la planète** (lithosphère, biosphère, hydrosphère, atmosphère) est lié à des **mécanismes biologiques** (respiration, photosynthèse, fermentation) ou **géochimiques** (échanges entre l'atmosphère et l'hydrosphère, stockage du carbone dans les roches carbonées,...) formant ainsi le **cycle biogéochimique du carbone**.

L'**effet de serre** est un **mécanisme naturel** par lequel la chaleur du rayonnement infrarouge émis par la Terre se trouve piégée par la vapeur d'eau et le dioxyde de carbone atmosphérique. Les **activités humaines** provoquent un **excès de rejet de CO_2** et la **libération de gaz nocifs** à l'origine d'un **effet de serre additionnel** dont les conséquences sont délétères pour la planète (réchauffement climatique).

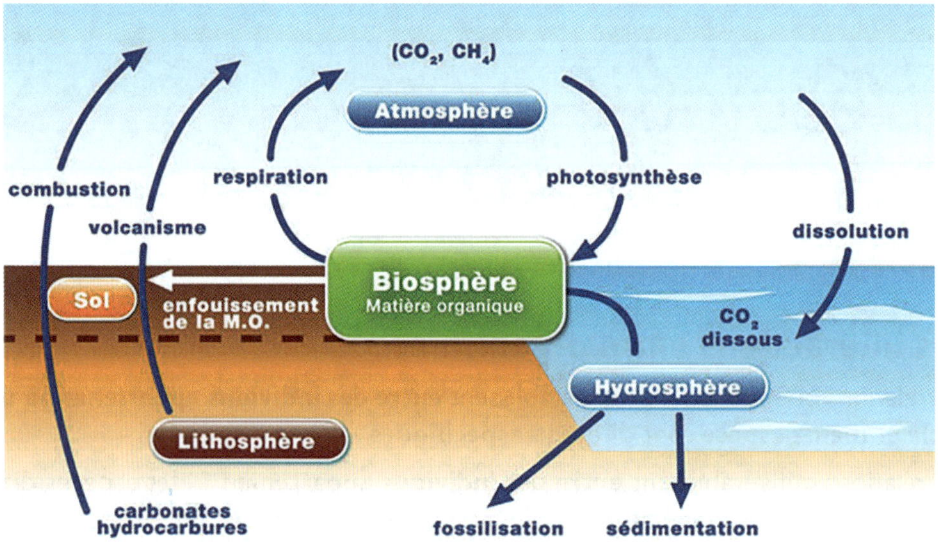

FIGURE 1 *Le cycle du carbone*

[UNIFA®]

3.2 Le cycle de l'azote (cycle gazeux)

- **1re étape :** conversion de l'azote atmosphérique (N_2) en ammoniac (NH_3) par des bactéries. L'ammoniac est ensuite incorporée dans les molécules organiques par les végétaux.
- **2e étape :** décomposition de l'azote organique en ammonium (NH_4^+) par des organismes bactériens ou fongiques. C'est l'**ammonification**.
- **3e étape :** oxydation de l'azote minéral réduit (NH_4^+) en nitrates (NO_3^-) lors du processus de **nitrification**. Ce processus se subdivise en deux étapes :
  - Transformation de l'ion ammonium (NH_4^+) en nitrite (NO_2^-) : la **nitritation** ou **nitrosation**.
  - Transformation des nitrites (NO_2^-) en nitrate (NO_3^-) : la **nitratation**.
- **4e étape :** conversion des nitrates en azote (N_2) ou en oxyde nitreux (N_2O) qui retournent dans l'atmosphère. C'est la **dénitrification**.

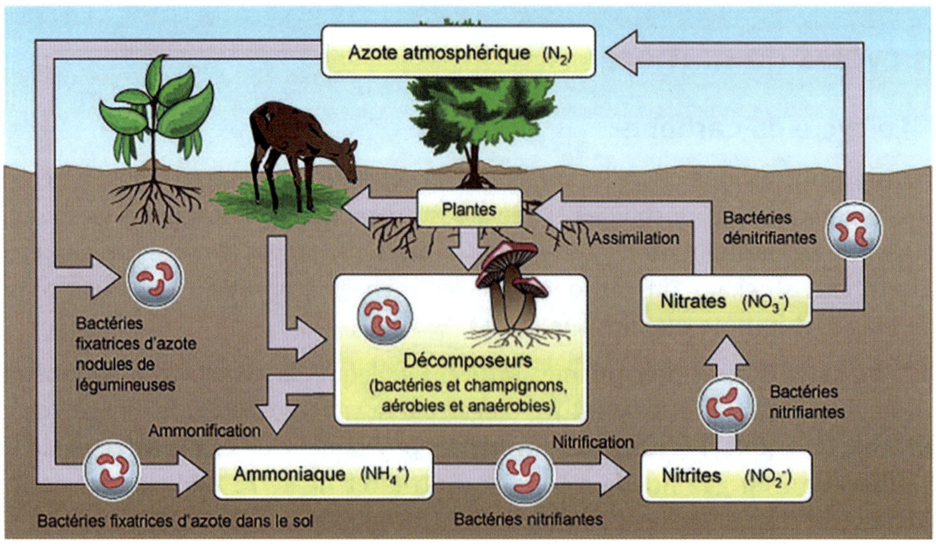

FIGURE 2 *Le cycle de l'azote*

[United States Environmental Protection Agency]

3.3 Le cycle du phosphore (cycle sédimentaire)

Le phosphore est présent sous forme de phosphates dans l'environnement (roches et sols). Une petite partie est absorbée par les végétaux qui les transmettent aux animaux par leur alimentation. Les animaux s'alimentent en phosphate en consommant les végétaux ou des algues. Une partie du phosphore utilisé par les animaux terrestres retourne aux sols via leurs déjections et sera à nouveau utilisé par les végétaux.

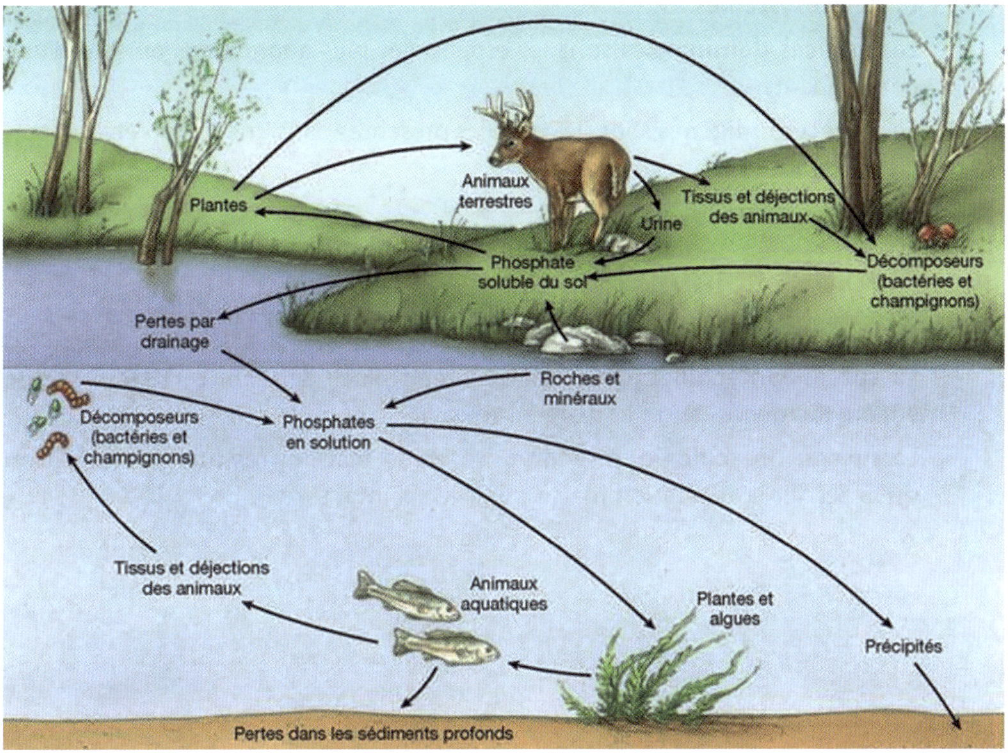

FIGURE 3 *Le cycle du phosphore*
[Raven, Biologie, De Boeck Supérieur, 2007]

4 Influence de l'homme sur les écosystèmes

- **La productivité primaire nette** est la quantité de matière organique autotrophe produite par des espèces photosynthétiques.
- **La productivité secondaire** est la quantité de matière élaborée par les hétérotrophes.
- **L'empreinte écologique** représente la surface de terre et d'eau requise pour produire les ressources et assimiler les déchets d'une population.
- **La biocapacité** est la capacité des écosystèmes à fournir des matières biologiques utiles et à assimiler des déchets générés par les hommes en utilisant les modes de gestion et les technologies d'extraction existantes.
- Le **déséquilibre de la balance empreinte écologique/biocapacité** est responsable de la **dette écologique** qui ne cesse de s'accroître.

5 Perturbation des communautés

- Les **espèces pivots** ou **espèces clés de voute** sont des espèces **peu nombreuses** au sein d'une communauté et dotées d'un **rôle fondamental** dans la structure de celle-ci.
- Une **espèce invasive** est une espèce non indigène, végétale ou animale, dont l'introduction ou la propagation constitue **une menace pour la biodiversité et les écosystèmes**.
- Les **espèces dominantes** sont les espèces les plus abondantes au sein d'une communauté.
- Les **espèces indigènes** sont des espèces présentes dans une région et adaptées à celle-ci.

6 Évolution des communautés

On distingue deux types de succession écologique :

- La **succession écologique primaire** prend place dans un **territoire stérile** encore dépourvu de sol et d'organismes.
- La **succession écologique secondaire** prend place **après une perturbation** qui a détruit la végétation mais a laissé le sol intact.

L'écologie

1 Répondre par Vrai ou Faux aux assertions suivantes :

A. Le cycle du phosphore est un exemple de cycle gazeux.
❑ **V** ❑ **F**

B. Le cycle de l'azote est un exemple de cycle sédimentaire.
❑ **V** ❑ **F**

C. L'atmosphère constitue un réservoir majeur pour les éléments qui réalisent un cycle sédimentaire.
❑ **V** ❑ **F**

D. Les oxydes d'azote et le dioxyde de soufre sont à l'origine de pluies basiques.
❑ **V** ❑ **F**

E. La nitrification est le processus par lequel les bactéries réduisent l'ammonium présent dans le sol en nitrite puis en nitrate.
❑ **V** ❑ **F**

2 Répondre par Vrai ou Faux aux assertions suivantes :

A. La déforestation participe aux émissions de gaz à effet de serre.
❑ **V** ❑ **F**

B. La déforestation ralentit le réchauffement climatique.
❑ **V** ❑ **F**

C. L'effet de serre permet de diminuer la température moyenne de la surface du globe.
❑ **V** ❑ **F**

D. L'augmentation de l'effet de serre est due à la combustion des roches carbonées responsables de rejets importants de dioxyde de carbone.
❑ **V** ❑ **F**

E. L'effet de serre consiste en l'absorption et la réémission du rayonnement infrarouge par certains gaz.
❑ **V** ❑ **F**

3 Parmi les gaz à effet de serre, on peut citer : (Indiquer la (les) bonne(s) réponse(s))

❑ **A.** La vapeur d'eau.
❑ **B.** L'oxygène.
❑ **C.** Le dioxyde de carbone.
❑ **D.** Le méthane.
❑ **E.** Le protoxyde d'azote.

4 Répondre par Vrai ou Faux aux assertions suivantes :

A. Dans la stratosphère, la couche d'ozone absorbe le rayonnement ultraviolet du soleil et protège ainsi les êtres vivants à la surface de la Terre.
❑ **V** ❑ **F**

B. Dans la stratosphère, l'ozone est un polluant pour l'homme et les plantes cultivées.
❑ **V** ❑ **F**

C. Depuis 1975, l'épaisseur de la couche d'ozone augmente.
❑ **V** ❑ **F**

D. L'eutrophisation correspond à une croissance élevée d'organismes (algues) liée à un apport excessif d'éléments nutritifs dans les eaux.
❑ **V** ❑ **F**

E. L'eutrophisation s'accompagne d'une augmentation de la teneur en oxygène du milieu.
❑ **V** ❑ **F**

5 Répondre par Vrai ou Faux aux assertions suivantes :

A. La productivité secondaire représente la quantité de matière organique formée par les organismes photosynthétiques et qui est disponible pour les hétérotrophes.
❑ **V** ❑ **F**

B. La productivité primaire nette est répartie de manière homogène sur la Terre.
❑ **V** ❑ **F**

C. La balance entre empreinte écologique et biocapacité est équilibrée.
❑ **V** ❑ **F**

D. L'empreinte écologique est la capacité des écosystèmes à fournir des matières biologiques utiles et à assimiler des déchets générés par les hommes en utilisant les modes de gestion et les technologies d'extraction existantes.
❑ **V** ❑ **F**

E. L'empreinte écologique représente la surface de terre et d'eau requise pour produire les ressources et assimiler les déchets d'une population.
❑ **V** ❑ **F**

6 Répondre par Vrai ou Faux aux assertions suivantes :

A. Une espèce pivot ou espèce clé de voute est une espèce présente en grand nombre dans une communauté et exerçant une influence mineure sur celle-ci.
❑ **V** ❑ **F**

B. Une espèce invasive est une espèce non indigène, végétale ou animale, dont l'introduction ou la propagation constitue une menace pour la biodiversité et les écosystèmes.
❑ **V** ❑ **F**

C. Une succession écologique secondaire prend place dans un territoire stérile encore dépourvu de sol et d'organismes.
❑ **V** ❑ **F**

D. Une succession écologique secondaire prend place après une perturbation qui a détruit la végétation mais a laissé le sol intact.
❑ **V** ❑ **F**

E. La symbiose est une association durable au cours de laquelle un seul partenaire tire des bénéfices de l'association.
❑ **V** ❑ **F**

7 Répondre par Vrai ou Faux aux assertions suivantes :

A. Le commensalisme est une interaction qui bénéficie aux deux espèces.
❑ **V** ❑ **F**

B. Le mutualisme est une interaction avantageuse pour une espèce et sans effet sur l'autre.
❑ **V** ❑ **F**

C. La compétition est une interaction qui bénéficie à l'une des espèces et nuit à l'autre
❑ **V** ❑ **F**

D. La prédation est une interaction qui peut nuire aux deux espèces.
❑ **V** ❑ **F**

E. Toutes les réponses précédentes sont inexactes.
❑ **V** ❑ **F**

L'écologie

1 Il n'y a aucune bonne réponse.

A. Faux. Le **cycle du phosphore** est un exemple de **cycle sédimentaire**.

B. Faux. Le **cycle de l'azote** est un exemple de **cycle gazeux**.

C. Faux. L'atmosphère est un réservoir important pour les éléments qui effectuent un cycle gazeux. Les minéraux (les roches) sont des réservoirs pour les éléments qui réalisent un cycle sédimentaire.

D. Faux. Les oxydes d'azote et le dioxyde de soufre sont à l'origine de **pluies acides**.

E. Faux. La nitrification est le processus par lequel les bactéries **oxydent** l'ammonium présent dans le sol en nitrite puis en nitrate.

2 Les bonnes réponses sont A, D et E.

A. Vrai.

B. Faux. La déforestation accroît et accélère le réchauffement climatique.

C. Faux. L'effet de serre permet d'augmenter la température moyenne de la surface du globe.

D. Vrai.

E. Vrai.

3 Les bonnes réponses sont A, C, D et E.

4 Les bonnes réponses sont A et D.

A. Vrai.

B. Faux. Dans la **basse atmosphère**, l'ozone est un polluant pour l'homme et les plantes cultivées.

C. Faux. Depuis 1975, l'épaisseur de la couche d'ozone **diminue**.

D. Vrai.

E. Faux. L'eutrophisation s'accompagne d'une **diminution** de la teneur en oxygène du milieu.

5 La bonne réponse est E.

A. Faux. C'est la définition de la productivité primaire nette.

B. Faux. La productivité primaire nette est répartie de manière hétérogène à la surface de la Terre.

C. Faux. La balance entre empreinte écologique et biocapacité est déséquilibrée, à l'origine de la dette écologique qui ne cesse de s'accroître.

D. Faux. C'est la définition de la biocapacité.

E. Vrai.

6 Les bonnes réponses sont B et D.

A. Faux. Une espèce pivot ou espèce clé de voute est une espèce présente en petit nombre dans une communauté et exerçant une influence majeure sur celle-ci.

B. Vrai.

C. Faux. C'est la définition de la succession écologique primaire.

D. Vrai.

E. Faux. La symbiose est une association durable au cours de laquelle chaque partenaire tire des bénéfices de l'association.

7 La bonne réponse est E.

A. Faux. Le commensalisme est une interaction qui bénéficie à l'une des deux espèces et est sans effet sur l'autre.

B. Faux. Le **mutualisme** est une interaction qui bénéficie aux deux espèces.

C. Faux. La compétition est une interaction qui nuit aux deux espèces.

D. Faux. La prédation est une interaction qui bénéficie à l'une des espèces et nuit à l'autre.

E. Vrai.

QCM

Testez-vous pour le jour J

1 Parmi les affirmations suivantes sur la cellule eucaryote, laquelle (lesquelles) est (sont) exacte(s) ?

- ❑ **A.** Elle possède de l'ADN libre dans le cytoplasme.
- ❑ **B.** Elle possède de l'ADN localisé dans le noyau.
- ❑ **C.** Elle possède un cytosquelette.
- ❑ **D.** Elle possède des mitochondries.
- ❑ **E.** Elle possède un cytoplasme.

2 Parmi les propositions suivantes concernant la mitochondrie, laquelle (lesquelles) est (sont) exacte(s) ?

- ❑ **A.** Elle est le siège de la photosynthèse.
- ❑ **B.** Elle présente une simple membrane.
- ❑ **C.** Elle fournit de l'énergie à la cellule grâce à la phosphorylation oxydative.
- ❑ **D.** Elle est présente dans la cellule procaryote.
- ❑ **E.** Elle ne contient pas d'ADN.

3 Parmi les gaz suivants, lequel n'est pas un gaz à effet de serre ?

- ❑ **A.** Le dioxyde de carbone (CO_2).
- ❑ **B.** Le méthane (CH_4).
- ❑ **C.** Le dioxygène (O_2).
- ❑ **D.** L'ozone (O_3).
- ❑ **E.** Le protoxyde d'azote (N_2O).

4 Concernant le cycle cellulaire, quelle(s) est (sont) la (les) proposition(s) exacte(s) ?

- ❑ **A.** Il est composé d'une interphase et d'une mitose.
- ❑ **B.** L'interphase est décomposée en trois phases successives : G1, G2, S.
- ❑ **C.** Il comporte une période de réplication de l'ADN pendant la phase S.
- ❑ **D.** Il comporte une période de réplication de l'ADN pendant la mitose.
- ❑ **E.** La réplication de l'ADN est réalisée par une ARN polymérase.

5 Répondre par Vrai ou Faux aux assertions suivantes. La cellule végétale contient :

A. Des chloroplastes.
❑ **V** ❑ **F**

B. Des mitochondries.
❑ **V** ❑ **F**

C. Des ribosomes.
❑ **V** ❑ **F**

D. Une vacuole.
❑ **V** ❑ **F**

E. Une paroi rigide.
❑ **V** ❑ **F**

6 Répondre par Vrai ou Faux aux assertions suivantes. La cellule animale contient :

A. Des chloroplastes.
❑ **V** ❑ **F**

B. Des mitochondries.
❑ **V** ❑ **F**

C. Une paroi rigide.
❑ **V** ❑ **F**

D. Des ribosomes.
❑ **V** ❑ **F**

E. Un noyau.
❑ **V** ❑ **F**

7 Une interaction où les deux partenaires tirent un bénéfice réciproque de leur association se nomme : (Indiquer la bonne réponse)

- ❑ **A.** Le commensalisme.
- ❑ **B.** La compétition.
- ❑ **C.** Le parasitisme.
- ❑ **D.** La prédation.
- ❑ **E.** Le mutualisme.

8 Concernant les mécanismes de transport membranaire, quelle(s) est (sont) la (les) proposition(s) exacte(s) ?

- ❑ **A.** Ils sont toujours consommateurs d'énergie.
- ❑ **B.** Les petites molécules et les molécules liposolubles peuvent traverser la membrane sans l'intervention d'une protéine.

- ❑ **C.** Les canaux ioniques sont un exemple de transport membranaire actif.
- ❑ **D.** Les transports membranaires actifs s'effectuent dans le sens du gradient de concentration.
- ❑ **E.** L'osmose est un exemple de transport membranaire passif.

9 Concernant la transcription dans les cellules eucaryotes, quelle(s) est (sont) la (les) proposition(s) exacte(s) ?

- ❑ **A.** Elle précède la traduction.
- ❑ **B.** L'ARNm est synthétisé dans le sens 3' vers 5'.
- ❑ **C.** Le brin transcrit correspond au brin d'ADN matrice.
- ❑ **D.** Elle se déroule dans le cytoplasme.
- ❑ **E.** Elle fait intervenir une enzyme l'ARN polymérase.

10 Quelle est la base qui n'existe pas dans une molécule d'ADN ?

- ❑ **A.** Cytosine.
- ❑ **B.** Adénine.
- ❑ **C.** Thymine.
- ❑ **D.** Uracile.
- ❑ **E.** Guanine.

11 Répondre par Vrai ou Faux aux assertions suivantes :

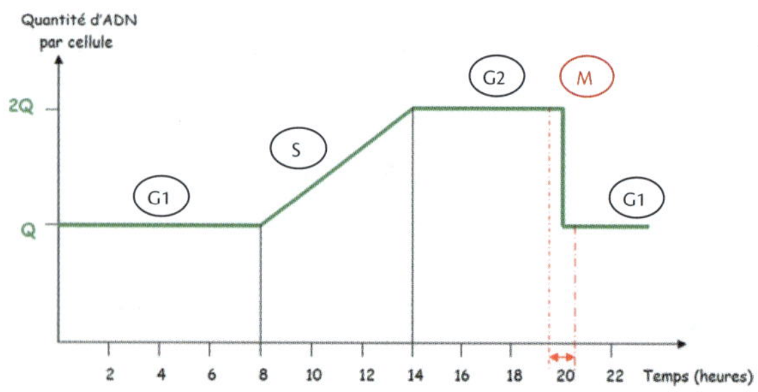

A. Le schéma ci-dessus représente l'évolution de la quantité d'ADN durant la mitose.
❑ **V** ❑ **F**

B. Le schéma ci-dessus représente l'évolution de la quantité d'ADN durant la méiose.
❑ **V** ❑ **F**

C. Au cours de la phase G1, la cellule possède 2n chromosomes à deux chromatides.
❑ **V** ❑ **F**

D. Au cours de la phase G1, la cellule possède n chromosomes à une chromatide.
❑ **V** ❑ **F**

E. Au cours de la phase G2, la cellule possède 2n chromosomes à deux chromatides.
❑ **V** ❑ **F**

12 Répondre par Vrai ou Faux aux assertions suivantes. Le code génétique :

A. Est non ambigu.
❑ **V** ❑ **F**

B. Est dégénéré.
❑ **V** ❑ **F**

C. Diffère entre les procaryotes et les eucaryotes.
❑ **V** ❑ **F**

D. Comporte 64 triplets codant chacun pour un acide aminé spécifique.
❑ **V** ❑ **F**

E. Un codon est une suite de trois nucléotides.
❑ **V** ❑ **F**

13 Cette photographie représente une cellule à : (Indiquer la bonne réponse)

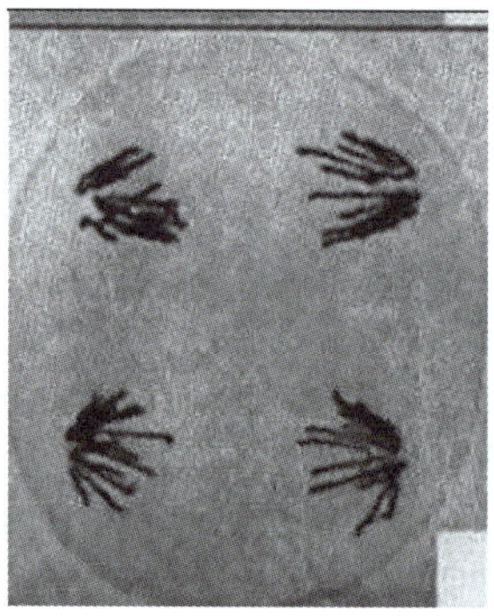

- ❑ **A.** 2n = 24, en anaphase d'une mitose.
- ❑ **B.** 2n = 24, en métaphase I d'une méiose.
- ❑ **C.** n = 12, en métaphase II d'une méiose.
- ❑ **D.** 2n = 24, en anaphase I d'une méiose.
- ❑ **E.** n = 12, en anaphase II d'une méiose.

14 À la fin de la mitose, une cellule somatique humaine contient : (Indiquer la bonne réponse)

- ❑ **A.** 23 chromosomes à une chromatide.
- ❑ **B.** 23 chromosomes à deux chromatides.
- ❑ **C.** 46 chromosomes à deux chromatides.
- ❑ **D.** 46 chromosomes à une chromatide.
- ❑ **E.** Toutes les propositions sont inexactes.

15 À la fin de la deuxième division de la méiose, on obtient : (Indiquer la bonne réponse)

- ❑ **A.** Quatre cellules haploïdes à partir d'une cellule diploïde.
- ❑ **B.** Deux cellules haploïdes à partir d'une cellule haploïde.
- ❑ **C.** Deux cellules diploïdes à partir d'une cellule diploïde.
- ❑ **D.** Quatre cellules diploïdes à partir d'une cellule haploïde.

16 Répondre par Vrai ou Faux aux assertions suivantes. Soit la séquence de nucléotides de l'ARN messager d'une protéine B : **5' CAG GAU GCC UUG CAU CCU GAG GAC GCC UAC 3'**

A. Le brin d'ADN transcrit est : 3' GTC CTA CGG AAC GTA GGA CTC CTG CGG ATG 5'
❑ **V** ❑ **F**

B. Le brin d'ADN non transcrit est : 5' CAG GAT GCC TTG CAT CCT GAG GAC GCC TAC 3'
❑ **V** ❑ **F**

C. Le brin d'ADN transcrit est : 5' CAG GAT GCC TTG CAT CCT GAG GAC GCC TAC 3'
❑ **V** ❑ **F**

D. Le brin d'ADN non transcrit est : 3' CAG GAU GCC UUG CAU CCU GAG GAC GCC UAC 5'
❑ **V** ❑ **F**

E. Toutes les propositions précédentes sont inexactes.
❑ **V** ❑ **F**

17 La molécule représentée ci-dessous est... (Indiquer la bonne réponse)

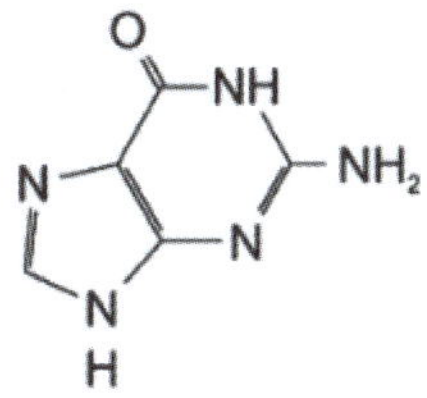

❑ **A.** Une base azotée.
❑ **B.** Un acide gras insaturé.
❑ **C.** Un désoxyribose.
❑ **D.** Un acide aminé.
❑ **E.** Correspond à la molécule d'ADN.

18 Concernant le caryotype représenté ci-dessous, quelle(s) est(sont) la(les) proposition(s) exacte(s) ?

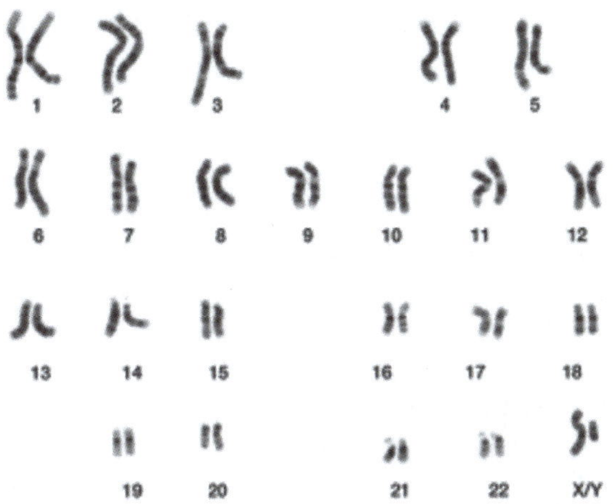

❑ **A.** C'est celui d'une cellule somatique d'un homme.
❑ **B.** C'est celui d'un spermatozoïde humain.
❑ **C.** Il présente une aneuploïdie.
❑ **D.** Il est obtenu à partir de cellules bloquées en anaphase de mitose.
❑ **E.** Il comporte 46 chromosomes, 22 paires d'autosomes et 1 paire de gonosomes.

19 Concernant la traduction, quelle(s) est (sont) la (les) proposition(s) exacte(s) ?

❑ **A.** Elle se déroule dans le noyau.
❑ **B.** Le codon AUG définit l'arrêt de la traduction.
❑ **C.** Elle nécessite des ARN messagers, des ARN de transfert et des ribosomes.
❑ **D.** Elle permet la synthèse d'une molécule d'ARN messager (ARNm) à partir de la séquence d'ADN d'un gène.
❑ **E.** Elle n'a pas lieu chez les procaryotes.

20 À quelle phase de la méiose se produit le brassage intrachromosomique ? (Indiquer la bonne réponse)

❑ **A.** En anaphase I d'une méiose.
B. En prophase II d'une méiose.
C. En anaphase II d'une méiose.
D. En prophase I d'une méiose.

21 La mucoviscidose, également nommée fibrose kystique du pancréas, représente la plus fréquente des maladies génétiques graves de l'enfant dans les populations d'Europe du nord ouest et d'Amérique du nord. Le gène responsable de la mucoviscidose est le gène *CFTR* (pour Cystic Fibrosis Transmembrane conductance Regulator), identifié en 1989 (5-7). L'atteinte pulmonaire est responsable de l'essentiel de la morbidité et de la mortalité de la maladie.
La généalogie d'une famille est représentée ci-dessous : (Indiquer la (les) bonne(s) réponse(s))

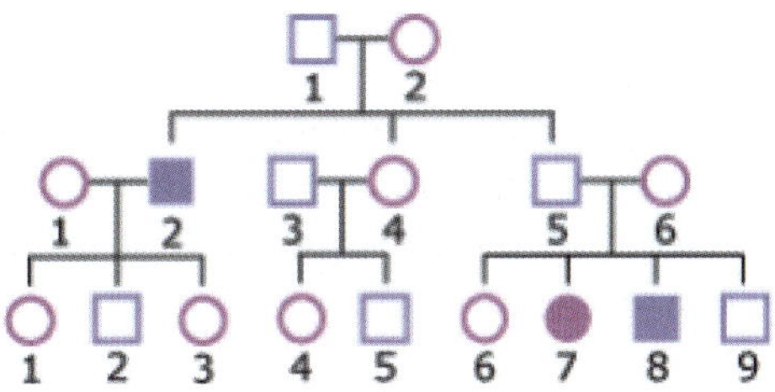

❑ **A.** Le mode de transmission le plus probable de cette maladie est autosomique dominant.
❑ **B.** Le mode de transmission le plus probable de cette maladie est autosomique récessif.

- ❑ **C.** Le mode de transmission le plus probable de cette maladie est récessif lié à l'X.
- ❑ **D.** À chaque grossesse, le risque que l'enfant soit homozygote malade est de 25%.
- ❑ **E.** À chaque grossesse, le risque que l'enfant soit homozygote sain est de 50%.

22 Répondre par Vrai ou Faux aux assertions suivantes. Le domaine des Eucaryotes regroupe :

A. Le règne des Protistes.
❑ **V** ❑ **F**

B. Le règne des Archées.
❑ **V** ❑ **F**

C. Le règne des Végétaux.
❑ **V** ❑ **F**

D. Le règne des Animaux.
❑ **V** ❑ **F**

E. Le règne des Bactéries.
❑ **V** ❑ **F**

23 Un **arbre phylogénétique** est une représentation des liens de parenté entre différents **taxons**. Sa construction est basée sur le partage d'états dérivés de caractères homologues.
Soit l'arbre phylogénétique suivant, quelle(s) est (sont) la (les) propositions exacte(s) ?

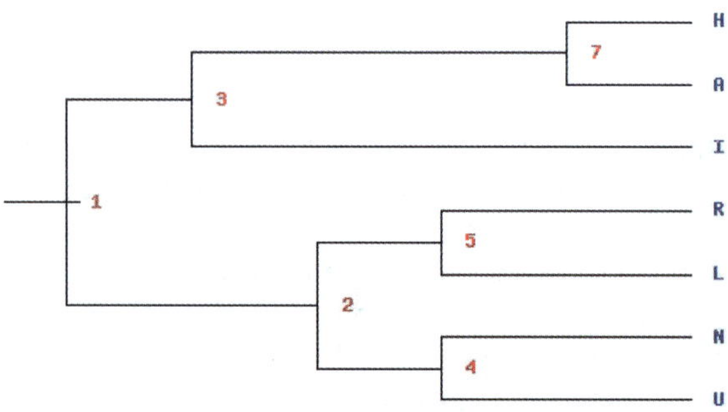

- ❑ **A.** L'ancêtre commun aux taxons H, A et L est le taxon 3.
- ❑ **B.** L'ancêtre commun aux taxons H, A et L est le taxon 1.
- ❑ **C.** L'ancêtre commun le plus proche aux taxons R, L, et N est le taxon 2.
- ❑ **D.** L'ancêtre commun le plus proche aux taxons N et U est le taxon 4.
- ❑ **E.** Aucune des propositions précédentes n'est exacte.

24 L'arbre phylogénétique suivant représente les relations entre les différents taxons F, B, H, T, Q et E. Parmi les propositions suivantes concernant le taxon Q, laquelle (lesquelles) est (sont) exacte(s) ?

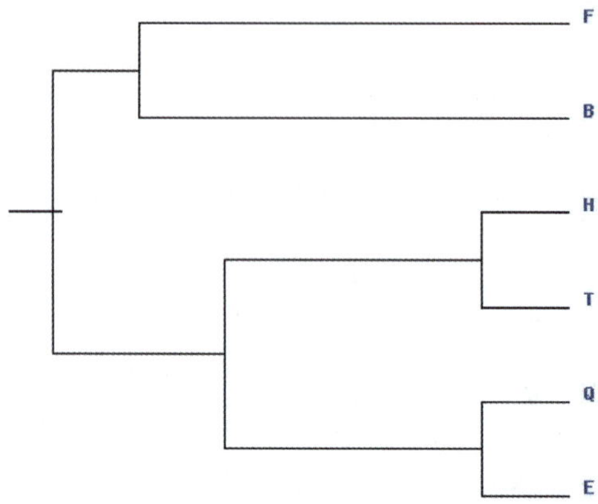

- ❑ **A.** Il est plus apparenté au taxon B qu'au taxon H.
- ❑ **B.** Il est plus apparenté au taxon E qu'au taxon T.
- ❑ **C.** Il est plus apparenté au taxon H qu'au taxon B.
- ❑ **D.** Il est aussi apparenté au taxon B qu'au taxon H.

25 Concernant la dérive génétique, quelle (s) est (sont) la (les) proposition(s) exacte(s) ?

- ❑ **A.** C'est le seul mécanisme de l'évolution des espèces.
- ❑ **B.** Elle peut conduire à l'apparition de nouvelles espèces.
- ❑ **C.** Elle fait varier la fréquence des allèles.
- ❑ **D.** C'est un phénomène aléatoire.
- ❑ **E.** Elle est d'autant plus marquée que le nombre d'individus pionniers est faible.

26 Une homme de groupe A se marie avec une femme de groupe AB. La mère de cet homme appartient au groupe O. Indiquer la (les) bonne(s) réponse(s).

- ❑ **A.** La probabilité que leurs enfants soient du groupe AB est de 50%.
- ❑ **B.** La probabilité que leurs enfants soient du groupe A est de 25%.
- ❑ **C.** La probabilité que leurs enfants soient du groupe B est de 25%.
- ❑ **D.** La probabilité que leurs enfants soient du groupe A est de 50%.
- ❑ **E.** Aucune des propositions précédentes n'est exacte.

27 Parmi les affirmations suivantes concernant la cellule procaryote, laquelle (lesquelles) est(sont) exacte(s) ?

- ❑ **A.** Elle est compartimentée.
- ❑ **B.** Elle possède une membrane plasmique.
- ❑ **C.** Elle possède un appareil de Golgi.
- ❑ **D.** Elle présente une molécule d'ADN double brin.
- ❑ **E.** Elle est apparue après les cellules eucaryotes.

28 Répondre par Vrai ou Faux aux assertions suivantes. Un gène :

A. Est un fragment d'ADN.
❑ **V** ❑ **F**

B. Désigne chacune des versions possibles d'un même allèle.
❑ **V** ❑ **F**

C. Existe en deux exemplaires dans une cellule reproductrice.
❑ **V** ❑ **F**

D. Existe en un seul exemplaire dans une cellule somatique.
❑ **V** ❑ **F**

E. Ne peut pas être transféré d'une espèce à l'autre.
❑ **V** ❑ **F**

29 Parmi les affirmations suivantes concernant la mitose, laquelle (lesquelles) est (sont) exacte(s) ?

❑ **A.** Elle est précédée par une réplication conservative de l'ADN.
❑ **B.** Elle permet de transmettre la totalité de l'information génétique d'une cellule mère à quatre cellules filles.
❑ **C.** Elle comporte quatre phases successives : prophase, métaphase, anaphase, télophase.
❑ **D.** Les chromosomes s'individualisent au cours de la prophase.
❑ **E.** Les deux chromatides sœurs de chaque chromosome se séparent en métaphase.

30 Répondre par Vrai ou Faux aux assertions suivantes. L'augmentation de la quantité d'ADN au cours du cycle cellulaire :

A. Est observée pendant l'interphase.
❑ **V** ❑ **F**

B. Est due au processus de mitose.
❑ **V** ❑ **F**

C. Est due au processus de transcription.
❑ **V** ❑ **F**

D. Est due au processus de réplication.
❑ **V** ❑ **F**

E. Peut survenir à n'importe quelle étape du cycle cellulaire.
❑ **V** ❑ **F**

Corrections

Testez-vous pour le jour J

1 **Les bonnes réponses sont B, C, D et E.**

A. Faux. C'est la cellule procaryote qui présente de l'ADN libre dans le cytoplasme.

B. Vrai.

C. Vrai.

D. Vrai.

E. Vrai.

2 **La bonne réponse est C.**

A. Faux. C'est le chloroplaste qui est le siège de la photosynthèse. La mitochondrie est le lieu de la respiration cellulaire.

B. Faux. La mitochondrie est un organite bi-membranaire.

C. Vrai.

D. Faux. La cellule procaryote ne possède pas d'organite.

E. Faux. La mitochondrie contient de l'ADN dans sa matrice mitochondriale.

3 **La bonne réponse est la C.** Le dioxygène n'est pas un gaz à effet de serre.

4 **Les bonnes réponses sont A et C.**

A. Vrai.

B. Faux. L'interphase est décomposée en trois phases successives : G1, S, G2

C. Vrai.

D. Faux. La phase de réplication de l'ADN a lieu durant la phase S qui précède la mitose.

E. Faux. La réplication de l'ADN est réalisée par une ADN polymérase.

5 **Les bonnes réponses sont A, B, C, D et E.**

6 **Les bonnes réponses sont B, D et E.**

A. Faux. C'est la cellule végétale qui possède des chloroplastes.

B. Vrai.

C. Faux. C'est la cellule végétale qui possède une paroi pecto-cellulosique.

D. Vrai.

E. Vrai.

7 **La bonne réponse est E.**

8 **Les bonnes réponses sont B et E.**

A. Faux. À titre d'exemple, les transports membranaires se réalisent sans dépense d'énergie.

B. Vrai.

C. Faux. Les canaux ioniques sont un exemple de transport membranaire passif (diffusion facilitée).

D. Faux. Les transports membranaires actifs (consommateurs d'énergie) s'effectuent contre le gradient de concentration chimique ou électrochimique.

E. Vrai.

9 **Les bonnes réponses sont A, C et E.**

A. Vrai.

B. Faux. L'ARNm est synthétisé dans le sens 5' vers 3'.

C. Vrai.

D. Faux. Elle se déroule dans le noyau.

E. Vrai.

10 **La bonne réponse est D.** L'Uracile est une base nucléique (base pyrimidique) spécifique à l'ARN.

11 **Les bonnes réponses sont A et E.**

A. Vrai.

B. Faux. Le schéma ci-dessus représente l'évolution de la quantité d'ADN durant la mitose car on observe une seule division cellulaire.

C. Faux. Au cours de la phase G1 qui précède la phase S de synthèse de l'ADN, la cellule possède 2n chromosomes à une chromatide.

D. Faux. Au cours de la phase G1 qui précède la phase S de synthèse de l'ADN, la cellule possède 2n chromosomes à une chromatide.

E. Vrai.

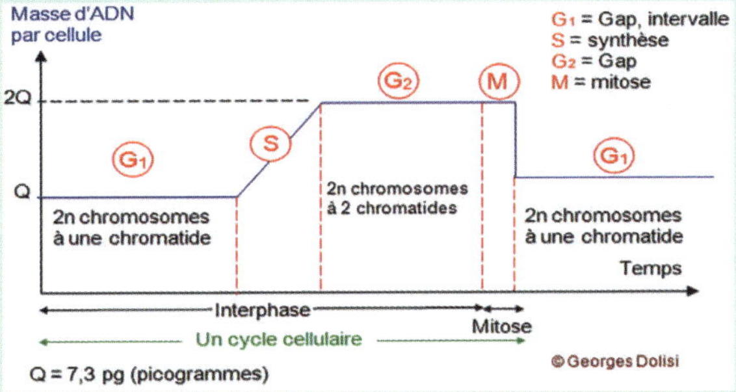

12 **Les bonnes réponses sont A, B, D et E.**

A. Vrai.

B. Vrai.

C. Faux. Le code génétique est universel : il est le même chez tous les êtres vivants.

D. Vrai.

E. Vrai.

13 **La bonne réponse est E.** Cette photographie représente l'anaphase II d'une méiose (n = 12). Au cours de cette phase, les chromatides se séparent : quatre lots de chromosomes à une seule chromatide migrent vers les pôles cellulaires.

14 **La bonne réponse est D.**

15 **La bonne réponse est A.**

16 **Les bonnes réponses sont A et B.**

A. Vrai.

B. Vrai.

C. Faux. Le brin de l'ADN qui sert de matrice est le brin transcrit. Le brin transcrit est lu dans le sens 3' vers 5'. Le **brin transcrit** est le brin d'ADN sur lequel est copié l'**ARN messager** par **complémentarité des nucléotides** (la thymine dans l'ADN étant remplacé par l'uracile dans l'ARN messager).

D. Faux. Le brin complémentaire au brin d'ADN matrice (= brin transcrit) correspond au **brin non transcrit**. Il est lu dans le sens 5' vers 3' et possède la même séquence nucléotidique que l'ARN néo-synthétisé (en remplaçant la thymine dans l'ADN par l'uracile dans l'ARNm).

E. Faux.

17 **La bonne réponse est A.** C'est la guanine qui est représentée (base purique).

18 **Les bonnes réponses sont A et E.**

A. Vrai.

B. Faux. Le caryotype d'un gamète contient 23 chromosomes. Le caryotype ci-dessus comporte 46 chromosomes, c'est donc le caryotype d'une cellule somatique d'un homme (paire de chromosomes sexuels XY).

C. Faux. Le caryotype représenté ci-dessus est normal.

D. Faux. Le caryotype est obtenu à partir de cellules bloquées en métaphase de mitose. En effet, au stade métaphase les chromosomes sont visibles car la chromatine est condensée.

E. Vrai.

19 **La bonne réponse est C.**

A. Faux. La traduction se déroule dans le cytoplasme de la cellule.

B. Faux. Le codon AUG est le codon d'initiation de la traduction.

C. Vrai.

D. Faux. La traduction est la conversion de l'ARNm en protéine. Des séquences de nucléotides sont traduites en séquences d'acides aminés par des ribosomes dans le respect du code génétique.

E. Faux. La traduction a lieu chez les procaryotes. Elle se déroule simultanément à la transcription, dans le cytoplasme.

20 **La bonne réponse est D.** Le **brassage intrachromosomique** se produit en **prophase de la première division de méiose** et le **brassage interchromosomique** se déroule en **anaphase de la première division de méiose**.

21 **Les bonnes réponses sont B et D.**

A. Faux. Le mode de transmission est autosomique récessif car :

- Il y a autant d'hommes que de femmes atteints car le gène responsable est situé sur un autosome

(cf l'enfant n°7 est une fille et l'enfant n°8 est un garçon).
- Les sujets atteints naissent de parents hétérozygotes, porteurs sains.
- Aucun des parents d'un malade n'est atteint par la maladie (cf parents n°5 et 6 sont sains).
- La transmission est horizontale.

B. Vrai.

C. Faux. L'allèle responsable de la mucoviscidose est situé sur un autosome. La maladie est présente aussi bien chez les hommes que chez les femmes.

D. Vrai.

E. Faux. À chaque grossesse, le risque que l'enfant soit homozygote sain est de 25 %.

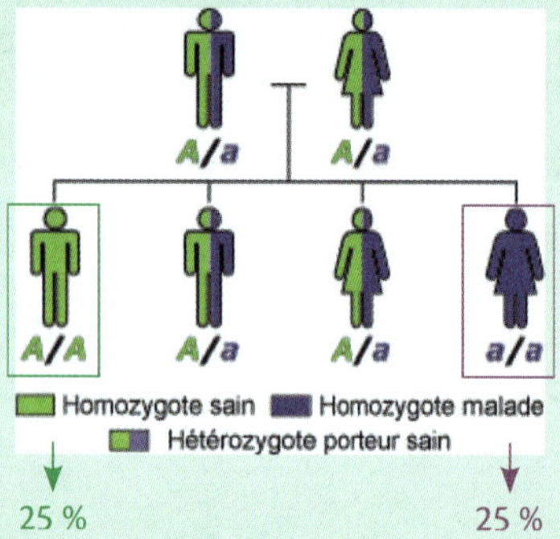

22 **Les bonnes réponses sont A, C et D.**

23 **Les bonnes réponses sont B, C et D.**

A. Faux. L'ancêtre commun aux taxons H, A et L est le **taxon 1** et l'ancêtre commun aux taxons H, A et I est le **taxon 3**. Le dernier **ancêtre commun** se situe toujours à un nœud. Chaque branche est attribuée à un taxon. Deux taxons sont d'autant plus proches qu'ils possèdent un ancêtre commun récent.

B. Vrai.

C. Vrai.

D. Vrai.

E. Faux.

24 **Les bonnes réponses sont B et C.**

A. Faux. Le dernier **ancêtre commun** se situe toujours à un nœud. Chaque branche est attribuée à un taxon. **Deux taxons sont d'autant plus proches qu'ils possèdent un ancêtre commun récent.**

B. Vrai.

C. Vrai.

D. Faux. Le taxon Q est aussi apparenté au taxon B qu'au taxon F.

25 **Les bonnes réponses sont B, C, D et E.**

A. Faux. La sélection naturelle est un autre mécanisme de l'évolution des espèces.

B. Vrai.

C. Vrai.

D. Vrai.

E. Vrai.

26 **Les bonnes réponses sont C et D.**

La mère de l'homme appartient au groupe O. Son fils est de groupe A. Il a reçu l'allèle dominant A de son père et l'allèle récessif O de sa mère. Son génotype est donc AO.

Femme **AB** — **Homme** **AO**

AA, **AO** → **50 %**
AB → **25 %**
BO → **25 %**

La probabilité que leurs enfants soient du groupe AB est de 25 %.
La probabilité que leurs enfants soient du groupe A est de 50 %.
La probabilité que leurs enfants soient du groupe B est de 25 %.

27 **La bonne réponse est B.**

A. Faux. À la différence de la cellule eucaryote, la cellule procaryote n'est pas compartimentée.

B. Vrai.

C. Faux. La cellule procaryote est dépourvue d'organites intracellulaires limités par une membrane.

D. Faux. La cellule procaryote ne possède qu'une seule molécule d'ADN.

E. Faux. La cellule procaryote est apparue avant la cellule eucaryote.

28 **La bonne réponse est A.**

A. Vrai.

B. Faux. Un allèle désigne chacune des versions possibles d'un même gène.

C. Faux. Un gène existe en un seul exemplaire dans une cellule reproductrice. C'est la réunion du spermatozoïde et de l'ovule qui va permettre à l'embryon d'avoir à nouveau deux exemplaires. Ces cellules à n chromosomes sont dites haploïdes.

D. Faux. Les cellules somatiques (non sexuelles) possèdent deux exemplaires de chaque gène. Un exemplaire provient du père et l'autre de la mère. Ces cellules à 2n chromosomes sont appelées diploïdes.

E. Faux. La transgenèse est une technique qui permet d'introduire un gène étranger, ou transgène, dans le génome d'une cellule.

29 Les bonnes réponses sont C et D.

A. Faux. La mitose est précédée par une réplication semi-conservative de l'ADN.

B. Faux. La mitose permet de transmettre la totalité de l'information génétique d'une cellule mère à deux cellules filles.

C. Vrai.

D. Vrai.

E. Faux. Les deux chromatides sœurs de chaque chromosome se séparent en anaphase.

30 Les bonnes réponses sont A et D.

A. Vrai.

B. Faux. Au contraire, au cours de la mitose, la quantité d'ADN chute brusquement.

C. Faux. La transcription permet la synthèse d'une molécule d'ARN messager (ARNm) à partir de la séquence d'ADN d'un gène.

D. Vrai.

E. Faux. L'augmentation de la quantité d'ADN a lieu durant la phase S, phase de réplication de l'ADN.

MIXTE
Papier issu de sources responsables
FSC® C004472

Achevé d'imprimer en mars 2022 par Wilco aux Pays-Bas
N° d'impression: 371972
N° éditeur: DBSSI20210074